U0344309

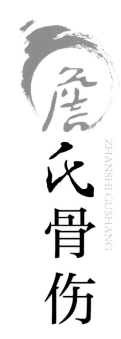

詹氏骨伤

ZHANSHI GUSHANG

詹振宇　詹新宇　主编

江西科学技术出版社

图书在版编目（CIP）数据

詹氏骨伤 / 詹振宇，詹新宇主编. — 南昌：江西
科学技术出版社，2022.12

ISBN 978-7-5390-8361-2

Ⅰ.①詹… Ⅱ.①詹… ②詹… Ⅲ.①中医伤科学
Ⅳ.①R274

中国版本图书馆CIP数据核字（2022）第 210263 号

国际互联网（Internet）地址：http://www.jxkjcbs.com

选题序号：ZK2022288

出版总监　冯智慧

詹氏骨伤
ZHANSHI GUSHANG

詹振宇　詹新宇　主编

出版 发行	江西科学技术出版社有限责任公司
社址	南昌市蓼洲街 2 号附 1 号
	邮编：330009　电话：(0791)86615241　86623461 (传真)
印刷	浙江全能工艺美术印刷有限公司
经销	各地新华书店
开本	787mm×1092mm　1/16
字数	1112千字
印张	53.5　彩页28P
版次	2022 年 12 月第 1 版
印次	2022 年 12 月第 1 次印刷
书号	ISBN 978-7-5390-8361-2
定价	298.00元

赣版权登字-03-2022-364

《詹氏骨伤》编委会

地址　杭州市秋涛北路83号新城市广场 B 座30层
邮箱　1164508795@qq.com　电话　0571—86434728

序

　　"水送山迎入富春，一川如画晚晴新"。170余年前，风光秀丽的富春江畔，杭州富阳场口镇的白石皎村孕育出浙江骨伤流派一颗明珠——詹氏中医骨伤。詹氏家族世代行医，始终秉承"弘扬国医，济世于民"的理念，从19世纪中期第一代——詹锦鹤开始，至今已延续了六代。19世纪后期第二代传承人詹锦鹤之子詹天华，尤擅伤科和妇科，创立詹氏医馆"怀德堂"。20世纪初期，第三代传承人詹天华之子詹思芬，拜师于御医国手，初步形成了詹氏中医骨伤科体系。20世纪中期，詹思芬之孙詹庄锡，传承祖辈医技，系统学习中医理论，先后拜韩尔中、章仕英、张绍富等名老中医为师，综合各家学说，形成了具有詹氏中医特色的理论体系，并与妻子李有娟一起，创立了"詹氏中医骨伤"品牌。目前，詹氏中医第五代传承人詹庄锡子女詹新宇、詹振宇，在传承中创新与发展，不断丰富与完善詹氏中医骨伤诊疗体系，努力将詹氏中医骨伤医德发扬光大。

　　通过数代人的传承与发展，詹氏骨伤已形成"整体辨证、个性治疗、手法正骨、杉皮固定、筋骨并重、动静结合、内外兼治、导引练功"为特点的中医骨伤诊疗体系，成为浙派中医中的重要流派之一。"詹氏中医骨伤疗法"已被列为杭州市"非物质文化遗产"项目。詹氏骨伤倡导"以中为主，能中不西，中西结合"的治疗方针，充分发挥中医药"简、便、验、廉、效"的优势，中医特色鲜明，深受广大患者的欢迎。在杭城，"看骨伤，到詹氏"成为许多患者的首选，凭着老百姓的口碑相传，詹氏骨伤已在杭州、金华、绍兴等地区有着很大的影响力，安徽、江西等省份的许多患者也慕名前来就诊。

　　如今，以第五代传承人为核心、第六代传承人为基础创立的浙江骨伤医院迈入集团化发展阶段，在杭州、诸暨、兰溪共建有4家医院，拥有员工600多人，开放中医骨伤科床位800余张，每年为20余万骨伤患者提供专业服务。2021年浙江骨伤医院通过了三级乙等中医骨伤专科医院评审，医院中医骨伤科被评为浙江省"十三五"中医重点专科。同时，詹氏骨伤还积极承担各种社会责任，以詹振宇为书记的医院党总支，在助学济贫、抗击新冠肺炎疫情等方面勇于担责、冲锋在前，医院党总支

2020年被中共杭州市委组织部评为"战疫先进党组织"，被中共杭州市委、市政府评为"杭州市抗击新冠肺炎疫情先进集体"，2021年被中共浙江省委授予"浙江省先进基层党组织"称号。在当地党委、政府的关心支持下，2022年，投入6.5亿元，按照三级甲等中医骨伤专科医院的标准，建筑面积达6.4万平方米，设置1000张床位的浙江骨伤医院新院区即将破土动工建设。随着新院区的建成，詹氏骨伤也必将进一步走向辉煌。

《詹氏骨伤》一书凝结了詹氏一家的中医骨伤技术精华和心血，是对詹氏骨伤学术思想与诊疗技术的系统总结，具有较高的临床实用价值，是中医骨伤科大作，也是传承教学中不可多得的专业教材。阅之欣然，故以序为贺！

浙江省国医名师　浙江省名中医研究院院长

壬寅年夏 于杭州

前　言

小时候常听爷爷讲起曾祖父詹思芬的故事。曾祖父擅长内科、妇科和骨伤科，尤擅脉道，人称"滚钉板"，秉承高祖父詹天华"仁医济世、承德怀志"的理念，悬壶济世，临终时仍念念不忘传承发扬詹氏中医。爷爷因为生于战乱年代而未能从医，常因不能继承、发扬詹氏祖上中医而遗憾。父亲自幼爱好中医，苦读家藏医书，立志发扬詹氏中医，在桐庐卫校学习中医，又拜富阳骨伤名师张绍富为师学习正骨。父亲结合家传医技，综合各家学说，勤求古训，博采众长，总结归纳，形成了独特的詹氏中医骨伤诊疗体系。

医圣张仲景言："医道唯艰，吾将上下而求索。"詹氏中医骨伤在坚守中传承，在创新中发展，经过数代人的努力，衷中参西，探索创新，丰富了正骨手法，完善了杉树皮夹板外固定技术，创立了詹氏骨折四期辨证论治学说，形成了"整体辨证、个性治疗、手法正骨、杉皮固定、筋骨并重、动静结合、内外兼治、导引练功"为特点的完整的诊疗体系，其主要由三部分组成：一是詹氏中医手法正骨部分，包括正骨手法、理筋手法以及康复锻炼（导引练功）法等；二是詹氏杉树皮夹板外固定部分；三是詹氏中医药物治疗部分，包括骨伤、杂病的辨证治疗经验及詹氏经验方。

詹氏中医骨伤的诊疗特色：诊伤强调多诊合参，注重摸诊，详查伤情，明确诊断；手法讲究早、稳、准、巧、快，轻巧灵活，刚柔并济，擅用巧力收骨入位；固定擅长夹板量身塑形，超关节外固定，固定牢靠，轻便灵活，易于锻炼；康复重视医患合作，动静结合，导引练功，快速有效；用药主张整体辨证，引药入位，气血并重，内外兼治。

现代社会行业繁多，交通发达，生活及生产劳动节奏比较快，很容易发生各种损伤，骨折筋伤患者日益增多，致伤、致残比较常见。詹氏正骨手法具有操作简便易行、手法稳妥可靠、安全有效无创、在骨折复位的同时理顺肌肉筋脉经络、对器械依赖程度较低、复位成功率高、可随治随走、功能康复快、并发症少、患者痛苦小、治疗费用低、临床实用性强、易于学习掌握、便于推广应用等优点。

"但愿世间人无病，何惜架上药生尘"。父亲从小教导我们："为医者当具有仁爱之心，以治病救人为本，应急病人所急，想病人所想，以解决病人的疾病和痛苦为首要任务。"詹氏骨伤始终秉承"仁医济世、大医精诚"的理念，坚持保守治疗骨折筋伤，走"不开刀、少开刀、中药内服外敷，患者痛苦小，康复快，花钱少"的特色之路。金杯银杯不如老百姓口碑，金奖银奖不如老百姓夸奖，詹氏骨伤凭借精湛的医术，依靠老百姓的口碑相传，在浙江省内外有着巨大的影响力，邻近的江西、安徽、江苏等多地患者也慕名前来求治。

　　"桃李不言，下自成蹊"，如今詹氏中医骨伤已经传承到第六代，带徒数十人，举办詹氏骨伤医技学习班十余次，培养了许多中医骨伤人才。我们将继承祖上"弘扬国医、承德怀志"的理念，不断发展创新，发扬光大詹氏中医骨伤，把詹氏中医骨伤的金字招牌一代代传下去。今公开詹氏中医骨伤正骨技术和经验方，送人玫瑰，手有余香，唯愿能解患者伤病之苦，造福百姓，读者但有一隅之得，庶几有成也。

詹振宇

博學而後成醫 厚德而後為
醫謹慎而後行醫

詹莊錫

善為醫者膽欲大而心欲小

智欲圓而行欲方

詹氏骨伤
Zhanshi Gushang

詹氏医德警语·（唐）孙思邈

2

仁醫濟世 大醫精誠

詹氏医德警语·詹新宇

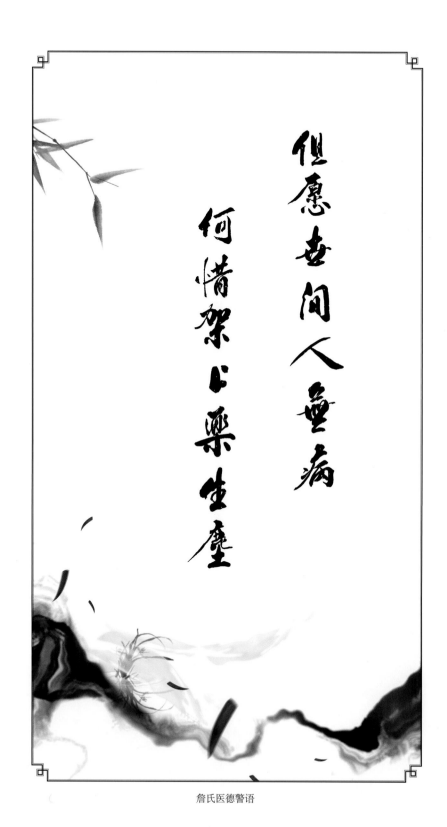

詹氏骨伤
Zhanshi Gushang

但愿世间人无病
何惜架上药生尘

詹氏医德警语

4

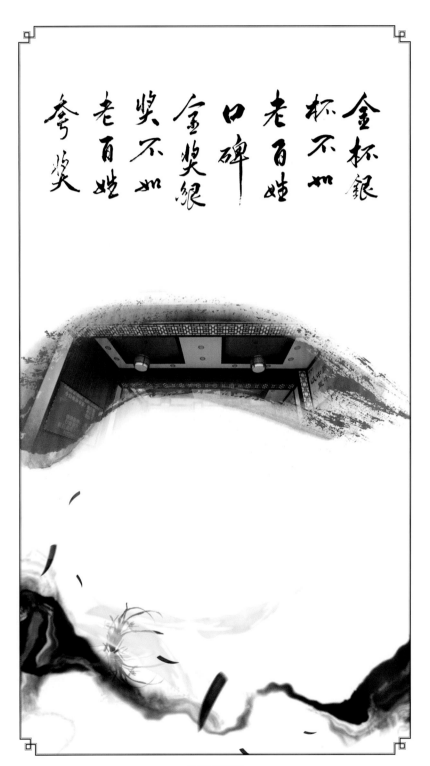

金杯银杯不如老百姓的口碑

金奖银奖不如老百姓的夸奖

詹氏医德警语

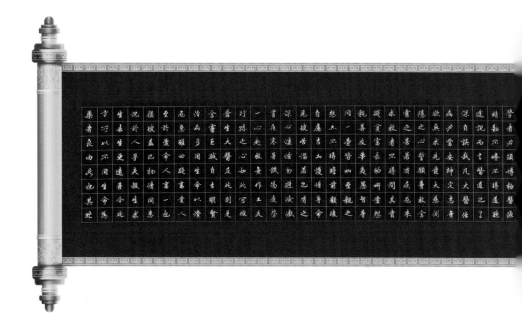

學者必須博極醫源，精勤不倦，不得道聽途說，而言醫道已了，深自誤哉。凡大醫治病，必當安神定志，無欲無求，先發大慈惻隱之心，誓願普救含靈之苦。若有疾厄來求救者，不得問其貴賤貧富，長幼妍蚩，怨親善友，華夷愚智，普同一等，皆如至親之想。亦不得瞻前顧後，自慮吉凶，護惜身命。見彼苦惱，若己有之，深心悽愴，勿避險巇、晝夜、寒暑、饑渴、疲勞，一心赴救，無作工夫形跡之心。如此可為蒼生大醫，反此則是含靈巨賊。自古名賢治病，多用生命以濟危急，雖曰賤畜貴人，至於愛命，人畜一也。損彼益己，物情同患，況於人乎。夫殺生求生，去生更遠。吾今此方，所以不用生命為藥者，良由此也。

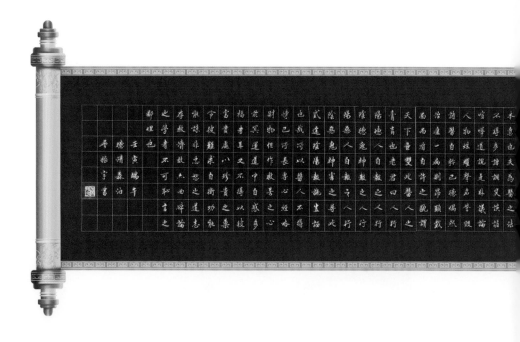

其虻蟲、水蛭之屬，市有先死者，則市而用之，不在此例。只如雞卵一物，以其混沌未分，必有大段要急之處，不得已隱忍而用之。能不用者，斯為大哲，亦所不及也。其有患瘡痍、下痢，臭穢不可瞻視，人所惡見者，但發慚愧悽憐憂恤之意，不得起一念蒂芥之心，是吾之志也。夫大醫之體，欲得澄神內視，望之儼然，寬裕汪汪，不皎不昧。省病診疾，至意深心，詳察形候，纖毫勿失，處判針藥，無得參差。雖曰病宜速救，要須臨事不惑，唯當審諦覃思，不得於性命之上，率爾自逞俊快，邀射名譽，甚不仁矣。又到病家，縱綺羅滿目，勿左右顧眄，絲竹湊耳，無得似有所娛，珍羞迭薦，食如無味，醽醁兼陳，看有若無。所以爾者，夫一人向隅，滿堂不樂，而況病人苦楚，不離斯須，而醫者安然歡娛，傲然自得，茲乃人神之所共恥，至人之所不為，斯蓋醫之本意也。夫為醫之法，不得多語調笑，談謔喧嘩，道說是非，議論人物，炫耀聲名，訾毀諸醫，自矜己德。偶然治瘥一病，則昂頭戴面，而有自許之貌，謂天下無雙，此醫人之膏肓也。老君曰：人行陽德，人自報之；人行陰德，鬼神報之；人行陽惡，人自報之；人行陰惡，鬼神害之。尋此二途，陰陽報施，豈誣也哉。所以醫人不得恃己所長，專心經略財物，但作救苦之心，於冥運道中，自感多福者耳。又不得以彼富貴，處以珍貴之藥，令彼難求，自炫功能，諒非忠恕之道。志存救濟，故亦曲碎論之，學者不可恥言之鄙俚也。

壬寅春泊德清尋栩字書

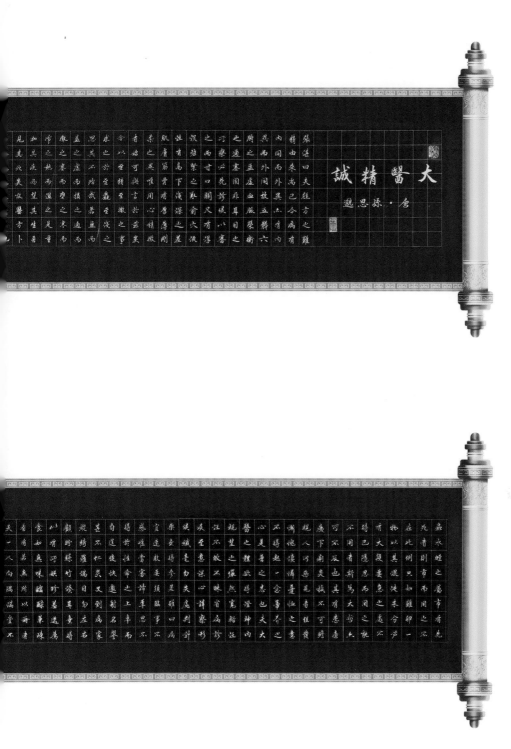

《大医精诚》书法作品

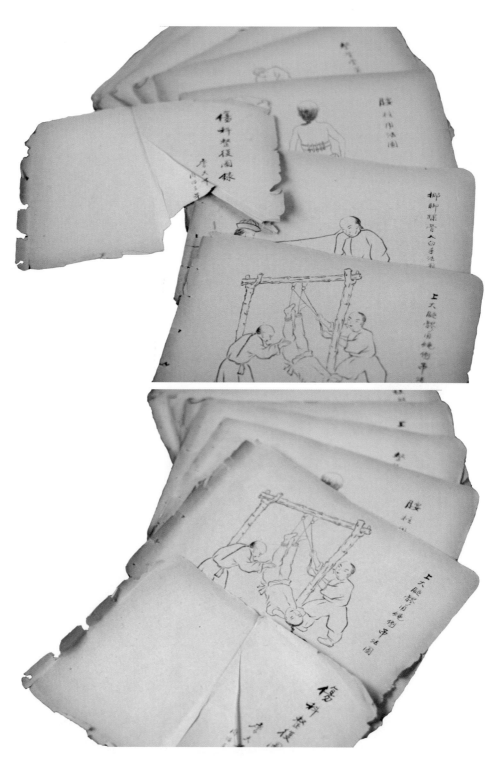

詹天华手绘整理《伤科整复图录》（局部）

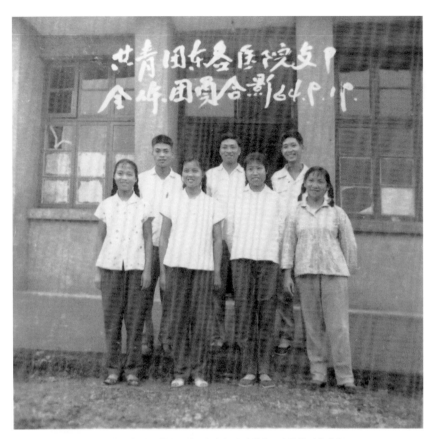

詹庄锡（后排右一）、李有娟（前排左一）学徒时期合影

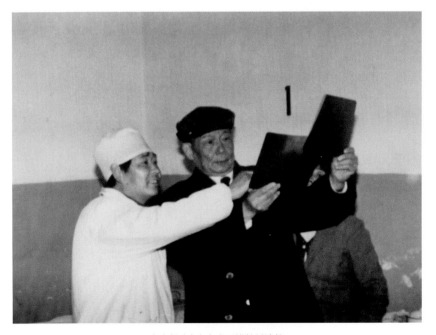

詹庄锡（左）向尚天裕教授请教

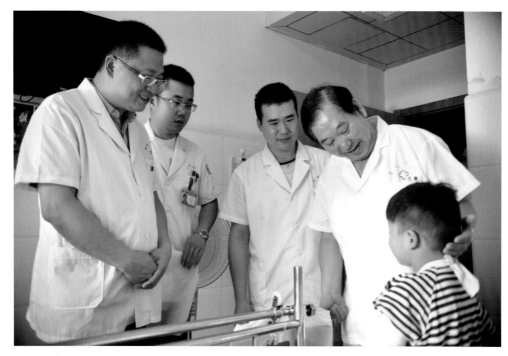

詹庄锡（右二）向詹振宇（左一）传授经验

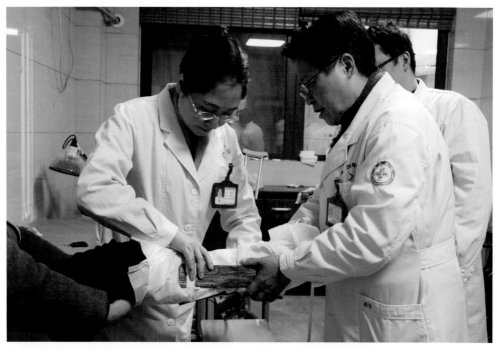

李有娟（右一）和詹新宇（左一）包扎夹板

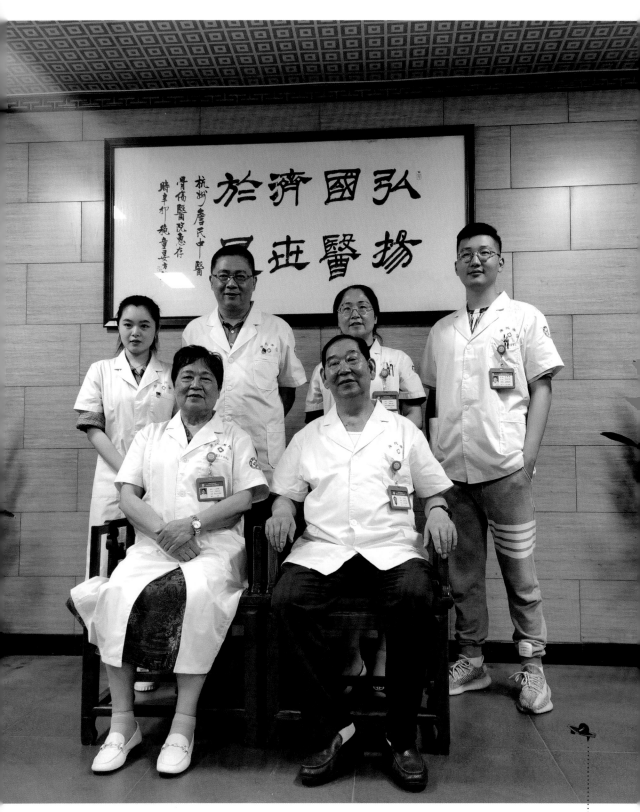

詹氏三代传承人合影

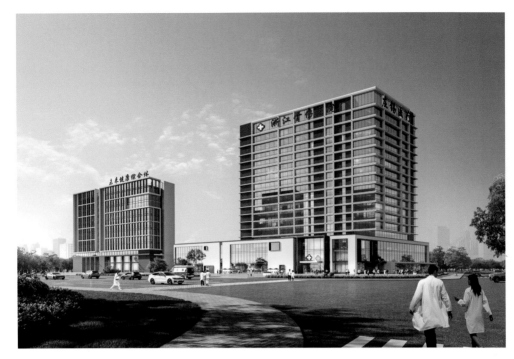

浙江骨伤医院新址效果图

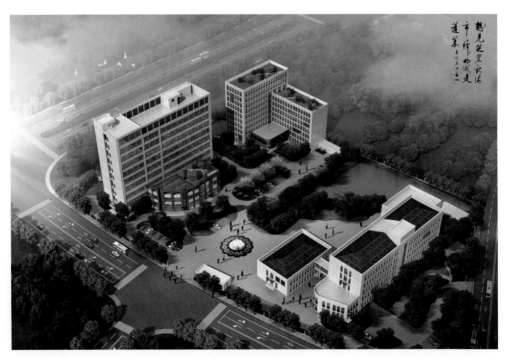

兰溪詹氏骨伤医院全景图

詹氏中医骨伤品牌创始人：詹庄锡

詹庄锡，男，1946年出生于浙江富阳。主任中医师，詹氏中医骨伤品牌创始人，非物质文化遗产"詹氏中医疗法"第四代传承人，师从富阳骨伤名老中医张绍富，现任浙江骨伤医院名誉院长，富阳市詹庄锡中医骨伤研究所所长，张绍富中医骨伤学术研究所副所长，诸暨市第六人民医院骨伤专业特聘顾问。曾任中华医学会骨伤专业委员会浙江省分会会员，中华中医药学会骨伤专业委员会浙江分会委员，浙江省富阳市中医学会骨伤专业委员会委员，杭州市中医药协会骨伤专业委员会富阳市中医骨伤学会理事，杭州市中医药协会富阳骨伤学组组长。

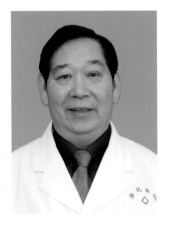

詹庄锡主要的学术思想：一是手摸心会、明筋骨病位；二是理筋正骨、强手法复位；三是树皮材料、突固定优势；四是外敷膏药、显独家秘方；五是内服中药、观整体疗效；六是动静结合、促功能康复。

詹庄锡从事中医骨伤临床研究工作50余年，在继承祖传手法的基础上，结合富阳张绍富先生的传承，综合中医各家学说，博采众长，整理了詹氏中医骨伤正骨手法，自创"原路归入法"治疗骨折、脱位，完善了杉树皮夹板固定的全套技术，使用杉树皮夹板超关节固定治疗关节内及关节周围骨折，提出了"从脾论治"习惯性脱位的学术观点，形成了詹氏中医骨伤"整体辨证，个性治疗，手法正骨，杉皮固定，筋骨并重，动静结合，内外兼治，导引练功"的独特的骨伤辨证论治体系。詹庄锡在临证中主张整体与局部并重，擅长运用詹氏正骨手法整复骨折，尤其是关节内骨折及关节周围骨折，擅长运用詹氏特有的杉树皮夹板固定方法配合局部加压垫在动态中进一步纠正骨折移位，擅长运用中医整体观理论，分期辨证施治，内外兼治。临证特色可以归纳为以下几项：重手法、强固定、内服外敷中药、整体诊治骨折。詹庄锡总结了詹氏中医骨伤一号方、詹氏中医骨伤二号方、詹氏颅脑损伤一号方、詹氏颅脑损伤二号方、詹氏颅脑损伤三号方、詹氏地龙全虫汤、詹氏神经损伤方、詹氏神经损伤后遗症方、詹氏补气固脱汤等有效方剂，还研制出詹氏透骨散一号方、詹氏透骨散二号方、詹氏金黄膏、詹氏秘制黑膏药等詹氏常用外用制剂，方便临床应用。

詹庄锡多次参加全国骨伤科学术经验交流会，曾被邀请赴美国参加骨科学术交流，使詹氏中医骨伤的知名度扩及国际医学界。詹庄锡在全国及省级刊物上发表了《中医治疗桡骨远端骨折120例疗效观察》《介绍一种中医对髋部骨折的固定方法》《老年性骨折的中医内治要点》《谈回旋手法整复骨折的体会》等论文数十篇，编写了《我的这些年——詹庄锡》《民间郎中——詹思芬》等詹氏传承书籍两部。詹庄锡桃李满天下，带徒数十人，现在都是各家医院的栋梁。

詹庄锡还创立了詹氏中医骨伤品牌，早年创建杭州詹氏中医骨伤医院，后陆续创建浙江兰溪詹氏中医骨伤医院、浙江诸暨詹氏中医骨伤医院，2019年杭州詹氏中医骨伤医院更名为浙江骨伤医院，如今已成为名副其实的省内第一家民营三级乙等中医骨伤医院。

詹氏中医骨伤品牌创始人：李有娟

李有娟，女，1947年出生于浙江富阳。副主任中医师，中国农工民主党党员，詹氏中医骨伤品牌创始人之一，师从富阳骨伤名老中医张绍富，曾任中华中医药学会浙江省分会骨伤专业委员会会员，浙江杭州市中医药协会骨伤分会会员。

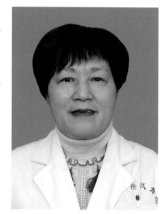

李有娟主要的学术思想：一是先天之本、益肾补肝强骨；二是动静辨证、治疗康复并重；三是急缓辨证、寒热真假明鉴；四是从痹论治、观经络察关节；五是筋骨并重、治疗骨折筋伤。

李有娟擅长以手法整复、杉树皮小夹板外固定加中药内服外敷的方法治疗各种骨折筋伤，提出了骨关节病的基本病机为"本萎标痹"的从"痹"论治骨关节病的学术思想，并协助詹庄锡共同创建詹氏中医骨伤品牌，奠基了詹氏骨伤疾病"辨病、辨证"的指导思想，创建了詹氏骨伤痹病临床治疗原则，痹病辨证施治循经络用药的临床经验，总结了如詹氏活血补肾汤、詹氏地骨皮汤、詹氏补肾通络汤、詹氏关节伤痛方、詹氏舒筋活络汤、詹氏抽筋缓急方、詹氏口疮必效方等有效方剂，以及詹氏舒筋活血洗剂、詹氏温经通络洗剂等詹氏常用外用制剂。

李有娟多次参加全国骨伤科学术会议，并在省级以上刊物上发表《地骨皮汤治疗脊椎骨质增生性腰背痛63例临床小结》《钳夹加压固定器治疗尺骨鹰嘴骨折》《复元活血汤治疗创伤闭合性血气胸44例报告》等学术论文数十篇，参与编写了《我的这些年——詹庄锡》《民间郎中——詹思芬》等詹氏传承书籍两部，并带徒数十名，培养了一批富有临床实践经验的医生。

第一主编：詹振宇

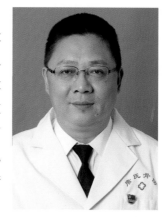

詹振宇，男，1972年出生于浙江富阳。副主任中医师，中共党员，1998年毕业于浙江中医药大学中医学专业，大学本科学历，学士学位，医院管理硕士，先后获得中国人民大学MBA、南开大学MHA学位及澳大利亚弗林德斯大学MHA学位。现为杭州市人大代表，浙江骨伤医院党总支书记、院长，浙江庄锡医院管理有限公司董事长，杭州市富阳区詹庄锡中医骨伤研究所副所长，诸暨大唐临床基地负责人，兰溪詹氏中医骨伤医院法人代表，兰溪市富阳詹氏中医骨伤研究所所长，诸暨詹氏中医骨伤医院法人代表，世界中联互联网产业分会第一届理事会副会长，中国中医药研究促进会手法诊疗分会副理事长，中华中医学术流派联盟骨伤分盟副主任委员，浙江省社会办医协会第一届骨科专业委员会副主任委员，杭州市民间中医药发展促进会副会长，杭州市中医药协会民营特色中医专委会副主任委员，杭州市中医药协会骨伤专委会委员，杭州市两新党务工作者协会副理事长，杭州市中西医结合学会骨伤分会委员。

詹振宇为非物质文化遗产"詹氏中医骨伤疗法"第五代主要传承人，师承父亲詹庄锡和母亲李有娟。其主要学术思想：一是医德为重，勇于担当；二是气血并重，气血同治；三是文武用药，动静结合；四是骨伤治疗，功能为重；五是损伤辨证，四期论治。

詹振宇继承和发扬了"手法整复、杉树皮外固定、中药内服外敷"的中医治疗特色，尤其在手法整复上有独到之处，擅长单人关节脱位复位，善于气血并重治疗创伤，强调创伤要治、养并重，并根据创伤不同治疗阶段的病因病机，以及气血、筋骨的愈合、变化情况，在创伤初期、中期、后期三期分治原则的基础上增加了针对关节僵硬、肌肉萎缩、肢体废用、功能障碍等后遗症康复期治疗，创立了具有詹氏中医骨伤特色的创伤初期、中期、后期和康复期四期辨证论治，完善了"整体辨证，个性治疗，手法正骨，杉皮固定，筋骨并重，动静结合，导引练功，内外兼治"为特点的詹氏中医骨伤理论体系。詹振宇还善于运用现代医学先进技术，中西结合，擅长脊柱、四肢关节的手术治疗及复杂的骨盆骨折手术，人工全髋关节置换及肢体延长、畸形矫正等手术治疗。詹振宇还总结了詹氏骨折筋伤通用方、詹氏接骨续筋通用方、詹氏通腑逐瘀汤、詹氏宽胸顺气汤、詹氏活血通气汤、詹氏益气起痿汤、詹氏肘劳方、詹氏肠梗阻方、詹氏开心益智散等有效经验方。

詹振宇在省级以上刊物上发表了《综合功能疗法治疗跟骨关节内骨折》《小儿肱骨髁上骨折的治疗及肘内翻预防》等学术论文数十篇，编写了杭州詹氏中医骨伤医院《中医临床路径》和《中医优势病种》，主编了《新编中医药适宜技术治疗疑难杂症50法》，并带教学徒十余人。2003年起，詹振宇和父亲詹庄锡先后创办杭州詹氏中医骨伤医院、兰溪詹氏中医骨伤医院、诸暨詹氏中医骨伤医院等多家詹氏骨伤医院；2019年，杭州詹氏中医骨伤医院、兰溪詹氏中医骨伤医院、诸暨詹氏中医骨伤医院联合成立浙江骨伤医院，完成了詹氏中医骨伤的集团化、品牌化；2021年3月，浙江骨伤医院成为国家三级乙等中医骨伤医院。

第二主编：詹新宇

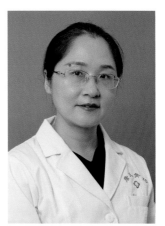

詹新宇，女，1970年出生于浙江富阳。主任中医师，中国农工民主党党员，毕业于浙江中医药大学，中医骨伤硕士。现为浙江骨伤医院(杭州詹氏中医骨伤医院)副院长，杭州市拱墅区人大代表，农工党拱墅区基层委第五支部主委，中国中医药研究促进会手法诊疗分会副会长，杭州市医药卫生工作委员会副主任，杭州市中医药协会民间特色中医专业委员会委员，农工党杭州市卫生医药卫生工作委员会副主任，拱墅区第四届政协委员，拱墅区中医药学会副会长，拱墅区医学会理事，拱墅区骨伤科专家组副主任委员，曾荣获浙江省"十佳社会办医百姓信赖医生""杭州市名中医""杭州市基层名中医""拱墅区名中医""优秀农工民主党员"等荣誉称号。

詹新宇为非物质文化遗产"詹氏中医骨伤疗法"第五代主要传承人，师承父亲詹庄锡和母亲李有娟。其主要学术思想：一是詹氏良医：医者仁心、医德仁术；二是手法特色：早准稳巧、因势利导；三是固定特色：灵活固定、动静结合；四是治疗特色：中西融通、内外并用；五是用药特色：接骨续筋、补肾为本；六是个体化治疗：医患合作，因人而异；七是整体观：整体局部，辨证施治；八是治未病：重视保健、贵在预防。

詹新宇从事临床工作30余年，综合各家学说，在继承和发扬"手法整复、杉树皮外固定、中药内服外敷"的中医治疗特色的基础上，自创"推顶法"，有效整复肱骨近端骨折，擅长运用补肾壮骨法和活血化瘀法治疗骨折不愈合，总结了"补肾五法"，除治疗骨折以外，还用于治疗缺血性骨坏死、骨质疏松、骨质增生等骨关节病。詹新宇不仅擅治骨关节创伤及杂病，对于内外妇儿各科也有研究，尤其对于痛经、乳腺增生、更年期综合征等妇科病的治疗也有独到之处。詹新宇擅长用手法整复，杉树皮小夹板外固定，中药内服外敷的传统中医治疗手段结合现代医学技术治疗各种骨伤疾病，倡导"治未病"，注重"筋骨并重、内外兼治、动静结合、医患合作"，善于针药并用、内外兼治，尤其善于运用小针刀治疗颈、肩、腰腿痛及网球肘、弹响指等各种筋伤病，运用手法闭合整复骨折，运用中药辨证施治颈肩腰腿痛及膝关节炎等。詹新宇还总结了詹氏补肾壮骨汤、詹氏补肾益气汤、詹氏补肾健脾汤、詹氏补肾活血汤、詹氏补肾除痹汤等补肾五方，以及詹氏固肾活血汤、詹氏益肾活血汤、詹氏固胎疗伤方、詹氏颈性眩晕方、詹氏补肾强脊汤、詹氏消癖散结汤、詹氏消癥除痞方等有效经验方。

2013年，詹新宇牵头完成了课题《伸筋活血汤治疗腰椎间盘突出症的临床研究》；2018年，与南通市肿瘤医院合作，发明了"放疗患者颈部固定装置"，并通过了国家知识产权局的实用新型专利申请；2019年，詹新宇负责的《自拟补骨方联合阿仑磷酸钠治疗非创伤性股骨头坏死的临床疗效观察及机制初探》医学科研项目荣获杭州市卫健委科技成果三等奖。詹新宇自创的詹氏骨保健操，能有效预防骨骼、肌肉及关节等疾病，她亲自拍摄的《詹氏骨保健操》教学视频，在优酷网等多家视频网站公开发布，还荣获了拱墅区民政局组织的公益创投项目二等奖。詹新宇还在省级及省级以上学术刊物上发表《谈回旋手法整复骨折的体会》《皮牵引、甩肩加杉树皮夹板固定治疗肱骨外科颈骨折》《中医综合疗法联合西医治疗非创伤性股骨头坏死临床疗效观察》《自拟补骨方联合阿仑磷酸钠治疗非创伤性股骨头坏死临床疗效观察》等论文十余篇，并带教学徒十余人。

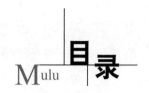

目录

第 一 编

詹氏中医骨伤的传承和发展

詹氏骨伤

第一章　詹氏中医骨伤的传承与渊源

传承守正、融合创新。杭州富阳詹氏家族是中医世家，詹氏中医家传数代，怀德承志，乐善好施，秉承"弘扬国医，济世于民"的理念，悬壶济世，在当地负有盛名。据詹庄锡所知，詹氏祖上至少七八代皆为行医，有据可寻，詹氏中医传承可追溯至前五代，至今已传承了170多年。

19世纪中期，出身中医世家的詹锦鹤（1818—1879），精通中医各科，创立詹氏中医门派（图1-1）。19世纪后期，詹氏中医传承至詹锦鹤之子詹天华（1839—1911），尤擅内科和儿科，后来曾被太平军挟持，任随军伤科医官，与同被挟持的一位擅长妇科的宋姓御医交好，二人彼此切磋讨论，相互学习研究，故詹天华既擅伤科又擅妇科。1866年，詹天华创立医馆"怀德堂"，"怀德堂"之"怀"为感怀、感恩之意，"德"为悬壶济世、谨守医门道德之意，以"怀德"为行医之根本，擅治内科、妇科、儿科和伤科之疾，在富阳当地颇具盛名。

20世纪初期，詹氏中医传承至第三代詹天华之子詹思芬（1867—1938）。詹思芬家学渊源，医学严谨，儿科、妇科、骨伤科均有造诣，医技高超，在行医的同时，为提高医技，虚心求访各地名医，以期取长补短，曾前往上海向名震江南的御医国手陈莲舫请教，陈莲舫看到詹思芬人品端正，虚心好学，不仅将中医内科、妇科等教授于詹思芬，还手把手教给他骨伤整复技术，让詹思芬受益颇深。詹氏中医在詹思芬这一代得到了快速发展，从中医内科扩展到儿科、妇科、骨伤科、针灸等诸多专科，尤为擅长骨伤科、妇科，并初步形成了詹氏中医骨伤诊疗体系。

詹思芬之子詹元柱（1900—1976），因生于战乱年代而未能从医，常因不能继承发扬詹氏祖上中医而遗憾。

詹氏中医骨伤第四代传承人詹思芬之孙詹庄锡，受祖辈影响，自幼爱好中医，学习家藏医书，立志发扬詹氏中医，悬壶济世。1959年，詹庄锡在14岁那年，考入桐庐卫校中医班，系统学习了中医理论，在家传的基础上，先后拜韩尔中、章仕英、张绍富等

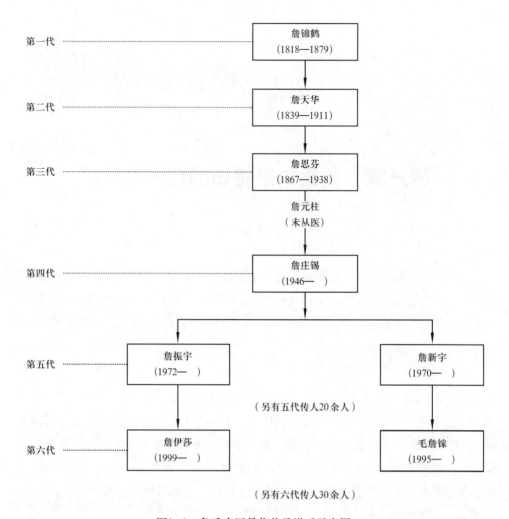

图1-1　詹氏中医骨伤传承谱系示意图

当地名老中医为师学习，并有幸与师妹李有娟成为富阳张氏骨伤名家张绍富先生的首批嫡传弟子。詹庄锡熟读经典，精研岐黄，行医数十年，综合各家学说，勤求古训，博采众长，不断融汇创新，对于骨伤科伤病的治疗积累了丰富的经验，通过总结、归纳，逐步形成了"整体辨证，个性治疗，手法正骨，杉皮固定，筋骨并重，动静结合，内外兼治，导引练功"为特点的詹氏中医骨伤诊疗体系，自创了"原路归入法"等正骨方法，完善了杉树皮夹板外固定的技术，对于骨伤科伤病的理、法、方、药的运用有完整的理论体系和自己的特色，并总结了很多经验方，治疗效果明显，深得杭州、绍兴、金华等地市骨伤患者欢迎，创立并不断弘扬光大"詹氏中医骨伤"品牌。

詹庄锡女儿詹新宇、儿子詹振宇是詹氏中医骨伤的第五代传承人。詹氏中医骨伤的接力棒传到詹新宇、詹振宇这代人的手上，他们在继承家传精髓的基础上又接受了正规中医医学院校系统专业的理论学习，在父母的言传身教下，坚持"在坚守中传承，在创新中发展"的理念，在继承和发扬詹氏中医骨伤传统诊疗精髓的基础上，中西结合，衷中参西，探索创新，创立了詹氏骨折四期辨证论治学说，结合现代医学治疗各种骨伤科疾病，不断丰富与完善詹氏中医骨伤诊疗体系，满足老百姓的医疗需求。

如今在家学的熏陶下，詹氏中医骨伤新一代传承人延续着中医家族使命。詹新宇儿子毛詹镓毕业于浙江中医药大学中医专业，跟着母亲詹新宇、外公詹庄锡、外婆李有娟坐诊学习多年，并多次进修学习。詹振宇女儿詹伊莎毕业于澳大利亚墨尔本大学生命科学专业，并已通过师承的方式获得了中医骨伤执业资格。作为詹氏中医骨伤疗法第六代传承人的他们，将作为詹氏中医骨伤的新生力量，继续走向詹氏中医骨伤传承、发展和创新之路。

通过数代人的传承与发展，詹氏中医骨伤已形成并不断完善"整体辨证、个性治疗、手法正骨、杉皮固定、筋骨并重、动静结合、内外兼治、导引练功"为特点的诊疗体系，其诊疗技术的特点主要由三部分组成：

第一，中医手法正骨部分，有詹氏正骨手法、詹氏理筋手法以及詹氏康复锻炼（导引练功）法等。詹氏正骨手法的特色为"早、稳、准、巧、快"，采用正骨九法：触摸法、拔牵法、端提法、按压法、夹挤法、折顶法、叩击法、回旋法与屈伸法等，使骨折、脱位"循原路归入位"，在骨折和脱位复位的同时理顺肌肉筋脉经络，具有手法操作简便易行、手法稳妥可靠、安全有效、易于学习掌握、复位成功率高等优点。

詹氏理筋手法的特色为"稳、准、轻、巧"，具有舒筋活血、消肿止痛、理顺经络、整复错位、通经活络、解痉散结、松解粘连、通利关节、调理气血、平衡阴阳、激发经气、扶正祛邪等作用，可纠正筋络的翻转、扭曲、错异、滑脱，解除筋络痉挛、卡压、结节、粘连，顺骨捋筋，理筋治骨，整复骨关节错缝，使骨归其位，筋归其槽，骨正筋柔，关节舒展滑利，从而达到调和气血、调整平衡体内阴阳、恢复肢体功能的目的。詹氏理筋手法安全可靠，易于学习、掌握，操作简便易行，是治疗各种筋伤病的重要治疗方法。

詹氏康复锻炼法的特色为"功能为主、兼顾力量，循序渐进、安全稳妥，早期主动、合理锻炼，医患合作、身心并重"。以局部功能锻炼为主、全身功能锻炼辅助，动静结合，筋骨并治，能够促进骨折愈合及肌肉筋脉的修复和关节功能的恢复，减少或避免损伤并发症如关节僵硬、肌肉萎缩、肌肉韧带粘连、骨质疏松、骨折延迟愈合和骨折不愈合等发生的风险，具有损伤恢复快、伤肢功能恢复良好的效果。

第二，杉树皮夹板外固定部分。詹氏中医骨伤的杉树皮夹板固定技术有自己的特色，制作杉树皮夹板，依形制器，量身裁剪，随体塑形，单关节固定，轻便灵活；固定时用纱布绷带和胶布条环绕包扎，固定牢靠，操作简便，松紧有度，便于及时调整；固定后有利于功能锻炼，动静结合，骨折愈合快，功能恢复好。外固定包扎前患处敷贴詹氏秘制膏药，使药物直接作用于伤部，迅速起效。

第三，詹氏中药辨证治疗及詹氏经验方。詹氏中医骨伤中药治疗的特色为"整体辨证、引药入位，动静用药、气血并治，调补肝肾、健脾和胃，内外兼治、治养并重"，临床用药以整体观为指导，治疗创伤主张气血并治，筋骨并重，新伤治在气血，陈伤治在筋骨，祛邪扶正兼治，时时顾护脾胃，针对个体进行辨证论治。詹氏中医骨伤根据创伤不同治疗阶段的病因病机和气血、筋骨的愈合、变化情况，在创伤初期、中期、后期三期分治原则的基础上增加了康复期，主要是针对关节僵硬、肌肉萎缩、肢体废用、功能障碍等后遗症进行康复治疗，形成了具有詹氏骨伤特色的创伤初期、中期、后期和康复期四期辨证论治。

詹氏骨伤创伤四期辨证论治的特点为"消、和、补、通"，初期气滞血瘀，以"消"为用，治宜消法、下法；中期营损络伤，以"和"为用，治宜和法、续法；后期肝肾亏虚，以"补"为用，治宜补法、温法；康复期正虚痹阻，以"通"为用，治宜通法、补法。詹氏骨伤创伤四期辨证论治的特色，是分期、分型、分部论治。分型就是在分期的基础上，根据病因、病机和损伤程度，分为不同的证候，实则泻之，虚则补之，辨证论治；分部就是在分期、分型的基础上，根据损伤部位的不同，选用不同的引经药，引药入位，使药力直达病所，精准治疗，提高临床疗效。四期用药皆须时时顾护胃气，脾胃虚弱纳差者则佐以健脾开胃。

詹氏中医骨伤在长期的临床实践中，结合家传秘方，总结出了一些经验方，如"詹氏骨伤一号、二号方，詹氏骨折筋伤通用方，詹氏接骨续筋通用方，詹氏通腑逐瘀汤，詹氏颅脑损伤一号、二号、三号方，詹氏舒筋活血洗剂，詹氏温经通络洗剂，詹氏透骨散一号、二号方，詹氏金黄膏，詹氏秘制黑膏药"等代表方。

"桃李不言，下自成蹊。"詹庄锡、李友娟为继承和弘扬詹氏中医骨伤，无私传授医术，在富阳常绿卫生院便开始收带徒弟，如今桃李满天下，他们的徒弟们共有数十人，有的毕业于全国各大医学院校，更是青出于蓝，如今已是各家医院的业务骨干。詹庄锡说过："很难讲，詹氏中医骨伤能传到几代。中医技术归根到底是大家公有的，不管姓张姓李，能为他人排除病痛就是最好的传承，看好西医看不好的毛病，这是詹氏中医骨伤最大的成就。"在他的影响下，第五代主要传承人詹新宇、詹振宇等也积极开展师承传帮带工作，不断扩大与提升第六代传承人的技术水平，发扬光大詹氏中医骨伤事业。如今，以第五代传承人为核心、第六代传承人为基础创立的"浙江骨伤医院"迈入集团化发展，在杭州、诸暨、兰溪共建有4家医院，拥有员工600多人，开放中医骨伤科床位800余张，每年为20余万名骨伤患者提供专业服务。浙江骨伤医院2021年已通过三级乙等中医骨伤专科医院评审，医院中医骨伤科被评为浙江省"十三五"期间中医重点专科。"詹氏中医骨伤疗法"也先后被列为拱墅区、杭州市"非物质文化遗产项目"，詹氏中医骨伤已成为国内重要的骨伤流派之一。

第二章　詹氏中医骨伤的发展与创新

詹氏家族对中医事业有着深深的情结，詹氏中医骨伤事业就是在家传中医的基础上，通过詹氏中医几代精英的努力发展起来的。詹氏中医骨伤品牌的创建，离不开詹氏中医骨伤创始人詹庄锡医师和他的夫人李有娟医师，正因为有了他们的不懈努力，有了他们的毕生付出，才有了詹氏中医骨伤品牌的今天。

1986年，富阳县中医骨伤科医院成立以后，詹庄锡成了医院的业务骨干，深受领导的器重和患者的好评。1994年，詹庄锡参与了军民合作项目，联合浙江省消防总队医院（武警杭州消防医院），共建医院的骨伤科，主要在周末的时候为军人服务。1996年3月，詹庄锡毅然离开了富阳中医骨伤科医院，以合作办医的方式共建诸暨市大唐镇卫生院的骨伤科，现在诸暨大唐医院已发展成为诸暨市第六人民医院，成为以骨伤专科为主要特色的综合性医院，有员工近300名，其中的詹氏骨伤科是詹氏中医骨伤的主要临床基地之一。

为了进一步加大中医骨伤的临床研究，詹庄锡1999年在富阳成立了"富阳市詹庄锡中医骨伤研究所"。詹庄锡在富阳、诸暨两地连轴转，也通过师承结对、师带徒的方式培养了一批骨伤医生。2002—2003年，詹振宇、詹新宇先后从富阳中医骨伤科医院离职，李有娟从医院退休，詹庄锡当即在杭州开设了杭州詹氏中医骨伤门诊部，一家人齐心协力正式开始了创建詹氏中医骨伤品牌之路。2006年，杭州詹氏中医骨伤门诊部搬迁到石祥路287号，并升级为杭州詹氏中医骨伤医院；2010年，杭州詹氏中医骨伤医院荣获全国十佳骨科医院；2013年，杭州詹氏中医骨伤医院被评审为二级甲等中医骨伤医院，成为杭州市首家民营国家二级甲等中医骨伤专科医院；2019年，杭州詹氏中医骨伤医院更名为浙江骨伤医院；2021年，浙江骨伤医院被评审为三级乙等中医骨伤医院。现在，浙江骨伤医院是一家以治疗骨伤为主的，具有中医特色的非营利性医疗机构，是全国跨省及省内异地就医联网结算，省、市医保定点单位，是杭州市120急救站点和驾驶员体检指定单位，拥有大批中、高级人才，其中有骨伤专业的名老中医数名，有主任医师、副主任医师等高级职称中、西医名医数十名。医院设置了骨伤科、内科、外科、急诊科、针灸推拿科、康复医学科、手足显微外科、ICU、治未病科等临床科室，配备了西门子的1.5T超导核磁共振，16排螺旋CT、DR和C臂机，史赛克关节镜、脊柱内镜等大型诊疗设备。目前杭州院区拥有职工300余人，开设了7个住院病区，开放床位357张，配置手术室4间，其中百级层流手术室1间。医院继承和发扬了"手法整复、杉树皮小夹板外固定、中药内服外敷、动静结合"这一祖传医学的治疗特色，擅长运用詹氏中医骨伤传统中医正骨技术与现代骨科及微创技术相结合，对创伤、脊柱、关节、手足显微外科、骨病等各类骨伤科疾病进行中医及中西医结合治疗。

2003年6月，詹庄锡、詹振宇父子俩投资当时运营困难的兰溪市张坑卫生院，詹振宇成为卫生院法人。詹振宇凭借着对中医事业的热爱，带着传承中医骨伤疗法的使命，废寝忘食，兢兢业业，白天坐门诊给患者看病，晚上学习专业技术知识和各种医院管理的知识，在他的管理下，医院得到了长足的发展。2007年，张坑卫生院正式更名为兰溪詹氏中医骨伤医院，发展走上了正轨，医院管理、医疗技术、人才建设、设施设备等方面实现了全面提升。2017年，在当地政府的支持下，异地新建了按二甲专科医院标准设置、建筑面积2.7万平方米、床位299张、硬件设备一流的兰溪詹氏中医骨伤医院新院区，并于2020年10月正式投入使用。

2016年，詹氏中医骨伤在诸暨投资新建了诸暨詹氏中医骨伤医院，二甲标准设置，硬件设备一流，并于2019年正式开业运营，为当地骨伤患者提供更为优质、便利的服务。

浙江骨伤医院(詹氏中医骨伤医院)坚持"弘扬国医，济世于民"的办院宗旨和"大医精诚"的中医文化精髓，坚持把"以人为本、科技兴院"的理念贯穿始终，创建具有詹氏中医骨伤特色的医院文化，持续做好医院文化建设，真正彰显詹氏中医骨伤特有的中医药文化品牌。医院借鉴、采用公立医院规范化管理模式，注重组织体系建设、依法执业和规范执业管理，实现医院可持续发展，建立了三级质量控制管理组织，健全医疗质量管理与控制体系，逐步推广"品管圈"管理模式，积极运用PDCA等管理工具，定期或不定期对科室质量管理进行检查、评估、督察，提出改进措施，确保持续改进。为了加强医疗质量关键环节和重点部门管理，切实落实核心制度，规范职工的行为。医院争作民营医院的表率，在管理模式上不断规范与创新，率先在民营医院中创建等级医院，实现了杭城民营中医院上等级的"零突破"；率先加入公立医院综合改革，实行药品零差价，不断解决患者就医难的问题。现在医院已经实现了健全的病案、临床、监测、影像等信息系统，充分利用信息技术促进医院管理，提高医院现代化管理水平和竞争实力，提高工作效率，改善医疗质量和服务质量，创新医疗服务模式，更好地践行"以患者为中心"的服务理念。2022年，拟投入6.5亿元，按照三级甲等中医骨伤专科医院的标准，建筑面积达6.4万平方米，设置1000张床位的浙江骨伤医院新院区，即将破土动工建设。

在詹氏中医骨伤人的共同努力下，杭州、诸暨、兰溪三地实现了长足发展，进一步扎实了詹氏中医骨伤品牌的建设，更是逐步实现了打造全省民营骨伤专科医院标杆的目标。医院始终秉承"弘扬国医、济世于民"的办院理念，倡导"以中为主，能中不西，中西结合"的治疗方针，竭诚为广大患者服务。"詹氏中医骨伤疗法"已被列入杭州市非物质文化遗产名录，骨伤科也纳入浙江省"十三五"中医药重点专科建设项目，全力打造省内一流的特色精品骨伤品牌。2019年，医院针灸推拿科荣获国家级"青年文明号"荣誉，成为全国首家获得此殊荣的民营医院。在新冠肺炎疫情防控期间，医院200多名志愿者组成"詹氏先锋队"冲锋陷阵，坚守抗疫一线，医院党总支2020年被中共杭州市委组织部评为"战疫先进党组织"，被中共杭州市委、杭州市人民政府评为"杭州市抗击新冠肺炎疫情先进集体"。2021年被中共浙江省委授予"浙江省先进基层党组织"称号。

好医师成座上宾，差医师被唾弃。詹氏中医骨伤医者克勤克慎，格外尽职尽责的态度获得了社会的一致好评。自詹氏中医骨伤品牌创立之初，就确立了系统性的核心理念，确定了"弘扬国医，济世于民"的办院宗旨，坚持"以中为主，能中不西，中西结合"的治疗方针，"在坚守中传承，在创新中发展"的发展理念，以及打造"百年医院"的远景目标。一直以来，詹氏中医骨伤的发展也始终遵循着这些基本准则一步一个脚印茁壮成长起来的。

对于詹氏中医骨伤未来的蓝图，医院的掌舵者詹振宇则希望：我们要把中医骨伤这份事业经营好，把所有詹氏人培养好，能通过所有詹氏人的努力，打造全省乃至全国最好的民营骨伤专科医院，铸造百年品牌医院，要将詹氏的金字招牌一代代传下去。

第三章　詹氏中医骨伤核心人物介绍

一、詹氏中医骨伤品牌创始人：詹庄锡

詹庄锡，男，1946年出生于浙江富阳。主任中医师，詹氏中医骨伤品牌创始人，非物质文化遗产"詹氏中医疗法"第四代传承人，浙江骨伤医院名誉院长，富阳市詹庄锡中医骨伤研究所所长，张绍富中医骨伤学术研究所副所长，诸暨市第六人民医院骨伤专业特聘顾问。

詹庄锡出身于中医世家，师承富阳骨伤科名家张绍富老先生，为其首批高徒之一。受祖辈的影响和医学世家的熏陶，詹庄锡从小喜欢中医，立志发扬詹氏中医，济世于民，一直渴望长大了能成为一名优秀的医生，在父亲的要求下，自幼除了学习《黄帝内经》《伤寒杂病论》等中医经典外，还学习了《灵素集注》《校正医宗金鉴》《临证指南》《增补万病回春》《医学实在易》《温热经纬》《幼科痘疹全镜录》等家藏医书，并做了大量的学习笔记。1959年，詹庄锡考入桐庐卫校中医班，并以第一名的成绩当上班长，期间师从韩尔中、章仕英等当地名老中医学习，1960年和夫人李有娟跟着恩师张绍富先生做学徒，学习中医骨伤，1965年学习期满出师，成为张绍富首批嫡传弟子，掌握了中医骨伤精髓，并很快就在富阳当地树立了名望，很多患者慕名找他们看病。

詹庄锡从事中医骨伤临床研究工作五十余年，在跟恩师张绍富做学徒期间，不仅学习继承了富阳张氏骨伤技术，固定方法等等临床实际操作技能，还系统学习了中医理论典籍，自学了詹氏家传中医，熟读经典，精研岐黄，对于其他各家骨伤流派也兼收并蓄，取长补短，综合中医各家学说，博采众长，厚积薄发，对四肢创伤骨折、关节周围骨折、骨关节退行性病变、软组织损伤、骨伤疑难杂症等都有较深入的研究，还精通内外妇儿中医各科，逐渐形成了詹氏中医骨伤独特的学术思想及临证治疗方法，对于骨折筋伤，尤其是关节内骨折和关节周围骨折以及骨关节病的诊治有自己独到之

处，审其阴阳，辨其气血，查其脏腑，明其经络，外重筋骨，内合肝肾，对于詹氏中医骨伤在临床理、法、方、药的运用，形成了完整的诊断、治疗体系，完善了杉树皮夹板外固定的全套技术，不仅对骨伤的外治有所创新，而且对于骨伤及骨关节病的内治也有自己的独特经验，创立了詹氏中医骨伤正骨手法，使用杉树皮夹板超关节固定治疗关节内及关节周围骨折，同时用中药内服外敷、分期论治的詹氏中医骨伤治疗方法，临床效果显著，骨折愈合快，伤肢功能恢复良好，可有效防治因伤致残。詹庄锡临床用药内外兼治，中药内服整体辨证论治，外用直接作用于局部以取速效，紧抓主证，辨证论治，对症用药，方虽平淡能起沉疴，药虽无奇能愈痼疾。詹庄锡坚持在传承中发展，在发展中创新，传承不泥古，创新不离宗，提出了"从脾论治"习惯性脱位的学术观点，善于治疗关节僵硬、创伤性关节炎、习惯性关节脱位、神经损伤等骨伤后遗症，自创"原路归入法"治疗骨折、脱位，形成了詹氏中医骨伤"整体辨证，个性治疗，手法正骨，杉皮固定，筋骨并重，动静结合，内外兼治，导引练功"独特的骨伤辨证论治体系，临床取得了卓越的疗效。在詹庄锡的指导下，詹氏中医骨伤根据创伤不同治疗阶段的病因病机、气血、筋骨的愈合、变化情况，在创伤初期、中期、后期三期分治原则的基础上增加了针对关节僵硬、肌肉萎缩、肢体废用、功能障碍等后遗症康复期治疗，形成了具有詹氏骨伤特色的创伤初期、中期、后期和康复期的创伤四期辨证论治，充实、完善了詹氏中医骨伤的理论体系。

医道唯艰，为了提高医术，詹庄锡身边经常带着《黄帝内经》《伤科汇纂》等中医经典书籍并随手翻阅，一边工作，一边学习，活到老学到老。詹庄锡闲暇时间还坚持寻求民间偏方、验方，亲自采摘一些草药，并与书本图案进行对比辨认，夯实中医药基础知识，充实自己；对各种偏方、验方亲身试验，在其中挖掘了一批民间的古方、秘方，研制出"詹氏透骨散一号方、詹氏透骨散二号方、詹氏金黄膏、詹氏秘制黑膏药"等詹氏常用外用制剂，方便临床应用。詹庄锡不仅仅注重临床实践，也不断从理论上充实自己。他曾多次参加全国及全省的骨伤科学术经验交流会，并多次在省内学术会议上进行学术交流，曾被邀请赴美国参加骨科学术交流，并在大会上进行论文交流，使得浙江中医骨伤及浙江詹氏中医骨伤的知名度扩及国际医学界。他在实践中不断进行经验总结，在全国及省级刊物上发表了《中医治疗桡骨远端骨折120例疗效观察》《老年性骨折的中医内治要点》《谈回旋手法整复骨折的体会》等论文数十篇，出版了《我的这些年——詹庄锡》《民间郎中——詹思芬》等詹氏传承书籍两部。詹庄锡桃李满天下，一生带徒数十人，个个医术高超，工作在临床第一线。

詹庄锡不仅跟着恩师张绍富学习骨伤技术，更在恩师的言传身教下有着一颗仁爱之心，他强调，医乃仁术，为医者首重医德，有医术而无医德，救人之术反成害人之术。詹庄锡从医以来，始终以患者为中心，兢兢业业，加班加点，每天七八十号患者，考虑到当时交通不便，所以当天患者必须要全部处理完，常常加班到八九点，因为工作繁忙，经常顾不上吃饭，还得了胃病。他在行医过程中时刻牢记恩师张绍富的教导："你要牢记，一定要把每一个患者都当作自己的至亲骨肉、兄弟姐妹来对待。这样，你才会去精心对待每一个患者，你才会得到患者的信任和尊重。"这段话詹庄锡也常拿来教导自己的儿女，并把药王孙思邈的《大医精诚》作为詹氏中医骨伤的座右铭，并且常常因为给患者治好了伤、看好了病而有满满的成就感。

詹庄锡访谈

詹庄锡说过，"人这一辈，就几十年，要多为身边的人做好事，学会吃亏是福的道理，就像出家人说的，舍得舍得，有舍才能得。""老去的是年华，不灭的是梦想，我要为梦想继续奋斗……"

1. 到富阳东梓关当学徒

命运安排，从小学医。在15岁那年，詹庄锡在浙江桐庐卫校中医班读书。一年后，因资金问题卫校解散，县领导安排他和护士班师妹李有娟等人到富阳东图联合医院（即"东梓关医院"），师从名老中医张绍富做学徒。"在这里，我遇到了浙江骨伤科知名医生——恩师张绍富先生，他当时是这家医院的副院长，我拜师在他的门下。在富阳东图联合医院的几年里，我一直跟着张绍富老先生，向他学习中医骨伤技术。20世纪六七十年代，医疗设备非常简陋，没有CR、DR等拍片机，没有CT，更不用说MRI这样的先进设备。临床看患者，从诊断、接骨、固定、治疗全靠临床医生的一双手。我师父诊断、正骨、复位、固定、手法样样高超，治疗水平极高，在浙江省的知名度是出了名的高，方圆几百里的老百姓都叫他'接骨圣手'。当时能跟这样的骨伤科顶级大师学习，实乃人生之幸事。我的骨伤基础就是在这样的环境下打下的。"

稍有点年纪的老杭州人大多也有这样的经历，碰到骨伤、骨折，如果不愿意手术的就往富阳东梓关跑，因为那里接骨不需要手术。当年富阳东梓关热到什么程度？詹庄锡老先生如此描述："因交通不便，富阳东梓关需要经渡轮进入，每天的轮船规定时间进出。富阳东梓关码头一般每天中午轮船到岸停靠，乘客中肯定有大量的骨伤患者。船一停靠，轻伤者跑在最前头，伤了腿脚的，拄着拐杖的，伤了胸骨肋骨的，紧随其后，看他们的表情全部是迫不及待的样子。每天汽笛声传来，医院就让年轻医生抬着担架去接患者，以减少他们行路的不便。那时候我年轻，来回跑，每天都要去接好多患者来医院接受治疗。"

"在做学徒期间，除了学习中医骨伤科的基础知识，学习临床常见病的诊断与治疗，学习骨折、跌打损伤等骨伤疾病的诊断、整复、固定等一系列临床常规工作以外，我们做学徒的还有一件事必须要做，所谓做学徒就要先学做膏药。别小看膏药，膏药是这家医院的招牌之一。很多患者来东梓关看病，有时候就是慕东梓关跌打损伤膏药的名而来。至今，东梓关跌打损伤膏药的名气仍然在浙江省内家喻户晓。骨伤科膏药的制作也非常讲究，当年，我们这批学徒做膏药的技能是师父手把手教出来的。比如说，如何把药物加工打粉研末、药粉的具体粗细程度如何把握、如何制作膏药、膏药的黏稠程度怎样控制、如何把膏药贴好、膏药的加热温度如何做到恰到好处，等等。光是这些骨伤科操作基本功，我们就学了大半年时间。还是举例做膏药来说，临床做膏药是很有讲究的，没有普通人想象的那么简单。中药讲究'四气五味'，膏药的配方必须符合中医理论，君臣佐使配方得当。当然，处方是保密的，我们学徒学习的关键是把膏药做好。张绍富老先生要求我们：做出来的膏药里面要圆，四边要光滑，呈'菊花心，铜锣边'，这样不光外观好看，而且这样的膏药贴上去，四周不会漏气，药效就更好。这是张绍富老先生亲口说的。"除了学做膏药之外，当时，詹庄锡还要跟着张绍富师父学习临床诊治，学习接骨手法。中医接骨手法讲究的是"手摸心会"，通过手指的触摸，了解骨折的断端位置，利用肌肉的张力及韧带的弹性，通过医生的手法让骨折的位置恢复正常。"这是我最佩服师父的地方，骨折整复，他每次都先细心查看伤处外观，然后用十个手指头在骨折处轻轻地旋来旋去，捏来捏去，心里已经明确了骨折的详细情况，然后，用手轻轻地摇一摇，转一转，慢慢地捏几下，再抖一抖。最后，趁伤者不注意，突然一用力，便使断骨合上，复位成功！"詹庄锡迄今说起来还是充满了敬佩之心。"台上一分钟，台下十年功，骨伤科医生也是如此，要做到像师父一样的整复水平，我们几年如一日地刻苦学习，日复一日地反复练习，最终继承了师父的真传。"

"张绍富老先生当时已经名气很大，但他为人却很低调，一心都扑在患者身上。每天都是一样，从早到晚看病，从不计较工作时间，中午也基本不休息。我们几个做学徒的就这样一直跟在左右，一年四季基本都这样。由于慕名而来的患者实在太多，每天我们都会看到很晚。由于那时候生活条件差，晚上十点过后，有时医院里会没有电，我们就把汽油灯、煤油灯点起来继续看病。"詹庄锡回忆说："现在想起来那些年真的很辛苦，但是为了学习技术，加上自己年纪轻，也就没有感觉辛苦、吃力。相反，在临床中，一个一个的病例让自己扩大了眼界，积累了知识。"詹庄锡不断地摸索着师父传授的点点滴滴技术，不断地进行实践，反反复复地锻炼，终于得到了收获，并不断成长，为今后自己独立行医打下了基础、积累了经验。

从接骨草药膏、杉树皮夹板制作、药材基本功到独立坐诊，少年詹庄锡格外珍惜来之不易的学习机遇。为了追求学术上的精进，詹庄锡身边经常带着著名经典《黄帝内经》《金匮要略》《伤寒论》《本草纲目》《伤科大成》这些书籍并随身翻阅。一本本翻阅、对比、分析、研究，然后为寻民间偏方，詹庄锡假扮患者看病买回草药，用水浸泡后，与书本图案进行对比辨认，积累疑难杂症的施治知识。学徒期第三年詹庄锡已经独立施诊普通患者，第五年成为首批高徒正式出师。

刚开始从医时，詹庄锡兢兢业业，门诊量病号一天70多个，经常顾不上吃饭，竟然忙得饿出胃病。白天看门诊，晚上研究病例。第二年，就在富阳当地树立了名气威望。

2. 与师妹李有娟志同道合、喜结良缘

1968年，詹庄锡与师妹李有娟结为夫妻。结婚仪式很简单，两家人加邻居共十来个人，聚一块吃顿饭。"我那时给女方家里一百块聘金，老丈人还要还给我五十块呢！"詹庄锡回忆起这段往事，不禁莞尔一笑。詹、李二人是师姐弟，年龄只相差一岁。当年一个15岁，一个14岁，就双双离家，跟着骨伤名医张绍富学习骨伤诊治技术。多年来的朝夕相处，互有好感，时间久了他俩自然而然就萌生了爱情。"我是1961年到东图联合医院，李有娟比我迟来一个月。她的个性很活泼，医院里每年搞文艺活动，她都积极参加，演什么像什么。"吸引詹庄锡的另一个原因是，李有娟肯吃苦，因为师父工作起来，没有作息时间，几乎每天都会工作到很晚。当学徒的她每次都跟着，总是最后一个下班，做完工作后，她还要把工作室、治疗室的杂务工作做好，比如打扫卫生，收拾夹板、膏药等等，从不计较。平时工作如抄方子、做膏药、煎膏药油等，工作忙、工作辛苦、吃力她都不在乎，工作、杂务她都争着做，而且性格、脾气又好，对人和蔼可亲，从不与人脸红。对待患者更是认真负责，给患者治疗、换药、换绷带，从不嫌脏、臭、累。"找到这样的夫人是我上辈子修来的福气！"詹庄锡感慨地说，"1970年，我们生了女儿詹新宇，隔两年，又生下儿子詹振宇。整个家庭和睦，一家人生活非常幸福。姐弟俩从小就好胜心很强，都热爱中医骨伤事业，如今都已经从浙江中医药大学毕业，在詹氏中医骨伤岗位上都干得很出色！"

3. 忙在山区赢得百姓好口碑

1976年12月，詹庄锡回忆说："组织上找我谈话，要在富阳常绿镇卫生院建立骨伤科，让我去主持骨伤科工作，有什么要求可以提，组织上一定尽力解决。当时我就提了一个要求，希望夫人李有娟能和我一同前往，全家人彼此有个照应。"地处山区的富阳常绿医院从此有了骨伤科，有了詹庄锡夫妇领导的骨伤师徒团队，这是他俩独立开始骨伤专业行医的地方，也是他们打下骨伤基础的地方。在那里一干就是10年。詹庄锡继续回忆说："当年，浙江富阳常绿医院

和全国其他地方相似，基层、山区严重缺医少药。但是，富阳常绿缺医少药的严重性大大超乎我的想象。首先，医务人员严重缺乏，卫生院除了我和夫人是正儿八经医生外，其他人员基本上是仅仅学过一点医疗知识或者是医学爱好者。我们首先从医务人员的医学基础和医学素质抓起，建立医生师徒医疗临床团队。通过十多年的临床手把手传帮带，培养了一批骨伤科临床医务人员。其次，说是医院，其实连卫生院都不如。医院里没有任何的医疗器械，作为骨伤专科，许多都是骨折患者，没有X光机就无法知道骨折移位的具体情况和手法整复后骨折的对位、对线情况。我就到富阳卫生局要了一个在朝鲜战场用过的，可以背着跑来跑去用的小型X光机，有了它，还真解决了不少问题，当年真是少不了它。现已成为古董级的东西了。"

詹庄锡接着说："在山区交通不便，经常会碰到一些开放性、粉碎性骨折的伤者，创口出血、断骨外露，非常难处理。想当年，卫生院没有麻药，治疗条件简陋，詹庄锡就让李有娟给自己当助手，给伤者清创消毒，处理、包扎创口，然后手法整复，接骨复位。最后一道工序就是从恩师张绍富医生那里学来的，在复位后的创口上，敷上祖传秘制药粉，用杉树皮小夹板固定包扎，再给伤者服用他们自拟的接骨经验方中药。随着一个个骨伤患者接好了骨头，恢复了健康，因此，工作也越来越忙，有时，一天要看近百个患者，甚至连半夜三更都要起床抢救患者。"辛苦的工作，精湛的医技，良好的医德为无数患者解决了病痛。为此，他俩赢得当地百姓的好口碑。詹庄锡继续说："在常绿，我是非常忙碌，好像时间永远不够用，有时候夜里有患者来，起身去门诊。送走患者之后，已经错过最佳睡眠时间。索性就在办公室里做功课。书本从越翻越厚到越翻越薄，知识沉淀越来越厚重。在常绿我收获很大，有句话说得好，金杯银杯不如老百姓的口碑。随着我的医技不断长进，我的知名度也在当地百姓中不断传开并得到认可。我连续被评为医院先进共产党员，还被选为浙江省富阳市第八届人民代表大会代表。"在富阳常绿医院临床工作实践的十年中，詹庄锡夫妇逐渐摸索出一套自成一体的詹氏中医骨科理论体系和詹氏中医治疗骨伤的独特技法。为以后詹氏中医骨伤的进一步发展奠定了基础。

詹庄锡不仅临床经验丰富，而且还善于归纳、总结。1986年，詹庄锡夫妇合作在国内医学学术刊物上发表专业论文《中医治疗桡骨远端骨折120例疗效观察》。文中总结了这么多年来的临床诊治经验，列举了詹氏中医骨伤整复手法的优越性，获得了国内同行的一致好评，同年，浙江富阳县中医骨伤科医院成立，由张绍富的儿子——张玉柱先生挂帅，詹庄锡、李有娟夫妇作为张绍富的高徒，也被调往该医院。詹庄锡先后任医院门诊及病区主任。在富阳县中医骨伤科医院，詹庄锡夫妇的骨伤医疗技术得到了进一步的巩固并不断发展和创新，为以后詹氏中医骨伤的詹氏正骨手法奠定了扎实的基础。1991年，詹庄锡发表骨伤专业论文《谈回旋手法整复骨折的临床应用》。他在文中阐述："临床上各家整复骨折手法繁多，临床整复效果不一。詹氏中医骨伤所用的回旋手法，是从中医正骨八法发展而来，经过多年的实践和改进，逐渐形成的整复方法。"詹庄锡同时强调："骨折整复的时间越早越好。时间久了，肢体肿胀会严重，影响整复效果。回旋手法的关键是：由于骨折的受力方向不同而出现的不同移位，应采取不同的整复手法。如，当骨折远端移到相反方向，形成背向移位时，就必须使用回旋整复手法，让骨折移位断端顺原路而归，恢复正常力线。在临床应用时，詹氏回旋手法常与别的正骨手法配合使用，以求多法合一，取长补短，共同配合完成整复对位。"在富阳县中医骨伤科医院，詹庄锡夫妇在骨伤临床第一线又走过了十多个年头，这些年，他们在骨伤专业领域取得了长足的进步。他俩在全国中医骨伤学术会议上多次上台宣讲论文，交流临床经验，在全国著名中医骨伤杂志上合作发表多篇论文，引起中医骨伤界的广泛关注。政治上，詹庄锡夫妇积极参政、议政，作为医学科技人才，分别加入了共产党和农工民主党，为社会贡献着自己的一份热情。

4. 创建杭州詹氏中医骨伤医院

到了2001年，詹庄锡创立了杭州富阳中医骨伤研究所，自己担任所长。开始了詹氏中医骨伤临床与科研相结合的发展道路。第二年，詹庄锡被邀请赴美国参加中美骨伤学术交流，向国际医学界传播中国中医国粹和富阳中医骨伤科的精髓。到了2003年，经过二十几年的风风雨雨，詹庄锡夫妇不但积累了丰富的中医骨伤诊治经验，而且也积累了医院经营的思路和方法。这一天终于来到了，詹氏中医骨伤在杭州、兰溪、诸暨相继成立詹氏中医骨伤医院。医院一开张，詹庄锡夫妇就一心一意投入工作中，不知不觉经过一个又一个的十年，几十年的风风雨雨发展道路，詹氏中医骨伤医院规模不断扩大，医院内部医疗设施不断完善和增加。目前已经开设了中医骨伤科、脊柱外科、关节外科、西医内科、西医外科、中西医结合科、康复科、针灸推拿科、手外科、急诊科等等，形成了兰溪、诸暨、杭州三地詹氏中医骨伤一体化、规模化的联合办医效应。在诸暨大唐，詹氏中医骨伤与诸暨市第六人民医院合作已有20多年的历史。詹氏中医骨伤在诸暨大唐的知名度家喻户晓，这些年来诸暨的老百姓深深感受到詹氏中医骨伤给人们带来的便利，在诸暨已形成"看骨伤，到大唐"的口碑。诸暨人需要詹氏中医骨伤，詹氏中医骨伤也对诸暨人民怀有深厚的感情。所以，近几年，詹氏中医骨伤响应国务院关于"大力发展民营医院"的文件精神，经绍兴市卫生局批准，在诸暨正式创建詹氏中医骨伤诸暨医院。作为诸暨市卫生局招商引资项目，拟投资一亿元，一期投资4000万元，二期住院综合楼投资6000万元。目前医院已经建成，于2019年正式开始对外接收患者。

詹氏中医骨伤家族专长四肢骨折的诊治、复杂性骨折的手法整复及杉树皮小夹板固定技术。研究骨伤疑难病症如：关节周围骨折的手法整复与固定。致力于中医中药骨伤临床科研开发、中医骨伤药物的研发及詹氏中医骨伤经验方的研究与传承。中医骨伤专业技术人员的培养与中医学徒式传、帮、带工作。目前杭州市詹氏中医骨伤医院拥有200多名技术骨干团队，有300余张住院床位，年门诊量达10余万人次，成为全国首批浙江省医保、杭州市医保、余杭区和富阳区医保及新型农村合作全国医疗保险定点民营医疗机构。2010年，杭州詹氏中医骨伤医院被评为"全国十佳骨伤科医院"。现在的詹氏中医骨伤医院已经突破本土民营医院"作坊式"的发展模式，积极引进人才和先进的管理理念，利用医疗团队技术优势和先进的管理模式，形成了医院的规模化、集团化经营方式。现在的詹氏中医骨伤医院，早已是国家三级乙等中医骨伤医院，是一家示范中医民营医院。站在国家三级乙等中医骨伤医院的起点上，詹氏中医骨伤的下一个目标，是力争在近几年内争创三级甲等中医骨伤专科医院。

5. 詹氏中医骨伤的发展前景及方向

詹氏中医骨伤詹庄锡的接班人是詹新宇、詹振宇二姐弟。作为新一代传统医学的传承人，他们既有詹氏家传中医骨伤学渊源传承，又经过国家系统的中医药大学医学院中西医基础理论学习，在继承詹氏中医骨伤特色的基础上，能结合现代医学知识，有继承、又有发展和创新。詹氏中医骨伤的一贯宗旨，发扬中医传统正骨技术，善于运用手法整复，杉树皮夹板外固定，中药内服外敷，充分发挥中医骨伤保守治疗的优势特色。在坚定以中医为主导的前提下，积极吸收利用现代医学技术，詹氏骨伤结合现代科技检查手段，开展了心电、B超、化验、放射、核磁共振等，提高了临床诊断的精确性。吸收现代医学的治疗方法，引进多样化的外固定器材，发展丰富了骨伤外固定技术，引进骨科骨折内固定手术技术，尤其是微创手术技术，开展了四肢骨折内固定、脊柱前后路固定、关节置换等手术。临床广泛采用了关节镜、显微外科治疗技术，同时广泛开展了各种疑难疾病的手术治疗及急诊创伤手术，弥补中医在创伤急救方面的相对不足，取得了良好的临床疗效和社会反响。

詹氏中医骨伤坚持"以中为主，能中不西，中西结合，西为中用"，走的是中西医结合之路。临床医疗的同时，注重科学研究。成立了杭州詹氏中医骨伤研究所，进行骨伤临床科研工作(临床成果，适宜技术，科研成果研究，等等)。对詹氏中医骨伤正骨技术及临床治疗经验进行整理总结，并对詹氏中医骨伤主要传承人(詹庄锡、李有娟、詹新宇、詹振宇)的学术思想、临床经验和典型病例加以整理研究，对主要传承人的临床经验方剂和詹氏中医骨伤外用方剂进行挖掘、总结、分析。对骨伤科的临床常见病、多发病以及疑难病进行深入的研究，加深理论认识和丰富临床经验。对詹氏中医骨伤技术经验进行理论化、系统化，并编写制定詹氏中医骨伤医院的诊疗技术规范，制定詹氏中医骨伤医院的中医临床路径，制定詹氏中医骨伤医院的优势病种等。经过詹庄锡和李有娟夫妇及詹新宇、詹振宇姐弟两代人的共同努力，詹氏中医骨伤已经发展形成了完整的学术思想理论体系和规范的临床诊疗方案流程。

目前"詹氏中医骨伤疗法"已被评定为杭州市"非物质文化遗产"项目。"詹氏中医骨伤"经历了多年的临床积淀与发展，它突破了本土民营中医"作坊式"的发展模式，学习现代大医院的管理模式，利用医疗团队优势和现代的管理理念，形成了规模化、规范化经营办医。如今在浙江杭州、诸暨、兰溪等地都可以看见"詹氏中医骨伤"救死扶伤的身影。詹氏中医骨伤是本土民营中医骨伤事业发展的一个典范。詹氏中医骨伤医院的传承发展，除了做好临床业务传承发展外，医院党建工作也是重要的一环，要做好为广大民众、基层老百姓服务的思想理念。一如既往地坚持中医骨伤诊治特色，坚持走"不开刀，少开刀，以外敷、内服中草药为特色，让患者康复快，花钱少"的詹氏中医骨伤特色之路。为弱势群体服务好，为基层百姓服务好，为广大民众服务好。真正做成一家坚持党的领导，全心全意为人民服务，业务上过硬，质量上过硬，服务上一流，收费低廉的深受广大人民群众欢迎的民营中医骨伤医院。

二、詹氏中医骨伤品牌创始人：李有娟

李有娟，女，1947年出生于浙江富阳。副主任中医师，中国农工民主党党员，詹氏中医骨伤品牌创始人之一，曾任中华中医药学会浙江省分会骨伤专业委员会会员，浙江杭州市中医药协会骨伤分会会员。

李有娟从小受家庭影响，喜好中医，15岁时拜师学医，师从浙江省名老中医、骨伤大师张绍富老先生，和先生詹庄锡同期成为张老先生首批高徒之一，也是张绍富老先生最出色的几个主要学徒之一。李有娟从医50余年，长期工作在中医骨伤临床一线，协助先生詹庄锡创立了詹氏中医骨伤品牌，退休后一直在詹氏中医骨伤医院坐诊，救治了成千上万的骨伤患者。

李有娟擅长以手法整复、杉树皮小夹板外固定加中药内服外敷的方法治疗各种骨折筋伤，尤其在治疗骨关节病方面更具有经验与心得，善于运用中医辨证理论治疗骨质增生、骨质疏松、颈椎病、肩周炎、腰腿痛、风湿病等骨关节病，提出了骨关节病的基本病机为"本萎标痹"的从"痹"论治骨关节病的学术思想，为富阳中医骨伤界的名老中医之一。主要学术成就：一是创建詹氏骨伤医院品牌，奠基詹氏骨伤疾病"辨病、辨证"的指导思想。二是创建詹氏骨伤临床治疗原则，创建詹氏临床常用特色方剂。如"詹氏补肾通痹方""詹氏通络利关节方"等内服方药。以及研制出"詹氏清凉止痛膏"等詹氏临床常用外用制剂。三是创建詹氏骨伤痹病临床治疗原则，非外伤软组织疾病以痹论治，痹病辨证施治循经络用药的临床经验。

李有娟多次参加全国骨伤科学术会议，经常参加浙江省、杭州市中医骨伤年会并在大会上进行学术交流，并在国家级、省级刊物上发表《地骨皮汤治疗脊椎骨质增生性腰背痛63例临床小结》《钳夹加压固定器治疗尺骨鹰嘴骨折》《复元活血汤治疗创伤闭合性血气胸44例报告》等医学学术论文数十篇，参与出版了《我的这些年——詹庄锡》《民间郎中——詹思芬》等詹氏传承书籍2部，完成及参与完成省、市科研课题多项，并培养、带教学生以及学徒数十名，为临床培养了一批富有临床实践经验的年轻医生。

李有娟访谈

在詹氏中医骨伤医院的创建与发展过程中，另一个创始人李有娟功不可没。她一直默默地伴随在詹庄锡身边，并且作为一名医生，她一直工作在骨伤临床的第一线。生活上，他们是相亲相爱的伴侣；工作上，他们是为创建詹氏中医骨伤医院而同甘共苦、一起奋斗的战友。多少个日日夜夜他们一起并肩工作，多少个休息日他们一起忙碌于医院的点点滴滴。李有娟说：所有的这一切，仿佛就在眼前。

1. 中医正骨，施惠于民

"中医正骨，施惠于民"是李有娟的座右铭。李有娟正是秉着"良医为民、救死扶伤"的医德心，一生服务于骨伤临床，直至今日，年已70有余的她仍然工作在临床一线。

对于她热爱一生的中医骨伤事业，曾有人问：为什么你能在中医正骨时做到得心应手？李有娟说："学习中医正骨靠的就是'手摸心会'。虽然只是淡淡的一句，但凝聚了毕生的'临床手摸'与'心得'。说起为什么会选择研究中医骨伤，也没什么特别原因，我们那代人很多事情都是环境造就的。在做很多人生选择时，只是当初的一些机缘巧合，命运让我毕生从事中医骨伤。"李有娟继续道："那时我年纪尚小，在桐庐卫校上学，学校一共只有三个班，中医班、西医班和护士班，1961年由于各种原因学校面临解体，组织部门给我们开了封介绍信，安排我们4个学员跟随富阳骨伤科名医张绍富先生学习中医正骨技术，从此开始我的中医正骨生涯。哎呀！我当时是一个才15岁的小姑娘。想到这，我感到很幸运，老天给了我很好的机会。我的师父张绍富先生是'富阳中医骨伤'的创始人，上点年纪的人都知道。师父在浙江富阳图山创立了中医骨伤医院，那时候张绍富先生的名气已经非常大了，慕名来的患者每天都有许多，我们几个学徒天天跟着师父看病，摸骨头，做膏药，耳濡目染，一步一步地学习中医正骨技术。师父张绍富先生是一个沉默寡言、踏实严谨、对于医学一丝不苟的人，对我们几个徒弟身教多于言传。由于历史条件限制，在那个年代医疗条件很差，当时没有X光机，骨头断了全靠手摸，骨折的整复也全靠医生的手法。所以，医生'手摸心会'的功夫最为重要。为了让学徒们学习中医正骨这门绝技，平时师父就经常教导我们摸自己的骨骼，让我们学着他的样子摸，摸多了就知道骨头在正常情况下手感是怎么样的。现在想起来，他的教导方式，也就是让我们掌握实体的解剖学知识。等有患者来的时候，我们就在旁边看师父临床实际操作，师父摸完后说哪里不好了，往往让我们学徒也去摸一下，体会一下，然后说出你的感觉。我们边触摸边感受师父的话，慢慢就开始明白什么情况就是哪个部位骨折了，师父接好后又去摸摸看，接好是怎么样的。就这样，一天天、一年年过去了，已经数不清摸了多少的患者。直到3年后的有一天，我单独上阵，亲自为一名患者正骨，才终于明白为什么师父不爱说教，因为学习中医正骨靠的就是'手摸心会'的过程。先摸自己，再摸患者，很多东西只可意会，不能言传，古人云：'在心易了，指下难明'，虽然心里知道患者骨头断了，但要靠手去摸清楚骨折断的具体情况，靠手去整复对位，是一件非常难的工作，临床上全靠自己去琢磨去领会。直到5年下来，在一次次的实践中，我才慢慢地摸进了中医正骨的大门。这真的是个相当漫长的学习过程！"

"传统中医正骨疗法的优势在于不开刀少花钱，我们富阳传统骨伤疗法以'不开刀、外敷内服中草药、康复快、花钱少'的特色深受广大群众的颂扬。治疗骨折、脱白等骨伤疾病，被喻为不用刀子的接骨术，深受广大患者的欢迎。然而，随着现代医学的发展，群众对医疗要求的提高，现在大部分医院已基本放弃了这一疗法，很多都是采用手术治疗。但是，手术治疗费用动辄上万，在骨头长好后，还要再次开刀，取出当初植入的材料，受两次开刀之苦不说，昂贵的费用也是很多患者无法承受的。骨伤患者大多是普通劳动者，昂贵的手术费用让他们很难承受。许多患者来我们詹氏中医骨伤都是从别的医院被高额的治疗费用给挡住的，听说我们医院一般可以不用动手术，费用比较低，就抱着一线希望过来了。"

李有娟现在退休了，退休前她一直在富阳中医骨伤医院的第一线工作，是

20

医院的技术骨干力量。她从医50多年，救治了成千上万的骨伤患者，接触过各种各样的病例，虽然现在退休了，依然每个星期抽出两天时间继续在杭州的医院坐诊，为广大患者服务。下面她讲了一个典型的病例，感触颇深。"我曾经有这么一个患者，从江西省上饶市鄱阳县过来的，30多岁，印象颇深，来咨询截瘫后的治疗的。他在两年前不小心从四楼摔了下来，造成双小腿胫腓骨下段骨折合并腰椎骨折。他在当地医院做了手术，结果术后左边小腿切口处出现了感染。半年后再次手术，取出里面的固定物，改为外固定架固定，不但骨折仍未愈合，而且创面经常流脓。这两年来，这个患者曾到江西和浙江两省多家大医院求医，均诊断为'左胫腓骨远端骨折不愈合、胫骨缺损、骨髓炎'。花费10多万元，家财荡尽，左腿依然没有治好。他本人对患肢治愈完全丧失信心了，并且家里也没钱让他再到大医院继续治疗。患者为了能行走，早日恢复工作，就下决心截除左小腿，再配假肢。当时我接待了这个患者，了解了情况，马上召集我们詹氏中医骨伤医院的专家团队进行会诊，目的是想要保全患者肢体。"李有娟指出："要把腿保下来确实是困难的，截肢手术是容易的。但真给人家做了截肢，他就一辈子成为残疾人了。我们仔细查看他的病情，并对他以前的治疗情况进行充分的了解，认为：保肢还是有可能的，于是决定为他进行保肢治疗。当我把院方的建议告诉患者后，患者自己反倒不同意了。为什么呢？他经过了两年多的折腾，经济上也非常困难，难以承受昂贵的医疗费用。我们也从他的角度考虑，一方面告诉他费用远没有其他医院高；另一方面，我们也决定为他减免部分治疗费用，这样，他才同意了我们的治疗方案，安心接受治疗。我们首先进行骨髓炎死骨病灶清除术、胫骨缺损以带血管蒂的腓骨瓣移植术，再用外固定架稳定骨组织，最后配合詹氏中医骨伤传统中药内服的综合治疗方案。手术做了6个半小时，非常成功，詹氏中医骨伤的中医中药也非常有效，术后17天，患者就可以回家休养，并继续配合中药治疗。此后差不多一年，患者就可以负重走路。他现在逢人便讲自己的经历，到处为我们做义务宣传，所以，我们医院从江西来的患者蛮多的，很多都是听了他的介绍慕名而来的。治好一个患者，带来一群患者，讲的就是这种例子。"

李有娟继续说道，"詹氏中医骨伤医院是给老百姓办的医院，说起为什么要自己出来创办医院呀，这里面有很多机缘。当时也没有刻意地想过要办这么一家骨伤医院，1992年浙江消防医院请我先生詹庄锡到杭州坐诊，专治骨伤疾病。坐诊多年，在中医骨伤领域颇具名声。1996年的时候，我先生詹庄锡从体制内医院辞职出来，来到浙江诸暨大唐医院合作设立詹氏中医骨伤科。那时的诸暨大唐医院还是一家乡卫生院，仅有6名工作人员，也没有骨伤科专科。现已发展到二级乙等以骨伤专科为主要特色的综合性医院，有员工近300名。这里面有我们的心血，诸暨大唐骨伤科迅速发展，也使得詹氏中医骨伤的医疗团队得以壮大。2007年，我们在杭州拱墅区石祥路创办了杭州詹氏中医骨伤医院，本来是想打'富阳骨伤'的品牌，因为富阳骨伤在我们浙江一带已经非常有名了，如果打这个品牌，知名度肯定不是问题。但是我们也做了长远的打算，一来是怕其他人告我们侵权；二来，既然自己开医院，不如干脆打出自己的品牌来，因为任何事情想要做长久，品牌效应是非常重要的，名不正则言不顺，言不顺则事不成嘛，而且我们也相信自己有这样的实力。因此，成立杭州詹氏中医骨伤，使得'詹氏中医骨伤'这个品牌得以在今天深入人心"。

李有娟说："做医生不比搞艺术呀，不能以奇异取胜，我们只是踏踏实实地在原有浙江富阳骨伤的基础上做更深入的研究和创新。我们在传统手法整复、中药伤膏外敷、杉树皮夹板固定的疗伤特色的基础上，形成了目前'以中为主，能中不西，中西结合'的原则。我们詹氏中医骨伤医院经过几十年的发展，现在已成为杭城首家国家三级乙等中医骨伤专科医院，是杭州市非物质文化遗产项目，有职工300余名，设有骨伤科、内科、外科、针灸科、推拿科、康复科等临床科室，还设有手术室、麻醉科、检验科、药房等，配备了很多先进的医疗设备，如：DR、CT、MRI、双能X线骨密度测定仪等，还是浙江省医保、杭州市医保，余杭、富阳等地医保及'一卡通'定点单位。当然，医院要发展离不开人才，医院也引进了不少医疗紧缺人才，引进了重要岗位的技术人才，为他们创造良好的工作环境。为了能更好地丰富医院职工的精神生活，加强医院工会工作，医院的文化建设是关键。医院不但成立了党支部、工会和团总支，还成立了瑜伽、篮球、乒乓球、台球等兴趣小组，每年在三八妇女节、五四青年节等时期组织职工外出活动，还有出国旅游哦。平时业余活动很多很多，职工们的凝聚力也很高。另外，本着人民医疗为人民的宗旨，詹氏中医骨伤的公益活动从来不间断，如定期为老百姓、为农民工义诊，参加彩虹助学计划，每年的春风行动，等等。这些活动丰富了职工的精神生活，提高了职工的志愿服务意识，增加了医院的凝聚力。付出很多，当然收获也数不胜数了，我们詹氏中医骨伤的医生们经常会收到患者所赠的感谢信、锦旗等，这也是对我们整个团队医疗服务的认可。近些年，我们詹氏中医骨伤医院还荣获了'浙江省青年文明号、敬老文明号、杭州市先进基层党组织、农工学校优秀志愿者服务队、拱墅区文明单位、平安医院、巾帼文明岗'等荣誉称号。"

2. 医者父母心

李有娟常常教导我们，患者就是我们医生的朋友和亲人，医生对待患者的态度也会影响到一个医院的声誉和医疗质量，态度冷淡会给病患带来心理负担，良好的沟通会给患者很好的心理安慰，会让患者对医生的信任感增加。她说："其实对于我们医生来说，把患者当成我们自己的亲人，处处为他们着想，要给他们足够的心理安慰和温暖，这就是我们詹氏中医骨伤医院的宗旨。除了过硬的医疗技术，人性化的服务是医院的另一大特色。在我们詹氏中医骨伤医院，我们提倡人性化的'一对一'服务，也就是'一个患者、一个医生、一张检查床、一套个性化的治疗方案'，充分尊重患者的个人隐私，力求为他们提供一个良好的就医环境。"李有娟还说："这些年来，我们是靠自己踏踏实实、一步一个脚印走到今天的，办医院，做的是良心事，赚的是良心钱。治疗患者，可用可不用的药我们一般都不会用，治疗必须用的药，有便宜的绝不用贵的。我们医院以前也没有做过广告，每年门诊量就有几十万人，靠的就是口碑，患者之间口耳相传，靠的是疗效，没有疗效就不会有詹氏中医骨伤医院的今天。疗效和服务，这对我们来说很重要，也是詹氏中医骨伤医院的安身立命之本。"

"我们医院每天都有许多新来的患者，临床治疗成功案例很多，要举例的话，案例实在是太多太多了。就说杭州江城房产的陶先生，他的右桡尺骨中段双骨折，但他坚持不肯开刀，慕名来我们医院，我们采用传统保守治疗，首先手法整复后，配合杉树皮固定，X线检查整复后对位、对线良好，我们运用中医骨折治疗的三期辨证施治，结合詹氏中医骨伤的初期、中期、后期、康复期四期特色中药调理，不出两个月陶先生的骨折就愈合了。詹氏强调愈合后的功能康复，配合詹氏伤膏、詹氏外用草药熏洗等方法，不久就全好了。"

"前几年有个15岁的小孩被车撞了，盆骨骨折，这是最难接好的，他来找我们，问我们不开刀能不能治好的？"李有娟仔细就诊、仔细检查、认真看了患者带来的X线片，她觉得这个患者虽然骨折部位重要，损伤严重，但是，骨折的对位、对线还是可以接受的，也就是说，骨折愈合以后，功能不会有很大的影响。所以，李有娟诚恳地对患者说："如果你相信我们那肯定能治好，我们也会尽心尽力为你治疗。结果，采用詹氏中医骨伤的独特保守疗法，一个月后患者的骨骼就基本愈合了，其他症状也基本消失了。后来，小男孩考上大学，还当了篮球队队长，特意过来感谢我们。"

李有娟说："源远流长的中医正骨疗法以'不开刀、外敷内服中草药、康复快、花钱少'的特色，治疗骨折、脱臼等骨伤疾病，被喻为不用刀子的接骨术，深受广大患者的欢迎。然而，现在大部分医院已基本放弃了这一疗法，很多都是采用手术治疗。手术治疗费用动辄就要上万元，在骨头长好后，还要再次开刀，取出当初植入的材料，受两次开刀之苦不说，昂贵的费用也是很多患者无法承受的。来我们医院的大多是劳动者，昂贵的手术费用他们真的是承担不起。好多次有些患者来我们这里都是从别的医院治疗无望过来的，听说我们这里不用动手术，费用比较低，一下子心情就好很多。看着他们高兴的样子，我自己心里也很舒坦"。

"现在很多医院对待患者的态度都是冷冰冰的，其实这会给病患带来很严重的心理负担，对于医生来说，患者就是自己的朋友或者说是自己的孩子，给他们足够的心理安慰和温暖同样很重要，我们自己是靠一步一个脚印走到今天的，开医院，赚的是良心钱，可用可不用的药我们都不会用，我们医院几乎很少做广告，每年门诊量有几十万人，靠的就是口碑，患者之间口耳相传，这对我们来说很重要，也是詹氏中医骨伤的立命之本。"

"1960年，我与我的先生相识。有缘从同学、同事、同师直至结婚，生育一子一女，全家工作于富阳骨伤科医院，同道骨伤。从学徒到出师，有先师的教诲，自己的刻苦好学，赢得了无数患者的好评，建立了良好的口碑。我们创立了詹氏中医骨伤，为患者做点力所能及的事，减轻他们的疾苦。我引以为豪的儿女传承和发扬了詹氏中医骨伤精神，在这个平台上以身作则，敬职敬业，贫富同视，全心全意服务患者，如今他们舞台日趋强大宽阔，我坚信它将成为一颗耀眼的明珠。"

最后，李有娟感慨地说："我一直认为真正长久的感情都是平淡而值得怀念的。我们医生跟患者之间的感情，都是在相互信任的基础上、在整个疾病的治疗过程中逐渐建立起来的。比如有些患者治疗过程复杂，印象特别深，病愈后患者虽然离开了医院，可能一辈子也见不到了，但是我们心中有时总还是会不时地挂念着。"李有娟深情地说："这种如亲如友般的感情，这么多年始终伴随着我，也是我坚持服务基层老百姓的一个最重要的信念。"詹氏中医骨伤正是有了一大批像李有娟这样的好医生，才有医院今天的良好口碑。

三、詹氏中医骨伤传承人：詹新宇

詹新宇，女，1970年出生于浙江富阳。主任中医师，杭州市名中医，非物质文化遗产"詹氏中医骨伤疗法"第五代主要传承人，中国农工民主党党员，毕业于浙江中医药大学，中医骨伤硕士。现为浙江骨伤医院（杭州詹氏中医骨伤医院）副院长，杭州市拱墅区人大代表，农工党拱墅区基层委第五支部主委，中国中医药研究促进会手法诊疗分会副会长，杭州市医药卫生工作委员会副主任，杭州市中医药协会民间特色中医专业委员会委员，农工党杭州市卫生医药卫生工作委员会副主任，拱墅区第四届政协委员，拱墅区中医药学会副会长，拱墅区医学会理事，拱墅区骨伤科专家组副主任委员，拱墅区卫生技术高级职称晋升评委，浙江省社会办医协会自律维权专业委员会副主任委员，曾荣获浙江省"十佳社会办医百姓信赖医生""优秀农工民主党员"等荣誉称号。

詹新宇出生于中医世家，自幼跟随父母学习中医，1988年参加工作开始行医，在富阳第二人民医院进行临床工作，1990年调动到富阳中医骨伤科医院进行骨伤临床工作，1991—1994年在浙江中医学院进行大专学习，1994—1999年在浙江中医学院进行中医本科学习并取得学士学位，2003年至今在杭州詹氏中医骨伤医院从事中医骨伤工作，至今已有30多年临床工作经验。曾在南京新中医学研究院参加学习中华特色医药协会举办的《全国第5届针刀医学专家研修班》，2011—2014年完成浙江中医药大学中医骨伤科硕士研修班的学习。

詹新宇师承父亲詹庄锡，是浙派中医——"詹氏中医骨伤疗法"的主要学术传承人之一。在浙江中医学院本科学习期间，詹新宇系统地学习了中医基础理论，钻研《黄帝内经》等中医经典，广泛学习了《伤科汇纂》等历代骨伤名家医籍，熟读经典，精研岐黄，打下了扎实的中医理论基础。她从事中医骨伤临床研究及实践30余年，始终坚持"弘扬国医，济世于民"的宗旨，大力推行中医治疗，综合各家学说，勤求古训，博采众长，结合自己多年的临床经验，在继承和发扬"手法整复、杉树皮外固定、中药内服外敷"的中医治疗特色的基础上，自创"推顶法"有效整复肱骨近端骨折，擅长手法整复，杉树皮小夹板外固定，中药内服外敷的传统中医治疗手段结合现代医学技术治疗各种骨伤疾病，倡导"治未病"，注重"筋骨并重、内外兼治、动静结合、医患合作"，善于运用补肾壮骨法和活血化瘀法治疗骨折不愈合，总结创造了"补肾五法"，用于治疗骨折不愈合、缺血性骨坏死、骨质疏松、骨质增生等骨关节伤病；她还善于运用小针刀治疗颈、肩、腰腿痛及网球肘、弹响指等各种筋伤病，运用手法闭合整复骨折，运用中药辨证施治颈、肩、腰腿痛及膝关节炎等。詹新宇不仅善治骨关节创伤及杂病，对于内外妇儿各科也有研究，尤其对于痛经、乳腺增生、更年期综合征等妇科病的治疗也有独到之处。她结合多年的临床经验，自创了詹氏骨保健操，能有效缓解工作和学习引起的身体不适，预防骨骼、肌肉及关节等疾病，对颈、肩、腰、膝等部位的保健康复作用尤为明显。

为继承和发扬传统医学，詹新宇积极开展"传帮带教"工作，带教学生和名中医"师带徒"传授技艺，手把手教导中医骨伤知识，传道授业解惑，传承发扬手法整复技巧，并向全院医务人员传授新的知识进展。每年平均带教学生10余人，做好传承工作，还与多名年轻人（如张杭琦、骆奕等）签订了"名师带徒协议"并进行了公证。她重视医疗质量管理，对带教的学生要求严格，小到一张申请单的书写，大到整份住院病历的书写，她都会很认真地检查，从基础知识方面提高带教学生的业务水平。

詹氏中医骨伤医院每年承担浙江省中医药管理局委托的继续教育培训班，詹新宇作为2017—2019年浙江省中医药管理局举办的《中医脊柱疾病继续教育培训班》的主讲人，2017年9月在医院主办的市级中医药继续教育培训班主讲《腰腿疼的中药治疗》《颈椎病的预防与治疗》，2018年8月在医院主办的市级中医药继续教育培训班主讲《甩肩疗法治疗肱骨近端骨折》，2019年9月在医院主办的市级中医药继续教育培训班主讲《腰腿疼的中药辨证治疗》。受杭州市食品药品发展服务中心邀请，先后录制了《腰椎间盘突出症的治疗和预防》《颈椎病的治疗和预防》教学视频，作为临床药师继教选修学会的教学课件，以及本院举办的杭州市继续教育培训班"中医治疗腰腿痛"临床继续教育的教学课件。

詹新宇非常重视科研工作，在临床工作之余，积极开展医学研究，并总结经验，辛勤写作，在国家级及省级学术刊物上发表论文十余篇。2013年，杭州詹氏中医骨伤医院与宜春市中西医结合医院进行科研合作，詹新宇牵头对腰椎间盘突出症进行临床科研，运用詹氏中医骨伤的经典方——伸筋活血汤，顺利完成了课题《伸筋活血汤治疗腰椎间盘突出症的临床研究》。她创立编排并亲自拍摄了《詹氏骨保健操》教学视频，在腾讯网、优酷网等多家视频网站公开发布，该项目还参与了拱墅区民政局组织的公益创投项目中并荣获了二等奖；2018年，与江苏省南通市肿瘤医院对颈部周围肿瘤患者放化疗的康复治疗进行了科研合作，发明了"放疗患者颈部固定装置"，并于2019年联合获得了国家知识产权局的实用新型专利1项。在杭州詹氏中医骨伤医院2016—2019年承办的杭州市卫生科技计划医学科研项目《自拟补骨方联合阿伦磷酸钠治疗非创伤性股骨头坏死的临床疗效观察及机制初探》中，担任主要负责人一职，通过3年的努力，圆满完成了科研项目，在《中医药临床杂志》发表了论文《自拟补骨方联合阿伦磷酸钠治疗非创伤性股骨头坏死临床疗效观察》，并荣获了杭州市卫健委的科技成果奖。这些论文及科研课题都是其30多年临床工作经验的总结和提炼，是业务水平的升华，将中医传统的方法提高到理论研究的高度，并将之传承与发展、创新。

詹新宇在业务上积极进取、发展创新，在工作中任劳任怨、一丝不苟。自1988年开始从事中医骨伤工作至今，出身于中医骨伤世家的詹新宇始终坚持"弘扬国医，济世于民"的宗旨，倡导"以中为主，能中不西，中西结合"的治疗方针，在临床上运用"手法整复、杉树皮外固定、中药内服外敷"的祖传中医特色，并结合现代医学治疗各种骨折创伤，获得坚持以医院为家，始终坚守在临床一线，没有固定的休息日，手机24小时开机，坚持每周至少三天的专家坐诊、两次病区查房，每月一次的病区大查房等工作。她曾言："我们就是要为患者解决病苦，要设身处地为患者着想。"在坐专家门诊时，把每一位患者都如亲人对待，急患者所急，痛患者所痛，让患者用最少的钱，受最少的苦，帮患者解决病痛。她看病精准，让患者吃苦少、花钱少、恢复快，绝不为单纯的经济效益而延误患者的诊治。如用中药内服辨证施治治疗腰腿痛，用小针刀治疗膝关节疾病，疗效颇好；用闭合手法整复、杉树皮外固定治疗四肢骨折，尤其在小儿肱骨髁上骨折的保守治疗上有独到之处，免去手术之苦。慕名而来的患者络绎不绝,很多外地患者为了挂她的号,连夜赶到医院排队,有些实在挂不上号的,詹新宇也会为其加号,任劳任怨地利用午休时间给他们看病,全心全意地为患者服务。近3年,共收到患者所赠锦旗25面,表扬信5封,拒收红包10余次。仅2019年,慕名前来就诊人次达到5000余人次,有全省各地乃至全国,也有海外侨胞及国际友人,患者的满意度达到99%以上,属于"零投诉"。

詹新宇热心各项公益卫生事业,为了让居民更深刻地了解健康护骨的知识,她提交了"关于普及老年人跌倒如何救治与自救知识的建议",希望以拱墅区各个街道社区卫生服务中心为圆点,通过辖区分管医生、社区干部、热心群众"三位一体"的联动,辐射到各个家庭进行筛选,为60岁以上老人建立骨骼档案,尤其重点关注70岁以上的独居老人,上门检查房屋内部是否存在磕磕碰碰的安全隐患。她率领的杭州詹氏中医骨伤医院"修骨"小分队与拱墅区祥符街道映月社区多年结对,进社区为居民免费服务。医院还为数千名中老年患者免费骨测,建立健康档案,举办"詹氏健康大讲堂",辅导大家如何预防骨质疏松的方法。此外,还组织拍摄现场急救视频到社区播放,向市民宣传。为了教大家保护骨关节、预防骨关节病,詹新宇亲自编排并拍摄了《詹氏骨保健操》教学视频,并在腾讯网、优酷网等多家视频网站公开发布,供广大老百姓学习与锻炼,此保健操在网络上广为流传,得到了大家的一致认可和好评。

詹新宇作为杭州市名中医,作为浙江骨伤医院的中医健康讲师团成员,詹新宇一直秉承"弘扬国医、济世于民"的理念,在繁重工作之余,积极参与社会公益服务,坚持定期外出义诊和举办健康讲座及健康宣教活动,并经常下基层为居民义诊。2014年10月以来参加每周一次水漾苑社区"健康加油站"的为民服务,参加祥符街道阳光庇护中心公益服务活动,2016年7月参加中央统战部开展的全国范围的百名专家"重走长征路,共铸中国心",到革命老区江西广昌进行大型义诊,得到了《浙江老年报》《钱江晚报》《浙江法制日报》等多家媒体的报道,取得了良好的社会效益。她多次参加扶贫行动、慈善活动,2018年再次参加"重走长征路,共铸中国心",到甘南农村为藏族同胞扶贫义诊,为当地老百姓带去温暖与爱心,为当地贫困家庭免费诊治,得到当地百姓及当地政府的一致好评。经常参加拱墅区统战部及政协组织的专家义诊活动,服务广大老百姓。去桐庐为畲族群众义诊;支持雅安爱心捐款;参加了中国农工民主党支部结对桐庐窄溪小学"同心悦读"爱心图书援助活动,等等,例子举不胜举。

詹新宇自2013年加入中国农工民主党以来,积极参政议政,热心拱墅发展。她立足本职,积极参加中国农工民主党组织的各项社会调研活动及参政议政工作,撰写社会民情,在《杭州农工》发表了《生日的倾诉》《膝关节的隐形杀手》、诗歌《风和雨》等文章,其中《生日的倾诉》在农工党市委会举办的"不忘合作初心"征文中获奖。在拱墅区统战部的《月月谈》发表了《读〈二十四重人格〉后有感》《天桥论坛——听〈法律的经济思维〉后有感》等文章,在《浙江老年报》发表了《拱墅农工合唱团诞生记》,

在农工市委会网站发表了《喜迎重阳幸福养老》，在《拱墅政协》纪念区政协成立20周年专栏中发表了《我与政协纸短情长》等多篇文章。另外，《相木而栖，杖履相从》一文在杭州市统一战线纪念中共中央"五一口号"发布70周年征文活动中获得优胜奖。2013年参加了农工民主党拱墅支部"同心·银发"关爱老人结对活动；2014年加入了杭州市农工女子合唱团，参加公益演出，于同年6月积极参加了拱墅区统战部首届运动会并取得了较好的名次。荣获2014年"中国梦·农工情"征文活动三等奖；2018年被选为"浙江省中医药学会社会办医管理分会"第一届委员会委员，同年被评为浙江省"十佳社会办医百姓信赖医生"。拱墅区政协双月刊发表的《为患者撑起生命之船，为百姓扬起民主之帆》一文介绍了詹新宇的事迹；2018年被拱墅区妇联评选为"三八红旗手"，并在《今日拱墅》发表的《活力女中医詹新宇》一文报道了詹新宇的事迹。《拱墅政协》及《杭州农工》杂志第三期还报道了《传承中医医德高，心系群众人文情——记农工党员、杭州詹氏中医骨伤医院副院长詹新宇》一文。

作为农工党拱墅区基层委第五支部主委、拱墅区第四届政协委员，詹新宇积极参政议政，参加杭州市委会、拱墅区政协主办的各种会议，全心全意为人民群众服务。作为拱墅区"五水共治"监督小组成员之一，积极参加"五水共治"的民主监督。围绕拱墅区中心工作并从卫生健康事业及日常生活中遇到的问题出发，通过调研走访、群众座谈、实地暗访等多种形式，察实情、想实招、出实力，实事求是地为老百姓解决难题。她利用空闲时间积极撰写关于社会民情的调研报告，先后撰写了《关于增设家庭医生签约助理的建议》《把垃圾带回家》《药品零差价后民营医院的配套措施》《提倡环保健康出行》《重视日益增长的老年人骨保健》等多篇社情民意，在《杭州农工》等媒体上发表，上交了多篇提案，其中《规范共享单车管理的几点建议》被农工党省委会录用，《尽快制定民营医院执行"药品零差价"配套政策》一文，受到拱墅区统战部及区卫生局领导的重视和大力支持。她获得过各种农工党荣誉，多次被评为杭州市农工党"市优秀党员"及"优秀党务工作者"，所在农工党拱墅区基层委第五支部多次被评为"先进支部"，并蝉联"五星级支部"，2015年所在农工党拱墅区总支被评为"全国先进支部"。2019年10月，詹新宇参与建立了中共拱墅区委统战部成立的首批7个党外代表人士"同心工作室"，发挥着一名农工党主委参政议政的"领头雁"作用。

四、詹氏中医骨伤传承人：詹振宇

詹振宇，男，1972年出生于浙江富阳。副主任中医师，非物质文化遗产"詹氏中医骨伤疗法"第五代主要传承人，中国共产党党员，1998年毕业于浙江中医学院中医学专业，大学本科学历，学士学位，医院管理硕士，先后获得中国人民大学MBA、南开大学 MHA学位及澳大利亚弗林德斯大学 MHA学位。现为杭州市人大代表，浙江骨伤医院党总支书记、院长，浙江庄锡医院管理有限公司董事长，杭州市富阳区詹庄锡中医骨伤研究所副所长，诸暨大唐临床基地负责人，兰溪詹氏中医骨伤医院法人代表，兰溪市富阳詹氏中医骨伤研究所所长，诸暨詹氏中医骨伤医院法人代表，创伤骨科学科带头人，世界中联互联网产业分会第一届理事会副会长，中国中医药研究促进会手法诊疗分会副理事长，中华中医学术流派联盟骨伤分盟副主任委员，浙江省社会办医协会第一届骨科专业委员会副主任委员，浙江省书画家协会会员，拱宸地书协会名誉主席，杭州市民间中医药发展促进会副会长，杭州市中医药协会民营特色中医专委会副主任委员，杭州市中医药协会骨伤专委会委员，杭州市两新党务工作者协会副理事长，杭州市中西医结合学会骨伤分会委员。

詹振宇出生于中医世家，从事中医骨伤临床研究、科研、教学及中西医实践30年余年，自幼受父母的言传身教和医学世家的熏陶，热爱中医事业，尤其酷爱骨伤专业，继承了詹氏中医骨伤的学术传承，始终坚持"弘扬国医，济世于民"的办院宗旨和"大医精诚，追求卓越"的中医文化精髓，继承发扬中医骨伤事业，在原詹氏中医骨伤医院的基础上，进一步发展、壮大医院规模。他遵循"在坚守中传承，在创新中发展"的方针，把医疗盈余基本上投入医院的发展与创新中。2003年起，詹振宇和父亲詹庄锡先后创办杭州詹氏中医骨伤医院、兰溪詹氏中医骨伤医院、诸暨詹氏中医骨伤医院等多家詹氏中医骨伤医院，使得"詹氏中医骨伤"成为一个品牌，成为一颗民营医院中的耀眼明珠。2019年在浙江省卫生厅的支持下，完成杭州詹氏中医骨伤、兰溪詹氏中医骨伤、诸暨詹氏中医骨伤的集团化运作，联合成立"浙江骨伤医院"，成为一家规范化、标准化运作的二级甲等示范民营医院，也是省内唯一一家二级甲等民营中医骨伤专科医院。2021年3月，经过浙江省中医药管理局组织专家的严格评审，浙江骨伤医院成为国家三级乙等中医骨伤医院。

詹振宇先后在浙江省中医院、北京积水潭医院、上海长征医院等三甲医院进修，先后多次赴美国、加拿大、匈牙利学习交流。他继承和发扬了"手法整复、杉树皮外固定、中药内服外敷"的中医治疗特色，尤其在手法整复上有独到之处，擅长单人关节脱位复位，善于气血并重治疗创伤，强调创伤要治养并重，并根据创伤不同治疗阶段的病因病机和气血、筋骨的愈合、变化情况，在创伤初期、中期、后期三期分治原则的基础上增加了针对关节僵硬、肌肉萎缩、肢体废用、功能障碍等后遗症康复期治疗，形成了具有詹氏骨伤特色的创伤初期、中期、后期和康复期四期辨证论治。同时，詹振宇还善于运用现代医学先进技术，中西结合，擅长脊柱、四肢关节的手术治疗及复杂的骨盆骨折手术，人工全髋关节置换及肢体延长、畸形矫正等手术治疗，并多次参加全国性骨科学术会议，在国家级、省级刊物上发表了《综合功能疗法治疗跟骨关节内骨折》《小儿肱骨髁上骨折的治疗及肘内翻预防》等学术论文数十篇，编写了杭州詹氏中医骨伤医院《中医临床路径》和《中医优势病种》汇编，主编了《新编中医药适宜技术治疗疑难杂症50法》。

詹振宇非常重视科研工作，强调科学研究是医院发展、壮大的基础，是医生掌握医学前沿技术的桥梁，是医院综合实力的具体体现。作为一家三级乙等民营中医专科医院，临床工作任务繁重，人员紧张、经费不足、科研基础条件相对公立医院要薄弱很多，做科研相对困难要多很多。詹振宇拨出专项资金，鼓励广大医护人员积极开展科研活动以及专业论文撰写。制定详细的科研、论文奖励计划，重奖有突出科研成果的人员，使得医院的科研工作、论文撰写及论文发表成绩逐年提高。他积极参加并鼓励全院医护人员参加全国性骨科、骨伤科学术会议和省、市级骨科、骨伤科学术会议，鼓励大家发表学术论文的同时，自己在骨科、骨伤科专业杂志上已经发表骨伤科专业论文数十篇。

在詹振宇的领导下，医院坚持"能中不西、以中为主、中西结合"的治疗方针，提倡"能简单，不复杂，能保守，不手术"的治疗原则，全方位治疗各种类型的骨伤疾病。由于詹氏中医骨伤独创的中西医结合疗法具有无创、无出血、绿色安全、痛苦小、疗效好、费用低等优势，深受广大患者的欢迎。

詹振宇将"人才工程"作为医院发展的重中之重，提出了"人才是第一竞争力"的观点，以培养新名医、弘扬传统特色为目的，坚持"传承国医，济世于民"的办院理念，把"以人为本、科技兴院"的理念贯穿始终，非常注重技术团队建设，培养、引进了一大批中、高级技术人才。詹振宇关爱员工，注重医院文化建设，2008年成立詹氏中医骨伤唐虎足球俱乐部。作为民营医院，率先为员工缴纳住房公积金。为缓解职工经济压力、提高职工的幸福指数和在詹氏大家庭里的归属感，为职工提供集体宿舍，开通党群活动中心，设置藏书1000余册的阅览室，设置乒乓球、羽毛球、台球的活动场地；利用大会议室的高清电子显示屏，开通"周末影院"，为职工提供学习和生活的环境。

詹振宇受父亲影响，强调医者仁术，首重医德，以大医精诚为座右铭。詹振宇仁心仁术，见患者痛苦而不忍，坚持走"不开刀、中草药外敷内服、康复快、花钱少"的特色之路，为低收入患者或者无主患者提供服务。近年来中药价格上涨，尤其是一些常用的伤科用药大幅度上涨，价格较高，詹振宇为了降低成本，减轻患者经济负担，仔细斟酌，寻找合适的替代药，精心组方用药，在保证疗效的前提下尽量降低药价，使患者能够看得起病，治得起伤。如穿山甲，活血化瘀通经，功效很好，是伤科常用药，10年前每克几毛钱，近年来涨到每克超过10元，詹振宇用价格较低但作用相似的中药土鳖虫代替，增加乳香、没药，药价降低了，但减价不减效，取得了较好的疗效，减轻了患者的负担，体现了詹振宇的仁心仁术。

詹氏 骨伤 Zhanshi Gushang

在詹振宇的领导下，詹氏中医骨伤医院本着"大医精诚"的精神，精心制订詹氏中医骨伤医院医务人员医德规范，坚持为患者服务的医院宗旨，竭诚为广大患者服务。詹振宇提出，医生要以医德为重，医院要以社会责任为重，医院的发展要能更好地为患者服务。詹氏中医骨伤医院虽是民营医院而非公立医院，但仍然坚持医院的公益性，勇于承担社会责任，以患者为中心，救死扶伤，服务患者，服务社会。在他的领导下，医院成立了志愿者服务队，秉承"公益服务百姓"的理念，一直坚持定期外出义诊和健康宣教活动，本人也加入了由拱墅区卫生局组建的星火列车志愿者服务队，每年定期组织志愿者服务队为群众开展健康义诊服务，得到了群众的一致好评。詹振宇还积极开展贫困资助活动，每年持续坚持爱心捐赠、助学捐助等数万元，共参加"彩虹助学计划""春风行动"等公益活动5次，杭州市"1＋X"社会结对帮扶4次，到临安、富阳及杭城多个社区参加"三送服务保健康"等义诊服务10余次。2016年，在吴山广场举行的"彩虹助学计划"活动，詹振宇带头参与此次活动，共捐助2名贫困学生2000元助学费用。在参与"公民爱心日"当天，詹振宇又捐款2965元；资助浙江中医药大学5名贫困生5年生活费共计12.5万元。在詹振宇的支持下，詹氏中医骨伤医院多次对困难群众进行减免医疗费用，如2017年1月爱心接力浙江江山双腿残疾女孩"小蜜蜂"第五棒，为"小蜜蜂"提供无偿康复治疗；2020年6月减免贫困患者魏XX医疗费用2万元。为了促进警民合作，关注警察健康，为广大交警同志进行了中医药健康知识宣教，并于2019年坚持为交警们提供每周两次的治未病服务。为了方便广大机动车驾驶员体检，医院降低体检价格，以服务为主，为驾驶员提供方便，2018年体检16547人次，2019年体检18617人次，2020年体检27640人次，获得了广大群众的好评。近3年来实现扶贫帮困10余次，进社区大型义诊50余次，为上百名贫困患者减免医疗费用等。

詹振宇作为詹氏中医骨伤医院党委书记，非常重视党建工作，完善院内基层党建组织，工作认真，处处以共产党员的标准严格要求自己，广大医护人员全心全意为患者服务，成为基层单位党建工作的典范。医院内的党员干部处处以身作则，把党建工作落到实处。经常在各个社区看到詹氏中医骨伤医院的医护党员们在为人民服务的身影，也经常在医院的各病区、门诊看到党员的无私服务身影。2020年的新冠肺炎疫情是对所有医疗战线、全体医护人员的考验，詹氏中医骨伤医院全体员工在院长詹振宇的带领下，一直奋战在抗击疫情的第一线，无论在高速入口，车站，还是在医院的各个窗口，大家都在默默奉献。医院还为相关部门捐赠了大量的医疗物资和药品，受到相关部门的表彰。

第 二 编

詹氏中医骨伤核心人物学术思想与经验医案集

詹氏骨伤

第一章 学术思想

第一节 詹庄锡学术思想

一、主要学术成就

詹庄锡一生投身于中医骨伤事业，师从富阳骨伤张绍富名老中医，深得嫡传，学得其一生诊治骨伤的精华。他长期临床服务于基层，耳闻目睹大量基层百姓就医的艰辛、许多贫困家庭就医的困难，立志要为基层百姓做点事，解决他们看病的不易。他早年创建杭州詹氏中医骨伤医院，医院以中医骨伤技术特色，以保守治疗、手法整复骨折技术获得老百姓的认可，以收费价格低廉、服务及医疗技术出众而在百姓中享有较高的声誉。詹氏中医骨伤医院自创建以来得以迅速发展，后陆续创建浙江兰溪詹氏中医骨伤医院、浙江诸暨詹氏中医骨伤医院，2019年经浙江省卫生厅批准，改名为现在的浙江骨伤医院，2021年成为名副其实的省内第一家民营三级乙等中医骨伤医院。詹庄锡一生招收数十名学徒，将自己一生所学悉数交给了他们。他们现在都是医院的栋梁，也为医院的发展作出了很大的贡献。

詹庄锡一生热爱中医骨伤事业，一生从事骨伤临床，并总结自己多年的临床经验及医疗技术传授给学生、与同道分享。他经常在国家、省级杂志发表学术论文及病案讨论，也经常参加国家、省级骨伤学术会议，并在大会上进行论文交流。詹庄锡从事中医骨伤临床工作迄今已有50余年，目前仍然工作在临床一线。他在长期的临床实践中，博采众长，在对中医骨伤事业继承、发扬、创新中逐渐形成了自己独特的技术专长和临床经验。总结起来有以下几个方面：

（一）创建詹氏中医骨伤治疗方法，在临床辨证施治的理论指导下，提出治疗骨折以治疗气血为主的学术思想

人体只有五脏六腑、躯干四肢还不够，还需要一些专门的物质来营养、维护脏腑

的生理功能。这些物质就是气和血。《难经·八难》指出：气者，人之根本也。中医基础理论把"气"的作用归纳为推动、温煦、防御和固摄四大方面。具体来说，由于肺脏有气，肺才可以主持呼吸运动；心脏有气，心才可以保持神明不乱；脾脏有气，脾才可以主持胃肠进行正常的消化、吸收；肝脏有气，肝才可以疏理气机让气的运行畅通；肾脏有气，肾才可以主持水液的正常代谢。俗话说："人活一口气。"没有了气，生命就结束了。所以，"气"是维护人体生理机能正常运作的根本。"血"的概念比较容易理解，主要是指在血管中运行不息、流动不止的血液。血的功能：血循行全身，内至五脏六腑，外达皮肉筋骨，对全身组织器官起着营养和滋润的作用。《素问·五脏生成论》说："肝受血而能视，足受血而能步，掌受血而能握，指受血而能摄。"血的主要作用在于为全身所有组织、器官提供营养。气与血的关系是相辅相成的，古人云："气为血之帅、血为气之母。"气的作用在于推动有形的血在血管里正常地运行，相当于"元帅"的指挥作用。而血的作用，在于让气有所归属，气本身是无形的，必须依附于有形的物质上，才可以正常地发挥作用。当气不足的时候，推动血液运行的力量就缺乏，很容易出现血瘀的情况。所以，骨伤患者损伤以后，气血受到伤害，临床经常见到患者气滞血瘀的症状。气存血中，血以载气。血不断地为气的功能活动提供营养物质，故血可以看做是气的"母亲"。但是，詹庄锡特别提醒：脾胃是气血生化之源，气血的生成需要脾胃运化正常，源源不断地提供水谷精华营养。所以，临床上调理气血时必须注重脾胃功能。

詹庄锡在临床上灵活运用中医气血理论治疗患者。但詹庄锡说："用气血理论治疗骨伤也需要按时间段辨证施治。骨折以后，骨折断端会大量失血，气随血脱，故可见气血亏虚；同时损伤本身也会使患者气血不足，尤其骨折后期，由于长期卧床等原因，或老年体弱的人群更明显。"所以，詹庄锡治疗用药时，运用气血理论涉及两个方面：损伤初期，补血的同时必予以理气，"活血祛瘀、理气止痛"是常用的方法；损伤后期，由于久病气血都虚弱，故气血双补是常用的方法。同样是运用中医气血理论治疗骨折，但是方法上还是有区别的。前者，血瘀、气滞，宜化瘀血、理气、活血为主；后者，气虚、血虚，以虚为主要问题，宜补气、补血，气血双补。

气血乃人体生命之根本，气血兼顾是詹庄锡治疗骨伤疾病尤其是外伤疾病总的原则。损伤以后，古人云："血伤肿、气伤痛，气滞血瘀则又肿又疼。"又云："气行则血行，气滞则血凝。"治疗年轻人的骨折损伤当以活血化瘀为主，佐以理气而治之。对于老年患者来说，年老体弱平时基础疾病比较多，气血本身不足。一旦受到损失，比如骨折等情况，气血更受到影响，往往以气虚、血虚为主。所以，临床上治疗老年人骨折损伤，詹庄锡往往从气血论治，以补益气血、气血双补为主。气血充足，身体自身基础条件好，给骨折愈合创造良好的条件，这样更容易加速骨折愈合。詹氏补气活血汤、詹氏桃红四物汤是其代表方。常用活血药物有：桃仁、红花、当归、续断、三七、乳香、没药、三棱、莪术等。常用的补气药物有：党参、白术、黄芪、太子参、红枣、龙眼肉、人参等。

（二）创建詹氏中医骨伤自己独特的骨折正骨手法，结合现代医学以及解剖学知识，提出詹氏正骨手法的理论依据

詹庄锡在长期的临床骨折中，积累了丰富的临床经验，总结出一整套骨折复位、整复的正骨手法，称为詹氏正骨手法。詹氏正骨手法是在中医传统正骨手法的基础上，结合自己多年的临床经验和临床特色，继承、总结、归纳、改进，最后形成完整的整复手法。手法的实施以现代解剖学为基础，生物力学的原理为理论依据，临床操作用力恰当，实际复位效果良好。

詹氏正骨手法讲究"早、准、稳、巧、快"。即所谓"詹氏正骨五法"。

所谓"早"：就是骨折以后尽可能早地进行手法整复与固定。因为，损伤初期，骨折断端会缓慢地出血，人体也会出现一系列应激反应，局部软组织会随着时间的推移，出现局部组织出血肿胀、瘀血等情况。一旦出现明显的软组织肿胀、瘀血，皮肤出现张力性水泡，对手法整复带来很大的不便。所以，詹庄锡强调，骨折整复尽可能要早，在局部软组织出现肿胀等反应之前，快速地将骨折整复到位。

所谓"准"：是讲手法复位时，精准病位，对局部解剖、伤病的性质及病理特点要熟识准确，动作准确实效，用力轻重适当。詹庄锡不仅对中医理论熟记在心，而且对西医解剖学也了如指掌。骨折以后，由于外力的关系，骨折断端会出现各种不同的移位情况，这时候需要根据每个人的实际情况制定个体化的整复方法。《医宗金鉴·正骨心法要旨》"一旦临证，机触于外，巧生于内，手随心转，法从手出"。所以，整复前，詹庄锡已经"心里明了"，一旦开始操作，就可以迅速、准确让骨折复位。

所谓"稳"：讲的是手法稳健，不能粗暴，稳稳地牵引、稳稳地旋转，稳定而有力度。同时也强调患者体外固定舒适稳妥。稳健的手法对于患者的紧张情绪也有非常大的安慰作用。

所谓"巧"：就是整复过程中运用巧力，手法轻巧有力，用四两拨千斤的巧劲复位。这样，患者痛苦会少，整复过程中不容易造成两次损伤。巧的另一个方面说的是整复以后，固定选用轻巧的材料固定，巧妙、灵巧的固定方式，有利于患者康复。除了总结出来的詹氏正骨以上四法以外，詹庄锡还讲究整复时的一个快字。

所谓"快"：是正骨手法要熟练迅速，不拖泥带水，手法熟练才能"手随心转，法从手出"，动作灵活，快速复位。詹庄锡说，要做到正骨时快速复位，首先要对患者的疾患熟悉，复位前对骨折断端的分离、错位有明确的认识，准备采用的复位手法、治疗方案制定完整；其次，要熟练掌握解剖学知识，对于局部解剖学了如指掌。再者，詹氏中医骨伤正骨一般均采用非麻醉下徒手复位技术，医生正骨手法熟练掌握，运用

自如。就如古人所云："法使骤然人不觉，患者知痛骨已拢。"患者在不知不觉中，已经被复位完成。所以，尽早尽快地手法整复，既能减少患者的痛苦，还能避免长时间操作而加重组织损伤，有利于骨折的愈合及功能的恢复。真正做到整复过程中的一个"快"字。所以，上面的五点奠定了詹氏正骨手法的基础，也充分体现了其精华所在。

（三）固定方法的创新，在传统夹板固定四肢骨干骨折的基础上，运用杉树皮夹板超关节固定关节内及关节周围骨折

骨折的固定，对于保证骨折断端的稳定，保证骨折的如期愈合有重要的意义。临床上常用的固定材料：石膏与小夹板有着同等重要的地位。但对于关节周围骨折，以往的固定一般以石膏为主。因为小夹板有一定的局限性，固定起来有一定难度。四肢骨干骨折用小夹板已经是临床公认的固定方法，有利于固定后早期功能康复。而用小夹板来固定关节周围骨折的医生少之又少。詹庄锡在临床骨折诊治中，突破小夹板固定骨折常规只能用于四肢普通骨干骨折，很早就已经把它作为临床固定关节周围骨折的常用方法。詹庄锡选用杉树皮夹板，用超关节固定的方法来固定关节周围骨折，而且固定有自己一套独特的方法。首先，是固定杉树皮夹板的捆扎带松紧有度，根据骨折的早、中、晚期，或宁松勿紧、或宁紧勿松、或先松后紧、或先紧后松，最后阶段需要不松不紧，松紧适宜。其次，杉树皮夹板下放置加压垫的方法动态中纠正骨折断端的剩余移位。加压垫的放置很有讲究，一般放在骨折断端一侧或对向两侧。通过夹板及固定绳的压力持续在骨折断端产生一个复位的力，一定时间以后，骨折断端的移位会逐渐靠拢，使复位效果更好。

用杉树皮夹板实现超关节固定，也是有一定的技巧的，以肘关节骨折固定举例。詹庄锡说："首先，选有一定厚度、弹性好、没有树结、长度足够的杉树皮，修整的时候两端需要适当圆角，这样不会有尖角刺到皮肤。其次，在关节转弯的部位，杉树皮夹板两侧需要各剪一个三角形切口，便于夹板形成角度。当然，三角形切口处需要处理，否则这里应力集中容易折断。"詹庄锡的方法是内层用绵纸打底，再用布胶固定住转弯的角度。这样做好的夹板轻巧，韧性强，能保证固定的稳定性，也容易后面进一步的固定操作。具体操作讲究因人而异，不同的个体需要不同的夹板，比如相对胖的个体，手臂部位也比较粗，所用杉树皮需要相对结实一些。如果比较瘦的个体，手臂比较细，做杉树皮夹板时就需要多加点绵纸，保持夹板内层柔软，不容易造成对局部的压疮。詹庄锡补充讲："制作用于固定关节周围骨折的杉树皮夹板的关键，是杉树皮在转弯部位、应力集中部位需要加固，常用方法是用宽胶布固定夹板这些部位，让它定型。这样使用起来得心应手，效果非常之好。"

总结詹庄锡在杉树皮固定方法上对詹氏中医骨伤的贡献，主要体现在以下3个方面，其一是提出了固定应该按照骨折分期，在动静结合理论的指导下，运用骨折断端

周围放置加压垫的方法，在动态中进一步纠正骨折移位。其二是按时间段调整固定杉树皮夹板捆扎带的松紧度来保证骨折断端稳定，这种在动态条件下的固定方法，充分体现了中医"动静结合"理论在临床的实际应用，达到了骨折早期愈合的目的。其三是针对关节周围骨折因人而异地应用杉树皮小夹板进行超关节固定，实现了杉树皮夹板在关节周围骨折固定中的应用。相比传统的石膏固定方法，这种固定方法对关节周围骨折的愈合以及后期关节功能康复都具有重要意义。

（四）治疗骨折从整体论治，辨证地应用整体与局部的治疗关系

詹庄锡临床注重骨折从整体论治，尤其强调：骨伤科许多疾病不仅仅是局部的病变，比如骨质疏松症、腰痛症、肩周炎等，这些局部的症状可能只是全身疾病在局部的一个表现。所以，不能只考虑局部，眼光不能只盯在局部的症状上，必须从全身整体论治。当然，全身与局部必须结合起来，综合考虑，辨证施治。

詹庄锡治疗骨折从整体论治概括起来有4个方面的成就。

1.根据疾病的症状急缓决定整体治疗方案

急者治标、缓者治本。比如詹庄锡治疗脊柱压缩性骨折，他说："眼光不能仅仅只看到骨折，而忽视了全身的整体状况。因为我们知道，胸腰椎压缩性骨折患者，临床上常见的早期会伴有其他症状，如大便不通。严重骨折的患者，一旦伤到脊髓，会伴有严重的全身症状，如大小便失禁、截瘫等。"所以，詹庄锡治疗上，会辨证地运用整体与局部的关系，急者治标、缓者治本。脊柱骨折以后，由于腑气不通，气血凝滞造成大便不通，腹胀疼痛者，先予以理气通便。大便一通，患者腹胀疼痛的症状会明显得到改善。然后再治疗骨折局部。如果患者脊柱骨折伤及脊髓，出现大小便失禁或截瘫等严重症状，就必须先处理之。这就是中医的"急则治标、缓者治本"的具体体现。

2.根据疾病的本质，结合局部的病症，采用最优的治疗方案

治病求本是中医理论的重要内容，治病的最终目的就是治疗疾病的本质。詹庄锡在临床是非常强调这一点的。比如老年骨质疏松性脊柱压缩性骨折，詹庄锡说："老年人全身整体骨质疏松，骨量减少是主要原因，是疾病的本质；局部压缩性骨折是当前的主要矛盾，是疾病的标。根据中医理论'急者治标，缓者治本'，在治疗脊柱压缩性骨折的同时，必须考虑全身骨质疏松的本质状况，辨证地运用整体与局部的关系，综合治疗，标本兼治。只有这样，才能取得良好的治疗效果。"

3.骨折疾病的治疗，必须顾及气血

也就是说，治疗骨伤从气血论治。这方面内容前面已经叙述，这里不再赘述。

4.骨伤疾病的治疗，必须关注脾胃功能

詹庄锡说："脾胃是后天之本，人体的营养物质来源于脾胃消化、吸收功能。骨折以后的愈合过程也需要人体营养物质的不断补充，断骨的修复需要钙及骨胶原等物质的，而这些物质需要人体组织不断提供，需要脾胃通过消化吸收提供。所以，治疗骨折必须关注脾胃功能。"詹庄锡在临床上常用的加速骨折愈合中药方子中，健脾和胃药每每可以见到。健脾和胃法加速骨折愈合也成为詹氏中医骨伤治疗骨折类疾病、加速骨折愈合的一大法宝。

（五）创建詹氏中医骨伤系列经验中药处方、特色外用膏药

詹庄锡在长期的骨伤临床实践中，积累了丰富的经验和体会。几十年来，逐渐创建和完善了詹氏中医骨伤富有特色的中药经验方剂和外用膏药系列。这些经验处方和外用膏药都是詹氏中医骨伤的独家秘方，是他们多年临床经验与心血的积累。也有的是他们的导师、先辈的经验与知识的继承。这些经验处方在临床上治愈了无数的骨伤患者，而疗效显著的特色外用膏药更是获得广大患者的好评。

詹庄锡创建了詹氏中医骨伤医院的同时，针对骨折损伤四期，在辨证施治的基础上，拟定了全身与局部的中药内服方剂。比较出名和特色明显的内服方剂有：詹氏活血止痛汤、詹氏续筋接骨汤、詹氏补肾益气汤、詹氏健脾理气汤、詹氏益气补血汤等。詹庄锡在骨折损伤四期辨证的基础上，特别强调第四期——功能康复期的中医中药治疗。在这一期，骨折基本已经愈合但不坚固，骨折周围软组织、关节囊、韧带基本修复完成但往往遗留粘连情况，关节功能尚未完全康复。而这一期的治疗直接关系到今后患者关节功能能否完全康复，不留任何后遗症的问题。詹庄锡特别重视这一期的临床治疗问题。他强调：在前期气血双补的基础上，增加舒筋骨利关节的治疗方法，用中药补肾、强骨强筋，通利关节的治疗原则，可以取得非常好的临床效果。功能康复期的代表方为"詹氏关节活络方"。其作用为：疏通经络、活络关节。在骨折愈合的同时，使得关节周围的韧带、肌腱、软组织得以同步康复。詹庄锡在经验方中常用药物有：生地黄、秦艽、鸡血藤、清风藤、川断、杜仲、狗脊、淫羊藿、薏苡仁、茯苓等。在内服中药的同时，需要中药外用之剂在肢体、关节局部应用。如：詹氏关节熏洗方。常用药物有：海桐皮、秦艽、刘寄奴、山奈、小茴香、花椒目、鸡血藤、海风藤、制草乌等。詹氏中医骨伤外用膏药有：詹氏金黄膏、詹氏秘制黑膏药、詹氏活血消肿贴膏、詹氏活血化瘀膏、詹氏百草膏、詹氏三黄膏、詹氏清凉膏、詹氏续筋接骨膏、詹氏活络膏等。詹庄锡总结说：这些外用制剂在骨折后期、骨折功能康复期发挥极其重要的作用。

随着医院的发展与壮大，詹氏中医骨伤医院注重发挥中医药特色优势、诊疗技术规范化，注重将自己的治疗特色融于临床，创建了医院的临床优势病种，规定了一些

临床疾病的临床路径。目前医院已制定了中医临床优势病种12个，中医临床路径16个。医院按照国家中医药管理局的要求，认真落实、执行。

（六）重视关节内及关节周围骨折对关节功能的影响，强调骨折后期关节功能的彻底康复

关节内及关节周围骨折一般比较复杂，保守治疗难度高，很容易遗留后遗症，影响关节功能。在大医院，西医技术力量强的基本以手术为主，坚强内固定后也主张早期功能锻炼，因为只有早期活动关节，关节在骨折愈合以后才不会发生粘连，不会出现活动受限等后遗症。但是，临床上碰到的关节内及关节周围骨折，普遍都是严重的暴力损伤，骨折粉碎程度严重，一般手术中很难做到坚强内固定。有些严重粉碎的骨折，甚至有骨缺损，所以更难做到坚强内固定。像这些患者只能做一般固定或者桥接固定。这样的固定只起到桥接框架作用，给骨折愈合提供一定的保护。但是，手术后要早期关节活动就很有难度，稍有运动锻炼不当，或者运动幅度过大，都会造成内固定松动或失效，影响骨折愈合。所以，治疗关节周围骨折及关节内骨折，治愈后不遗留后遗症是很有挑战性的临床课题。

詹庄锡治疗关节内及关节周围骨折非常注重后期关节功能的恢复，他的主要经验及贡献在以下几个方面：一是明确诊断，关注骨折类型，不同骨折类型其损伤程度不同，所以不同的骨折类型采用不同的整复手法及不同的超关节固定方法。二是复位手法高超，一般骨折整复以后基本可以达到90%以上的对位、对线准确率。一半以上的患者可以获得接近解剖复位。詹庄锡说："良好的复位是骨折愈合的首要条件，复位越好，治疗效果越好。准确的复位为骨折愈合以后的功能康复创造良好的条件。"三是固定方法独特有效。詹庄锡选用杉树皮夹板，用超关节固定的方法来固定关节内骨折及关节周围骨折，而且固定有自己一套独特的方法。除了夹板根据固定体位不同而塑形，还需要捆扎松紧有度，松紧适宜。四是杉树皮夹板下放置加压垫的方法动态中纠正骨折断端的剩余移位。加压垫的放置很有讲究，一般放在骨折断端两侧，通过夹板及固定绳的压力持续在骨折断端产生一个复位的力，一定时间以后，骨折断端的移位会在力学作用下逐渐靠拢，使复位效果更好。五是稳定的固定以后，早期开始活动肢体，逐渐开始活动关节。詹庄锡指出：关节周围骨折超关节固定以后，并非绝对静止不动，也就是说并非一点都动不了了，早期可以活动没有进行固定的肢体部分，适当活动，不影响稳定性，又可以改善局部的血液循环。比如桡骨远端骨折，刚受伤固定时，就要适当活动手指，做握拳运动，随着时间的增长，随之增加肘、肩等邻近关节，最后活动腕关节。中后期，一点一点加大活动范围。真正做到"动静结合"。

二、主要学术思想

詹庄锡在长期的临床实践中，逐渐形成了谨严有序、整体与局部并重的临证思路，并贯穿于整个临床诊治过程中，擅长运用詹氏正骨手法整复骨折，尤其是关节内骨折及关节周围骨折；擅长运用詹氏特有的杉树皮夹板固定方法配合局部加压垫在动态中进一步纠正骨折移位；擅长运用中医整体观理论，对患者需从全身整体着手，整体体质与局部损伤有机地统一起来，分期辨证施治内服以及外用中草药。临证特色可以归纳为以下几大特点：重手法、强固定、内服外敷中药、整体诊治骨折。

（一）手摸心会、明筋骨病位

詹庄锡临床诊治有一个习惯，就是首先必须自己着手检查患者，手摸心会，对每一个自己诊治的患者，做到手下明了，心里有数。对于诊治疾病，詹庄锡说："为了正确认识疾病，为了更好地治疗，运用中医"望、闻、问、切"四诊方法，结合现代医学的相关检查，给出正确的诊断非常重要。"诊断是第一步，也是关键的一步，诊断的正确与否直接关系到整个治疗方案的正确与否。第一步如果错了，后面哪怕做得再好也是南辕北辙。所以，明确诊断是最重要的第一步。

人体是一个有机的整体，局部的病变可以影响全身，相反，内脏的病变也可以从面部五官、精神面貌、四肢躯干以及体表皮肤等各个方面反映出来。按照中医的辨证施治，综合判断，对于骨伤科而言，除了掌握全身整体健康状况外，尤其对局部情况的诊治要十分重视，从整体与局部的辨证关系，指导临床诊治。

临床检查是诊断疾病的最基本手段，是发现患者的客观体征以判断其病变或者局部病变性质的重要方法。骨伤科疾病看似局部的问题，但是，詹庄锡说："骨伤科疾病也是全身疾病在局部的一种表现。为什么老年人轻微外力就会造成骨折，而小孩子经常跌跤确不容易发生骨折？因为老年人骨骼的质量和年轻人不一样，老年人的骨骼普遍有不同程度的骨质疏松现象，骨胶原减少，骨脆性增加，抗折能力下降，所以，即是轻微外力也容易发生骨折。而年轻人的骨骼富含骨胶原，骨骼的弹性好，抗折力强，就不容易发生骨折。"詹庄锡还说："中医的诊法，是在长期的医疗实践中逐渐形成和发展起来的。'望、闻、问、切'四诊方法，各有其独特的作用，必须将它们有机地结合起来，结合现代医学的相关检查，才能全面而系统地了解病情，作出正确的判断。"

詹庄锡在临床工作中积累了丰富的诊治经验，每一位就诊患者，他都会非常仔细地进行检查。他说："以前科技水平还没有现在这样发达，没有 CT、MRI 这些设备，甚至再早的时候连 X 线拍片机都没有。那时候，医生检查完全靠自己的经验。所以，一个医生医疗水平的高低，手上功夫是最重要的。"詹庄锡在临床诊断上强调几个要点：一是观察（望诊）。观察患者的全身状况，如年龄、神态、胖瘦、高矮等，主要看全身健康状态；再观局部损伤情况，如肢体瘀血、肿胀、畸形、皮肤破损、出血等，主要看局部损伤的严重程度。二是询问（问诊）。问清楚损伤发生的具体时间、地点、外力大小、损伤原因等具体情况，了解所受外力的大小，了解损伤发生机理及损伤机制。对于局部情况，首先要关注局部的肿胀、畸形、活动功能障碍以及患者的疼痛表现。其次，问清楚平时身体状况，了解患者整体素质状况。三是检查（切诊），临床检查是诊断疾病最基本的手段，骨伤患者原则上应该先作全身检查，然后有重点地进行局部检查。骨伤科的专科检查，詹庄锡强调：检查肢体需要与健侧进行对照。检查肢体的皮肤瘀血、肿胀、畸形情况。检查受伤肢体皮肤的完整性，有无出血、破损情况，检查创口的大小与深度，创口的污染程度。检查肢体的长短、形态，关节的活动范围。对照健侧肢体，测量患肢的短缩及关节活动度、受限程度。对于有可能骨折的肢体，检查动作要轻柔、稳重，切不可用粗暴手法加重患肢损伤。四是结合科技手段（西为中用）。随着现代科技的发展，医学诊断仪器发展迅速。目前临床上用于诊断骨伤科疾病的仪器较多，如 DR、CT、MRI 等。这些现代化的仪器给临床带来了许多便利，可以及时、准确地诊断骨伤科疾病。尤其是骨折，X 线片、CT、MRI 都可以一目了然地看到骨折部位、骨折类型以及严重程度。詹庄锡强调：现代医学知识对于我们现在的医生非常重要，在科技飞速发展的今天，一个骨伤科医生必须掌握这些现代化武器。对一些不稳定性骨折，单纯手法复位固定往往效果不好，容易移位。而采用手法复位加有限内固定进行治疗，固定效果要明显提高，不容易发生再移位。而这些治疗方法，必须依靠先进的影像学仪器的帮助才能完成，良好的治疗效果，保证在临床中更好地为患者服务。

（二）理筋正骨、强手法复位

手法复位主要让移位的骨折恢复到原来的正常位置，临床上的复位标准有两种：一种是解剖复位，即手法复位成功后，移位的骨折部位恢复到骨折前正常骨骼的样子，达到解剖学上的正常标准，临床上我们称作"解剖复位"。另一种是功能复位，由于局部损伤严重，骨折断端粉碎、分离明显，周围软组织损伤严重，局部肿胀厉害等等。手法复位完成后，原来的骨折部位不能恢复到骨折前的正常位置，不能达到解剖学上的标准，但移位的骨折部位经过复位手法整复，使得骨折断端恢复了正常骨骼的力线，符合骨骼生物力学要求，即骨折愈合以后不会影响肢体的正常运动功能，临床上我们称作"功能复位"。

詹庄锡在医院创办的初期，就创建了"詹氏正骨手法"。外伤正骨手法是治疗骨折的重要手段，手法可以分为正骨手法与理筋手法两部分。早在清代《医宗金鉴·正骨心法要旨》就系统地总结了清代以前的骨伤科正骨经验，它把正骨手法归纳为摸、接、端、提、推、拿、按、摩八法，这些方法迄今仍然指导着临床。詹氏正骨手法就是在继承老祖宗传统的基础上，结合临床实践创建起来的。詹氏正骨手法讲究"早、准、稳、巧、快"，即所谓"詹氏正骨五法"。詹庄锡说："临床整复首先要'手摸心会'，才能'法从手出'。"整复前必须对骨折断端的粉碎、移位情况非常了解，制定好整复的方案，做到心中有数，才可以进行临床整复。古人云："心手相应。"就是这个道理。只有这样，才能"使断者复续，陷者复起，碎者复完，突者复平"。

詹庄锡临床实施时非常强调："正骨必先理筋。"因为，骨伤必先筋伤，筋为表，骨为里，只有将筋理顺，才能将骨纳正。《医宗金鉴·正骨心法要旨》云："因跌扑闪失，以致骨缝开错，气血凝滞，为肿为痛，宜用按摩法。按其经络，以通瘀闭之气，摩其壅聚，以散瘀结之肿，其患可愈。"詹庄锡认为：推拿按摩，理筋手法能疏理经络、放松肌肉，解除肌肉痉挛，改善局部血液循环，有利于下一步骨折的整复，这是其一。另一个原因，詹庄锡说："骨折的同时，局部软组织一起受损，出血、肿胀，非常不利于骨折整复。出血、肿胀越厉害，整复越困难。而理筋手法在先，可以改善局部瘀血状况，促进局部血液循环，促进瘀血炎性物质的吸收，有利于消退肿胀状态，为整复骨折打下基础。"

（三）树皮材料、突固定优势

临床常用的骨折固定材料有：石膏绷带、高分子石膏材料、塑料夹板、木制小夹板、复合铝芯夹板以及杉树皮夹板等。詹庄锡师富阳骨伤，自创建詹氏中医骨伤医院以来，一直采用杉树皮夹板。詹庄锡强调：杉树皮有一定的柔韧性、一定的弹性和良好的可塑性，非常便于临床操作。医生可以根据骨折的不同部位，将杉树皮进行削剪、塑形，做成更适合个人的骨折固定夹板，使得固定更稳固，骨折更不容易移位，而且杉树皮价格低廉，适合广大普通老百姓的需求，为广大低收入人群减轻经济负担。

骨折固定，一般的骨干骨折固定比较容易，而涉及关节周围的骨折固定起来就比较麻烦。临床上对于关节内骨折及关节周围骨折一般均采用石膏固定的方法，因为石膏比较容易塑形，可以比较适合关节周围的软组织情况。但是，长期的临床实践，詹庄锡指出：石膏有自身的缺陷，第一，石膏笨重，固定以后患者感觉肢体沉重、非常不舒服、不方便。第二，石膏比较潮湿、透气性差，时间一久患者皮肤容易出现皮疹、瘙痒。第三，骨折损伤初期，局部软组织损伤以后，短时间内会有比较大的变化，这些变化会对肢体产生重要影响。比如：早期由于局部软组织损伤、骨折，有的患者断端还存在缓慢出血的可能。这种情况下，石膏固定，如果患者回家以后，肢体进一步瘀血、肿胀，固定住的石膏就会压迫肢体，严重的会造成肢体坏死，酿成严重后果。第四，石膏固定一段时间后也可能因为肢体肿胀的消退、瘀血的吸收使得原先固定的石膏变得相对较大，发生松动，失去固定效果。第五，石膏固定以后，固定时间一久，就会造成关节粘连，如果不能很好地康复训练，后期会影响关节功能，遗留一定程度的关节功能丢失，影响生活质量。

詹庄锡认为：骨折固定是治疗骨折当中重要的一个环节，只有确切、稳定、良好的固定，才能为骨折断端营造一个有利于骨折愈合的良好环境。这个环境需要保证骨折断端相对的静止、软组织的活动不会造成骨折断端的再移位。只有这样，骨折才能得以良好的修复。那么，怎么样才能营造这个良好的环境呢？詹庄锡认为：骨折的固定，选择外固定材料非常重要。外固定材料需要有一定的可塑性，需要有一定的韧性、弹性。因为杉树皮具备了这些优点，所以詹氏中医骨伤自创建以来，一直选用杉树皮作为治疗骨折的固定材料，在临床使用中获得了良好的固定效果，并由此打响了詹氏中医骨伤的品牌。

杉树皮作为骨折固定的小夹板材料，詹庄锡对于材料的选择也比较讲究，他认为：杉树皮选材要选择树皮有一定厚度，不潮不霉、不脆不蛀、弹性好的为佳。要选择大片的杉树皮，树皮的节头要少，树皮平整易塑形，此为上品。

对于关节内及关节周围骨折的固定，临床上大多数医生选用石膏固定或手术固定治疗，选用小夹板固定的医生比较少，原因是骨折断端比较难固定，固定以后也比较容易发生再移位。我们知道，关节是一个活动的枢纽，小夹板比较难塑形，很难在关节部位做到适合关节形状，很难使固定很稳定，很难让患者感觉固定后很舒适。所以大部分医生都还是选择石膏固定。詹庄锡选用杉树皮作为固定材料，制作成杉树皮夹板。所选杉树皮要求顺直，厚度适中，容易塑形。詹庄锡强调：关节内骨折和关节周围骨折用杉树皮夹板固定的关键有两点。一是超关节固定。杉树皮夹板要超过整个关节，这样才能做到固定稳定。二是由于杉树皮夹板质地较轻，材质柔软有弹性，韧性较好。詹庄锡固定的另一个要点就是骨折局部位置使用加压垫。加压垫有两大作用：首先，可以保持杉树皮夹板固定后更稳定，骨折不容易发生再移位。其次，由于杉树皮夹板的弹性作用，可以在骨折断端持续加压，进一步纠正骨折的移位，使骨折的对线、对位更佳。

詹氏固定法中加压垫是其精华内容之一，加压垫一般由柔韧的毛头纸或包裹棉花折叠而成。它能维持一定的体形，又有一定的支持力。能吸水、不潮湿，可散热、不增加出汗，对皮肤没有刺激作用，是一种非常理想的材料。詹氏骨折加压垫有9种形状：一是平垫，适用于肢体相对平坦的部位，多用于四肢骨干骨折。二是塔形垫，适用于关节凹陷处，临床常用于关节周围骨折，如肘关节、踝关节骨折。三是梯形垫，适用于肢体斜坡处，如肘关节后部、踝关节。四是高低垫，适用于骨干骨折有侧方错位（高低错位），比如锁骨骨折或复位后不稳定的前臂骨折等。五是抱骨垫，呈半月形，专门用于髌骨骨折。六是葫芦垫，呈葫芦状而得名，专门用于桡骨小头脱位。七是横垫，用于桡骨下端骨折，也用于骨折断端有侧方移位（高低移位），不容易一次性复位纠正的病例。八是合骨垫，用于下尺桡关节分离时。九是分骨垫，用于前臂尺、桡骨双骨折，也用于掌骨骨折、跖骨骨折。詹庄锡指出：灵活运用骨折加压垫，维持骨折固定期间的持续复位应力，进一步纠正骨折断端残余移位，保证骨骼力线正常，为后期骨折愈合提供良好保证，这就是詹氏骨科治疗骨折的临床经验与治疗准则之一。

詹庄锡临床使用杉树皮夹板固定骨折的经验还有一个重要原则，杉树皮夹板固定以后，需要定期调整夹板的松紧度。临床上，很多医生对骨折部位采用石膏或夹板固定以后，会要求患者定期来院复诊，但是，由于患者行动不方便等原因，许多患者往往会一直等到骨折愈合后才来医院复查。骨折愈合需要较长的时间，其间，很多患者的石膏或夹板会因为患肢肿胀的发生和消退而产生一系列外固定稳定性问题。最常见的就是早期肢体的瘀血、肿胀消退以后，原先固定的石膏或夹板相对较为宽松，从而发生石膏或夹板松弛，固定作用减弱或失效。詹庄锡尤其注重这一点，每个经他诊治的患者，他总会千叮咛万嘱咐，必须定期来医院调整杉树皮夹板。詹庄锡主张：骨折早期的固定不要太紧，"宜松不宜紧"。因为，骨折局部还会有一个肿胀高峰的可能。如果早期固定太紧，肢体肿胀严重的话会压迫肢体的血管、神经，造成肢体血液循环发生障碍，稍有不慎会造成肢体坏死的严重后果。但是，经过一段时间到了骨折中期以后，詹庄锡主张：这时候的固定"宜紧不宜松"。因为此时骨折瘀血已消、肿胀已退，肢体恢复到了原来的粗细；这时候正是骨折愈合的关键时段，需要稳定的固定来保证骨折断端的稳定状态。固定太松会造成骨折断端的微动，产生局部应力，容易造成骨折迟缓愈合或不愈合。除了调整杉树皮夹板的松紧度以外，詹庄锡说："这时候也是调整加压垫的最后机会，根据复查的X线片，如果发现骨折断端还有移位没有纠正，在局部根据力学原理放置合适的加压棉垫，加上压紧的杉树皮夹板，有利于纠正剩余的移位。"到了骨折愈合的后期，为了配合功能康复的需要，往往需要患者配合运动关节等训练，此时的杉树皮夹板固定是很容易发生松动，所以此阶段詹庄锡主张"松紧有度、及时调整"。临床上经常会有患者，在其他医院石膏固定以后，感觉固定不舒服或者不方便等原因，来到詹氏中医骨伤医院，找到詹庄锡要求改换杉树皮夹板。只有詹庄锡给予了杉树皮夹板固定完善以后，患者才会安心。当然，不仅仅只是更换夹板、调整固定，所有的治疗过程，詹庄锡都会一直关注，亲力亲为，直至骨折愈合，功能完全康复。

（四）外敷膏药、显独家秘方

詹氏中医骨伤外用膏药有：詹氏金黄膏、詹氏秘制黑膏药、詹氏活血消肿贴膏、詹氏活血化瘀膏、詹氏百草膏、詹氏三黄膏、詹氏清凉膏、詹氏续筋接骨膏、詹氏活络膏等。詹氏中药外敷膏药系列，是由一系列独家秘方制作而成，临床效果出色，深受广大患者欢迎。许多临床骨折患者，早期往往由于局部肢体骨断筋伤，造成局部青紫、肿胀、疼痛明显。只要敷上詹氏伤膏，一般几天内，青紫、肿胀、疼痛这些症状会快速消退。詹庄锡认为：中医外治法是治疗骨折、软组织损伤的重要手段之一。对于一些普通的软组织损伤、关节韧带轻度扭伤等较轻的骨伤科疾病，单纯外敷中药膏药就可以达到治愈的目的。外治法将膏药直接作用于损伤部位，使药物易于吸收，药效发挥迅速，所以临床疗效明显。

詹庄锡对于膏药的制作非常讲究。外用膏药的制作、使用、保存对于临床疗效的发挥有着十分重要的关系。詹庄锡要求：首先，药材质量必须严格把关，尽量做到采购地道药材。然后，膏药的配方剂量要精确，主药、辅药、佐药的比例绝对要精确，这是保证膏药质量的首要因素。其次，中药的研粉要细腻、均匀，膏药药芯要柔软，因为，膏药贴在患者的肌肤上，只有细腻、均匀的药物才会让患者感觉舒服，有利于药物经皮肤吸收，提高疗效。如果膏药颗粒较粗，患者会感觉不平整、不舒服，这样就会使患者的依从性下降，从而影响膏药的使用，降低膏药的疗效。最后，存放要保证干燥、清洁。存放环境必须考虑温度、湿度、空气流通、不容易发生霉变的地点。

詹氏外用膏药的临床使用也十分讲究，詹庄锡在临床使用中非常强调"对症应用""谨慎应用"。对一些暴力外伤，高能量损伤，肢体肌肉、皮肤等软组织损伤严重的患者，或一些损伤瘀血日久、郁而化热的患者，临床使用膏药都十分讲究。因为临床骨折外伤患者，局部软组织往往在损伤的同时遭受一定程度的损伤，表皮皮肤也会受到一定程度的挫伤，如果不重视局部皮肤瘀血、皮肤挫伤等具体情况，就盲目给以膏药敷上，很容易造成局部破损皮肤在膏药的贴敷下污染细菌，容易出现皮肤红肿、发炎，严重者将出现局部软组织感染的严重后果，所以詹庄锡强调贴膏药也需要"谨慎应用"。

中医跌打损伤辨证也有寒、热之分，即"寒热辨证"，外力损伤以后，患者局部皮肤、软组织也会出现寒或热两种反应。我们见到临床大部分情况是：局部软组织瘀血、青紫、肿胀、疼痛。主要原因是损伤以后，局部组织、经络气滞血瘀，瘀血内聚，积于皮下，可见青紫、瘀肿。血不循经、溢于脉外，血液滞留于组织间隙，则见到局部肿胀明显。寒凝肌肤，气滞血瘀、不通则痛，所以，大多数患者都会感到剧烈的疼痛。这些都是由于寒邪为甚的缘故。针对损伤原理，临床上，大部分患者詹庄锡采用活血化瘀、理气止痛、消肿通络的外治方法，敷上詹氏外用活血化瘀膏药都会取得良好的治疗效果。但也有一部分患者，詹庄锡强调：损伤日久或瘀血内阻，转而血瘀化热，局部软组织、皮肤反而出现红肿热痛，皮肤温度升高的临床表现。这是由于寒热转化、热邪占上风的缘故。这时候，根据詹氏外用膏药的"寒热辨证"方法，根据"热则凉之"的原则，需要应用清热凉血、消瘀化热的治疗方法。外用膏药也需要辨证选择詹氏清凉膏、詹氏三黄膏等。故詹庄锡强调的另一个重点：根据临床辨证"对症应用"。对于痛风类疾病，关节红肿热痛是其临床的常见症状，每到发作时间，关节红肿热痛症状会非常严重，这时候，詹氏清凉膏这类清热、凉血、消肿的外用膏药会是非常有效的治疗方法。但这是对症治疗、对症应用，不是根治。詹庄锡指出：许多疾病目前的医疗条件还不能达到根治的水平，改善临床症状也是治疗的一部分，能迅速缓解关节的红肿热痛这种急性临床表现是非常受患者欢迎的。詹氏中医骨伤有许多临床外治方法，如蜡疗、蜂疗、中药药包外敷、盐包外敷、中药药物透入等。

（五）内服中药、观整体疗效

詹庄锡创建、健全、完善詹氏中医骨伤医院医疗体系的同时，针对临床骨折损伤四期，在辨证施治的中医理论基础上，拟定了局部治疗与全身整体治疗的的辨证原则，尤其强调骨折损伤在局部治疗（手术治疗）前后中药内服的重要性。中药内服方剂不仅可以治疗局部，也可以兼顾全身。詹氏临床常用方剂主要有：詹氏活血止痛汤、詹氏续筋接骨汤、詹氏补肾益气汤、詹氏健脾理气汤、詹氏益气补血汤等。

詹庄锡善用中药内服，依靠辨证施治并结合患者实际情况灵活运用之。内服中药是内治法的充分体现，内外兼治在骨伤科诊治中有着十分重要的地位。虽然骨折病形于外，但从中医来说，病根还是在全身，比如骨质疏松性骨折，表面看是局部的骨折，但我们知道这种骨折往往以老年人多见，几乎没有年轻人得这种病，因为老年人身体机能下降，组织器官退变，骨骼也一样，骨小梁结构变得稀少，只有全身骨质疏松了，体内整体钙离子含量明显下降、骨胶原含量明显减少才容易发生骨质疏松性骨折，像这种骨折必须从全身与局部整体考虑，辨证施治才能从根本上治疗。詹氏益气补血汤常用于治疗老年骨质疏松性骨折，通过补益气血，加强脾胃功能，增强吸收能力，才能把摄入的食物中的营养物质，运送到全身组织器官，增加骨骼的修复材料，增加骨小梁结构，改善骨质疏松症状。

内外兼治的原则：强调整体和局部的统一，要求医师既要重视创伤的局部病情，又要注意患者的全身情况。比如现代创伤中，常见高能量损伤，大部分这类患者都是复合伤，诊断复杂，容易漏诊。往往在局部骨折的同时伴有内在脏器的损伤。如：骨盆骨折的同时，又有盆腔内重要脏器的损伤；肋骨骨折的同时合并血气胸等。内外兼治的原则要求我们在临床治疗过程中，需要根据患者的体质、年龄、肥瘦、慢性病等整体状况，结合局部骨折类型及严重程度，制定出合理的治疗方案，如：临床多见有糖尿病史的老年骨折患者，这种患者在治疗时要非常关注血糖情况，因为糖尿病会影响蛋白质的合成，影响患者创口的愈合和骨折的愈合，及时纠正患者的血糖浓度对治疗骨折尤为重要。

詹庄锡内服中药所选的常用药物，我们通过临床归纳、总结，进行了分类。主要根据辨证，不同的症候选用不同的药物，不同的病症进行不同的加减，得出一些经验，规律如下：早期疼痛明显者，用理气止痛药，如延胡索、木香、青皮、厚朴、僵蚕、葛根；瘀血明显者，用消瘀活血药，如当归、红花、桃仁、丹参、川芎；肿胀明显者，用消肿之药(包括凉血消肿),如金银花、牡丹皮、大青叶、蒲公英、黄芩、黄柏等。中期疼痛症状减轻,但局部仍有肿胀者,选用活血消肿、续筋接骨药物,如活血退肿:三棱、莪术、桃仁、刘寄奴、伸筋草等;续筋接骨药:骨碎补、补骨脂、续断、地必虫、自然铜、海星等。后期疼痛、肿胀已退,骨折初愈合而未坚,但全身气血、体质已弱,故选用补益气血药,如党参、黄芪、川芎、当归、太子参、龙眼肉、熟大黄等;补肾壮腰药:淫羊藿、杜仲、狗脊、枸杞子、五加皮、羊肉、黄狗肾等。健脾和胃药:白术、茯苓、淮山药、佛手、莲子、苍术等。

詹庄锡认为,骨折患者,无论年轻与年老,无论是男是女,都必须从整体论治,在局部外治的基础上,同时并用中药内治。所以,詹庄锡强调:全身用药非常重要。骨折的辨证施治一般以辨气血为主。无论骨折在什么部位,无论骨折轻与重,所伤者无非气血。气血失调贯穿骨伤科多种疾病发生与发展的全过程和病变的始终。各种致病因素均可导致气血的病理变化,如外伤所致的早期气滞血瘀,久病长期卧床导致的气血亏虚等。明代《正体类要》曰:"肢体损于外,则气血伤于内,营卫有所不贯,脏腑由之不和。"阐明了骨伤科疾病局部与整体的辨证关系。詹庄锡重视气血,他说:"气血是人体生命的根本,骨折患者的诊治必须兼顾气血。气血兼治,理气活血,活血化瘀,是治疗骨伤的常用准则。"

中医理论认为:肾藏精,精生髓,髓生骨,故骨者肾之所合也。临床上一直把肾与骨骼的关系紧密联系在一起。《素问·上古天真论》曰:"肾气盛,筋骨坚,筋骨劲强,肌肉满壮。"又云:"肾气衰,筋不能动,形体皆极。"詹庄锡说:"肾对骨的生长发育、新陈代谢,包括骨折的修复、骨折的愈合过程,都有着重要的作用。"詹氏临床上常用的詹氏补肾五法就是肾主骨理论在詹氏中医骨伤治疗中的良好体现。因此,詹庄锡对骨伤科损伤性疾病以及骨伤科其他骨病的治疗时,从肾着眼,从肾论治,兼顾其他脏器及全身整体状况进行辨证论治。詹庄锡临证中常用的詹氏补肾五法:

1. 补肾强筋骨法

适用于骨折损伤后肝肾亏虚,筋骨萎弱。肝肾亏虚,不能充养筋骨,而致筋骨萎弱。常见于骨折后期,久病肝肾不足,或年老肾亏,气血虚弱,或骨质疏松者。常用詹氏补肾壮骨汤,以填精补髓、强筋壮骨。常用方药:杜仲15克、狗脊15克、续断15克、补骨脂10克、骨碎补15克、枸杞子10克、熟地15克、制萸肉10克、炒白芍15克、炙龟板(先煎)15克、怀牛膝15克、当归12克、茯苓12克、神曲10克、炙甘草3克。

2. 补肾益气血法

适用于骨折后肝肾不足,兼有气血亏虚证。常用于骨折后期,老年体弱或平素体质虚弱者多见。气血亏虚,不能充养肝肾,不能荣养筋骨肌肉,而致筋骨肌肉萎弱。常用詹氏补肾益气汤,它有补益肝肾、补气养血的作用。常用方药:炙黄芪30克、党参15克、炒白芍15克、当归12克、熟地15克、制萸肉20克、丹参15克、怀牛膝15克、杜仲15克、狗脊15克、骨碎补15克、续断15克、炙龟板（先煎）15克、陈皮10克、神曲15克、炙甘草6克。

3. 补肾健脾胃法

适用于骨折同时伴有肾虚，兼有脾胃虚弱、胃肠功能低下者。瘦弱人群多见。常用于骨折中、后期瘦弱体虚之人，这种人本身肝肾亏虚，又缺少活动，胃纳不佳；或平素脾胃虚弱、吸收功能极差。究其原因，主要是骨折以后长期卧床少动，精气郁滞，五谷不消，而致脾胃虚弱。脾胃虚弱则气血化生无源，不能充养肝肾，不能荣养筋骨肌肉，而致筋骨肌肉萎弱。常用詹氏补肾健脾汤，作用滋补肝肾、健脾和胃。常用方药：党参15克、炒白术15克、茯苓15克、当归12克、炒白芍15克、熟地15克、杜仲15克、狗脊15克、怀牛膝12克、续断15克、骨碎补15克、陈皮10克、神曲15克、鸡内金10克、炙甘草6克。

4. 补肾通经络法

适用于湿困之人伴肝肾亏虚，兼有杂邪闭阻经络者。常用于骨折中、后期，感受风寒湿热，杂邪入里，留滞于筋骨关节经络之间，损伤同时，挟虚挟瘀，久则成痹。肝肾亏虚，不能充养筋骨，则筋骨失约、关节不利；风寒湿热杂邪乘虚而入，痹阻经络，则关节屈伸不利，发而为痹。常用詹氏补肾除痹汤。它可以除湿通经络、通痹利关节。常用方药：炙黄芪30克、当归12克、炒白芍15克、怀牛膝15克、地龙10克、狗脊15克、续断15克、骨碎补15克、熟地15克、杜仲15克、桑寄生15克、鸡血藤15克、桂枝6克、薏苡仁30克、炙甘草6克。

5. 补肾消瘀血法

适用于骨折后气滞血瘀，平素肾气不足，有实有虚，虚实兼有。常用于骨折各个时期。早期，瘀血瘀滞严重（急则治标）；肝肾亏虚属于本虚（缓则治本）。常用詹氏补肾活血汤，需加重活血祛瘀药物。中、后期，患者长期卧床，缺少活动，气血郁滞，气滞血瘀。气滞血瘀，筋骨失于滋养，则瘀血不去，新骨不生。常用詹氏补肾活血汤，此时需要加重理气活血的中药。常用方药：炙黄芪20克、丹参15克、当归12克、川芎10克、红花10克、炒白芍15克、香附10克、续断15克、骨碎补15克、熟地15克、狗脊15克、制萸肉15克、杜仲15克、怀牛膝15克、炙甘草3克。

（六）动静结合、促功能康复

四肢骨折损伤类疾病的治疗效果，除看骨折愈合情况外，最后还是看骨折愈合以后功能康复情况。关节功能是否受到影响，有没有遗留关节运动功能障碍，是治疗效果的根本体现。詹庄锡在临床诊治过程中，非常重视骨折治疗期间肢体的主动、被动活动，关节运动功能的完全康复。他常说：患者看你治疗的效果，主要看有没有后遗症，关节功能的完全康复往往是一个重要的指标。例如：某大医院为一个股骨髁上骨折患者做了内固定手术，手术非常漂亮。骨折端对线、对位都非常好。术后患者就出院了。由于患者怕痛，回家以后没有很好地进行功能康复，也没有医生指导。最后，患者的膝关节功能受到了一定的限制，遗留了明显的后遗症，非常可惜。而在詹庄锡治疗的众多股骨髁上骨折患者，在詹庄锡动静结合理念的指导下，每个患者都进行了很好的关节功能康复。他说："功能锻炼是实现这一目标最有效、最理想的途径。"所以，经他治疗的患者没有一个患者留下关节僵硬等严重的后遗症。

唐代蔺道人著《仙授理伤续断秘方》是我国第一部伤科学专著。它阐述骨折的治疗原则为正确整复、夹板固定、功能锻炼、药物治疗直至骨折愈合。那时候对于骨折后早期功能康复已经非常重视了，书中对于"动静结合"理论较前人有更进一步的阐述。书中指出："凡曲转，如手腕脚凹、手指之类，要转动……时时为之方可。"可见，中医很早就非常重视关节功能的康复。詹庄锡说："骨折的治疗，贯彻动静结合、筋骨并重、内外兼治、医患合作的治疗原则，结合辨证论治，是我们临床工作的指南。"动静结合为第一大原则。动即运动，指骨折后的康复运动；静即制动，指骨折需要牢固的固定，不能让骨折断端有任何的活动。动和静是一对矛盾体，动静结合就是把这一对矛盾体有机地结合起来。临床上如何运用是非常考验一个医生水平的。它既需要有扎实的理论知识，又需要很纯熟的临床技巧，必须充分理解这一原则。詹庄锡说："骨伤、骨折以及软组织损伤都需要固定，但固定的方法非常讲究。在临床上应该根据损伤的具体情况作出恰当的选择，应根据损伤部位所需要固定的情况以及损伤部位的特殊性进行选择，确定固定松紧度和固定范围大小和固定的时间长短。"詹庄锡给詹氏中医骨伤医院规定的固定原则：一是对于单纯四肢骨干骨折，可以简单固定的，不选用复杂的固定，以固定部位稳定为原则。二是固定捆扎力量的大小根据患者的实际情况，早期不宜捆扎太紧，要考虑损伤肢体进一步肿胀的可能性，后期根据肢体肿胀消退程度及时间需要及时调整松紧。三是固定范围，可以小范围固定的，尽量不扩大固定范围，但关节周围骨折除外，此类骨折需要超关节固定，保证固定部位稳定为原则。四是固定的时间要适当，既不能短也不能长。根据每个骨折病症的具体情况而定，可以根据不同的骨折类型，不同的固定方式决定固定的时间长短，可以在固定的不同阶段采用不同的固定方法，如桡骨远端伸直型骨折早期掌屈位固定，3周后改功能位固定。

骨折以后，由于疼痛、局部固定等因素使得患者运动缺乏，日常生理活动、变化的机械负荷对骨骼肌的刺激减少，加上因为骨折导致的局部血液循环障碍和局部炎症表现，及由此产生的疼痛及反射性制动。这些因素往往制约患者的日常活动，更不用说运动。循环障碍、炎症和疼痛这3个因素将引起关节、肌肉、运动功能废用。固定时间久了也会出现以下表现：软组织慢性水肿，软组织肌肉出现萎缩，局部骨骼骨质疏松。水肿久了则引起肌肉的纤维化及肌肉萎缩。纤维化的过程是肌肉骨骼和筋膜之间发生非生理性粘连，影响到关节，因而出现关节僵硬。所以，中医动静结合理论是一个重要的临床指导原则。詹庄锡先生强调：要避免出现类似情况。一是充分、主动、无痛的活动可使骨骼和软组织的正常血运得以迅速恢复。根据中医动静结合理论，骨折固定后，早期的肢体主动活动非常必要。二是增加滑液对关节软骨及肌腱的营养。适当活动，能让关节舒展，刺激关节滑膜分泌滑液，使得关节的软骨等组织获得必需的营养物质，保证关节功能康复。三是固定以后，适当的、主动的功能活动，能增加骨骼对钙、磷的吸收，大大减少创伤后骨萎缩的发生。

　　如何做到"动静结合"，詹庄锡提出了3点：一是骨折断端的正确手法复位，尽可能做到解剖复位。尤其是关节周围骨折、关节内骨折。这是关键中的关键。离开这一点，"动静结合"就失去了意义。二是杉树皮固定一定要固定稳妥、坚强。满足局部生物力学的需要。满足骨折断端有一个相对静止、非常稳定的状态，以利于骨骼生长愈合。这是动静结合中的"静"的含义。三是骨折部位邻近的关节、肌肉，根据需要，能不固定的尽量不要固定住。可以早期进行主动、无痛的功能活动。也就是保持骨折断端的绝对稳定的情况下进行早期、无痛的肢体功能运动。这就是"动"的含义。

　　如何进行肢体、关节的功能锻炼，詹庄锡这样说：

　　第一，必须在专业的骨伤科医生的指导下进行肢体、关节功能康复锻炼。因为功能锻炼也是有风险的，锻炼不当反而会造成新的损伤。另外，有医生指导，患者心理更放心，锻炼幅度可以把控得更好，可以安全地使肢体、关节功能锻炼达到最大效果，受伤的肢体、关节功能得到早日康复。

　　第二，功能锻炼前需要耐心和患者沟通，因为康复训练、功能锻炼会有一定的疼痛，需要患者的配合。如果患者怕痛不愿意活动肢体，不愿意配合锻炼，或者敷衍了事，活动量达不到要求，都不可能取得满意的效果。所以，要做好患者的思想工作，取得他们的理解，只有他们的积极主动配合，才能达到预期的目的。

　　第三，功能锻炼应在骨折损伤经过手法整复、杉树皮夹板固定以后的早期进行。早期的主动功能锻炼有利于局部肢体肿胀的消退，可以改善局部的血液循环，防止软组织、关节囊、肌肉韧带的萎缩、挛缩。把由于固定造成的肢体、关节功能障碍降低到最低程度。

　　第四，中医治疗骨伤讲究"筋骨并重"，软组织的治疗与骨折的治疗应该放在同等重要的位置。尤其是正骨的时候要"早、准、稳、巧、快"，即所谓的"詹氏正骨五法"。手法整复希望一次成功，避免反复多次的整复损伤骨折周围软组织及血管、神经等重要组织。治疗用药综合考虑，软组织损伤与骨折同治。这样后期进行功能康复锻炼的时候，已经修复的软组织可以使得骨骼、关节功能加快恢复。

第五，功能康复锻炼对于骨折愈合有一定的促进作用，现代生物力学证明：骨折端的应力刺激，能刺激骨痂生长，促进骨折愈合。后期可加固并改造原始骨痂，符合生理要求。所以，中医是一个伟大的宝库，它的许多理论都已经被现代科技证实，我们要把中医"动静结合"理论下的主动功能锻炼方法传承下去，让詹氏中医骨伤更好地造福于大众。

第二节　李有娟学术思想

一、主要学术成就

（一）创建詹氏骨伤医院品牌，奠基詹氏骨伤疾病"辨病、辨证"的指导思想

作为一家骨伤专科医院，诊断疾病的准确性、中医药的疗效、治疗的方式方法、辨证、论治的理论基础都非常重要。李有娟是詹氏骨伤医院早期的奠基人之一。一个医院的建立，不仅仅是硬件条件强大，而且需要一个实力雄厚的医护团队、需要有医院的基本理论体系，中医的特色治疗手段等。詹氏骨伤非常重视中医辨证、论治在临床的指导作用。李有娟说："要提高詹氏骨伤的治疗水平、提高中医治疗骨伤疾病的效果，辨证、论治一定要非常准确。"辨证、论治是提高疗效的基础，药、证相符才能取得理想的临床效果。李有娟同时强调：中医的辨证、辨病要与现代医学的临床诊断技术相结合。特别是现代医学科技发展迅速，CT、MRI等现代科技设备在临床运用已经非常普遍。只有相互贯通、结合运用，才能全面而深刻地认识疾病。

辨证的指导思想：骨伤科的辨证，就是通过中医"望、闻、问、切"四诊，结合现代医学检查设备如 DR、CT、MRI 等先进影像学检查技术，结合临床检查和实验室检查，将所收集的临床资料作为辨证依据，根据中医理论，用辨证分析的方法，或用八纲辨证，或以气血、脏腑、经络等理论为基础，根据它们内在的辨证关系，加以综合分析，从而作出正确诊断的过程。李有娟指出：詹氏骨伤对骨折、损伤的中医辨证方法很多，主要根据疾病发病过程中病程的不同阶段来进行分期辨证，也有根据疾病不同的分型来进行辨证，也有根据疾病在不同阶段表现出来的寒热、虚实征象进行辨证，等等。所有这些辨证的方法，都有其各自的特点和优劣。李有娟强调：临床实际运用中，往往把几种辨证方法结合运用，比如八纲辨证为主，结合脏腑辨证，参考寒热辨证。这样可以相互补充，辨证更加全面，诊断更加准确。詹氏骨伤要求：辨证既要求有整体观念，从患者的全身状况进行全面分析，更重要的是结合骨伤科的特点，注重局部损伤情况，进行细致的局部的检查，明确局部骨折、脱位、筋伤的病证。

1. 筋骨辨证

"筋"与"骨"是骨伤科中医辨证的主要内容,"筋"与"骨"的辨证是相辅相成的,他们是矛盾的统一体。

(1)辨"筋"。中医关于"筋"的概念对照现代医学范围比较广,"筋"可以包括现代解剖学的肌肉、肌腱、韧带、关节囊、神经、血管等软组织结构。由于临床上骨折的诊断要比筋伤相对容易得多,一般骨折只要DR—X线片即可明确诊断。而"筋"伤要复杂很多,不仅仅软组织结构复杂,损伤范围广,而且因为往往夹着骨折损伤同时发生,临床医师容易重视骨折而忽略软组织损伤,加上诊断工具和诊断水平的局限,"伤筋"的诊断常常容易出现漏诊。

李有娟对詹氏骨伤的要求:在"筋伤"的诊断中尤其要注意触摸诊,临床手感非常重要。用以鉴别伤筋还是伤骨,辨明伤筋性质如筋歪、筋断、筋强、筋柔,确定伤筋的部位、深浅和范围等,对腰背部筋结的定位、肌肉的裂断、软组织的血肿、关节的损伤、肌腱的撕脱、韧带的撕裂等,均能"以手摸之,自悉其情"。随着社会的发展,筋伤疾病的诊断不能单靠传统的手法,彩色B超和MR对"筋伤"等软组织的诊断是对手法的有利补充,大大丰富了筋伤的诊断方法。

(2)辨"骨"。就是辨明骨骼的连续与否、错位方向、骨折分离、移动程度和范围,辨明骨折复位以后的位置以及骨骼周围软组织对骨的影响等。辨骨相对于辨筋要容易一些,因为现代医学的大型设备对于骨折的诊断已经非常一目了然,不容易漏诊。明确诊断以后进行针对骨折的中医辨证论治,也就是辨骨,然后进行治疗,这样比较精准。辨"骨"程序贯穿詹氏骨伤正骨手法的全过程,是詹氏骨伤正骨的重要一环。"触骨摸筋"手法是詹氏骨伤诊断骨折、筋伤的临床法宝,也是治疗骨折、筋伤的詹氏正骨手法中重要的一个步骤。

2. "筋骨辨证"中筋与骨的关系

筋骨并重在软组织损伤的诊断和治疗中更具有现实意义。临床上"识骨不识筋,治骨不治筋"的现象较普遍,对伤筋的诊断、治疗和预后均认识不足,处理不当而引起不同程度的后遗症。筋和骨是矛盾的统一体,在一般条件下,骨是相对静止的,筋是相对运动的,故筋是矛盾的主要方面。当创伤后骨折筋伤,骨便转化为矛盾的主要方面。只有把重点放在正骨上,才能使骨正而筋柔。李有娟说:"拿房子来比喻,'骨'就像是房子中的钢筋立柱,'筋'就可以看作是砖头、水泥,没有了钢筋圈梁作为立柱,房子就没有稳定结构,基础不牢随时会崩塌。但如果只重视钢筋立柱,不关心砖头、水泥的墙壁,这房子同样不完美。不仅不美观,而且也不能住。所以,'筋骨并重'是中医治疗骨伤疾病的基本内容之一。"随着骨折的修复,肢体由静态的活动步向动态的运动。以筋带骨,以骨促筋,筋骨并进,使肢体功能恢复,是伤科治疗的重要环节。

骨折的复位和固定只不过是一种治疗手段，治疗骨折的最终目的是尽最大可能恢复肢体的功能。詹氏骨伤也一样，临床上"筋骨并重"理念始终贯穿骨伤疾病治疗的整个过程。

（二）创建"詹氏"非外伤软组织疾病从"痹"论治的学术思想，创建詹氏骨伤临床"痹病"治疗原则

痹病，在中医有较为详细的记载，"痹"，因风、寒、湿三气杂致合而为痹。临床有寒痹、痛痹、热痹、行痹等。李有娟在长期的临床实践中，对于非外伤造成的软组织疾病一般从"痹"论治。詹氏骨伤治"痹"学说、治"痹"原理以及治疗"痹证"的原则、方法都是李有娟总结、制定的，同时，辨证论治创立了一系列治疗"痹病"的临床治疗原则和一批临床经验方。李有娟从事中医骨伤临床50余年，对于软组织非外伤疾病从"痹"论治，进行辨证施治。尤其对于膝关节"痹证"有着深入的研究，对于通风性骨关节病和类风湿性关节炎也有深入的研究。治疗上对于膝关节骨关节病、痛风性骨关节病、类风湿关节炎等，都有自己独特的经验。她说："'痹病'的病因、病机是慢性劳损、风寒、湿邪、肝肾亏虚、筋骨失养。辨证论治需要分两大类，一类以实证为主，治疗以散寒、通络、祛湿、止痛为主；另一类以补虚、补肝肾、益气血为原则。"

膝关节是人体最大的受力关节，是人体运动最复杂的关节，也是人体关节关系最为复杂的关节之一。膝关节的运动和稳定靠肌肉、肌腱、侧副韧带，特别是关节中间的十字交叉韧带的协调统一来达到平衡。由于解剖结构复杂，承载力量较大，所以，膝关节损伤在临床上非常常见。尤其是年轻喜欢运动的人群，一旦损伤以后，到了中老年，膝关节磨损，膝关节骨关节病的发生就更常见，也非常多，中医统称为"痹病"。李有娟将"膝痹"进行证候分类：一是风寒湿痹证。如膝部肿胀，膝关节内有积液，膝部酸重沉着，活动不便，疼痛缠绵，阴雨寒湿天气加重，舌质淡红苔薄白腻，脉濡缓。二是湿热下注证。如膝痛，红肿，觉热感，得冷则舒，得温痛剧，痛不可近，关节不能活动，小便赤黄，舌红苔黄腻，脉滑数。三是肝肾不足证。如膝部酸痛反复发作，无力，关节变形，或有膝内翻，或筋骨外移，伴有头晕耳鸣、腰酸、舌质淡、苔白、脉弦细。

膝痹患者，由于其感邪性质、正气强弱、病症程度等不同，临床表现也不尽相同。李有娟依据自己多年的临床实践指出：关节疼痛、酸胀重着、麻木不仁、屈伸不利、关节肿胀、皮肤顽厚为膝痹病的六大主要症状。不同的患者之间，其临床表现虽然千差万别，上述六大主症也并不是一次性全部表现在每个患者身上，而且各个症状在不同的患者身上表现的程度、表现的先后顺序各不相同。有的表现为疼痛为主，其他症状相对轻一些；有的表现关节肿胀、关节活动受限为主，疼痛相对要轻一些。这些千

差万别的表现，是由不同的病因病理所决定的，也正是每个膝关节痹病患者个性特征的表现。不同阶段、不同临床表现的膝痹患者，根据辨证、辨病的不同，其治疗用药也不尽相同。李有娟在分析痹病患者的主症，探讨其与治疗的关系方面积累了丰富的经验，总结其辨别膝痹临床六大病症如下：

1.关节活动疼痛

膝关节疼痛为膝痹病最常见的症状，大部分患者在不同时期都有或多或少的关节疼痛症状，有些甚至表现出严重的疼痛症状。分析原因，除感受风、寒、湿邪以外，还与瘀血、经络瘀阻等多种原因有关。李有娟说："膝痹疼痛的病理机制关键在于'瘀血内阻''经络不通'两个方面。搞清楚膝痹疼痛的原因，临床才能够正确辨证施治，对症下药。"

（1）"瘀血内阻"肌肤失去营养则使得膝关节及其周围组织"肌肤不荣"，即膝关节机体组织失于正常的温润荣养。"不荣则痛"《素问》有涉及，曰："阴气竭，阳气入末，故卒然而痛。""肌肤不荣"所致的疼痛，有其自身的特点，可因气血、阴阳、机体组织之不同，表现出不同的临床症状。虽然有见到疼痛激烈的急性发作患者，但膝痹为长期病邪侵袭，病史相对较长，一般临床总以关节隐痛、钝痛、酸痛、痛处喜按等慢性疼痛为主要表现。所以，治疗上，李有娟强调：对于这一类型的膝痹病患者，尤其在疾病的中后期，治疗当以营养肌肤、荣润关节、通利经络为主。膝痹后期用清补的方法是詹氏骨伤的一大特点。

（2）"经络不通"为引起膝关节痹病关节疼痛的基本病理。金·李杲《医学发明》首先提出"通则不痛、不通则痛"的理念。就膝关节痹病疼痛的另一个原因而言，主要由于外邪或瘀血、痰湿凝结，阻滞经络，气血不得行散所致。不同的病邪产生的疼痛性质是不一样的，如膝痹外感风邪者：风善行数变，风入经络、关节，气血逆乱，不循经络，行走不通，而产生走窜痛；寒主凝滞，感受寒邪，寒客经络，造成气血收引、凝结不通而出现关节冷痛、拘紧痛；如果膝痹患者感受湿邪，湿性黏滞趋下，湿滞经脉、关节，经血气息流行不畅，而致肢体、关节重着酸痛，绵绵不断；而感受热邪的膝痹，暑热急迫，熏灼经脉，鼓迫气血，经气壅塞不通而关节出现红肿热痛，痛势相对较急、较重，往往伴有膝关节周围软组织的红肿、发热。就瘀血、痰凝造成的膝痹者：瘀为血凝，痰为湿聚，瘀痰阻络，经络、关节瘀血停留，痰湿凝聚，则见膝关节刺痛或关节沉重、肿胀。

由于在膝关节痹病的病理变化中"经络不通"与"肌肤不荣"临床上往往夹杂出现，相互交替，有时候容易混淆。所以，李有娟说："临证遇膝痹关节疼痛者，必须辨清孰之为主，抓住主要病症，才能对症下药。"一是因外邪者，多见于痹病初期，以"经络不通、不通则痛"为主，多属实证。疼痛多以胀痛、掣痛、刺痛为主，疼痛拒按为其特征。二是因瘀血、痰凝的膝痹患者，往往病史相对较长，多见于痹病中、后期，此类多为虚症。疼痛的表现也以绵绵酸痛、疼痛喜按、喜暖为特征。临床治疗上，李有娟主张"经络不通"为主者，当行宣通大法，以打通经络为主要原则。而"肌肤不荣"为主者，当行扶正养荣，或通荣兼施，以温通经络、适当兼用清补的方法为主要原则。

2. 关节"重着"酸楚

关节"重着"：指患者自觉肢体、关节沉重，酸困不适，若负重物，为膝关节痹病常见临床症状。中医认为：湿为阴邪，其性重着黏腻，痹阻肢体经络，则肢体、关节"重着"。《张氏医通》曰："身重多属于湿。"湿邪昌盛，困扰关节，临床往往表现出患者感觉肢体、关节酸楚、沉重、作胀。

李有娟根据中医理论，结合自己长期临床实践认为，膝痹导致肢体、关节"重着"的病因、病理主要可以分为两大类：一为湿困关节。二为脾肾阳虚。这两种情况为临床最常见。李有娟说："湿有内湿、外湿之分。"外湿：一般人体由于淋雨、涉水或感受雾露潮湿之气，或居处潮湿，湿邪侵袭肌肤，留置于膝关节而得。临床属湿胜者，有头重如裹、发热恶寒、身痛等表证；内湿：往往由于患者脾气虚弱，脾运失常，不能代谢水湿，津液失布异常，水湿留滞肢体、膝关节局部而得。临床见有纳呆、倦怠乏力等脾虚证；肾虚：《素问》曰："痹在于骨则重。"骨为机体的支架和运动的基础。肾主藏精、生髓，骨赖髓养。肾精亏虚，骨失髓养，支撑无力，而患者肢体沉重。所以，膝痹患者除脾虚症状以外往往伴有一定程度的肾虚表现。临床属肾虚者，以腰膝重困为主，见头晕、耳鸣、腰膝酸软无力等。当然，湿胜、脾虚、肾虚也可相互为患，相互牵连，相互影响，进一步加重关节"重着"的症状。李有娟强调：对膝痹病患者以"重着"症状为主要表现者，应细辨其因，了其病机，辨病辨证，随证治之。

3. 肢体麻木不仁

肢体麻木在痹病中较多出现，但在膝痹证中会常常兼有膝关节疼痛。这也是其有别于其他痹病的关键。所谓麻，一般临床是指患者自觉感觉异常。即如古人所描述之"非痒非痛，肌肉之内，如千万小虫乱行，或遍身淫淫如虫行有声之状，按之不止，搔之甚，有如麻之状"。所谓木：是指患者肌肤感觉若失，古人所云"木不痒不痛，自己肌肉如他人肌肉，按之不知，掐之不觉，有如木之厚"就是这个意思。临床上麻木经常相提并论，其实，麻与木还是有区别的。《医学入门》曰："盖麻犹之痹，虽不知痛痒，尚觉气微流行……木则唯不知痛痒，气亦不觉流动也。"李有娟归纳膝痹病出现麻木的病因病理，不外以下几个方面：

（1）气虚失运、关节失养。膝痹患者气虚则无力推动血液运行，行血无力，外周卫气不固，则容易招外邪侵袭。长期邪扰、久而正虚，经脉肌肉失养终酿而成膝痹，出现肢体麻木。正如《兰室秘藏》曰："如绳缚之久，释之觉麻木而不敢动，良久则自已，以此验之……乃气不行。"总结概括了膝痹肢体麻木的主要成因。

（2）血虚不荣、关节空虚。膝痹患者血虚则造成经脉空虚，血虚无以滋养，关节、皮毛、肌肉日久失养，造成关节空虚、肢体麻木。如《医学原理》曰："有因血虚无以荣养筋肉，以致经隧涩而作麻木者。"很好地指出了麻木的根源。

（3）风湿痹阻、邪留关节。膝痹患者感受外邪，无外乎风、寒、湿邪为先。风湿之邪客于肌表经络，留于关节，造成经络、气血受阻，肌肤失养而成麻木。如《宣明论方》曰："痹乃风寒湿三气相合……或走注四肢，皮肤不仁。"说明外邪留置关节、肌肤，造成邪留不去、肌肤失养，正常运行功能受到阻碍，则出现肢体麻木不仁。

（4）痰瘀痹阻、经络不通。膝痹出现肢体麻木还有一个重要原因是瘀血、痰湿滞留于经络、关节、肌肉。瘀血和痰湿阻遏了气血，阻塞了经络，气血、经络痹阻不通而造成膝关节及其周围软组织或麻或木。中医对"麻"和"木"也作了区分，如《张氏医通》言："麻则属痰、属虚，木则属湿痰、死血。"二者侧重面有所不同，临床治疗上也需要根据患者的实际情况酌情处置。

对于膝痹病患者出现肢体麻木不仁或以麻木、关节失养、经络不通为主要临床表现者，李有娟强调：首先应辨明是气虚失运所致的关节失养而产生麻木症状；还是血虚不荣、经脉空虚无以滋养关节所致的膝痹肢体麻木症状；或是因为风湿痹阻、邪留置于膝关节所致的麻木不仁；还是痰瘀阻滞、经络不通所致的膝痹肢体麻木表现。同是肢体麻木，不同病因、病理，不同的发病机制，其临床症状虽然相同，但其临床治疗原则、所用方药都是不一样的，治疗手段的选用也是不同的。李有娟说："詹氏骨伤治痹，强调个性化治疗方案是其治疗特色。"

最后，李有娟特别指出：腰痛病有一种类型也会出现明显的肢体麻木情况，我们在临床上需要与膝痹的麻木进行鉴别。此类患者现代医学称作"神经根型腰椎间盘突出症"，其机理是因为腰神经根受压，造成其相应神经根支配节段肢体肌肉麻木、酸胀等等。中医辨证分析为腰痛病的风湿痹阻型，这类患者麻木的特点是整个肢体麻木，尤以小腿外侧、小腿后侧肌肤麻木症状明显。而膝痹病的患者，症状一般集中在膝关节及膝关节周围。临床根据整体情况及兼证，辨别不难。

4.关节屈伸不利

屈伸不利一般指关节的活动，弯曲和伸直不灵活，这里是指膝关节肢体屈伸不灵活、活动受限而言，最常见于膝关节筋痹。《内经》将此类痹病称之为"拘急""筋挛"等，认为发病根源是"筋"。詹氏骨伤把非外伤软组织疾病从"痹"论治，符合中医理论，有很强的科学性。

正常的屈伸运动是筋骨、关节、肌肉协调作用的结果。中医认为：肝血充盈、筋荣和缓，则屈伸自如；肾精充沛，骨髓坚满则骨骼、关节运动灵活，反之则病。李有娟认为：一般来说，临床上膝痹出现关节运动屈伸不利的情况，除考虑关节本身骨骼的原因以外，更多的要"从痹论治"，从软组织"筋"的角度考虑。詹氏骨伤强调：非外伤软组织疾病从痹论治！痹病的关节屈伸不利，古人称"拘急""筋挛"。临床上"筋痹"多见关节屈而不伸、肢体关节活动不便，出现"筋缩""拘挛"等筋痹病状。屈曲挛缩是一种筋脉失养、气血不足的表现，可出现关节屈不得伸，步履艰难的临床症状。

痹病中出现肢体屈伸不利的病因、病机，多为正气不足，外邪侵及于筋。邪留经络、关节，筋脉受损，失去正常活动功能，则挛缩不用，出现肢体屈伸不利。《诸病源候论》曰："此由体虚腠理开，风邪在于筋故也。春遇痹为筋痹，则筋屈；邪客关机，则使痉挛；邪客于足太阳之络，令人肩拘急也，肝统主诸筋……其经络虚，遇风邪则伤于筋，使四肢拘挛，不得屈伸。"李有娟说："治疗膝痹病中出现的肢体屈伸不利，应在明辨发病机理的基础上，根据具体情况选用祛邪、通络、疏筋、利关节或养血、理气、柔筋、补肝、柔关节之法分别处理之。"

5. 关节肿胀、变形

关节肿胀、变形也为痹病的常见临床表现，尤多见于膝痹病后期，病史长久者。对于痹病关节肿胀等症状的描述，早在《金匮要略》就有记载："诸肢节疼痛，身体魁羸，脚肿如脱。"说明古人早就观察到痹病关节肿胀的问题，治疗痹病中处理关节肿胀、关节变形问题的重要性。现代学者王和鸣在其编写的《中国骨伤科学》中，把以关节肿大、变形为主要表现的痹病通称为"关节痹病"。让这一类病症的辨证施治集中到以"关节痹"为中心。我们这里重点讨论膝关节痹病的肿胀、变形。

从现代医学角度看，骨关节是由关节面、关节软骨、关节囊及关节腔几个部分组成，人体依靠关节的相互滑动运动、滚动运动、角度运动等以完成各种动作。实现膝关节的屈伸、支撑、行走运动。现代医学认为，关节囊内的滑膜能分泌关节滑液，关节液为关节提供了液体环境，可增加软骨润滑、减少摩擦、缓冲压力等作用。中医对关节也有详细的描述，如《灵枢》曰："经脉者，所以行血气而营阴阳，濡筋骨利关节也。是故血和则经脉流利，营复阴阳，筋骨劲强，关节清利矣。"说明关节是需要滋养，需要气血供养的。又如《灵枢》曰："谷入气满，淖泽注于骨，骨属屈伸，泄泽补益脑髓。"强调平素要保持气血充盈，脾胃功能正常，肾气充足，这样才能保证关节屈伸有力，活动如常。

而当外邪侵袭关节，阻滞经脉气血，生理之液壅聚而变为痰瘀；或脾湿生痰，痰瘀下流注于膝关节，使关节肿胀粗大，或红肿热痛，或虽然肤色不变，但关节漫肿绵绵。若痰浊瘀血久积不去则出现关节僵直变形。恶血不去新血不生，营养不及肌肉，久之则肌肉萎缩，形成"鹤膝"。如类风湿性关节炎晚期出现关节僵硬、肿大、变形，原因即在于此。李有娟说："治疗关节肿胀变形者，可根据具体症候，用利水消肿、破瘀化痰之法。治病求本，在治疗关节肿胀、变形的同时，必须从全身整体、气血津液整体观考虑，辨证施治，因人而异制定治疗计划。"

6.皮肤粗糙变色

我们在临床上可以看到，膝痹患者病史长久者，膝关节局部皮肤会变粗糙、增厚变硬，颜色变暗，变黑。古人称"皮痹"者就是指局部或全身皮肤粗糙、干枯、增厚或变色，乃失去滋荣润所致。中医认为，痹病患者皮肤粗糙顽厚、变色与关节肿胀、变形的机理有某些相似，也为机体津液、气血营养不足、关节遭外邪侵袭、发生异常变化的结果。如现代医学的硬皮病，初期皮肤水肿，皮色为正常或苍白色，经数月即进入硬化期，颜色亦随之加深，呈棕色或棕褐色，甚至黑色，其病理过程与中医认识相似。

中医认为，津是水液中清淡稀薄的部分，属阳，随三焦而运行，由卫气布全身，滋润和充养脏腑经脉、肌肉、皮肤等组织。生理之津常随阳气外达于皮肤，并将体内的浊物通过汗的形式排出体外。《灵枢》曰："腠理发泄，汗出津津，是谓津。"外邪侵袭皮肤，腠理闭塞，津聚于皮肤，不能外达而形成水肿，皮肤增厚；积久气血不通，而生痰瘀，皮肤变硬，变色，或黄或紫或黑。

李有娟指出：临床上虽然在不同的患者、不同的阶段可表现为某种症状为主，但痹病的诸多症状往往相兼出现，这些症状又可因相同的病因所致，所以临证时，除认真地辨析其产生的病因、病理外，尚需结合兼症及舌脉进行综合归纳、分析，才能辨证准确，选择出最佳的治疗方法。

（三）根据"非外伤软组织疾病以痹论治"的学术理论，提出痹病辨证施治循经络用药的临床指导思想

临床上痹病所概况的范围相当广泛，主要集中在软组织痹病，也包括四肢关节痹病。就肢体痹病而言，仍包含很多具体痹病。所以，李有娟主张：非外伤软组织疾病概以痹病论治。临证怎样辨识这些具体痹病，并对其进行分类，学术界的认识很不一致。清代董西园《医级·杂病》中记载："痹之为病，随所着而命名。"目前医书记载最多的是古人以外邪病因来进行分类，风、寒、暑、湿、燥、火、六淫所致，如风痹、寒痹、热痹、湿痹等；临床又有以痹病的症状特征来进行分类的，如痛痹、行痹、着痹、游走痹等；还有临床常用的分类方法，以痹病发生的部位来命名，如颈痹、背痹、腰痹、膝痹等；还有以痹病发生在肢体的层次来分类，如筋痹、肉痹、骨痹等；当然，最简单的分类当属虚实辨证分类，如虚痹、实痹等。中医强调辨证论治，只要在正确分类的基础上才能进行治疗，所以，李有娟提出了痹病辨证施治循经络用药的临床经验，一直指导着詹氏骨伤治疗痹病的临床用药，获得了临床的一致认可。

痹病的辨证施治原则：李有娟通过大量临床实践发现，痹病的发生发展往往按经络行走，其临床表现与患者的病症部位密切相关。而中药有循经、引经药，临床可以

把有效药物带入经络。故李有娟在辨证施治原则的指导下，治疗痹病喜欢采取依部位、循经络用药。她说："这样确能提高治疗效果，而且也符合中医药物归经理论。"用现代医学的观点来分析，它可能与药物被人体吸收后，不同组织器官内的浓度分布不同，我们就是按照中医的理论，辨证施治用药，詹氏骨伤临证循经用药、依部位用药，体现在以下5个方面：

1. 按痹病所侵经络，循经络归经用药

根据痹病所着经络体表循行的不同部位，辨识属何经痹病，然后按照经络走向，循经用药治疗，这是詹氏骨伤治疗痹病的大法。李有娟不仅用于痹病疾病诊断，而且对痹病的辨证分型、依经用药、依经用外治法，如针灸施治等，均有一定的指导作用。清代张璐《张氏医通》曰："臂病者，有六道经络，各加引经药乃验……臂之前廉痛者属阳明，升麻、白芷、干姜为引药；后廉属少阳，羌活、藁本；外廉属太阳，柴胡、连翘；内廉属厥阴，柴胡、当归；内前廉属太阴，升麻、白芷、葱白；内后廉属少阴，细辛、当归。"又曰："腿痛亦属六经，前廉为阳明，白芷、升麻、干葛为引药；后廉太阳，羌活、防风；外廉厥阴，青皮、吴茱萸；内前廉太阴，苍术、白芍；内后廉少阴，独活、泽泻。"古人的观点，治疗痹病需要依照经络的走向用药，可以使得药物迅速到达病症部位，迅速起效。李有娟说："痹病患者，有感受病邪者，往往循经络蔓延，病症的临床表现也以经络部位明显，所以，临床治疗痹病循经络用药可以快速见到治疗效果。"李有娟为此特地总结了一批临床常用的痹病治疗引经药。

詹氏骨关节病常用的引经药：这些药物可以引导治疗用药通过经络迅速达痹病病变部位，使得药物可以精准定位、对症治疗，迅速起效，达到药到病除的临床效果。具体如下：川芎引药上行，常用于项痹病；牛膝引药下行，常用于膝关节痹病。桔梗载药上达，肉桂引火归元，适宜胸痹、肾痹等。防风祛风，外感内伤皆宜，为风湿痹病常用药。牛膝，地龙引血、引邪热下行，升麻、柴胡，升阳举陷，引清气上升。桑枝引诸药达肩、臂、手指等，羌活引诸药达上半身，适合痹病在上位肢体；独活引诸药达下半身，适合下位肢体痹病。桂枝、姜黄、威灵仙横通上肢、肩臂，地龙、乌梢蛇为四肢末梢的引经药，可引诸药达手指、足趾，尤其适合肢体痹病，经络阻塞，手足麻木患者。香附为气中血药，行气以活血，善化解气血淤滞；川芎为血中气药，活血兼行气，善祛血中之风。太阳后头痛痹阻项颈者用羌活，阳明前额及眉棱头痛、痹冲头顶者用白芷，少阳两侧头痛痹中木经用川芎、柴胡，厥阴颠顶头痛痹在肝木者用藁本、吴茱萸；太阴头痛昏沉痹中水经用苍术、厚朴，少阴头痛绵绵连齿，痹中肾水者用细辛；全头痛用全蝎、蜈蚣、蔓荆子。

2. 按痹病所侵部位，循病位上、下部位用药

不同的痹病常有不同的留邪部位，不同部位的病症临床表现也不尽相同。李有娟

说："既然痹病是以肢体为主的病证，临床辨病时就要首先辨清痹病所着的经络、肢体及体表上下部位，根据不同的病变部位，可以在此部位的基础上，循经络走向，在其上、下分别用药之。"她又指出：不同体表部位的痹病，有其不同的病因病机及诊治规律。如颈项痹、肩痹、上肢痹，病位在上，临证以风邪侵袭为主，又往往兼痰瘀，治疗时注意祛风、化痰、消瘀；腰痹病位多在中，多由寒湿、瘀血或肾虚引起，治疗时要注意益肾、健脾、散寒、祛湿、活血化瘀；下肢痹，其病位在下，湿邪尤甚，治疗注意加重祛湿。如痹着项背者，常用葛根、僵蚕、桂枝、羌活、川芎等；痹着上肢者，宜用桂枝、姜黄、威灵仙、蒺藜、羌活、桑枝等；痹着腰背者，用杜仲、狗脊、桑寄生、独活、熟地、蜈蚣等；痹着两胁者，用柴胡、延胡索、厚朴、枳实、青皮；痹着下肢者，常用牛膝、木瓜、黄柏、五加皮、防己、地龙等。除按经络给药外，李有娟常常在痹病病症部位上下，一起用药，阻断病症走窜路径。上下夹攻，临床可以见到明显的治疗效果。

3. 按痹病所滞留部位，循病位深、浅层次用药

临床根据痹着肌肤、痹着筋骨还是痹入关节的病位深浅程度不同，在辨证、施治的基础上，分别选用不同的循经药物。也就是说，不同疾病的深浅，用不同的药物。因为中药根据材质的不同，其临床透入的治疗效果是不同的。如草木类、根茎类、藤蔓类药物或者蛇虫类、金石类药物等，不同类的药物它们可以深入的层面是有区别的。一般来说，芳香轻清类中药，如草本、枝丫、花瓣类往往作用在表浅，轻清易上行。根茎类稍重一些的植物类中药，如茯苓、白术、黄芪等，它们可以进入稍深一些的组织、部位。而动物类、金石类，最为重沉，这些药物可以深入关节、脏腑等深部组织。李有娟说："詹氏骨伤临床治疗痹病，循病变部位的深浅往往采用辨证的方法，而辨证又往往以卫气营血辨证最可以分辨病位的深浅。如果病在卫者属病浅，临床上我们常用草木类中药即可，如透骨草、伸筋草等。如果病在气者相对较深，临床上我们常用根茎类药物，如防风、知母、生地、威灵仙等。病入营者已经很深，我们要选择藤蔓类药物或者蛇虫类，如桑枝、青风藤、络石藤、木瓜等。病入血者更深，我们必须分别选用蛇虫类、金石类药物，如全蝎、石膏、丹皮、犀角、蕲蛇、乌梢蛇、水牛角、磁石等。"

4. 按痹病所滞留部位，循病症性质用药

我们知道痹病的病因往往以风寒痹和热痹常见，它们的性质完全不同，临床表现也不一样。李有娟强调，因为同一种病，病因决然相反的不多，治疗痹病，按疾病性质辨证必须非常重视。辨证如果性质辨错了，整个后面的治疗就完全错了。以膝痹举例，"痛痹"，以寒凝阻塞经络，寒邪滞留关节为病因，临床表现膝关节剧烈疼痛，遇寒疼痛更盛，遇热疼痛减轻。临床常用驱寒通络的热性药物，如独活、蜈蚣、当归、

干姜等。如果辨证不对，不用温热通络之剂，而用了寒凉药物，则痛痹疼痛症状会更加严重。同理，"热痹"，临床常见红肿热痛是其最明显的临床表现，病因却是外邪与热相博，蕴热内生，热毒流注关节所致。临床可以看到其遇热痛盛，烦热难耐，遇冷则明显症状减轻。李有娟说："临床上我们用药必须以清热祛邪、宣痹止痛等作用的中药，如蒲公英、金银花、牡丹皮、大青叶、黄柏、山栀等。如果辨证用药不正确，误用热性药物，则症状不减反而会更加明显。严重者会造成关节肿胀，影响行走。"

5. 按痹病所滞留部位，循病症所侵脏腑用药

痹病不仅仅只发生于肢体，也可以发生在全身皮肉、筋骨、脏腑等。中医叙述的"五体痹"，即风寒湿邪闭阻于身体皮肤、肌肉、脉络、筋脉、骨骼等五体不同组织部位，而导致的皮痹、肌痹、脉痹、筋痹、骨痹的总称。"五体痹"由于其病变组织部位不同，因此五体痹各有其典型的病证特征和治疗规律。所谓"脏腑痹"，概括所有的内脏器官(五脏：心、肝、脾、肺、肾，六腑：胆、胃、小肠、大肠、三焦、膀胱，奇恒之腑：脑、髓、骨、脉、胆、女子胞)，而所谓"脏腑痹"，即心痹、肺痹、脾痹、肝痹、肾痹、肠痹、胞痹等的统称。多为五体痹日久，反复感染外邪，病邪内外相杂，发展而成的痹病中的重证。李有娟指出：按痹病所滞留部位，循病症所侵脏腑用药，针对"五体痹"相对应的内脏器官，我们根据脏腑辨证理论、脏腑与体表相对应的原理，制定了各种痹病相对应的脏腑器官辨证用药的临床治疗原则。如皮痹——我们从肺论治。治疗原则：宣肺气、通经络、理皮肤。常用药物：桔梗、杏仁、瓜蒌、山奈等。肌痹——我们从脾论治。治疗原则：宣肺气、通经络、理皮肤。常用药物：桔梗、杏仁、瓜蒌、山奈等。脉痹——我们从心论治。治疗原则：调理心气、疏通经络、散寒宣痹。常用药物：当归、天冬、熟地、党参等。筋痹——我们从肝论治。治疗原则：舒理肝气、理气通络、舒筋活血。常用药物：延胡索、柴胡、陈皮、伸筋草等。骨痹——我们从肾论治。治疗原则：强肾壮骨、活血止痛、理筋通络。常用药物：五加皮、巴戟天、淫羊藿、虎杖等。

(四)创建詹氏中医骨伤临床常用特色内服及外用经验方剂，建立詹氏骨伤痹病临床常用中药库池

1. 詹氏中医骨伤临床常用祛风湿药库池及其药理作用

詹氏中医骨伤临床常用祛风湿药库池的中药有：羌活、独活、防风、威灵仙、防己、秦艽、木瓜、伸筋草、透骨草、鸡血藤、络石藤、海桐皮、海风藤、青风藤、桑枝、忍冬藤、夜交藤、萆薢、土茯苓、乌梢蛇。

(1)羌活。辛苦温，入膀胱、肾，发汗解表，祛风胜湿，散寒止痛。用于骨折、筋伤后期及康复期风寒湿侵袭或风寒湿痹证，肢体冷痛、麻木、拘挛，关节屈伸不利，可配伍防风、独活、桂枝、威灵仙等使用。羌活辛温上行，引药至头项、肩背，常用作上半身引经药，且能除痹止痛，风寒湿痹用之效良，配伍独活治风寒湿痹周身尽痛。

（2）独活。辛苦温，入肝肾、膀胱，祛风胜湿，散寒止痛，发汗解表。用于骨折、筋伤后期及康复期风寒湿侵袭或风寒湿痹证，肢体冷痛、麻木、拘挛，关节屈伸不利，可配伍防风、羌活、桂枝、威灵仙等使用。独活辛温下行，引药至腰膝、足胫，常用作下半身引经药，且能除痹止痛，风寒湿痹用之效良，配伍羌活治风寒湿痹周身尽痛。羌活祛风湿，散风寒，偏治游风，药力雄厚峻猛，主入足太阳经，善治风湿相搏之后头痛、肩背肢痛，一身尽痛，以上半身为宜；独活祛风湿，散风寒，偏治伏风，药力稍缓和，主入足少阴经，善搜少阴伏风，多用于腰膝、足胫的筋骨痹痛，以下半身为宜。

（3）防风。辛甘微温，入膀胱、肝脾，散寒解表，胜湿止痛，祛风解痉。用于骨折、筋伤后期及康复期风寒湿侵袭或风寒湿痹证，肢体冷痛、麻木、关节屈伸不利，或破伤风肢体角弓反张、抽搐、痉挛，可配伍羌活、独活、桂枝、威灵仙等使用。防风甘缓不峻，性润不燥，为风中之润剂，祛风而不伤正，通用于风证，内风、外风均可，且有除痹之功效，风寒湿痹用之效良。防风与黄芪同用能增强黄芪补气固表作用；与乌头、附子同用可减小乌头、附子毒性。

（4）威灵仙。辛咸温，入膀胱，祛风湿，散风寒，通经络，止痹痛，治骨鲠，消痰水。用于骨折、筋伤后期及康复期风寒湿侵袭或风寒湿痹证，周身肢体冷痛、麻木、拘挛，关节屈伸不利，可配伍防风、羌活、桂枝、独活等使用。威灵仙性善走快利，祛风湿，散风寒，横通肩臂，可宣通五脏，通达十二经，兼除痰消积，一身上下无处不到。

（5）防己。苦辛寒，入膀胱、肾、肺、脾，清热利湿，祛风止痛，利水消肿。用于骨折、筋伤后期及康复期风湿热侵袭或风湿热痹证，腰腿红肿热痛、关节积液、屈伸不利，可配伍土茯苓、秦艽、忍冬藤、络石藤等使用。防己清热利湿，善清下焦湿热，以下半身湿热痹证为宜。木防己长于祛风除湿，通络止痛；汉防己长于清热利湿，利水消肿。

（6）秦艽。苦辛微寒，入未肝胆，祛风湿，舒经络，止痹痛，清虚热。用于骨折、筋伤后期及康复期风湿热侵袭或风湿热痹证，周身肢体疼痛、麻木、拘挛，关节红肿热痛、屈伸不利，可配伍防风、防己、忍冬藤、络石藤等使用。秦艽祛风湿，舒筋络，无问新久、寒热、虚实，即可配伍应用；秦艽善清虚热，风湿痹痛兼阴虚湿热尤宜。

（7）木瓜。酸温，入肝脾，舒筋活络，化湿和胃，消食消肿。用于骨折、筋伤后期及康复期风寒湿侵袭或风寒湿痹证，肢体冷痛、麻木、拘挛，关节屈伸不利，可配伍怀牛膝、伸筋草、透骨草、独活等使用。木瓜舒筋活络、止痛效良，兼化湿散寒，引药下行，偏治下肢风湿痹痛兼筋脉拘挛，关节屈伸不利，常和怀牛膝相须为用，共为下肢引经药。

（8）伸筋草。苦微辛温，入肝、脾、肾，祛风除湿，舒筋活络。用于骨折筋伤后期及康复期关节僵硬或风湿痹证，肢体疼痛、麻木、筋脉拘挛，关节屈伸不利，可配伍桂枝、白芍、透骨草、鸡血藤等使用。伸筋草和透骨草常相须为用治疗关节僵硬，内服外洗均效良。

（9）透骨草。辛温，入肝、肾，祛风除湿，舒筋活血，散瘀消肿，解毒止痛。用于骨折筋伤后期及康复期关节僵硬或风寒湿痹证，肢体冷痛、麻木、筋脉拘挛，关节屈伸不利，可配伍桂枝、白芍、伸筋草、鸡血藤等使用。

（10）鸡血藤。苦微甘温，入肝，活血补血，舒筋活络。用于骨折筋伤后期及康复期或风湿痹证，肢体酸痛、麻木、筋脉拘挛，关节屈伸不利，可配伍桂枝、白芍、当归、夜交藤等使用。鸡血藤活血补血，风湿痹证兼血虚血瘀者为佳。

（11）络石藤。苦微寒，入心、肝、肾，祛风通络，凉血消肿，通利血脉。用于关节僵硬或风湿热痹证，肢体红肿热痛，筋脉拘挛，关节屈伸不利，可配伍防己、萆薢、地龙、薏苡仁、土茯苓、忍冬藤等使用。

（12）海桐皮。苦辛平，入肝，祛风湿，通经络，杀虫止痒。用于骨折筋伤后期及康复期风湿侵袭或风湿痹证，肢体疼痛、麻木、筋脉拘挛，关节肿胀，屈伸不利，可配伍鸡血藤、桂枝、桑枝、青风藤等使用。

（13）海风藤。辛苦微温，入肝，祛风湿，通经络，止痹痛。用于骨折筋伤后期及康复期关节僵硬或风寒湿痹证，肢体冷痛、麻木、筋脉拘挛，关节屈伸不利，可配伍桂枝、白芍、伸筋草、鸡血藤等使用。

（14）青风藤。苦辛平，入肝、脾，祛风湿，通经络。用于骨折筋伤后期及康复期风湿侵袭或风湿痹证，肢体疼痛、麻木、筋脉拘挛，关节肿胀，屈伸不利，可配伍鸡血藤、桂枝、桑枝、海风藤等使用。

（15）桑枝。苦平，入肝，祛风湿，通经络，利关节，利水。用于骨折筋伤后期及康复期风湿侵袭或风湿痹证或神经损伤或关节僵硬，肢体疼痛、麻木、拘挛，关节屈伸不利，可配伍秦艽、防风、桂枝、威灵仙、土茯苓等使用。桑枝通利四肢关节，祛风气，通经络，横通肢节，力达指节，引药至肩臂、手指，常用作上肢引经药，偏用于风邪化热之四肢关节痹痛，以上肢为宜。

（16）忍冬藤。甘寒，入肺、胃，祛风湿，通经络，清热解毒。用于关节僵硬或风湿热痹证，肢体红肿热痛，筋脉拘挛，关节屈伸不利，可配伍防己、萆薢、地龙、薏苡仁、土茯苓、络石藤等使用。

（17）夜交藤。甘平，入心、肝，养血安神，祛风通络，交通阴阳。用于骨折筋伤后期及康复期风湿侵袭或风湿痹证，肢体疼痛、麻木、拘挛，伴失眠多梦，可配伍鸡血藤、桂枝、桑枝、白芍等使用。夜交藤力缓，用量宜大，30克以上为佳。

（18）萆薢。苦平，入肝、胃、膀胱，祛风湿，利湿浊，舒筋络。用于湿热痹证，肢体疼痛，筋脉拘挛，关节肿胀，屈伸不利，可配伍土茯苓、地龙、薏苡仁、桂枝等使用。萆薢性平，善祛风湿，利湿浊，湿痹为佳，虚实寒热皆可配伍应用。

（19）土茯苓。甘淡平，入肝胃，清热除湿，通利关节，解毒散结。用于关节僵硬或湿热痹证，肢体红肿热痛，筋脉拘挛，关节屈伸不利，可配伍桑枝、萆薢、地龙、薏苡仁、络石藤、忍冬藤等使用。骨折筋伤并发关节僵硬，配伍桑枝、筋草、透骨草，内服外洗均有良效。

（20）乌梢蛇。甘平，无毒，入肝、脾、肺，祛风止痉，通经活络，止痒。用于骨折筋伤后期及康复期风湿侵袭或风湿痹证或神经损伤，肢体疼痛、麻木、筋脉拘挛，关节屈伸不利，可配伍地龙、防风、桂枝、威灵仙等使用。乌梢蛇能透骨搜风，祛风通络力强，善治风在经络的肢体麻木、筋脉痉挛，用之为佳，每与地龙配伍治疗神经损伤效良。

2. 詹氏骨伤痹病临床症状常用药物加减

红肿热痛用：丹参、玄参、蒲公英、土茯苓，清热解毒，消肿散结。视物昏花用：枸杞子、蝉蜕、菊花，明目。眩晕用：天麻、菊花，平肝熄风。呕吐用：生姜、半夏、丁香、吴茱萸、代赭石，降逆止呕。肌肉萎缩、关节松弛用：蜈蚣、炮马钱子，通络起萎。肌肉挛缩、关节粘连用：伸筋草、透骨草，舒筋活络。补气用：黄芪、人参，大补元气；党参、白术，健脾补气。补血用：熟地、制首乌、当归、白芍，滋阴补血。补阴用：熟地、制萸肉，填精补髓；生地、玄参，滋阴清热；黄精、山药，补气养阴。补阳用：附子、肉桂，补火助阳；补骨脂、仙灵脾、巴戟天，温肾壮阳。疼痛用：元胡，理气止痛；白芍，缓急止痛；乳香、没药，行气活血止痛。肿胀用：刘寄奴、泽兰、地龙，活血消肿。

综述痹病的临床辨证用药思路，李有娟说："痹病的辨证，需要从全身的整体角度综合考虑，在辨清痹病病邪在体表、上下部位的同时，更重视辨识五体部位、脏腑部位，使各方面辨证资料有机地结合起来，相互补充。如此综合所得出的痹病诊治方案则确切、具体、有效，临床实用性更强。临床具体用药，除根据中医辨证论治理论指导用药外，结合詹氏骨伤多年的临床经验，包括临床常用药物及临床经验方剂，二者有机结合，可以取得非常好的临床效果。"

（五）创建詹氏骨伤治疗痹病疾病以补益肝肾为中心的整体观念，创建詹氏骨伤临床常用调理肝肾系列经验方剂

李有娟在长期的临床医疗实践中，博览古今著名医学著作，总结自己的临床经验，体会：痹病患者因其特殊性，有的由于年龄偏高，体质偏弱；有的由于痹病所患病症时间较长；有的因为关节痹不能行走，长期卧床等因素，痹病患者后期很多患者往往会出现一系列肝肾亏虚的表现。所以，李有娟非常强调外治筋骨、内补肝肾方法在治

疗痹病、加速病症康复中的作用。为此，她创建了詹氏骨伤系列外治筋骨、内补肝肾的经验方剂，总结如下。

1. 詹氏补肾壮骨汤

方药：杜仲15克，狗脊15克，续断15克，补骨脂10克，骨碎补15克，枸杞子10克，熟地15克，制萸肉10克，炒白芍15克，炙龟板（先煎）15克，怀牛膝15克，当归12克，茯苓12克，神曲10克，炙甘草3克。

功效：补肝益肾，强筋壮骨。

主治：骨折筋伤后期，或年老肾亏，或骨质疏松者（肝肾亏虚，筋骨萎弱）。证见腰膝酸软，骨骼纤细，四肢萎弱。

用法：水煎服，每日一剂。

方解：方中熟地、制萸肉，填精补髓；狗脊、杜仲、补骨脂、怀牛膝、续断、骨碎补、枸杞子补肝肾、强筋骨；龟板，补肾壮骨，滋阴潜阳，既有阴中求阳之意，又能制补阳太过；当归、炒白芍，补血养筋；茯苓、神曲，健脾和胃，使滋而不腻；炙甘草，调和诸药。

加减：阳虚寒盛者，加肉桂6克、淫羊藿10克、鹿角霜10克，温阳散寒。阴虚者，去补骨脂、杜仲，加墨旱莲10克、制首乌15克、女贞子15克，滋阴补肾。

2. 詹氏补肾强脊汤

方药：山萸肉10克，怀牛膝10克，熟地12克，当归15克，茯苓15克，续断15克，杜仲15克，女贞子12克，葛根15克，炙龟板24克，地龙10克，炒枣仁15克，远志10克，陈皮9克，炙甘草3克。

功效：补肝肾，壮筋骨，通经络，止痹痛。

主治：颈椎病（肝肾亏损）。颈椎增生、变形，颈项强痛，肩臂疼痛。

用法：水煎服，每日一剂。

方解：山萸肉、熟地、怀牛膝、续断、杜仲、龟板、女贞子，补肝肾，强筋骨；葛根解肌舒筋，引药入颈项；地龙，活血通络；当归、远志、炒枣仁，养血安神；陈皮、茯苓，健脾化痰；炙甘草，调和诸药。

加减：偏阴虚者，加墨旱莲10克、何首乌15克，滋阴补肾；偏阳虚者，加狗脊15克、肉桂6克，壮阳填髓。

3. 詹氏补肝壮腰汤

方药：山萸肉10克，怀牛膝12克，熟地15克，当归12克，五加皮10克，茯苓12克，续断15克，杜仲10克，白芍10克，炙黄芪30克，狗脊12克，炙龟板24克，巴戟天10克，补骨脂10克，炙甘草3克。

功效： 补肝肾，强筋骨。

主治： 骨折筋伤后期，腰痛病（肝肾亏虚，筋骨萎弱）。证见腰膝酸软，下肢萎弱无力。

用法： 水煎服，每日一剂。

方解： 山萸肉、熟地、怀牛膝、续断、杜仲、五加皮、巴戟天、补骨脂，补肝肾，强筋骨；狗脊，补肝肾，强筋骨，引药入腰脊；龟板，补肾壮骨，滋阴潜阳，既有阴中求阳之意，又能制补阳太过；当归、白芍，补血养筋；炙黄芪，补气生血，气旺血行；茯苓，渗湿健脾，使补而不滞；炙甘草，调和诸药。

4. 詹氏强筋壮骨汤

方药： 炙黄芪30克，丹参15克，当归12克，炒白芍20克，地龙10克，续断15克，骨碎补15克，熟地20克，制萸肉20克，狗脊20克，怀牛膝15克，杜仲15克，神曲15克，炙甘草6克，炙龟板（先煎）15克。

功效： 补肝肾，益气血，壮筋骨。

主治： 骨折筋伤后期（肝肾亏虚，筋骨萎弱）。证见腰膝酸软，骨质疏松，肌肉萎缩，肢体萎弱无力，骨折延迟愈合。

用法： 水煎服，每日一剂。

方解： 方中熟地、制萸肉，填精补髓；狗脊、杜仲、怀牛膝，补肝肾、强筋骨；续断、骨碎补，补肝肾、续筋骨；龟板，补肾壮骨，滋阴潜阳，既有阴中求阳之意，又能制补阳太过；炙黄芪，补气生血，气旺则血行；当归、炒白芍，补血养筋；地龙、丹参，活血化瘀；神曲，健脾和胃，使滋而不腻；炙甘草，调和诸药。

加减： 纳差，加炒白术15克、陈皮10克，健脾和胃；关节僵硬，加伸筋草15克、透骨草15克、鸡血藤15克，舒筋活络；虚寒，加肉桂6克、制附子6克、补骨脂15克，温阳补肾；虚热，加生地20克、盐知母15克、女贞子12克，滋阴补肾。

5. 詹氏补肾益气汤

方药： 炙黄芪30克，党参15克，炒白芍15克，当归12克，熟地15克，制萸肉20克，丹参15克，怀牛膝15克，杜仲15克，狗脊15克，骨碎补15克，续断15克，炙龟板（先煎）15克，陈皮10克，神曲15克，炙甘草6克。

功效： 补肝肾，益气血，强筋骨。

主治： 骨折筋伤中后期（肝肾不足，气血亏虚）。证见筋骨肌肉萎弱，腰膝酸软，少气乏力，骨质疏松，骨折不愈合或延迟愈合。

用法： 水煎服，每日一剂。

方解： 方中熟地、制萸肉、狗脊、杜仲、续断、骨碎补、怀牛膝，补肝肾、强筋骨；龟板，补肾壮骨，滋阴潜阳，既有阴中求阳之意，又能制补阳太过；黄芪、党参、当归、熟地、炒白芍、丹参、炙甘草，补气养血；陈皮，行气健脾；丹参，活血化瘀，使补而不滞；神曲，健脾和胃；炙甘草，调和诸药。

加减： 纳差，加炒白术10克、茯苓15克，健脾和胃；瘀血明显，舌紫暗，脉细涩者，加土鳖虫10克、地龙10克，祛瘀生新；偏阳虚，加补骨脂15克、肉桂10克，温阳补肾；偏阴虚，易熟地为生地20克，加地骨皮12克、盐知母12克，滋阴补肾。

6. 詹氏健脾补肾汤

方药： 党参15克，炒白术15克，茯苓15克，当归12克，炒白芍15克，熟地15克，杜仲15克，狗脊15克，怀牛膝12克，续断15克，骨碎补15克，陈皮10克，神曲15克，鸡内金10克，炙甘草6克。

功效： 补肝肾，健脾胃，强筋骨。

主治： 骨折筋伤中后期，骨折不愈合（肝肾亏虚，脾胃虚弱）。证见筋骨肌肉萎弱，胃纳不佳，或平素脾胃虚弱者。

用法： 水煎服，每日一剂。

方解： 方中熟地、狗脊、杜仲、续断、骨碎补、怀牛膝，补肝肾、强筋骨；党参、炒白术、炙甘草，补气健脾；茯苓、陈皮、鸡内金、神曲，消食化湿、行气健脾，使补而不滞、滋而不腻；当归、熟地、炒白芍，补血养筋；炙甘草，调和诸药。

加减： 脾胃虚寒，加干姜6克、砂仁6克，温中健脾；脾胃阴虚，去杜仲、陈皮，加沙参10克、麦冬10克、山萸肉10克，滋阴健脾。

7. 詹氏补肾活血汤

方药： 炙黄芪20克，丹参15克，当归12克，川芎10克，红花10克，炒白芍15克，香附10克，续断15克，骨碎补15克，熟地15克，狗脊15克，制萸肉15克，杜仲15克，怀牛膝15克，炙甘草3克。

功效： 补肝肾，行气血，祛瘀生新。

主治： 骨折筋伤中后期，骨折不愈合（肝肾亏虚，气滞血瘀）。证见腰膝酸软，筋骨萎弱，肢体肿痛，骨折延迟愈合。

用法： 水煎服，每日一剂。

方解： 方中熟地、制萸肉、狗脊、杜仲、续断、骨碎补、怀牛膝，补肝肾、强筋骨；当归、熟地、炒白芍、红花、丹参，补血和血；黄芪，补气生血，使气旺血行；川芎、丹参、红花、香附、怀牛膝，行气活血，使补而不滞；炙甘草，调和诸药。

加减： 纳差，加炒白术10克、神曲15克，健脾和胃。

8. 詹氏补肾通络汤

方药： 炙黄芪30克，当归12克，炒白芍20克，怀牛膝15克，乌梢蛇12克，狗脊

15克，木瓜15克，五加皮15克，熟地20克，杜仲15克，桑寄生15克，鸡血藤15克，仙灵脾15克，薏苡仁30克，炙甘草6克。

功效： 补肝肾，强筋骨，通经络，止痹痛。

主治： 腰痛病、下肢痹痛(肝肾亏虚，筋骨失养)。证见腰部及下肢酸痛，喜按喜揉，腰膝酸软，劳累更甚，卧则减轻。

方解： 方中熟地、狗脊、杜仲、桑寄生、怀牛膝、五加皮、仙灵脾，补肝肾、强筋骨、止痹痛；当归、熟地、炒白芍、鸡血藤，补血养筋；炙黄芪，补气行血；薏苡仁，利湿除痹；木瓜、鸡血藤，舒筋活络；乌梢蛇，通络止痛；炒白芍合炙甘草，养筋柔筋，缓急止痛；炙甘草，调和诸药。

加减： 兼寒湿，加制川乌10克、苍术10克、制半夏10克，散寒除湿；兼湿热，去仙灵脾、杜仲，加草薢15克、土茯苓15克、地龙12克、黄柏6克，清热利湿；风盛游走性关节痛，加防风10克、羌活10克、独活10克，祛风除湿；关节僵硬，加伸筋草15克、透骨草15克，舒筋活络；阳虚甚者，腰膝冷痛，易桂枝为肉桂10克，加附子10克、补骨脂15克，温阳散寒；偏阴虚者，五心烦热，去桂枝、仙灵脾，易炒白芍为生白芍20克，易熟地为生地20克，加制黄肉15克、豨莶草15克、炙龟板15克，滋阴清热。

9.詹氏补肾舒肝汤

方药： 桂枝6克，秦艽6克，红花5克，木香5克，当归10，独活10克，豨莶草10克，续断10克，杜仲10克，桑寄生10克，狗脊10克，鸡血藤12克，肉苁蓉12克，仙茅15克。

功效： 补肾舒肝，活血通络。

主治： 胸腰椎压缩性骨折后期，(肝肾亏虚，经络痹阻)。证见腰膝酸软，疼痛，筋骨萎弱，骨质疏松，骨折延迟愈合。

用法： 水煎服，每日一剂。

方解： 方中狗脊、杜仲、桑寄生、续断、肉苁蓉、仙茅、续断，补肝肾、强筋骨；当归、红花、鸡血藤，活血通络；桂枝、秦艽、独活、豨莶草，通经活络；木香，行气健脾，使补而不滞。

10.詹氏补肾强肝除痹汤

方药： 炙黄芪30克，当归12克，炒白芍15克，怀牛膝15克，地龙10克，狗脊15克，续断15克，骨碎补15克，熟地15克，杜仲15克，桑寄生15克，鸡血藤15克，桂枝6克，薏苡仁30克，炙甘草6克。

功效： 补肝肾，强筋骨，通经络，止痹痛。

主治： 骨折筋伤后期或康复期，肝肾亏虚，感受风寒湿热，挟虚挟瘀，痹阻经络，筋骨失养，腰膝酸软，肢体关节疼痛，屈伸不利。

方解： 方中熟地、狗脊、杜仲、桑寄生，补肝肾、强筋骨、止痹痛；怀牛膝、续断、骨碎补，补肝肾、行血脉；当归、熟地、炒白芍、鸡血藤，补血养筋；炙黄芪，补气行血；桂枝，祛风通脉；薏苡仁，利湿除痹；鸡血藤，舒筋活络；地龙，活血通络；炒白芍合炙甘草，养筋柔筋，缓急止痛；炙甘草，调和诸药。

加减： 兼寒湿，加制川乌10克、苍术10克、制半夏10克，散寒除湿；兼湿热，去杜仲，加萆薢15克、土茯苓15克、黄柏6克，清热利湿；风盛游走性关节痛，加防风10克、羌活10克、独活10克，祛风除湿；关节僵硬，加木瓜15克、伸筋草15克、透骨草15克，舒筋活络；阳虚甚者，易桂枝为肉桂10克，加附子10克、仙灵脾15克，温阳散寒；偏阴虚者，去桂枝，易炒白芍为生白芍20克，易熟地为生地20克，加制萸肉15克、豨莶草15克、炙龟板15克，滋阴清热。

二、主要学术思想

（一）先天之本，益肾补肝强骨

中医人为："肾"是先天之本，《素问·上古天真论篇》曰："肾气盛，筋骨坚，筋骨劲强，肌肉满壮。肾气衰，筋不能动，形体皆极。"又："髓者肾精所生，精足则髓足，髓在骨内，髓足则骨强。"李有娟认为，肾对骨的生长发育、新陈代谢有着十分重要的作用。肾主骨，说明肾在骨骼的修复过程中起非常重要的地位。同样，"肝"在骨伤疾病的诊治中也有极其重要的地位，疏肝、补肝、益肝都是临床的常用方法。在临床实际工作中，李有娟无论是治疗骨折还是治疗骨痹，辨证思路中始终不离"肝、肾"的因素。一般来说，久病则虚，对于老年患者或者久病患者，在局部病症的同时，往往全身以肝肾亏虚的症状为多见，李有娟以补益肝肾的方法应用为多，如补肝肾通络法、益肾补肝填精法、补益肝肾壮阳法、补肾益肝健脾法等。詹氏骨伤的临床"滋养补肾五法""强筋补肝五法"就是在此基础上发展形成的。

1. 李有娟临床常用补益肝肾方剂

（1）詹氏补肾壮骨汤。

方药： 杜仲15克，狗脊15克，续断15克，补骨脂10克，骨碎补15克，枸杞子10克，熟地15克，制萸肉10克，炒白芍15克，炙龟板（先煎）15克，怀牛膝15克，当归12克，茯苓12克，神曲10克，炙甘草3克。

功效： 填精补髓，补益肝肾、强筋壮骨。

主治： 骨折筋伤后期、痹病病久，或年老体弱、肝肾亏虚，或骨质疏松、筋骨萎弱。证见腰膝酸软、肝区作胀、骨骼纤细、四肢萎弱、小便清长、舌苔薄白、脉细弱，或骨折延迟愈合，等等。

用法： 水煎服，每日一剂，分两次服。

方解：方中熟地、制萸肉，填精补髓；狗脊、杜仲、补骨脂、怀牛膝、枸杞子，补肝肾、强筋骨；续断、骨碎补，补肝肾、续筋骨；龟板，补肾壮骨，滋阴潜阳，既有阴中求阳之意，又能制补阳太过；当归、炒白芍，补血养筋；茯苓、神曲，健脾和胃，使滋而不腻；炙甘草，调和诸药。

加减：阳虚寒盛者，加肉桂6克、仙灵脾15克、鹿角霜10克，温阳散寒。阴虚者，去补骨脂、杜仲，加墨旱莲10克、制首乌15克、女贞子15克，滋阴补肾。

（2）詹氏强筋壮骨汤。

方药：炙黄芪30克，丹参15克，当归12克，炒白芍20克，地龙10克，续断15克，骨碎补15克，熟地20克，制萸肉20克，狗脊20克，怀牛膝15克，杜仲15克，神曲15克，炙甘草6克，炙龟板（先煎）15克。

功效：补肝肾，健脾胃，养气血，强筋骨。

主治：骨折筋伤后期，肝肾亏虚，脾胃气虚，腰膝酸软，夜寐不安，肢体萎弱无力，行动无力，或骨折延迟愈合等。

用法：水煎服，每日一剂，分两次服。

方解：方中熟地、制萸肉，填精补髓；狗脊、杜仲、怀牛膝，补肝肾、强筋骨；续断、骨碎补，补肝肾、续筋骨；龟板，补肾壮骨，滋阴潜阳，既有阴中求阳之意，又能制补阳太过；炙黄芪，补气生血，气旺则血行；当归、炒白芍，补血养筋；地龙、丹参，活血化瘀；神曲，健脾和胃，使滋而不腻；炙甘草，调和诸药。

加减：纳差，加炒白术15克、陈皮10克，健脾和胃；关节僵硬，加伸筋草15克、透骨草15克、鸡血藤15克，舒筋活络；虚寒，加肉桂6克、制附子6克、补骨脂15克，温阳补肾；虚热，加生地20克、盐知母15克、女贞子12克，滋阴补肾。

（3）詹氏补肾健脾汤。

方药：杜仲10克，狗脊10克，续断10克，补骨脂10克，茯苓12克，党参15克，炒白术10克，骨碎补9克，枸杞子10克，熟地15克，炙龟板（先煎）20克，山药15克，怀牛膝10克，当归10克，地龙10克，炙甘草3克。

功效：补肝肾，健脾胃，养气血，强筋骨。

主治：骨折筋伤后期，肝肾亏虚，脾胃气虚，腰膝酸软，胃纳不佳，骨质疏松，肢体萎弱无力，骨折延迟愈合。

用法：水煎服，每日一剂，分两次服。

方解：方中熟地、狗脊、杜仲、怀牛膝、补骨脂、枸杞子、山药，补肝肾、强筋骨；续断、骨碎补，补肝肾、续筋骨；龟板，补肾壮骨，滋阴潜阳，既有阴中求阳之意，又能制补阳太过；党参、白术、茯苓、炙甘草，补气健脾；地龙，活血化瘀，通经活络；炙甘草，调和诸药。

2．李有娟常用补肝肾、强筋骨药物

李有娟常用补肝肾、强筋骨药物有杜仲、狗脊、桑寄生、五加皮、续断、骨碎补、牛膝、龟板、千年健、石斛。

（1）杜仲。甘温，入肝肾，补肝肾、强筋骨、安胎。用于骨关节病或骨折筋伤后期及康复期，肝肾虚寒、筋骨萎弱所致的腰膝冷痛、萎软无力，萎证、痹证，可配伍桑寄生、仙灵脾、补骨脂、狗脊、山萸肉、熟地等使用。

（2）狗脊。苦甘温，入肝肾，补肝肾、强腰膝、壮筋骨、祛风湿。用于骨关节病或骨折筋伤后期及康复期，肝肾亏虚兼风寒湿所致的腰脊冷痛、足膝萎软无力，萎证、痹证，可配伍桑寄生、仙灵脾、续断、骨碎补等使用。狗脊入督脉，能引药入腰脊，生用长于祛风湿、利关节；砂炒长于补肝肾、强筋骨。

（3）桑寄生。苦平，入肝、肾，补肝肾、强筋骨、祛风湿、舒筋络、养血安胎。用于骨关节病或骨折筋伤后期及康复期，肝肾亏虚、筋骨萎弱、风寒湿痹阻所致的腰膝酸痛、萎软无力，关节屈伸不利，风湿痹证，可配伍狗脊、仙灵脾、杜仲、千年健、五加皮等使用。

（4）五加皮。辛苦温，入肝、肾，补肝肾、强筋骨、祛风湿。用于骨关节病或骨折筋伤康复期，肝肾亏虚、筋骨萎弱、风寒湿痹阻所致的腰膝酸痛、萎软无力，关节屈伸不利，风湿痹证，可配伍狗脊、仙灵脾、杜仲、千年健、桑寄生等使用。

注意：本品为五加科五加的根皮，即"南五加"；"北五加"为萝藦科杠柳的根皮，现作"香加皮"，祛风湿，强心利尿，有毒，可致恶心、呕吐、心悸；注意区别，避免混淆。

（5）续断。苦甘辛温，入肝、肾，补肝肾、续筋骨、行血脉、利关节、安胎。用于骨关节病或骨折筋伤中后期及康复期，肝肾亏虚、瘀血阻络所致的骨折筋伤、腰膝冷痛、萎软无力，关节屈伸不利，各种延迟愈合或不愈合，可配伍骨碎补、土鳖虫、杜仲、龟板等使用。续断生用长于补肝肾、行血脉，用于风湿痹痛；酒炙长于行血脉、续筋骨，用于骨折筋伤；盐炙长于补肝肾、强腰膝、安胎，用于腰腿萎弱、胎动不安。

（6）骨碎补。苦温，入肝、肾，补肝益肾、强筋壮骨、活血止血、接骨续筋。用于骨关节病或骨折筋伤中后期及康复期，肝肾亏虚、瘀血阻络所致的骨折筋伤、外伤出血、腰膝冷痛、萎软无力，各种延迟愈合或不愈合，可配伍骨碎补、土鳖虫、杜仲、龟板等使用。骨碎补宜砂炒用，不宜生用。

（7）牛膝。苦酸平，入肝、肾，补肝肾、强筋骨、活血化瘀、通脉利窍，通利关节、利水通淋、引血下行。用于骨关节病或骨折筋伤各期，肝肾亏虚、瘀血阻络所致的肢体肿胀、疼痛，腰膝冷痛、萎软无力，关节屈伸不利，萎证、痹证，可配伍狗脊、桑寄生、杜仲、续断、骨碎补等使用。牛膝性善下泄，能引药入腰腿；牛膝通脉利窍、

引血下行，难产、癃闭宜用，孕妇、滑精、遗尿者慎用。牛膝生用长于活血化瘀，利水通淋，引血下行；酒炙长于活血化瘀，通脉利窍；盐炙长于补肝肾、强筋骨，引药入肾；怀牛膝长于补肝肾、强筋骨；川牛膝长于活血化瘀，利水通淋，通脉利窍。牛膝能够引药下行，腰部、下肢伤病常用作引经药。

（8）龟板。甘咸寒，入肝、肾、心，滋阴潜阳、益肾健骨、养血补心。用于骨关节病或骨折筋伤中后期及康复期，肝肾阴虚所致的腰膝酸软，筋骨萎弱无力，可配伍熟地、制萸肉、补骨脂、枸杞子等使用。龟板宜砂炒醋炙用。龟板健骨，软坚祛瘀，可治产妇交骨不开难产，孕妇慎用。

（9）千年健。苦辛温，入肝、肾，祛风湿，强筋骨。用于骨关节病或骨折筋伤后期及康复期，肝肾亏虚、筋骨萎弱、风寒湿痹阻所致的腰膝酸痛、萎软无力，关节屈伸不利，风湿痹证，可配伍狗脊、仙灵脾、杜仲、桑寄生、五加皮等使用。

（10）石斛。甘微寒，入胃、肾，养胃阴、生津液、滋肾阴、清虚热、强筋骨、壮腰膝、明目。用于骨关节病或骨折筋伤后期及康复期，肝肾阴虚、筋骨萎弱所致的腰膝酸痛、萎软无力，关节肿大，屈伸不利，可配伍怀牛膝、熟地、枸杞子、桑寄生等使用。

（二）动静辨证，治疗、康复并重

1. 动静辨证

"动"与"静"是骨折治疗中的一对矛盾体，骨折复位以后固定需要"静"，有利于骨折的修复。但是绝对的静止不动，会造成肢体关节粘连，后期关节功能受到影响。"动静结合"是中医治疗骨折的基本原则。李有娟在临床辨证中注重"动"与"静"的有机结合。她说：既要保证骨折愈合有一个良好的相对静止的环境，又要保护肢体关节功能，骨折愈合以后不会影响关节活动。

（1）辨"静"。我们知道骨折以后，经过手法整复、局部外固定或手术内固定治疗后，骨折部位需要有一个相对稳定的安静环境，这样骨折断端可以逐渐修复、愈合。然而，因为骨折损伤的同时往往局部肌肉、肌腱、韧带等软组织也会遭受严重损伤。故李有娟在治疗骨折、伤筋中更注重"静"的治疗意义。她强调：骨折、伤筋后早期应该根据病情及时进行相关的制动或必要的固定，这对减轻机体组织的继发损伤、抑制局部的创伤炎症反应、减轻病情很有帮助；也有利于后期机体组织的快速修复，这在临床辨证治疗中具有重要作用。

李有娟在临床诊治中对"静"的辨证治疗方法：一是所有伤筋类软组织损伤疾病，如踝关节扭伤、膝关节侧副韧带损伤等，早期视病情的严重程度一般都给予合适的局部固定。常用的固定方法有：膏药外敷加弹力绷带固定，特定支具固定。固定时间一般在3周左右。李有娟说："筋伤类疾病，早期对局部的限制活动，一是对于减少患处创伤出血、缓解局部疼痛、减轻创伤炎症反应，有着积极作用和重要的临床意义。二是对于骨折伴有严重的软组织损伤，包括肌腱、韧带、关节囊以及血管、神经损伤等病症，如踝关节双踝骨折伴韧带损伤、肱骨大结节骨折伴肩袖损伤、胫骨平台骨折伴交叉韧带损伤等，都必须对局部进行确切、稳固的固定，常用的固定方法有：杉树皮夹板固定、石膏绷带固定等。固定时间6~8周，直至骨折愈合、软组织完全修复。三是临床上常见的还有一种情况需要用中医'静'的方法进行辨证施治。各种由于创伤后瘀血化热、慢性劳损引起的软组织非细菌性炎症，或者一些骨关节损伤后感染等，如髋关节滑膜炎、骨化肌炎、膝关节滑膜炎急性期等。用中医辨'静'的方法进行固定、治疗，以静制动，配合中药内服、外敷，往往能取得非常好的临床效果。"

（2）辨"动"。当骨折损伤初步愈合，骨干支撑力趋于恢复，詹氏骨伤强调：此期以骨促筋，通过增强肢体骨骼功能锻炼，加速损伤的软组织修复，恢复关节的正常运动功能便成为治疗的主要内容。这样可以大大减少骨折愈合后诸如关节粘连、肌腱僵硬、肌肉萎缩、创伤性关节炎等一系列骨折后期并发症的出现。故詹氏骨伤辨"动"对骨折损伤后期关节运动功能的康复有着重要的临床意义。

李有娟在临床诊治中对"动"的辨证治疗方法有：主动、早动、渐动、被动4个内容。所谓"主动"，包括主动活动、主动运动、主动锻炼3个方面。所谓"早动"，包括尽早活动、早期运动、早期锻炼3个方面。所谓"渐动"，包括逐渐活动、逐渐运动、逐渐锻炼3个方面。所谓"被动"，包括被动活动、被动运动、被动锻炼3个方面。

①主动：早期的关节活动，詹氏骨伤强调必须是患者主动进行，不可以一开始就进行被动活动、被动锻炼。否则很容易造成人为损伤。主动功能活动、功能运动，然后再进行主动功能锻炼，这些都必须让患者在不负重的前提下进行。骨折、韧带损伤以后，经过医生的手法整复、杉树皮夹板固定，局部损伤部位得以稳定，局部组织炎性反应逐渐减轻，患者临床症状开始缓解。这时候，作为医生，应该把治疗的眼光看远一点。李有娟说："治疗骨折不仅仅是让骨折端愈合，而且要保证骨折两端的关节功能不受影响，治疗完成而不遗留后遗症。看一个医生的治疗水平，最终体现在患者治疗最后的效果，不仅要骨折愈合，而且要不影响关节功能。早期，虽然骨折断端不稳定，容易发生移位等情况，但只要遵循"主动"的原则，让患者自己一点一点地进行主动活动、主动运动直至主动功能锻炼，是不会损伤到关节周围组织，不会造成再损伤的。"但是，李有娟也强调：早期绝对不要盲目求快，被动、大幅度锻炼，这是不可取的，不仅无益，反而会造成严重后果。这样的例子临床已经很多了。

一是主动活动：讲的是骨折损伤固定以后，相邻关节应该进行主动性的功能活动，让患者自己一点一点进行主动的关节伸屈活动。不求活动幅度有多大，只要能动就行。主动活动为以后关节功能的完全康复打下基础。李有娟说："损伤初期，不仅骨折、血肿疼痛明显，而且周围软组织往往也受到较大的损伤，肌肉活动和肌腱、韧带牵拉都会造成很明显的疼痛。"这些都严重影响患者主动活动的信心。作为临床医生，需要耐心给患者介绍病情，说明早期关节活动的临床意义，对以后关节功能康复的重要性，获得患者的积极配合。在保证骨折端固定稳定的基础上，早期开始主动活动。

二是主动运动：在主动活动的基础上，让患者逐渐加大活动范围，变活动为运动。李有娟说："自主活动，主要靠患者自己主动收缩肌肉带动关节活动，其范围比较小，力量比较弱。而主动运动，就可以适当增加一点力量，让关节运动起来。这样可以让整个关节的正常功能得以恢复。但是，主动运动环节，还是要求患者自主进行运动，不能依靠外力帮助，不可以进行被动运动。"李有娟还强调：要求运动过程要循环续进，每天进步一点点即可。只要是主动运动，不盲目加用外力，一般是不会造成两次损伤的。

三是主动锻炼：通过前面的主动活动、主动运动，患者关节的运动范围已经基本恢复，但是关节周围的肌肉还是没有恢复，仍然缺乏力量。这时候就需要进行主动锻炼，主要锻炼关节及其周围肌肉的力量。主动锻炼就是患者自主进行锻炼，暂不要求外人帮助。但此时可以适当增加运动的幅度及运动的力量，以达到锻炼肌肉、恢复损伤前的肌肉力量水平的目的。对于锻炼，李有娟说："就要有一点锻炼的样子，必须有一定的运动幅度与运动强度，还必须保证每天有一定的运动时间。有一定的锻炼规模才能达到预期的锻炼效果。"

②早动：肢体骨干骨折，骨折复位和固定后，对于骨折两端的关节，在不影响骨折端稳定的前提下尽可能早的进行活动，李有娟说："临床实践证明，越早活动关节功能以后的情况越好，遗留后遗症的可能性越小。"早期活动可以保证关节功能不因为肢体的固定而受到影响。但是，关节周围骨折或关节内骨折，必须在坚强的内固定基础上才能早期开始主动功能活动。如果过早进行运动，或者早期运动过度，都有可能造成不良后果。李有娟强调：具体情况还要视患者的具体病情实施个体化的康复方式，才能保证临床治疗的效果。

一是早期活动：骨折损伤以后，患者往往因为疼痛而拒绝活动，很多遗留后遗症的患者都与此有关。李有娟特别强调早期关节活动。她说："骨折复位、固定以后，患者活动会有一定的疼痛，有些甚至非常严重。所以许多患者都不愿意活动，这会造成后期关节功能的影响，留下后遗症。所以，和患者进行很好的沟通，让患者理解自己的病情，了解早期关节活动的临床意义，医患很好地配合，就可以达到理想的效果。"她还说："固定以后或者手术以后，关节往往被强制限制活动，医生的顾虑原因：主要怕活动过早，骨折端不稳定，容易造成移位，影响骨折愈合。但是，强制固定，一点都不能活动，关节及其周围的关节囊、韧带、肌肉等会因为不动而粘连，给后期关节运动带来困难。"李有娟提出，早期让患者自主活动，只要关节有一点活动，关节囊、韧带以及关节周围的肌肉有了活动，就不容易发生粘连，为后期的关节运动、功能锻炼打下基础。

二是早期运动：早期活动让关节周围的肌腱、韧带、关节囊得以松解，不会因为骨折固定造成过度不动而引发粘连。有了早期的活动，在此基础上进行早期关节运动，也就是适当增加运动幅度与范围，目的是保证关节原有的运动范围，不让关节运动功能受影响。李有娟特别指出：此期运动开始时，应该以主动活动为原则，切忌盲目激进，造成人为的损伤。每天有一点点的进步就是很大的胜利。

三是早期锻炼：有了早期的关节活动及关节运动，基本保证了关节在骨折损伤固定期间关节的基本运动功能不受很大的影响，有利于后期关节锻炼以达到肌肉力量的恢复，彻底恢复肢体功能。李有娟说："骨折损伤固定以后，由于关节的运动受一定的限制，肢体肌肉会产生一定的失用性萎缩，这需要锻炼肌肉力量而得以恢复。"所以，临床上詹氏骨伤强调早期锻炼。在坚强固定的基础上早期进行主动活动、早期主动运动，在条件允许的情况下早期进行主动锻炼。关键在于早日恢复关节周围肌肉的力量。

③渐动：骨折愈合过程是一个循环续进的过程，在这个过程中，骨骼、肌肉、韧带、关节囊等周围的组织是同步康复的。李有娟说："渐动就是逐渐地进行关节活动、逐渐地让组织功能康复的一系列活动。"这是一个组织修复过程，这中间骨折、软组织渐进修复，骨折端逐渐趋于稳定，骨干力量随着骨折的逐渐愈合、逐渐恢复而逐渐加强。关节的功能活动也随之逐渐增加到明显增强，直至完全康复。作为一个骨伤科医生，不仅要进行专业的专科治疗，也要善于和患者沟通、交流。让患者理解骨折以后功能康复的重要性，了解渐动的意义，配合医生，加速关节功能的康复。

一是逐渐活动：渐动是一个需要患者密切配合的治疗过程，患者经过医生的整复、固定以后，短期内会出现组织应急反应，肿胀、疼痛都会比较明显。个别患者甚至症状反应更盛。这时候让患者马上进行运动，肯定会遭到患者的拒绝。而且，也会加重应急反应，延迟愈合时间。李有娟说："这里有一个医患合作、相互沟通、理解的过程，如果患者一直不肯活动，势必造成后期关节功能运动困难，留下后遗症。所以，我们在临床上，要求患者慢慢地、逐渐地开始活动，给患者一个逐渐接受的过程。渐动是功能康复的第一步，只要患者逐渐开始了关节的活动，就不容易造成关节及其周围组织的粘连，为后期关节运动、锻炼打下良好基础。"

二是逐渐运动：有了逐渐活动的基础，开始进行逐渐的关节运动，慢慢让关节的活动范围逐渐加大。在逐渐运动的过程中，如果患者感觉疼痛明显，或者骨折端、肢体发生明显肿胀等情况，应立刻停止运动，说明患者骨折康复情况还没有到这个程度。李有娟对此有着丰富的临床经验，她说："逐渐运动是关节功能完全康复的重要的一个环节，'渐动'讲究的就是逐渐地、慢慢地运动，让关节有一个舒展的过程，让患者有一个逐渐适应的过程，逐渐地从主动活动过渡到主动运动，整个过程是一个逐渐的、循环续进的过程，关节功能的康复也是一个逐渐的恢复过程。"

三是逐步锻炼：锻炼是关节功能彻底康复的运动手段，但在此之前，必须让关节通过逐渐运动得以舒展，活动范围得以基本恢复。逐步锻炼的目的是为了恢复关节周围的肌肉力量，主要锻炼的是肌肉。李有娟指出：关节的运动是靠肌肉力量的带动而完成的，骨折损伤以后，不仅肢体失去支撑作用、不能运动，而且周围肌肉等软组织也受到不同程度的损伤。在临床治疗过程中，经过一定时间的静态固定，骨折逐渐愈合，肌肉组织却因为静止不用，会出现一定程度的失用性萎缩，所以，在这个阶段需要进行逐步的肌肉力量锻炼，以期早日恢复。李有娟说："逐步锻炼强调"逐步"的过程，切不可盲目激进，此时骨折愈合还不坚强，治疗的过程还没有到积极加大锻炼幅度、重量的阶段，这里我们重点强调逐渐锻炼的方式，一点一点、逐渐增加运动量，让肌肉力量慢慢地得以恢复。"

④被动：在骨折经过整复、固定等"静"的治疗，以及早期关节"动"的活动，即从主动活动、主动运动以后，随着时间的推移，骨折部位稳定性逐渐增加，骨折断端也有一定的连接、修复。这时候，可以在医生的指导下进行被动康复训练，以期早日恢复关节功能。李有娟说："被动：一是指在外力的辅助下进行确实有效的关节功能活动，包括被动关节活动、被动关节运动和被动关节锻炼。具体被动康复形式，包括关节活动的方式、次数、节奏和强度等。二是指避免不利于骨折稳定和愈合的早期被动活动，如骨折早、中期的旋转活动，与骨折移位和成角方向一致的被动活动。具体讲，内收型骨折不宜做被动内收活动，外展型骨折不宜做被动外展活动，短斜形骨折不宜过早地进行轴向冲击活动，等等。"李有娟强调：被动运动必须在主动运动的基础上，骨折部位有了一定的稳定性以后才可以进行，切不可心急。否则会起到欲速而不达的效果。

一是被动活动：患者在医生、护士的帮助下，在前期主动活动的基础上，逐渐地增加活动度、活动范围，以及逐渐关节的受力。临床上有些骨折，尤其是关节周围骨折，往往在骨折的同时伴有关节囊、关节韧带以及周围软组织的损伤，通过复位、固定等治疗，周围软组织结构在修复的同时，往往会出现粘连，造成关节活动受到影响。有些粘连严重的患者，早期单纯的主动功能活动达不到松懈的目的，有些患者因为关节活动会引起疼痛，往往象征性地活动一下，起不到康复的作用。这时候，就需要在医生、护士的介入下进行被动活动，医生、护士会根据每个患者的实际情况，因人而异地制定个体化的被动活动方案。被动活动，需要适当地加用外力，在生理功能范围之内进行受力活动。

二是配合运动：同样，在被动活动达到一定效果以后，需要加大力度，变被动活动为被动运动。患者的配合运动即被动运动要在有经验的医师或康复师的指导下进行。因为骨折损伤以后，组织、骨骼的修复，周围软组织一定会有不同程度的粘连，被动运动时要松解粘连，非常讲究方式方法。李有娟说："被动运动必须医患配合，和患者讲清楚康复治疗的目的、运动的方法，可能会引起的疼痛及疼痛程度，被动运动的时间等，得到患者的理解及配合，才能达到预期的临床效果。"

三是强制锻炼：临床上往往会碰到有部分患者非常怕痛，让他们主动锻炼基本不可能，时间一久会造成关节粘连，影响关节功能。这些患者需要进行强制性的功能锻炼，关节锻炼有别于关节活动，被动锻炼强度更大。同样，必须在康复医师或专业医师的指导、帮助下进行。李有娟说："首先，被动锻炼也是一个循环续进的运动方式，医师严格把控锻炼的强度，关节运动的范围不能超越人体生理范围。其次，对于粘连严重的患者，康复不强求一步到位，可以分阶段锻炼，最终达到关节功能完全康复的水平。最后，医师需和患者说明，有些粘连在松解的过程中可以听到'嘶'的声音，会有一点疼痛，这些都是正常现象，不必紧张。"

2."动静结合"中动与静的辨证关系。

动静结合是道家境界之一，一方面指道家在练功方式上强调静功与动功的密切结合；另一方面，在练动功时要掌握动中有静，在练静功时要体会静中有动。在中医骨伤治疗中主要体现在骨折损伤的固定与功能锻炼的辨证统一上。骨折固定以后需要的"静"和筋伤固定以后的"动"是相辅相成的。"动"与"静"是相对的，也是辨证统一的。"动静结合"始终贯穿于骨伤科治疗的整个过程中。

(三)急缓辨证，寒热真假明鉴

急缓辨证：临床上"急证"与"缓证"是相对的，同一个疾病有缓、急之分，不同的疾病也有缓、急之区别。"急则治其标，缓则治其本"是中医的治疗原则。骨伤科疾病也一样，根据不同的情况，辨别轻重缓急，先处理紧急情况，稳定生命征象，然后治疗疾病的根本。"急缓辨证"是李有娟临床治疗骨伤疾病的特色经验之一。

1.辨"急"

临床上骨伤科急的情况有很多，包括车祸、高处坠落、刀伤、枪伤等。所谓"急证"，就是需要紧急处理的病症，如果没有得到及时治疗会造成严重的不良后果。李有娟说：辨急、缓，从某种意义上来说可以看作是对疾病严重程度即病情主次的判断和疾病治疗先后顺序的判断。

(1)辨先后。一般地说，局部创伤是单纯的外在损伤，虽然有局部皮肤、肌肉、骨骼的损伤，但只要全身整体情况正常、没有伤及内脏器官，治疗首先着重于局部的处理。例如，一般骨折损伤的整复、固定；一般皮肤软组织损伤的包扎和止血等。但当损伤严重，尤其车祸伤，内脏器官损伤严重患者，病变迅速，全身反应出现危象先兆，全身治疗则是首要的。辨"急"在临床上经常碰到的情况：开放性损伤，这些患者来的时候病情比较紧急，有的创口大量出血，有的创口污染严重，有的来时甚至就已经出现休克等严重的并发症，需要紧急处理救治。

（2）辨主次。一个疾病的轻重缓急和疾病治疗的先后顺序，都和该疾病病症的主次密切相关。病的整体与局部、内因与外因总有一方在起主导作用，抓住主要矛盾，才能提高疗效。如创伤性膝关节炎、滑膜肿胀、关节内血肿，在整体辨证治疗的主框架下，也要根据病症的阶段性主次，辨"急"，辨"缓"，注重局部的穿刺抽取积血，先处理"急"的局部病症，其治疗效果往往事半功倍。而膝关节退行性改变，始终是治疗的根本，继续处理"缓"的病症。利湿通痹、强筋壮骨的中医辨证内外施治贯穿于全程治疗。即使某些患者途中采用膝关节镜对病灶进行了清理，关节镜的局部治疗也只能当做阶段性治疗，整体治疗才能真正做到治病求本，达到根治的目的。李有娟强调：辨"急"的主要内容体现在临床，除了整体与局部的关系，辨明"急与缓"一定要考虑疾病的轻重缓急、治疗的先后主次，这样才能充分体现中医"急则治其标，缓则治其本"的治疗原则。

2. 辨"缓"

所谓缓证，是相对急证而言的。古人"急则治其标，缓则治其本"的治疗原则中强调的还是治疗疾病的根本。李有娟说："急与缓是相对的辨证统一，临床治病尤其是骨伤科疾病，先以局部'急'的病症为主，如骨折，经过整复、固定等'急'的处理后，仍需'治病求本'最终还是需要'缓治'，一直到骨骼愈合，彻底治愈骨折才算解决根本问题。""缓治"包含两个内容：一是辨别疾病的属性，用辨证的方法，从局部的病症明确整体的寒热虚实。二是辨别病症的真假，透过现象看本质，从表面现象辨证疾病的真实本质。

（1）辨属性。中医辨证主要以四诊从整体观来辨证，辨别疾病的症状与病症，分辨疾病的轻重缓急，从而确定正确的治疗原则。而中医骨伤科更强调通过局部的辨证来抓住疾病的本质。骨伤疾病以跌打损伤类多见，所以，主要表现在局部症状上为多。但我们可以通过对局部病症的辨证分析，了解整体辨证的真相。如局部的肿胀可以辨认整体的虚实，病灶的温度可以判断病属寒属热，疼痛的性质可以推断病在气、在血，伤口肉芽和分泌物的变化反映邪正相争的过程，等等。所以，李有娟总结说："只有把整体与局部辨证合参，从全身角度出发，才能更准确更全面地辨明疾病的性质。"

（2）辨真假。中医理论有"假寒""假热"等假象的论述，也有"寒因寒用""通因通用"等的治疗方法，这是中医的精华所在。临床上有时出现整体与局部表现不一，甚至相反的属性。这对医生的辨证提出很高的要求，譬如膝关节疾病，阴虚火旺型的膝痛，局部反而出现冷感喜温，这是阴不敛阳，阳浮于上则膝冷作痛，内治宜育阴潜阳，外治则温通散寒。相反，阳虚的膝痛，局部可以出现温感喜凉，这是阳虚寒盛，格热于外，内治宜温阳，外治宜清凉。又如四肢骨折早期血瘀实证却出现肢端冰凉的虚象，这是瘀阻血脉，肢末失却温煦，虚为假象，病为内外俱实，治宜内外俱攻，总以祛瘀为要。所以，李有娟说："作为一名骨伤科医生，临床辨证论治一定要透过假象找到疾病的本质，要从整体到局部，分辨"真"与"假"，这样才能辨明真相，正确的辨证论治，药到病除。"

（四）从痹论治，观经络察关节

"痹病"一词，首见于窦材《扁鹊心书·痹病》："风寒湿气合而为痹，走注疼痛，或臂腰足膝拘挛，两肘牵急，乃寒邪凑于分肉之间也。方书谓之白虎历节风……痹者，气血凝滞而不行，留滞与五脏之外，合而为病。"李有娟认为痹病的发生发展过程必经过经络路线侵袭人体，邪毒滞留肢体关节，或寒或热、或虚或实，引发临床症状。正如《症因脉治·卷三》云："痹者闭也，经络闭塞，麻痹不仁，或攻注作痛，或凝结关节，或重著难移……故名曰痹。"

痹病观察经络，是根据经络在皮肤部位(经络循行路线在体表的投影部位)的运行情况以及经络所在穴位的临床表现，揭示痹病疾病以及相应脏腑器官气血阴阳的盛衰变化，判断痹病疾病的发生发展进程。李有娟指出：痹病观察经络具体在临床上包括观经络与诊经络两个方面内容。一是望诊：观察皮肤部位与经络循行部位和相应腧穴的色泽、润燥、组织形态、临床症状等的变化，诊断了解痹病疾病所在的肢体、关节、经络、穴位病变。《素问·皮部论》："其色多青则痛，多黑则痹，黄赤则热，多白则寒，五色皆见，则寒热也。"皮部与经络循行部位的皮肤颜色，青色多为疼痛、寒证，暗黑多为痹证，黄色多为湿证、热证，黯紫多为瘀血证，白色多为寒证，多色杂见多为寒热错杂；色泽明亮多为实证，色泽晦暗多为虚证；肌肤潮湿多为寒证、湿证，肌肤枯燥多为热证、瘀血证或阴虚津亏证，肌肤甲错为瘀血证；肌肤隆起、紧张多为实证，肌肤凹陷、松弛多为虚证。二是按诊：触摸按压皮部与经络循行部位的循经疼痛(压痛、酸痛、放射痛等)，了解相关经络走向部位的皮肤敏感、麻木、寒凉、灼热等异常感觉，触及相关经络穴位的红疹、肿块、条索状隆起等，进行综合临床辨证，通过观经络与察经络两种方法，判断痹病疾病的经络部位和痹病侵袭经络所相应的脏腑病变。如小腿后侧疼痛为足太阳膀胱经病变，前臂前外侧疼痛为手阳明大肠经病变，委中穴压痛明显为腰部病变，天宗穴压痛明显为背膂病变，皮肤温热多为热证，皮肤寒凉多为寒证。局部压痛明显，多为经气闭塞不通、气滞血瘀；轻按而痛，多病在浅表络脉；重按而痛，病变多在深部经脉；按之痛减，多属虚证；按之痛不减或加剧，多属实证。

李有娟认为：对于软组织疾病从痹论治，不光要了解痹病成因，更要观察经络走向，了解疾病的进展情况；观察关节的肿胀程度，了解疾病的虚实状况；观察患者的临床表现及影像学检查，了解疾病的严重程度，等等。所以，从痹论治，观察经络，观察痹病的走向，触摸经络路线及相关穴位，及时了解痹病疼痛、肿胀、酸麻等体征及疾病的进程，便于更好地阻断疾病、治疗痹病，有着积极的临床意义。其次，观察关节的病变发展状况、关节的肿胀程度，及时辨证治疗，消退肿胀，对于治疗痹病、缓解症状，也有着重要的作用。

1. 观经络

古书早有记载，人体的经络有其固有的走向，经络与人体脏器有着紧密的联系。人体十二经络每条都有其自有的走行路线及规律。痹病病邪往往容易侵袭经络、沿经络蔓延，留滞于关节。李有娟指出：痹病侵袭人体，留滞机体不去，造成痹病迁延难愈，是疾病的性质导致的。我们治疗痹病，首先要关注疾病的走向、疾病的发生发展过程，及时阻断疾病的进程，就可以有效地防止疾病进一步向深部发展。观察经络是我们了解痹病病程进展的一个很好的窗口。郑玄在《易经通注》中进一步释谓："气不达为痹病。"广其义，为凡软组织、经脉、经络闭阻不通之疾皆可谓之痹。可见，"痹"者在病机为经络闭阻，气血失和，或因风寒湿热，或因痰瘀等，其发生发展与气机、经络不通有很大关系。其症在肢体表现为疼痛、麻木、活动受限等经络受阻、气机不通的表现。故李有娟"软组织疾病从痹论治"的观点有明确的中医理论基础。

（1）经络阻塞。清代沈金鳌《杂病源流犀烛》："跌扑闪挫，卒然身受，由外及内，气血俱伤病也。"外邪侵袭、创伤损伤一般先伤气血，血伤则肿，气伤则痛，故外邪侵袭、跌打损伤必有气血受损，经络受阻，造成气滞血瘀、外邪滞留。血为水类，损伤日久不愈，则气滞血瘀不化，瘀血留滞于肌肉、筋骨之间，闭阻经络，阻滞气血运行，则津液不行而停滞，聚湿生痰，痰湿又留滞于筋骨关节经络之间，与瘀血滞气相搏结，痰凝、气滞、血瘀互相胶结，进一步闭阻气血经络，发而为痹。表现为伤处肿胀，疼痛重着，麻木不仁，关节变形，屈伸不利，等等。如退行性膝关节病患者多有外伤史，病史较长，常有痰瘀互结症候表现，证见膝关节疼痛、肿胀变形、关节活动不利、骨质增生。影像学可见：膝关节局部增生、退变明显，软骨破坏，骨骼水肿，关节积液，甚至严重者可见关节畸形。

（2）经络空虚。多有肾精先亏，督脉空虚，筋骨失养，抗邪无力，致外邪入侵所致。《素问·痹论》："五脏皆有合，病久而不去者，内舍于其合。"肌肉筋骨，内合于肝、脾、肾。久伤不愈，尤其是骨折筋伤病程比较长，日久则必损及肝、脾、肾，肝肾不足，不能充养筋骨，脾虚则气血生化乏源，不能荣养筋骨肌肉，而致肌肉筋骨萎弱，外邪内留。肝主风，肝虚则易受风；肾主寒，肾虚则易受寒；脾主湿，脾虚则易受湿；肾虚则阴寒内生，脾虚则痰湿内生；肝、脾、肾受损，则易感受风寒湿热杂邪，且瘀血留滞于局部，伤处肌肉筋脉失养，抗御外邪能力下降，风寒湿热杂邪乘虚而入，留滞于筋骨、关节、经络之间，挟瘀挟痰，合邪为痹，经络气血瘀阻不通，筋骨肌肉拘挛失用，而致肢体疼痛、肿胀，关节屈伸不利，发为痹病。气有温煦、熏肤、充气、泽毛的作用。痹病损伤耗血损气，老年久病或长期卧床，久卧伤气伤血，造成经络空虚。正如《素问·逆调论》所说："营气虚则不仁，卫气虚则不用，营卫俱虚，则不仁不用"，发生痹病。血具有"濡润宣通""灌溉一身"的作用，内而五脏六腑，外则四肢百骸，均赖血的濡养。损伤失血过多；或脾胃素虚，伤后过用攻伐之品，胃纳减少，水谷精微不足以生血，均可导致经络空虚，肢体、关节得不到濡养而发为痹病。

（3）经络损伤。《素问·生气通天论》曰："湿热不攘，大筋緛短，小筋弛长，緛短为拘，弛长为痿。"痹病日久，损伤肢体，瘀血滞留，阻塞经络，脉络受损，临床可见：肢体麻木不仁，肌肉软弱无力，关节拘挛、活动受限。痹病损伤麻木是指长期慢性损伤、劳损后肢体或局部出现痛觉、触觉和温度觉障碍。麻是指肌肤不仁，但犹觉气微流行；木则痛痒不知，真气不能运及。《杂病源流犀浊·麻木源流》曰："麻木，风虚病亦兼寒湿痰血病也。麻非痒非痛，肌肉之内，如千万小虫乱行，或遍身淫淫如虫行有声之状，按之不止，搔之愈甚，有如麻之状。木不痒不痛，自己肌肉如人肌肉，按之不知，掐之不觉，有如木之厚。"

李有娟指出：痹病患者病症时间较长，病邪侵袭，关节反复发病，经络受损明显，而痹病造成经络损伤临床表现上会出现肢体、关节麻木的典型症状。这种肢体麻木常见于各种外邪损伤造成的痹病后期，或合并发生于痹病关节劳损之时，与痹病的其他症状同时出现。李有娟还指出：痹病引起肢体、关节麻木的常见发病机制可以从3个方面考虑，首先是痹病损伤以后失于治疗，或治疗不当、治不得法，瘀血未能散尽，阻滞经脉，导致气血滞涩，脉络不通，邪阻经络，肢体肌肤失于气血的濡养而出现麻木。其次，老年患者本身气血不足，遭受外邪侵袭，损伤耗损气血，或伤后长期卧床，久卧伤气，或素体虚弱，脾胃不健，正气不足，均可见到肢体、关节麻木不仁。《景岳全书》所说："气虚则麻"就是这个意思。最后，血具有"濡润宣通""灌溉一身"的作用，内而五脏六腑，外则四肢百骸，均赖血的濡养。痹病损伤，长期劳损，损伤气血过多，或脾胃素虚，胃纳减少，水谷精微不足以生血，均可导致血虚不能濡养肌肤而出现肢体、关节麻木。

2. 察关节

（1）关节瘀血。痹病的关节瘀血与外伤造成的关节瘀血有所不同，痹病日久，关节内滑膜充血水肿，寒凝瘀堵脉络，严重时可以造成关节气滞血瘀，气血运行障碍，关节瘀血。痹病的关节出现瘀血的情况往往患者病史较久。李有娟分析：这种情况相当于骨关节炎后期，关节软骨破损，骨骼毛细血管损伤出血造成关节瘀血。而外伤造成的关节瘀血是外力造成关节局部血脉损伤，血溢于脉管之外，留置于关节，形成关节瘀血。李有娟对于痹病关节瘀血的临床辨证方法有别于创伤治疗，痹病关节瘀血的具体辨证方法：

①辨肿胀瘀血原因：外因，关节外伤，组织受损，脉络破裂，血溢脉外，流注于关节，则关节肿胀、疼痛。内因，身体感受风寒湿邪，聚而发痹，外邪留于关节，与瘀血交着，引发瘀血肿胀。此类痹病患者因有明显的外伤病史，年龄往往相对较轻，临床所见：关节瘀血肿胀，疼痛较剧烈，关节皮肤可见瘀斑，肿胀明显，关节活动功能受限明显。治疗原则：活血化瘀、消除关节瘀血为先。而另一类痹病关节瘀血，临床更常见，多以痹病日久、关节肿胀、关节畸形、关节瘀血、关节疼痛，活动不利。此类患者往往年龄偏大，关节退变、老化明显。临床影像学检查，可见关节软骨磨损、关节骨水肿、骨充血，关节腔积液、积血。治疗原则：强筋骨，补肝肾，利关节。

②辨肿胀瘀血寒热：痹病关节肿胀瘀血内凝常见临床表现为：皮肤青紫，瘀血瘀阻，关节肿胀冷痛，血遇寒则凝，疼痛加剧，遇热痛缓，舌青紫，苔灰或黑，脉紧或迟涩。故此类患者喜热怕冷，为瘀血肿胀属寒邪凝集关节经络。临床治疗原则：祛瘀散寒、消肿止痛、活血化瘀、通利经络。另一类患者，瘀血凝聚关节日久，久而化热，属瘀血化热型。这种热，没有实质性的热邪侵袭，是一种虚热，是瘀血长时间沉积关节，阻塞经络、血脉，脉络瘀堵，郁而化热。临床表现为：局部皮肤紫红发亮，摸之微热，关节肿胀，活动欠利。舌暗紫，苔黄，脉涩略数。治疗原则：凉血消肿、通利关节、散瘀通络。

③辨肿胀瘀血程度：痹病关节内瘀血的肿胀程度与关节内瘀血量有密切关系，关节内瘀血大量积聚于关节腔，则肿胀明显，疼痛也较剧烈。这种类型乍一看肿胀瘀血程度很高，病势较急，但只要处理恰当，疾病的治疗还是容易的，肿胀瘀血的消退也比较快。临床治疗原则：活血化瘀、通络止痛、消肿。而痹病日久，反复发作，风寒湿邪长期侵袭关节、经络，关节骨骼瘀血留置，阻塞经络、脉络，气血失养，骨痿骨痹，此类肿胀瘀血程度外观看不严重，其实，肿胀瘀血集中于骨骼、关节。临床影像学检查，可以看到大面积的骨骼内瘀血，骨水肿。临床治疗原则：活血化瘀、祛痹阻、补肝肾、利关节。此类患者的治疗会比较困难，疗效往往会比较不理想。所以，李有娟指出：痹病关节肿胀严重程度的判断，不能只以肿胀的多少来判断，必须结合病史长短、临床症状的严重程度、参考影像学资料，综合辨证施治进行诊断，才能得出准确的判断。才能更好地对症下药。

（2）关节肿胀。痹病的关节肿胀，有不同的性质与原因，一般来说，痹病的关节肿胀往往表现在疾病的中、后期，由于病史长久，病邪滞留关节时间较长，所以治疗起来比较困难。李有娟通过辨别肿胀的性质，分析肿胀的原因，通过辨证施治综合消痹退肿来促进肢体关节康复。具体讲，肿胀也需要进行辨证分析，詹氏临床上常用的痹病关节肿胀的辨证方法有：

①辨肿胀血水：辨关节肿胀的血水病因。

血肿：即关节积血，多见于关节急性创伤，组织损伤出血，肿胀迅速，伤后 1～2 小时内即出现明显肿胀，疼痛剧烈，局部皮肤青紫或红肿、发热，触诊时肿胀处皮肤有紧张感，常伴关节活动明显受限，关节穿刺抽液可见血性液体。

水肿：即关节积水，多见于关节炎症及关节慢性劳损，滑膜发生炎性反应，渗出液增多，肿胀缓慢，数小时到数天后才出现明显肿胀，疼痛不剧烈，局部皮肤颜色不变或皮色光亮，日久则皮色稍暗，多无发热，触诊时肿胀处皮肤松软，甚则有囊性感，关节活动多无明显受限，关节穿刺抽液可见橙黄色半透明或脓性液体。

②辨肿胀寒热：辨关节肿胀的寒热病性。

寒肿：关节肿胀较为弥漫，经脉拘结，肌肉拘结，遇天气变化，天气转凉则症状加重。肤温不高，皮色多为紫暗。关节喜温喜热，遇冷则肢体、关节胀肿增加，得温肿胀减退。舌苔白腻，脉迟缓。

热肿：关节肿胀较为局限，红肿热痛，皮色多为红亮，肤温较高。关节活动受限，疼痛明显，得冷肿胀减轻，遇热肿胀明显。舌苔黄腻，脉数洪大。

③辨肿胀虚实：辨关节肿胀的虚实病势。

虚痹：痹病属虚症者，关节肿胀程度较轻，范围相对广泛，弥漫性肿，多为痹病日久病症。其特点是：关节肿胀时轻时重，表现在关节肿胀晨起最轻，晚上睡觉前最甚。肿胀处压痛轻微，按之凹陷明显且恢复缓慢。常见舌淡略胖、苔薄，脉虚濡。

实痹：痹病属实证者，关节肿胀程度较甚，范围比较局限，局限性肿胀，多为反复发作，也可见新发者。实痹的特点：关节肿胀处按之痛剧，患者往往拒绝医生按压。肢体、关节肿胀明显，皮肤张力高，按之迅速弹起，肿胀不易消退。常见舌红苔厚腻，脉洪大有力。

④辨肿胀筋骨：辨关节肿胀的筋骨病位。

筋肿：痹病伤筋，多筋脉扭曲，经络受阻，不通则肿，不通则痛，不通则麻，严重则木。痹病伤筋的肿胀相对程度要轻，肿胀或有瘀斑，但往往较为局限，压痛较为表浅，骨性标志仍清晰可及，骨关节功能一般尚正常。筋肿痹病的临床表现：肢体、关节酸胀、沉重，关节活动有牵拉、受困感，关节、肢体局部肿胀，肿势不重。

骨肿：痹病伤及骨骼，其肿胀相对较甚，骨骼水肿，关节内软骨受损，多表现皮肤有瘀斑，关节肿胀弥漫，肢体环形肿胀，深部压痛，骨性标志往往模糊不清，严重者伴有关节活动功能障碍或者行走困难。骨伤痹病的临床表现：肢体、关节疼痛、酸胀、麻木明显，关节活动受限，关节运动范围减少，肢体、关节运动力量下降，严重者行走不便或轻度跛行。

（3）关节红热。肢体、关节遭受热邪侵袭，或痹病发展到一定程度，或痹病在发生发展过程中，有时会出现关节热肿热痛的现象。李有娟认为：这是痹病的一个类型，我们称为"热痹"。热痹的出现主要有3个原因，一是直接受到热邪侵扰，热邪直中关节，出现关节红肿热痛等阳性症状。二是痹病病变日久，外邪长期留置机体，阻塞经络、阻塞脉络，留滞关节，久久不去，郁而发热，出现肢体关节红肿热痛等虚阳症状。三是痹病发病日久，久病伤正，耗气伤血，损伤精血，血虚发热。不同的病理机制，中医辨证施治也是不同的。

①热邪流注，积于关节：外邪侵入机体，热邪流注关节发热，或久痹关节损伤，瘀血积聚留置，加上体内原有余毒未清，瘀血和毒邪相聚为热。热邪为阳邪，其性火热，临床表现以关节红肿热痛为主。症见：急性发病，时间短，起病急。关节局部皮肤发红、发热，肿胀严重者可见皮肤发亮，疼痛明显，关节活动明显受限。李有娟认为：急性痹病热痹，属新发瘀血发热，热源于瘀血，瘀滞阻塞，脉络不通，经络瘀滞造成。逐瘀就是清热的主要手段。治疗原则：逐瘀泄热、清热凉血、消肿利湿、通络利关节。

②瘀血留滞，积久发热：久痹关节受损，损伤之后，气滞血瘀，脉络破裂，血溢脉外，离经之血瘀滞于关节、皮下、肌肤腠理之间，壅阻积聚，积久发热。《金匮要略·惊悸吐血下血胸满瘀血病脉证治》说："病者如热状，烦满，口干燥而渴，其脉反无热，此阴伏，是瘀血也。"李有娟指出：临床痹病脉象、症候不一致是瘀血的另一个特征。痹病日久，关节瘀血积滞，郁久必热，有时候体温不高，但患者感觉局部发热，此种为瘀血发热，李有娟认为，这种发热可以看作类似内伤发热，清热的同时，必须消除瘀血，这样才能做到真正清热。治疗原则：清营凉血、活血化瘀、清理关节。

③脉络阻塞，血虚发热：痹病关节受损，损伤之后，脉络破裂，血溢脉外，脉络阻塞，气滞血瘀。如果出血过多，或日久耗伤阴液、精血，阴不制阳，虚阳外溢而成血虚发热。临床表现：发热、面色不华、肌肤甲错、口渴思饮、肢体痛烦、关节肿胀、小便短少、大便秘结、舌质淡、苔薄少津、脉细弱。李有娟说："血虚发热乃临床非常见之症状，在治疗痹病患者时往往容易忽视，滥用攻伐之品，热没有降下来，反而症状加重。"血虚发热还有一个特点，许多患者会出现皮肤干燥、皮肤燥痒的症状，此乃血虚不能营养肌肤、血虚生风所致。治疗血虚发热，应根据其程度及其痹病自身的症状制定治疗原则。养血清热法、益气生血法、甘温除热法、活血通络法、滋阴潜阳法等，都是临床常用的辨证治疗方法。

（五）筋骨并重，治疗骨折筋伤

筋骨并重，治疗骨折筋伤可概括为以下几点。

1.骨正筋柔

筋和骨是矛盾的统一体，在一般条件下，骨是相对静止的，筋是相对运动的，故筋是矛盾的主要方面。当创伤后骨折筋伤，骨便转化为矛盾的主要方面。只有把重点放在正骨上，才能使骨正而筋柔。但有时"骨正未必筋柔"，这主要见于两种情况：一是由于原始创伤及手术切开内固定引起的医源性损伤，尽管术后骨折复位达到"骨正"的要求，但常常或多或少出现"筋缩""筋萎"等后遗症。二是由于外固定或牵引的时间过长，肢体失去早期功能活动的条件，导致"筋强""筋萎"等现象。

2. 筋能束骨

一是从正骨八法发展出来了"屈伸展收"法，即利用关节活动和肌肉舒缩来带动骨折片的复位。佛山市中医院从20世纪50年代便开展的肱骨外髁骨折翻转移位的手法复位便是筋能束骨的体现。二是维持肢体于某一体位，利用关节囊和肌腱的张力，使骨折对位，如后踝骨折的袜套踝背伸固定。三是杉树皮外固定，即通过筋的平衡来达到骨折端的稳定。四是强调肢体早期的合理的功能活动，通过肌肉的舒缩活动，以筋带骨使骨折端复合、吻合、愈合。五是在严重开放损伤、碾挫伤、撕脱伤等软组织损伤严重的情况下，软组织的处理要比骨折的处理复杂得多，软组织的修复也比骨折愈合慢，筋约束着骨的治疗。简单而有效的内、外固定，软组织的尽早修复，血管神经的重建，是新时代骨伤治疗在新的条件下新的思路。

3. 以骨促筋

随着骨折的修复，肢体由静态的活动步向动态的运动。以筋带骨，以骨促筋，筋骨并进，使肢体功能恢复，是伤科治疗的重要环节。骨折的复位和固定只不过是一种治疗手段，治疗骨折的最终目的是尽最大可能恢复肢体的功能。当骨折初步愈合，骨干力趋于恢复，以骨促筋，增强肢体功能锻炼便成为主要的治疗内容。这大大减少了骨折愈合后诸如关节粘连、肌腱僵硬、肌肉萎缩、创伤性关节炎等一系列骨折病的出现。

4. 筋骨并重

"筋骨并重"在软组织损伤的诊断和治疗中更具有现实意义。临床上"识骨不识筋，治骨不治筋"的现象较普遍，对伤筋的诊断，治疗和预后均认识不足、处理不当而引起不同程度的后遗症。面对着越来越多的因伤筋而失治，由骨折而筋伤，随骨折愈合而关节强硬的"疑难"病案，正骨虽不易，理筋却更难。

第三节　詹新宇学术思想

一、主要学术成就

詹新宇师承父亲詹庄锡，是浙医流派——"詹氏中医骨伤疗法"的主要学术传承人之一。詹新宇工作30余年，有着丰富的临床经验。她虚心好学，熟读经典，精研岐黄，综合各家学说，勤求古训，博采众长，在长期的临床工作中渐渐形成自己独特的技术专长和临床经验。她在继承和发扬"手法整复、杉树皮外固定、中药内服外敷"的中医治疗特色的基础上，自创"推顶法"有效整复肱骨近端骨折，擅长运用补肾壮骨法和活血化瘀法治疗骨折不愈合，总结创造了"补肾五法"，除治疗骨折以外，还用于治疗缺血性骨坏死、骨质疏松、骨质增生等骨关节病。詹新宇不仅善治骨关节创伤及杂病，对于内、外、妇、儿各科也有研究，尤其对于痛经、乳腺增生、更年期综合征等妇科病的治疗也有独到之处。

詹新宇从事中医骨伤临床研究及实践工作以来，始终坚持"弘扬国医，济世于民"的宗旨，大力推行中医治疗。她擅长手法整复、杉树皮小夹板外固定，中药内服外敷的传统中医治疗手段结合现代医学技术治疗各种骨伤疾病，倡导"治未病"，注重"筋骨并重、内外兼治、动静结合、医患合作"，善于针药并用、内外兼治，尤其对运用小针刀治疗颈、肩、腰腿痛及网球肘、弹响指等各种筋伤病，运用手法闭合整复骨折，运用中药辨证施治颈、肩、腰、腿痛及膝关节炎等方面，都有独到之处。她结合多年的临床经验，自创了詹氏骨保健操，能有效缓解工作和学习引起的身体不适，预防骨骼、肌肉及关节等疾病，对颈、肩、腰、膝等部位的保健康复作用尤为明显。

詹新宇工作之余，总结经验，辛勤写作，在国家级及省级学术刊物上发表论文十余篇。如在《浙江中医学院学报》1991年第2期发表论文《谈回旋手法整复骨折的体会》，在《中医正骨》2008年第7期发表论文《皮牵引、甩肩加杉树皮夹板固定治疗肱骨外科颈骨折》，在《中华中医药学刊》2015年第2期发表论文《中医综合疗法联合西医治疗非创伤性股骨头坏死临床疗效观察》，在《中医药临床杂志》2019年第8期发表论文《自拟补骨方联合阿仑磷酸钠治疗非创伤性股骨头坏死临床疗效观察》等。

2013年杭州詹氏中医骨伤医院与江西省卫生厅进行科研合作，詹新宇牵头对腰椎间盘突出症进行临床科研，运用詹氏骨伤的经典方——伸筋活血汤，顺利完成了课题《伸筋活血汤治疗腰椎间盘突出症的临床研究》。她创立编排并亲自拍摄了《詹氏骨保健操》教学视频，在优酷网等多家视频网站公开发布，该项目还参与了拱墅区民政局组织的公益创投项目并荣获了二等奖；2018年应南通市肿瘤医院邀请，与南通市肿瘤医院对颈部周围肿瘤患者放、化疗的康复治疗进行了科研合作，发明了"放疗患者颈部固定装置"，并于2019年通过了国家知识产权局的实用新型专利申请；在杭州市卫生和计划生育委员会主办的杭州市卫生科技计划项目中，杭州詹氏中医骨伤医院承办的2016—2019年《自拟补骨方联合阿仑磷酸钠治疗非创伤性股骨头坏死的临床疗效观察及机制初探》医学科研项目中，担任主要负责人一职，通过3年的努力，圆满完成了科研项目，并荣获杭州市卫健委的科技成果三等奖。这些论文及科研课题都是其30多年临床工作经验的总结和提炼，是业务水平的升华，将中医传统的方法提高到理论研究的位置，并将之传承与发展、创新。

詹氏
骨 伤
Zhanshi Gushang

二、主要学术思想

（一）詹氏良医：医者仁心、医德仁术

詹氏骨伤从创立以来，遵从祖上的教诲，一直以医德、医术为治病救人的崇高目标，在长期的临床诊治疾病的过程中，在老百姓心目中形成了良好的形象。詹庄锡老先生说："治病救人，行善积德；医乃仁术，性命相关。"在平时的日常诊治工作中，詹新宇总是牢记父亲的教诲，对患者全心全意，治疗精益求精。詹老先生常常教育家人及弟子说："为医者当具有仁爱之心，以治病救人为本，应急患者所急，想患者所想，以解决患者的疾患（疾病）、痛苦为首要任务。"所以，临床上碰到贫困患者，或农村山区的患者，詹新宇总是亲力亲为，不管患者有钱没钱，先认真治疗，帮助他们解决病痛为先。临床工作30多年来，碰到许许多多经济状况不好的患者，詹新宇总是急患者所急，痛患者所痛，让患者用最少的钱，受最少的苦，帮患者解决病痛。她看病精准，绝不为单纯的经济效益而延误患者的诊治，患者吃苦少、花钱少、恢复快。对于有些家庭生活比较困难的患者，詹新宇经常自掏腰包买饭给患者，还多次自掏腰包给患者出回家路费。孙思邈有段名言："若有疾厄来求救者，不得问其贵贱贫富，长幼妍蚩，怨亲善友，华夷愚智，普同一等，皆如至亲之想。亦不得瞻前顾后，自虑吉凶，护惜生命。见彼苦恼，若己有之，深心凄怆。勿避险巇、昼夜、寒暑、饥渴、疲劳，一心赴救，无作功夫形迹之心。"（《大医精诚》）詹氏骨伤的医生们就是这样在做的。

作为骨伤科医院，收治最多的是外伤、骨折患者。而跌打损伤、高处坠落等外伤骨折患者，往往以最基层的农民工为最多见。因为在生产工作一线从事重体力劳动，一旦损伤，往往骨断筋伤比较严重（这种损伤需要大量的治疗费用及大量的治疗时间），治疗时病程长，费用高。一旦患者医治不好，轻则影响患者的工作、生活，甚则影响整个家庭。而此阶层民众又往往经济状况较差，甚至有些人会因为没有钱医治而放弃治疗。此种现象在医院的临床工作中不时会碰到。詹氏骨伤医院自成立以来，詹庄锡老先生以"医者仁心，医德仁术"的精神贯穿全院职工的思想，多年来医院诊治的骨伤患者大部分都是一线的劳动群众及农民工等，而且医院收费低廉，有些实在因为经济原因无法支付医药费的特殊患者，医院会根据具体情况，集体捐款或者减免医疗费用，体现了詹氏骨伤广大医务人员治病救人的仁心仁术。

詹新宇仁心仁术，主张作为良医，要胆欲大而心欲细、智欲圆而行欲方，对于医疗风险要勇于担当，对风险大的患者敢于治疗也善于治疗。目前，整体医疗环境复杂，许多高风险的病例稍不注意往往容易产生医疗纠纷，因此许多医师对于医疗风险高的病例往往不愿意治疗，明哲保身的想法比较多见。詹新宇不畏医疗风险，急患者所急，痛患者所痛，从不计较个人得失，经常冒着风险治疗，为患者解除病痛。例如：儿童肱骨髁上骨折，容易并发血管神经损伤，及发生肘内、外翻畸形，缺血性肌挛缩，骨

化性肌炎等后遗症，对患儿以后的生活影响较大，患者家长往往不满意，医疗风险比较大。曾有位6岁肱骨髁上粉碎性骨折伴肘关节脱位儿童，很多医院都要求患儿手术，因其家长拒绝手术，而未得到治疗。后患者家长慕名求治，来到詹氏骨伤医院，詹新宇看了片子，保守治疗难度极高，但她看着患儿痛苦的模样和家属渴望的目光，心中不忍，决定不避风险，敢于担当，勇于治疗。她精心制定了保守治疗方案，采用高超的手法整复技术，使骨折、脱位得以纠正，再予杉树皮夹板外固定，结合中药内服外敷，细心治疗，患儿顺利痊愈，功能恢复良好，未留任何后遗症。

还有位6岁小男孩，从1米高的墙上跳下来，摔伤右上肢，送到其他医院看，医生说孩子手断了，骨折移位明显，只有切开手术治疗，需要交3000元住院费押金。男孩家是外来务工人员家庭，一个月家庭收入不到3000元，一下子交那么多押金，家里人很犯愁。后来，他们打听到詹氏骨伤医院擅长骨折的保守治疗，善于中药治疗，有些骨折可以通过詹氏正骨手法精确复位，不需要开刀，费用相对较低，所以，孩子的父母赶紧带着他马上过来了。詹氏中医骨伤医院的医生看了X光片后诊断为"右肱骨髁上骨折伴正中神经损伤"，而且骨折移位明显，达Ⅳ度，原则上需要马上处理，如果不手术，手法整复的要求非常高，要求整复必须一步到位。因为，此类骨折，从解剖结构上讲，神经紧贴骨头，一旦骨折，骨折断端往往容易损伤到神经，而此患肢已经出现了神经症状，整复中极有可能骨折断端进一步损伤到神经，加重症状。如果一次不成功，肿胀加剧，就更增加整复难度。因此，急诊医师自然而然想到了詹新宇，请她会诊治疗。詹新宇通过仔细的诊断、分析，通过X线片、CT等研究骨折断端的移位方向，结合神经解剖结构，制定了严谨的治疗方案，随即进行手法整复、杉树皮夹板固定，手法干净利索，一气呵成。经X光片复查，骨位纠正，基本达到解剖对位。当小孩父母知道骨折已复位，那个感谢啊……一个半月后，小孩骨折基本愈合，几乎看不出曾经骨折的痕迹。詹新宇仁心仁术、勇于担当的这种例子太多了，数不胜数。

詹氏骨伤自创立以来，一直以为基层广大老百姓服务为宗旨，无论患者是贫困或者富贵，是高官或者来自最底层的普通老百姓，都是一视同仁，全心全意地为患者服务。多年来，医院广大医生、护士已经为贫困患者集体捐助医药费多次，医院也无数次地为一些特别贫困的患者免除或减免医药费。詹新宇还积极参加中国红十字会组织的为贫困山区百姓义诊活动，自带针刀和膏药，为贫困患者捐医捐药，曾花半个月时间去甘南的贫困山区扶贫义诊。

詹新宇在为患者治疗的过程中总是站在患者的角度考虑，时刻为患者着想，例如在外固定包扎时，不仅要固定坚固牢靠，还要求包扎后要让患者感觉舒适，并且美观整洁，这些都是詹新宇仁心仁术的体现。

（二）手法特色：早准稳巧、因势利导

詹氏骨伤治疗骨折具有比较高的知名度，在当地老百姓的心中有较高的地位，与其高超的骨折整复手法有很大的关系。我们知道，骨折的治疗方案分为两大类：保守治疗与手术治疗。保守治疗费用低，无创伤，但是对骨折复位的程度因医师的整复水平而异。而手术治疗费用高，而且有创伤，但骨折断端一般可以通过切开复位而达到比较理想的位置。长期以来，由于中国人的传统观念，广大的老百姓一旦发生骨折，首先都希望能够通过保守治疗而获得痊愈。但是，保守治疗的关键点是手法整复技术【将骨折整复（复位）到解剖位置或功能位置】和骨折固定方法（将手法整复后的骨折维持在正确的位置直到愈合）。临床上很多医院目前治疗骨折基本以手术为主，传统手法正骨技术应用的很少，中医正骨手法需要传承下去已经是重中之重的大事。詹氏骨伤在长期的临床工作中，通过数代人的努力，总结出了一套行之有效的手法整复骨折经验。临床上治愈了无数的骨伤患者。詹氏正骨手法的精髓是：早、准、稳、巧、快。即"詹氏正骨五法"。

1．"早"

早：早期诊断、早期治疗，尽早进行手法整复、固定。

一般来说，骨折以后，早期骨折断端会随着时间大量出血，造成局部组织严重瘀血、肿胀。时间越长出血越多，瘀血肿胀会越严重。严重的瘀血肿胀造成肢体张力增高，不利于手法复位及治疗。所以，尽可能早地进行手法复位，将骨折断端力线对好，位置恢复正常，不仅让患者减轻痛苦，而且可以稳定骨折断端，减少出血，尽可能早地创造条件让骨折断端开始修复，有利于后期骨折的康复。詹新宇临床治疗骨折脱位，讲究兵贵神速，强调骨折脱位的复位要及时，尽量早期手法整复，越早越好。尤其是闭合性四肢骨折，最好在伤后2小时内进行手法整复、固定为佳。这时骨折周围的软组织出血较少，肿胀较轻，肌肉韧带张力小，容易一次性手法整复到位、复位成功。这可以避免反复多次手法操作，造成骨折断端及骨折周围软组织再次损伤。早期整复容易达到解剖复位，而且患者思想上有准备，可以承受手法整复时的疼痛，自我感觉痛苦小。早期整复完成越早，骨折后期愈合会越快，患肢功能恢复越好，创伤并发症和后遗症的发生也越少。所以，詹氏正骨手法中的"早"是非常重要的。如果拖延时间过长，骨折周围软组织出血较多，肿胀明显，肌肉韧带紧张，张力大，手法整复的难度就会比较大，常常不能一次性复位成功。而反复多次手法操作，容易导致再次损伤，增加创伤并发症和后遗症的风险，影响骨折愈合和功能恢复。这种时候詹新宇会配合麻醉，在麻醉下复位，可以松弛肌肉，减轻复位难度。当然，对于严重、粉碎的骨折或者患者来时就已经肿胀明显、瘀青非常严重，已经错过了早期最佳整复时间，如何来体现这个"早"？詹氏骨伤常用的方法是把早整复改为早期牵引等其他有助于骨折

复位的方法进行处理。早期复位，早期治疗，早日康复。

2．"准"

准：手法复位时，精准病位，对局部解剖、伤病的性质及病理特点要熟识准确，动作准确实效，用力轻重适当。

詹新宇强调骨折脱位的手法复位前，要对创伤部位的局部解剖、创伤性质及病理特点熟识准确，"手摸心会，知其体相"，四诊合参，做到胸有成竹，选用合适的正骨手法，准确操作。《医宗金鉴·正骨心法要旨》"一旦临证，机触于外，巧生于内，手随心转，法从手出"就是最好的写照。詹新宇主张正骨注重理筋，筋复其位，才能骨归其位，善用理筋手法治疗关节损伤、关节错缝、关节分离。如桡骨远端骨折，常伴有下尺桡关节分离，如果不纠正下尺桡关节分离而仅仅整复桡骨远端骨折，往往复位效果不理想，在整复桡骨远端骨折的同时，纠正下尺桡关节分离，则会取得满意复位效果。所以，临床手法整复时，詹新宇尽可能做到骨折断端准确解剖复位。她说：所谓"准"，讲的就是手法复位时所用的力要准确针对骨折部位，"准"就是要手法复位精准，达到骨折断端的完全对位。"准"就是作为一个骨伤科医师准确理解局部解剖知识，所施手法之力符合人体解剖学、生理学要求。

詹新宇非常重视关节功能的恢复，要做到这一点，必须保证关节周围骨折断端在手法整复时首先力求解剖复位，其次保证功能复位。这是以后功能康复的前提条件。詹新宇治疗的另一个特点是：动静结合、精准病位、筋骨并重、同步治疗。骨折、伤筋治疗并重是提高詹氏治疗效果的精准体现。詹新宇善于动静结合治疗骨折伤筋，主张骨折早期适当功能锻炼，功能锻炼贯穿整个治疗过程。例如桡骨远端骨折，手法整复、杉树皮夹板外固定后，以静为主，辅以微动，制动骨折断端及临近的腕关节以静养，同时可以轻微活动远离骨折断端的手指以促进血液循环；骨痂开始生长后，骨折断端稳定，这时以动静并重，仍制动骨折断端及临近的腕关节以静养，同时加强整个手的活动，可用力屈伸手指及握拳，既可以促进血液循环，防止软组织粘连，又能予骨折断端以轴向的应力刺激，促进骨痂的生成，利于骨折愈合；当骨痂进入改造阶段后，骨折已经临床愈合，去除夹板外固定，这时就以动为主，辅以静养，要多活动临近骨折断端的腕关节及整个伤肢，一方面增加关节的灵活性以恢复伤肢的功能；另一方面，微动又能刺激骨折断端以促进骨痂改造，利于骨折的骨性愈合，同时一定活动强度及活动量的功能锻炼后，局部会疲劳甚至再次损伤，因此每次功能锻炼后都需要静养一段时间，以利于伤肢的恢复。所以功能锻炼始终贯穿整个治疗过程，直到骨折完全愈合、功能完全恢复、能正常劳动为止。

3．"稳"

稳：手法稳健，不能粗暴，让患者体外固定舒适稳妥。

骨折损伤以后，由于疼痛和恐惧，一碰患者肢体、肌肉，患者往往容易紧张、造成肌肉痉挛。这些因素都很不利于手法复位。也是临床上许多医生手法复位失败的主要原因。詹新宇非常重视医患合作，她常与患者说明病情，手法整复过程以及固定需要患者配合的细节，和患者相互理解、相互配合，以达到最佳治疗效果。詹新宇对助手的要求也非常严格，在手法复位前，患者易紧张，肌肉僵硬，手法阻力比较大，不利于手法操作。这时候，助手的作用十分重要，首先固定患者的伤肢两端，保持伤肢稳定，这样患者就不会感到疼痛。其次，需要让患者摆放舒适、合适的体位，利于患者放松，便于术者手法操作。詹新宇整个手法复位操作非常稳健，她会先轻柔按摩，或和患者谈话、互动，转移患者注意力，使患肢肌肉放松，患者心情放松，这样可以减少手法实施过程中的阻力，有利于稳健的复位。真正复位操作时，詹新宇强调：复位手法一定要稳妥，精准复位，不能粗暴用力，强拉硬推，以免骨折部位造成两次损伤。

"稳"在具体手法整复时的另一层含义，詹新宇说："手法整复用力讲究稳健有力，还要讲究这个过程的稳步实施。有些骨折，比如股骨干骨折，由于大腿肌肉丰厚，单单靠手臂的力量不能对抗，这时候往往需要牵引来对抗，待肌肉松弛后再实施手法整复效果会好得多。整复时牵引也要稳，控制牵引重量，缓缓用力，持续用力，切忌粗暴、蛮力。牵引需要一定的时间，一般先拔伸牵引数分钟，这样才可以对抗患者紧张、痉挛的肌肉。等患者肌肉疲劳、放松后，稳稳地复位就比较容易了。'稳'还体现在复位后的外固定操作上。骨折通过手法整复到达了理想的位置，这时候还不能算稳定，在绑外固定的时候稍不留神很容易发生移位。所以，稳稳地包扎、稳妥地外固定完成以后，骨折断端才真正达到一个相当的稳定状态。"詹新宇特别强调：固定要稳定牢靠，尤其是近关节端骨折，必须予超关节固定，可有效地防止骨折再移位的发生，利于骨折愈合。詹新宇指出：临床上为防止关节功能出现后遗症，很多医师让患者早早进行功能锻炼，她认为功能锻炼也要稳健可靠，要循序渐进，动静结合。宜柔不宜刚，锻炼动作要轻柔灵活，活动量及活动强度不宜过大，因人而异，忌动作粗暴猛烈，锻炼过度，避免骨痂断裂分离，防止再次骨折的发生。

4．"巧"

巧：运用巧力，手法轻巧有力，用四两拨千斤的巧劲复位，用轻巧的材料固定。

詹氏正骨手法讲究"刚柔并济，轻重适宜，轻巧灵活，善用巧力"。詹新宇传承父辈的经验，在长期的临床工作中总结了自己的体会，她认为，接骨喜刚不喜柔，理筋喜柔不喜刚。正如《伤科汇纂》所言："宜轻宜重为高手，兼吓兼骗是上工。法使骤然人不觉，患如知也骨已拢。"所以她在临床骨折脱位的手法整复时，采用刚柔并济、轻重适宜的灵巧手法，取得了非常好的效果。她说："手法要轻巧灵活，而不僵硬笨拙，要善于运用寸劲（刚）、巧力（柔），刚与柔相辅相成，运用杠杆的力量，四两拨千斤，巧力收骨入位，达到快速复位的效果。"即《医宗金鉴·正骨心法要旨》所言："法之所施，使患者不知其苦，方称为手法也。"这样既省力又有效，又可减轻患者痛苦。

临床上，我们经常可以看到，有些医生整复时动作鲁莽粗暴，强拉硬推，非但不易复位，且易再次造成筋骨新的损伤。动作粗暴的后果往往是肢体更加肿胀，致伤上加伤，更难整复。詹新宇，作为一名女医生，有时候需要为五大三粗的工人、农民进行整复，只有借助巧力，才能完成准确的骨折复位。

例如：临床常见的手腕部科雷氏骨折的手法复位，詹新宇一般先用拔伸牵引法，徐徐用力，整复骨折重叠移位；不能粗暴用力，强拉硬拔，以免再次损伤。拔伸牵引时宜用柔力，徐徐加力，持久牵引，先纠正重叠移位；等到听到响动，重叠移位纠正后，就要用巧劲，在维持牵引状态下快速用力掌屈尺偏，使向背侧、桡侧移位的骨折远端一次性复位。这时如果用力轻柔，慢慢来的话，复位效果就差了，往往不能一次性复位成功。这就是刚柔并济、巧力复位的典型应用。

詹新宇善于利用杠杆原理巧力复位，独创推顶法治疗肱骨外科颈骨折，临床取得非常好的效果，患者普遍反映痛苦少，复位巧妙。具体操作如下。

推顶法：患者取仰卧位或坐位，一助手环抱患肢肘关节上方牵引患肢，二助手环抱腋窝做对抗牵引，牵引约3～5分钟，三助手牵引下上举肩关节，术者在同时双手环抱骨折远侧端，根据成角移位方向，双拇指推动骨折端向相反方向做折顶动作，有明显骨擦感后，术者手摸骨折端比较平整，维持牵引下放下肩关节于中立位，予以夹板固定。适用于肱骨外科颈骨折重叠成角移位者。

詹新宇强调：推顶法和折顶法的区别，折顶法只是手臂前屈上举拔伸下的折顶方法，前后过程没有推的过程，如果有侧移，在中立位拔伸中亦可纠正，注意腋中对肘、对掌一条线，不要左右侧偏。推顶法是在做折顶动作时，双拇指要推动骨折端向相反方向折顶，有"推"的动作。

詹新宇对于创伤、骨折的诊断，善于望、问、切、摸（望神色形态、问详细病史、切脉象、体格检查），不依赖辅助检查，重视体格检查，强调要"手摸心会，知其体相"，根据体格检查判定伤情，再参考 X 线片、CT、MR 等影像学检查，以明确诊断，详查伤情，做到胸有成竹。

詹新宇善于利用现代医学的影像学辅助检查，但强调对于影像学检查仅供参考，不可过于依赖。因为有些软组织损伤，如关节错缝、轻度关节分离（相当于关节半脱位），即中医所说的"筋出槽，骨错缝"。通常普通 X 线片影像学检查常常可无明显异常。但患者体格检查有相应的压痛明显、活动不利等阳性体征。这种伤病如果没有及时正确处理，后期往往会遗留严重的后遗症。所以，在临床工作中，詹新宇非常仔细，对于有些普通 X 线片不能准确诊断的疾病，及时增加 CT 或 MRI 等进一步明确诊断。例如手腕软组织损伤伴有下尺桡关节轻度分离的患者，常规 X 线片检查正常，但患者腕关节屈伸、旋转活动受限，可有轻度叩击痛，就要考虑下尺桡关节分离。这时就需要先按摩推拿，使患者放松，再用推挤归合手法、关节摇法等正骨理筋手法使错乱的关节复位。复位后患者会立即感觉疼痛减轻，手腕活动恢复正常。如果因为影像学检查正常，按照普通的软组织损伤治疗，而不手法整复，往往迁延难愈。

有位30多岁的男性患者，右手拇指的掌指关节肿胀、疼痛，活动不灵活半年，也没有明显的外伤史，X线片及CT均未发现明显异常，MR检查结果为周围软组织肿胀、炎症反应，也未发现明显骨折及脱位。詹新宇体格检查后，诊断为右第1掌指关节错缝，相当于西医的关节半脱位，予手法整复后，当时患者的右手第1掌指关节肿胀明显消退，疼痛明显减轻，感觉疼痛很轻微了，关节活动也正常了。因此，詹新宇经常强调，医生要善于利用现代医学的影像学检查，但又不能完全依赖于影像学检查，关键还是要结合患者的实际情况，这也是其注重整体辨证论治、详查伤情、明辨病症的思想体现。

5. "快"

快：快速诊断、快速制定治疗方案。手法整复动作熟练、迅速快捷、整个复位过程一气呵成。

詹新宇认为：早和快是一脉相通的，早期诊断、早期治疗，明确诊断就是要快速了解骨折损伤的暴力程度、受力机理，一旦骨折损伤部位清楚、损伤类型知晓，就要快速进行手法复位治疗。"快"还包括两个方面的内容：一是骨折创伤要尽早、尽快处理，及时复位，兵贵神速，越早越好，以免延误病情，耽搁治疗。二是正骨手法要熟练迅速，手法操作时要动作快，不拖泥带水，整套复位手法临床运用干净利落，一气呵成。这就是詹氏骨伤"快"的内在含义。詹新宇指出：正骨手法熟练才能"手随心转，法从手出"，动作灵活，快速复位。就如古人所云："法使骤然人不觉，患者知痛骨已拢。"尽早尽快地手法整复，既能减少患者的痛苦，还能避免长时间操作而人为加重组织损伤，有利于骨折的愈合及后期功能的完全恢复。

手法整复过程讲究"快"，这是詹新宇多年临床的心得。在上一辈手把手的教导下，在一次一次的临床实践工作中，詹新宇真正懂得了詹氏手法的精髓、精神。在传承的同时，她结合自己的临床经验，悟出了詹氏手法的原理，总结出詹氏骨伤正骨手法中"快"的临床意义。使得詹氏骨伤在发展中不断进步、壮大。

（三）固定特色：灵活固定、动静结合

骨折的治疗，早期准确、稳健的手法整复，以达到解剖复位的效果；而手法复位后的固定，因为骨折愈合往往需要较长的时间，所以固定的好坏直接关系到骨折的对位、对线是否能保证在合理位置，后期骨折是否能很好地愈合，因此固定在骨折的治疗中有着非常重要的地位。骨折的固定在临床上分为内固定与外固定两种。所谓内固定，就是把固定材料放入体内，也就是我们常说的手术内固定方法。比如四肢骨折钢板螺钉固定技术、髓内钉固定技术、脊柱骨折椎弓根钉棒固定技术、股骨颈骨折的空心钉固定技术等。所谓外固定，有手术外固定支架固定技术，以及临床最常见的石膏、夹板固定技术。目前临床上常用的非手术外固定方式有石膏绷带外固定，高分子夹板外固定、普通小夹板（木夹板、竹夹板）外固定，杉树皮夹板外固定等。虽然石膏固定比较牢固，易于塑形，而且价格低廉，但是由于普通石膏固定比较沉重，不利于功能锻炼，易发生关节僵硬，对日常生活影响比较大，临床上患者的依从性比较差，接受率比较低。而高分子石膏绷带虽然固定坚固、使用轻便，但也容易发生关节僵硬，并且价格昂贵，患者不易接受。詹氏骨伤长期使用的杉树皮夹板属于木夹板，优势明显，深受患者欢迎。无论哪种固定技术，目的都是为了骨折正确对位，稳定骨折断端，给骨折营造适合的愈合环境，防止骨折再移位。

詹新宇从小跟随父母学习手法整复技术及杉树皮夹板固定技术，以中医正骨手法外固定方法为特长。詹氏骨伤采用杉树皮做成夹板作为固定材料应用于临床已经有数十年的历史。杉树皮夹板具有容易塑形、有一定的韧性和弹性。詹新宇临床使用杉树皮夹板尤其强调固定的松紧度：太紧，影响患肢的血液供应，严重者不易消肿，甚至会产生肢体坏死等严重并发症；太松，起不到固定的作用，骨折断端容易产生移位，或造成软组织再次损伤。所以，詹新宇在临床整复完成之后，迅速给予稳妥的固定。她强调：骨折早期（伤后24～48小时内），由于损伤后局部组织会出血肿胀，有些患者回家后，肢体会进一步肿胀，夹板固定太紧会给骨折肢体产生很大压力，影响患肢的血液供应，严重的会造成肢体坏死的恶果。故詹新宇强调：早期固定不宜太紧，以固定的绷带绳能移动1厘米为原则。1～2周以后，局部肿胀情况基本稳定，并开始消退，这时候，杉树皮夹板的固定要稍紧一些，但也不能太紧，以固定后能塞入一手指为准，确保骨折断端正确对线、对位，有一个良好的固定环境。到了后期，可以根据患者的具体情况，松紧适宜为好，有利于骨折愈合，也有利于后期关节功能康复。

詹新宇认为，一个合理的外固定要满足三要素：固定确切（牢固、坚固，能防止骨折再移位），固定灵活（患者感觉轻巧、舒适），固定干净（外观整洁、美观、井井有条）。

詹新宇对于骨折的保守治疗，不但擅长手法整复、杉树皮小夹板固定，也善于用石膏绷带外固定，还善于利用现有条件就地取材，不拘形式外固定。詹新宇曾经有一次在农村义诊时，碰到一个桡骨远端骨折患者，农村医疗条件差些，当时当地缺乏医疗器械和材料，没有保守治疗常用的石膏绷带和小夹板，去医院又有些远，伤者比较痛苦，詹新宇考虑到骨折保守治疗要尽早手法复位有利于治疗效果，为了不耽误骨折早期治疗，就在附近找了个纸箱，詹新宇因陋就简，用纸箱板温水泡软，再把水分拧干，手法复位后，用湿纸箱板塑形固定，以代替石膏绷带外固定，随后患者到附近医院复查 X 线片，骨折对位、对线良好，取得了满意的效果，患者非常感激，在当地传为美谈。

对于手指和足趾的不稳定性骨折，比如足趾的粉碎性骨折和斜型骨折，因为解剖因素，固定不牢固，骨折容易发生再移位，詹新宇创造性地使用石膏托牵引固定法，先用粗钢丝做牵引弓，固定在石膏托中间，再用石膏托固定伤足，然后把橡皮筋或胶布条固定在牵引弓上，牵引骨折的足趾，使足趾的骨折断端维持在复位好的位置上，纠正骨折的再移位，取得了满意的效果。一青年男性患者，右足第三趾近节趾骨粉碎性骨折，患者要求保守治疗，手法复位倒还很成功，无论夹板还是石膏托固定，一放手骨折断端就移位，詹新宇采用石膏托牵引固定法，用胶布条牵引患趾，调节合适的松紧度以维持牵引，复查 X 线片，骨折断端对位、对线良好，配合中药辨证论治，同时适当进行右足趾屈伸锻炼；牵引四周后复查 X 线片，骨折断端对位、对线良好，骨痂生长良好，没有再次移位，予去除牵引只用石膏托外固定；6 周后复查 X 线片，骨折临床愈合，予去除石膏托外固定，患者患肢功能恢复良好，非常满意。

又如肱骨近端粉碎性骨折属于不稳定性骨折，骨折断端容易再次移位，詹新宇用独创的推顶法予手法复位，再采用甩肩疗法结合杉树皮夹板外固定治疗肱骨近端粉碎性骨折。具体做法：在杉树皮夹板外固定的基础上，增加胶布牵引伤肢，再让患者伤肢分别交替做轻度前后摆动、左右摆动和圆周摆动，可以有效地纠正骨折错位，防止肱骨近端骨折的再移位，尤其是对成角及重叠移位效果良好。具体例子：有一个 42 岁中年女性患者，因摔伤致左肩部肿胀、疼痛、活动不利，在某医院摄 X 线片示：左肱骨近端粉碎性骨折，骨折断端移位明显，断端局部嵌插，建议住院手术治疗。患者及其家属拒绝手术治疗，求助于詹新宇，要求保守治疗。詹新宇用推顶法整复后，因患者怯痛，未彻底复位，嵌插移位纠正，仍残留部分侧方移位，对线良好，对位约 1/2。予宽胶布行左上肢皮肤牵引，外用杉树皮小夹板固定，牵引重量为 2 千克，配合甩肩法治疗，纠正残余移位，每周复查一次。1 周后摄 X 线片复查示：左肱骨近端粉碎性骨折，骨折断端向外侧方轻度移位，对线良好，对位约 3/4。2 周后摄 X 线片复查示：左肱骨近端粉碎性骨折，对线对位良好，基本纠正残留移位。牵引加甩肩治疗一个月，去除皮肤牵引，改为只用杉树皮外固定。期间配合中药辨证治疗，随访 2 个月，患者骨折临床愈合良好，无疼痛，无肌肉萎缩和肩关节僵硬，肩关节活动良好。

詹氏甩肩法的具体操作：一是患者上半身向患侧稍倾斜，患肢做肩关节前屈、后伸钟摆样动作，一般一天摆动 30 次左右，摆动角度前后各 45 度左右，持续的时间视患者耐受情况而定，摆动范围逐渐增大。二是患者上半身稍向前倾斜，患肢做肩关节外展、内收动作，一般一天摆动 30 次左右，摆动角度左右各 45 度左右，持续的时间视患者耐受情况而定，摆动范围逐渐增大。三是患者上半身稍向前倾斜，患肢做肩关节划圆圈样动作，一般一天摆动30次左右，持续的时间视患者耐受情况而定，摆动范围可以逐渐增大。稍做休息后可重复交替以上动作。

詹新宇治疗骨折伤筋善于动静结合，主张骨折早期就应当适当功能锻炼，以促进血液流通，改善伤处局部血液循环，利于活血化瘀、消肿止痛；骨折中期及骨折后期应加强功能锻炼，既能促进活血化瘀，接骨续筋，又能给予骨折断端适当的应力刺激，促进骨痂的生长、改造，加速骨折愈合，还能预防肌肉萎缩和关节僵硬，有利于伤肢功能的恢复，静养结合功能锻炼贯穿于整个骨折治疗过程。例如桡骨远端骨折，早期手法整复，杉树皮夹板外固定后，因为骨痂未生，骨折断端处于分离状态，骨折不稳定，容易再次移位，应以静为主，辅以微动，制动骨折断端及临近的腕关节以静养，同时可以轻微活动远离骨折断端的手指以促进血液循环，以利活血消肿；中期骨痂开始生长后，骨折断端粘连接合，相对稳定，这时以动静并重，仍制动骨折断端及临近的腕关节以静养，同时加强整个手的活动，可用力屈伸手指及握拳，既可以促进血液循环，防止软组织粘连，又能予骨折断端以轴向的应力刺激，促进骨痂的生成，利于骨折愈合；当骨痂进入改造阶段后，骨折已经临床愈合，去除夹板外固定，这时就以动为主，辅以静养，要多活动临近骨折断端的腕关节及整个伤肢的肩、肘关节，一方面增加关节的灵活性以恢复伤肢的功能；另一方面，又能刺激骨折断端以促进骨痂改造，利于骨折的骨性愈合，同时一定活动强度及活动量的功能锻炼后，局部会疲劳甚至再次损伤，因此每次功能锻炼后都需要静养一段时间，以利于伤肢的恢复。故动静结合，即静养与功能锻炼始终贯穿整个治疗过程，直到骨折完全愈合，功能完全恢复，能正常劳动为止。

对于骨关节疾病，詹新宇治疗特点为外治与药物并重，治疗与康复并重。她善用小针刀治疗筋病，小针刀外治其标，中药内服治其本，针药结合，标本并治。小针刀治疗有疏通经络、松解粘连的功效，对于创伤后遗症，关节粘连僵硬、肌挛缩、创伤性关节病，退行性关节病、椎间盘突出等劳损性疾病有良好的疗效，小针刀治疗后可当即减轻疼痛症状，外治其标；然后内服相应的中药，补肝肾，强筋骨，通经络，除痹痛，内治其本；再结合功能锻炼，以恢复关节功能。例如腰椎间盘突出症，外治采用小针刀治疗为主，辅以腰椎牵引、推拿按摩、针灸、贴敷詹氏特有的膏药，能够疏通经络，快速减轻患者痛苦；再根据辨证论治的结果，内服相应的中药，以补肝肾，强筋骨，舒筋活血，通络止痛，能够巩固疗效，调整阴阳气血，治疗病本。再如创伤后遗症，软组织粘连，关节僵硬，外治以小针刀疏通经络，松解粘连，辅以推拿按摩、中药熏洗，可以快速增加伤肢的灵活度，恢复伤肢功能；再内服相应的中药，以补肝肾，益气血，强筋骨，舒筋活血，通络止痛，以巩固疗效，治疗病本。

（四）治疗特色：中西融通、内外并用

詹新宇虽然出身中医世家，又经过中医药大学的培养与学习，精通中医传统理论与临床，但她也非常重视现代医学理论与实践，在长期的临床工作中，注重学习现代医学的解剖学、生理学、病理学、骨科学等现代医学理论体系，掌握人体的解剖结构，并将中西医知识结合起来运用于临床实际，指导临床用药与治疗。

小针刀是一种特殊的中医治疗器具，小针刀既像针又像刀，因其前面打了一个刀刃，故得名"小针刀"。主要是对软组织和筋膜有松解作用，对临床许多骨伤科常见病有一定的治疗作用。小针刀治疗采用的是微创的方法，它的使用除了需要深厚的中医基础以外，还需要扎实的现代医学解剖学知识，治疗部位有没有重要器官，有没有重要的神经、血管等，对于使用小针刀进行治疗都十分重要。临床上，小针刀的治疗范围很广泛，凡是软组织疾患一般都可以选用。最早针刀松解主要是对肌肉的起止点进行松解、分离。局部的软组织粘连经过小针刀的松解、分离，症状可以得到缓解，尤其对治疗疼痛有很好的效果。现在小针刀也可以对关节韧带粘连、肌肉筋膜卡压进行松解，尤其一些因为筋膜粘连卡压神经的软组织疾患，局部的松解可以使神经得到松解，使得局部炎症、水肿和局部缺血，在松解卡压神经的筋膜后，疼痛等一些相关症状得到很好的缓解。但是，小针刀治疗也有一定的风险，如果没有扎实的中西医基础理论及临床经验，盲目操作，如不小心损伤肌腱、韧带，或者损伤神经、血管，都会造成严重的后果。

詹新宇在中医辨证施治的前提下，中药内治，往往配合小针刀以中西医特色结合外治手段进行辅助。詹新宇运用小针刀治疗软组织疾患有自己独到的经验，她在长期的临床实践中，形成了自己的治疗理念。詹新宇在平时的临床治疗中，除中医药辨证论治给药外，还非常善于配合小针刀进行治疗，即内治法与外治法并用。故她在运用小针刀治疗软组织疾病，如筋伤病、关节粘连、神经卡压症等疾病，在圈内颇有名气，前来求治的患者络绎不绝。

詹新宇运用小针刀技术，讲究的是用刀的手法。她总结出三个字："准""衡""速"。所谓"准"，就是定位准确，针刀下手点精准，直达病变部位。小针刀治疗是在痛点操作的，准确定位是整个治疗的关键，例如某一疾病开始疼痛范围比较广泛，可先通过中药内服、外洗或膏药贴敷等前期治疗，使疼痛集中在某一点或几个点后再佐以小针刀治疗，定位就比较"准"了。所谓"衡"，就是平衡，针刀用法稳健，操作方法平衡(刀法稳健，针法平衡)。在软组织松解、剥离的过程中，刀法平稳非常重要，保证不会损伤周围的重要组织，比如血管、神经等。所谓"速"就是迅速，小针刀虽然微创，但不管怎样也是一种有创性治疗，操作治疗的时间越长，针刀越容易损伤到周围软组织，同时患者的痛苦也越大。医生操作时手法越熟练，起刀、治疗、收刀动

作迅速，则患者的痛苦少，疗效更明显，接受性会更好。

（五）用药特色：接骨续筋、补肾为本

詹新宇治疗骨伤疾病的另一个重要方面，是运用中医理论，辨证治疗，根据不同患者的个体差异，给予个体化用药。临床上治疗骨折损伤，尤其是针对老年人体质虚弱、骨质疏松、肝肾功能亏虚，脾胃功能低下等情况，詹新宇根据中医理论，如《素问·阴阳应象大论》："肾生骨髓，髓生肝，肾主耳。"肾主骨生髓，肾藏精，精生髓，髓充养骨。提出：补肾壮骨、益肾续筋，强筋强骨、筋骨并重等治疗原则。所以，对于中老年人骨折的接骨续筋治疗，詹新宇往往从"肾"论治。她在长期的临床实践中，总结出自己临床常用的5种补肾方法。实践证明，这些补肾方法治疗骨伤患者临床行之有效，多年来，治愈了无数的骨折患者。

詹新宇运用中药"补肾五法"除治疗骨折以外，还用于治疗骨关节病，《灵枢·经脉》："骨为干，脉为营，筋为刚，肉为墙。"詹新宇从治"肾"着眼，擅长补肝肾，强筋骨；临床上，她善于运用补肾壮骨结合活血化瘀法，治疗骨与关节疾病，取得非常不错的疗效。

《素问·宣明五气》："肝主筋、脾主肉、肾主骨"，骨折则筋必伤，筋伤亦能损骨，因此治疗骨折要筋骨并重，这样才能恢复骨与关节的正常功能。肝与肾又重在治肾，五行水生木，五脏则肾生肝。《素问·痿论》："肾主身之骨髓，骨枯而髓减，发为骨痿。"从中医的宝库中，詹新宇领悟到：肾为本，本不荣则枝必枯，肾虚则精亏，精亏则髓少，髓少则骨枯，骨枯则骨不濡，骨不濡则骨肉不著，骨脆筋弱，则易骨折筋伤。她说："骨折筋伤日久，气血俱虚，筋骨萎弱，挟瘀挟痰，合邪而为痹。因此治疗骨折首在治骨，筋骨并重；治疗骨关节病则应筋骨并治，重在治骨。"她还说："治筋骨即治肝肾，肝肾同治重在治肾，治肾则重在补肾。"《素问·上古天真论》："肾气盛，筋骨坚，肌肉满壮"，所以，肾的精气充盛，则水旺而木生，肝的精气亦充盛，骨充而不萎，筋充而不枯，筋强骨壮，肌肉丰满，则筋骨不易折断，虽断也易生长愈合；筋骨劲强，关节清利，骨萎与骨痹亦不易发生。所以，临床上詹新宇治疗骨折类疾病骨关节伤病时，总把补肾放在重要位置。因为，有些骨折患者肾虚体质，骨折愈合明显比较慢。中医明确指出：肾虚则水不涵木，易致肝虚；肝虚则子盗母气，易致肾虚。肝肾亏虚，不能充养筋骨，而致筋骨萎弱，伤则骨髓不充，骨痂难长，骨折难愈；病则筋骨失约，关节活动不利，易发而为痹；肾虚体质的骨折患者，骨折愈合明显缓慢。所以，从肾论治，有着严谨的科学道理。

骨折内伤脏腑气血，外损筋骨皮肉，《正体类要》："肢体损于外，则气血伤于内，荣卫有所不贯，脏腑由之不和。"骨折伤及筋骨皮肉，气血津液，脏腑经络，主要和肝肾、脾胃关系密切。肾藏精，精生髓，髓充养骨，肾主骨生髓，肝主筋。治疗上首先

詹氏骨伤 Zhanshi Gushang

关注肝、肾的同时，兼顾脾胃功能也是十分重要的。古人云："脾主四肢肌肉，脾胃化生气血津液，气血津液濡养筋骨关节。肝虚则筋弱而不约束，肾虚则骨髓不充而骨枯；而脾虚不统则气不能充养，不能固摄，气血化生无源肌肉而瘦削。"所以，古人有"骨为干，脉为营，筋为刚，肉为墙"之说。筋肉萎弱失于约束则易失其位而滑脱，骨枯髓空则骨脆而易折。詹新宇临床治疗骨关节伤病除了善于补肾疗壮骨法以外，詹新宇也非常关注脾胃系统功能的正常与否。脾主四肢肌肉，肌肉筋骨的强健与饮食消化能力即脾胃的运化功能密切相关。骨折能否早期愈合，中药辨证施治除了补益肝肾以外，必还须健脾和胃，顾护胃气。一来改善脾胃功能，增加患者食欲，化生气血津液，生化新骨。二来吸收水谷精华，补充体能。以增强脾胃功能，强化筋肉，有利于骨伤疾病的康复。

此外，詹新宇治疗骨伤，临床用药的另一大特点是：善于运用活血化瘀法，灵活配伍活血化瘀的中药，以早期缓解患者的临床症状。《杂病源流犀烛》："跌扑闪挫，卒然身受，由外及内，气血俱病也。"创损伤先伤气血，血伤则肿，气伤则痛，创故损伤必有气滞血瘀。《石室秘录》："血不活则瘀不能去，瘀不去则骨不能续。"故骨折筋伤早期，局部组织瘀血瘀滞，造成肿胀疼痛非常常见，也是患者痛苦的根源之一。早日缓解症状，消除疼痛是临床治疗的关键。早期治疗原则为活血化瘀，接骨续筋。中后期骨折筋伤日久，内舍其合，损及肝肾，致肝肾亏虚。因此治疗骨折筋伤，要在活血化瘀的基础上结合补肾壮骨之法。所以，詹新宇在治疗此类疾病的时候，非常注重活血化瘀与补益肝肾之剂的配合。消补配合，消瘀血而不伤肝肾，补肝肾而不留病邪。而对于骨关节疾病，从病因上讲，常常是先有肾虚而骨枯髓空，复感风寒湿热杂邪，痹阻经络，气滞血瘀而发病。因此，詹新宇强调：治疗骨关节病要在补肾壮骨的基础上结合活血化瘀会有更好的效果。

詹新宇临床补肾壮骨常用补肾五法：

1. 补肝肾，强筋骨法

适用于肝肾亏虚，筋骨萎弱证，常用于骨折后期或老年骨质疏松症。肝肾不足，或年老肾亏，或骨质疏松者。肝肾亏虚，不能充养筋骨，而致筋骨萎弱。常用詹氏补肾壮骨方，以填精补髓，强筋壮骨。詹氏补肾壮骨汤：杜仲15克、狗脊15克、续断15克、补骨脂10克、骨碎补15克、枸杞子10克、熟地15克、制萸肉10克，炒白芍15克、炙龟板（先煎）15克、怀牛膝15克、当归12克、茯苓12克、神曲10克，炙甘草3克。方中熟地、制萸肉填精补髓；狗脊、杜仲、补骨脂、怀牛膝、续断、骨碎补、枸杞子补肝肾、强筋骨；龟板补肾壮骨，滋阴潜阳，既有阴中求阳之意，又能制补阳太过；当归、炒白芍补血养筋；茯苓、神曲健脾和胃，使滋而不腻；炙甘草，调和诸药。阳虚寒盛者，加肉桂6克、淫羊藿10克、鹿角霜10克，温阳散寒。阴虚者，去补骨脂、杜仲，加墨旱莲10克、制首乌15克、女贞子15克，滋阴补肾。

2.补肝肾，益气血法

适用于肝肾不足，兼有气血亏虚证，常用于骨折后期，肝肾不足，或老年体弱，或平素体质虚弱者。气血亏虚，不能充养肝肾，不能荣养筋骨肌肉，而致筋骨肌肉萎弱。常用詹氏补肾益气方，以补肝肾、益气血、强筋骨。詹氏补肾益气汤：炙黄芪30克、党参15克、炒白芍15克、川芎10克、当归12克、熟地15克、丹参15克、杜仲15克、狗脊15克、骨碎补15克、续断15克、炙龟板（先煎）15克、香附10克、枸杞子12克、炙甘草3克。方中熟地、狗脊、杜仲、续断、骨碎补、枸杞子补肝肾、强筋骨；龟板补肾壮骨，滋阴潜阳，既有阴中求阳之意，又能制补阳太过；黄芪、党参、当归、熟地、炒白芍、丹参、炙甘草补气血；川芎、丹参、香附行气活血，使补而不滞；炙甘草，调和诸药。纳差，加炒白术10克、神曲15克，健脾和胃。

3.补肝肾，健脾胃法

适用于肝肾亏虚，兼有脾胃虚弱证，常用于骨折后期，肝肾亏虚，又缺少活动，胃纳不佳，或平素脾胃虚弱者。长期卧床少动，则精气郁滞，五谷不消，而致脾胃虚弱，脾胃虚弱则气血化生无源，不能充养肝肾，不能荣养筋骨肌肉，而致筋骨肌肉萎弱。常用詹氏补肾健脾方，以补肝肾、健脾胃、强筋骨。詹氏补肾健脾汤：党参15克、炒白术15克、茯苓15克、当归12克、炒白芍15克、熟地15克、杜仲15克、狗脊15克、怀牛膝12克、续断15克、骨碎补15克、陈皮10克、神曲15克、鸡内金10克、炙甘草6克。方中熟地、狗脊、杜仲、续断、骨碎补、怀牛膝补肝肾、强筋骨；党参、炒白术、炙甘草补气健脾；茯苓、陈皮、鸡内金、神曲消食化湿、行气健脾，使补而不滞、滋而不腻；当归、熟地、炒白芍补血养筋；炙甘草，调和诸药。脾胃虚寒，加干姜6克，砂仁6克，温中健脾。脾胃阴虚，去杜仲，陈皮，党参易为太子参，加沙参10克、麦冬10克、山萸肉10克，滋阴健脾。

4.补肝肾，行气血法

适用于肝肾亏虚，兼有气滞血瘀证。常用于骨折后期，肝肾亏虚，又长期卧床，缺少活动，精气郁滞，气滞血瘀者。气滞血瘀，筋骨失于滋养，则瘀血不去，新骨不生。常用詹氏补肾活血方，以补肝肾，行气血，祛瘀生新。詹氏补肾活血汤：炙黄芪20克、丹参15克、当归12克、川芎10克、红花10克、炒白芍15克、香附10克、续断15克、骨碎补15克、熟地15克、狗脊15克、制萸肉15克、杜仲15克、怀牛膝15克、炙甘草3克。方中熟地、制萸肉、狗脊、杜仲、续断、骨碎补、怀牛膝补肝肾、强筋骨；方中当归、熟地、炒白芍、红花、丹参补血和血，黄芪补气生血，使气旺血行；川芎、丹参、红花、香附、怀牛膝行气活血，使补而不滞；炙甘草，调和诸药。纳差，加炒白术10克、神曲15克，健脾和胃。

5.补肝肾，通经络法

适用于肝肾亏虚，兼有杂邪闭阻经络证。常用于骨折后期，关节痹病。感受风寒湿热，杂邪入里，留滞于筋骨关节经络之间，挟虚挟瘀，久则成痹。骨折后期，气血不足、肝肾亏虚，不能充养筋骨，则筋骨失约，关节不利；风寒湿热杂邪乘虚而入，痹阻经络，则关节屈伸不利，发而为痹。常用詹氏补肾除痹方，以补肝肾、强筋骨、通经络、除痹痛。詹氏补肾除痹汤：黄芪30克、当归12克、炒白芍15克、怀牛膝15克、乌梢蛇12克、狗脊15克、续断15克、骨碎补15克、熟地15克、杜仲15克、桑寄生15克、鸡血藤15克、桂枝6克、薏苡仁30克、炙甘草6克。方中熟地、狗脊、杜仲、桑寄生补肝肾、强筋骨、止痹痛；怀牛膝、续断、骨碎补补肝肾、行血脉；黄芪、当归、熟地、炒白芍、鸡血藤、炙甘草补气血；桂枝祛风通脉；薏苡仁利湿除痹；鸡血藤舒筋活络；乌梢蛇通络止痛；炒白芍合炙甘草养筋柔筋，缓急止痛；炙甘草，调和诸药。寒湿加制川乌10克、干姜6克、苍术10克，散寒除湿。湿热加土茯苓15克，地龙12克，黄柏6克，清热利湿。游走性关节痛加防风10克、羌活6克、独活6克、祛风除湿。关节僵硬，加木瓜15克、伸筋草15克、透骨草15克、舒筋活络。

注：现代人往往有"三高症"，在运用补益法时要根据患者的血糖、血压、血脂随症加减，切不可千篇一律，生搬硬套。

（六）个体化治疗：医患合作，因人而异

治病首重治心理，医患必须互动。詹新宇在临床治疗疾病过程中，非常重视患者的诉求，通过细致深入的询问病史，给患者充分的倾诉机会，经过和患者的充分沟通、交流，让患者把心里的想法全部表达出来，让医生有充分的了解。也让患者了解自己的病情，并且充分信任医生。这样医患之间达到互动，有利于医患合作，不同的疾病有不同的治疗方法，充分认识疾病，因人而异地进行辨证施治，同病异治，每个患者制定不同的治疗方案，进行个体化治疗。

"同病异治"是中医的基础理论之一，是中医理论体系的精髓。相同的疾病会因为每个患者的实际病情不同，医生会采取不同的治疗方法来达到理想的治疗效果。"异病同治"也是中医的精髓，不同的疾病，由于在某一个时间段出现相同的症状，医生通过辨证施治，给予相同的药物来进行治疗的一种治疗手段。詹新宇精通中医理论，将理论结合临床实际，虽然是不同的疾病，但是只要发病的根源是一样的，机理相同，就可以用同样的治疗方法获得满意的治疗效果。如同为骨折，治疗上除了手法整复、伤膏外敷、夹板固定等外治方法以外，中药内服用药必须根据患者的个体全身情况、局部损伤程度、患者个体虚实寒热的不同、脏腑气血的盛衰等种种情况，采用不同的

治疗方法及不同的中药方剂进行治疗。如开放性骨折出血过多，气随血脱，可用当归补血汤加人参等补气摄血；腰椎骨折往往因瘀血内停致腑气不通、腹痛腹胀、大便不解，可用桃核承气汤活血通腑，都是骨折病的同病异治。而有些疾病，如瘀血、肿胀，也因为病机相同，局部情况相同，虽然骨折部位不相同，也可以用消肿祛瘀的相同方法进行治疗。只要消除了病因，消退了瘀血、肿胀，同样能得到满意的治疗效果。又如独活寄生汤，具有"祛风湿，止痹痛，益肝肾，补气血"的功效，主治风寒湿痹日久、肝肾两虚、气血不足证，既能治疗腰痛病表现为风寒湿痹兼有肝肾亏虚、气血不足之证，也可用于治疗老年性膝关节病为风寒湿痹兼有肝肾亏虚、气血不足之证，也是异病同治。

  詹新宇在临床上注重整体辨证论治，强调治疗骨折不能只见骨折不见患者。要根据患者的年龄、性别、性格、职业、既往病史、病情差异、治疗目的、患者要求等，结合患者的体质进行个体化治疗，为患者提供个体化治疗服务。如：同是关节炎，男子多劳力伤筋、劳损退行性病变多见；女子多劳心忧郁、风湿性病变多见，这是性别的差异对治疗的影响。同是骨折，小儿肝肾气血未充，筋骨肌肉未盛，但生机旺盛，骨折愈合快，不用服药也可愈合良好，用药可稍加补肝肾益气血的药物，以加速骨折愈合，但不可过服，以免影响生长发育；老年人气虚亏虚，肝肾不足，生机衰退，骨折常常延迟愈合甚至不愈合，治疗上就要加上补肝肾、益气血、强筋骨的药物，以加快骨痂生长，加速骨折愈合，且治疗时间往往比较长，这是年龄的差异对治疗的影响。

  性格沉稳理智之人，常常能够很好地配合医生治疗，往往疗效比较好；性格跳脱固执之人常常不能很好地配合医生治疗，往往治疗效果比较差，这是性格的差异对治疗的影响。职业因素，工厂中在机器上干活的工人，压砸、切割、绞伤多见；农民田间干活，砸伤、摔伤多见；司机则车祸多见，久坐之人则颈椎病、腰椎病常见，这是职业的差异对治疗的影响。身体有宿疾的，往往新伤老病互相影响，治疗复杂，迁延难愈，如糖尿病患者骨折后常见骨折延迟愈合或不愈合，还容易并发褥疮，这是既往病史的差异对治疗的影响。骨折情况不同，采取的治疗方案往往不同，较轻的、简单的骨折，保守治疗效果就比较好；严重的、复杂的骨折，往往需要手术治疗，这是病情的差异对治疗的影响。同样是骨折，有的人喜欢开刀，没有必要手术的也要求手术治疗；有的人不喜欢开刀，有必要手术的也要求保守治疗，这是治疗目的和要求的差异对治疗的影响。还有些高龄骨折患者，骨折比较严重，需要手术治疗，但身体比较差，不能耐受手术，只好保守治疗，这是体质的差异对治疗的影响。詹新宇在临床治疗时就会根据不同患者的具体情况，进行整体辨证论治，采用最适合患者的个体化治疗方案。

  詹新宇认为，医者要"上知天文，下晓地理，中通人事"，熟悉天气变化、地理差异、人事异同。临床上主张医患合作，善于医患互动，让患者参与治疗，她认为治疗不仅仅是医生的事，更需要患者的配合。患者的个人情况不同，对于治疗的目的要求不同，詹新宇重视患者的治疗要求，根据不同患者的具体情况和要求，个体化制定治疗方案，个体化治疗，利于患者治疗康复。比如一些骨折严重的患者，虽然根据骨折情况采用手术治疗方案更好些，但患者因为种种原因而不愿意手术，要求保守治疗，只要能正常生活、活动即可，如果一定要患者手术治疗，患者常常不予配合，詹新宇根据患者要求和骨折的具体情况，采用合适的保守治疗方案，手法整复尽量解剖复位，力求功能复位；而高龄骨折患者，由于自身体质较差，对生活的要求较低，对伤病耐受力也比较低，对于骨折治疗的要求不高，能够生活自理即可，如果一定要求手术治疗，不但手术风险高，而且即使手术成功，后期的康复也不理想，达不到预期的手术效果，患者也常常不能很好地配合。詹新宇根据患者及家属要求，不强求解剖复位，只要采用保守治疗能够达到功能复位，保证骨折力线正常，使患者能够骨折愈合，以后生活能够自理即可。这样达到了患者的治疗目的，患者及家属都很满意。

詹新宇在临床诊治中，会详细、充分地与患者交谈、交流，详细了解患者的具体病情，倾听患者的诉求。然后，进行辨证论治，根据患者的个体差异，因人而异地制定个体化治疗方案。急则治其标，缓则治其本，有时候需要标本兼治，外治与辨证施治相结合。如"伤筋病"，肢体损伤的同时，患者兼有肝肾不足、腰膝酸软等全身症状者，可以肢体外敷药膏、制动；全身内服中药理筋疗伤，滋补肝肾(补肝肾、强筋骨、舒筋疗伤)，一举达到标本兼治的目的。

中老年患者，尤其是老年女性，绝经后往往有骨质疏松的情况，骨折以后，活动受限，更容易加重骨质疏松。詹新宇在治疗这种患者的时候，尤其重视个体差异，对于有骨质疏松表现的，中药辨证施治的同时，加强补肾壮骨药物的使用，如詹氏补肾五法治疗原则及补肾五法方剂，为其代表。骨质疏松明显的，尤其是脊柱椎体反复压缩性骨折，詹新宇会结合运用现代医学的理论和药物，比如西药密固达(唑来膦酸针，一年一次)，可以更好地降低骨质疏松性椎体骨折再发骨折的风险。

健康不仅是身体生理上的健康，还包括心理上的健康。现代社会竞争激烈，工作压力很大，许多患者会因病而感觉沮丧，尤其是中年女性更容易产生心情抑郁。医生治病，不仅要治好患者生理上的病痛，而且还要关注患者的心理健康。詹新宇非常注重患者的心理状态，在精心治疗骨折的同时，积极鼓励、开导患者，调整患者的心理状态，让他们心情舒畅，积极配合治疗和康复锻炼，医患合作，从而达到理想的治疗效果。曾有位40岁左右的女患者，因为生了二胎后经常腰酸背痛，浑身不适，到各大医院西医各种检查都提示阴性，首诊时整个人愁眉苦脸的，总以为自己得了癌症一类不治之症。詹新宇看了后认为，该女患者是中年而生二胎，属产后气血亏虚所致腰痛，加上久病不愈，又有产后抑郁症。所以她先开导患者，特意与患者说这没什么大问题的，是亏虚所致，一方面嘱咐患者要有信心，适当加强身体锻炼及营养摄入；另一方面，予以金匮肾气丸合归脾丸加减，中药内服加药渣外用浸泡。1周后来复诊，患者已经没有了愁眉苦脸，心情明显好很多。继续治疗3周后，各种症状基本消失，人也精神多了，好像年轻了好几岁。

詹新宇多次参加统战部组织的全国百名专家大型义诊"同心·共铸中国心"活动，经常去国内贫困地区扶贫、义诊，其间拍摄了大量的照片，临床工作中常与患者分享照片的风景，讲述贫困人群自强不息的故事，讲述扶贫过程中的心得，鼓励患者，增强患者战胜疾病的信心。针对每个患者个体的特性，因人而异，个体化治疗。詹新宇在临床上获得了患者的信任，得到了同行的一致认可，詹氏骨伤医院也获得了良好的社会效益。

（七）整体观：整体局部，辨证施治

中医治病，不仅仅只关注局部损伤问题，还要注重全身整体。一个人需要整体阴阳平衡，才能身体健康。人体内部各脏腑经络之间、全身与局部之间，是一个对立统一的整体，是一个既相辅相成、互相联系，又互相制约、时刻变化的统一有机体。一名骨伤患者，不仅仅要关注局部的损伤，更要从全身整体的角度，关注气血、筋骨、脾胃、肝肾等各个方面，综合审视，辨证施治，予以治疗。每个患者都有自己的个体体质，相同的骨折，不同的体质，治疗方法也有异同。

詹新宇熟读中医古籍，深刻领悟中医整体观理论，临床治疗上分局部外治处理与全身中药辨证论治。局部治疗：重点在损伤部位，根据骨折类型、软组织损伤程度及有无皮肤破损（开放性损伤、骨折）等情况对症处理，有时候需要现代医学知识，中西医结合治疗。骨折讲究的是对位、对线准确，外用药物对于软组织消肿止痛迅速。如果伴有开放性损伤等情况，则首先需要清创、包扎、固定等西医西药及抗菌消炎等处理，等局部情况稳定，开放性损伤处理完成之后，开始全身整体治疗。詹新宇把重点放在四期辨证论治：骨折早期（骨折后到骨痂生成前），瘀血留内，气机失调，肿胀、疼痛明显，治宜消法、下法，以活血化瘀、消肿止痛，减轻骨折周围软组织的肿胀，消除瘀血，减轻患者的症状，改善骨折周围组织的血液循环，有利于骨痂的形成。詹新宇早期常用的方剂是詹氏活血止痛方。作为其代表方，临床疗效显著，深受患者的欢迎。骨折中期（骨痂开始生长到临床愈合），瘀血未去，筋骨未续，治宜和法、续法，以健运脾胃、和营续骨，加速骨痂生长，促进骨折愈合。詹新宇在此期尤其重视脾胃功能，脾胃功能强健，水谷精微吸收佳，则患者气血会明显改善。脾胃功能强则能更好地运化水谷精微，化生气血，补充体质。詹新宇说："患者气血足，全身状况佳，局部的血运也会更好，有利于骨折的加速愈合。"古人云："气血充盛，则气血易于流通，骨折易于愈合。"詹氏和营续骨方为其代表方。骨折后期（骨折临床愈合到伤肢功能基本恢复），患者骨折筋伤日久，伤及气血，损及肝肾，筋骨虽续而未坚，气血耗损，筋

脉拘挛，功能未复，治法宜补宜温。尤其是老年患者原本体虚肾亏，加上创伤日久，后期往往会出现肝肾亏虚的症状，临床治疗宜补肝肾，益气血，扶正固本，以加速骨痂生长，促进骨折愈合。骨折康复期（伤肢功能基本恢复到完全恢复，直至恢复正常生产劳动），祛风湿、通经络，詹氏补肾除痹汤，阴雨天不会酸痛。詹新宇说："詹氏骨伤治疗骨折，詹氏补肾五法及补肾五方为其特色，临床效果颇佳。"

骨伤患者除外伤（交通事故车祸伤、建筑高处坠落伤），一般随着年龄的增长，骨骼的强度会下降，骨的脆性会增加。临床老年人骨折比较常见，这些患者平时或多或少会有一些全身性的慢性病，如高血压、糖尿病之类。詹新宇在临证之时，往往会从中医整体观出发，结合患者的体质强弱及损伤发展变化的不同情况，兼顾全身与局部的关系，综合辨证施治。

（八）治未病：重视保健、贵在预防

中医治疗疾病的最高境界是"不治已病治未病"。所谓"不治已病治未病"，是说治疗已经发生的疾病不如重在预防疾病的发生。中医"治未病"是有理论依据的支撑的，中医"治未病"是健康养生、养生保健的精华。长期以来，"治未病"的医学思想不被重视，临床一直以"治已病"为重点。近年来，国家对中医药的重视程度越来越高，中医"治未病"的理念深入人心，更多的亚健康问题需要解决，各地大医院都成立了"治未病"科。詹氏骨伤一直坚持中医的传统，秉承中医理念，"不治已病治未病"的中医思想始终贯穿在临床治疗中。詹氏骨伤医院很早就建立了完整的"治未病"科，科室有近300平方米，拥有最先进的中医红外热成像仪和中医体质辨识仪等大型中医治未病仪器，每年有大量的亚健康人群来"治未病"科进行健康体检及体质辨识，在中医"治未病"理念下进行健康干预，保健调理。为社会、为人民的健康默默地努力着。

随着现代社会的发展，生活条件日益改善，长寿人群越来越多。年龄越大，骨的质量也会随着年龄的增加而下降。近些年来，临床上老年骨折患者中间，发现大量患者是因为骨质疏松而造成的骨折。而骨质疏松症除年龄因素外，还与运动量减少、太阳照射不足、老年人胃口不佳，饮食减少、钙元素摄入不足等因素有关。詹新宇根据中医"治未病"理论，在治疗骨折疾病的同时，同步关注骨质疏松症的治疗，防止骨质疏松的老年人再发骨折。我们在詹新宇的临床治疗中，可以看到处方中经常会有便于老年人吸收利用的，增加骨小梁结构的中药，如：骨碎补、续断、土鳖虫等。

詹新宇推崇"天人合一"的思想，认为人要适应大自然，要注意平时的生活习性，适应自然规律，注意自己的生活习惯、饮食方式、居住环境，及时调整自己的精神状态。比如长期早起的人易伤阳气，需要不时地补充阳气，固阳、壮阳。长期熬夜的人易损阴液、阴血，容易耗伤心神，需要经常滋阴生津，滋阴补血，养心安神，补充阴液，以使阴平阳秘。阴阳平衡，精气神充盛，才是身体健康的根源。临床上，詹新宇

尤其在饮食、环境、运动3个方面特别重视。她说："适宜的环境、合理的饮食、适当的运动是预防骨质疏松症的最重要因素。作为医生，我们有义务向患者做健康教育，真正做到'治未病'。"

1. 饮食调理

目前，生活条件越来越好，大多数人饮食喜欢以荤菜为主，喜欢多食高脂肪、高蛋白、高热量的食品，这些习惯不健康，时间长了往往会出现高血糖、高血脂、高血压等"三高"情况。而且，有些老年人经常进食滋补品，这些人群体质往往以热性体质常见。老年人一般脾胃功能较弱，吸收能力较差，吃多了不但起不到营养的效果，反而会起反作用。詹新宇重视脾胃功能，在一些骨伤患者中也有很大一批脾胃功能不佳，服药后的吸收效果较差，治疗效果就会受到影响。脾胃乃后天之本，脾胃虚弱则气血生化乏源，元气不充，正气不足，无力促进骨折部位的修复、愈合。故詹新宇在治疗骨折时常先健运脾胃，调理整体体质，使整体与局部骨折伤病的调理与治疗有机地结合在一起，只有脾胃功能强大了，才能化生气血，促进骨折部位的快速修复、愈合。

热性体质的人，饮食调理宜多食清凉类食品为主，如芹菜、蒿菜、马兰头等。很多老年人喜欢以素食为主者，这种人多以寒性体质常见。我们建议饮食调理宜多食用一些温热类食品，如冬天可以吃些羊肉、牛肉等大补气血之品。关于补钙问题，临床上现在很多人，不管有病没病，不管年轻年老，不管有没有缺钙，都在吃钙片。詹新宇对大家说："这是不对的。好的骨的质量是需要钙和磷都达到一定的比例，乱补钙，不仅没有帮助，而且会带来许多并发症，如：影响消化功能、影响大便，严重的会造成重要脏器结石。而对于脾胃功能不佳、脾胃虚寒的亚健康人群来说，饮食建议多吃一些健脾养胃的食物，如莲子、薏苡仁、山药等；其次，这些人群建议少吃多餐，每次不要太多，给脾胃系统负担减轻一些。"

2. 环境影响

每个地区都有不同的气候变化、温度变化及湿度变化，詹新宇精通中医"五运六气"，尤其关注季节气候变化对于人体的影响。南方春夏多雨水，湿气较重，故南方人春夏多以湿困脾胃人群多见。詹新宇认为：杭州地区气候温暖而潮湿，脾胃运化功能较差的人，容易聚湿生痰，酿湿生热，同气相求，感受湿邪，湿困脾胃，则影响消化、吸收，进而影响临床治疗的效果。此时骨折患者的诊治，需要考虑祛湿健脾，保证脾胃功能强健。尤其是盛夏高温季节，杭州地区有时温度37度以上时间可持续40天以上，高温高湿气候容易发生过敏及感染，此时骨折患者在诊治过程中，需要格外重视皮肤破损情况。詹新宇强调：盛夏诊治，第一，需手法轻柔，不可擦伤皮肤；对于开放性损伤，需严格无菌操作。夏季皮肤因高温多汗，容易给细菌的滋生繁殖造成有利条件，也容易使伤口发生感染，故操作需十分谨慎，要保持包扎的透气干燥。第二，

詹氏
骨
伤
Zhanshi Gushang

对于皮肤有擦伤的患者及手术后的患者，创口应及时换药，还应比平时更关注创口感染的预防。第三，全身辨证用药。对于全身辨证用药，詹新宇认为，在盛夏高温季节，治疗骨伤病的同时，辨证用药应考虑在活血、止血的基础上应用清热凉血之剂，有事半功倍的效果。因为外伤局部血瘀，瘀血容易化热，加上气候高热，更容易出现红肿热痛等热化病症情况。可在活血化瘀的同时，采用清热解毒的中药(如忍冬藤、蒲公英、连翘等)，詹氏清凉解毒汤为其代表方。

而在多雨的春夏，水湿较盛，临床用药更需要化湿健脾，应用如藿香、佩兰等芳香之药以除湿浊秽气，保证脾胃健运、气血生化正常，促进骨伤局部症状快速消退。詹新宇认为，秋冬之令，气候严寒，皮肤、毛孔、血管收缩，气血运行迟缓，组织修复力下降。外伤后局部骨折、瘀血，损伤部位软组织肿胀时间会久一些。此时治疗，詹新宇会在活血化瘀的同时，采用温通经络的中药(如鸡血藤、青风藤、伸筋草、当归等)，詹氏温经通络方为其代表方。此外，还应注意局部肢体保暖，有利于改善局部的血液循环。

3. 运动锻炼

在中医治未病领域，詹新宇重视运动对骨折以后关节功能的康复，更重视运动对于骨伤疾病的预防。她总结临床上常见的骨伤疾病，结合多年的临床经验，重视运动在预防、调养、康复中的作用，创立编排并亲自拍摄了《詹氏骨保健操》教学视频。在优酷网等多家视频网站公开发布，加以推广，供广大网友学习与锻炼。詹新宇认为：动静结合，能够舒筋活血，强壮身体，还能够对肌肉筋骨施以适当的应力刺激，以促进血液循环，滋养关节筋络，有效缓解工作和学习引起的身体不适，预防骨骼、肌肉及关节等疾病。对颈、肩、腰、膝等部位的保健康复作用尤为明显，而且能够防治骨质疏松和关节退行性改变。此保健操在网络上广为流传，得到了大家的一致好评。

第四节　詹振宇学术思想

一、主要学术成就

詹振宇出生于中医世家，从事中医骨伤临床研究、科研、教学及中西医实践30年余年，自幼受父母的言传身教和医学世家的熏陶，热爱中医事业，尤其酷爱骨伤专业，继承了詹氏中医骨伤的学术传承，始终坚持"弘扬国医，济世于民"的办院宗旨和"大医精诚，追求卓越"的中医文化精髓，继承发扬中医骨伤事业，在原詹氏中医骨伤医院的基础上，进一步发展、壮大医院规模。他遵循"在坚守中传承，在创新中发展"的方针，2003年起詹振宇和父亲詹庄锡先后创办杭州詹氏中医骨伤医院、兰溪詹氏中医骨伤医院、诸暨詹氏中医骨伤医院等多家詹氏中医骨伤医院，使得"詹氏中医骨伤"成为一个品牌。2019年，在浙江省卫生厅的支持下，完成杭州詹氏中医骨伤医院、兰溪詹氏中医骨伤医院、诸暨詹氏中医骨伤医院的集团化运作，联合成立"浙江骨伤医院"，成为一家规范化、标准化运作的二级甲等示范民营医院，也是省内唯一一家二级甲等民营中医骨伤专科医院。2021年，浙江骨伤医院成为国家三级乙等中医骨伤医院。

詹振宇继承和发扬了"手法整复、杉树皮外固定、中药内服外敷"的中医治疗特色，尤其在手法整复上有独到之处，擅长单人关节脱位复位，善于气血并重治疗创伤，强调创伤要治养并重，并根据创伤不同治疗阶段的病因病机和气血、筋骨的愈合、变化情况，在创伤初期、中期、后期三期分治原则的基础上增加了针对关节僵硬、肌肉萎缩、肢体废用、功能障碍等后遗症康复期治疗，形成了具有詹氏骨伤特色的创伤初期、中期、后期和康复期四期辨证论治。同时，詹振宇还善于运用现代医学先进技术，中西结合，擅长脊柱、四肢关节的手术治疗及复杂的骨盆骨折手术，人工全髋关节置换及肢体延长、畸形矫正等手术治疗，并多次参加全国性骨科学术会议，在国家级、省级刊物上发表了《综合功能疗法治疗跟骨关节内骨折》《小儿肱骨髁上骨折的治疗及肘内翻预防》等学术论文数十篇，编写了杭州詹氏中医骨伤医院《中医临床路径》和《中医优势病种》汇编，主编了《新编中医药适宜技术治疗疑难杂症50法》。

詹振宇非常重视科研工作，强调科学研究是医院发展、壮大的基础，是医生掌握医学前沿技术的桥梁，是医院综合实力的具体体现。他出专项资金，鼓励广大医护人员积极开展科研活动以及专业论文撰写，制定详细的科研、论文奖励计划，重奖有突出科研成果的人员，使得医院的科研工作、论文撰写及论文发表成绩逐年提高。

在詹振宇的领导下，医院坚持"能中不西、以中为主、中西结合"的治疗方针，提倡"能简单、不复杂，能保守、不手术"的治疗原则，全方位治疗各种类型的骨伤疾病。詹氏中医骨伤医院独创的中西医结合疗法具有无创、无出血、绿色安全、痛苦小、疗效好、费用低等优势，深受广大患者的欢迎。

二、主要学术思想

（一）医德为重，勇于担当

近年来，"看骨伤到詹氏"，几乎成为一句流行语，"詹氏骨伤"用中医传统疗法治疗骨伤病的口碑与品牌背后，凝聚着富阳詹氏骨伤创始人及后人的巨大心血。詹氏中医骨伤经历了几十年的积淀与发展，突破了普通本土民营医院"作坊式"的发展模式，利用专业医疗团队优势和现代的管理理念，形成现代医疗规范化、规模化、中西医结合的经营方式。如今，詹氏骨伤品牌已经走出富阳，在诸暨、兰溪、杭州等地，都可以看见"詹氏骨伤"救死扶伤的身影。"詹氏骨伤"是浙江本土也是中国大陆民营中医事业发展的一个典范。

詹振宇受父亲影响，强调医者仁心、医者仁术，首重医德，以大医精诚为座右铭。詹氏骨伤认为医德包括医生善良的仁心和精湛的医术，医生以治病救人之心为首务，首先要有救死扶伤的仁心。作为医生必须要有过硬的医术。只有仁心而无医术非医德也，只有医术精湛才能治病救人。但有医术而无仁心，救人之术反成害人之术。因此，詹氏骨伤强调：医生首先要有对患者的慈悲心、同情心——即仁心，想要为患者解除伤病痛苦，这样才能用心学医，不断提高自己的医术。在詹振宇的领导下，詹氏骨伤医院本着"弘扬国医、济世于民"的精神，服务于基层的人群，倡导"以中为主，能中不西，中西结合"的治疗方针，精心制订詹氏骨伤的医务人员医德规范，坚持为患者服务的医院宗旨，竭诚为广大患者服务。

詹振宇坚持仁心仁术，以治病救人为宗旨。坚持走中医特色，能不手术者尽量采用中医保守治疗方法，以解除患者痛苦为原则。詹氏骨伤对于普通骨折外伤患者坚持走"吃中药、不开刀、康复快、花钱少"的特色之路，为广大基层低收入患者和社会最底层人群提供服务。医院经常对有些孤寡老人、无任何经济来源的穷苦人群提供免费服务。近年来，随着经济社会的发展，中药价格也在迅速上涨，尤其是一些常用的骨伤科药材大幅度上涨，价格较高，给广大患者增加负担。詹振宇为了降低成本，减轻群众的经济负担，仔细斟酌，寻找合适的替代药，精心组方用药，在保证疗效的前提下尽量降低药价，使患者能够看得起病、治得起伤。如穿山甲，活血化瘀通经，功效很好，是伤科常用药，10年前每克几毛钱，近年来涨到每克超过10元，如果按照以前的常规用量，一张方子的价格就要上千元。詹振宇用价格较低但作用相似的中药土鳖虫代替，调整配伍，增加一些价格不高的同类药，虽然药价降低了，但减价不减效，取得了较好的疗效，减轻了群众的负担，充分体现了詹氏骨伤处处为老百姓着想的仁心仁术。

詹振宇提出，作为医生、护士，不管是中医还是西医，医生首要以医德为重。作为医院，不管是公立医院还是民营医院，都要以社会责任为重。医院的发展要适应能更好地为患者服务为宗旨。詹氏骨伤医院虽是民营医院而非公立医院，但仍然坚持医院的公益性，勇于承担社会责任。以患者为中心，救死扶伤，服务患者，服务社会。在詹振宇的领导下，詹氏骨伤医院多年来为无数基层、贫困患者、困难群众减免医疗费用。为许多无主患者承担无私的抢救、治疗工作，创造了良好的社会效益。

詹氏中医骨伤医院作为一家民营专科医院，除了要完成繁重的医疗、救护工作任务以外，还主动承担了大量的社会公益工作。如为了促进警民合作，关注警察健康，与广大交警同志进行了互动，多次进行中医药健康知识宣教。并于2019年开始坚持为广大一线交警同志提供每周两次的治未病服务。针对机动车驾驶员体检复杂、程序繁琐、价格昂贵的问题，出于为人民服务的宗旨，医院为了方便广大机动车驾驶员体检，主动降低体检价格，简化流程，拨出专门的体检场地，以服务为主，为驾驶员提供方便。获得了广大机动车驾驶员及广大群众的一致好评。

（二）气血并重，气血同治

临床上骨伤科治疗跌打损伤传统都是"损伤一证，专从血论"，治疗一般都是以活血化瘀、行气止痛为原则。大多数医生普遍认为：损伤造成血脉破损、血溢脉外，是跌打损伤的主要因素。瘀血内留，瘀阻经络，脉络受阻、不通则痛是产生症状的主要原因。中医认为，人体是一个统一的整体，人体的"气"与"血"是相辅相成的。气有推动、温煦、营养、气化、固摄、防御等作用，血有营养、滋润等作用。血载气，气行血，气是血液生成和运行的动力，血是气的化生基础和载体，故曰："气为血之帅，血为气之母；气行则血行，气滞则血凝。"气与血又是相互滋生、相互补充的，血生气，气生血；气旺则血充，气虚则血亏；血盛则气旺，血虚则气少。血属阴而主静，气属阳而主动；血不能自行，得有赖于气的推动，气为血之帅，气行则血行，气滞则血瘀。气顺则血顺，气逆则血逆，气塞则血滞，气陷则血下。气能摄血，气旺则统摄血液有力，使血行脉中而不逸出脉外；气虚不能固摄血液，则血逸脉外而失血。血为气之母，血载气，气附于血。气血的功能：气血运行于全身，周流不息，外而营养皮肉筋骨，内而灌溉五脏六腑，无处不到。全身各个脏腑、器官无不需要气、血的滋养。清代叶霖《难经正义·卷一·一难》说："然气中有血，血中有气，气与血不可须臾之相离，乃阴阳互根，自然之理也。"气与血都由人身之精所化，气属阳，主动，主煦之；血属阴，主静，主濡之；血生气，气生血，气血互根互用，相互化生。所以，詹振宇指出：理论上气血同源，气血并重；治疗上，阴阳互补，气血同治。

詹振宇在长期的临床实践中形成了一套自己的学术思想，针对骨伤科骨折、伤筋等跌打损伤的患者，主张：骨伤辨证应气血并重，治疗宜气血并治。因此，"气血并重、气血并治"是詹氏骨伤治疗骨伤的一大临证特色。詹振宇说："气血并重、气血并治的学术思想是有中医的理论基础的。"明代薛己在《正体类要》中就有"肢体损于外，气血伤于内"的记载，提出了损伤外损肢体、内伤气血的观点，治疗上主张"气血并治"。清代沈金鳌《杂病源流犀烛》："跌扑闪挫，卒然身受，由外及内，气血俱伤病也。"也明确提出来损伤则气血俱伤的观点。因损伤必气血俱伤，因此治疗损伤应气、血同治，气、血并重，不可偏概。

詹振宇提出，气血论治是损伤治疗的基本理论的核心，也是指导治疗的关键。损伤先伤气血，气无形，伤气则气滞，壅闭不通，不通则痛；血有形，伤血则血凝，瘀血留滞，积聚则肿。血伤则肿，气伤则痛，故损伤必有气滞血瘀。气滞血瘀是损伤的基本病机，行气活血、祛瘀生新则为损伤的基本治疗法则，并且始终贯穿于各种损伤、不同时期的治疗过程中。詹振宇治疗骨伤骨折、跌打损伤，侧重气血并重，气血同治。

善于运用行气活血、补气生血、摄血益气、行血通络等治疗原则。他认为：经络脉管者，气血运行之通道也，譬尤河道乃河水之通道也，气血犹如河水也，气主温煦、推动，譬尤河水之动力也，故气行则血行，气滞则血瘀。气旺就如流水的动力大、流速快，气血旺盛就如河流水量充盛，流量大，自净力强，河道中的杂物及河水难于淤积堵塞。若流水很小，流速和流量都很小，水中杂物和河水就容易停积淤滞而堵塞河道，瘀血就像河道中的淤积杂物，气虚血弱则气血运行无力而迟滞，就容易停积堵塞经络血管。活血化瘀就像是清理河道把淤积杂物破碎挖走，但很难清除干净，还要流水冲刷才能自净。因此活血化瘀首先要行气以活血，而行气活血必须要气血旺盛才能气行而血活，所以临床上在使用行气活血法治疗气滞血瘀时，常加补气药，补气生血，使气血旺盛，血不瘀而自行，瘀不凝而自祛。

清代韦协梦《医论三十篇》说："气阳而血阴，血不独生，赖气以生之；气无所附，赖血以附之。"血载气，血为气之守，气必依附于血而静谧；血不载气，则气涣散不收，飘浮不定，而无所归附；气不得血，则气浮散无根，而无所依附。血为气之形，气为血之神，散则为气，聚则成形，气离于血则为无根之败气，血离于气则为无神之死血，人之气血须臾不可分离，否则"阴阳离决，精气乃绝"。血瘀必有气滞，气滞常兼血瘀；血失必伴气脱，气虚常兼血亏；气病血必病，血病气必伤；气血两者，和则俱和，病则同病。故血瘀者，行其气而血自调；血虚者，补其气而血自生；血溢者，固其气而血自止。因此，气血为病，应气血并重，气血同治，单治气或血则事倍而功半，气血同治则事半而功倍。

詹振宇认为：损伤无论骨折、伤筋，内伤外伤，瘀血出血，伤血必伤气，伤气必及血，所以，损伤、骨折必伤及气血。损伤伤及气血，或血瘀，或血出，导致气血功能失调。由此会产生气滞血瘀、气血壅闭、气虚血瘀、气虚血出、气随血失等气血两伤的证候。故损伤、骨折，外损筋骨皮肉，内伤经络气血，经络气血瘀滞，不通则痛。正如《伤科汇纂·内证·青肿》所曰："壮者气行则愈，怯者则着而为病。若骨已接、臼已入，其肿不消者，此元气怯弱。怯弱所以不能运散瘀滞也，唯补益滋阴助阳，则运气健旺，瘀血自散，肿痛自消。若投行气破血之剂，则元气愈怯，运气愈滞，患在骨髓及血气罕到之处，最难调治。"因此治疗上首先要行气活血，气血并治，以消肿止痛，通则不痛。詹振宇指出：中药黄芪为补气药之长，补气而生血摄血，使气旺血自行，又可防行气活血太过而耗伤气血，所以，黄芪在骨伤治疗中有着重要的临床意义。詹振宇治疗骨折、损伤重用黄芪是其临床特色之一。气血同治达到中医整体治疗的真正目的。

（三）文武用药，动静结合

詹振宇在骨折、损伤的临床治疗用药上注意药物文武并用，动静结合。他认为：

113

凡药性走窜，能推动气血津液运行，起理气行滞、活血祛瘀、开窍醒神、通经活络、利水通便、化痰消食、发汗解表之功的药物，药性属阳，归之于武药，俗称"动药"；凡补气养血、生津安神、滋阴补阳、收敛固涩、重镇降逆的药物，药性属阴，归之于文药，俗称"静药"。武药、动药行气活血，性温行散，容易耗气伤血；文药、静药补气养血，药性收守，容易滋腻瘀滞。文武用药、动静结合，用药消补结合，行气活血不至于耗散太过，补气养血不至于瘀滞留邪，从而达到攻补有度、攻邪不伤正、补虚不助邪。

首先，詹振宇文武用药、动静结合用药体现在行气活血与补气养血相结合。临床上骨折、损伤以后，患者往往因为失血而造成血虚乏力，因为血溢脉外造成血瘀疼痛。《黄帝·内经》曰："气为血之帅，血为气之母；气行则血行，气滞则血瘀。"故血瘀必有气滞，气滞常兼血瘀；血失必伴气脱，气虚常兼血亏，二者是相辅相成的关系。凡损伤之患，既有血瘀又有血失，既有气滞又有气虚，因此临床用药既要活血又要补血，既要行气又要补气。行气活血药的武药与补气养血的文药共用，动静结合用药，则行气活血而不伤气血，补气养血而不淤滞血脉。詹振宇指出：如损伤气滞血瘀，肿痛并做，在使用行气活血法治疗时佐以补气养血，常加补气药黄芪与补血药白芍，黄芪补气生血，使气旺则气自行，气行则血自行，又可防行气太过而耗散气血；白芍补血敛阴，又可防活血太过而耗伤阴血，此即动中有静之意。再如术后失血过多而致气血亏虚，詹振宇在使用益气补血法治疗时，常加川芎、香附等行气活血之品，以防益气补血太过而致气滞血瘀，闭门留寇，此即静中有动之意。

其次，詹振宇文武用药、动静结合还体现在使用辛燥药与柔润药相结合。如临床在治疗风寒湿痹时，常用制川乌、桂枝、细辛、苍术等辛温药物以达到祛风胜湿、散寒止痛的目的。而单纯使用辛燥温热药物很容易耗伤阴液，故临床实践中，詹振宇常加酸甘凉润之药白芍、甘草以益阴敛营，以防辛热燥烈太过伤阴。再如在治疗湿热痹痛时，临床上常用黄柏、防己、秦艽等苦寒辛凉药物以清热燥湿，而苦寒辛凉药物很容易损伤阳气，故实际应用时，詹振宇常加苍术、桂枝等辛温药物以辛散温通，及炙甘草以甘温缓中，制其苦寒之性，以防苦寒太过伤阳。

最后，詹振宇动静结合、文武用药还体现在补虚攻邪药与健脾和胃药相结合。脾为太阴湿土，喜燥而恶湿，胃为阳明燥土，喜润而恶燥；行气活血药物为武药、动药，多辛香性燥走窜，易伤脾胃；补益药为文药、静药，多收涩滋腻性润，易碍脾胃。用药时既要防止温燥之品劫其阴，又要防止苦寒之剂伤其阳，还要忌滋腻之剂滞其气，因此在处方用药时，使用行气活血类辛燥的药物时宜配伍养阴生津的药物以缓其辛燥之性，使用补益肝肾类滋腻的药物宜配伍理气健脾的药物以减其滋腻之性。如骨伤科常见的虚证肝肾亏虚，在使用补益肝肾法治疗时，常用熟地、制萸肉等填精补髓，补益肝肾之静药，收敛滋润，容易滋腻妨胃，酿湿碍脾，常加陈皮、焦三仙等行气健脾、消食开胃之动药，使补而不滞，滋而不腻，增强补益肝肾的功效，又可防止滋补生邪，变生他证。再如骨伤科常见的实证气滞血瘀，在使用行气活血法治疗时，常用川芎、元胡、香附、乳香、没药等活血化瘀、行气止痛之动药，辛散温燥，容易损伤脾胃，常加黄芪、炙甘草等甘缓和中、益气健脾之静药，以调和诸药，健脾和胃，使散中有收、消中有补，行散而不伤正。这也是动静结合、文武用药的具体运用。

（四）骨伤治疗，功能为重

骨伤疾病尤其是关节周围骨折、关节内骨折损伤的治疗应以恢复肢体关节正常功能为最终目的。詹氏骨伤在治疗骨折损伤的同时，非常注重后期关节功能康复的完全锻炼。关节功能康复这里主要是指：通过关节、肢体活动来恢复手术后损伤肢体的运动功能，早日康复、恢复正常关节运动范围的一种治疗方法。詹氏骨伤非常重视骨折后期关节功能康复，詹振宇带领骨伤团队在长期的临床治疗中，通过归纳、总结自己的临床经验，创建了完整的詹氏骨折、创伤后期关节运动功能康复的治疗原则。

如骨折、脱位、筋伤的复位、固定和药物治疗，只能使骨折错位、关节脱位和肌腱、韧带得到复位、骨折愈合、软组织损伤修复，但如果不进行及时的功能锻炼，伤肢的功能就不可能自主恢复，只有进行功能锻炼，伤肢的功能才可能恢复。詹振宇的父亲詹庄锡先生曰："动则阳自生，静则阴自养，故动则气血自行，静则气血自养；动则壮气，静则养神；动则强壮，静则养生。一静一动，则阴阳自生，气血自壮而肌肉自养，筋脉坚而骨髓壮；动静相合，则阴阳自调，正气盛而邪不侵。"适当的功能锻炼，能够舒筋活血，消肿定痛，促进骨折愈合，避免肌肉萎缩、关节粘连，恢复肢体功能，预防骨质疏松，降低关节僵硬及创伤性关节病的风险，并且能够扶正祛邪，预防疾病，增强体质，延缓衰老。因此，功能锻炼是治疗骨伤疾病的必要手段和重要环节，也是骨伤疾病不可缺少的一个重要治疗措施。

中医功能锻炼古人称"导引"，具有悠久的历史，《黄帝内经·素问》记载："不妄作劳""形劳而不倦"，则能"骨正筋柔，气血以流，腠理以密，如是则骨气以精"。《黄帝内经·异法方宜论》曰："中央者，其地平以湿……其治宜导引按跷。"是有关导引的最早记载，唐代王冰作注为："导引，谓摇筋骨，动肢节。"将"导引"解释为肢体运动。《吕氏春秋·尽数》曰："流水不腐，户枢不蠹，动也。形气亦然，形不动则精不流，精不流则气郁。"东汉神医华佗在《中藏经》中指出："导引可逐客邪于关节。"模仿"虎、熊、鹿、猿、鸟"等五种鸟兽活动形态，创立"五禽戏"导引术。西晋陈寿《三国志》记载神医华佗所说："人体欲得劳动，但不当使极耳，动摇则谷气得消，血脉流通，病不得生，譬犹户枢不朽是也。"唐代药王孙思邈曰："养生之道，常欲小劳，但莫大疲，及强所不能耳。"这些都说明了功能锻炼在临床治疗后期的重要作用。后世诸多医家创立沿袭的太极拳、易筋经、八段锦等导引术式，丰富了功能锻炼的内容。

中医骨伤功能锻炼加速康复的历史悠久，医学流派众多，功能康复运动动作姿势种类繁多，杭州詹氏中医正骨起源于浙江富阳张氏中医正骨流派。詹氏骨伤功能锻炼法是詹振宇传承于父亲詹庄锡先生，又勤求古训，博采众长，在长期骨伤诊治工作中总结优化，慢慢创立起来的。杭州詹氏骨伤功能锻炼疗法，丰富了骨折损伤后期保护关节功能，进行一系列功能锻炼的具体内容，詹氏功能锻炼法动作简便，疗效良好，易于广大患者学习掌握，具有鲜明的特色。

1. 功能锻炼的作用

詹振宇指出：詹氏功能锻炼法有推动气血流通，加速祛瘀生新的作用。局部功能锻炼能够舒筋活络，消肿止痛，通利关节。缓解局部筋肉痉挛，松解筋肉关节粘连，濡养筋肉关节经络，促进骨折愈合及肌肉筋脉的修复和关节功能的恢复。减少或避免损伤并发症如关节僵硬、肌肉萎缩、肌肉韧带粘连、骨质疏松、骨折延迟愈合和骨折不愈合等发生的风险，有利于伤肢功能的快速恢复。是治疗骨折的复位、固定、药物治疗、功能锻炼4个环节中的重要环节，是"动静结合"中"动"的部分，是治疗骨折的必要治疗方法，也是治疗筋伤的重要方法，是恢复伤肢关节功能必要的一种治疗途径。全身功能锻炼还能够充分发挥自我调节作用，平衡人体内外环境，强化完善机体各器官系统的生理功能。全身功能锻炼除加速骨折损伤的康复以外，还能调和全身气血，平衡阴阳，延缓衰老，扶正祛邪，从而起到防病健身、延年益寿的作用，古人留下来的著名"导引"如五禽戏、八段锦、易筋经、太极拳等，民间古今广为流传。

2. 詹氏骨伤功能锻炼的优点特色

詹氏骨伤功能康复锻炼，主要针对骨伤疾病后期，是以局部功能锻炼方法为主，同时借鉴、吸收了全身功能锻炼方法的一些优点。整套功能锻炼方法围绕：动静结合，筋骨并治，舒筋活络，通利关节，既能够行气活血，消肿止痛，又可以舒缓痉挛，松解粘连，促进骨折愈合及肌肉筋脉的修复，促进关节功能的恢复，避免关节僵硬、肌肉萎缩、韧带粘连。詹振宇强调：詹氏骨伤功能康复锻炼，不仅可以运动关节、濡养筋骨，而且可以减少骨折延迟愈合和骨折不愈合的发生风险，具有损伤恢复快，伤肢功能恢复效果好的特点。詹振宇总结詹氏骨伤功能康复锻炼特点如下。

（1）动静结合，早期主动。詹氏骨伤强调功能锻炼要动静结合。动静结合为中医骨伤疾病的第一大治疗原则。动即肢体活动，功能锻炼；静即制动、固定，休息，静养。骨伤疾病无论是骨折创伤还是骨关节疾病，都会同时损伤骨骼周围的肌肉、肌腱、韧带、血管、神经等软组织器官。而软组织器官损伤的治疗一般都需要进行适当的局部固定、制动，使其能够有充分稳定的外部环境，可以得到完全的休息、静养，有利于组织修复。但是，只"静"不"动"，没有后期关节功能康复锻炼跟上，往往会造成关节僵硬、功能丢失等严重后遗症。而功能锻炼后的休息、静养，能够为组织修复创造一个相对稳定的环境，以利于损伤组织的修复。因此"静"是骨折损伤治疗中不可缺少的治疗原则，是治疗的第一步。但是，骨折损伤疾病治疗的最终目的是：完全恢复损伤肢体、关节的正常功能。常规骨折、脱位和筋伤的复位、固定和药物治疗，虽然是必不可少的，但只能使骨折的愈合、脱位的复位、软组织损伤后的修复，都是为恢复损伤肢体的功能打下良好的基础，如果损伤的肢体、关节不进行功能锻炼，肢体、关节的功能是不可能恢复得非常理想。只有进行合理的关节功能锻炼，肢体、关节的功能才能完全恢复。因此关节功能锻炼是骨伤疾病治疗中不可缺少的一个重要的治疗原则。詹振宇强调：只有把"动"与"静"进行有机结合，才能真正掌握中医骨伤疾病治疗、康复的精髓。

詹氏骨伤功能锻炼注重早期关节功能活动，主动锻炼与被动康复相结合。詹振宇指出：肢体活动可以增强全身体质，促进全身血液循环，改善局部组织的营养代谢，刺激肢体周围神经的发育，增强肢体肌肉的力量，增强关节的灵活性。我们知道：肢体、关节、肌肉日久不活动，则"用进废退"，会发生失用性萎缩。无论是骨折、筋伤，夹板、石膏固定后日久不活动，还是骨关节疾病疼痛不敢活动，日久都容易发生肢体肌肉萎缩、软组织粘连、关节僵硬，运动活动受限。古人云："形不动则精不流，精不流则气郁。"久不活动则气血运行不利，局部肿胀不易消退。临床上经常碰到的患者由于不重视功能锻炼，或怕痛不敢活动受伤肢体，伤病后期等骨折损伤愈合时关节已失去了活动功能，造成了不同程度的残疾。因此，骨折损伤经过整复、固定以后，在医生的指导下早期进行肢体、关节功能康复锻炼，是预防关节活动障碍最主要的措施，骨伤疾病在治疗的早期就应开始进行相应的功能锻炼。功能锻炼的目的是消除肿胀，防止肌肉萎缩及关节僵硬，恢复伤病肢体的功能。因此，临床上根据患者肢体的具体情况，在不影响伤病部位制动及静养的前提下，尽早进行局部肌肉的收缩与舒张，以及伤病部位附近关节的屈伸活动，以促进血液循环，增强体质，防止肌肉萎缩、软组织粘连与关节僵硬，促进肢体功能的早日恢复。

（2）功能为主，兼顾力量。詹氏骨伤功能康复锻炼，是以恢复肢体、关节的运动功能为主，兼顾恢复肌肉的力量与增强身体的整体协调性为原则。伤病肢体、关节的功能康复主要是通过肢体、关节的屈伸、收展、旋转活动来实现，关节的灵活性就体现在关节屈伸、收展、旋转的活动范围和灵活自如能力上，肢体功能的恢复还包含肢体肌肉的力量恢复。因此恢复肢体、关节的功能，就是恢复关节的屈伸、收展、旋转的正常活动范围和运动的灵活性以及恢复肢体相关肌肉群的正常张力。詹振宇指出：关节的活动主要是依靠肌肉的力量带动肌腱、韧带和骨骼的联动来完成的，关节的灵活性也需要肌肉力量的支持。而且肌肉的收缩、舒张活动还会促进肢体局部组织血液循环，改善局部组织的营养，刺激相关的肢体周围神经，有利于关节功能的快速恢复，同时也可增强关节的灵活性。因此恢复肌肉的力量就要通过肌肉的主动收缩、舒张活动等功能锻炼方法，来逐渐增加伤肢肌肉的力量，从而为关节的正常活动提供力量基础。詹振宇又强调：詹氏骨伤功能康复锻炼法针对不同的肢体关节、不同的损伤程度，精心制定了局部肢体、关节主动功能锻炼方法和被动功能锻炼方法。通过主动或者被动屈伸、收展和旋转等运动方式，可以快速恢复损伤肢体、关节的运动功能幅度，增强关节活动的灵活性。同时，通过功能康复锻炼，肢体关节的活动范围增大，带动相关肢体肌肉、韧带等软组织的相互联动，可以迅速恢复相关损伤肢体肌肉的力量、增加相应韧带的强度。再通过肢体的多关节协同活动，恢复并增强身体的协调性，增强全身筋骨、肌肉的强度。从而快速达到全面整体的康复。

（3）安全稳妥，循序渐进。詹氏骨伤功能锻炼非常重视患者在功能锻炼以及整体康复过程中的安全性，因为临床上急功求快、盲目冒进导致人为再次损伤肢体、关节的情况屡见不鲜。詹振宇强调：功能锻炼宜早，负重活动宜晚，保证损伤肢体功能逐渐恢复，保证肢体功能不会因为锻炼而造成再次人为损伤，保证安全为第一。俗话说"欲速则不达"，肢体功能康复锻炼一定要循序渐进，活动量由少到多，动作幅度及强度由小到大，动作由简到繁，锻炼时间由短到长，一点一点逐渐增加，功能锻炼中以不使伤患处疼痛加重为原则。功能锻炼时应让患者全身放松，动作要轻柔缓慢，以损伤的肢体、关节活动时不疼痛或轻微疼痛为度，功能锻炼停止后疼痛应随即减轻或消失。詹氏骨伤功能锻炼方法有一定的具体要求，住院患者时间上有保证，可以每天进行功能康复锻炼，原则为"多次，少量"。意思是每天多运动几次，每次运动时间相对控制，不要一次锻炼太过。一般规定，功能康复锻炼次数为：每日3～4次为宜，局部锻炼每次15～30分钟，全身锻炼每次为30～60分钟，每个动作次数不拘多少，少可重复3～5次，多可重复数十次，以身体能够耐受而不加重疼痛或感到疲劳为度。门诊患者，因为其往返医院，路上来回不便，原则上每天功能锻炼为一次，康复运动的时间相对比住院患者稍长一些。局部肢体、关节锻炼每次30～45分钟，全身锻炼每次为45～60分钟，中间可以适当休息几分钟。

詹振宇特别强调：功能康复锻炼也是有一定的风险，锻炼不当也会出现严重的并发症。所以，掌握功能锻炼的方式、方法，认真、严格地按照詹氏骨伤制定的功能锻炼程序、循环徐进地进行康复锻炼非常重要。如果一旦在功能锻炼过程中出现肢体、关节局部疼痛、肿胀加重、伤情恶化等情况时，说明可能是锻炼的运动量或运动强度过大，或者锻炼方式方法不对。应立即暂时停止锻炼，首先让患者充分休息，放松心情，仔细检查肢体以及相关部位，确定没有新的人为损伤。其次，根据患者个体的具体情况，调整肢体关节功能锻炼强度或改变功能锻炼方式，以保证患者安全，不加重肢体、关节的锻炼负担为原则。最后，詹振宇指出：负重锻炼宜晚不宜早。很多患者到了康复锻炼后期往往非常心急，总想早点下地，早点奔跑，早点活动自如，可以出去爬山，等等。但是，这一阶段也是容易出现问题的时间段。这时候，"筋骨尚未坚，肌肉尚未壮"，损伤肢体、关节的力量远未到达正常水平，如果这时候不注意，太过自信，以为自己已经完全康复，放任自由行动，早早负重，很容易使尚未完全康复的肢体、关节造成再次损伤，甚至造成伤上加伤，留下后遗症。所以，詹振宇指出：康复锻炼后期，应在肢体力量、关节活动功能基本得以恢复，相关肌肉力量达到4级以上再进行负重锻炼。负重锻炼应由轻到重，逐渐增加负重活动，以免一下子负重过重造成再次肢体、关节损伤。每次负重功能锻炼结束后应充分休息，巩固锻炼效果，反复多次，不贪功冒进，急于求成，随意加大运动量和运动强度，避免锻炼不当而导致的再次损伤。

（4）医患合作，合理锻炼。詹氏骨伤功能锻炼重视医患合作，功能锻炼应在医师的指导下和患者积极主动配合下进行。《史记·扁鹊仓公列传》中，扁鹊曰："病有六不治：骄恣不论于理，一不治也；轻身重财，二不治也；衣食不能适，三不治也；阴阳并，脏气不定，四不治也；形羸不能服药，五不治也；信巫不信医，六不治也。有此一者，则重难治也。"《黄帝内经》则曰："病不许治者，病必不治，治之无功矣。"治疗疾病是医患双方互动的，不是医师单方面起作用，医师起到主导作用，还需要患者积极主动配合治疗，功能锻炼分主动功能锻炼和被动功能锻炼，主动功能锻炼需要患者自己主动练习才能起作用，因此功能锻炼首先要取得患者的合作，让患者自己从内心想要进行锻炼康复，自己主动进行功能锻炼。如果患者害怕疼痛或再损伤而不敢活动，或者仅仅只是应付医生，运动强度和运动量不足，没有达到功能锻炼的要求，即使骨折、损伤愈合良好，肢体功能的恢复也不能达到预期的效果。詹氏骨伤强调功能锻炼应在医师的指导下进行，根据患者伤病部位、伤病情况、患者的体质及复位固定的稳定情况，结合患者的体质，选择合适的功能锻炼动作方法、适当的运动强度和适宜的运动量，制定合理的功能锻炼计划，即个体化治疗方案。并根据功能恢复情况和病情变化随时调整康复锻炼计划，患者必须完全按照锻炼计划进行，不得随意自己动作或者盲目增大锻炼范围，防止由于功能锻炼不当而产生新的损伤。此外，还应向患者说明功能锻炼的必要性和过程中可能发生的情况及注意事项，坚定患者信心与耐心，减少患者的紧张和顾虑，争取患者的密切配合。因此詹氏骨伤功能锻炼需医患合作，患者应正确掌握锻炼方式和动作要领，积极配合，主动锻炼，才能治好疾病，让肢体关节功能彻底恢复，不留后遗症。

詹氏骨伤功能锻炼重视医患合作，还重视发挥临床医师的主导作用，尤其在被动功能锻炼时，需要医生有高超的技能、耐心的操作、严谨的工作作风。临床上，对于软组织粘连严重、关节僵硬明显，损伤关节不能自主活动者，需要医生运用被动功能锻炼方法，运用中医传统锻炼手法，如：关节摇法、拔牵法、屈伸法、展收法、摆动、抖动等理筋手法进行关节松解，让僵硬的关节得以松动，配合患者主动锻炼巩固疗效。这样可加速关节功能的恢复，无需手术进行关节松动术。被动功能锻炼，虽然患者有时会感受一些痛苦，但手法安全、速效，患者疼痛程度小，易于接受。詹氏骨伤功能锻炼法采用被动功能锻炼（医师用被动手法让关节松动）与主动功能锻炼（患者主动进行肢体、关节的运动锻炼）相结合的方法，具有关节功能恢复快、恢复效果良好的优点。

（5）调息调心，身心并重。詹氏骨伤功能锻炼注重调身、调息、调心，功能锻炼时要全神贯注，思想集中，以免发生意外，并要注意配合呼吸调节，调身、调息、调心相结合，从容和缓，弛张有度，有利于提高功能锻炼效果。人的生理和心理是互相影响的，外伤筋骨皮肉，则内伤脏腑经络，气血阴阳失和，都会影响人的情志，而外界刺激引起情志太过，则直接损伤内脏，引起气机逆乱、阴阳失调，而发疾病，或使患者病情加重，不利于治疗和康复。骨关节伤病的病程比较长，病情容易反复，尤其骨折、损伤严重的患者，整个治疗过程会比较长，后期还需要关节功能康复锻炼，有的患者会有抱怨，思想活动、情志变化比较复杂，又或受家庭影响，久病不愈则会悲观失望，精神抑郁，甚则厌世轻生；或治病心切，急于求愈，心情急躁，贪功冒进，或对伤病不能正确认识，要求过高，稍不如意，则不能积极主动配合治疗。所以，临床医师要积极指导帮助患者及家属正确认识伤病，减轻心理压力，放松心情，争取家属积极配合。并劝告、开导患者要思想开朗，善于自我调节，遇事要想开，防止激动或抑郁太过。平时保持平和愉快的心态，保持积极乐观的良好心态。医生需向患者说明功能锻炼的必要性和过程中可能发生的情况及注意事项，让患者树立正确的治疗观，确定合理的治疗最终目标和阶段小目标，坚定患者信心与耐心，减少患者的紧张和顾虑，争取患者的密切配合，积极主动治疗，这样临床治疗效果会更好。詹氏骨伤功能锻炼还强调"锻炼贵有恒"。由于患者体质不同，坚持主动锻炼的决心、信心、恒心不同，功能恢复有快有慢，因此功能锻炼持之以恒，坚持下去才能达到理想的临床效果。

3. 詹氏骨伤功能锻炼与注意事项

（1）固定期间功能锻炼应在室内进行，去除外固定后可在室外院子里进行。功能锻炼场地应安全，舒适、宽敞、安静、清洁、保暖、空气新鲜，辅助设备齐全，过饱、过饥、酒后及情绪激动时应禁止进行功能锻炼活动。

（2）根据患者损伤部位、伤病情况、患者的体质及复位固定的稳定情况，选择合适的功能锻炼方式、适当的运动强度和适宜的运动量，制定合理的功能锻炼计划，并向患者说明功能锻炼的必要性和过程中可能发生的情况及注意事项，坚定患者信心与耐心，减少患者的紧张和顾虑，争取患者的密切配合。

（3）主动功能锻炼应以患者主动锻炼为主，医护人员或陪护帮助时，只可作辅助防护。禁止医生用力扳推、屈伸、扭转伤肢，做被动动作。主动功能锻炼期内，做让患者被动屈伸、旋转这些动作，容易增加患者的痛苦，甚至再次损伤，影响骨折的愈合等。

（4）被动功能锻炼应在医生的指导下进行，防止由于功能锻炼不当而产生新的损伤，动作要轻柔，幅度要从小到大逐渐增加。根据患者的病情变化及功能恢复情况，及时调整功能锻炼的方式、运动强度和运动量。

（5）肢体、关节功能锻炼应在保证损伤部位稳定的情况下早期进行，但应主要循序渐进，运动量由少到多，运动强度由小到大，锻炼时间由短到长；动作应轻柔缓慢，幅度由小到大，动作由简到繁，负重由轻到重，逐渐增加。锻炼时以不疼痛或轻微疼痛为度，停止锻炼后疼痛应随即减轻或消失。如果出现疼痛、肿胀加重，伤情恶化时，说明运动量或运动强度过大，或者锻炼方式不当，应立即停止锻炼，充分休息，或改变功能锻炼方式。

（6）功能锻炼应动静结合，锻炼结束后应充分休息，巩固锻炼效果。忌贪功冒进，急于求成，随意加大运动量和运动强度，以免再次损伤。锻炼次数每日3～4次为宜，局部锻炼每次约15～30分钟，全身锻炼每次为30～60分钟，每个动作次数不拘多少，少可重复3～5次，多可重复数十次，以身体能够耐受而不加重疼痛或感到疲劳为度。

（7）肢体功能康复锻炼时要让医生、患者都全神贯注，思想集中，以免发生意外。要注意让患者配合呼吸调节，调身、调息、调心相结合，从容和缓，弛张有度，有利于提高功能康复锻炼的实际效果。

（五）损伤辨证，四期论治

中医对于骨折、损伤的临床辨证论治，一般分早、中、晚三期论治。在实际的临床治疗中，由于医疗资源有限，医院床位的限制等各种原因，医院把重点放在初期的治疗上。比如骨折患者，一旦接骨、固定手术完成，短时间内就会让患者出院、回家休养，而对于患者后期功能的康复关注较少。这种只重视骨折损伤的早期治疗，忽视关节功能康复的治疗模式，使得许多关节内骨折及关节周围骨折的患者容易遗留一定的后遗症。临床可以看到大量的这种例子。詹振宇根据骨折损伤不同阶段的病因病机，依照中医基础理论，结合自己长期的临床经验，提出骨折损伤四期辨证施治原则，增加的一期辨证论治就是针对康复期治疗。具体内容为重视全身气血盛衰及局部筋骨修复的动态变化，尤其关注骨折损伤愈合后期关节功能康复的完整性。他提出在骨折损伤初期、中期、后期三期分治原则的基础上增加了一个康复期治疗。主要是针对骨折损伤后期，关节活动僵硬、关节运动受限、局部肌肉萎缩、肢体废用无力的情况，以及关节内骨折、关节周围骨折后期关节功能障碍、关节僵直等后遗症进行康复治疗的辨证施治原则，形成了具有詹氏骨伤特色的损伤初期、损伤中期、损伤后期和康复期四期辨证论治理论。

詹振宇损伤四期辨证论治的特色，是分期、分型、分部论治。分期就是根据詹氏骨伤四期辨证论治，按照初期、中期、后期及康复期进行治疗。分型就是在分期的基础上，根据病因病机和损伤程度，分为不同的证候，如实则泻之，虚则补之，进行辨证论治。分部就是在分期、分型的基础上，根据损伤部位的不同，选用不同的引经药，引药入位，使药力直达病所，精准治疗，提高临床实际治疗效果。

詹振宇总结骨折、损伤詹氏四期辨证论治的特点为"消""和""补""通"。所谓"消"，指骨折损伤初期，以气滞血瘀、瘀阻经脉、不通则痛为主证，治疗以"消"为用，治宜消法、下法（活血化瘀、消瘀祛肿、理气止痛）。所谓"和"，指骨折损伤中期，以营损络伤、骨折愈合不坚、血脉不和为主证，治疗以"和"为用，治宜和法、续法（和营续损、强筋壮骨、通络止痛）。所谓"补"，指骨折损伤后期，以气血不足、肝肾亏虚为主证，治疗以"补"为用，治宜补法、温法（补益气血、补益肝肾、强壮筋骨）。所谓"通"，指骨折损伤康复期，以正气虚弱、关节痹阻，经络阻塞为主证，以"通"为用，治宜通法、宣法（宣痹阻、通经络、利关节）。詹振宇同时强调：四期辨证用药皆时时顾护胃气。不管是辨证分型的哪一期，保护脾胃功能，保证药物的吸收，是保证临床疗效的关键。

1. 损伤初期

骨折、损伤初期阶段，对于一般的软组织损伤，如浅表肌肉、皮肤损伤、肌肉、皮肤挫伤等，早期局部用药即可治愈。治愈时间短，一般在1周之内。重一点的软组织损伤，称"伤筋"，包含肌肉、韧带、筋膜撕裂伤，也可有小血管、神经损伤等，通常为损伤后到疼痛、肿胀等症状基本消退，修复时间一般为1~3周。骨折损伤初期，除骨折外也常常包含局部软组织损伤，这种损伤相对要严重很多。有韧带撕裂、肌腱撕裂、关节囊撕裂等。粉碎性骨折有时候容易损伤血管、神经，造成严重后果。骨折的修复时间要长一些，一般正常愈合时间在6~8周，我们放到后面讨论。

损伤初期，外伤一般是：筋骨皮肉，证见伤处局部软组织、皮肤组织肿胀、出血、青紫瘀斑，患者感局部疼痛、伤肢活动受限等；内伤一般为：脏腑经络，证见面色苍白、眩晕、恶心呕吐、胸闷咳嗽、腹胀便秘、小便不利，严重者甚则出现昏迷、痉挛等。也可见经络受阻，肢体肿胀严重，脉络不通，血溢脉外，皮下瘀血成片，青紫，患者伤处疼痛剧烈。损伤初期外伤筋骨皮肉，内伤脏腑经络，气血俱伤，瘀血积聚，气机阻滞，肿痛剧作，而正气未损，多为标急本未虚之证。根据中医理论"急者治其标，缓者治其本"，结合骨折损伤初期其基本病机为气滞血瘀、络阻肿胀。治疗原则宜攻邪治标为主，中药治疗采用消法。基本治法为行气活血、散瘀通络、消肿止痛。骨折需另行局部处理。

詹氏骨伤治疗损伤初期的患者，有着丰富的临床经验。詹振宇针对损伤初期的特征，治疗用药上有着其鲜明的特色，詹氏桃红四物汤是詹氏骨伤的经典名方，是在桃红四物汤的基础上发展而来的。詹振宇将桃红四物汤理念用于损伤初期的学术思想，结合长期的临床实践，总结出自己的辨证用药经验如下：经典方桃红四物汤功效：活血化瘀，消肿通络、行气止痛。詹振宇将其方解如下：方中当归，辛甘温润，既能补血和血，又能活血止痛。川芎，辛温，行散性动善走，既能活血化瘀，又能行气止痛，为血中气药，合当归气血兼顾，增强活血化瘀、行气止痛之功，常相须为用。白芍，苦酸微寒，性静主守，既能补血敛阴，又能缓急止痛，可防行散太过耗血伤阴。生地，甘苦寒，性沉而动，能走能守，既能活血散瘀，又能凉血止血，还能清热养阴，瘀血肿痛和外伤出血用之皆宜。桃仁，苦平，活血化瘀效果良好，同时，因为骨折损伤患者往往容易产生便秘，而桃仁还有很好的通润作用。红花，辛温，祛瘀生新，活血止痛效良，合桃仁则破血逐瘀，常相须为用。丹参，苦微寒，性善行，通行血脉，养血活血，祛瘀生新，瘀血虚实均可，通治各种瘀血证，力强而和缓，活血止痛效良。元胡，辛苦温，性散善行，主入血分，兼入气分，既能行气中血滞，又能散血中气滞，活血行气止痛效佳。香附，辛微苦微甘平，性平不寒，气香能窜，味辛能散，微苦能降，微甘能和，为气分主药，兼入血分，能通行十二正经和奇经八脉气血，行气开郁，活血止痛。黄芪，甘微温而善补，补气生血摄血，使气旺血自行，增强行气活血、消肿止痛的功效，瘀血、出血皆可用之。对于损伤初期，瘀血内停，肿胀明显者，常加泽兰和地龙，增强活血消肿之效。地龙咸寒性动，善走而不守，通利力强，活血利水，通经活络，损伤瘀血水肿用之效良，善治血管神经损伤，为血管神经损伤各期肿胀、疼痛、麻木之要药；泽兰，苦辛，微温性，利善行，活血化瘀，利水消肿，性温和而不伤正，善消血分水肿，跌打损伤瘀血肿胀明显及血肿用之效良。泽兰合地龙，可增强活血化瘀、利水消肿之功。此外，神曲，甘辛温，善消酒食，能消金石，健脾和胃，中药处方中常配伍使用，有助于金石药物的消化吸收，并能顾护胃气，减轻药物副作用，以防药石伤胃。

骨折损伤初期詹氏骨伤常用的临床治疗方法有行气活血法、清热凉血法、攻下逐瘀法、益气固脱法、开窍活血法、活血通络法等。虽然都在损伤初期，但临床病症的变化还是有区别的，尤其需要注意的是外伤瘀损出血者，需化瘀止血，不可纯用收敛止血，以免止血留瘀。初期邪正交争剧烈，且瘀血易于化热，易出现局部组织红肿热痛，治疗宜凉血活血，解毒散结，以免肉腐化脓等。不同的症候治疗用药方法也是各不相同。以下是詹氏骨伤临床针对损伤初期拟定的一些治疗方法和代表方。

（1）行气活血法。适用于创伤初期，气滞血瘀，骨折筋伤。症见：伤处局部肿胀、疼痛、青紫瘀斑，肢体活动受限，活动则感疼痛加剧。舌苔暗紫，脉搏涩。治疗原则：行气活血、散瘀止痛。代表方：詹氏桃红四物汤，詹氏骨折筋伤通用方，詹氏骨伤一号方，詹氏宽胸顺气汤。

①詹氏桃红四物汤：

方药： 炙黄芪20克，丹参15克，当归12克，川芎10克，炒白芍15克，生地15克，桃仁10克，红花10克，元胡10克，香附10克，地龙12克，泽兰15克，神曲15克。

功效： 活血化瘀，消肿止痛。

主治： 骨折筋伤初期，气滞血瘀，伤处肿胀疼痛。

用法： 水煎服，每日一剂，早、晚各一次顿服。

方解： 方中桃仁、红花、川芎、丹参、元胡活血化瘀，消肿止痛；元胡、香附行气止痛；当归、丹参、炒白芍、生地养血和血；地龙、泽兰通经活血，利水消肿；黄芪扶助正气使气旺血行；神曲健脾和胃，防药伤胃。

加减： 纳差加炒白术15克，陈皮10克，健脾开胃；肿胀严重加川牛膝15克，槟榔10克，行水消肿。

②詹氏骨折筋伤通用方：

方药： 炙黄芪20克，丹参15克，当归12克，川芎10克，元胡10克，川牛膝12克，香附10克，桃仁10克，红花10克，三七6克，玄参15克，赤芍12克，续断15克，骨碎补15克，神曲15克，炙甘草3克。

功效： 活血化瘀，消肿止痛，理筋接骨。

主治： 骨折筋伤初期，气滞血瘀，伤处肿胀、青紫、疼痛明显。肢体活动受限，舌苔瘀紫，脉搏缓涩。

用法： 水煎服，每日一剂，分两次饭后温服。

方解： 方中桃仁、红花、川芎、川牛膝、三七、赤芍、玄参，活血化瘀，消肿止痛；元胡、香附，行气止痛；当归、丹参，养血和血；续断、骨碎补，续筋骨，行血脉；黄芪，扶助正气使气旺血行；神曲，健脾和胃；炙甘草，调和诸药。

加减： 纳差加炒白术15克、陈皮10克，健脾开胃；肿胀严重加泽兰15克，槟榔10克，行水消肿。

③詹氏骨伤一号方：

方药： 桃仁10克，当归12克，生地10克，赤芍12克，红花6克，川芎10克，刘寄奴9克，三七6克，香附10克，元胡10克，红曲8克，水蛭3克，甘草3克。

功效： 活血化瘀，消肿止痛。

主治： 骨折筋伤初期，瘀血停滞，伤处肿胀疼痛，肢体活动受限。舌苔暗紫，脉搏弦紧。

用法： 水煎服，每日一剂，分两次饭后温服。

方解： 方中桃仁、红花、川芎、水蛭、三七、赤芍、刘寄奴，活血化瘀，消肿止痛；元胡、香附，活血化瘀，行气止痛；当归，养血和血；生地，凉血活血；红曲，活血化瘀，健脾和胃；甘草，调和诸药。

④詹氏宽胸顺气汤：

方药： 川芎10克，当归12克，元胡10克，郁金10克，香附10克，青皮10克，陈皮10克，枳壳10克，白芍15克，佛手10克，三七6克，丝瓜络30克，地龙10克。

功效： 宽胸理气、活血散瘀、和络止痛。

主治： 岔气（胸胁部屏气闪挫努伤）、胸壁挫伤、肋骨骨折。证见胸胁部疼痛走窜，不能转侧，稍用力呼吸则加重。舌苔暗红偏紫，脉紧。

用法： 水煎服，每日一剂，分两次饭后温服。

方解： 方中川芎、元胡，理气通络，止痛；郁金、香附，理气解郁，行气活血；青皮、陈皮、枳壳，破气行气，引药入胸胁；佛手、丝瓜络，理气和络、止痛；三七、地龙，活血止痛；当归、白芍，养血和血，缓急止痛。

按： 经云：形伤肿，气伤痛。跌打碰撞摔伤先伤形，气、血两伤，则肿胀疼痛俱作，治宜行气活血并重；屏气闪挫努伤先伤气，气伤则痛，故肿胀不显，疼痛走窜，治宜行气止痛为主，佐以活血化瘀。岔气为胸胁部屏气闪挫努伤所致，证见胸胁部疼痛走窜，不能转侧，稍用力呼吸则加重，而肿胀不甚明显，故治以宽胸和络，理气止痛。

（2）清热凉血法。适用于创伤初期，气滞血瘀，瘀血成片或外伤皮破肉损，毒邪乘伤而入，或瘀血郁而发热，肢体局部伴有红肿热痛。患者可有发热、小便短赤、口渴，舌紫苔薄黄，脉涩略数。治疗原则：清热凉血，祛瘀消肿。代表方：詹氏骨伤二号方。

詹氏骨伤二号方：

方药： 生地15克，玄参15克，赤芍12克，白芍15克，丹皮12克，丹参15克，郁金10克，当归12克，三七6克，蒲黄15克（包煎），茜草15克，地龙12克，墨旱莲12克，苎麻根15克，甘草6克。

功效： 清热凉血，活血止痛，散瘀退肿。

主治： 损伤初期，瘀血内留组织间，郁而化热，局部皮肤红肿热痛，严重者可有发热，口渴，小便短赤。肢体活动则疼痛明显。舌质红偏紫，脉数带涩。

用法： 水煎服，每日一剂，分两次饭后温服。

方解： 方中生地、玄参、丹参、赤芍、丹皮、地龙、墨旱莲、苎麻根，凉血止血；白芍、当归，补血和血；三七、蒲黄、茜草，化瘀止血；郁金，行气活血；甘，草调和诸药。

加减： 尿血，加大蓟15克、小蓟15克、白茅根30克，凉血止血，清热利尿；便血，加槐花10克、侧柏叶15克，凉血止血；咯血、呕血，加白芨10克、血余炭10克、藕节30克，化瘀止血；颅内出血，加琥珀粉6克（冲服）、蜣螂15克，活血开窍；气虚者，加炙黄芪30克，补气摄血；红肿热痛，加大黄10克、黄连6克、土茯苓15克，清热解毒；化脓，加炮山甲6克、皂角刺30克，托毒排脓。

（3）攻下逐瘀法。适用于脊柱、腰背部骨折损伤初期。瘀血内停，气机闭阻，腑气不通。症见：腰背部疼痛，腹部鼓胀、腹痛绵绵，大便秘结，舌苔青紫，苔可见黄腻，脉搏紧涩。治疗原则：攻下逐瘀，理气通便。代表方：詹氏通腑逐瘀汤。

詹氏通腑逐瘀汤：

方药： 黄芪20克，丹参15克，当归12克，川牛膝12克，元胡10克，赤芍12克，香附10克，地龙10克，桃仁10克，红花10克，三七6克，炒枳实30克，制厚朴30克，生大黄6克(后下)，槟榔15克、炙甘草3克。

功效： 通腑逐瘀，行气通便，通络止痛。

主治： 腰背部骨折筋伤、肿胀疼痛，活动受限。腹部损伤初期，腑气不通，腹痛腹胀，大便秘结。舌苔厚腻，脉实。

用法： 上药除大黄外，水煎两次合药汁，加入大黄武火急煎5分钟，先温服一半。若半小时后大便未解，接着服用剩余一半。若2小时后大便仍未解，上方一剂顿服。大便通畅即止，不效连服。

方解： 方中丹参、当归、川牛膝、元胡、赤芍、香附、桃仁、红花、三七，活血化瘀、消肿止痛，且川牛膝引药入腰；元胡、香附，又能行气活血；地龙，通络利水以活血消肿；黄芪，扶助正气，使气旺血行，防消散太过耗气；枳实、厚朴，行气除胀；大黄、槟榔，通腑攻积，行气活血；炙甘草，调和诸药。

加减： 大便干结，加泽兰15克、芒硝10克(冲)，攻下热结；腹中冷痛，加干姜6克、附子10克，温中散寒；年老、气虚者，重用炙黄芪30克。

按： 胸腰椎骨折初期，腹痛腹胀、大便不通，乃瘀血内停，脏腑不和，气机闭阻，腑气不通所致。既非实热积滞互结肠内之燥屎干结，也非单纯瘀血内停之蓄血症，故不单用大承气汤峻下热结，也不单用桃核承气汤攻下逐瘀，而用厚朴三物汤下气通腑为主，佐以攻下逐瘀之药。腑气通则大便自下，气行而血行则胀痛自消，即"痛随利减，病去如归"之意。

（4）益气固脱法。适用于严重开放性损伤初期，大量出血，血逸脉外、丢失迅速，气随血失，面色苍白，出汗频频，甚则失血性休克。舌苔淡白，苔少，脉搏弱而无力。治疗原则：益气固脱，回阳救逆。代表方：詹氏固肾活血汤，詹氏固胎疗伤方。

①詹氏固肾活血汤：

方药： 炙黄芪30克，当归12克，玄参15克，三七6克，续断15克，骨碎补15克，炒白芍15克，小茴香6克，炒枳实15克，茜草15克，小蓟15克，白茅根30克，蒲黄15克，怀牛膝15克，琥珀粉6克(冲服)，地龙10克，炙甘草6克。

功效： 活血化瘀，凉血止血，固肾利尿。

主治： 肾挫伤，尿路损伤(络伤血瘀)。证见腰背酸胀，小腹胀痛，小便红赤或小便不通、疼痛，舌苔暗黑少苔，脉搏沉而无力。

用法： 水煎服，每日一剂，分两次饭后温服。

方解： 方中三七、茜草、蒲黄、琥珀、白茅根，化瘀止血；当归和血，炒白芍缓急止痛；小蓟、玄参，化瘀止血，清热解毒；续断、骨碎补、怀牛膝，补肝肾、行血脉；黄芪，补气摄血，使气旺血行而不外溢；琥珀、地龙、白茅根，活血利水；小茴香、枳实行气止痛，小茴香又引药入腰肾；炙甘草，调和诸药。

加减： 胀痛甚，焙炒白芍30克，炙甘草10克，加元胡15克，缓急止痛；小便淋漓涩痛，加车前草15克、蒲公英15克、鱼腥草15克，清热解毒；肾破裂失血，焙炙黄芪为60克，补气摄血；气随血脱，喘促气短，脉微欲绝，加人参15克、五味子15克、山萸肉30克，补气固脱；瘀血昏迷，加麝香粉0.1克（冲服）、血竭粉3克（冲服），菖蒲10克，或黄酒送服云南白药保险子1粒，活血散瘀，开窍醒神；失血昏迷，加人参15克、炮附子10克、五味子30克、菖蒲10克，补气固脱，开窍醒神。

②詹氏固胎疗伤方：

方药 炙黄芪30克，炒白术15克，炒白芍15克，当归身15克，川芎10克，香附10克，元胡10克，赤芍12克，骨碎补15克，续断15克，苎麻根15克，阿胶10克，砂仁6克，炙甘草6克。

功效： 活血止痛，安胎固胎，散瘀消肿。

主治： 妊娠期妇女骨折筋伤。症见：损伤肢体肿胀疼痛，活动受限。伤及胎气则胎动不安，舌淡紫，苔薄黄，脉滑数。

用法： 水煎服，每日一剂，分两次饭后温服。

方解： 妊娠期妊养胎儿，气血不足，方中黄芪、白术，补中益气，健脾固胎；白芍、当归身、阿胶，养血安胎，白芍、阿胶，收敛，可致活血太过伤血；续断、骨碎补，活血疗伤，补肾安胎；川芎、元胡、香附、赤芍，活血化瘀，理气止痛；砂仁，理气安胎，苎麻根，活血安胎；炙甘草，调和诸药。

加减： 恶心、呕吐，加生姜15克、姜半夏10克、柿蒂10克。

注意： 妊娠损伤，瘀血内阻，气滞血瘀，胞脉亦受阻不畅，胎元失养，胎气不固，易致胎动不安。而治伤药多活血化瘀，易伤胎、下胎而致胎漏、滑胎，以至小产。詹氏此方以行气活血，和营止痛，安胎固胎。一般妊娠体壮、伤轻者可不服药而愈，能不服药者尽量不内服用药，可外敷伤膏；伤重需内服者可用上方，取《素问·六元正纪大论》"妇人重身，有故无损，亦无损也"之意。另：本方以妊娠3~7个月内为宜，妊娠3个月以内，胎元未固，容易流产；以及妊娠7个月以后，胎儿发育迅速，气血不定，容易早产，均应忌服。

（5）开窍活血法。适用于头部损伤初期，气血壅闭，心窍瘀塞，头昏目湖，神志昏迷。舌苔紫暗，脉涩。治疗原则：开窍醒脑、散瘀活血。代表方：詹氏颅脑损伤一号方。

詹氏颅脑损伤一号方：

方药： 川芎10克，丹参15克，当归12克，郁金10克，香附10克，地龙12克，桃仁10克，红花10克，三七6克，生地15克，节菖蒲10克，制乳香6克，制没药6克，细辛3克，琥珀粉6克(冲服)，炮山甲3克(冲服)。

功效： 活血散瘀，开窍醒神。

主治： 颅脑损伤初期，头晕头胀、头痛，恶心呕吐，烦躁不安或神志不清。舌苔紫暗，脉搏紧略数。

用法： 水煎服，每日一剂，分两次饭后温服。

方解： 川芎、丹参、桃仁、红花、三七、炮山甲，活血化瘀；郁金、香附、乳香、没药，行气活血；当归，养血和血，生地凉血活血；菖蒲、细辛，行气开窍；地龙、琥珀，活血散瘀，开窍醒神。

加减： 眩晕，加天麻10克、钩藤12克；呕吐，加制半夏10克、丁香6克、代赭石30克；昏迷不醒，加麝香粉0.1克(冲服)、梅片粉0.3克(冲服)，或黄酒送服云南白药保险子1粒。活血通络法：适用于肢体血管神经损伤，脉络瘀阻，气血运行不畅，肢体疼痛、麻木。舌苔暗红，苔薄，脉搏涩。治疗原则：活血化瘀，通络止痛。代表方：詹氏地龙全虫汤。

2. 损伤中期

骨折、损伤中期阶段，伤筋者通常为伤后初期疼痛、肿胀基本消退至可以适当活动肢体、站立。一般轻者时间在2~4周即可治愈。骨折筋断者则为骨痂开始生成至骨折临床愈合去除外固定，时间一般在4~6周。损伤中期的临床特点：骨折、损伤以后，经过初期的治疗，此时的患者骨折尚未完全愈合，筋脉、脏腑、气血损伤尚未恢复。脾胃虚弱，阴阳两亏的症状比较明显。其机理：肌肉筋骨经络受损，瘀血散而未尽，气血升而为羸，脾胃功能恢复而未和，筋骨未续，新骨渐生。此时，常兼脾胃虚弱，气血亏虚，证见：伤处局部轻度疼痛、肿胀轻微，骨折尚未愈合，纳少气短，四肢乏力，关节活动不利等。詹振宇指出：损伤中期根据中医理论多为"本虚标瘀"之证。基本病机仍为营损络伤、瘀血未尽、气血虚滞，脾胃虚弱，肝肾不足，等等。治疗上我们强调"和法"，即"和营续骨、健脾和胃"。从保证脾胃功能强大，身体营养得以保障，加速骨折愈合着手来进行针对损伤中期的治疗，这是詹氏骨伤损伤中期的治疗原则。詹振宇还强调：攻补兼施，调和营卫，调和气血，散尽残余瘀血。所以，詹振宇为医院制定的基本治疗大法为：益气养血、健脾和胃、接骨续筋、祛瘀生新、和营止痛。

在骨折、损伤中期，临床用药方面，传统经典名方四物汤：补血活血，和营止痛。詹振宇根据传统经典方"四物汤"的治疗理念，结合自己的学术经验，在经典方的基础上加黄芪、丹参、续断、骨碎补、土鳖虫等特色药物，组成詹氏接骨四物汤，来达到补气生血，祛瘀生新，接骨续筋的中期损伤治疗作用。詹振宇对治疗中期骨折损伤经验方剂詹氏接骨四物汤的方解如下：方中当归，补血和血，活血止痛；川芎，行气活血，使补而不滞，常相须为用；白芍，补血敛阴，养筋柔筋，又可防行散太过耗血伤阴；熟地，甘微温，性沉静主守，填精补髓、补益精血力强，能补肾壮骨生髓，有助于接骨续筋，常相须为用。黄芪，补气生血，使气血旺盛而气血自行，筋自续而骨自生；丹参，养血活血，祛瘀生新；土鳖虫，咸寒，破血逐瘀，祛瘀生新，接骨续筋。骨碎补，苦温，补肝肾、强筋骨、活血止血，接骨续筋；续断，苦甘辛温，补肝肾、强筋骨、行血脉、利关节、续筋骨、安胎止漏，可用于妊娠损伤；续断，长于续筋，骨碎补长于接骨，二者常相须为用。续断和骨碎补，补肾活血，补而不滞，肾虚血瘀为佳；土鳖虫，祛瘀生新，性平和不伤正，瘀血阻络为佳；三药皆为骨折筋伤必用之药，虚实皆可使用。神曲消食和胃，能消金石，并能顾护胃气，以防药石伤胃，中药处方中常配伍使用。詹振宇强调，中期治疗脾胃功能的重要性。健脾和胃，加强脾胃功能，增加吸收营养物质，加速骨折损伤的修复，加快骨折的愈合时间是中期治疗的重中之重。

创伤中期詹氏骨伤临床常用的治疗大法有：和营止痛法、接骨续筋法、补气活血法、健脾和胃法等。

（1）和营止痛法。适用于骨折损伤中期，肢体肿胀基本消退，而疼痛仍明显者。症见：损伤肢体仍处于固定，患处仍感疼痛，关节活动不利，舌质胖、淡红，苔薄白，脉搏沉细。代表方：詹氏接骨四物汤，詹氏活血止痛汤。

①詹氏接骨四物汤：

方药：炙黄芪30克，丹参15克，当归12克，川芎10克，炒白芍15克，熟地20克，土鳖虫10克，续断15克，骨碎补15克，神曲15克。

功效：活血化瘀，接骨续筋。

主治：骨折筋伤中期，营损络阻，伤处肿痛。

用法：水煎服，每日一剂，早、晚各一次顿服。

方解：方中当归、炒白芍、熟地补血和营止痛；川芎、丹参活血化瘀，使补而不滞；黄芪补气生血，使气血旺盛而气血自行，筋自续而骨自生；续断、骨碎补、土鳖虫祛瘀生新，接骨续筋；神曲健脾和胃，防药伤胃。

②詹氏活血止痛汤：

方药：当归12克，苏木9克，川芎10克，红花6克，乳香5克，没药5克，三七9克，赤芍12克，陈皮10克，白术12克，山药15克，土鳖虫10克，元胡10克，桂枝10克，丹参10克，红曲9克，甘草3克。

功效：活血化瘀，理气止痛，健脾和胃。

主治： 骨折筋伤中期，气滞血瘀，脾胃虚弱，伤处轻度肿胀，疼痛明显，大便溏稀，骨折未愈合，舌淡胖，苔薄，脉沉细。

用法： 水煎服，每日一剂，分两次饭后温服。

方解： 苏木、川芎、三七、赤芍、丹参、红花，活血化瘀，消肿止痛；乳香、没药、元胡，活血化瘀，行气止痛；当归，养血和血；土鳖虫，祛瘀生新，接骨续筋；桂枝，温通血脉；陈皮、白术理气健脾，山药养胃和胃，红曲活血健脾；甘草，调和诸药。

（2）接骨续筋法。适用于骨折筋伤中期，新骨渐生，瘀血未尽，肿胀基本消退，疼痛轻微。骨折尚未愈合，舌淡胖，苔薄，脉沉。代表方：詹氏接骨续筋通用方，詹氏上肢续骨方、詹氏下肢续骨方。

①詹氏接骨续筋通用方：

方药： 炙黄芪30克，丹参15克，当归12克，川芎10克，元胡10克，炒白芍15克，地龙10克，土鳖虫10克，续断15克，骨碎补15克，熟地20克，制萸肉20克，杜仲15克，神曲15克，炙甘草6克。

功效： 补气活血，祛瘀生新，接骨续筋。

主治： 骨折筋伤中期，营损络伤、气血虚滞，筋骨虽续而未坚，伤处微肿微痛。舌苔胖苔薄白，脉搏沉而细。

用法： 水煎服，每日一剂，分两次饭后温服。

方解： 方中熟地、制萸肉、狗脊、杜仲、怀牛膝，补肝肾、强筋骨；土鳖虫、续断、骨碎补，补肝肾、行血脉、接骨续筋；当归、熟地、炒白芍、丹参，补血和血；黄芪，补气生血，使气旺血行；地龙，通经活络；合丹参、元胡，行气活血，使补而不滞；神曲，健脾和胃；炙甘草，调和诸药。

加减： 脊柱加狗脊30克，下肢易川芎为怀牛膝15克，纳差加炒白术15克、陈皮10克，健脾和胃。

②詹氏上肢续骨方：

方药： 赤芍12克，当归12克，乌药10克，川芎10克，苏木9克，陈皮10克，木通6克，续断15克，炙龟板（先煎）24克，骨碎补9克，土鳖虫10克，茯苓15克，三七9克，甘草3克。

功效： 活血上行，和营生新，接骨续筋。

主治： 上肢骨折筋伤中期，营损络阻，伤处轻度肿痛，上肢活动受限，手指麻木，舌苔淡少苔，脉搏沉而乏力。

用法： 水煎服，每日一剂，分两次饭后温服。

方解： 赤芍、当归、苏木、三七，活血化瘀；续断、骨碎补、土鳖虫，活血化瘀，接骨续筋；龟板，补肾壮骨；川芎，行气活血，引药入上肢；木通，通行血脉；乌药，行气止痛；陈皮、茯苓，健脾和胃；甘草，调和诸药。

③詹氏下肢续骨方：

方药： 川芎10克，怀牛膝10克，土鳖虫10克，骨碎补9克，元胡10克，莪术6克，丹参15克，赤芍12克，伸筋草10克，炒白术12克，狗脊12克，玄参15克，炙甘草3克，炙龟板（先煎）24克。

功效： 下行通络，和营生新，接骨续筋。

主治： 下肢骨折筋伤中期，营损络阻，伤处轻度肿痛，下肢活动受限，肤色暗紫，脚趾发麻、发冷。舌淡薄白苔，脉搏沉而乏力。

用法： 水煎服，每日一剂，分两次饭后温服。

方解： 赤芍、川芎、丹参，活血化瘀；元胡、莪术，行气活血；骨碎补、土鳖虫，活血化瘀，接骨续筋；狗脊、龟板，补肾壮骨；怀牛膝，活血化瘀，引药入下肢；玄参，养阴活血；伸筋草，舒筋活络；炒白术，健脾和胃；炙甘草，调和诸药。

（3）补气活血法。适用于骨折筋伤中期或内脏、血管、神经损伤中期，病变日迁，损伤尚未恢复，气血已见虚损。瘀血阻络未净，肢体仍感疼痛、麻木，肌肉已现萎缩。患者感神疲气短，头晕眼花，四肢乏力。舌苔胖嫩有齿印，脉搏虚而无力。代表方：詹氏颅脑损伤二号方，詹氏神经损伤方。

①詹氏颅脑损伤二号方：

方药： 炙黄芪30克，丹参15克，当归12克，郁金10克，炒白芍15克，远志10克，地龙12克，桃仁10克，红花10克，三七6克，生地15克，节菖蒲10克，炒白术10克，天麻10克，琥珀粉6克（冲服）。

功效： 补气活血，安神定志，开窍醒脑。

主治： 头部、颅脑损伤中期，气血亏虚，瘀阻清窍。头痛，眩晕，失眠，健忘。舌苔胖嫩有齿印，脉搏虚而无力。

用法： 水煎服，每日一剂，分两次饭后温服。

方解： 桃仁、红花、丹参、三七，活血化瘀；郁金、菖蒲，行气开窍；当归、白芍、生地，补血活血；地龙、琥珀，活血散瘀，开窍醒神；黄芪、白术，补气健脾，气旺则血行；远志，化痰开窍，安神定志；天麻，平肝熄风。

②詹氏神经损伤方：

方药： 炙黄芪60克，炒白芍15克，当归15克，川芎10克，丹参15克，桃仁12克，红花10克，桂枝10克，地龙12克，乌梢蛇12克，神曲15克。

功效： 温通经脉，活血化瘀，通经活络。

主治： 全身血管神经损伤，包括脊柱骨折导致的中枢神经损伤，肢体骨折导致的周围神经、血管损伤。肢体麻木不仁，感觉减退，瘀血阻络未净，少许瘀肿仍存，肢体、关节活动不利，运动不灵活。舌苔薄白，脉细。

用法： 水煎服，每日一剂，分两次饭后温服。

方解： 气主温煦推动濡养，炙黄芪使气旺血行；白芍、当归、丹参、红花，养血和血；川芎、丹参、桃仁、红花，活血化瘀；桂枝，温通血脉；地龙、乌梢蛇，通经活络；神曲，健脾和胃。

加减： 上肢加桑枝10克；下肢加川牛膝12克；脊髓损伤，加狗脊12克、怀牛膝12克；肿胀明显，加泽兰12克、琥珀粉6克（冲服）。

3. 损伤后期

骨折、损伤后期阶段，筋伤轻者已愈，重者通常肿胀消退，可正常行走、活动。也可仍有肢体疼痛、麻木，屈伸不利。骨折筋断者一般骨折临床基本愈合阶段，即去除外固定后至恢复患肢基本功能并能够负重活动前的这一段时间，一般在骨折、损伤后4～6周左右。损伤后期骨折筋断基本愈合，功能初步恢复。但筋骨虽续未坚，久病患者肝肾不足，气血亏虚；脏腑功能失调，肌肉萎缩不充，筋骨失养不用，关节屈伸不利；腰膝酸软，四肢无力。所以，詹振宇指出：骨折损伤后期中医理论辨证多为本虚标萎之证，基本病机为：肝肾不足、气血亏虚、筋骨萎弱。中药治疗用补益法为主，基本治法为：补益肝肾，填精补髓，补益气血，强筋壮骨，健脾和胃、补虚固脱，舒筋活络，活血祛瘀。

临床上治疗骨折损伤后期患者，詹振宇常用补肾名方"左归饮"加黄芪、当归、白芍、续断、骨碎补、牛膝、狗脊、龟板等詹氏骨伤加速骨折愈合经典药物，主要体现骨折损伤后期：补肝肾、强筋骨、益气血的作用。左归饮填精补髓，补肝益肾，其中熟地甘微温，性沉静主守，填精补髓、补益精血力强，能补肝益肾，壮骨生髓，有助于强筋壮骨；山茱萸，酸微温，性收敛固涩，补益肝肾，纳气敛阴，可补虚固脱，合熟地填精补髓，补益精血效良，常相须为用；山药，甘平，上能补肺养阴，中能补脾益气，下能补肾固精，既能补气，又能养阴，不寒不燥，补而不滞，滋而不腻，平补三焦肺脾肾，是补气养阴最平和之品，为平补三焦之良药；枸杞子，甘平，补肝肾，益精血；茯苓，甘淡平，利水消肿，渗湿健脾，利水而不伤气，既祛湿又健脾，可防滋补太过滞腻而伤脾碍胃；炙甘草，甘温，补气健脾，缓和药性。黄芪，补气生血，使气血旺盛而气血自行，筋骨自壮；当归、白芍，补血养筋，柔筋舒筋，常相须为用；骨碎补、续断，补肝肾、强筋骨、行血脉、利关节，常相须为用；牛膝，苦酸平，补肝肾、强筋骨、壮腰膝，活血通脉，通利关节，能引药入腰膝；狗脊，苦甘温，入督脉、补肝肾、强腰膝、壮筋骨，能引药入腰脊；龟板，甘咸寒，补肾壮骨，滋阴潜阳，既有阴中求阳之意，又能制补阳太过。神曲，消食和胃，能消金石，并能顾护胃气，以防药石伤胃，中药处方中常配伍使用。这样经典搭配，形成詹氏骨伤治疗上的鲜明特色，患者骨折损伤后期得益于早日康复。

詹氏骨伤在骨折、创伤后期常用的临床治疗大法有：补肝益肾法、补气养血法、健脾和胃法、补肾活血法等，各种不同的治疗方法都有相应的詹氏骨伤经验方为基础。以下几种临床骨折后期常用方法，体现了詹氏骨伤多年工作实践的积累。

（1）补肝益肾法。适用于骨折、脱位、筋伤后期，肝肾亏虚，筋骨萎软不用，关节屈伸不利，骨质疏松，骨折延迟愈合，舌苔淡白，脉搏沉而无力。代表方：詹氏补肾壮骨汤、詹氏颅脑损伤三号方、詹氏脊髓损伤方。

①詹氏补肾壮骨汤：

方药： 杜仲15克，狗脊15克，续断15克，补骨脂10克，骨碎补15克，枸杞子10克，熟地15克，制萸肉10克，炒白芍15克，炙龟板（先煎）15克，怀牛膝15克，当归12克，茯苓12克，神曲10克，炙甘草3克。

功效： 填精补髓，补益肝肾，强筋壮骨。

主治： 骨折筋伤后期，久病体弱或年老肾亏，或肝肾亏虚，筋骨萎弱，骨质疏松者。证见面色萎黄，腰膝酸软，骨骼纤细，四肢萎弱，小便清长，骨折延迟愈合。舌苔淡白，脉搏沉而无力。

用法： 水煎服，每日一剂，分两次饭后温服。

方解： 方中熟地、制萸肉，填精补髓；狗脊、杜仲、补骨脂、怀牛膝、枸杞子，补肝肾、强筋骨；续断、骨碎补，补肝肾、续筋骨；龟板，补肾壮骨，滋阴潜阳，既有阴中求阳之意，又能制补阳太过；当归、炒白芍，补血养筋；茯苓、神曲，健脾和胃，使滋而不腻；炙甘草，调和诸药。

加减： 阳虚寒盛者，加肉桂6克、仙灵脾15克、鹿角霜10克，温阳散寒。阴虚者，去补骨脂、杜仲，加墨旱莲10克、制首乌15克、女贞子15克，滋阴补肾。

②詹氏颅脑损伤三号方：

方药： 炙黄芪30克，丹参15克，当归12克，炒白芍20克，地龙10克，红花10克，三七6克，炒白术15克，炙甘草10克，天麻10克，琥珀粉6克（冲服），制萸肉20克，熟地30克，制首乌30克，远志10克，珍珠粉0.6~1克冲服。

功效： 填精补髓，安神定志。

主治： 颅脑损伤后期，头痛、头昏、眩晕、健忘等后遗症。肝肾亏虚，阴精不足，脑髓失养，舌质淡，苔薄，脉弱。

用法： 水煎服，每日一剂，分两次饭后温服。

方解： 熟地、制萸肉、制首乌，填精补髓；当归、白芍，补血和血；红花、丹参、三七、地龙、琥珀，活血化瘀；黄芪、白术、炙甘草，补气生血，气旺则血行；珍珠、琥珀、远志，安神定志；天麻，平肝熄风。

加减： 眩晕，加菊花10克；恶心欲呕，加半夏10克、茯苓15克；健忘，加远志15克、人参6~10克；四肢麻木，重用炒白芍30克，加乌梢蛇12克、全虫6~10克。

③詹氏脊髓损伤方：

方药： 炙黄芪60克，炒白芍20克，熟地30克，狗脊15克，续断15克，骨碎补15克，怀牛膝15克，地龙12克，乌梢蛇12克，蜈蚣2条，天麻9克，白芥子12克，陈皮10克，神曲15克，炙甘草10克。

功效： 填精补髓，益气强筋，通经活络。

主治： 脊髓损伤后期或后遗症。证见下肢肌肉萎缩、麻木无力，关节萎废不用，甚或截瘫。督脉受损，肾虚络阻，经络不通，无以营养肢体，舌苔淡白，脉搏虚弱无力。

用法： 水煎服，每日一剂，分两次饭后温服。

方解： 脊髓损伤为督脉受损。熟地填精补髓；狗脊补肾强腰，引药入腰脊督脉；续断、骨碎补、怀牛膝，补肝肾，行血脉；气主温煦推动濡养，大剂黄芪，补气生血，使气旺血行；炒白芍，滋阴养血；地龙、乌梢蛇，通经活络；天麻、白芥子，化痰通络；蜈蚣，通络起萎；陈皮，行气健脾；神曲，健脾和胃，使补而不滞；炙甘草，益气和中，调和诸药。

加减： 寒甚者，加附子15克、肉桂10克、制硫黄3克；虚热者，易熟地为生地，加丹皮12克、地骨皮12克。

（2）补气养血法。适用于骨折、脱位、筋伤中后期，气血亏虚，面色不华，神疲乏力，肌肉筋骨失养，肌肉萎缩，骨折延迟愈合，创面久不收口。舌苔淡胖，有裂痕，脉搏虚弱无力。代表方：詹氏补肾益气汤，詹氏补气固脱汤，詹氏益气起萎汤。

①詹氏补肾益气汤：

方药： 炙黄芪30克，党参15克，炒白芍15克，当归12克，熟地15克，制萸肉20克，丹参15克，怀牛膝15克，杜仲15克，狗脊15克，骨碎补15克，续断15克，炙龟板（先煎）15克，陈皮10克，神曲15克，炙甘草6克。

功效： 补肝肾，益气血，强筋骨。

主治： 骨折筋伤中后期（肝肾不足，气血亏虚）。证见筋骨肌肉萎弱，腰膝酸软，少气乏力，骨质疏松，骨折不愈合或延迟愈合。舌苔淡胖，有裂痕，脉搏沉弱无力。

用法： 水煎服，每日一剂，分两次饭后温服。

方解： 方中熟地、制萸肉、狗脊、杜仲、续断、骨碎补、怀牛膝，补肝肾、强筋骨；龟板，补肾壮骨，滋阴潜阳，既有阴中求阳之意，又能制补阳太过；黄芪、党参、当归、熟地、炒白芍、丹参、炙甘草，补气养血；陈皮行气健脾，丹参活血化瘀，使补而不滞；神曲，健脾和胃；炙甘草，调和诸药。

加减： 纳差，加炒白术10克、茯苓15克，健脾和胃；瘀血明显，舌紫暗，脉细涩者，加土鳖虫10克、地龙10克，祛瘀生新；偏阳虚，加补骨脂15克、肉桂10克，温阳补肾；偏阴虚，易熟地为生地20克，加地骨皮12克、盐知母12克，滋阴补肾。

②詹氏补气固脱汤：

方药： 炙黄芪60克，红参10克(另煎)，炒白术15克，炙甘草15克，炒白芍20克，五味子15克，鹿筋15克，制萸肉15克，骨碎补15克，续断15克，川芎10克，蜈蚣2条，炙升麻6克，炙柴胡6克，枳实10克。

功效： 补中益气，益肾固脱，束筋摄骨。

主治： 关节脱位后期或康复期，习惯性关节脱位(肝肾不足，气血亏虚)。证见筋骨肌肉萎弱，关节松弛，稍有动作则关节滑脱。面色无华，小便清长，夜尿频多，舌淡无苔，脉搏虚弱。

用法： 水煎服，每日一剂，分两次饭后温服。

方解： 气固摄，脾统摄，方中红参、黄芪、白术、炙甘草，补中益气，健脾固摄；五味子、制萸肉、续断、骨碎补、鹿筋，补肝肾、强筋骨；白芍，补血敛阴，养筋柔筋；炙升麻、炙柴胡，升举清阳，合参芪升阳举陷；枳实，行气散结，川芎，行气活血，使补而不滞；蜈蚣，通络起萎。

加减： 上肢关节习惯性脱位，加桂枝6克、片姜黄10克；下肢关节习惯性脱位，加怀牛膝15克、独活6克，颞颌关节习惯性脱位，加白芷10克、细辛3克；加重滑脱，加羌活6克、葛根15克；腰椎滑脱，加狗脊20克、杜仲15克；肌肉萎缩，关节松弛明显者，加炮马钱子0.3~0.9克，增强通络起萎之效。

注意： 无鹿筋可用牛筋30克或山羊筋30克；无人参可用党参20~30克；炮马钱子一定要炮制合格，从0.1克开始逐渐增加至0.9克，以服后无口麻、肢麻的最大量为度，取其峻药缓投、毒药渐加之意。

③詹氏益气起萎汤：

方药： 炙黄芪60克，党参20克，炒白术15克，炒白芍20克，当归15克，熟地20克，制萸肉15克，骨碎补15克，续断15克，炙升麻3克，麻黄1.5克，枳实10克，地龙10克，蜈蚣2条，炮马钱子0.5克，炙甘草15克。

功效： 补气养血，健脾生肌，通络起萎。

主治： 骨折筋伤后期肌肉萎缩，肢体屈伸不利(肝肾不足，气血亏虚)。证见伤肢肌肉瘦弱，肢体萎软无力，关节活动受限。胃纳不佳，不思饮食，舌体胖嫩，边印明显，脉搏虚弱无力。

用法： 水煎服，每日一剂，分两次饭后温服。

方解： 骨折筋伤日久损及肝肾，肝肾不足则筋骨失养，萎软无力；脾主四肢肌肉，脾胃虚弱，生化乏源，气血不足，肌肉不充，复因少于运动，精气不行而淤滞，用进废退，则肌肉萎缩瘦弱，关节萎软，屈伸无力。方中炙黄芪、党参、白术、炙甘草，补气健脾；熟地、制萸肉、续断、骨碎补，补肾强筋骨；当归、白芍，补血养筋；炙升麻升举清阳，麻黄发越阳气，合参芪升阳起萎；枳实行气散结，地龙活血通络，使补而不滞；蜈蚣、炮马钱子，通络起萎。

加减：上肢肌肉萎缩，加桂枝10克；下肢肌肉萎缩，加怀牛膝15克。

注意：炮马钱子一定要炮制合格，从0.1克开始逐渐增加至0.5克，以服后无口麻、肢麻的最大量为度，取其峻药缓投、毒药渐加之意。

（3）健脾和胃法。适用于骨折、脱位、筋伤中后期，脾胃虚弱，食少便溏，四肢乏力，肌肉萎缩，肢体浮肿，创面肉芽水肿久不收口，骨折愈合缓慢。代表方：詹氏健脾养胃汤。

詹氏健脾养胃汤：

方药：党参15克，炒白术15克，茯苓15克，当归12克，炒白芍15克，熟地15克，杜仲15克，狗脊15克，怀牛膝12克，续断15克，骨碎补15克，陈皮10克，神曲15克，鸡内金10克，炙甘草6克。

功效：健脾胃，补肝肾，养气血，强筋骨。

主治：骨折筋伤中后期，骨折愈合缓慢或不愈合（肝肾亏虚，脾胃虚弱）。证见平素脾胃虚弱者，筋骨、肌肉萎弱，食少便溏，神疲乏力，挑食少食，舌质淡白、边有齿印，脉搏虚弱无力。

用法：每日一剂，水煎2次合汁，分3次饭后温服。

方解：方中熟地、狗脊、杜仲、续断、骨碎补、怀牛膝，补肝肾、强筋骨；党参、炒白术、炙甘草，补气健脾；茯苓、陈皮、鸡内金、神曲，消食化湿、行气健脾，使补而不滞、滋而不腻；当归、熟地、炒白芍，补血养筋；炙甘草，调和诸药。

加减：脾胃虚寒，加干姜6克，砂仁6克，温中健脾；脾胃阴虚，去杜仲、陈皮，加沙参10克、麦冬10克、山萸肉10克，滋阴健脾。

（4）补肾活血法。适用于骨折、脱位、筋伤后期，肝肾亏虚，瘀血停留，阻滞经络，肢体疼痛，筋骨萎软不用，关节屈伸不利，骨质疏松，骨折延迟愈合，舌黯紫，脉搏迟缓。代表方：詹氏补肾活血汤，詹氏补肾活络汤。

①詹氏补肾活血汤：

方药：炙黄芪20克，丹参15克，当归12克，川芎10克，土鳖虫10克，炒白芍15克，香附10克，续断15克，骨碎补15克，熟地15克，狗脊15克，制萸肉15克，杜仲15克，怀牛膝15克，炙甘草3克。

功效：补益肝肾，行气活血，祛瘀生新。

主治：骨折筋伤中后期，骨折愈合迟缓或不愈合（肝肾亏虚，气滞血瘀）。证见腰膝酸软，筋骨萎弱，伤肢肿痛，骨质疏松，骨折断端硬化，骨折延迟愈合，等等。舌苔暗紫，脉搏迟缓无力。

用法：水煎服，每日一剂，分两次饭后温服。

方解：方中熟地、制萸肉、狗脊、杜仲、续断、骨碎补、怀牛膝，补肝肾、强筋骨；续断、骨碎补、土鳖虫，祛瘀生新，接骨续筋；当归、熟地、炒白芍、丹参，补血和血；黄芪，补气生血，使气旺血行；川芎、丹参、土鳖虫、香附、怀牛膝，行气活血，使补而不滞；炙甘草，调和诸药。

加减： 纳差，加炒白术10克、神曲15克，健脾和胃。

②詹氏补肾活络汤：

方药： 桂枝6克，秦艽6克，红花5克，木香5克，当归10克，独活10克，豨莶草10克，续断10克，杜仲10克，桑寄生10克，狗脊10克，鸡血藤12克，肉苁蓉12克，仙茅15克。

功效： 补益肝肾，强筋健骨，活血通络。

主治： 胸腰椎压缩性骨折后期（肝肾亏虚，经络痹阻）。证见腰背疼痛，腰膝酸软，筋骨萎弱，骨质疏松，骨折延迟愈合。舌苔暗紫，脉搏缓弱无力。

用法： 水煎服，每日一剂，分两次饭后温服。

方解： 方中狗脊、杜仲、桑寄生，补肾壮腰、温阳补气；续断、肉苁蓉、仙茅，补肝肾、强筋骨；当归、红花、鸡血藤，活血通络；桂枝、秦艽、独活、豨莶草，通经活络；木香，行气健脾，使补而不滞。

4.损伤康复期

骨折损伤康复期阶段，通常指筋伤、软组织损伤基本已愈，骨折已近临床愈合，关节功能基本恢复，生活基本能够自理到骨折完全骨性愈合，关节功能完全恢复，能够胜任正常生产劳动的这一过程。骨折损伤康复期阶段，强壮者无需服药，加强功能锻炼即可逐步恢复至正常，也可适当进行轻体力劳动，慢慢促进康复。但是，临床上大部分患者在这个阶段需要医生的指导，詹振宇就特别重视康复期的治疗。古人云："凡伤则虚，久伤成痿。"患者骨折筋伤以后，由于固定、制动等原因，大部分缺少活动或不能活动，因此，脾胃功能低下，气血化生不足，加上有些患者病程日久、年老多病或素体虚弱等因素，所以，我们在损伤康复期临床上多见到：一是体虚羸弱者，肝肾不足，气血亏虚，不能充养筋骨肌肉，则筋骨失约，肌肉失养，导致关节屈伸不利，而发生关节僵硬、创伤性关节病、骨化性肌炎、骨坏死、肌挛缩等后遗症。二是久病体虚者，气血虚弱，加上调护不当，复感风寒湿热杂邪，合邪为痹，乘虚而入，留滞于筋骨关节经络之间，挟虚挟瘀，闭阻经络，故骨折损伤康复期常常容易夹伴有风湿痹证。詹振宇认为：骨折损伤康复期从中医理论上分析多为"本虚标痹"之证，基本病机为：肝肾不足、气血亏虚、经络痹阻、挟虚挟瘀。治疗原则为：疏通经络、滑利关节、补虚强筋，宜攻补兼施。詹振宇拟定的骨折损伤康复期基本治法为：补益肝肾，补益气血，健脾和胃，舒筋活络，通络除痹，强筋健骨，通利关节。

损伤康复期阶段多见损伤后遗症和兼风湿痹证，詹振宇常在损伤三期辨证的基础上选加康复期辨证论治理论，临床常用左归饮、右归饮的基础上，针对此期痹症状况，研发"詹氏补肾壮筋汤""詹氏益肾舒筋汤"，詹振宇擅长此期加用：黄芪、当归、白芍、龟板、续断、骨碎补、牛膝、狗脊、杜仲、桑寄生、五加皮、仙灵脾、鸡血藤、桂枝、桑枝、木瓜、土茯苓、地龙、乌梢蛇、全虫等药，以补肝肾、益气血、强筋骨、利关节、祛风湿、通经络。他指出，黄芪补气生血，扶正祛邪，使气血旺盛而气血自行，筋骨自壮，风湿自祛，经络自通；当归、白芍补血养筋，柔筋舒筋，常相须为用；龟板，补肾壮骨，滋阴潜阳，软坚祛瘀，既有阴中求阳之意，又能制补阳太过；骨碎补、续断补肝肾、强筋骨、行血脉、利关节，常相须为用；牛膝，补肝肾，强筋骨，壮腰膝，活血通脉，通利关节，能引药入腰膝；狗脊，补肝肾、强腰膝、壮筋骨、祛风湿，能引药入腰脊督脉。常和牛膝相须用于肾虚腰酸背痛；杜仲，甘温，补肝肾、强筋骨；桑寄生，苦平，补肝肾、强筋骨、祛风湿、舒筋络，常和杜仲相须为用，肝肾亏虚兼风寒湿腰腿痛用之效良；五加皮，辛苦温，补肝肾、强筋骨、祛风湿；仙灵脾，辛甘温，补肾壮阳，祛风除湿，温经散寒，常和五加皮相配用于风寒湿痹证；鸡血藤，苦微甘温，活血补血，舒筋活络；桂枝，辛甘温，辛散不敛，走而不守，发汗解表，温经散寒，通阳化气，温通血脉，通达四肢阳气，能横通肢节，引药至肩臂、手指，常用作上肢引经药；桑枝，苦平，祛风湿，通经络，通利四肢关节，能横通肢节，力达指节，引药至肩臂、手指，常用作上肢引经药，常和桂枝相须为用，上肢风湿痹痛、麻木、关节屈伸不利用之效良；木瓜，酸温，舒筋活络止痛效良，兼化湿散寒，和胃消食，能引药下行，为下肢引经药，常和怀牛膝相须为用，下肢疼痛、拘挛、关节屈伸不利用之效良；土茯苓，甘淡平，清热除湿，通利关节，解毒散结，关节僵硬者内服外洗均有效良；地龙，咸寒，清热凉血，活血开窍，平肝熄风，通经活络，通利力强，常用于颅脑损伤后遗症肢体抽搐、震颤、痉挛，神经损伤后遗症肢体麻木、疼痛，关节肿痛、屈伸不利，以及湿热痹证，能引药直达四末，血管神经损伤各期疼痛、麻木效良，手指、足趾伤病可用作引经药；乌梢蛇，甘平，祛风止痉，通经活络，能透骨搜风，祛风通络力强，善治风在经络的肢体麻木、筋脉痉挛，每与地龙配伍用于神经损伤后遗症效良；全虫，辛平，有毒，息风止痉，解毒散结，通络止痛，常用于骨肿瘤、神经损伤、风湿痹证，肢体疼痛、麻木、痉挛，关节肿大，屈伸不利，和地龙、乌梢蛇等配伍使用；神曲，消食和胃，能消金石，并能顾护胃气，以防药石伤胃，中药处方中常配伍使用。这些临床用药经验对四期辨证论治具有重要的临床意义。

詹氏骨伤在康复期常用的治法有其一定的理论基础和实践经验积累，如舒筋活络法、温经通络法、清热通络法、活血除痹法、补肾除痹法、补气除痹法等，在骨折康复期的治疗中体现出特殊的疗效，丰富了骨伤临床的治疗方法和治疗手段。是詹氏骨伤在骨折、损伤传统治疗中的突出贡献。

（1）舒筋活络法。适用于骨折筋伤后期或康复期，气血瘀滞，痹阻经络，肢体拘挛、强直、麻木、痹痛，关节屈伸不利。舌苔淡胖，脉搏迟缓无力。代表方：詹氏舒筋活络汤，詹氏上肢关节伤痛方，詹氏下肢关节伤痛方。

①詹氏舒筋活络汤：

方药： 炙黄芪30克，当归12克，炒白芍30克，地龙10克，续断15克，骨碎补15克，五加皮15克，海桐皮15克，怀牛膝15克，狗脊20克，木瓜15克，鸡血藤15克，伸筋草15克，透骨草15克，炙甘草10克。

功效： 舒筋活血，通利关节，缓急止痛。

主治： 骨折、筋伤后期，解除固定及牵引后，肌肉萎缩，筋骨失养，关节不利。全身气血不足，面色无华，胃纳不佳，舌苔暗紫，脉搏迟缓无力。

用法： 水煎服，每日一剂，分两次饭后温服。

方解： 续断、骨碎补、怀牛膝，补肝肾，强筋骨，行血脉；五加皮、狗脊，补肝肾，强筋骨，祛风湿；当归、鸡血藤，养血和血；炒白芍，滋阴补血，合炙甘草，养筋柔筋，缓急止痛；炙黄芪，补气行血；木瓜、五加皮、海桐皮、鸡血藤、伸筋草、透骨草，舒筋活络；炙甘草，和中，调和诸药。

加减： 上肢去怀牛膝，加桂枝10克、桑枝15克；寒湿加制川乌15克、苍术15克；湿热加土茯苓15克、防己10克。

②詹氏上肢关节伤痛方：

方药： 炙黄芪30克，当归15克，炒白芍30克，川芎10克，地龙10克，续断15克，骨碎补15克，羌活10克，桂枝10克，桑枝15克，鸡血藤15克，伸筋草15克，透骨草15克，生薏苡仁20克，炙甘草10克。

功效： 舒筋活血，通络止痛，滑利关节。

主治： 上肢关节创伤康复期，肢体仍有少许疼痛、酸胀，关节活动欠灵活。手指作胀，僵硬，活动不利。舌苔淡红，苔薄，脉细。

用法： 水煎服，每日一剂，分两次饭后温服。

方解： 炙黄芪，补气行血；白芍合甘草，养筋柔筋，缓急止痛；川芎、当归、地龙，活血通络；续断、骨碎补，补肝肾、强筋骨；羌活、桂枝、桑枝，祛风通络，引药入上肢；鸡血藤、伸筋草和透骨草，舒筋活络；薏苡仁，祛湿除痹；炙甘草，调和诸药。

加减： 寒湿加制川乌10克、苍术10克；湿热加土茯苓15克、黄柏6克。

③詹氏下肢关节伤痛方：

方药： 黄芪30克，熟地20克，当归12克，炒白芍30克，怀牛膝15克，木瓜15克，续断15克，骨碎补15克，桑寄生15克，地龙10克，伸筋草15克，透骨草15克，丹参15克，白芥子10克，炙甘草10克。

功效： 舒筋活血，通络止痛，滑利关节。

主治： 下肢关节创伤康复期，肢体仍有少许疼痛、酸胀，髋、膝关节活动欠灵活。足趾作胀，僵硬，活动不利。舌苔淡红，苔薄，脉沉细。

用法： 水煎服，每日一剂，分两次饭后温服。

方解： 炙黄芪，补气行血；白芍合甘草，养筋柔筋，缓急止痛；丹参、当归、地龙，活血通络；熟地，补血养筋；怀牛膝、桑寄生、续断和骨碎补，补肝肾、强筋骨；伸筋草和透骨草，舒筋活络；白芥子，化痰通络；木瓜，舒筋活络，怀牛膝活血利窍，皆引药入下肢。

加减： 寒湿，加制川乌10克、炒苍术10克；湿热，易炒白芍为生白芍，地龙12克，加生薏苡仁30克、土茯苓15克；关节积液，加防己10克、车前子15克(包煎)。

（2)温经通络法。适用于骨折、筋伤后期或康复期，风寒湿邪侵袭，痹阻经络，肢体冷痛、重者、拘挛、麻木，关节屈伸不利。舌暗苔白腻，脉搏迟缓。代表方：麻桂温经汤，乌头汤，小活络丹。

（3)清热通络法。适用于骨折、筋伤后期或康复期，有遭风湿热邪侵袭，痹阻损伤经络，肢体灼痛、关节红肿热痛，拒按，屈伸不利，遇热痛甚，得冷则舒。舌暗苔白腻，脉搏迟缓。代表方：四妙散，桂枝芍药知母汤。

（4)活血除痹法。适用于骨折、筋伤后期或康复期，风寒湿邪侵袭，瘀血痹阻经络，肢体关节疼痛，或冷痛，或刺痛，麻木，关节屈伸不利。常用方药：身痛逐瘀汤。

（5)补肾除痹法。适用于骨折、筋伤后期或康复期，肝肾亏虚，感受风寒湿热，挟虚挟瘀，痹阻经络，筋骨失养，肢体关节疼痛，屈伸不利。代表方：詹氏补肾除痹汤。

詹氏补肾除痹汤：

方药： 炙黄芪30克，当归12克，炒白芍15克，怀牛膝15克，地龙10克，狗脊15克，续断15克，骨碎补15克，熟地15克，杜仲15克，桑寄生15克，鸡血藤15克，桂枝6克，薏苡仁30克，炙甘草6克。

功效： 补肝肾，强筋骨，通经络，止痹痛。

主治： 骨折筋伤后期或康复期，肝肾亏虚，感受风寒湿热，挟虚挟瘀，痹阻经络，筋骨失养，腰膝酸软，肢体关节疼痛，屈伸不利。

用法： 水煎服，每日一剂，分两次饭后温服。

方解： 方中熟地、狗脊、杜仲、桑寄生，补肝肾、强筋骨、止痹痛；怀牛膝、续断、骨碎补，补肝肾、行血脉；当归、熟地、炒白芍、鸡血藤补血养筋；炙黄芪，补气行血；桂枝，祛风通脉；薏苡仁，利湿除痹；鸡血藤，舒筋活络；地龙，活血通络；炒白芍合炙甘草，养筋柔筋，缓急止痛；炙甘草，调和诸药。

加减： 兼寒湿，加制川乌10克、苍术10克，制半夏10克，散寒除湿；兼湿热，去杜仲，加萆薢15克、土茯苓15克、黄柏6克，清热利湿；风盛游走性关节痛，加防风10克、羌活10克、独活10克，祛风除湿；关节僵硬，加木瓜15克、伸筋草15克、透骨草15克，舒筋活络；阳虚甚者，易桂枝为肉桂10克、加附子10克，仙灵脾15克，温阳散寒；偏阴虚者，去桂枝，易炒白芍为生白芍20克，易熟地为生地20克，加制萸肉15克、豨莶草15克、炙龟板15克，滋阴清热。

（6）补气除痹法。适用于骨折、筋伤后期或康复期，气血亏虚，感受风寒湿邪，挟虚挟瘀，痹阻经络，肌肉筋脉失养，肢体疼痛，肌肤麻木不仁，关节屈伸不利。舌暗苔白腻，脉搏迟缓。代表方：詹氏神经损伤后遗症方，詹氏睾丸损伤萎缩方。

①詹氏神经损伤后遗症方：

方药：炙黄芪60克，炒白芍20克，当归15克，熟地20克，丹参15克，桂枝10克，鸡血藤15克，白芥子10克，地龙12克，乌梢蛇12克，蜈蚣3条，皂角刺15克，陈皮10克，神曲15克，炙甘草10克。

功效：益气养血，活血化痰，通经活络。

主治：四肢神经损伤后期或康复期，气血亏虚，痰瘀阻络，肢体麻木失用。

用法：水煎服，每日一剂，分两次饭后温服。

方解：气主温煦推动濡养，大剂黄芪，补气生血，使气旺血行；炒白芍、熟地、当归、丹参，补血养脉；桂枝，温通血脉；鸡血藤，补血通络；地龙、乌梢蛇，通经活络；白芥子、皂角刺，化痰通络；蜈蚣，通络起萎；陈皮行气健脾，神曲健脾和胃，使补而不滞；炙甘草，益气和中，调和诸药。

加减：上肢加川芎10克、桑枝12克；下肢加川牛膝12克、木瓜12克；寒盛者，加细辛3克、附子10~15克；虚热者，易熟地为生地；痰湿盛者，加炒白术10克、半夏10克、茯苓15克；瘀血重者，加桃仁12克、红花10克、土鳖虫10克。

②詹氏睾丸损伤萎缩方：

方药：炙黄芪30克，当归15克，丹参15克，炒白芍15克，熟地20克，川芎10克，地龙10克，桃仁10克，红花10克，乌药10克，小茴香6克，白芥子10克，吴茱萸6克，青皮10克，槟榔10克，蜈蚣1条。

功效：补气养血，活血通络。

主治：阳具、睾丸、会阴部损伤后期或康复期，气血亏虚，痰瘀阻络，睾丸、阴茎萎缩，麻木不举、痿软不用。

用法：水煎服，每日一剂，分两次饭后温服。

方解：肾主二阴，睾丸为外肾；肝经过会阴，绕阴器，肝主气机，败血归肝；故会阴部损伤，实则泻肝，虚则补肾。阴囊睾丸为宗筋汇聚之处，损伤日久，必有瘀血内阻，痰凝气结，经络不通，气血不荣，宗筋不用，故从肝论治，辅以肾药。方中炙黄芪补气，气旺则血行；当归、炒白芍、熟地滋阴补血以养筋，熟地又能填精补髓，补肝益肾；丹参、川芎、桃仁、红花活血化瘀；白芥子化痰通络，能祛皮里膜外之痰；地龙、蜈蚣通经活络，蜈蚣又有起萎功效；青皮、槟榔行气散结，乌药、小茴香、吴茱萸暖肝散寒，又可引药入肝；诸药共奏补气养血，活血通络之效。

5.詹振宇常用引经药

引经药是指能导引诸药直达病所，增强疗效的中药。清代尤在泾《医学读书记》："药无引使，则不通病所。"引经药能引药入病位，临床广泛应用，骨伤科伤病对于引经药尤为常用，在辨证论治的基础上加入引经药可以提高临床疗效。

（1）损伤部位引经药。头部损伤：巅顶加藁本、细辛，两眉棱、额头加白芷，后枕部加羌活；头两侧加川芎；目：菊花、枸杞子；鼻：辛夷花、苍耳子；耳：磁石；颈项部：羌活、葛根；肩背部损伤加羌活、姜黄、威灵仙；胸部损伤加陈皮、枳壳、厚朴、香附；两胁肋部损伤加柴胡、川芎、郁金、青皮、元胡；腰部损伤，加牛膝、杜仲、狗脊、大茴香；脊柱损伤加狗脊；脘腹部损伤加木香、砂仁、枳实、厚朴、槟榔；少腹、小腹部损伤加小茴香、乌药、橘核、荔枝核；前阴：乌药、吴茱萸、小茴香；后阴：槐角、槐花、黄柏；上肢损伤加川芎、桂枝、桑枝；下肢损伤加牛膝、独活、木瓜、地龙。

（2）损伤症状引经药。疼痛用元胡理气止痛，白芍缓急止痛，乳香、没药行气活血止痛；肿胀用泽兰、地龙，活血消肿；外伤出血用茜草、三七、蒲黄，化瘀止血；红肿热痛用丹参、玄参、蒲公英、土茯苓，清热解毒，消肿散结；骨折用续断、骨碎补、土鳖虫、自然铜、螃蟹，接骨续筋；胸闷、咳嗽用枳壳、枳实、佛手、丝瓜络，理气宽胸，化痰止咳；腹胀用枳实、厚朴，行气除胀；便秘用枳实、厚朴、大黄、槟榔，下气通腑；大便干结用大黄、芒硝、生地，泻热通便；尿闭用车前子、木通、川牛膝、地龙、琥珀，利尿通窍；昏迷用麝香、冰片、节菖蒲、琥珀、蜣螂，开窍醒神；视物昏花用枸杞子、蝉蜕、菊花，明目；眩晕用天麻、菊花，平肝熄风；呕吐用生姜、半夏、丁香、吴茱萸、代赭石，降逆止呕；喑哑用节菖蒲、远志，利咽开窍；惊吓受伤或惊悸善恐用远志、琥珀、龙齿、珍珠，安神定志；生气发怒、挣打斗殴受伤用郁金、元胡、香附、青皮、佛手、川楝子、醋柴胡；呕血、咯血用白芨、茜草、三七、海螵蛸，化瘀止血；尿血用蒲黄、白茅根、小蓟，凉血止血；便血用三七、茜草、蒲黄、灶心土，化瘀止血；纳差便溏用白术、陈皮、茯苓、焦三仙，健脾开胃；神经损伤麻木用地龙、乌梢蛇，通经活络；血管损伤肢冷用桂枝、肉桂、附子、细辛，温通血脉；肌肉萎缩、关节松弛用蜈蚣、炮马钱子，通络起萎；肌肉挛缩、关节粘连用桑枝、土茯苓、鸡血藤、伸筋草、透骨草，舒筋活络。妊娠用续断、苎麻根活血安胎，阿胶补血安胎。补气用黄芪、人参大补元气，党参、白术健脾补气；补血用熟地、制首乌、当归、白芍滋阴补血；补阴用熟地、制萸肉填精补髓，生地、玄参滋阴清热，黄精、山药补气养阴；补阳用附子、肉桂补火助阳，补骨脂、仙灵脾、巴戟天温肾壮阳。

第二章 临床经验与医案

第一节 骨折治疗经验

一、骨折治疗总论

骨折是由于骨骼遭受外力，导致骨的完整性或连续性被破坏所造成的骨骼断裂，属于中医"骨折病"范畴。骨骼支持形体，保护内脏，附着筋肉；筋则连接骨骼、关节，支配肢体活动，并能濡养、修复骨骼。人体杠杆系统中，骨骼为运动的杠杆，肌腱、韧带为铰链，关节为杠杆的支点，肌肉是杠杆的动力，也是铰链的一部分，筋（包括肌肉、肌腱、韧带、神经、血管、筋膜）骨（骨骼）共同组成了完整的杠杆系统。筋束骨，骨张筋；筋骨相连，骨折必致筋伤；骨折则骨断筋伤，骨离其位，难司其职，伤肢失去正常的活动功能。中医治疗骨折内外兼治，动静结合。外治是通过手法使错位的骨折断端复归其位，以恢复正常的解剖结构；然后通过小夹板等器材固定骨折断端于正常的解剖位置，以防再次移位、损伤；再通过功能锻炼恢复伤肢的正常生理功能。中医内治通过药物促进骨折的愈合，通常分为初期、中期、后期，按照骨折三期辨证论治。

詹氏骨伤治疗骨折，根据骨折不同治疗阶段的病因病机，和气血、筋骨的愈合、变化情况，在骨折初期、中期、后期三期辨证论治的基础上增加了康复期，针对关节僵硬、肌肉萎缩、肢体废用、功能障碍等后遗症进行康复治疗，形成了具有詹氏中医骨伤特色的骨折初期、中期、后期和康复期四期辨证论治，分期、分型、分部论治，根据骨折部位的不同，选用不同的引经药，引药入位，使药力直达病所，精准治疗，可促进骨痂生成，加速骨折康复，提高临床疗效，有效缩短骨折愈合时间。

詹氏骨伤擅长治疗各类损伤，尤其是对于骨折，詹氏骨伤采用中医手法复位，杉树皮小夹板外固定，中药内服外敷接骨续筋，动静结合功能锻炼，按詹氏骨伤骨折四期辨证论治，取得了良好的效果。

（一）骨折的诊断

骨折的诊断是根据望、闻、问、切四诊检查和X线检查，从而做出骨折是否存在、骨折部位和类型、移位的方向大小、有无并发症存在的过程。骨折的临床表现为疼痛、肿胀、伤肢功能障碍等症状，以及畸形、骨擦感、轴向叩击痛、异常活动等特殊体征，影像学检查可明确诊断。

一是详细询问病史，通过询问患者的受伤经过，了解暴力的形式、大小、作用方向、部位，患者受伤时的体位、姿势，受伤的时间及受伤现场情况，初步判定骨折的部位、类型、轻重程度及有无并发症。

二是全面体格检查，了解局部伤情，以防漏诊、误诊，不能只看表浅伤，不注意骨折；不能只看到一处伤，不注意多处伤；也不能只看骨折，不注意合并的血管神经损伤。了解全身状况，如有无昏迷、呕吐、发热、心悸、气短、胸闷、咳嗽、腹胀、腹痛、大小便失常等，判断有无合并内脏损伤，不能只注意骨折局部，而不顾全身伤情，也不能只顾检查，不顾患者痛苦和增加损伤。

三是结合X线片、CT、MR等影像学检查，确定骨折的位置、程度、类型及移位情况，如成角移位、侧方移位、缩短移位、分离移位、旋转移位等。初次摄X线片时，应包含骨骼的上、下两个完整的关节，以防漏诊，如小腿下段受伤所致的胫骨下段骨折常合并腓骨上段骨折，摄X线片时如果只包含临近的踝关节，容易漏诊腓骨上段骨折。

詹氏骨伤诊断骨折，善于望、问、切、摸（望神色形态、问详细病史、切脉象、体格检查），四诊合参，以体格检查为主，重视辅助检查而又不依赖于辅助检查。詹氏骨伤认为骨折的临床表现以"功能障碍、轴向叩击痛及骨擦感"为三大特征，可根据受伤史结合临床表现初步判断有无骨折，再摄X线片确定骨折情况，必要时再做CT或MR确诊，尽量少做大型检查，减轻患者负担。

（二）骨折愈合分期

骨折的愈合过程是指骨组织对骨折创伤的反应和修复活动的过程。这一过程中医认为是"瘀去、新生、骨续"的过程。詹氏骨伤根据骨折愈合的生理变化过程结合临床固定治疗阶段，把骨折的愈合过程分为四期：

1.骨折初期

骨折后至骨痂生成前，一般要1~3周，通常成人15天，小儿7~10天，老人15~20天。中药治疗可缩短周期3~7天。基本病机为气滞血瘀，中药治疗用消法，活血化瘀、行气止痛。伤后尽早手法整复，固定可稍松，不宜过紧，以不影响骨折再移位为原则，以免血供障碍；但肿胀消退后固定松动，要及时调整杉树皮小夹板外固定的松紧度。此期骨折局部肿胀、疼痛，骨折稳定性差，容易产生再移位，因此骨折初期宜静养，近骨折端关节应制动，避免骨折断端移位，可轻微活动骨折部远端的关节，促进血液循环以利消肿。一般每周复查X线片一次，及时了解骨折有无移位，指导调整夹板外固定。

2. 骨折中期

骨痂开始生成至骨折临床愈合去除外固定，一般要4～8周，通常成人4～6周，小儿2～4周，老人8～12周。中药治疗可缩短周期1～4周。基本病机为营损络伤、气血虚滞，中药治疗用和法，益气养血、和营生新、接骨续筋。固定可稍紧，不宜过松，以功能锻炼不影响骨折再移位为原则。此期骨折处疼痛、肿胀逐渐消退，新骨渐生，骨折愈合日渐牢固，但筋骨虽续而未坚，用力不当仍有骨折再次移位的可能，因此骨折中期宜轻动，可多轻柔活动远端关节，以避免关节僵硬、肌肉萎缩及骨质疏松，并可适当增加骨折端的轴向压力以刺激、促进骨质生长。一般每2周复查X线片一次，以便了解骨折有无移位及愈合情况，指导调整夹板外固定。

3. 骨折后期

骨折已临床愈合去除外固定至恢复伤肢基本功能并能够负重活动前，通常去除外固定后，成人1～3个月，小儿2～4周，老人3～6个月。中药治疗可缩短周期2周至2个月。基本病机为肝肾不足、气血亏虚，以致筋骨痿弱、肌肉不充，关节屈伸不利，中药治疗用补法，补肝肾，益气血，强筋壮骨，舒筋活络。此期宜多动，应多活动骨折两端关节，适当增加邻近关节的轴向拉力、扭转力、弯曲力、剪力，增加筋骨强度及关节灵活性，促进肢体生理功能的恢复。

4. 康复期

伤肢恢复基本功能并能够负重活动至完全恢复功能正常负重劳动，通常骨折后成人1年左右，小儿6个月，老人1～2年。一般不需服药，后续加强功能锻炼，适当轻体力劳动即可，直至恢复正常劳动能力。"凡伤则虚，久伤成痨"，此阶段多见体虚未复，尤其是浙江地区近海多潮湿，常伴有风湿痹证，詹氏骨伤常用补肾除痹法，补肝肾、通经络、止痹痛，多以针灸推拿、中药熏洗、伤膏外贴及理疗等外治为主，可有效防治风湿病，阴雨天不酸痛，并可促进骨折的康复，缩短周期6个月～2年，并能减少关节僵硬、肌肉萎缩、骨质疏松、创伤性关节炎等骨折并发症的发生。此期宜大动，用力活动，应适当进行负重锻炼，注意由轻到重，循序渐进，直至能够正常生产劳动。

（三）手法整复

詹氏骨伤认为，伤后2周内为新鲜骨折，都可以手法复位，但复位的时间越早越好。尤其是伤后半小时内，出血量少，局部瘀肿较轻，肌肉也未发生明显痉挛，复位操作容易，复位效果最好。伤后6小时内，瘀血尚未凝结，手法复位也易奏效。受伤24小时后，出血量比较多，软组织肿胀严重，肌肉紧张、痉挛，复位操作困难，而且复位效果不太理想。因此骨折后复位越早效果越好。肿胀严重者可用石膏托临时固定，中药内服外敷，活血消肿，3～7天肿胀消退后再进行手法复位。手法整复应力求解剖复位，保证功能复位，尽可能纠正短缩、分离、成角、旋转移位，恢复骨骼长度及力线。

一是手法复位前的准备工作，应先准备好固定器材，如塑形的杉树皮夹板、桃花纸、棉垫、伤膏、胶布条等，在上述准备工作完成后，即可开始对骨折进行手法整复。

二是手法复位前，首先要手摸心会，知其体相，详查伤情，了解骨折端在肢体内移位的具体方位，再结合X线片显示的骨折端移位情况，全面了解骨折情况，在术者头脑中构成一个骨折移位的立体形象，做到胸有成竹，心中有数。根据受伤原理及X线片显示骨折类型、部位和移位方向，确定整复步骤及复位手法，制定合理的整复方案，争取一次成功，否则多次复位操作往往使骨折块粉碎或骨折端粗糙面变得光滑，且损伤关节面，使骨折变得更加不稳定，增加整复及固定难度。老年人大多体弱多病，整复前应询问病史，测量血压，身体过度虚弱及高血压、心脏病患者应谨慎操作，以防疼痛刺激发病或休克。

三是手法复位时，根据骨折的部位、类型、移位方式，灵活选择拔牵法、端提法、按压法、夹挤法、折顶法、叩击法、回旋法、屈伸法等正骨手法，来纠正骨折端的各种移位，如短缩移位可用拔牵法、折顶法、回旋法等手法复位；分离移位可用端提法、按压法、夹挤法、叩击法等手法复位；侧方移位可用拔牵法、端提法、按压法、夹挤法等手法复位；成角移位可用拔牵法、折顶法、回旋法、端提法、按压法等手法复位；旋转移位可用拔牵法、回旋法、屈伸法、端提法、按压法等手法复位。对于成角、旋转移位应完全纠正，成角移位至少不应超过5度；对于嵌插移位，骨折断面接触密切，有利于骨折愈合，短缩1厘米以内者可不处理；对于分离移位，因伤肢重力因素会加重断面分离，应完全纠正，骨折断端分离至少应不超过3毫米；对于侧方移位，骨干骨折对位应达到2/3以上，干骺端骨折对位应达3/4以上，保证功能复位，并维持有效固定，避免骨折再移位。

四是对于肌肉力量比较强大的肩臂、大腿等部位，尤其是身体强壮、肌肉丰厚者，手法复位的难度比较大，如拔牵法、端提法、按压法、夹挤法等手法操作困难，如果患者肌肉紧张、痉挛而不能放松，难以实施手法操作者，可手法整复前先行麻醉，以充分放松骨折部周围肌肉，在麻醉下进行手法复位，降低手法复位的操作难度。

五是手法复位后，可用推拿按摩调理骨折周围的软组织，使扭转曲折的肌肉、肌腱，随着骨折复位而舒展通达，尤其对关节附近的骨折更为重要，操作时手法要轻柔，按照肌肉、肌腱的走行方向由上而下顺骨理筋，达到舒筋活血、理肌顺筋的目的。

（四）外固定

詹氏骨伤认为，"只种不收，等于白丢"，骨折整复到位，但固定不好，导致骨折断端再移位，结果和没有整复好一样，而且会造成骨折断端周围软组织再次损伤。骨折复位后应维持有效固定，可避免骨折再移位，有利于骨折愈合。良好的固定方法应满足3个要素：

1. 固定合理牢靠

骨折外固定既要能保持骨折端相对稳定，防止骨折再移位，且能避免不利骨折愈合的不良应力对骨折端的影响，使骨折端相对稳定，并且对骨折复位后的残留移位有矫正作用，又要对骨折周围软组织无损伤，能保持骨折端正常的血运，不影响骨折正常愈合过程，还对伤肢各关节约束少，便于功能锻炼，有利于骨折愈合。骨折初期肿胀明显，疼痛剧烈，固定可稍松，不宜过紧，以不影响骨折再移位为原则，以免血供障碍；但肿胀消退后固定松动，要及时调整压垫和夹板外固定的松紧度，固定应松紧适度，不宜过紧过松；骨折中期肿胀基本消退，活动较多，固定可稍紧，不宜过松，以功能锻炼不影响骨折再移位为原则，以免活动后固定松动，骨折容易发生再移位。固定过紧则影响血液循环，不易消肿，且不利于功能锻炼，而且患者比较痛苦，依从性较差；固定过松则固定不牢固，骨折断端容易再移位，并且肿胀消退及活动后固定容易松动，骨折断端更容易发生再移位。

2. 患者感觉舒适

固定要松紧适宜，夹板及棉垫放置位置合适，这样患者感觉舒适，才能积极配合治疗，主动功能锻炼，有利于骨折愈合。如果固定后患者感觉难受，往往不能积极主动配合治疗，甚至自行去除外固定，影响骨折愈合。詹氏骨伤认为，良好的体验能够增强治疗过程中患者的积极主动性，因此詹氏骨伤强调要重视患者的体验感，固定要让患者感觉舒适，这也是詹氏骨伤以患者为中心的医德仁心的体现。

3. 外观美观整洁

"人靠衣装"，"爱美之心人皆有之"，美观整洁的固定外观，使人赏心悦目、心情愉悦，能够增强患者的依从性，也是"仁"和"礼"的体现。因此外固定器材应包裹严实，不得外露，夹板外周包绕的外包绷带应美观整洁，尤其是夹板外周包绕的外包绷带容易变脏，应及时更换。

杉树皮小夹板具有轻便及良好的透气性和弹性、易于切削、塑形灵活、便于适时调整、利于功能锻炼等特点。詹氏骨伤擅长使用杉树皮小夹板外固定，特点是量身塑形，超关节固定。根据不同部位的骨折情况，采用不同的固定方式及体位，尤其是近关节骨折，使用超关节固定，能够尽量贴合伤肢的生理解剖结构，尽可能地避免扭转力及剪力和弯曲力等不良应力，并给予适当的侧周压力及轴向的拉力及压力等良性应力，防止骨折再移位，还能有效地纠正残余移位，并且固定灵活、轻便，患者感觉舒适，便于功能锻炼。

（五）中医辨证论治

清代陈士铎《辨证录·接骨门》曰："跌伤骨折……内治之法，必须以活血祛瘀为先，血不活则瘀不能去，瘀不去则骨不能续也。"因此，活血化瘀、接骨续筋是骨折的基本治法。

詹氏骨伤四期辨证论治骨折，临床用药一般分三期中药内治，第四期康复期可根据需要施以药物治疗。其辨证论治用药，以消、和、补、通为要点。骨折初期气滞血瘀，治宜消法、下法，以行气活血为主；骨折中期营损络伤，瘀虽去而未尽，骨虽续而未坚，治宜和法、续法，以接骨续筋为主；骨折后期肝肾亏虚，骨虽长而未壮，治宜补法、续法，以补肾壮骨为主。康复期多有体虚未复，常兼风湿痹证，痹邪留滞肌肉筋络，关节屈伸不利，治宜补法、通法，以补肾通痹为主。四期用药皆须时时顾护胃气，脾胃虚弱纳差者则佐以健脾开胃。临证之时还须结合患者的体质强弱及损伤发展变化的不同情况辨证施治。

詹氏骨伤临证治疗骨折，还善于应用接骨续筋药和部位引经药。

常用接骨续筋药。续断，骨碎补，土鳖虫，自然铜，螃蟹。骨折各期皆可随证选用。

续断，苦甘辛温，入肝肾。骨碎补，苦温，入肝肾，活血化瘀，接骨续筋，补肝益肾，强筋壮骨，虚实皆可使用，肾虚血瘀为佳；螃蟹，咸寒，入肝胃，活血化瘀，接骨续筋，滋阴清热，补骨生髓，虚实皆可使用，寒盛慎服；土鳖虫，咸寒，入肝，祛瘀生新，接骨续筋，性平和不伤正，壮弱老幼皆可使用；自然铜，辛平，入肝，活血散瘀，接骨续筋，性燥偏温，过服伤正，壮人为宜，虚人慎用。

常用部位引经药。头部骨折：藁本、羌活、川芎、白芷；颈椎骨折：羌活、葛根、狗脊；胸椎骨折：羌活、狗脊；腰骶尾椎骨折：狗脊、杜仲、大茴香、补骨脂；肩胛锁骨骨折：姜黄、威灵仙；上肢骨折：川芎、桂枝、桑枝；手指骨折：桂枝、桑枝、地龙；胸肋骨骨折：川芎、柴胡、元胡、郁金、青皮；骨盆骨折：杜仲、补骨脂、川怀牛膝；下肢骨折：川怀牛膝、独活、木瓜；手指足趾骨折：川怀牛膝、地龙。

1.骨折初期

骨断筋伤，瘀血积聚，气机阻滞，气血经络受损，伤处肿胀疼痛，活动受限。舌质淡红，苔薄白，脉弦紧。

基本病机： 骨断筋伤，气滞血瘀。

治法： 活血化瘀、行气止痛。

方药：詹氏活血止痛汤加减。

处方：炙黄芪20克，丹参15克，当归12克，川芎10克，元胡10克，赤芍12克，香附10克，地龙10克，桃仁10克，红花10克，三七6克，玄参15克，陈皮10克，红曲15克，炙甘草3克。

可随骨折部位的不同，加入相应的引经药。

加减：纳差加炒白术10克、茯苓15克，健脾和胃；肿胀严重加泽兰15克、槟榔10克，活血消肿。伴有神经损伤者可加炙黄芪30克、乌梢蛇，益气养血、通经活络；伴有血管损伤，出现肢端缺血性坏死征象者可加炙黄芪30克、水蛭10克，以补气行血、化瘀消肿。

用法：水煎服，每日一剂。

方解：方中丹参、当归、川芎、元胡、赤芍、香附、桃仁、红花、三七、玄参、红曲，活血化瘀、消肿止痛，邪去正自安，且川芎引药入上肢；元胡、香附又能行气活血；地龙通络利水，以活血消肿；黄芪扶助正气使气旺血行，正盛邪自却；陈皮、红曲、炙甘草，健脾和胃；炙甘草，调和诸药。

外用药物：外敷詹氏金黄膏，清热凉血、活血消肿（皮肤破损及过敏者禁用）。

2. 骨折中期

气、血两伤，肌肉筋骨经络受损，瘀血、肿胀基本消退，疼痛渐消，新骨渐生，筋骨虽续而未坚。舌质暗红，苔薄白，脉弦涩。

基本病机：营损络伤，气血虚滞。

治法：和营生新、接骨续筋。

方药：詹氏和营续骨汤加减。

处方：炙黄芪30克，丹参15克，当归12克，川芎10克，香附10克，炒白芍15克，红花10克，土鳖虫10克，续断15克，骨碎补15克，熟地15克，制萸肉15克，杜仲15克，神曲15克，炙甘草6克。

可随骨折部位的不同，加入相应的引经药。

加减：纳差加炒白术15克、茯苓15克，健脾和胃。

用法：水煎服，每日一剂。

方解：方中熟地、制萸肉、杜仲，补肝肾、强筋骨；土鳖虫、续断、骨碎补，补肝肾、行血脉、接骨续筋；当归、熟地、炒白芍、红花、丹参，补血和血；黄芪，补气生血，使气旺血行；川芎、丹参、红花、香附，行气活血，使补而不滞，且川芎引药入上肢；神曲，健脾和胃；炙甘草，调和诸药。

外用药物：外敷詹氏金黄膏或詹氏秘制黑膏药，舒筋活血，通络止痛（皮肤破损及过敏者禁用）。

3.骨折后期

骨折基本愈合，功能初步恢复，但肝肾不足，气血亏虚，肌肉筋骨萎缩失养，筋骨虽长而未强壮，肌肉不充，关节僵硬，腰膝酸软、少气懒言、神疲乏力、自汗、爪甲不荣。舌淡白，苔白，脉细弱。

基本病机： 肝肾气血亏虚，筋骨肌肉萎弱。

治法： 补肝肾，益气血，强筋骨。

方药： 詹氏补肾壮骨汤加减。

处方： 炙黄芪30克，丹参15克，当归12克，川芎10克，炒白芍15克，香附10克，续断15克，骨碎补15克，炙龟板(先煎)15克，熟地20克，狗脊15克，制萸肉20克，杜仲15克，神曲15克，炙甘草6克。

可随骨折部位的不同，加入相应的引经药。

加减： 纳差，加炒白术10克、茯苓15克，健脾和胃；偏阳虚，加补骨脂15克、肉桂10克，温阳补肾；偏阴虚，熟地易为生地20克，加地骨皮12克、盐知母12克，滋阴补肾。

用法： 水煎服，每日一剂。

方解： 方中熟地、制萸肉、狗脊、杜仲，补肝肾、强筋骨；续断、骨碎补，补肝肾、行血脉、接骨续筋；龟板，补肾壮骨，滋阴潜阳，既有阴中求阳之意，又能制补阳太过；当归、熟地、炒白芍，补血养筋；黄芪，补气生血，使气旺血行；川芎、丹参、香附，行气活血，使补而不滞；神曲，健脾和胃；炙甘草，调和诸药。

外用药物： 后期解除固定后，关节活动受限、疼痛，外敷詹氏秘制黑膏药，可用詹氏活血舒筋汤等中药熏洗，以舒筋活血，通利关节。

詹氏活血舒筋汤：生黄芪30克，当归12克，炒白芍30克，地龙10克，续断15克，骨碎补15克，五加皮15克，海桐皮15克，桂枝15克，桑枝15克，木瓜15克，鸡血藤15克，伸筋草15克，透骨草15克，炙甘草10克。寒湿加制川乌15克、苍术15克；湿热去桂枝，加土茯苓15克、络石藤15克、薏苡仁30克。上肢加川芎、羌活；下肢加川怀牛膝、独活。水煎洗，3日一剂。

4.康复期

骨折临床愈合，功能基本恢复，强壮者无需服药，加强功能锻炼即可逐步恢复至正常，可适当进行轻体力劳动，促进康复。但"凡伤则虚，久伤成痨"，加之骨折制动，缺少活动，气血化生不足，又有久病、年老或素体虚弱者，因此临床多见体虚未复者，肝肾不足，气血亏虚，不能充养筋骨肌肉，则筋骨失约，关节不利，证见肌肉萎缩，瘦弱无力，关节屈伸不利。尤其是浙江地区近海多潮湿，风寒湿热杂邪挟瘀乘虚而入，留滞于筋骨、关节、经络之间，挟虚挟瘀，闭阻经络，故常伴有风湿痹证，证见四肢关节肿胀、疼痛，屈伸不利，阴雨天加重。

基本病机：肝肾气血亏虚，经络痹阻不通。

治法：补肝肾，益气血，通经络，止痹痛。

方药：詹氏补肾除痹汤加减。

处方：炙黄芪30克，当归12克，炒白芍15克，怀牛膝15克，乌梢蛇12克，狗脊15克，续断15克，骨碎补15克，熟地15克，杜仲15克，桑寄生15克，鸡血藤15克，桂枝6克，薏苡仁30克，炙甘草3克。

可随骨折部位的不同，加入相应的引经药。

加减：阳虚寒盛者，桂枝易为肉桂10克，加淫羊藿15克、鹿角霜15克，温阳散寒。阴虚内热者，去桂枝，杜仲，熟地易为生地15克，加地骨皮12克、盐知母12克，滋阴清热。寒湿者关节冷痛肿胀、肢体困重，加制川乌10克、干姜6克、苍术10克，散寒除湿。湿热者，关节红肿热痛，加土茯苓15克、地龙12克、黄柏6克，清热利湿。游走性关节痛者，加防风10克、羌活6克、独活6克，祛风除湿。关节僵硬者，加木瓜15克、伸筋草15克、透骨草15克，舒筋活络。纳差者，加炒白术10克、茯苓15克，健脾和胃。

用法：水煎服，每日一剂。

方解：方中熟地、狗脊、杜仲、桑寄生，补肝肾、强筋骨、止痹痛；怀牛膝、续断、骨碎补，补肝肾、行血脉；黄芪、当归、熟地、炒白芍、鸡血藤、炙甘草，补气血；桂枝，祛风通脉；薏苡仁，利湿除痹；鸡血藤，舒筋活络；乌梢蛇，通络止痛；炒白芍合炙甘草，养筋柔筋，缓急止痛；炙甘草，调和诸药。

外用药物：外敷詹氏秘制黑膏药，可用詹氏活血舒筋汤等中药熏洗，可配合针灸、推拿按摩等理疗，以舒筋活血，通利关节。

（六）常见并发症的预防和处理

1. 外伤性休克

常见于股骨干骨折、骨盆骨折、多发性肋骨骨折、颅骨骨折、内脏损伤及颅脑损伤。骨折或内脏损伤时大量出血，发生失血性休克；或疼痛剧烈，患者不能耐受疼痛刺激，发生疼痛性休克。临床表现主要有：面色苍白、四肢厥冷、出汗、肢端发绀、反应迟钝或烦躁不安、脉细数、血压下降等。股骨干骨折后应立即予以临时固定后再搬运，手法整复时切忌手法粗暴、反复进行复位操作，以避免加重损伤出血，或加重疼痛刺激；伤后72小时内应密切观察生命体征，早发现、早诊断、早处理，发现有休克征象应及时抢救，予以通气吸氧，改善血液循环，维持电解质平衡，抗休克，对症支持，抢救治疗，以免发生生命危险；可配合中药治疗，用独参汤或参附汤，浓煎频服急救。

2.脂肪栓塞综合征

常见于骨盆骨折及股骨骨折。骨盆诸骨皆为松质骨，股骨髓腔粗大，骨髓较多，骨折时出血量较多，骨髓中的脂肪释放到血流内，或软组织损伤时皮下脂肪释放到血流内，以及损伤应激反应以致血液中脂肪微粒凝聚成脂肪滴，结合血细胞的聚集而形成脂肪栓子，游离脂肪栓子血液循环，栓塞于肺、脑、皮肤等器官的血管中，造成肺部功能障碍和毛细血管通透性增加，并发以呼吸窘迫及中枢神经系统功能障碍为主要表现的脂肪栓塞综合征，表现为呼吸困难、意识障碍、脉细微数、皮下及内脏瘀血和进行性低氧血症为主要特征的一组综合征候群，胸部X线呈典型的"暴风雪"样阴影，可危及生命。股骨干骨折后应立即予以临时固定后再搬运，手法整复时切忌手法粗暴、反复进行复位操作以避免加重损伤，伤后3~5天内应密切观察生命体征，早发现、早诊断、早处理，发现有脂肪栓塞综合征征象应及时抢救，予以通气吸氧，改善血液循环、抗感染、抗休克、抗凝血，维持电解质平衡，对症支持，抢救治疗，防止继发弥散性血管内凝血；可配合中药治疗，用黄酒送服云南白药保险子或逐瘀护心散，活血散瘀。

3.筋膜间隔区综合征

常见于前臂、小腿及股骨髁上骨折。前臂、大腿及小腿部肌肉丰厚，肌肉群被骨间膜和深筋膜间隔、包绕，形成了多个肌筋膜间隔室，深部的血管和神经从其中通过，而且股骨下端的软组织逐渐减少，肌筋膜间隔室较小，骨折时骨折断端压迫血管导致血液循环障碍，或断骨处大量出血，或骨折断端刺伤血管导致大量出血，或挤压伤、砸伤肌肉等软组织损伤出血量较多，或反复多次手法复位以致软组织挤压损伤出血，或固定过紧而致血液循环障碍，瘀肿比较严重，发生血肿、反应性水肿，可出现尺、桡动脉、腘动脉及足背动脉搏动减弱或消失，肌筋膜间隔室内压力增高，造成血液循环障碍，容易形成筋膜间隔区综合征，可发生缺血性肌挛缩及肢端坏死，严重者可发展为挤压综合征，危及生命。主要表现：前臂、大腿下段及小腿异常疼痛并呈进行性持续加重，局部皮肤感觉迟钝，腕指及足踝屈伸活动受限，有被动牵拉痛，轻轻活动即可疼痛明显加重，前臂、大腿下段及小腿肿胀严重，甚至极度肿胀或肿胀及手、足，软组织僵硬而无弹性，肌肉紧张而乏力，皮肤张力比较高，触按硬实，颜色暗红或苍白，有张力性水泡出现，腕、踝动脉搏动减弱或消失，手指及足趾感觉麻木或发凉。发生筋膜间隔区综合征的征象时，应立即去除夹板外固定，密切观察，抬高伤肢，如不缓解则应迅速切开减压，沿深筋膜长轴纵向彻底切开，缓解内压以改善血液循环，可配合中药内服，活血化瘀，利水消肿，以防缺血性肌挛缩及肌肉坏死。如果有活动性出血或进行性肿胀，考虑血管破裂，必要时可手术修补；如果发现已有肌肉广泛坏死、感染，经处理后血液循环不见恢复好转，必要时可施行截肢，并密切注意肾功能情况，防止发生急性肾功能衰竭，预防挤压综合征的发生。可配合中药内服，活血化瘀，消肿止痛，能有效防治筋膜间隔区综合征。

4. 挤压综合征

常见于前臂、大腿及小腿部骨折。前臂、大腿及小腿的肌肉等软组织比较丰厚，遭受暴力重物压迫、压砸或挤压，血管、神经、肌肉等软组织损伤严重，或骨折断端挤压损伤血管，或反复多次手法复位损伤软组织挤压，以及固定过紧、体位不当而肢体受到挤压，血管、神经、肌肉等软组织损伤，导致血液循环障碍，组织缺血，造成肌肉组织细胞坏死，产生肌红蛋白、氧自由基、脂质过氧化物等多种毒性物质，临床可出现休克、肢体肿胀、伤肢缺血性肌挛缩，以及以肌红蛋白尿、高血钾、酸中毒、氮质血症等为特征的急性肾功能衰竭，严重者可发生伤肢缺血性坏死，危及生命。受伤后应尽早尽快去除重物压力，临时固定制动伤肢，或去除夹板外固定，调整伤肢体位，解除伤肢的压迫，改善血液循环，预防挤压综合征的发生；发现有挤压综合征征象时，应尽早补液、碱化尿液、利尿、解除肾血管痉挛，恢复肾功能及电解质平衡，肿胀严重者应早期切开减压以改善循环，促进有害物质的排出，避免有害物质的吸收，必要时可截肢。可配合中药内服，行气活血，利水消肿，补气养阴，开窍醒神，能有效防治挤压综合征。

5. 血管神经损伤

常见于四肢骨折。骨骼附近常伴随深部动、静脉和神经通过，骨折时，暴力可直接损伤周围血管神经，或暴力牵拉间接损伤周围血管神经；或者骨折断端挤压、刺伤周围血管神经；或软组织严重损伤，局部肿胀严重，挤压血管和神经；或压垫放置不当压迫血管神经；或夹板、压垫固定不当压迫周围血管神经；或固定过紧压迫血管神经及导致血液循环障碍以致神经供血不足而损伤；或固定松动致骨折断端挤压、刺伤血管神经；或复位时过度牵拉损伤血管神经；或骨痂生长及骨折畸形愈合压迫血管神经，导致血管神经受到挤压、牵拉、挫裂伤，影响伤肢的血运和感觉及活动，严重者血管神经断裂，以致发生伤肢远端血液循环障碍，相应肢体缺血性挛缩、坏死、废用。合并动脉损伤时，伤肢远端可血液循环障碍，可出现疼痛、麻木、皮肤冰冷、苍白或发绀，腕、踝部动脉搏动减弱或消失，严重者可发生四肢肌群的缺血性肌挛缩及肢端坏死，可行动脉造影或血管彩色多普勒检查确诊；合并神经损伤者，可出现伤手指或足趾感觉麻木，伤肢感觉及反射均减弱或消失，伤后3周进行肌电图检查可确诊。骨折手法整复应力求一次复位成功，尽量解剖复位，注意不可粗暴用力，反复整复，以免骨折断端损伤血管神经；外固定时注意压垫的大小厚薄和放置方式要合适，以免压迫血管神经；外固定要牢固而又松紧适度，以免固定过紧则压迫血管神经，发生血液循环障碍及神经缺血性损伤，或固定过松则骨折断端活动而压迫、刺伤血管神经；固定期间应合理功能锻炼，给予骨折断端以适当的应力刺激，使骨痂良性生长，降低压迫损伤血管神经的风险；宜配合中药内服，补气养血、通经活络，以促进损伤血管神经的修复，预防血管神经损伤。

6.骨折延迟愈合或不愈合

主要是复位不良，骨折断端接触不良，甚至分离，骨折难以愈合；或者遭受暴力过大，骨折周围软组织损伤严重，局部血运较差，骨折断端供血不足，骨折难以愈合；或者骨膜损伤严重，骨痂生成不足，影响骨折愈合；或者反复复位操作以致骨折断端碎裂，血管损伤，供血不足，骨折难以愈合；或者固定松动，骨折断端活动而致接触不良，骨折难以愈合；或者牵引重量过大或牵引时间过长，导致骨折断端分离，断面接触不良，骨折难以愈合；或者固定时间过短，骨折未能充分愈合；或者固定体位不当及功能锻炼方式不当，骨折断端受到不良应力刺激，骨折难以愈合；或者患者体质较差或营养不良，骨折难以愈合。骨折手法整复忌反复多次复位操作，力求一次复位成功，应尽量达到解剖复位，保证功能复位，分离移位要纠正，骨折断端接触面至少要接触1/2，接触面过小则骨折愈合缓慢；复位后应维持有效固定体位，固定6周左右为宜，股骨颈骨折、胫腓骨中下1/3处骨折等特殊部位骨折固定应不少于3个月，年老体弱者应适当延长固定时间，以使骨折充分愈合，达到骨折临床愈合标准再去除外固定；骨折后骨骼失去支撑作用而不稳定，骨折断端容易移位而接触不良，固定时维持固定体位，应尽量避免体位变动，固定应松紧适度而不能过松，维持牵引重量宜小不宜大，以维持骨折断面接触，以利于骨折愈合；固定期间应制订合理的锻炼计划，并加强功能锻炼，给予骨折断端以良性应力刺激，避免不良应力刺激，促进骨折愈合；去除固定后应早活动、晚负重，避免骨折断端愈合后再折；再配合中药内服，祛瘀生新，接骨续筋，补气养血，补肝益肾，强筋壮骨，有助于骨痂生成，促进骨折愈合。

7.关节僵硬

常见于四肢关节骨折。主要是关节损伤，或伤后怯痛不敢活动，或固定时间过长所致。关节骨折时关节囊及关节内滑膜损伤，关节内、外出血，血肿机化，关节囊、滑膜及关节周围的韧带、肌肉等软组织的挛缩、粘连，发生关节僵硬；或受伤后怯痛，不敢活动临近骨折的关节；或者临近关节固定时间过长，超过6周所致，导致关节周围软组织粘连，造成临近关节僵硬。骨折复位固定后应早期适当活动临近关节，多活动远侧关节，积极主动功能锻炼，再配合中药内服外洗、舒筋活血、通经活络，以避免关节粘连，预防关节僵硬。

8.创伤性关节炎

常见于四肢关节骨折。主要是关节骨折后复位不良，复位后固定不当，关节面不平滑，关节面疤痕愈合，以及锻炼不当所致。关节骨折皆伤及关节面，若复位不良，关节结构不完整、不稳定，或关节面疤痕愈合，关节面不平滑，关节活动时摩擦力增大，关节面磨损，容易发生疼痛；固定松动或固定时间过短，或功能锻炼过度，动作粗暴，运动强度及运动量过大，骨折和筋脉肌肉损伤未能充分修复，动则牵拉易伤，而且关节软骨损伤、变性，则活动时疼痛；固定时间过长，或功能锻炼不足，筋脉肌肉粘连，动则牵拉屈伸不利，则活动时疼痛。关节骨折应尽量解剖复位，保证功能复位，恢复并保持关节结构的完整性、稳定性及和关节面平滑，固定应松紧适度，固定时间应适当，不可过短或过长；功能锻炼方式应合适，动作柔和，不能随心所欲，不动或过动；宜配合中药内服，补气养血，接骨续筋，舒筋活血，通经活络，以促进筋脉肌肉损伤的修复，预防创伤性关节炎。

9. 骨化性肌炎

常见于上臂、前臂及大腿等部位。主要是骨折时遭受的暴力同时严重损伤软组织；或骨折后搬动不当，骨折断端刺伤周围软组织；或手法整复时动作粗暴，反复操作，造成骨折断端周围软组织损伤；或固定不牢固，骨折断端活动，损伤周围软组织；或理筋手法生硬、粗暴，造成软组织损伤；导致软组织发生出血、肿胀及炎性反应，血肿机化，发生成骨反应，骨化而成。骨折应尽早进行手法复位固定，必要时临时固定，避免加重软组织损伤；血肿较大时可穿刺抽血；手法整复时忌反复多次复位操作，最好一次复位成功，应尽量达到解剖复位，避免骨折断端刺伤周围软组织，或反复操作加重软组织损伤；骨折复位后应维持有效固定，固定要牢固，避免骨折断端活动而刺伤周围软组织；骨折后期及康复期用理筋手法按摩推拿辅助功能锻炼时，手法要轻柔、和缓，不可粗暴、生硬，避免造成软组织损伤，可按肌肉痉挛、粘连用推散、活络类手法治疗，以解除痉挛、松解粘连；宜配合中药内服外敷，早期活血化瘀、通经活络，后期舒筋活血、通络散结，以促进软组织损伤的修复，防治骨化性肌炎。

10. 骨折畸形愈合

骨折因对位、对线不良可致骨折愈合后出现成角畸形、旋转畸形及短缩畸形，伤肢和健肢的长短不一、活动受限。主要是复位不良，或固定不牢固、或牵引不足导致骨折再移位，或功能锻炼不当，或过早下地、负重所致。骨折复位不良，未完全纠正成角移位、旋转移位、短缩移位，对位、对线不佳，前后成角超过5度，伤肢内翻或外翻，骨折断端重叠而使伤肢短缩超过2厘米；或固定时间过短，骨折未能充分愈合，过早负重或下地活动，发生骨骼变形或再折，导致骨折畸形愈合。治疗胫腓骨干骨折重点是胫骨骨折应尽量完全纠正成角移位和螺旋移位而达到解剖复位，完全纠正成角移位、旋转移位、短缩移位，保证功能复位，恢复并保持胫骨的力线和长度；牵引力量要大小适当，牵引力不足，则不能纠正短缩移位，恢复胫骨的长度；牵引力过大，则导致骨折断端上下分离，容易发生骨折不愈合或延迟愈合；复位后固定要牢固，以免发生骨折再移位；应充分固定至骨折临床愈合；伤肢去除外固定后宜早活动、晚负重，1~3个月内应禁止负重；功能锻炼要循序渐进，在医师的指导下合理锻炼，以防锻炼不当而致骨折再移位或发生再折及骨骼变形，以致骨折畸形愈合；再配合中药内服，接骨续筋、强筋壮骨，舒筋活血、通经活络，促进骨折良性愈合，增强胫腓骨的稳定性，降低骨折畸形愈合的风险。

11. 肌肉萎缩

常见于年老体弱的脊柱骨折、骨盆骨折、下肢骨折及牵引而长期卧床的患者。骨折愈合时间较长，患者因长期卧床达2~3个月，伤肢缺少活动，应力刺激不足，肌肉容易发生失用性肌肉萎缩。伤肢应早期进行屈伸活动，并逐渐加强功能锻炼，给予肌肉以适当的应力刺激，促进血液循环，防止肌肉萎缩。

12. 骨质疏松

常见于年老体弱的脊柱骨折、骨盆骨折、下肢骨折及牵引而长期卧床的患者。患者因长期卧床达2~3个月，全身活动量过少，骨骼应力刺激不足，成骨活动减弱，骨质容易发生失用性吸收、萎缩，易致骨质疏松，而且影响骨折愈合，除了伤肢应早期进行功能锻炼以外，其他肢体也应多活动，给予躯体以适当的应力刺激，促进血液循环，增强成骨活动；再配合中药内服，补气养血，补肝益肾，接骨续筋，强筋壮骨，可加强营养，适当补充钙质，防止骨质疏松，促进骨折愈合。

13. 褥疮

常见于年老体弱的脊柱骨折、骨盆骨折、下肢骨折及牵引而长期卧床的患者。患者因长期卧床达2~3个月以上，固定期间需要维持固定体位，避免体位变动，不能随意翻身、变换体位，而且多数情况下不可坐起，腰背骶臀部及大转子、足跟等骨突处长期受压，透气性较差，局部皮肤潮湿，细菌滋生，容易浸渍溃烂；局部受压后血液循环较差，血供性营养不良，容易发生软组织坏死、感染，形成溃疡，经久不愈，导致褥疮发生，严重感染时可引起骨髓炎或败血症。尤其是老年患者年老体弱，气血亏虚，血流滞缓，免疫功能较差，更容易发生褥疮。患者应加强护理，腰背部宜加翻身垫，多活动肢体，促进血液循环；陪护要注意勤换被褥、床单，勤搽洗、勤翻身，保持身下清洁、干燥、透气，勤按摩腰臀部和下肢，促进局部血液循环，预防褥疮；可配合中药内服，补气养血、通经活络，早期外涂蛋黄油调敷云南白药，可有效治疗褥疮。

14. 坠积性肺炎

常见于年老体弱的脊柱骨折、骨盆骨折及下肢骨折而长期牵引的患者。患者因长期卧床，缺少活动，血液循环较差，尤其是胸廓活动度小，引起肺底部长期处于充血、瘀血、水肿，肺功能减弱，进食食物容易反流，肺部沉积物，如痰液、吸入性物质、细菌不能够完全排出，痰涎积聚，咳出困难，引起肺部感染，严重者还会引起败血症、毒血症，甚至是肺源性心脏病，因而危及生命；尤其是老年患者，体质衰弱，常伴有多种基础疾病，免疫力低下，肺功能下降，咳嗽反射减弱，呼吸道分泌物不易排出，反而容易流向肺底，更容易发生坠积性肺炎；而且老年患者坠积性肺炎的临床表现往往不典型，不易早期发现，容易误诊和漏诊。坠积性肺炎的防治，有效控制感染和促进排痰、保持呼吸道畅通是关键。患者在卧床期间，应加强护理，经常改变卧床姿势，多做深呼吸运动，多做咳嗽排痰练习，在不影响骨折治疗的情况下，多坐起和进行床上功能锻炼；患者平时应注意避风保暖，常漱口、清理口腔以保持口腔黏膜清洁卫生，加强营养支持治疗，病房内应禁烟，保持清洁和通风透气，病室温度保持在20～25摄氏度，尽量减少病室人员进出；陪护要协助患者多翻身拍背，帮助排痰。发生坠积性肺炎，可使用化痰止咳药物对症治疗，并进行抗感染治疗，必要时进行吸痰；可配合中药内服，宣降肺气，化痰止咳，益气补肺，可有效防治坠积性肺炎。

15. 尿路感染

常见于年老体弱的脊柱骨折、骨盆骨折、下肢骨折及牵引而长期卧床的患者。患者因长期卧床，可发生小便困难而导尿，甚至长期留置导尿管，容易引起尿路感染，出现尿频、尿急、尿痛及排尿困难等膀胱刺激症状，严重者发生膀胱炎、肾盂肾炎，尤其是老年患者身体较弱，免疫功能较差，更容易发生尿路感染。应鼓励患者多饮水，及时排尿，保持小便通畅；大、小便后应及时清洁会阴部，避免污染尿道口；留置导尿管者，应在无菌条件下，定期换导尿管和冲洗膀胱。

16. 下肢深静脉血栓形成

常见于年老体弱的下肢骨折患者。下肢骨折时，暴力直接损伤下肢血管，或暴力牵拉间接损伤下肢血管，或者骨折断端挤压、刺伤下肢血管，或夹板、压垫固定不当压迫下肢血管，或固定过紧压迫血管导致下肢血管损伤，或过度牵引牵拉伤下肢血管，或骨痂不良生长压迫下肢血管，导致下肢血管损伤，静脉回流障碍，容易形成血栓；下肢骨折因长期卧床制动伤肢，活动量过少，血流滞缓，容易形成血栓；骨折后因创伤应激反应，血液凝固性增加，发生血液高凝状态，容易形成血栓；尤其是老年患者血管硬化，血流滞缓，血液黏度增高，也容易形成血栓。临床表现主要是静脉回流障碍，伤肢突然肿胀或水肿，疼痛加重，可发展为深静脉炎，严重者可引起肢端坏死。手法整复骨折时尽量解剖复位，注意不可粗暴用力，反复整复，以免骨折断端损伤血管；外固定时注意压垫的大小厚薄和放置方式要合适，以免压迫血管；杉树皮小夹板固定要牢固且松紧适度，以免固定过紧压迫血管而致血管损伤，固定过松则骨折断端活动而压迫、刺伤血管；牵引治疗时不可过度牵引，以免牵拉伤血管；固定期间宜抬高伤肢，多活动伤肢，促进血液循环；应合理功能锻炼，给予骨折断端以适当的应力刺激，使骨痂良性生长，降低压迫损伤血管的风险；必要时下肢可穿医用弹力长袜；宜配合中药内服，活血化瘀、通经活络、补气养血，以消散瘀血，促进损伤血管的修复，预防血栓形成。

（七）功能锻炼，康复指导

《素问·生气通天论》曰："圣人陈阴阳，筋脉和同，骨髓坚固，气血皆从。如是则内外调和，邪不能害，耳目聪明，气立如故。"《吕氏春秋·达郁》曰："流水不腐，户枢不蠹，动也。形不动则精不流，精不流则气郁。"《三国志·魏书·华佗传》华佗曰："人体欲得劳动，但不当使极耳，动摇则谷气得消，血脉流通，病不得生，譬犹户枢不朽是也。"詹庄锡曰："动则阳自生，静则阴自养，故动则气血自行，静则气血自养；动则壮气，静则养神；动则强壮，静则养生。一静一动，则阴阳自生，气血自壮而肌肉自养，筋脉坚而骨髓壮；动静相合，则阴阳自调，正气盛而邪不侵。"适当的功能锻炼，能够舒筋活血，消肿定痛，强筋壮骨，加速骨痂生长，促进骨折愈合，避免肌肉韧带萎缩、粘连，恢复肢体功能，预防骨质疏松，降低关节僵硬及创伤性关节炎的风险，并且能够扶正祛邪，预防疾病，增强体质，延缓衰老。因此，功能锻炼是治疗骨折的必要手段和重要环节。"锻炼贵有恒"，功能锻炼应持之以恒，动作柔和，循序渐进，逐渐加大动作幅度、运动强度和运动量，以疼痛能够耐受为度。骨折后期和康复期功能锻炼前可局部推拿按摩及理疗熏洗，以放松肌肉韧带，有利于关节活动，减少再次损伤风险。

1.分期功能锻炼内容

骨折复位固定后应早期进行功能锻炼，并根据骨折的不同阶段分期锻炼，循序渐进地调整锻炼的内容。

（1）骨折初期。骨痂未生，筋骨未续，骨折稳定性差，容易发生再移位，并且伤肢肿胀、疼痛明显，伤员往往怯痛而不愿活动，故伤肢功能锻炼幅度不宜过大，宜轻微活动，不宜大动，以减少对伤处的刺激，以不影响骨折再移位为原则。主要方式是做伤肢远骨折端关节以外的肌肉收缩与舒张活动，骨折部上下关节应制动。如手指骨折应制动伤指；手掌骨折可进行手指的轻微屈伸活动，应制动腕关节与掌指关节；前臂骨折可进行手掌的轻度握拳活动，应制动腕关节与肘关节；上臂骨折可进行轻度握拳及腕关节轻度屈伸活动，应制动肩关节与肘关节；大腿骨折可进行足、踝关节轻度屈伸活动，应制动膝关节与髋关节；小腿骨折可进行足趾的轻度屈伸活动，应制动膝关节与踝关节；足掌骨折可进行足趾的轻微屈伸活动，应制动足掌；足趾骨折应制动伤趾。上述功能锻炼的目的是促进伤肢血液循环，加速肿胀的吸收与消散，并有促使骨折远、近端紧密接触的作用，因此功能锻炼应早期进行。以每日4~6次为宜，每次约3~5分钟，也可不拘次数，交替动作与休息，以不感到疲劳及疼痛加重为度。

（2）骨折中期。骨痂逐渐生长，骨折断端逐渐接续而日趋稳定，此时骨折处肿胀逐渐消退，疼痛逐渐减轻，骨折愈合日渐牢固，功能锻炼的强度及次数应逐渐加强，以前的动作应逐渐用力，并加大动作幅度，骨折部上下关节也应逐步开始进行活动，以防止肌肉萎缩、关节粘连，并可给予骨折断端以适当的应力刺激，以加速骨痂生长，促进骨折愈合，以不影响骨折再移位为原则。如手指骨折可轻微活动伤指；手掌骨折宜用力屈伸手指，可轻度活动腕关节与掌指关节；前臂骨折宜用力进行手掌的握拳活动，可轻度活动腕关节与肘关节；上臂骨折宜用力进行握拳及腕关节的屈伸活动，可轻度活动肩关节与肘关节；大腿骨折宜用力进行足、踝关节的屈伸活动，可轻度活动膝关节与髋关节；小腿骨折宜用力进行足趾的屈伸活动，可轻度活动膝关节与踝关节；足掌骨折宜用力屈伸足趾，可轻度活动踝关节；足趾骨折可轻微活动伤趾。但因此时筋骨虽续而未坚固，因此功能锻炼的动作幅度不宜过大及用力过猛，防止骨折再次移位。尤其是关节的功能锻炼活动注意动作应缓慢，活动范围由小到大，循序渐进，随着骨折愈合逐步增加活动次数和幅度。以每日3~4次为宜，每次10~15分钟，也可不拘次数，交替动作与休息，以不感到疲劳及疼痛加重为度。

（3）骨折后期。骨折已基本愈合牢固，外固定已去除，由于长期缺少负重活动，伤肢筋骨肌肉有不同程度萎缩，近骨折端关节有不同程度的粘连，故而动作无力，活动不灵活，此时可进行伤肢各关节及全身的协同活动，初期宜徒手锻炼，后期可配合器械锻炼，但至少1~3个月内不能负重。如上肢宜多进行各关节的协同活动锻炼伤肢的灵活性，可适当增加少量的负重提物锻炼伤肢强度；下肢宜开始下床进行锻炼，身体虚弱者可先站立踩地，适应后再逐渐行走及下蹲起立，以恢复伤肢关节功能和肌力，达到筋骨强劲，关节滑利。对于关节僵硬者，可配合中药内服外洗和理筋手法，舒筋活血，通经活络，以促进关节功能的恢复。此时骨折虽已基本愈合牢固，但筋骨较萎弱而不强壮，故功能锻炼的动作强度不宜过大及用力过猛，防止再次损伤及骨折；功能锻炼的次数也不能过多，以防疲劳损伤，甚至疲劳骨折。以每日3~4次为宜，局部锻炼每次15~30分钟，全身锻炼每次为30~60分钟，以不感到疲劳及疼痛加重为度。可配合热敷、熏洗、擦外用药水、药酒、药油及按摩、理疗等方法。

（4）康复期。此时骨折愈合已经坚固，肌肉力量逐渐恢复，关节活动日渐灵活，已基本恢复伤肢正常的生理功能，生活能够自理，但肌肉筋骨仍未强壮，还不能进行正常的生产劳动，此时应逐渐加大功能锻炼的强度及次数，宜进行负重锻炼，并适当进行轻体力生产劳动，以尽快恢复正常的生产劳动能力。以每日2~3次为宜，局部锻炼每次15~30分钟，全身锻炼每次为30~60分钟，以不感到疲劳及疼痛为度。可配合热敷、熏洗、擦外用药水、药酒、药油及按摩、理疗等方法。

2.功能锻炼的注意事项

（1）"锻炼贵有恒"，功能锻炼应持之以恒，动作柔和，循序渐进，逐渐加大动作幅度、运动强度和运动量，以疼痛能够耐受为度。

（2）欲速则不达，功能锻炼以"动静结合，循序渐进"为指导原则。功能锻炼结束后应充分休息，以巩固锻炼效果；若贪功冒进，急于求成，随意加大运动量和运动强度，锻炼不当反而容易导致再次损伤。

（3）功能锻炼应在医师指导下进行，锻炼动作应结合伤员的骨折类型及体质，采用不同的方法，医患合作，个体化治疗。伤员不得随意动作、盲目锻炼，以免锻炼不当反而再次损伤。

（4）功能锻炼应以伤员主动活动为主，肌肉粘连、关节僵硬或严重肌无力可辅以被动活动，被动活动最好由医师辅助，且主要辅助扶持伤肢，可适当推拿按摩伤肢，轻柔活动伤肢关节，忌用暴力强拉硬扳或屈伸、扭转等动作，以免再次损伤，而且增加患者的痛苦。骨折后期和康复期功能锻炼前可局部推拿、按摩及理疗、熏洗，以放松肌肉韧带，有利于关节活动，减少再次损伤风险。

（5）功能锻炼要循序渐进，动静结合，活动量由少到多，动作由简到繁，动作幅度及强度由小到大，逐渐加大，以不使骨折处疼痛加重为度。锻炼时应全身放松，动作较轻柔，最好配合呼吸调息调神效果最好，忌动作粗暴、用力过猛，以免造成骨折再移位，影响骨折的愈合。

（6）动作应避免不利于骨折愈合的应力，如剪切力、旋转力、弯曲力、分离力等，多做有利于骨折愈合的动作，给予适当的侧周压力给予轴向的压力。此外，骨折初期，应避免再做造成骨折原移位方向的活动。如肱骨外科颈外展型骨折，避免作肩外展活动；肱骨髁上伸直型骨折，应避免作肘伸直活动。

（7）锻炼环境应安静、舒适，空气新鲜，骨折初期及中期固定期间宜在室内活动，骨折后期室内、室外活动均可，骨折康复期宜多进行户外活动，并且要注意避风保暖，预防外感兼证。

（八）杉树皮小夹板外固定的护理调养

第一，密切观察伤肢肿胀、皮肤感觉、温度、色泽、动脉搏动及主动、被动活动手指、足趾时的反应，观察伤膏过敏反应，关注患者的血液循环情况，观察有无血管、神经损伤的症状，预防骨突处压疮形成，预防血管、神经损伤的发生。

第二，注意观察小夹板包扎的松紧度并及时调整，包扎过松则固定松动，骨折断端容易发生再移位；包扎过紧则影响血液循环，肿胀难以消退，甚至引起缺血性肌挛缩。

第三，皮肤牵引患者，为保证牵引效能，应注意观察以下事项，做好护理记录。

一是胶布牵引应随时观察牵引的有效性，注意牵引胶布有无松弛、滑脱，注意牵引绳是否脱轨，滑轮是否灵活；牵引的重锤要悬空，应高于地面10～15厘米，不可接触地面，注意牵引重锤是否拖地或靠在床架上等现象，并及时调整纠正，以免减低牵引力。

二是嘱患者不要擅自改变体位，不可随意增减牵引重量，保持牵引所需的体位和力线。

三是牵引绳应滑动自如，被物不可压在牵引绳上，以免影响牵引轴线及牵引力。

四是按医嘱定时测量两侧肢体的长度，做好记录。

五是皮肤牵引应注意观察皮肤牵引的力线并及时调整，伤肢应保持在外展伸直中立位；及时检查牵引重量是否合适并及时调整；注意观察牵引处皮肤的完整性，如有发红或破溃应及时放松，稍后牵引，每天应适度放松休息。

六是胶布皮牵引应观察患者情况，如有牵引处体液渗出应及时放松，扩大或者缩小牵引范围，并及时处理；如有不良反应，应及时停止牵引；注意胶布和绷带是否脱落，脱落者应及时更换；特别注意检查伤肢血运及运动情况，防止操作不当或牵引压迫引起血管神经损伤，预防皮肤损伤。

第四，骨骼牵引患者，为保证牵引效能，应注意观察以下事项，做好护理记录。

一是骨牵引应随时观察牵引的有效性，注意牵引针两侧有无阻挡，注意牵引绳是否脱轨，滑轮是否灵活；牵引的重锤要悬空，应高于地面10～15厘米，不可接触地面，注意牵引重锤是否拖地或靠在床架上等现象，并及时调整纠正，以免减低牵引力。

二是嘱患者不要擅自改变体位，不可随意增减牵引重量，保持牵引所需的体位和力线。

三是牵引绳应滑动自如，被物不可压在牵引绳上，以免影响牵引轴线及牵引力。

四是滑动牵引患者，宜适当抬高床头或床尾等处，以保持牵引力与反牵引力的平衡。

五是按医嘱定时测量两侧肢体的长度，做好记录。

六是注意牵引针及牵引弓有无偏移、滑动或将皮肤拉豁。此种情况多见于克氏针，应消毒后及时调整牵引弓或重新更换。

七是保持骨牵引处针眼的干燥，定期清洁换药，预防感染。如有分泌物和痂皮，应用棉签擦去，防止痂下积脓。注意肢体有无溃疡，经常检查针眼处有无感染，为防止感染，隔日向针孔处滴75%酒精2～3滴。

第五，定期拍X线片复查，检查骨折对位情况及愈合情况，以及时调整压垫和夹板固定。

第六，进行健康宣教，使患者了解相应骨折的有关知识，提高预防及康复意识，增强治疗信心，掌握有关康复的方法。

第七，指导患者适当进行骨折部功能锻炼，应循序渐进，忌动作粗暴猛烈，以防再次损伤。

第八，做好心理护理，对患者及其家属做好安慰、解释工作，使其积极配合治疗，早日康复。

第九，慎起居，避风寒，远房帏，畅情志，节饮食，忌烟酒，慎用激素等药物，忌坐卧湿地，忌劳欲太过，忌过食油腻、辛辣刺激性食物。

第十，饮食方面，忌偏食，忌过食生冷、油腻、肥甘、辛辣刺激性食物，可食用富含钙、磷、锌、铜、铁、锰、维生素、胶原蛋白等的食品，加强饮食调配，增强机体抵抗力，促进骨质生长。骨折早期宜清淡饮食，中后期可适当进补，但补钙不宜过早过量，应在骨折中期后适量调补。

二、常见骨折病治疗经验

（一）锁骨骨折

间接暴力和直接暴力均可造成锁骨骨折，但多为间接暴力所致，肩部疼痛、肿胀、畸形、肩关节功能障碍，多见于儿童及青壮年，根据骨折移位和整复固定机理，常分型为锁骨远端骨折、锁骨中段骨折、锁骨近端骨折。锁骨骨折属于中医"骨折病"范畴，中医内治按照詹氏骨伤骨折四期辨证论治。

锁骨呈"S"形架于胸骨柄与肩峰之间，是连接上肢与躯干之间的唯一骨性支架，形状不规则，骨折断端容易再次移位，属于不稳定性骨折，复位较易而维持复位较难，易发生血管神经损伤、骨折畸形愈合、关节僵硬、创伤性关节炎等并发症。手法整复应尽量达到解剖复位，保证功能复位，恢复锁骨长度，并维持有效固定，避免骨折再移位。锁骨骨折不稳定，难以手法复位并维持有效外固定，临床常用手术治疗，而手术并发症比较多，詹氏骨伤擅长手法整复，双"8"字绷带外固定，中药辨证论治，动静结合，内外兼治，保守治疗锁骨骨折，临床效果良好，患者后遗症少，恢复良好。

1.临床表现与诊断

锁骨骨折，患者头部多向伤侧倾斜，下颌斜向健侧，以松弛胸锁乳突肌的牵拉而减少疼痛，并且常用健侧手掌托持伤侧肘部，以减轻因上肢重量的牵拉而引起的疼痛。临床表现为伤侧肩部肿胀，疼痛，锁骨上、下窝变浅或消失，骨折处异常隆起畸形，伤肩下垂并向前内倾斜，上臂贴胸不敢活动，并用健手托扶伤肘，伤侧上肢活动受限，锁骨压痛及纵轴叩击痛明显，可触及骨擦感，X线片示锁骨可见骨折线。骨折断端压迫锁骨下血管和臂丛神经，合并锁骨下血管损伤可出现伤侧尺、桡动脉搏动减弱或消失，远端血液循环障碍；合并臂丛神经损伤可出现伤肢麻木、感觉及反射均减弱或消失等症状，应注意锁骨下血管和臂丛神经有无损伤；甚至有时骨折达到可刺破胸膜发生气胸，出现呼吸困难。X线片检查可确定骨折类型和移位方向，以明确诊断，应拍摄正位片与斜位片；CT检查可观察骨折的部位和程度以及关节面损伤情况。

（1）锁骨远端骨折：若喙锁韧带和肩锁韧带保持完整，骨折断端一般无明显移位；若喙锁韧带断裂，可导致骨折近端向后上方成角移位或分离移位，可伴有肩锁关节脱位。X线片可明确诊断。

（2）锁骨中段骨折：因肌肉牵拉和肢体重力牵拉，骨折断端容易发生重叠移位或成角移位，常伴随骨折断端分离移位，有时也会发生旋转移位。骨折近端受胸锁乳突肌牵拉向上、向后，骨折远端因上肢重量及胸大肌牵拉向下，向前及向内移位。骨折断端或碎骨块可压迫锁骨下血管和臂丛神经而合并血管神经损伤。X线片可明确诊断。

（3）锁骨近端骨折：由于受胸锁乳突肌的牵拉，骨折断端容易以胸锁关节为中心作成角移位，或者骨折远端向上方分离移位，可伴有胸锁关节脱位。X线片可明确诊断，若肋骨阴影重叠不容易观察，可做CT确诊。

2.手法整复与固定

（1）复位前准备。

①压垫：腋窝垫1~2个：棉毛巾纵向三叠，纱布绷带放于一端，以纱布绷带为轴线虚松卷起，用纸胶布条绕扎紧固。高低垫1个：用棉花条搓紧实，长8~10厘米，直径1厘米。锁骨压垫1个：棉花折叠为平垫，长、宽5~6厘米，厚2~3厘米。

②胶布条：长80~100厘米、宽3~4厘米宽胶布条3~4条。

③纱布绷带：10厘米宽纱布绷带3卷。

④伤膏：詹氏金黄膏摊薄1张。

（2）手法复位。

①无移位的青枝骨折、裂纹骨折：不需要进行手法整复，用双"8"字绷带外固定，固定时间4~6周。

②有移位的锁骨骨折：

一是坐位膝顶拉肩复位法：患者正坐位，坐较低的无靠背方凳，双肩部外展外旋后伸，挺胸拔背，拇指向后，双手叉腰。助手立于患者背后，一脚踩在凳上，膝顶患者下背部中间，双手抓住患者两肩前外侧，向后、向外、向上尽量牵拉，使患者尽量仰首挺胸、后伸胸背，以纠正短缩移位；术者两手拇指、食指和中指分别拿捏伤侧锁骨骨折近端和远端，用端提法和按压法分别按压向上移位的骨折断端和端提向下移位的骨折断端，原路归入，使骨折断端捋正复位，以纠正侧方移位；若有碎骨块则用手指拿捏推挤使碎骨块复位，再用夹挤法使骨折断端紧密接触，并纠正残余侧方移位，手摸骨折断端平整即复位成功，在助手维持牵拉使患者双肩后伸下，用双"8"字绷带外固定，固定时间6~8周。

二是仰卧垫枕按肩复位法：患者仰卧位，伤侧背部肩胛区用软枕垫高，助手一手向后按压患者健侧肩部，另一手向后、上、外侧按压患者伤侧肩部，术者双手拇指、食指和中指分别拿捏伤侧锁骨骨折近端和远端，用端提法和按压法分别按压向上移位的骨折断端和端提向下移位的骨折断端，原路归入，使骨折断端捋正复位，若有碎骨块则用手指拿捏推挤使碎骨块复位，再用夹挤法使骨折断端紧密接触，并纠正残余侧方移位，手摸骨折断端平整即复位成功，扶抬起患者双肩部，在助手维持牵拉使患者双肩后伸下，用双"8"字绷带外固定，固定时间6~8周。

（3）纱布绷带外固定。

锁骨骨折容易发生重叠移位或成角移位，应使用双"8"字外固定法为佳，包扎时必须将两肩固定，应注意拉力方向要能维持骨折整复后的固定位，并能纠正残余移位。包扎固定时，先予以高低垫斜压在锁骨上窝，用纸胶带固定，外敷伤膏，腋窝垫放置于健侧腋窝或双侧腋窝以保护腋窝内神经血管，纱布绷带绕过颈肩胸在伤侧腋前打结；注意纱布绷带应平展，以免压伤皮肤；打结应避免放在肩前，以免平卧时垫压不适；将锁骨压垫放置在向上移位的骨折断端，绷带从胸前绕过来包裹固定压垫，先单"8"字绕三匝固定好压垫，然后改为双"8"字外固定法，由胸前经对侧腋下，向后上经后肩背，斜过伤侧肩上，向前下绕腋窝到肩后，再向后上经后肩背，斜过对侧肩上，向前下绕腋窝到肩后，向后上经后肩背，再到伤侧肩上，重复绕扎8~12层，约3卷绷带，最后两三层用单"8"字法外固定，绷带从胸前绕过来，绷带头留到伤侧，用宽胶布条3~4条顺胶布固定方向绕肩固定。包扎固定后检查松紧适度，患者双手拇指向后叉腰，保持抬头挺腰、扩胸拔背姿势，使两肩固定在后伸轻度外展外旋位，禁止低头弯腰、含胸缩肩。睡眠、休息时平卧为宜，低枕，肩胛区应稍垫高，以保持肩部后伸。成人固定时间6~8周，儿童固定时间3~4周即可。

（4）整复固定的常见问题。詹氏骨伤在长期的临床实践中体会到：手法整复完成后，固定非常重要，后期由于固定不当往往会造成不良的后果。临床常见固定不良的问题总结如下。

①牵引不足：骨折断端短缩移位，若牵引力过小或牵引时间过短，牵引不够充分，未能恢复锁骨长度，往往难以复位成功，或复位效果不理想，未达到良好复位，因此，整复时应使患者双手拇指向后叉腰，保持抬头挺腰、扩胸拔背姿势，尽量使两肩固定在后伸、外展、外旋位，先充分牵引并持续3~5分钟，纠正成角和重叠移位，恢复锁骨的长度。

②固定方式不当：锁骨骨折容易发生重叠移位或成角移位，包扎时必须将两肩固定，因此应使用双"8"字外固定法为佳，不宜使用单"8"字外固定法。而且包扎固定时，应注意拉力方向要能维持骨折整复后的固定位，并能纠正残余移位，绷带应由胸前经对侧腋下，向后上经后肩背，过伤侧肩上，向前下绕腋窝到肩后，再向后上经后肩背，过对侧肩上，向前下绕腋窝到肩后，向后上经后肩背，再到伤侧肩上，这样才

能维持锁骨的轴向拉力，避免锁骨短缩移位；如果绷带方向相反，则固定不牢固，骨折断端容易发生短缩移位。固定后患者应双手拇指向后叉腰，保持抬头挺腰、扩胸拔背姿势，使两肩固定在后伸轻度外展外旋位，以维持锁骨的轴向拉力；禁止低头弯腰、含胸缩肩，避免骨折断端短缩移位。

按： 使用双"8"字外固定法，绷带的拉力使两侧肩部向后向上、向外扩展，拉力正好过锁骨轴线向外侧牵拉锁骨远骨折端，正好纠正锁骨的重叠移位，同时压垫的侧方压力可纠正侧方移位。同时，患者两肩固定在后伸轻度外展外旋位，以维持锁骨轴向拉力；平时保持抬头挺腰、扩胸拔背姿势，既可利于维持轴向拉力，又可避免上肢重力产生的侧向的剪力，从而使骨折断端维持在正常位置。如果使用双"8"字外固定法时，绷带反方向包绕，则拉力向内、向前、向下收缩肩部，易使锁骨再次发生重叠移位。如果患者不保持抬头挺腰、扩胸拔背姿势，则上肢重力产生的侧向的剪力又可使骨折断端再次发生侧方移位。

③固定松紧不当：锁骨骨折属于不稳定性骨折，容易发生骨折断端移位，固定稍松就可导致骨折再移位，因此固定宜紧不宜松；锁骨骨折"8"字绷带固定时要绕胸穿腋，固定过紧则压迫腋窝神经血管，可发生迟发性血管神经损伤，出现伤肢麻木、远端血液循环障碍等症状，甚至影响胸廓活动，导致呼吸困难。因此锁骨骨折的固定应稍紧，但要注意不能过紧，以不影响骨折再移位为原则，以免引起呼吸困难或其他不适，导致患者不能配合治疗，自行松解或去除外固定。

④换绑不当：换绑即更换伤膏及调整纱布绷带外固定，换绑前要先复查X线片，换绑时注意要在患者双手拇指向后叉腰，保持抬头挺腰、扩胸拔背姿势，使两肩固定在后伸轻度外展外旋位进行，不可随意改变伤肢体位及压垫位置，否则容易发生骨折再移位。换绑操作中要仔细，必要时摄片复查，如有移位需再整复。

⑤固定时间不足：锁骨骨折成人应固定6~8周为佳，不能少于6周。锁骨为密质骨，愈合时间稍长，需6周以上，固定时间过短，骨痂生成量不足，骨骼未能充分修复，过早活动肩关节，导致锁骨再次断裂，容易发生骨折延迟愈合，临床较常见。

（5）常见并发症。

①骨折延迟愈合或不愈合：固定松动或固定时间过短，骨折未充分愈合；或肩关节过早上举活动，导致锁骨再折。固定应松紧适度而不能过松，应固定至骨折临床愈合；去除固定后应早活动、晚上举、晚负重，避免锁骨再折。

②肩关节僵硬：主要是受伤后怯痛，不敢活动肩关节所致。锁骨骨折复位固定后应早期适当活动肩关节，多活动肘、腕关节，积极主动功能锻炼，预防关节僵硬。

③血管神经损伤：锁骨下动、静脉和臂丛神经从锁骨下方和第1肋骨之间通过，锁骨骨折时，或先天性颈肋，锁骨与第1肋间隙变小，容易挤压锁骨下血管和神经，从而发生锁骨下血管神经损伤。

3.中医辨证论治

锁骨骨折中医内治按照詹氏中医骨伤骨折四期辨证论治，可在治疗骨折筋伤的基础方上加川芎、桂枝、桑枝、片姜黄等引经药；肿胀明显者，可加地龙、泽兰，活血化瘀，利水消肿；伴有神经损伤者可加炙黄芪、地龙、乌梢蛇，益气养血、通经活络。

4.功能锻炼与康复指导

（1）初期。伤后尽早手法整复，制动肩关节，禁止肩关节上举、抬肩，可适当活动肘、腕和手指，以促进气血运行，有利于活血消肿。

（2）中期。应制动肩关节，禁止肩关节上举、抬肩，可轻微进行肩关节前后、内外摆动摇晃动作，适当进行扩胸运动，用力屈肘、握拳及屈伸手指，并逐渐增加活动幅度及用力程度，预防关节僵硬。

（3）后期。去除外固定后伤肢至少一个月内不能上举、负重。宜逐渐进行肩关节的主动前伸、后伸、内收、外展、内旋、外旋、环绕运动及抗阻力锻炼；但慎上举、抬肩，宜稍晚不宜过早，宜轻不宜重；加强肘、腕、手的屈伸、旋转活动，以加强周围肌群及韧带的强度，恢复肩关节功能；可循序渐进做颈肩环绕、双手反背、托天按地、野马分鬃、转臂摇肩、苏秦背剑、轮转轴辘、四面伸臂、俯卧抓撑、旱地游泳等动作，可配合器械锻炼，增加肩关节的灵活性。

（4）康复期。全面进行上肢功能锻炼，并适当进行负重锻炼，注意由轻到重，循序渐进，增加肩关节的力量，直至能够正常劳动。

5.注意事项

（1）注意观察纱布绷带包扎的松紧度并及时调整，包扎过松则固定松动，骨折断端容易发生再移位；包扎过紧则影响呼吸功能和血液循环，导致呼吸困难和肿胀难以消退。

（2）固定期间应避免抬肩和缩肩活动，伤肢应保持在拇指向后、双手叉腰、挺胸拔背、肩关节后伸、轻度外展外旋体位，以纠正骨折再移位的倾向。

 典型病例：患儿，男性，6岁

2017-06-17初诊 家长代诉患儿于一小时前玩耍时不慎摔伤右肩，致右肩肿胀，疼痛剧烈，活动受限，急来我院就诊。查体：右肩部肿胀明显，锁骨中段压痛阳性，纵轴叩击痛阳性，可触及明显骨擦感，右肩关节上举活动受限，右手活动可，末梢血运及感觉正常，其余肢体及脊柱未见明显异常。摄X线片示：右锁骨中段骨折，断端错位明显（见图2-2-1-1）。患儿一般情况良好，舌淡红，苔薄白，脉弦。结合病史、查体及X线片，詹振宇医师诊断为：右锁骨中段骨折。中医诊断：骨折病。辨证分析：患儿摔伤，突受外力，卒然身受，由外及内，气血俱伤；"血伤肿，气伤痛"，血溢脉外，恶血留于肌腠不散，则为肿胀；气机阻滞，流通不畅，不通则痛；骨断筋伤，骨离其位，难司其职，则活动受限；气滞则痛，脉气紧张，故脉弦；舌红润，苔薄白为伤病初起之象。故詹振宇医师总结，辨病为：骨折，辨证为：气滞血瘀，其病位在骨、筋、肌肤，病性属急、实证。

治疗方法 詹振宇医师综合考虑患儿年龄幼小，手术有创伤，根据患儿骨折类型，保守治疗可以取得良好效果。经家长同意，决定采取保守治疗方案。

局部外治治疗 予骨折手法整复，詹振宇医师用仰卧垫枕按肩复位法使锁骨骨折断端复位，手摸骨折断端平整。然后用詹氏金黄膏外敷伤处，放置好锁骨压垫，再用双"8"字绷带外固定法进行包扎固定，使两肩固定在后伸轻度外展外旋位制动右肩关节。复查X线片示：右锁骨中段骨折，对位、对线良好(见图2-2-1-2)。然后，詹振宇医师嘱患儿多活动右手指以促进血液循环，利于活血消肿；并嘱家长使患儿保持抬头挺腰、扩胸拔背姿势。禁止举臂、抬肩，禁止低头弯腰、含胸缩肩。睡眠、休息时平卧低枕为宜，肩胛区应稍垫高，以保持肩部后伸；过3~5天后再复查X线片，固定过紧或固定松动随时来诊。

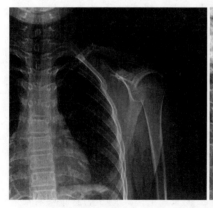
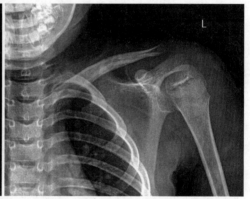

图2-2-1-1　复位前　　　　　　图2-2-1-2　复位后

整体辨证、中医内治按詹氏中医骨伤骨折四期辨证论治 詹振宇医师说："患儿目前属骨折早期，治疗以活血化瘀、消肿止痛。"方剂予詹氏上肢骨折筋伤方加减：当归6克，赤芍6克，川芎6克，红花6克，桃仁6克，玄参9克，三七3克，丹参9克，片姜黄6克，地龙6克，元胡6克，红曲9克，甘草3克。处方五剂，水煎服，每日一剂。方中桃仁、红花、川芎、丹参、三七、赤芍、地龙，活血化瘀、消肿止痛；当归、丹参，补血和血；川芎、元胡、片姜黄，行气止痛，且片姜黄引药入肩；红曲，消食护胃活血；甘草，和中、调和诸药。

2017-06-22二诊 患儿全身一般情况可，诉右肩部疼痛减轻，无手指麻木。

查体：舌淡红，苔薄白，脉稍弦，右肩背部"8"字绷带外固定稍有松动，右肩轻度肿胀，右手指末梢血运及感觉良好。今复查X线片示：右锁骨中段骨折，对位、对线良好。予更换伤膏，调整右肩背部"8"字绷带外固定，继续中药内服，予前方五剂继服，每日一剂。嘱患儿适当进行右肘和右手屈伸功能锻炼。

2017-06-27 三诊 患儿一般情况可，右肩部轻度疼痛，无手指麻木。查体：舌淡红，苔薄白，脉缓和，右肩背部"8"字绷带外固定良好，松紧适度，右肩轻度肿胀，右手指末梢血运及感觉良好。予更换伤膏，调整右肩背部"8"字绷带外固定，继续中药内服。中医内治按詹氏中医骨伤骨折四期辨证论治。詹振宇医师说："儿童骨折愈合速度明显比成人快。目前患儿属骨折中期，为络阻营损，骨折未愈。"治疗以和营生新，接骨续筋，方剂予詹氏接骨续筋汤加减：炙黄芪15克，丹参9克，当归6克，川芎6克，元胡6克，炒白芍9克，土鳖虫6克，续断9克，骨碎补9克，熟地12克，制萸肉9克，炒白术6克，片姜黄6克，神曲9克，炙甘草3克。处方7剂，水煎服，每日一剂。方中熟地、制萸肉、续断、骨碎补，补肝肾、强筋骨；土鳖虫、续断、骨碎补，祛瘀生新、接骨续筋；当归、熟地、炒白芍、丹参，养血和血；炙黄芪、炒白术，补气生血，使气旺血行；川芎、丹参、元胡、片姜黄，行气活血，使补而不滞，且片姜黄引药入肩；炒白术、神曲，健脾和胃；炙甘草，调和诸药。嘱患儿适当活动右肘关节，加强右手屈伸功能锻炼。

2017-07-04 四诊 患儿一般情况良好，诉右肩部轻微疼痛，无手指麻木。查体：舌淡红，苔薄白，脉缓和；右肩背部"8"字绷带外固定良好，松紧适度，右肩轻微肿胀，右锁骨轻微压痛及叩击痛，右手指末梢血运及感觉良好。今复查X线片示：右尺、桡骨远端骨折，对位、对线良好，骨折线稍模糊。予更换伤膏，调整右肩背部"8"字绷带外固定，继续中药内服，因无明显疼痛，上方去元胡；加龟板以增强补肝肾强筋骨：炙黄芪15克，丹参9克，当归6克，川芎6克，片姜黄6克，炒白芍9克，龟板9克，土鳖虫6克，续断9克，骨碎补9克，熟地12克，制萸肉9克，炒白术9克，神曲9克，炙甘草3克。处方继续7剂，水煎服，每日一剂。嘱患儿用力握拳、屈肘，加强右肘和右手屈伸功能锻炼。

2017-07-11 五诊 患儿一般情况良好，右肩部无疼痛，无手指麻木。查体：舌红润，苔薄白，脉平，右肩背部"8"字绷带外固定良好，松紧适度，右肩无明显肿胀，右锁骨无明显压痛及叩击痛，右手指末梢血运及感觉良好。结合查体和X线片，患儿骨折达到临床愈合标准，予去除右肩背部"8"字绷带外固定，检查患儿右肩关节上举活动可，无肌肉萎缩、关节僵硬及创伤性关节炎等骨折并发症及后遗症，骨折愈合良好。予詹氏舒筋活血汤内服外熨，舒筋活血，巩固疗效：炙黄芪15克，当归6克，川芎6克，片姜黄6克，炒白芍15克，桂枝6克，川芎9克，五加皮9克，桑枝9克，续断9克，骨碎补9克，鸡血藤12克，伸筋草9克，透骨草9克，炙甘草3克。处方7剂，水煎服，药渣熏洗右肩部，每日一剂。方中桂枝、桑枝、五加皮、鸡血藤、伸筋草、透骨草，祛风湿，通经络，利关节；五加皮、续断、骨碎补，补肝肾、强筋骨；川芎、片姜黄，行气活血，且片姜黄引药入肩；当归，养血活血；白芍，补血养筋，舒筋柔筋；炙黄芪，补气行血；炙甘草，调和诸药。詹振宇医师嘱患儿适当多活动右肩关节，加强右肘和右手功能锻炼，但半个月内禁止右上肢负重活动。

3个月后复诊随访，患儿右肩无畸形，无疼痛不适。屈伸、抬举、展收、旋转活动正常，活动灵活，动作有力，功能恢复良好，生活、学习正常。

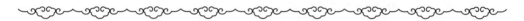

（二）肱骨外科颈骨折

肱骨外科颈位于解剖颈下2～3厘米，即肱骨大结节之下，胸大肌止点之上，也就是肱骨干密质骨与肱骨头松质骨交接处，是力学薄弱区，遭受暴力最易发生骨折，故名为外科颈骨折。直接暴力和间接暴力均可造成肱骨外科颈骨折，以直接暴力常见，以肩部疼痛剧烈、肿胀、畸形、功能障碍为临床表现特征，好发于中老年人，青壮年可合并关节脱位，儿童可合并骨骺滑脱。肱骨外科颈骨折根据受伤机制和整复固定机理，通常分型为外展型骨折、内收型骨折。肱骨外科颈骨折属于中医"骨折病"范畴，中医内治按照詹氏中医骨伤骨折四期辨证论治。

肱骨外科颈前面有结节间沟，肱二头肌长头腱位于沟内，骨折后造成沟壁不平整，常造成肱二头肌长头腱损伤，影响肩关节活动；肱骨外科颈周围有许多肌腱附着，骨折后肌腱常发生粘连，影响肩关节活动，而且周围肌肉、韧带损伤、萎缩，肩关节松弛，容易发生肩关节脱位；肱骨外科颈内侧有腋动脉和臂丛神经通过，骨折后断端压迫、刺伤，容易损伤神经、血管，严重者可发生肱骨头缺血性坏死；肱骨外科颈骨折不稳定，手法复位并维持有效外固定比较困难，临床常用手术治疗，而手术并发症比较多，詹氏骨伤擅长手法整复，杉树皮小夹板外固定，中药辨证论治，动静结合，内外兼治，保守治疗肱骨外科颈骨折，临床效果良好，患者后遗症少，恢复良好。

1.临床表现与诊断

肱骨外科颈骨折临床表现伤侧为肩部肿胀，剧烈疼痛，可有短缩、成角、旋转畸形，伤肢不能抬举，用健侧手托住紧贴胸壁，肱骨外科颈压痛及纵轴叩击痛明显，可触及明显骨擦感，肩关节活动受限；骨折断端压迫或刺伤肩部血管、神经，腋动脉及肱动脉损伤可出现局部血肿、伤侧尺、桡动脉搏动减弱或消失，远端血液循环障碍等血管损伤症状，腋神经及臂丛神经损伤，可出现伤手活动无力，不能屈伸、展收，手指感觉麻木等神经损伤症状，应注意检查血管、神经有无损伤；肱骨外科颈骨折可合并肩关节脱位，出现"方肩"畸形，应注意检查肱骨头位置；儿童骨折可合并肱骨近端骨骺滑脱，应注意检查，必要时可进行 CT 或 MRI 检查；X 线片示肱骨近端可见骨折线。X 线片检查应拍摄正位片与侧位片，可显示骨折线及成角畸形与移位情况，以明确诊断；直接暴力造成的肱骨外科颈骨折可合并胸部损伤，出现肋骨骨折及血气胸，必要时可进行胸部 X 线片或 CT 检查，以免漏诊。

肱骨外科颈骨折根据受伤机制、骨折移位和整复固定机理，通常分型为外展型骨折、内收型骨折、合并肩关节脱位型骨折。

（1）嵌入型骨折。跌倒时上肢伸直外展所致，骨折远近端相互嵌插而无侧方移位，产生嵌入型骨折，肱骨短缩畸形。

无移位肱骨外科颈骨折包括裂缝型和无移位嵌入型骨折。直接暴力较小，可产生裂缝骨折。跌倒时，上肢伸直外展，手掌触地，两骨折断端嵌入而无移位产生无移位嵌入骨折。

（2）外展型骨折。跌倒时上肢外展所致，肱骨头与骨干呈外展关系，骨折远端外展、外旋，骨折近端相应内收、内旋，外侧骨皮质嵌插于近侧断端内侧，内侧分离，形成向内、向前成角移位；骨折远、近端常互相嵌插、重叠移位。

（3）内收型骨折。跌倒时上肢内收所致，肱骨头与骨干呈内收关系，骨折远端内收、内旋，骨折近端相应外展、外旋，内侧骨皮质嵌插于近侧断端外侧，外侧分离，形成向外、向前成角移位；骨折远、近端互相常嵌插、重叠移位。

（4）合并肩关节脱位型骨折。多由外展、外旋暴力所致，先造成肩关节前脱位，出现"方肩"畸形，肩峰下空虚，喙突下或腋窝部常可触及脱位的肱骨头；再引起肱骨外科颈骨折，肱骨头向前下方脱出，关节面向内下，骨折面朝外上方，骨折远端向外、上方移位。

2.手法整复和固定

（1）复位前准备。

①超肩齐肘夹板：内侧板、外侧板、前侧板、后侧板，共计4块。

②压垫：平压垫2~4个：用棉花折叠成宽3~4厘米、厚1~2厘米的厚棉平垫；肩横垫1个：用棉花折叠成长约20厘米、宽4~6厘米、厚约0.5厘米的薄长形棉压垫；腋窝垫1个：用棉花折叠成长10~15厘米、宽4~5厘米、厚约0.5厘米的薄长形棉压垫。

③胶布条：长80~100厘米、宽1.5厘米胶布条6条，长80~100厘米、宽2厘米胶布条4条。

④纱布绷带：10厘米宽纱布绷带2卷。

⑤桃花纸：1张。

⑥伤膏：詹氏金黄膏摊薄1～2张。

⑦皮牵引：适用于难以复位的短缩移位、成角移位及粉碎性肱骨外科颈骨折。复位前先准备上肢皮牵引，用胶布牵引。患者仰卧位，胶布条较长的一端平整贴于上臂及前臂外侧，将扩张板粘于胶布中央偏内侧，并使扩张板与手指保持2～3个横指的距离，然后将胶布的另一端贴于内侧，注意两端长度相一致，以保证扩张板处于水平位置，胶布分叉应过肘关节至前上段，绕过桡骨小头，内外两侧紧贴皮肤，外用8厘米宽纱布绷带顺静脉回流方向从下向上缠绕，将胶布平整地固定于肢体上，再用1厘米宽胶布条缠绕包扎，注意包扎宜松不宜紧，以免影响血液循环。牵引重量一般为1～2千克，最大不超过3千克。

（2）手法复位。

①无移位骨折：包括无明显移位的裂纹骨折和嵌入型骨折。不需要进行手法整复，直接用4块超肩齐肘塑形杉树皮小夹板外固定于上臂中立位，伤肢屈肘，用颈肩腕托悬挂于胸前制动。

②外展型骨折：患者正坐位或仰卧位，全身放松。第一助手双手紧扣按压固定患者伤肢肩部，第二助手双手分别握拿伤肢上臂下段和前臂，先轻度外展、外旋伤肢，轻轻旋转摇晃上臂，理肌顺筋，松解肌肉紧张，解除软组织嵌顿；再用拔牵法沿着肱骨轴线顺势拔伸牵引数分钟，纠正重叠移位，部分患者的成角移位可得到纠正；然后用詹氏原路归入法，逐渐内收、内旋上臂，使肩关节轻度前屈，伤肢横过胸前，纠正成角移位及外旋移位；若成角移位未纠正，术者双手拇指按压骨折断端前、内侧，并向后、外侧推挤按压，其余手指向前、内侧托提扳拉骨折远端，用折顶法纠正成角移位；然后在维持牵引下用端提法和按压法纠正侧方移位，手摸骨折断端平整即复位成功；透视下复位成功后，再用夹挤法扣挤紧骨，使骨折断端充分接触，并纠正残余侧方移位；对于横形骨折和短斜形骨折，用叩击法轻轻叩击尺骨鹰嘴数下，使骨折断面紧密接触；在助手维持牵引下，术者用杉树皮小夹板外固定肩关节于内收位。

③内收型骨折：患者正坐位或仰卧位，全身放松。

第一助手双手紧扣按压固定患者伤肢肩部，第二助手双手分别握拿伤肢上臂下段和前臂，先轻度内收、内旋伤肢，轻轻旋转摇晃上臂，理肌顺筋，松解肌肉紧张，解除软组织嵌顿；再用拔牵法沿着肱骨轴线顺势拔伸牵引数分钟，纠正重叠移位，部分患者的成角移位可得到纠正；然后用詹氏原路归入法，逐渐外展、外旋上臂，纠正成角移位及内旋移位；若成角移位未纠正，术者双手拇指按压骨折断端前、外侧，并向后、内侧推挤按压，其余手指向前、外侧托提扳拉骨折远端，用折顶法纠正成角移位；然后在维持牵引下用端提法和按压法纠正侧方移位，手摸骨折断端平整即复位成功；透视下复位成功后，再用夹挤法扣挤紧骨，使骨折断端充分接触，并纠正残余侧方移位；对于横形骨折和短斜形骨折，用叩击法轻轻叩击尺骨鹰嘴数下，使骨折断面紧密接触；在助手维持牵引下，术者用杉树皮小夹板外固定肩关节于外展位。对于斜形骨折和粉碎性骨折，断端不稳定，容易再次移位，可用上肢外展支架，伤肢固定于肩关节高度前屈、外展、外旋位。

④肱骨外科颈骨折，外展型骨折和内收型骨折，均可用詹氏推顶法复位。

詹氏推顶法：患者取正坐位或仰卧位，第一助手环抱患者伤肢腋窝做对抗牵引，第二助手环抱伤肢肘关节上方，先轻轻旋转摇晃上臂，理肌顺筋，松解肌肉紧张，解除软组织嵌顿；再用拔牵法沿着肱骨轴线顺势拔伸牵引3～5分钟，纠正重叠移位及部分成角移位；然后第二助手在牵引下徐徐上举伤肢肩关节，术者同时双手环抱骨折远端，根据成角移位方向，双拇指推动骨折远端向相反方向做折顶动作，有明显骨擦感后，术者手摸骨折断端比较平整即复位成功；第二助手在维持牵引下徐徐放下肩关节置于中立位，予杉树皮小夹板外固定。适用于肱骨外科颈骨折重叠成角移位者。

詹氏骨伤用独创的詹氏推顶法予手法复位，再采用甩肩疗法结合杉树皮夹板外固定治疗肱骨外科颈骨折，在杉树皮夹板外固定的基础上，增加胶布牵引伤肢，再让患者伤肢分别交替做轻度前后摆动、左右摆动和圆周摆动，可以有效地纠正肱骨近端骨折的再移位，尤其是对成角移位效果良好。

⑤骨折合并肩关节脱位：用詹氏原路归入法，先整复关节脱位，用牵引托入复位法或举臂回纳复位法复位肩关节，再根据骨折类型复位骨折，用超肩杉树皮小夹板中立位固定。

牵引托入复位法：患者正坐位，第一助手立于患者健侧肩后，两手斜形环抱固定患者；术者立于伤肩外侧，以两手拇指压其肩峰，其余四指插入腋窝扣住肱骨颈部内侧。第二助手一手握伤肢外展、外旋，徐徐用力向前外下方拔伸牵引，同时术者插入腋窝的手将肱骨头向外上方托提顶推，第二助手在持续拔伸下逐渐将伤肢向内收内旋即可复位。复位成功肱骨头有回纳感觉。

举臂回纳复位法：患者仰卧位，术者立于患者伤侧肩旁，第一助手立于患者健侧扶按固定患者，第二助手立于患者伤侧握住伤肢肘部在持续牵引下慢慢上举，当伤肢上举大于90度时稍内收、内旋，继续上举至约150度时，术者向下、向外按压肱骨头即可复位。复位成功肱骨头有回纳感或弹跳感。

⑥皮牵引甩肩法：适应于手法难以复位及不稳定的肱骨外科颈骨折，主要用于成角移位。

一是患者上半身向伤侧稍倾斜，伤肢做肩关节前屈、后伸钟摆样动作，一般30次左右，持续的时间视患者耐受情况而定，摆动范围逐渐增大。二是患者上半身稍向前倾斜，伤肢做肩关节外展、内收动作，一般30次左右，持续的时间视患者耐受情况而定，摆动范围逐渐增大。三是患者上半身稍向前倾斜，伤肢做肩关节画圆圈样动作，一般30次左右，持续的时间视患者耐受情况而定，摆动范围逐渐增大。

若患者感觉疲劳或疼痛加重，稍做休息后可重复交替以上动作。早期可少次数、小幅度甩肩活动，然后逐渐增加甩肩次数和动作幅度。

（3）杉树皮小夹板外固定。

应超肩关节固定。包扎固定时，维持固定体位，先在骨折部位薄贴詹氏金黄膏，再用桃花纸包裹，将肩横垫从肩前经肩峰至肩后放置；然后根据不同部位骨折的移位情况放置好压垫，外展型骨折通常将压垫放在骨折近端的内侧、前侧，骨折远端的外侧、后侧；内收型骨折通常将压垫放在骨折近端的外侧、前侧，骨折远端的内侧、后侧；用4块超肩齐肘杉树皮小夹板外固定上臂，内侧板衬垫腋窝垫保护皮肤；再用胶布条绕扎，注意要从肘部到肩部由下到上包扎，松紧适度，以患者稍感轻微压力为宜；最后用纱布绷带包绕美观整洁，夹板、绷带和压垫不得外露；无明显移位骨折，上臂中立位固定；外展型骨折，上臂内收位固定，用绷带将伤肢和躯干绑扎加固；内收型骨折，上臂外展位固定；屈肘90度，沉肩垂肘，用前臂吊带悬吊前臂于胸前；内收型骨折必要时可加上肢外展支架，肩关节外展70度、前屈30度、屈肘90度固定；固定时间6周左右，年老体弱者应适当延长固定时间，每1～2周复查X线片一次；皮牵引时间3～4周，注意牵引期间应每日测量双上臂的长度，两侧等长、摄X线片或透视证实骨折复位后，及时将牵引重量逐渐减至维持重量，防止过度牵引。

（4）整复固定的常见问题。

①复位操作不当：肱骨外科颈骨折复位，主要是恢复上肢的力线，以及上肢的活动灵活性，因此应完全纠正骨折断端的成角移位与旋转移位，对线要齐，以免影响上肢活动的灵活性；肱骨外科颈周围肌肉力量比较强大，手法复位时若拔伸牵引力过小或牵引时间过短，或拔伸牵引不够充分，则不能纠正短缩移位，往往难以复位成功，因此，拔伸牵引力要强大，手法复位前应先充分拔伸牵引并持续3～5分钟，整复时要用力，并利用杠杆作用巧力复位，忌用蛮力生拉硬拽，粗暴复位，避免造成肱骨干和软组织的两次损伤或加重损伤；因上肢重力因素会加重断面分离，因此拔伸牵引时应注意不可过度牵引，以免骨折断端分离；对于嵌插移位，骨折断面接触密切，有利于骨折愈合，轻度嵌插不予处理，嵌插严重，伤肢短缩明显者，可稍加牵引，减轻嵌插程度即可，不可为了解剖复位而强行纠正嵌插移位，甚至矫枉过正而使骨折断端分离，反而影响骨折愈合；整复骨折时，争取一次成功，切忌动作粗暴，盲目用力推挤骨折块，或反复整复，致骨折断端相互撞击磨损，使骨折断端磨平，对位不稳，影响骨折的固定和愈合，以及肱骨力线的稳定性，或者损伤血管神经；骨折断端应尽量紧密接触，断面分离不能超过0.5厘米，以防发生骨折延迟愈合或骨折不愈合。对于移位严重、手法复位困难、固定不稳定的骨折，可配合皮牵引复位固定。

②固定不当：肱骨外科颈骨折，无明显侧方移位的嵌插骨折应肩关节中立位固定，外展型骨折应肩关节内收位固定，内收型骨折应肩关节外展位固定，以免肱骨受到额

外的不良应力，而使骨折断端发生再移位；骨折断端在上臂屈曲、伸直或内收、外展、内旋、外旋、抬举时，受到的剪切应力、侧向应力、旋转应力容易使骨折断端再次移位，因此肱骨外科颈骨折应禁止患者抬举、屈伸肩关节，禁止伤肢外展、内收、外旋、内旋，以免肱骨受到额外的不良应力，而使骨折断端发生再移位，影响骨折复位后的固定效果，避免骨折畸形愈合，陪护应时时注意体位变动，如有体位不正应及时纠正，而且换绑时应在维持牵引下换绑，避免骨折再移位。肱骨外科颈骨折属于不稳定性骨折，断端容易移位，固定应稍紧，压力均匀，避免骨折断端移位；固定过松则断端接触不良，容易旋转移位和侧方移位，或因上肢重力因素而发生骨折断端分离，因此固定不能松动；固定过紧则骨折断端受到的挤压力过大，反而更容易侧方移位或短缩移位，也不能保持固定体位，而且影响血液循环，发生缺血性肌挛缩和骨折不愈合，需要皮牵引者也会因为固定过紧而使牵引失效，因此固定也不能过紧。

③牵引操作不当：肱骨外科颈骨折皮牵引治疗者，因上肢重力因素会加重骨折断面分离，因此牵引力量不可过大，牵引时间不可过长，以免牵引过度，而使骨折断端分离，导致骨折不愈合或延迟愈合。

（5）常见并发症。

①血管神经损伤：肱骨外科颈内侧有腋动脉和臂丛神经通过，肱骨外科颈骨折时可合并腋动脉、肱动脉损伤时。

②骨折延迟愈合或不愈合：主要是复位不良或固定松动，导致骨折断端接触不良或断端分离，影响骨折愈合。

③肩关节僵硬：主要是受伤后怯痛，不敢活动肩关节所致。肱骨外科颈骨折复位固定后应早期适当活动肩关节，多活动肘、腕关节和手，积极主动功能锻炼，预防关节僵硬。

④创伤性关节炎：主要是肩部软组织损伤未充分愈合，以及锻炼方式过度所致。肱骨外科颈前面有结节间沟，肱二头肌长头腱从沟内通过，骨折后造成结节间沟壁不平滑，肱二头肌长头腱活动时摩擦损伤，引起肩关节疼痛；或功能锻炼过度，动作粗暴，运动强度及运动量过大，造成周围肌肉、韧带损伤，动则牵拉易伤，关节面磨损，则活动时疼痛。功能锻炼方式应合适，不能随心所欲，不动或过动；治养结合，以促进筋肉损伤的修复，预防创伤性关节炎。

⑤骨化性肌炎：主要是骨折时损伤软组织严重，局部出血过多所致，多见于三角肌和肱肌。

⑥骨折畸形愈合：肱骨外科颈骨折因对位、对线不良可致骨折愈合后出现成角畸形、旋转畸形，影响肩关节的活动功能，导致肩关节外展、内收、上举和旋转功能受限，主要是复位不良，或固定松动所致。复位时要尽可能解剖复位，完全纠正成角移位、旋转移位，保证功能复位，恢复肱骨的力线；复位后固定要牢固，以免发生骨折

再移位，增强肱骨的稳定性，降低骨折畸形愈合的风险。

⑦复发性肩关节脱位：肱骨外科颈周围有许多肌腱附着，骨折后周围肌肉、韧带损伤、萎缩，肩关节松弛，而且骨折后伤肢活动量减少，应力刺激不足，肩臂肌肉容易发生失用性肌肉萎缩，导致肩关节的约束力不足，容易发生肩关节脱位。肱骨外科颈骨折复位后，应充分固定至骨折临床愈合，以使软组织损伤充分修复；伤肢应早期进行肩臂部肌肉收缩、舒张活动，适当进行肘、腕关节和手屈伸活动，给予适当的应力刺激，促进血液循环，防止肩臂肌肉、韧带萎缩；再配合中药内服，补气养血、强筋壮骨，促进软组织修复，强壮肌肉筋脉，增强肩关节的约束力，预防肩关节脱位。

3.中医辨证论治

肱骨外科颈骨折中医内治按照詹氏中医骨伤骨折四期辨证论治，可在治疗骨折、筋伤的基础方上加川芎、桂枝、桑枝、片姜黄等引经药；肿胀明显者，可加地龙、泽兰、琥珀，活血化瘀，利水消肿；伴有神经损伤者可加炙黄芪、地龙、乌梢蛇，益气养血，通经活络。

4.功能锻炼与康复指导

（1）初期：伤后尽早手法整复，制动肩关节，禁止肩关节抬举、屈伸、展收和旋转活动，可轻度屈伸肘关节，多活动手腕及手指。

（2）中期：应制动肩关节，外展型骨折禁止肩关节外展，内收型骨折禁止肩关节内收，可用健肢托住伤肢前臂轻轻耸动肩关节；多进行上臂肌肉的收缩和舒张锻炼，适当屈伸肘关节，旋转前臂，多活动腕关节，用力握拳及屈伸腕关节，可作抓空增力、上翘下钩，左右摆掌、屈肘挎篮等动作。固定可稍紧，不宜过松，以功能锻炼不影响骨折再移位为原则。

（3）后期：去除外固定后1～2个月内禁止负重。多进行主动抬肩、屈伸、内收、外展、上举和环绕肩关节活动，并进行肘关节主动屈伸、旋转活动；可配合器械锻炼，多做颈肩环绕、双手反背、托天按地、野马分鬃、转臂摇肩、苏秦背剑、轮转轱辘、四面伸臂、六合冲拳、举铃推掌、拧臂转肘、转臂摇肘、俯卧抓撑、旱地游泳等动作，以恢复肩关节功能。

（4）康复期：全面进行上肢功能锻炼，并适当进行负重锻炼，注意由轻到重，循序渐进，直至能够正常劳动。

5.注意事项

卧床休养，固定期间应禁止肩关节抬举、屈伸、展收和旋转活动，伤肢宜沉肩垂肘，保持在屈肘位悬吊于胸前，纠正骨折再移位的倾向。

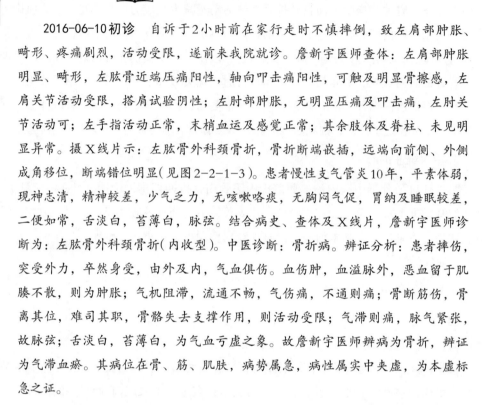

2016-06-10初诊 自诉于2小时前在家行走时不慎摔倒，致左肩部肿胀、畸形、疼痛剧烈，活动受限，遂前来我院就诊。詹新宇医师查体：左肩部肿胀明显、畸形，左肱骨近端压痛阳性，轴向叩击痛阳性，可触及明显骨擦感，左肩关节活动受限，搭肩试验阴性；左肘部肿胀，无明显压痛及叩击痛，左肘关节活动可；左手指活动正常，末梢血运及感觉正常；其余肢体及脊柱、未见明显异常。摄X线片示：左肱骨外科颈骨折，骨折断端嵌插，远端向前侧、外侧成角移位，断端错位明显（见图2-2-1-3）。患者慢性支气管炎10年，平素体弱，现神志清，精神较差，少气乏力，无咳嗽咯痰，无胸闷气促，胃纳及睡眠较差，二便如常，舌淡白，苔薄白，脉弦。结合病史、查体及X线片，詹新宇医师诊断为：左肱骨外科颈骨折（内收型）。中医诊断：骨折病。辨证分析：患者摔伤，突受外力，卒然身受，由外及内，气血俱伤。血伤肿，血溢脉外，恶血留于肌腠不散，则为肿胀；气机阻滞，流通不畅，气伤痛，不通则痛；骨断筋伤，骨离其位，难司其职，骨骼失去支撑作用，则活动受限；气滞则痛，脉气紧张，故脉弦；舌淡白，苔薄白，为气血亏虚之象。故詹新宇医师辨病为骨折，辨证为气滞血瘀。其病位在骨、筋、肌肤，病势属急，病性属实中夹虚，为本虚标急之证。

治疗方法 患者年老体弱，不耐手术，手术创伤大及治疗费用较大。患者经济状况不佳且拒绝手术。根据患者骨折类型和体质，詹新宇认为保守治疗可以治愈，经与患者及其家属沟通，决定采取保守治疗方案。

局部外治治疗 詹新宇医师予手法整复左肱骨外科颈骨折，用詹氏推顶法复位。患者取正坐位，第一助手环抱患者伤肢腋窝做对抗牵引，第二助手环抱伤肢肘关节上方，先轻轻旋转摇晃上臂，理肌顺筋，松解肌肉紧张，解除软组织嵌顿；再用拔牵法沿着肱骨轴线顺势拔伸牵引约3分钟，纠正重叠移位及部分成角移位；然后第二助手在牵引下徐徐上举伤肢肩关节，詹新宇医师同时双手环抱骨折远端，双拇指按压骨折断端前、外侧，并向后、内侧推挤按压，其余手指向前、外侧托提扳拉骨折远端，用折顶法纠正成角移位。有明显骨复位感后，詹新宇医师手摸骨折断端，感觉比较平整即现实复位成功。第二助手在维持牵引下徐徐放下肩关节置于外展位，用4块超肩齐肘杉树皮小夹板外固定。随后复查X线片示：左肱骨外科颈骨折，对线良好，基本对位，稍有内收、短缩（见图2-2-1-4）。因患者怯痛，拒绝再次手法整复，所以，仍有少部分未彻底复位，嵌插移位纠正，仍残留部分侧方移位，对线良好，对位尚可。詹新宇医师予宽胶布行左上肢皮肤牵引,外用杉树皮小夹板固定于肩关节中立位,牵引重量为2千克,配合甩肩法治疗,以纠正残余移位。平时予前臂吊带悬挂左上肢于胸前,制动左肩关节及左肘关节;嘱患者适当活动左手,以促进血液循环,利于活血消肿。

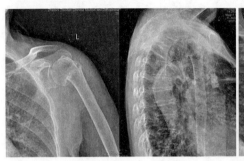 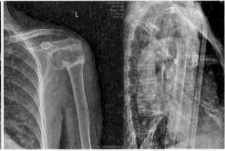

图2-2-1-3　复位前　　　　　　　　　　　图2-2-1-4　复位后

全身整体中医内治按骨伤骨折四期辨证论治　詹新宇医师认为目前属骨折早期,治疗以活血化瘀、消肿止痛。考虑患者年龄较大,胃纳及睡眠较差,佐以补气养血,健脾安神。予詹氏上肢骨折筋伤方加减:炙黄芪30克,当归12克,炒白芍15克,川芎10克,丹参15克,合欢皮30克,桃仁10克,红花10克,三七6克,片姜黄10克,地龙10克,元胡10克,炒白术10克,陈皮10克,红曲10克,炙甘草3克。7剂,水煎服,每日一剂。方中桃仁、红花、三七,活血化瘀、消肿止痛;丹参、合欢皮,活血化瘀、养心安神;川芎、元胡、片姜黄,行气以活血止痛,且片姜黄引药入肩臂;炙黄芪、炒白术,补气健脾,使气旺血行;当归、白芍、丹参,补血和血;炒白术、陈皮,健脾和胃;红曲,消食护胃又活血;炙甘草,调和诸药。

2016-06-17二诊　患者神志清,精神一般,胃纳及睡眠好转,诉伤处疼痛减轻,无手指麻木。詹新宇医师查体:舌淡白,苔薄白,脉弦细;左肩部杉树皮夹板外固定稍松动,左肩肿胀减轻,左肘轻度肿胀,左手指末梢血运及感觉正常。今复查X线片示:左肱骨外科颈骨折,对线良好,对位稍差。考虑患者骨折断端有轻度移位,予更换伤膏,调整杉树皮夹板外固定,结合左上肢皮肤牵引,牵引重量为2千克,配合甩肩疗法,继续中药内服,前方7剂,水煎服,每日一剂。嘱患者每天两次甩肩锻炼,其余时间继续左上肢悬挂,制动左肘关节及左肩关节,适当活动左手指及腕关节,进行功能锻炼。

2016-06-24三诊　患者神志清,精神一般,少气乏力好转,胃纳稍差,睡眠可,诉伤处疼痛较轻,无手指麻木。查体:舌淡白,苔薄白,脉细弱;左肩部杉树皮夹板外固定松动,左肩部及左肘部肿胀明显消退,左手指末梢血运及感觉正常。今复查X线片示:左肱骨外科骨折,对位、对线可,稍有内收、短缩。

詹新宇医师予更换伤膏，调整杉树皮夹板外固定，吩咐继续配合皮牵引及甩肩治疗，继续中药内服。中医内治按詹氏中医骨伤骨折四期辨证论治现属骨折中期，为络阻营损，予以和营生新，接骨续筋。佐以补肝肾，健脾胃，养气血。予詹氏续筋接骨汤加减：炙黄芪30克，当归12克，炒白芍15克，川芎10克，丹参15克，合欢皮30克，续断15克，骨碎补9克，片姜黄10克，熟地20克，制萸肉15克，狗脊15克，杜仲15克，炒白术10克，陈皮10克，神曲10克，甘草6克。7剂，水煎服，每日一剂。方中熟地、制萸肉、狗脊、杜仲、续断、骨碎补，补肝肾、强筋骨；合欢皮、续断、骨碎补，祛瘀生新、接骨续筋；丹参、合欢皮，活血化瘀、养心安神；当归、熟地、炒白芍、丹参，养血和血；炙黄芪、炒白术，补气健脾，使气旺血行；川芎、丹参、片姜黄，行气活血、祛瘀生新，且片姜黄引药入肩臂；陈皮，理气健脾；神曲，健脾和胃，使补而不滞；炙甘草，调和诸药。詹新宇医师嘱患者每天两次甩肩锻炼，其余时间继续左上肢悬挂，制动左肘关节及左肩关节，多活动患侧左手指及腕关节，进行锻炼。

2016-06-30四诊 患者神志清，精神可，少气乏力明显减轻，胃纳可，睡眠可，诉伤处轻度疼痛，无手指麻木。查体：舌淡红，苔薄白，脉细弱；左肩部杉树皮夹板外固定良好，松紧适度，左肩部轻度肿胀，左肘轻微肿胀，左手指末梢血运及感觉正常。予更换伤膏，调整杉树皮夹板外固定，继续中药内服。前方7剂，水煎服，每日一剂。嘱患者每天两次甩肩锻炼，其余时间继续左上肢悬挂，制动左肘关节及左肩关节，加强左手指及腕关节功能锻炼。

2016-07-07五诊 患者神志清，精神好，胃纳佳，睡眠佳，诉伤处轻度疼痛，无手指麻木。查体：舌淡红，苔薄白，脉沉弱；左肩部杉树皮夹板外固定良好，松紧适度，左肩部轻微肿胀，左肘无明显肿胀，左手指末梢血运及感觉正常。今复查X线片示：左肱骨外科颈骨折，对位、对线可，稍有内收、短缩，骨痂生成。考虑骨痂生成，骨折断端稳定，詹新宇医师予去除皮牵引，停止甩肩治疗，更换伤膏，调整左肘部杉树皮夹板外固定，继续中药内服。前方去合欢皮、炒白术，加土鳖虫增强接骨续筋之效，加五味子补肺益肾。处方：炙黄芪30克，当归12克，炒白芍15克，川芎10克，丹参15克，土鳖虫10克，续断15克，骨碎补9克，片姜黄10克，熟地20克，制萸肉15克，狗脊15克，杜仲15克，五味子15克，陈皮10克，神曲10克，甘草6克。处方7剂，水煎服，每日一剂。吩咐患者继续左上肢悬挂，轻柔活动左肘关节及左肩关节，适当进行关节功能锻炼。

2016-07-14六诊同2016-07-21七诊 患者一般情况良好，诉伤处轻微疼痛，无手指麻木。查体：舌淡红，苔薄白，脉沉缓；左肩部杉树皮夹板外固定良好，松紧适度，左肩部轻微肿胀，左肘无肿胀，左手指末梢血运及感觉正常。

予更换伤膏，调整左肘部杉树皮夹板外固定，继续中药内服。前方7剂，水煎服，每日一剂。嘱患者继续左上肢悬挂，多活动左肘关节及左肩关节，加强左手指及腕关节功能锻炼。

2016-07-28八诊 患者一般情况良好，诉伤处无疼痛，无手指麻木。查体：舌红润，苔薄白，脉沉缓有力；左肩部杉树皮夹板外固定良好，松紧适度，左肩部无明显肿胀，左肱骨近端无明显压痛及叩击痛，左手末梢血运及感觉正常。今复查X线片示：左肱骨外科颈骨折，对位、对线可，稍有内收、短缩，骨折线模糊。结合查体和X线片，詹新宇医师认为：患者骨折达到临床愈合标准，予去除左肩部杉树皮夹板外固定。检查患者左肩关节及左肘关节活动可，无明显肌肉萎缩、关节僵硬及创伤性关节炎等骨折并发症及后遗症，骨折愈合良好。詹新宇吩咐予詹氏舒筋活血汤内服外洗，舒筋活血，巩固疗效：炙黄芪30克，当归12克，川芎10克，片姜黄10克，炒白芍15克，桂枝10克，五加皮15克，桑枝15克，续断15克，骨碎补9克，鸡血藤15克，伸筋草15克，透骨草15克，羌活6克，地龙10克，炙甘草3克。7剂，水煎服，药渣熏洗左肩关节及左肘关节，每日一剂。方中桂枝、桑枝、五加皮、羌活、鸡血藤、伸筋草、透骨草，祛风湿，通经络，利关节；五加皮、续断、骨碎补，补肝肾、强筋骨；川芎、片姜黄，行气活血，且片姜黄引药入肩；当归，养血活血；白芍，补血养筋，舒筋柔筋；地龙，通经活络；黄芪，补气行血；炙甘草，调和诸药。嘱患者多活动左肩、肘关节，逐步加强左肩、肘关节功能锻炼，但一个月内禁止右上肢负重活动。

半年后复诊随访，患者左肩功能恢复良好，无明显畸形，无疼痛不适，屈伸、抬举、展收、旋转活动正常，活动灵活，动作有力，生活正常。

按： 本例患者复位后骨折远端虽然稍有内收、短缩畸形，但骨折愈合后肩关节活动正常，而且患者年龄较大，没有劳动要求，生活自理即可，保守治疗效果满意。

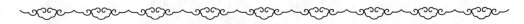

典型病例2：患者，男性，15岁

2019-04-10初诊 自诉于3小时前不慎摔伤，致左肩部肿胀、畸形、疼痛剧烈，活动受限，遂前来我院就诊，摄X线片示：左肱骨外科颈骨折，肱骨近端骺线中断，骨折断端嵌插，远端向前侧、外侧成角移位，断端错位明显（见图2-2-1-5）。查体：左肩部肿胀、畸形，左肱骨近端压痛阳性，轴向叩击痛阳性，可触及明显骨擦感，左肩关节活动受限，搭肩试验阴性，左手指活动正常，末梢血运及感觉正常；其余肢体及脊柱、未见明显异常。患者神志清，精神可，胃纳及睡眠正常，二便如常，舌红润，苔薄白，脉弦。结合病史、查体及X线片，诊断为：左肱骨外科颈骨折伴骨骺损伤（内收型）。辨证分析：患者摔伤，突受外力，卒然身受，由外及内，气血俱伤；"血伤肿，气伤痛"，血溢脉外，恶血留于肌腠不散，则为肿胀；气机阻滞，流通不畅，不通则痛；骨断筋伤，骨离其位，难司其职，则活动受限；新伤初起，正气未损，则舌红润，苔薄白；气滞则痛，脉气紧张，故脉弦。故辨病为骨折，辨证为气滞血瘀，其病位在骨、筋、肌肤，病势属急，病性属实，为标急之证。

治疗方法　患者未成年，手术有可能影响骨骺生长发育，考虑手术有创伤及治疗费用较大，而且患者要求保守治疗，根据患者骨折类型和体质，经患者及其家属同意，詹新宇医师采取保守治疗方案。

局部外治治疗　予手法整复左肱骨外科颈骨折伴骨骺损伤，用詹氏推顶法复位。患者取正坐位，第一助手环抱患者伤肢腋窝做对抗牵引，第二助手环抱伤肢肘关节上方，先轻轻旋转摇晃上臂，理肌顺筋，松解肌肉紧张，解除软组织嵌顿；再用拔伸牵引法沿着肱骨轴线顺势拔伸牵引约3分钟，纠正重叠移位及部分成角移位；然后第二助手在牵引下徐徐上举伤肢肩关节，医师同时双手环抱骨折远端，双拇指按压骨折断端前、外侧，并向后、内侧推挤按压，其余手指向前、外侧托提扳拉骨折远端，用屈伸折顶法纠正成角移位；有明显骨擦感后，手摸骨折断端比较平整即复位成功；第二助手在维持牵引下徐徐放下肩关节置于外展位，用4块超肩齐肘杉树皮小夹板外固定；复查X线片示：左肱骨外科颈骨折，对位、对线良好，骺线正常（见图2-2-1-6）。予杉树皮小夹板固定于肩关节中立位，前臂吊带悬挂左上肢于胸前，制动左肩关节及左肘关节；嘱患者适当活动左手，以促进血液循环，利于活血消肿。

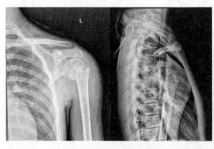
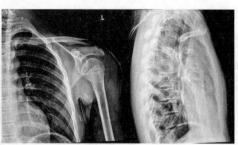

图2-2-1-5　复位前　　　　　　　　　　　图2-2-1-6　复位后

全身整体中医内治按詹氏中医骨伤骨折四期辨证论治　目前属骨折早期，治疗以活血化瘀、消肿止痛，予詹氏上肢骨折筋伤方加减：川芎9克，丹参12克，当归9克，炒白芍12克，桃仁6克，红花6克，三七6克，片姜黄6克，元胡6克，香附9克，地龙6克，玄参12克，炙甘草3克。7剂，水煎服，每日一剂。方中桃仁、红花、三七、地龙，活血化瘀、消肿止痛；川芎、元胡、香附、片姜黄，行气以活血止痛，片姜黄引药入肩臂；当归、白芍、丹参，补血和血；玄参，凉活血；炙甘草，调和诸药。

2019-04-17二诊　患者一般情况良好，诉伤处疼痛较轻，无手指麻木。查体：舌红润，苔薄白，脉弦；左肩部杉树皮夹板外固定良好，松紧适度，左肩轻度肿胀，左手指末梢血运及感觉正常。今复查X线片示：左肱骨外科颈骨折，对位、对线良好，骺线正常。予更换伤膏，调整杉树皮夹板外固定，继续中药内服，前方7剂，水煎服，每日一剂。嘱患者继续左上肢悬挂，制动左肘关节及左肩关节，适当活动左手指及腕关节，进行功能锻炼。

2019-04-24三诊　患者一般情况良好，诉伤处疼痛轻度疼痛，无手指麻木。查体：舌红润，苔薄白，脉缓；左肩部杉树皮夹板外固定良好，松紧适度，左肩部轻度肿胀，左手指末梢血运及感觉正常。今复查X线片示：左肱骨外科颈骨折，对位、对线良好，骺线正常，骨痂生成。予更换伤膏，调整杉树皮夹板外固定，继续中药内服。中医内治按詹氏中医骨伤骨折四期辨证论治目前属骨折中期，为络阻营损，治疗以和营生新，接骨续筋，方剂予詹氏接骨续筋汤加减：炙黄芪20克，川芎6克，丹参10克，当归10克，炒白芍12克，元胡6克，片姜黄6克，土鳖虫10克，续断12克，骨碎补12克，熟地15克，制萸肉15克，炙甘草3克。6剂，水煎服，每日一剂。方中熟地、制萸肉、续断、骨碎补，补肝肾、强筋骨；土鳖虫、续断、骨碎补，祛瘀生新、接骨续筋；当归、熟地、炒白芍、丹参，养血和血；炙黄芪，补气生血，使气旺血行；川芎、丹参、元胡、片姜黄，行气活血，使补而不滞，且片姜黄引药入上肢；炙甘草，调和诸药。嘱患者继续左上肢悬挂，制动左肘关节及左肩关节，多活动左手指及腕关节，进行功能锻炼。

2019-04-30四诊　患者一般情况良好，诉伤处疼痛轻微疼痛，无手指麻木。查体：舌红润，苔薄白，脉平缓；左肩部杉树皮夹板外固定良好，松紧适度，左肩部轻微肿胀，左手指末梢血运及感觉正常。予更换伤膏，调整杉树皮夹板外固定，继续中药内服。前方7剂，水煎服，每日一剂。嘱患者继续左上肢悬挂，制动左肘关节及左肩关节，加强左手指及腕关节功能锻炼。

2019-05-07五诊　患者一般情况良好，诉伤处无疼痛，无手指麻木。查体：舌红润，苔薄白，脉平缓有力；左肩部杉树皮夹板外固定良好，松紧适度，左肩部无明显肿胀，左肱骨近端无明显压痛及叩击痛，左手指末梢血运及感觉正常。今复查X线片示：左肱骨外科颈骨折，对位、对线良好，骺线正常，骨折线模糊。结合查体和X线片，患者骨折达到临床愈合标准，予去除左肩部杉树皮夹板外固定，检查患者左肩关节及左肘关节活动可，无明显肌肉萎缩、关节僵硬及创伤性关节炎等骨折并发症及后遗症，骨折愈合良好。嘱患者多活动左肩、肘关节，逐步加强左肩、肘关节功能锻炼，但1个月内禁止右上肢负重活动。

半年后随访，患者左肩功能恢复良好，无明显畸形，无疼痛不适，屈伸、抬举、展收、旋转活动正常，活动灵活，动作有力，生活、学习正常。

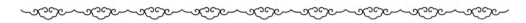

（三）肱骨干骨折

肱骨干骨折是发生于肱骨外科颈下1～2厘米至肱骨髁上2厘米之间的骨折，间接暴力和直接暴力均可造成肱骨干骨折，但多为间接暴力所致，以上臂疼痛剧烈、肿胀、畸形、功能障碍为临床表现特征，好发于肱骨干中下部，多见于青壮年。肱骨干骨折按骨折部位常分型为肱骨干上段骨折、肱骨干中段骨折及肱骨干下段骨折。肱骨干骨折属于中医"骨折病"范畴，中医内治按照詹氏中医骨伤骨折四期辨证论治。

肱骨干中段较细，为骨折好发部位；在肱骨干中下段桡神经和肱深动脉紧贴骨骼，肱骨中下段骨折时容易合并血管、神经损伤；肱骨干下段骨折易损伤滋养动脉，影响骨折愈合。肱骨干骨折后，由于肩臂部肌肉的牵拉，骨折断端容易再次移位，属于不稳定性骨折，难以维持有效固定，容易发生血管神经损伤、骨折延迟愈合或不愈合、骨折畸形愈合、关节僵硬、骨化性肌炎等并发症。手法整复应尽量达到解剖复位，保证功能复位，恢复肱骨长度，并维持有效固定，避免骨折再移位。

肱骨干骨折不稳定，难以手法复位并维持有效外固定，临床常用手术治疗，而手术并发症比较多，詹氏骨伤擅长手法整复，杉树皮小夹板外固定，中药辨证论治，动静结合，内外兼治，保守治疗肱骨干骨折，临床效果良好，患者后遗症少，恢复良好。

1.临床表现与诊断

肱骨干骨折，患者常用健手托扶伤肢腕部而贴附胸廓，伤侧肩部常压低而倾斜以减轻因上肢重量的牵拉而引起的疼痛；临床表现为上臂局部肿胀，剧烈疼痛，伤肢成角、短缩或旋转畸形，常伴有异常活动，肱骨干压痛及纵轴叩击痛明显，可触及明显骨擦感，上臂活动受限；骨折断端压迫或刺伤桡神经、肱动脉，可出现伤侧尺、桡动脉搏动减弱或消失，远端血液循环障碍等血管损伤症状，及伤肢垂腕畸形，手指不能伸直、拇指不能背伸和外展，桡侧3指感觉麻木等神经损伤症状，应注意检查桡神经及肱动脉有无损伤；X线片示肱骨干可见骨折线。X线片检查应拍摄正位片与侧位片，以明确诊断；肱骨干骨折可合并肩关节及肘关节骨折脱位，因此X线片应包含肱骨全长及肩、肘关节，以免漏诊。

肱骨干骨折根据骨折部位可分为肱骨干上1/3骨折、肱骨干中1/3骨折和肱骨干下

1/3骨折，由于骨折部位肌肉附着点不同，暴力作用方向及上肢体位的关系，以及肩臂周围肌肉群的牵拉和伤肢的重力作用，不同部位的骨折断端出现不同的移位表现。

（1）肱骨干上1/3段骨折。喙锁韧带和肩锁韧带保持完整者，骨折断端一般无明显移位；若喙锁韧带及肩锁韧带断裂，易导致骨折近端向后上方成角移位或分离移位，可伴有肩锁关节脱位；骨折位于胸大肌止点处，骨折近端受外旋肩袖的牵拉常向外旋转，骨折远端由于三角肌和胸大肌的联合作用，向上、向前移位。

（2）肱骨干中1/3段骨折。多见于直接暴力及旋转暴力，直接暴力所致骨折多为横断形、粉碎性或开放性骨折，有时可发生多段骨折；旋转暴力多引起肱骨中下1/3交界处螺旋形骨折。骨折位于三角肌止点之上，骨折近段因胸大肌、背阔肌及大圆肌牵拉向前、向内移位或旋转移位，骨折远端受三角肌、喙肱肌、肱二头肌和肱三头肌牵拉向上、向外移位；骨折位于三角肌止点以下，骨折近端因三角肌和喙肱肌收缩向外、向前移位或旋转移位，骨折远端受到肱二头肌和肱三头肌的牵拉作用，而发生向上短缩移位。

（3）肱骨干下1/3段骨折。多由间接暴力所致，骨折线多为斜形或螺旋形，骨折近端多向前成角移位或内旋移位，骨折尖端易刺插于肌肉而影响手法复位；骨折远端移位随前臂及肘关节位置而不同，而且因患者常将前臂悬吊于胸前，引起骨折远端内旋移位，手法整复时要注意纠正。

2.手法整复与固定

（1）复位前准备。

①杉树皮小夹板：超肩齐肘夹板，超肩超肘夹板，齐肩超肘夹板。

超肩齐肘夹板：内侧板、外侧板、前侧板、后侧板，共计4块，适用于肱骨干上段骨折。

超肩超肘夹板：内侧板、外侧板、前侧板、后侧板，共计4块，适用于肱骨干中段骨折。

齐肩超肘夹板：内侧板、外侧板、前侧板、后侧板，共计4块，适用于肱骨干下段骨折。

②压垫：平压垫2~4个：用棉花折叠成宽3~4厘米、厚1~2厘米的厚棉平垫；肩横垫1个：用棉花折叠成长约20厘米、宽4~6厘米、厚约0.5厘米的薄长形棉压垫；肘横垫1个：用棉花折叠成长约20厘米、宽4~6厘米、厚约0.5厘米的薄长形棉压垫；腋窝垫1个：用棉花折叠成长10~15厘米、宽4~5厘米、厚约0.5厘米的薄长形棉压垫。

③胶布条：长80~100厘米、宽1.5厘米胶布条6条，长80~100厘米、宽2厘米胶布条4条。

④纱布绷带：10厘米宽纱布绷带2卷。

⑤桃花纸：1张。

⑥伤膏：詹氏金黄膏摊薄1～2张。

⑦皮牵引：适用于骨质疏松或体质虚弱不能耐受骨牵引的老年患者及尺骨鹰嘴发育未成的儿童的肱骨干中上段骨折。复位前先准备上肢皮牵引，用胶布牵引。患者仰卧位，胶布条较长的一端平整贴于上臂及前臂外侧，将扩张板粘于胶布中央偏内侧，并使扩张板与手指保持2～3个横指的距离，然后将胶布的另一端贴于内侧，注意两端长度相一致，以保证扩张板处于水平位置，胶布分叉应过肘关节至前上段，绕过桡骨小头，内外两侧紧贴皮肤，外用8厘米宽纱布绷带顺静脉回流方向从下向上缠绕，将胶布平整地固定于肢体上，再用1厘米宽胶布条缠绕包扎，注意包扎宜松不宜紧，以免影响血液循环。牵引重量一般为1～2千克，最大不超过3千克。

⑧石膏牵引：适用于不宜皮牵引的肱骨干下段骨折和不宜骨牵引与皮牵引的肱骨干中上段骨折。将石膏绷带塑形成半包裹肘关节和前臂的石膏瓦，套在夹板外固定的外面，屈肘用前臂吊带悬挂于胸前，吊带要放长，利用石膏的重量牵引。

⑨骨牵引：适用于难以复位或肿胀严重的短缩移位、成角移位及粉碎性肱骨干骨折。复位前先准备尺骨鹰嘴牵引。患者仰卧位，屈肘90度，前臂中立位，清洁皮肤，剃毛备皮。定位：在肱骨内侧缘的延长线（相当于尺骨鹰嘴顶点远侧2.5～3厘米处）划一条与尺骨背侧缘相交的垂直线，再以尺骨背侧缘为中点，向两侧各1.5～2.5厘米处划一与尺骨相平行的直线，相交两点即为穿针的进、出点（正对肱骨下端髁部），定位点用龙胆紫标记，常规消毒，铺无菌巾；用2%利多卡因局部麻醉至骨膜下后，向上拉紧皮肤，使克氏针穿入皮肤，直达骨质，注意避开尺神经；用骨锤缓缓垂直敲击针尾，使钢针穿过对侧骨皮质，在进针过程应密切注意针之方向，并不断加以校正，注意由内向外进针，勿偏前或偏后，以免损伤尺神经；出针时同样向上拉紧皮肤，以手指压迫针眼处周围皮肤，穿出钢针，使两侧钢针相等；酒精纱布盖好针孔，安装牵引弓准备进行牵引；牵引针两端多余部分剪去，并套上小瓶，以防针尖的损害。儿童可用大号巾钳代替克氏针直接牵引。牵引重量为体重的1/20，一般为2～4千克，维持量为1～2千克。

（2）手法复位。

①无明显移位骨折：不需要进行手法整复，直接用4块塑形加厚杉树皮小夹板外固定于上臂中立位，伤肢用前臂吊带悬挂于胸前制动。

②移位骨折：患者正坐位或仰卧位，全身放松。

其一，对于重叠移位、成角移位及侧方移位骨折：第一助手双手紧扣按压固定患者伤肢肩部，第二助手双手抱握伤肢肘部，自己先轻轻旋转摇晃上臂，理肌顺筋，松解肌肉紧张，解除软组织嵌顿；再用拔牵法沿着肱骨轴线顺势拔伸牵引数分钟，纠正重叠移位，部分患者的成角移位可得到纠正，对于肱骨干上段骨折上臂可置于外展位操作；若成角移位未纠正，术者双手拇指反成角移位方向推挤按压骨折断端，其余手指顺成角移位方向托提扳拉骨折远端，用折顶法纠正成角移位，然后在维持牵引下用端提法和按压法纠正侧方移位；透视下复位成功后，再用夹挤法扣挤紧骨，使骨折断端充分接触，并纠正残余侧方移位；对于横形骨折和短斜形骨折，用叩击法轻轻叩击尺骨鹰嘴数下，使骨折断面紧密接触；在助手维持牵引下，用杉树皮小夹板外固定。

其二，对于螺旋移位骨折，第一助手双手紧扣固定患者伤肢肩部，术者双手握持伤肢肘部，用旋转法，根据旋转移位方向，将上臂内旋或外旋并轻轻摇晃，原路归入，纠正螺旋移位，同时理肌顺筋，松解肌肉紧张，解除软组织嵌顿，再用拔牵法沿着上臂轴线顺势拔伸牵引，纠正重叠移位；透视下复位成功后，由第二助手双手握持伤肢肘部维持牵引，术者双手掌相对用夹挤法扣挤紧骨，纠正侧方分离移位，使骨折断端充分接触；对于横形骨折和短斜形骨折，用叩击法轻轻叩击尺骨鹰嘴数下，使骨折断面紧密接触；在助手维持牵引下，用杉树皮小夹板外固定。

其三，对于远、近端分离的骨折：第一助手必须双手紧扣固定患者伤肢肩部，第二助手双手握持伤肢肘部，按照"欲合先离"的原则，先沿着上臂轴线轻轻顺势拔伸牵引同时轻轻旋转摇晃小腿，理肌顺筋，松解肌肉紧张，解除软组织嵌顿；术者双手分别握拿骨折近端和远端，用端提法和按压法纠正分离移位和侧方移位；透视下复位成功后，再用夹挤法扣挤紧骨，使骨折断端充分接触，并纠正残余侧方移位；对于横形骨折和短斜形骨折，用叩击法轻轻叩击尺骨鹰嘴数下，使骨折断面紧密接触；在助手维持牵引下，用杉树皮小夹板外固定。

③牵引复位：对于手法整复困难的重叠移位、成角移位、螺旋移位等移位严重的肱骨骨干骨折，以及粉碎性骨折、斜形骨折、螺旋形骨折等不稳定性骨折，以及伤肢肿胀严重或有皮肤挫伤不宜立即施行夹板固定的肱骨骨干不稳定性骨折，这类型宜行骨骼牵引复位，只要牵引方向和牵引重量合适，多能自动得到良好的复位。先以较大重量牵引复位，骨折畸形纠正后，再结合手法整复，纠正残余的侧方移位及螺旋移位，然后可逐步减轻牵引重量至维持重量。一般用尺骨鹰嘴牵引法；对于骨质疏松或体质虚弱的老年患者，以及尺骨鹰嘴发育未成的儿童，不能耐受骨牵引的肱骨干中上段骨折，可用皮牵引法；对于不宜皮牵引的肱骨干下段骨折，和不宜骨牵引与皮牵引的肱骨干中上段骨折，可用石膏牵引法。

（3）杉树皮小夹板外固定。

詹氏杉树皮小夹板固定技术，詹氏骨伤有自己独到的经验。在临床上操作的得心应手。

①肱骨干上段骨折：宜超肩关节固定。包扎固定时，维持固定体位，先在骨折部位薄贴詹氏金黄膏，再用桃花纸包裹，将肩横垫从肩前经肩峰至肩后放置；然后根据不同部位骨折的移位情况放置好压垫，通常将压垫放在骨折近端的后侧、外侧，骨折

远端的前侧、内侧；用4块超肩齐肘杉树皮小夹板外固定上臂，内侧板衬垫腋窝垫保护皮肤；尺骨鹰嘴牵引应注意前后侧夹板下距钢针1～2厘米，不可触碰、压迫、遮挡针孔；再用胶布条绕扎，注意要从肘部到肩部由下到上包扎，松紧适度，以患者稍感轻微压力为宜；最后用纱布绷带包绕美观整洁，夹板、绷带和压垫不得外露；上臂置于中立位或外展位，必要时可加上肢外展支架固定，屈肘应大于90度，沉肩垂肘，用前臂吊带悬吊前臂于胸前；固定时间6～8周，每1～2周复查X线片一次；牵引时间4周左右，注意牵引期间应每日测量双上臂的长度，两侧等长、摄X线片或透视证实骨折复位后，及时将牵引重量逐渐减至维持重量，防止过度牵引。

②肱骨干中段骨折：因上臂较短，外固定不超关节则固定力不足，外固定不牢固，因此宜超肩、超肘关节固定。包扎固定时，维持固定体位，先在骨折部位薄贴詹氏金黄膏，再用桃花纸包裹，将肩横垫从肩前经肩峰至肩后放置，将肘横垫环绕肱骨下端包含桡骨小头放置，尺骨鹰嘴外露，保护肱骨内上髁、肱骨外上髁和桡骨小头；然后根据不同部位骨折的移位情况放置好压垫，通常将压垫放在骨折近端的前侧、外侧或内侧，骨折远端的后侧、内侧或外侧；用4块超肩、超肘杉树皮小夹板外固定上臂，内侧板衬垫腋窝垫保护皮肤；尺骨鹰嘴牵引应注意前、后侧夹板下距钢针1厘米左右，不可触碰、压迫、遮挡针孔；再用胶布条绕扎，注意要从肘部到肩部由下到上包扎，松紧适度，以患者稍感轻微压力为宜；分离移位者用长胶布条上下绕扎，收紧固定肩、肘关节；最后用纱布绷带包绕美观整洁，夹板、绷带和压垫不得外露；上臂置于中立位，屈肘90度，沉肩垂肘，用前臂吊带悬吊前臂于胸前；固定时间6～8周，每1～2周复查X线片一次；牵引时间4周左右，注意牵引期间应每日测量双上臂的长度，两侧等长、摄X线片或透视证实骨折复位后，及时将牵引重量逐渐减至维持重量，防止过度牵引。

③肱骨干下段骨折：宜超肘关节固定。包扎固定时，维持固定体位，先在骨折部位薄贴詹氏金黄膏，再用桃花纸包裹，将肘横垫环绕肱骨下端包含桡骨小头放置，尺骨鹰嘴外露，保护肱骨内上髁、肱骨外上髁和桡骨小头；然后根据不同部位骨折的移位情况放置好压垫，通常将压垫放在骨折近端的前侧，骨折远端的后侧；用4块齐肩超肘杉树皮小夹板外固定上臂，内侧板衬垫腋窝垫保护皮肤；尺骨鹰嘴牵引应注意前、后侧夹板下距钢针1厘米左右，不可触碰、压迫、遮挡针孔；再用胶布条绕扎，注意要从肘部到肩部由下到上包扎，松紧适度，以患者稍感轻微压力为宜；最后用纱布绷带包绕美观整洁，夹板、绷带和压垫不得外露；上臂置于中立位，前臂旋前位，极度屈肘，沉肩垂肘，用前臂吊带悬吊前臂于胸前；固定时间6～8周，肱骨干中下1/3处骨折则固定8～12周，每1～2周复查X线片一次；牵引时间4周左右，注意牵引期间应每日测量双上臂的长度，两侧等长、摄X线片或透视证实骨折复位后，及时将牵引重量逐渐减至维持重量，防止过度牵引。

（4）整复固定的常见临床问题。

詹氏骨伤在长期的临床实践中发现：肱骨干骨折的保守治疗过程中，容易出现治疗不当的情况，作为临床医师，要时时提醒自己，碰到失当之处，要及时予以纠正。

①复位操作不当：肱骨干骨折复位，主要是恢复上肢的长度和力线，以及上臂的活动灵活性，因此应完全纠正骨折断端的短缩移位、成角移位与旋转移位，对线要齐，且肱骨短缩不能超过2厘米，以免影响上肢活动的灵活性；肱骨周围肌肉力量比较强大，手法复位时若拔伸牵引力过小或牵引时间过短，或拔伸牵引不够充分，则不能纠正短缩移位，往往难以复位成功，因此，拔伸牵引力要强大，手法复位前应先充分拔伸牵引并持续3~5分钟，整复时要用力，并利用杠杆作用巧力复位，忌用蛮力生拉硬拽，粗暴复位，避免造成肱骨干和软组织的两次损伤或加重损伤；整复骨折时，争取一次成功，切忌动作粗暴，盲目用力推挤骨折块，或反复整复，致骨折断端相互撞击磨损，使骨折断端磨平，对位不稳，影响骨折的固定和愈合，以及肱骨力线的稳定性，或者损伤血管神经；骨折断端应尽量紧密接触，断面对位至少应在1/3以上，中下1/3处骨折断面对位至少应在1/2以上，断面分离不能超过0.5厘米，以防发生骨折延迟愈合或骨折不愈合。对于移位严重、手法复位困难、固定不稳定的骨折，可配合尺骨鹰嘴牵引或皮牵引复位固定。

②压垫放置不当：肱骨周围肌肉丰厚，压垫过小则压应力集中，局部皮肤受压后容易发生压疮；压垫过薄则压力不足，难以直接作用于骨折断端，对骨折断端的侧向压力不足，不能纠正残余的侧向移位；因此压力固定垫应较大、较厚，但应注意厚薄合适，压垫过大则压应力分散，局部的有效压力不足；压垫过厚则受压过大，皮肤受压而容易发生压疮，而且对骨折断端的侧向压力过大，不但不能纠正残余的侧向移位，反而使骨折断端再移位。

③固定不当：肱骨干骨折的固定，杉树皮小夹板的长度要足够，应和肱骨等长，至少超一个关节固定，否则固定力不足，固定不牢固；骨折断端在上臂屈曲、伸直或内收、外展、内旋、外旋、抬举时，受到的剪切应力、侧向应力、旋转应力容易使骨折断端再次移位，因此肱骨干骨折应固定于屈肘上臂中立位，避免肱骨受到额外的不良应力，而使骨折断端发生再移位，影响骨折复位后的固定效果，并且禁止患者抬举、屈伸肩关节，禁止伤肢外展、内收、外旋、内旋，防止骨折再移位，避免骨折畸形愈合，陪护应时时注意体位变动，如有体位不正应及时纠正；而且换绑时应在维持牵引下换绑，避免骨折再移位。肱骨干骨折属于不稳定性骨折，断端容易移位，固定应稍紧，压力均匀，避免骨折断端移位；固定过松则断端接触不良，容易旋转移位和侧方移位，因此固定不能松动；但固定过紧则骨折断端受到的挤压力过大，反而更容易侧方移位或短缩移位，也不能保持固定体位，而且影响血液循环，发生缺血性肌挛缩和骨折不愈合，因此固定也不能过紧。

④牵引操作不当：尺骨鹰嘴牵引进针时注意一定要从内向外进针，进针时注意从前、后中点进针，勿偏前或偏后，以免损伤肘部神经、血管。穿针的方向应与尺骨纵轴成直角，否则钢针两侧负重不平衡，在牵引的过程中，易造成骨折断端成角畸形。因肱骨干骨折不稳定，骨折断端容易在肩臂部肌肉群的强力收缩下移位，对于骨折移位严重及容易发生骨折再移位的患者，需要行尺骨鹰嘴牵引，以配合杉树皮小夹板外固定以维持复位固定效果，牵引力量过小或牵引时间过短，不能纠正短缩移位，而且骨折远端容易受到肌肉牵拉而移位；牵引力量过大或牵引时间过长，则骨折断端容易发生分离移位，导致骨折不愈合或延迟愈合。

（5）常见并发症。

①血管神经损伤：在肱骨干中下段，桡神经和肱深动脉紧贴骨骼，肱骨中下段骨折时易合并血管、神经损伤。

②骨折延迟愈合或不愈合：肱骨干中下1/3处骨折，易损伤此处滋养动脉，局部血供不足，骨痂难以生长，影响骨折愈合；复位不良或固定松动，导致骨折断端接触不良或断端分离，影响骨折愈合。

③骨化性肌炎：主要是骨折时损伤软组织严重，局部出血过多所致，多见于三角肌和肱肌。

④关节僵硬：肩关节僵硬多见，部分患者可伴有肘关节僵硬。

⑤骨折畸形愈合：主要是骨折复位不良，未完全纠正成角移位、旋转移位、短缩移位，对位、对线不佳，以致骨折畸形愈合。

3.中医辨证论治

肱骨干骨折中医内治按照詹氏中医骨伤骨折四期辨证论治，可在治疗骨折、筋伤的基础方上加川芎、桂枝、桑枝、片姜黄等引经药；肿胀明显者，可加地龙、泽兰、琥珀，活血化瘀，利水消肿；伴有神经损伤者，可加炙黄芪、地龙、乌梢蛇，益气养血、通经活络；伴有血管损伤，出现肢端缺血性坏死征象者，可加炙黄芪、穿山甲、水蛭，以补气行血、化瘀消肿。这些都可以增加临床疗效，加速骨折愈合。

4.功能锻炼与康复指导

（1）初期：伤后尽早手法整复，制动肩、肘关节，可活动手腕及手指。

（2）中期：多进行上臂肌肉的收缩和舒张锻炼，用力握拳和屈伸腕关节；肱骨干上段骨折应制动肩关节，轻轻活动肘关节；肱骨干中段骨折应制动肩、肘关节，用力握拳和屈伸腕关节；肱骨干下段骨折应制动肘关节，可轻轻耸动肩关节。

（3）后期：去除外固定后1个月内不能负重，肱骨干中下1/3处骨折2个月不能负重。多进行主动抬肩、屈伸、内收、外展、上举和环绕肩关节活动，进行肘关节主动屈伸、旋转活动；可配合器械锻炼，多做颈肩环绕、双手反背、托天按地、野马分鬃、转臂摇肩、苏秦背剑、轮转轱辘、四面伸臂、六合冲拳、举铃推掌、拧臂转肘、转臂摇肘、俯卧抓撑、旱地游泳等动作，以恢复肩、肘关节功能。

（4）康复期：全面进行上肢功能锻炼，并适当进行负重锻炼，注意由轻到重，循序渐进，直至能够正常劳动。

5.注意事项

卧床休养，固定期间应禁止肩关节或肘关节屈伸、展收和旋转活动，伤肢宜沉肩垂肘，保持在屈肘位悬吊于胸前，纠正骨折再移位的倾向。

 典型病例：患者，男性，55岁

2017-12-02初诊　自诉于前一天工作时不慎摔倒右上臂，致右上臂肿胀、畸形、疼痛剧烈，活动受限，遂来我院找到李有娟医师就诊。摄X线片示：右肱骨干中段骨折，骨折断端向前侧、外侧成角移位，断端错位明显（见图2-2-1-7）。查体：右上臂肿胀明显，前外侧成角畸形，右肱骨干中段压痛阳性，轴向叩击痛阳性，可触及明显骨擦感，右上臂活动受限，右手活动正常，末梢血运正常，桡侧三指感觉轻度麻木。其余肢体及脊柱、未见明显异常。患者神志清，精神可，胃纳及睡眠均可，二便如常，舌淡红，苔薄白，脉弦。结合病史、查体及X线片，李有娟医师诊断为：右肱骨干中段骨折，考虑桡神经损伤可能，必要时行肌电图检查。辨证分析：患者摔伤，突受外力，卒然身受，由外及内，气血俱伤；"血伤肿，气伤痛"，血溢脉外，恶血留于肌腠不散，则为肿胀；气机阻滞，流通不畅，不通则痛；气滞血瘀，经络不通，筋脉失养，感觉麻木；骨断筋伤，骨离其位，难司其职，则活动受限；气滞则痛，脉气紧张，故脉弦；舌淡红，苔薄白为伤病初起之象，故辨病为骨折，辨证为气滞血瘀。其病位在骨、筋、肌肤，病性属急、实证。

治疗方法　患者要求保守治疗，考虑手术有创伤及治疗费用较大，根据患者骨折类型和体质，经患者及其家属同意，李有娟医师决定采取保守治疗方案。

局部外治治疗　首先，予骨折手法整复，用拔牵法、折顶法、端提法、按压法、夹挤法、叩击法整复肱骨干骨折。患者正坐位或仰卧位，全身放松；第一助手双手紧扣按压固定患者伤肢肩部，第二助手双手抱握伤肢肘部，李有娟医师先用拔牵法沿着肱骨轴线顺势拔伸牵引数分钟，纠正短缩移位；再轻轻旋转摇晃上臂，理肌顺筋，松解肌肉紧张，解除软组织嵌顿。其次，李有娟医师双手分别握拿骨折近端和远端，用折顶法纠正成角移位，然后再维持牵引下用端提法和按压法纠正侧方移位，再用夹挤法扣挤紧骨，使骨折断端充分接触；

再用叩击法轻轻叩击尺骨鹰嘴数下，使骨折断面紧密接触。在助手维持牵引下，先在骨折部位薄贴詹氏金黄膏，再用桃花纸包裹，将肩横垫从肩前经肩峰至肩后放置，将肘横垫环绕肱骨下端包含桡骨小头放置，尺骨鹰嘴外露，保护肱骨内上髁、肱骨外上髁和桡骨小头。再次，在骨折部位的前外侧放置好压垫，用4块超肩、超肘杉树皮小夹板外固定上臂，内侧板衬垫腋窝垫保护皮肤；再用胶布条绕扎，注意要从肘部到肩部由下到上包扎，松紧适度，以患者稍感轻微压力为宜。最后，用纱布绷带包绕美观整洁，夹板、绷带和压垫不得外露；上臂置于中立位，屈肘90度，沉肩垂肘，用前臂吊带悬吊前臂于胸前，制动肩、肘关节。复查X线片示：右肱骨干中段骨折，对位、对线良好（见图2-2-1-8）。嘱患者禁止肩、肘关节活动，禁止耸动、抬肩，多活动手腕及手指，以促进血液循环，以利活血消肿。李有娟医师见患者右上臂肿胀明显，嘱咐患者家属应注意观察末梢血运和感觉，预防迟发性血管神经损伤发生。

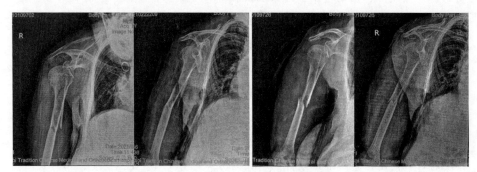

图2-2-1-7 复位前　　　　　　　　　　图2-2-1-8 复位后

全身整体中医内治仍按詹氏中医骨伤骨折四期辨证论治　李有娟医师说："目前属骨折早期，治疗以活血化瘀、消肿止痛，方剂予詹氏活血止痛汤加减。"处方：川芎10克，当归12克，丹参15克，炒白芍15克，元胡10克，香附10克，桃仁12克，红花10克，三七6克，片姜黄10克，玄参15克，地龙12克，泽兰15克，红曲15克，甘草3克。7剂，水煎服，每日一剂。方中桃仁、红花、丹参、三七、泽兰，活血化瘀、消肿止痛；当归、炒白芍、丹参，养血和血；川芎、元胡、香附、片姜黄，活血化瘀、行气止痛，且川芎、片姜黄引药入肩臂；地龙，活血消肿、通经活络；玄参，凉血活血、清热解毒；红曲，健脾和胃、活血化瘀；甘草，和中、调和诸药。

2017-12-09二诊　患者神志清，精神可，胃纳及睡眠均可，诉伤处疼痛减轻，手指轻微麻木。查体：舌淡红，苔薄白，脉弦；右上臂杉树皮夹板外固定稍松动，局部肿胀减轻，右手指活动及血运正常，感觉轻微麻木。今复查X线片示：右肱骨干中段骨折，对位、对线良好。予更换伤膏，调整杉树皮夹板外固定，继续中药内服，前方7剂，水煎服，每日一剂。嘱患者继续右上肢悬挂，制动右肘关节及右肩关节，适当活动右手指及腕关节，进行功能锻炼。

2017-12-16三诊　患者一般情况可，诉伤处疼痛较轻，手指轻微麻木。查体：舌淡红，苔薄白，脉弦；右上臂杉树皮夹板外固定稍松动，局部肿胀明显消退，右手指活动及血运正常，感觉轻微麻木。今复查X线片示：右肱骨干中段骨折，对位、对线良好。予更换伤膏，调整杉树皮夹板外固定，继续中药内服。中医内治按詹氏中医骨伤骨折四期辨证论治，李有娟医师认为：到现在骨折已属中期，为络阻营损，予以和营生新，接骨续筋，佐以补益气血，予詹氏接骨续筋通用方加减。处方：炙黄芪30克，当归12克，炒白芍15克，川芎10克，丹参15克，地龙12克，续断15克，骨碎补15克，土鳖虫10克，片姜黄10克，熟地20克，制萸肉15克，狗脊15克，炒白术10克，陈皮10克，神曲10克，甘草6克。7剂，水煎服，每日一剂。方中熟地、制萸肉、狗脊、续断、骨碎补，补肝肾、强筋骨；土鳖虫、续断、骨碎补，祛瘀生新、接骨续筋；当归、熟地、炒白芍、丹参，养血和血；炙黄芪，补气生血，使气旺血行；川芎、丹参、片姜黄，行气活血、祛瘀生新，且片姜黄引药入肩臂；地龙，活血化瘀，通经活络；炒白术，补气健脾；陈皮，理气健脾；神曲，健脾和胃，使补而不滞；炙甘草，调和诸药。嘱患者继续右上肢悬挂，制动右肘关节及右肩关节，适当进行右上臂肌肉的收缩、舒张活动，加强右手指及腕关节功能锻炼。

2017-12-23四诊　患者一般情况良好，诉伤处轻度疼痛，无手指麻木。查体：舌红润，苔薄白，脉沉弱；右上臂杉树皮夹板外固定良好，松紧适度，局部轻度肿胀，右手指活动正常，末梢血运及感觉正常。患者伤段血运及感觉正常，可以排除神经损伤可能。今复查X线片示：右肱骨干中段骨折，对位、对线良好，骨痂生成。予更换伤膏，调整杉树皮夹板外固定，继续中药内服，前方续服7剂，水煎服，每日一剂。嘱患者继续右上肢悬挂，制动右肘关节及右肩关节，多进行右上臂肌肉的收缩、舒张活动，加强右手指及腕关节功能锻炼。

2017-12-30五诊　患者一般情况良好，诉伤处轻度疼痛，无手指麻木。查体：舌红润，苔薄白，脉沉弱；右上臂杉树皮夹板外固定良好，松紧适度，局部轻度肿胀，右手指活动正常，末梢血运及感觉正常。予更换伤膏，调整杉树皮夹板外固定，继续中药内服，前方去地龙，加炙龟板15克、杜仲15克，益肾健骨。再服7剂，水煎服，每日一剂。嘱患者继续右上肢悬挂，制动右肘关节及右肩关节，多进行右上臂肌肉的收缩、舒张活动，加强右手指及腕关节功能锻炼。

2018-01-06六诊同2018-01-13七诊　患者一般情况可，诉伤处轻微疼痛，无手指麻木。查体：舌红润，苔薄白，脉沉缓；右上臂杉树皮夹板外固定良好，松紧适度，局部轻微肿胀，右手指活动正常，末梢血运及感觉正常。予更换伤膏，调整杉树皮夹板外固定，继续中药内服。前方续服，再7剂，水煎服，每日一剂。嘱患者继续右上肢悬挂，多活动右肘关节及右肩关节，加强右手指及腕关节功能锻炼。

2018-01-20八诊 患者一般情况良好，诉伤处无疼痛，无手指麻木。查体：舌红润，苔薄白，脉沉缓有力；右上臂杉树皮夹板外固定良好，松紧适度，无明显肿胀，右肱骨干无明显压痛及叩击痛，右手指活动正常，末梢血运及感觉正常。今复查X线片示：右肱骨干中段骨折，对位、对线良好，骨折线模糊。结合查体和X线片，患者骨折达到临床愈合标准，予去除右上臂杉树皮夹板外固定，检查患者右肩关节及右肘关节活动可，无明显肌肉萎缩、关节僵硬、创伤性关节炎及神经损伤等骨折并发症及后遗症，骨折愈合良好。予詹氏舒筋活血汤内服外洗，舒筋活血，巩固疗效。处方：炙黄芪30克，当归12克，川芎10克，片姜黄10克，炒白芍15克，桂枝10克，五加皮15克，桑枝15克，续断15克，骨碎补15克，鸡血藤15克，伸筋草15克，透骨草15克，羌活6克，炙甘草3克。7剂，水煎服，药渣熏洗右肩、肘关节，每日一剂。方中桂枝、桑枝、五加皮、羌活、鸡血藤、伸筋草、透骨草，祛风湿，通经络，利关节；五加皮、续断、骨碎补，补肝肾、强筋骨；川芎、片姜黄，行气活血，且片姜黄引药入肩；当归，养血活血；白芍，补血养筋，舒筋柔筋；黄芪，补气行血；炙甘草，调和诸药。李有娟医师吩咐：嘱患者多活动右肩、肘关节，逐步加强右肩、肘关节功能锻炼，但1个月内禁止右上肢负重活动。

半年后随访，患者功能恢复良好，右上臂无畸形，无疼痛不适，屈伸、抬举、展收、旋转活动正常，活动灵活，动作有力，生活、劳动正常。

（四）肱骨髁上骨折

肱骨髁上骨折是肱骨远端内、外髁上方2厘米范围内，肱骨干和肱骨髁的交接处发生的骨折，间接暴力和直接暴力均可造成肱骨髁上骨折，但多为间接暴力所致，以肘部肿胀、畸形、疼痛剧烈、功能障碍为临床表现特征，多发生于10岁以下儿童，成年人少见。肱骨髁上骨折根据受伤机制和整复固定机理，常分型为伸直型骨折、屈曲型骨折。肱骨髁上骨折属于中医"骨折病"范畴。中医内治按照詹氏中医骨伤骨折四期辨证论治。

肱骨髁上部位扁而宽，前有冠状窝，后有鹰嘴窝，两窝之间仅有一层薄的骨质，为应力弱点，遭受暴力容易发生骨折，血管神经从肱骨髁上部位通过，肱骨髁上骨折时，容易合并血管、神经及肌肉损伤，可出现前臂骨筋膜室综合征、挤压综合征、神经损伤、肘内翻畸形、肘外翻畸形、缺血性肌挛缩、骨化性肌炎等并发症。肱骨髁上骨折不稳定，手法复位并维持有效外固定比较困难，临床常用手术治疗，而手术并发症比较多，詹氏骨伤擅长手法整复，杉树皮小夹板外固定，中药辨证论治，动静结合，内外兼治，保守治疗肱骨髁上骨折，临床效果良好，患者后遗症少，恢复良好。

1.临床表现与诊断

肱骨髁上骨折临床表现伤肢为肘部肿胀，剧烈疼痛，肘关节半伸位畸形，伤肢成角、短缩或旋转畸形，常伴有异常活动，肱骨髁上压痛及纵轴叩击痛明显，可触及明显骨擦感，肘关节活动受限，肘后三角关系正常；骨折断端压迫或刺伤肘部血管、神经，肱动脉损伤可出现局部血肿、伤侧尺、桡动脉搏动减弱或消失，远端血液循环障碍等血管损伤症状，桡神经、正中神经、尺神经损伤，可出现伤手活动无力，不能屈伸、展收，手指感觉麻木等神经损伤症状，应注意检查血管、神经有无损伤；X线片示肱骨髁上可见骨折线。X线片检查应拍摄正位片与侧位片，以明确诊断；肱骨髁上骨折可合并肱骨髁间骨折、桡骨远端骨折及肘关节脱位，必要时可加摄尺、桡骨全长X线片，以免漏诊；合并肱骨髁间骨折，可行CT检查，了解肘关节损伤情况。

肱骨髁上骨折根据受伤机制和整复固定机理，常分型为伸直型骨折、屈曲型骨折，以伸直型骨折比较多见；受侧向暴力影响，各型常伴有桡偏、尺偏移位。

（1）伸直型骨折。多由间接暴力造成，跌倒时肘关节伸直及前臂旋前、手掌着地所致。骨折线由后上方至前下方斜行经过，骨折近端向前移位，骨折远端向后移位，可表现为尺偏移位，或桡偏移位，或旋转移位，骨折断端容易损伤肱前肌、肱动脉、正中神经和桡神经。尺偏移位为骨折远端向后、内方向移位和向外成角移位，可因由外向内的旋转暴力而使骨折远端内旋移位，骨折内移和内翻的倾向性比较大，易发生肘内翻畸形；桡偏移位为骨折远端向后、外侧方移位和向内的成角移位，可发生肘外翻或肘内翻畸形。

（2）屈曲型骨折。多由直接外力所造成，肘关节屈曲、肘后着地所致。骨折线自前上方斜向后下方，骨折近端向后移位，骨折远端向前移位，可表现为尺偏移位，或桡偏移位，或旋转移位，可合并同侧桡骨远端骨折、尺神经损伤。尺偏移位为骨折远端向后、内方向移位和向外成角移位；桡偏移位为骨折远端向后、外侧方移位和向内的成角移位，可因由内向外的旋转暴力而使骨折远端外旋移位，可发生肘外翻或肘内翻畸形。

另外，肱骨髁上粉碎型骨折，骨折线多波及关节面，归属肱骨髁间骨折，治疗见肱骨髁间骨折，在此不做讨论。

2.手法整复与固定

肱骨髁上骨折，一般先纠正尺、桡侧移位，再纠正前后移位。

（1）复位前准备。

①齐肩超肘夹板：内侧板、外侧板、前侧板、后侧板，共计4块。

②压垫：平压垫2～4个：用棉花折叠成宽3～4厘米、厚1～2厘米的厚棉平垫；肘横垫1个：用棉花折叠成长约20厘米、宽4～6厘米、厚约0.5厘米的薄长形棉压垫；腋窝垫1个：用棉花折叠成长10～15厘米、宽4～5厘米、厚约0.5厘米的薄长形棉压垫。

③胶布条：长80～100厘米、宽1.5厘米胶布条10条。

④纱布绷带：8厘米宽纱布绷带2卷。

⑤桃花纸：1张。

⑥伤膏：詹氏金黄膏摊薄1～2张。

⑦石膏牵引：8厘米宽纱布绷带1～2卷，10厘米宽纱布绷带1卷，石膏衬棉1卷。将石膏绷带塑形成半包裹肘关节和前臂的石膏瓦，套在夹板外固定的外面，屈肘用前臂吊带悬挂于胸前，吊带要放长放松，利用石膏的重量牵引。适用于不宜骨骼牵引的肱骨髁上骨折。适用于手法复位效果较差的短缩移位、成角移位及粉碎性肱骨髁上骨折。

（2）手法复位。

①无明显青枝骨折、裂纹骨折：不需要进行手法整复，直接用4块齐肩超肘塑形杉树皮小夹板外固定于屈肘、上臂中立位，伤肢用前臂吊带悬挂于胸前制动。

②伸直型骨折：患者正坐位或仰卧位，全身放松。第一助手双手握持伤肢上臂，第二助手双手握持伤肢前臂，先轻轻旋转摇晃前臂，理肌顺筋，松解肌肉紧张，解除软组织嵌顿；再用拔牵法沿上肢轴线顺势徐徐用力拔伸牵引数分钟，纠正重叠移位及部分成角移位；若骨折断端有内旋移位，用回旋法在拔伸牵引下使前臂外旋，纠正旋转移位；对于尺偏型移位成角移位，术者双手拇指按压骨折处外侧向内侧推按，其余手指抱握骨折远端内侧向外侧扳拉，用折顶法纠正尺偏移位；对于桡偏型移位成角移位，术者双手拇指按压骨折处内侧向外侧推按，其余手指抱握骨折远端外侧向内侧扳拉，用折顶法纠正桡偏移位，桡偏型骨折注意不可矫枉过正，防止肘内翻；然后术者双手拇指按压骨折近端前方向后侧推按，其余手指抱握骨折远端后方向前侧扳拉，同时第二助手在牵引下徐徐屈肘至70度～90度，用按压法纠正前后移位；再用夹挤法扣挤紧骨，使骨折断端紧密接触，并纠正残余侧方移位，手摸骨折断端平整无明显台阶即复位成功；最后用叩击法轻轻叩击尺骨鹰嘴数下，使骨折断面紧密接触；过屈肘100度左右，注意不可屈肘过度，以免影响血液循环；在助手维持固定体位下，术者用4块齐肩超肘塑形杉树皮小夹板外固定于过屈肘位，伤肢用前臂吊带悬挂于胸前制动。

③屈曲型骨折：患者正坐位或仰卧位，全身放松。第一助手双手握持伤肢上臂，第二助手双手握持伤肢前臂，先轻轻旋转摇晃前臂，理肌顺筋，松解肌肉紧张，解除软组织嵌顿；再用拔牵法沿上肢轴线顺势徐徐用力拔伸牵引数分钟，纠正重叠移位及部分成角移位；若骨折断端有内旋移位，用回旋法在拔伸牵引下使前臂外旋，纠正旋转移位，对于尺偏型移位及桡偏型移位，处理方法同伸直型骨折；然后术者双手拇指按压骨折远端前方向后侧推按，其余手指抱握骨折近端后方向前侧扳拉，同时第二助

手在牵引下徐徐屈肘至50度~60度，纠正前后移位；再用夹挤法扣挤紧骨，使骨折断端紧密接触，并纠正残余侧方移位，手摸骨折断端平整无明显台阶即复位成功；最后用叩击法轻轻叩击尺骨鹰嘴数下，使骨折断面紧密接触；半屈肘50度左右，在助手维持固定体位下，术者用4块齐肩超肘塑形杉树皮小夹板外固定于半屈肘位，伤肢用前臂吊带悬挂于胸前制动；固定3~4周后，改为屈肘90度位固定。

④牵引复位：对于手法复位效果较差的短缩移位、成角移位、旋转移位等移位严重的肱骨髁上骨折，以及粉碎性骨折、斜形骨折、螺旋形骨折等不稳定性骨折，因骨骼牵引法影响杉树皮小夹板外固定，可用石膏牵引法复位。

（3）杉树皮小夹板外固定。包扎固定时，维持固定体位，先在骨折部位薄贴詹氏金黄膏，再用桃花纸包裹，将肘横垫环绕肱骨下端包含桡骨小头放置，保护肱骨内上髁、肱骨外上髁、尺骨鹰嘴和桡骨小头；然后根据不同部位骨折的移位情况放置好压垫，伸直型骨折通常将压垫放在骨折近端的前侧、骨折远端的后侧；屈曲型骨折通常将压垫放在骨折近端的后侧、骨折远端的前侧；尺偏型移位通常将压垫放在骨折近端的外侧、骨折远端的内侧，成角移位则用三点加压法放置压垫；桡偏型移位通常将压垫放在骨折近端的内侧、骨折远端的外侧，成角移位则用三点加压法放置压垫；用4块齐肩超肘杉树皮小夹板外固定上臂和肘关节，内侧板衬垫腋窝垫保护皮肤；再用胶布条绕扎，注意要从肘部到肩部由下到上包扎，松紧适度，以患者稍感轻微压力为宜；最后用纱布绷带包绕美观整洁，夹板、绷带和压垫不得外露；上臂置于中立位，前臂旋前位，伸直型骨折过屈肘100度左右，屈曲型骨折半屈肘50度左右固定3~4周后改为屈肘90度位固定，用前臂吊带悬吊前臂于胸前；固定时间为6周左右，每1~2周复查X线片一次。

（4）整复固定的常见问题。

①复位操作不当：肱骨髁上骨折复位和肱骨干骨折相似，主要是恢复上肢的长度和力线，以及肘关节的活动灵活性，因此应完全纠正骨折断端的短缩移位、成角移位与旋转移位，对线要齐，且肱骨短缩不能超过1厘米，以免影响肘关节活动的灵活性；肱骨周围肌肉力量比较强大，手法复位时若拔伸牵引力过小或牵引时间过短，或拔伸牵引不够充分，则不能纠正短缩移位，往往难以复位成功，因此，拔伸牵引力要强大，手法复位前应先充分拔伸牵引并持续3~5分钟，整复时要用力，并利用杠杆作用巧力复位，忌用蛮力生拉硬拽，粗暴复位，避免造成肱骨髁上和周围软组织的两次损伤或加重损伤；整复骨折时，争取一次成功，切忌动作粗暴，盲目用力推挤骨折块，或反复整复，致骨折断端相互撞击磨损，使骨折断端磨平，对位不稳，影响骨折的固定和愈合，以及肱骨力线的稳定性，或者损伤血管神经；骨折断端应尽量紧密接触，断面对位至少应在2/3以上，断面分离不能超过0.5厘米，以防发生骨折延迟愈合或骨折不愈合；此外，肱骨髁上骨折，远端内移和内翻的倾向性比较大，易发生肘内翻畸形，

因此尺偏型骨折尽可能矫正畸形；桡偏型骨折不可矫枉过正，防止肘内翻。

②压垫放置不当：肱骨周围肌肉丰厚，压垫过小则压应力集中，局部皮肤受压后容易发生压疮；压垫过薄则压力不足，难以直接作用于骨折断端，对骨折断端的侧向压力不足，不能纠正残余的侧向移位；因此压力固定垫应较大、较厚，但应注意厚薄合适，压垫过大则压应力分散，局部的有效压力不足；压垫过厚则受压过大，皮肤受压而容易发生压疮，而且对骨折断端的侧向压力过大，不但不能纠正残余的侧向移位，反而使骨折断端再移位。

③固定不当：肱骨髁上骨折的固定，应超肘关节固定，否则固定力不足，固定不牢固；骨折断端在肘关节屈曲、伸直或内收、外展、内旋、外旋、抬举时，受到的剪切应力、侧向应力、旋转应力容易使骨折断端再次移位，因此肱骨髁上骨折应固定于屈肘中立位，前臂外旋，掌心向上，不可前臂内旋，避免骨折断端受到额外的不良应力，而使骨折断端发生再移位，影响骨折复位后的固定效果，并且禁止患者屈伸、旋转肘关节，防止骨折再移位，避免骨折畸形愈合；伸直型骨折固定，应过屈肘大于90度左右，应以不影响血液循环为度，但不可过度屈肘，以免影响血液循环；屈曲型骨折固定，应半屈肘50度左右，不可屈肘过度，以免骨折断端移位，但固定3～4周后应改为屈肘90度位固定；陪护应时时注意体位变动，如有体位不正应及时纠正；而且换绑时应在维持牵引下换绑，避免骨折再移位。肱骨髁上骨折属于不稳定性骨折，断端容易移位，固定应稍紧，压力均匀，避免骨折断端移位；固定过松则断端接触不良，容易旋转移位和侧方移位，因此固定不能松动；但固定过紧则骨折断端受到的挤压力过大，反而更容易侧方移位或短缩移位，也不能保持固定体位，而且影响血液循环，发生缺血性肌挛缩和骨折不愈合，因此固定也不能过紧。

（5）常见并发症。血管神经从肱骨髁上部位通过，肱骨髁上骨折时，容易合并血管、神经及肌肉损伤，可出现前臂骨筋膜室综合征、挤压综合征、神经损伤、肘内翻畸形、肘外翻畸形、缺血性肌挛缩、骨化性肌炎等并发症。

①筋膜间隔区综合征：肱骨髁上骨折易合并血管损伤，可出现前臂骨筋膜室综合征。

②血管神经损伤：血管神经从肱骨髁上部位通过，肱骨髁上骨折时，容易合并血管、神经及肌肉损伤。

③骨折延迟愈合或不愈合：多见于对位较差而致骨折断端接触不良，影响骨痂生长，骨折愈合缓慢。

④骨化性肌炎：多见于骨折部位软组织损伤严重者。

⑤肘关节僵硬：主要是受伤后怯痛，不敢活动肘关节；或者软组织损伤严重，导致肘关节粘连，造成关节僵硬。

⑥骨折畸形愈合：肱骨髁上骨折因对位、对线不良，可致骨折愈合后出现肘内翻

畸形、肘外翻畸形、旋转畸形及短缩畸形，影响上肢的活动功能，以肘内翻畸形多见。

3.中医辨证论治

肱骨髁上骨折中医内治按照詹氏中医骨伤骨折四期辨证论治，可在治疗骨折筋伤的基础方上加川芎、桂枝、桑枝等引经药；肿胀明显者，可加地龙、泽兰、琥珀，活血化瘀，利水消肿；伴有神经损伤者，可加炙黄芪、地龙、乌梢蛇，益气养血、通经活络；伴有血管损伤，出现肢端缺血性坏死征象者，可加炙黄芪、穿山甲、水蛭，以补气行血、化瘀消肿。

4.功能锻炼与康复指导

（1）初期：伤后尽早手法整复，制动肘关节，可适当活动手腕及手指。

（2）中期：应制动肘关节，可轻度活动肩关节，用力握拳及屈伸腕关节。

（3）后期：去除外固定后1个月内禁止负重。多进行肘关节主动屈伸、旋转活动；可配合器械锻炼，多做托天按地、野马分鬃、六合冲拳、举铃推掌、拧臂转肘、转臂摇肘、俯卧抓撑、旱地游泳等动作，以恢复肘关节功能。

（4）康复期：全面进行上肢功能锻炼，并适当进行负重锻炼，注意由轻到重，循序渐进，直至能够正常劳动。

5.注意事项

卧床休养，固定期间应禁止肩关节或肘关节屈伸、展收和旋转活动，伤肢宜沉肩垂肘，保持在屈肘位悬吊于胸前，纠正骨折再移位的倾向。

 典型病例：患儿，女性，7岁

2018-06-06初诊 家长代诉2小时前患儿在家玩耍时不慎摔倒，致左肘部肿痛畸形、疼痛拒动，活动受限，遂来我院就诊。詹新宇医师接诊，查体：左肘部明显肿胀、畸形，肱骨髁处压痛阳性，可触及明显骨擦感，肘关节活动受限，肘后三角关系正常，手指末梢血运及感觉良好；其余肢体及脊柱未见明显异常。患儿平素体健，一般情况良好，舌质红润，苔薄白，脉紧。X线片示：左肱骨髁上骨折，骨折远端向近端、外后侧移位，断端错位明显（见图2-2-1-9）。结合病史、查体及X线片，詹新宇医师诊断为：左肱骨髁上骨折（伸直桡偏型）。中医诊断：骨折病。辨证分析：患儿摔伤，突受外力，卒然身受，由外及内，气血俱伤；"血伤肿，气伤痛"，血溢脉外，恶血留于肌腠不散，则为肿胀；气机阻滞，流通不畅，不通则痛；骨断筋伤，骨离其位，难司其职，则活动受限；气滞则痛，脉气紧张，故脉紧；舌红润，苔薄白为伤病初起之象。故辨病为：骨折。辨证为：气滞血瘀，其病位在骨、筋、肌肤，病性属急、实证。

治疗方法 考虑患儿年龄幼小，考虑手术有创伤及治疗费用较高，患者及家长不愿手术，根据患儿骨折类型，詹新宇医师分析认为，完全可以不开刀治疗。经家长同意，采取保守治疗方案。

局部外治治疗 首先，詹新宇医师予骨折手法整复。她用拔牵法、折顶法、夹挤法、叩击法等詹氏骨伤复位手法复位。患儿仰卧位，全身放松。助手双手握持患儿左上臂，詹新宇医师双手握持患儿左前臂，先轻轻旋转摇晃前臂，理肌顺筋，松解肌肉紧张，解除软组织嵌顿；再用拔牵法沿左上肢轴线顺势徐徐用力拔伸牵引数分钟，纠正短缩移位。其次，詹新宇医师双手抱握患儿左肘部维持牵引，双拇指按压骨折处内侧向外侧推按，其余手指抱握骨折远端外侧向内侧扳拉，纠正桡偏移位。最后，双手拇指按压骨折近端前方向后侧推按，其余手指抱握骨折远端后方向前侧扳拉，同时第二助手在牵引下徐徐屈肘至70度~90度，纠正前后移位；再用夹挤法扣挤紧骨，使骨折断端紧密接触，并纠正残余侧方移位。复位完成，詹新宇医师手摸骨折断端，感觉平整无明显台阶，即表示复位成功。复位好以后即进行固定，过屈肘100度左右，在詹新宇医师维持固定体位下，两助手用4块齐肩超肘塑形杉树皮小夹板将患肢外固定于肘过屈位，伤肢用颈肩腕托带悬挂于胸前制动。复位后复查X线片示：左肱骨髁上骨折，对位、对线良好（见图2-2-1-10）。予左上肢悬挂，制动左肘关节，定期复查X线片。嘱患儿轻轻活动左手指，以促进血液循环，利于活血消肿。

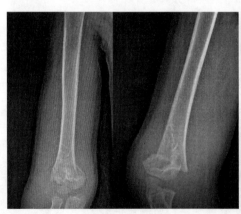
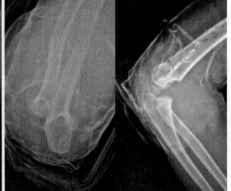

图2-2-1-9 复位前　　　　　　　　　　图2-2-1-10 复位后

全身整体中医内治仍按詹氏中医骨伤骨折四期辨证论治 目前属骨折早期，治疗以活血化瘀、消肿止痛。方剂予詹氏上肢骨折筋伤方加减，只是儿童用量要轻：当归6克，赤芍6克，川芎6克，红花6克，桃仁6克，玄参9克，三七3克，丹参9克，香附6克，地龙6克，泽兰6克，元胡6克，炙甘草3克。5剂，水煎服，每日一剂。方中桃仁、红花、川芎、丹参、三七、赤芍，活血化瘀、消肿止痛；当归、红花、丹参，补血和血；玄参、赤芍、丹参，凉血活血；川芎、元胡、香附，行气止痛，且川芎引药入上肢；地龙、泽兰，活血利水消肿；炙甘草，调和诸药。

2018-06-10 二诊 患儿全身一般情况可，诉左肘部疼痛明显减轻，无手指麻木。查体：舌红润，苔薄白，脉稍紧。左肘部杉树皮夹板外固定稍有松动，肿胀较前明显消退，左手指末梢血运及感觉良好。予调整左肘部杉树皮夹板外固定，继续中药内服。因肿胀明显消退，前处方去泽兰，5剂，水煎服，每日一剂。嘱患儿适当进行左手功能锻炼。

2018-06-15 三诊 患儿一般情况可，胃纳稍差，左肘部轻度疼痛，无手指麻木。查体：舌红润，苔薄白，脉缓和，左肘部杉树皮夹板外固定良好，松紧适度，仍有轻度肿胀，左手指末梢血运及感觉良好。予调整左肘部杉树皮夹板外固定，继续中药内服。中医内治按詹氏中医骨伤骨折四期辨证论治詹新宇认为：目前属骨折中期，为络阻营损，骨折愈合中。治疗以和营生新，接骨续筋，方剂予詹氏接骨续筋汤加减：炙黄芪15克，丹参9克，当归6克，川芎6克，元胡10克，炒白芍9克，土鳖虫6克，续断9克，骨碎补9克，熟地12克，制萸肉9克，炒白术9克，陈皮9克，神曲9克，炙甘草3克。6剂，水煎服，每日一剂。方中熟地、制萸肉、续断、骨碎补，补肝肾、强筋骨；土鳖虫、续断、骨碎补，祛瘀生新、接骨续筋；当归、熟地、炒白芍、丹参，养血和血；炙黄芪、炒白术，补气生血，使气旺血行；川芎、丹参、元胡，行气活血，使补而不滞，川芎引药入上肢；炒白术、神曲，健脾和胃；炙甘草，调和诸药。嘱患者轻微活动左肩关节，加强左手功能锻炼。

2018-06-21 四诊 患儿一般情况良好，胃纳可，诉左肘部轻微疼痛，无手指麻木。查体：舌红润，苔薄白，脉缓和；左肘部杉树皮夹板外固定良好，松紧适度，肿胀已退，左手指末梢血运及感觉良好。今复查X线片示：左肱骨髁上骨折，骨折对位、对线良好，骨痂生成良好，骨折线稍模糊。予调整左肘部杉树皮夹板外固定，继续中药内服，前方6剂，水煎服，每日一剂。嘱患者适当活动左肩关节，加强左手、手指关节功能锻炼。

2018-06-28 五诊 患儿一般情况良好，胃纳良好，左肘部无明显疼痛，无手指麻木。查体：舌红润，苔薄白，脉缓和，左肘部杉树皮夹板外固定良好，松紧适度，轻微肿胀，肱骨髁上部轻微压痛及叩击痛，左手指末梢血运及感觉良好。予调整左肘部杉树皮夹板外固定，继续中药内服，因无明显疼痛，上方去元胡；加杜仲以增强补肝肾强筋骨。炙黄芪15克，丹参9克，当归6克，川芎6克，炒白芍9克，杜仲9克，土鳖虫6克，续断9克，骨碎补9克，熟地12克，制萸肉9克，杜仲9克，炒白术9克，陈皮9克，炙甘草3克。6剂，水煎服，每日一剂。嘱患者多轻柔活动左肩关节，用力握拳，加强左手功能锻炼。

2018-07-05六诊　患儿一般情况良好，左肘部无疼痛，无手指麻木。查体：舌红润，苔薄白，脉缓和，左肘部杉树皮夹板外固定良好，松紧适度，无明显肿胀，肱骨髁上部无明显压痛及叩击痛，左手指末梢血运及感觉良好。今复查X线片示：左肱骨髁上骨折，骨折对位、对线良好，骨折线模糊。詹新宇医师结合查体和X线片，认为患儿骨折达到临床愈合标准，予去除左肘部杉树皮夹板外固定。检查患儿左肘关节活动可，无肌肉萎缩、关节僵硬及创伤性关节炎等骨折并发症，骨折愈合良好。吩咐予詹氏舒筋活血汤内服外洗，舒筋活血，巩固疗效。处方：炙黄芪15克，当归6克，川芎6克，地龙6克，炒白芍15克，桂枝6克，川芎9克，五加皮9克，桑枝9克，续断9克，骨碎补9克，鸡血藤12克，伸筋草9克，透骨草9克，炙甘草3克。7剂，水煎服，药渣熏洗左肩部，每日一剂。方中桂枝、桑枝、五加皮、鸡血藤、伸筋草、透骨草，祛风湿，通经络，利关节；五加皮、续断、骨碎补，补肝肾、强筋骨；地龙，通经活络；川芎，行气活血，引药入上肢；当归，养血活血；白芍，补血养筋，舒筋柔筋；炙黄芪，补气行血；炙甘草，调和诸药。嘱患者多活动左肩、肘、手，逐步加强左肘关节功能锻炼，但一个月内禁止左上肢负重活动。

半年后复诊随访，患儿左肘无畸形，无疼痛不适，屈伸、旋转活动灵活，动作有力，功能恢复良好，生活、学习正常。

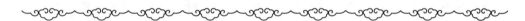

（五）尺、桡骨干骨折

尺、桡骨干骨折通常由直接暴力、间接暴力、扭转暴力造成，以前臂疼痛剧烈、肿胀、畸形、功能障碍为临床表现特征，好发于尺、桡骨干中下部，多见于青壮年及儿童，按骨折部位常分型为尺、桡骨干上段骨折、尺、桡骨干中段骨折、尺、桡骨干下段骨折及尺、桡骨干青枝骨折。尺、桡骨干青枝骨折一般见于儿童，因为儿童的骨骼中有机物含量较多，骨外膜比较厚，具有良好的弹性和韧性，不易折断，遭受暴力时发生的骨折会出现与树木青枝一样折而不断的情况，这种特殊的骨折称为青枝骨折，有骨骼弯曲、一侧骨皮质破裂、骨骺损伤等表现。青枝骨折，骨骼虽"折"而未"断"，通常都属于稳定骨折，一般不需要手术治疗，保守治疗即可。尺、桡骨干骨折属于中医"骨折病"范畴，中医内治按照詹氏中医骨伤骨折四期辨证论治。

前臂的主要功能为旋转功能，尺、桡骨的上、下两端构成了上、下尺桡关节，尺、桡骨之间有骨间膜相连接，维持着尺、桡骨干的相对稳定，并与上、下尺桡关节的联合运动构成了前臂的旋转功能，可做旋前和旋后活动，功能上可视为关节；正常情况下尺骨是前臂的旋转轴心，通过尺桡近侧、远侧关节及骨间膜与桡骨相连，桡骨沿尺骨旋转，自旋后位至旋前位，回旋幅度可达150度。由于前臂解剖功能复杂，尺、桡骨干骨折后，骨折断端可发生在侧方、重叠、成角、旋转及弯曲等移位，骨折不稳定，手法整复并保持平行的尺、桡骨对位比较困难，若不能矫正各类畸形，将会影响前臂旋转功能。因此，对尺、桡骨干骨折不能按一般的长骨骨干骨折来治疗，必须纠正旋转、弯曲、成角及重叠等移位，侧方对位应达2/3以上，恢复尺、桡骨的长度与固有生理弧度及轴线，尽量达到解剖复位，才能最大限度地恢复前臂的旋转功能；而且在处理尺、桡骨干骨折时，为了保持前臂的旋转功能，应使骨间膜上下松紧一致，并预防骨间膜挛缩，故尽可能在骨折复位后将前臂固定在中立位。

由于前臂特殊的解剖结构，尺、桡骨干骨折后，容易出现一侧完全骨折，另一侧青枝骨折，弯曲移位、侧方移位、成角移位、重叠移位、旋转移位、骨骺分离移位混合并见，大多属于不稳定性骨折，骨折断端容易再移位，手法整复及维持有效外固定较为困难，容易发生筋膜间隔区综合征、挤压综合征、迟发性血管神经损伤、骨折畸形愈合等并发症，治疗和护理难度较大，临床常用手术治疗，而手术并发症比较多，詹氏骨伤擅长手法整复、杉树皮小夹板外固定、中药辨证论治、动静结合，保守治疗（内外兼治）尺、桡骨干骨折，临床效果良好，患者后遗症少，恢复良好。

1. 临床表现与诊断

尺、桡骨干骨折临床表现为前臂肿胀，剧烈疼痛，伤肢成角、短缩或旋转畸形，常伴有异常活动，儿童常为青枝骨折而仅有成角畸形，尺、桡骨干压痛及纵轴叩击痛明显，可触及明显骨擦感，前臂活动受限；骨折断端压迫或刺伤前臂神经、血管，可出现伤侧尺、桡动脉搏动减弱或消失，远端血液循环障碍等血管损伤症状，及伤肢手指感觉麻木、屈伸无力等神经损伤症状，严重者发生前臂筋膜间隔综合征，应注意检查神经及血管有无损伤。尺、桡骨骨折易合并血管、神经损伤以及前臂筋膜间隔综合征等并发症，要注意检查，以防遗漏。X线片示尺、桡骨干可见骨折线。X线片检查应拍摄正位片与侧位片，可确定骨折类型和移位方向，以明确诊断；尺、桡骨干骨折可合并上、下尺桡关节脱位，因此X线片应包含尺、桡骨全长及上、下尺桡关节，确定有无旋转移位及上、下尺桡关节脱位及骨骺损伤，以免漏诊。必要时可加摄对侧相同部位、同一投照角度的X线片作为对照，或CT、MRI检查结果确诊。

尺、桡骨干骨折的骨折类型和移位情况主要和暴力的作用方式有关。通常直接暴力所致者，多见于重物或机器打击、砸伤、碰撞和压轧伤，或刀砍伤；尺、桡骨的骨折线常在同一平面，骨折类型多为横断型或粉碎型骨折，部分可为开放骨折，常伴有严重的软组织损伤，包括肌肉、肌腱断裂，神经血管损伤等。间接暴力所致者，多见于高处坠落或跌倒时手掌着地，暴力通过腕关节向上传导，在桡骨的中、上段生理弯曲部位发生应力集中现象，造成横断形或锯齿状骨折，残余暴力通过向下斜行的骨间膜牵拉尺骨，造成尺骨短斜形骨折，尺骨骨折线通常低于桡骨骨折线，骨折移位比较大；儿童多发生下1/3青枝骨折，尺、桡骨骨折断端多向掌侧成角，成角畸形方向一致，且桡骨的成角程度往往比尺骨大。扭转暴力所致者，多为前臂被旋转机器绞伤，或跌倒时手掌着地同时前臂发生旋转，尺、桡骨相互扭转而发生双骨螺旋性骨折，尺、桡骨成角畸形相反，骨折线的方向一致，多数由尺骨内上斜向桡骨外下，骨折线向一侧倾斜，尺骨骨折线在上，桡骨骨折线在下，常伴有软组织的挫、裂伤，肌肉、肌腱可有断裂，易合并血管、神经损伤。

尺、桡骨干骨折由于骨折部位肌肉附着点不同，以及前臂周围肌肉群的牵拉和伤肢的重力作用，不同部位的骨折断端出现不同的移位表现。尺、桡骨干上1/3段骨折，骨折线常在旋后肌止点水平，桡骨骨折近端受旋后肌的牵拉，常发生旋转移位。尺、桡骨干中1/3段骨折，骨折线常在旋前圆肌水平，桡骨骨折近端由于旋前圆肌和旋后肌的相互牵拉而处于中间位，骨折远端受旋前方肌的作用，常发生旋转移位。尺、桡骨干下1/3段骨折，骨折线常在旋前方肌的上缘水平，桡骨骨折远端因旋前方肌的牵拉，常发生旋转移位。

2.手法整复与固定

前臂的主要功能为旋转功能，因此尺、桡骨骨折的治疗必须恢复两骨的等长及固有的生理弧度，才能最大限度地恢复前臂的旋转功能。尺、桡骨干骨折的复位要求较高，要求解剖对位或接近解剖对位，成角移位、旋转移位和弯曲移位应彻底纠正，对线要齐，短缩移位应不超过0.5厘米，侧方移位对位应达2/3以上；若对位不良，有重叠、成角、旋转及侧方移位畸形，或尺、桡骨交叉愈合，将影响或丧失前臂的旋转功能。一般情况下，尺、桡骨干上1/3骨折，宜先整复尺骨，后整复桡骨；尺、桡骨干中1/3骨折，应根据两骨的相对稳定性决定，先整复稳定性好的骨干，若两骨的稳定性相同，宜先整复易触摸的尺骨，后整复桡骨；尺、桡骨干下1/3骨折，宜先整复桡骨，后整复尺骨；不同平面的骨折，宜先整复骨干粗大且骨折断端较稳定的骨干，再整复较细小的骨干；若尺、桡骨干骨折在同一水平面，且骨折断端互相靠拢，如不予纠正，日后可发生尺、桡骨交叉愈合，前臂将会丧失旋转功能，复位后必须加分骨垫以防止尺、桡骨相互靠拢；前臂应尽量固定于中立位，以利旋转功能的恢复。

（1）复位前准备。

①杉树皮小夹板：超肘超腕夹板，齐肘超腕夹板，齐肘齐腕夹板。

超肘超腕夹板：掌侧板、背侧板、桡侧板、尺侧板，共计4块，适用于尺、桡骨干上段骨折。

齐肘超腕夹板：掌侧板、背侧板、桡侧板、尺侧板，共计4块，适用于尺、桡骨干中下段骨折。

注：超肘超腕夹板和齐肘超腕夹板，尺侧板超过腕关节，可克服前臂中立位时，手部重力下垂，因杠杆作用而致尺骨骨折远端向桡侧成角。

齐肘齐腕夹板：掌侧板、背侧板、桡侧板、尺侧板，共计4块，适用于尺、桡骨干骨折需尺、桡骨下端牵引者。

②压垫：平压垫2～4个：用棉花折叠成宽3～4厘米、厚1～2厘米的较厚棉平垫；分骨垫2个：用棉花搓成长8～10厘米，直径0.5～0.8厘米的棉垫条；肘横垫1个：用棉花折叠成长约20厘米、宽4～6厘米、厚约0.5厘米的薄长形棉压垫；腕横垫1个：用棉花折叠成长约20厘米、宽4～6厘米、厚约0.5厘米的薄长形棉压垫；肘窝垫1个：用棉花折叠成长10～15厘米、宽4～5厘米、厚约0.5厘米的薄长形棉压垫；腕背垫1个：宽5～6厘米、厚2～3厘米厚方形大背侧棉压垫。

③胶布条：长80～100厘米、宽1厘米胶布条6条，长80～100厘米、宽1.5胶布条4条。

④纱布绷带：8厘米宽纱布绷带1～2卷。

⑤桃花纸：1张。

⑥伤膏：詹氏金黄膏摊薄1～2张。

⑦骨牵引：适用于难以复位或肿胀严重的短缩移位、成角移位及粉碎性尺、桡骨干中上段骨折。复位前先准备尺、桡骨下端牵引。患者仰卧位，双上肢自然伸直，前臂旋前位，掌心向上，清洁皮肤，剃毛备皮。定位：在桡骨茎突上3.5厘米前后中点处即为进针点，定位点用龙胆紫标，常规消毒，铺无菌巾；用2%利多卡因局部麻醉至骨膜下后，向上拉紧皮肤，使克氏针自桡侧向尺侧穿入皮肤，直达骨质，注意避开桡神经和脑动脉；用骨锤缓缓垂直敲击针尾，使钢针穿过对侧骨皮质，继续向尺骨进针，在进针过程应密切注意针之方向，注意由桡侧向尺侧进针，并不断加以校正，勿偏前或偏后，以免损伤正中神经、尺神经和尺动脉；出针时同样向上拉紧皮肤，以手指压迫针眼处周围皮肤，穿出钢针，使两侧钢针相等；酒精纱布盖好针孔，安装牵引弓准备进行牵引；牵引针两端多余部分剪去，并套上小瓶，以防针尖的损害。牵引重量为体重的1/20，一般为2～4千克，维持量为1～2千克。

（2）手法复位。患者正坐位或平卧位，尺、桡骨干上1/3骨折前臂置于旋后位，尺、桡骨干中下1/3骨折前臂置于中立位或旋后位。

合并上尺桡关节脱位者，宜用旋转屈伸按压法整复上尺桡关节脱位，术者一手握拿伤肢前臂，先使前臂旋后，再轻轻屈伸肘关节，同时另一手托扶伤肢肘关节，拇指用力按压桡骨头，使脱位的桡骨头复位，然后整复尺、桡骨干骨折；合并下尺桡关节脱位者，宜先整复尺、桡骨干骨折，然后用抱合推挤法整复下尺桡关节脱位。

①无明显移位骨折：不需要进行手法整复，直接用4块塑形加厚杉树皮小夹板外固定于前臂中立位，伤肢用前臂吊带屈肘悬挂于胸前制动。

②移位骨折：患者正坐位或仰卧位，全身放松。

其一，对于重叠移位、成角移位、螺旋移位及侧方移位骨折，第一助手双手紧扣固定伤肢肘部，第二助手双手握持伤肢腕部，先用回旋法旋转摇晃前臂，原路归入，纠正螺旋移位和背向侧方移位，同时理肌顺筋，松解骨间膜和肌肉紧张，解除软组织嵌顿；再用拔牵法沿着前臂轴线顺势拔伸牵引数分钟，纠正重叠移位及成角移位；若成角移位未纠正，术者双手拇指反成角移位方向推挤按压骨折断端，其余手指顺成角移位方向托提扳拉骨折远端，用折顶法纠正成角移位，或用反折法纠正成角移位；术者再用两手拇指及食指、中指拿捏尺、桡骨的骨折远近端，用端提法和按压法纠正骨折断端的侧方移位；对于尺、桡骨相互靠拢移位，术者两手拇指及食指、中指、无名指紧扣尺、桡骨骨折断端的背侧和掌侧的两骨之间，用夹挤法沿前臂纵轴方向向两侧夹挤骨折端间隙，使向中间靠拢的尺、桡骨断端向尺侧和桡侧各自分离，分开尺、桡骨，纠正尺、桡骨靠拢移位以及部分残余侧方移位，恢复尺、桡骨的正常结构和骨间膜的正常张力；再用叩击法使骨折断端紧密接触；沿尺、桡骨纵轴手摸骨折断端平整无明显台阶即复位成功；在助手维持牵引下，术者用4块塑形加厚杉树皮小夹板外固定于前臂中立位，伤肢用前臂吊带屈肘悬挂于胸前制动。

其二，对于远、近端分离的骨折，第一助手双手紧扣固定伤肢肘部，第二助手双手握持伤肢腕部，按照"欲合先离"的原则，先沿着前臂轴线轻轻顺势拔伸牵引，同时轻轻旋转摇晃前臂，理肌顺筋，松解骨间膜和肌肉紧张，解除软组织嵌顿；术者双手分别拿捏骨折近端和远端，用端提法纠正分离移位；术者再用两手拇指及食指、中指拿捏尺、桡骨的骨折远、近端，用按压法和夹挤纠正骨折断端的侧方移位；对于尺、桡骨相互靠拢移位，术者两手拇指及食指、中指、无名指紧扣尺、桡骨骨折断端的背侧和掌侧的两骨之间，用夹挤法沿前臂纵轴方向向两侧夹挤骨折端间隙，使向中间靠拢的尺、桡骨断端向尺侧和桡侧各自分离，分开尺、桡骨，纠正尺、桡骨靠拢移位以及部分残余侧方移位，恢复尺、桡骨的正常结构和骨间膜的正常张力；再用叩击法使骨折断端紧密接触；沿尺、桡骨纵轴手摸骨折断端平整无明显台阶即复位成功；在助手维持牵引下，术者用4块塑形加厚杉树皮小夹板外固定于前臂中立位，伤肢用前臂吊带屈肘悬挂于胸前制动。

其三，青枝骨折。儿童青枝骨折多为弯曲移位、成角移位、侧方移位。患儿正坐位或平卧位，伤肢前臂旋后，在两助手对抗拔伸牵引下，术者两手拇指置于骨折断端弯曲、成角的凸起处，两手其余手指分别置于凹侧的骨折远、近端，拇指向凹侧用力按压，两手其余手指同时用力向凸侧扳拉，用折顶法将弯曲畸形或成角畸形完全纠正；术者再用两手拇指及食指、中指拿捏尺、桡骨的骨折远、近端，用端提法纠正骨折断端的侧方移位；然后术者两手拇指及食指、中指、无名指紧扣尺、桡骨骨折断端的背侧和掌侧的两骨之间，用夹挤法沿前臂纵轴方向向两侧夹挤骨折端间隙，使向中间靠拢的尺、桡骨断端向尺侧和桡侧各自分离，恢复尺、桡骨的正常结构和骨间膜的正常张力，并纠正残余的侧方移位；再用叩击法使骨折断端紧密接触；沿尺、桡骨纵轴手摸骨折断端平整无明显台阶、凸起即复位成功；在助手维持牵引下，术者用4块塑形加厚杉树皮小夹板外固定于前臂中立位，伤肢用前臂吊带屈肘悬挂于胸前制动。

③牵引复位：对于手法整复困难的重叠移位、成角移位、螺旋移位等移位严重的尺、桡骨骨干骨折，以及粉碎性骨折、斜形骨折、螺旋形骨折等不稳定性骨折，以及伤肢肿胀严重或有皮肤挫伤不宜立即施行夹板固定的尺、桡骨骨干不稳定性骨折，宜行骨骼牵引复位，只要牵引方向和牵引重量合适，多能自动得到良好的复位。先以较大重量牵引复位，骨折畸形纠正后，再结合手法整复，纠正残余的侧方移位及螺旋移位，然后可逐步减轻牵引重量至维持重量。一般用尺、桡骨下端牵引法，用齐肘齐腕夹板外固定于前臂中立位。

（3）杉树皮小夹板外固定。

①尺、桡骨上段骨折：因前臂容易发生旋转活动，外固定不超双关节则固定不牢固，因此宜超肘超腕关节固定。包扎固定时，维持固定体位，先在骨折部位薄贴詹氏金黄膏，再用桃花纸包裹；将肘横垫环绕肱骨下端包含桡骨小头和尺骨鹰嘴放置，保护尺、桡骨内上髁、尺、桡骨外上髁、尺骨鹰嘴和桡骨小头；将腕横垫环绕尺、桡骨下端包含桡骨茎突和尺骨茎突放置，保护尺骨茎突和桡骨茎突；然后根据不同部位骨折的移位情况放置好分骨垫和压垫并用纸胶布固定，一般掌侧分骨垫放在掌长肌与尺侧腕屈肌之间，背侧分骨垫放在尺骨背面的桡侧缘；用4块超肘超腕杉树皮小夹板外固定前臂，内侧板衬垫肘窝垫保护皮肤；再用胶布条绕扎，注意要从腕部到肘部由下到上包扎，松紧适度，以患者稍感轻微压力为宜，最后两条胶布条斜行绕扎固定肘关节于屈肘90度位；用纱布绷带包绕夹板，肘关节部用纱布绷带"8"字包裹绕扎固定；包扎后外观美观整洁，夹板、绷带和压垫不得外露；前臂置于中立位，屈肘90度，用前臂吊带悬前臂于胸前；固定时间6～8周，儿童青枝骨折固定时间3～4周，每1～2周复查X线片一次。

②尺、桡骨中下段骨折：包扎固定时，维持固定体位，先在骨折部位薄贴詹氏金黄膏，再用桃花纸包裹；将肘横垫环绕肱骨下端包含桡骨小头和尺骨鹰嘴放置，保护尺、桡骨内上髁、尺、桡骨外上髁、尺骨鹰嘴和桡骨小头；将腕横垫环绕尺、桡骨下端包含桡骨茎突和尺骨茎突放置，保护尺骨茎突和桡骨茎突；对于骨折断端向前成角移位者，可在腕背侧放置腕背垫，使腕关节轻度屈曲，利用杠杆作用防止骨折断端向前成角移位；然后根据不同部位骨折的移位情况放置好分骨垫和压垫并用纸胶布固定，一般掌侧分骨垫放在掌长肌与尺侧腕屈肌之间，背侧分骨垫放在尺骨背面的桡侧缘；用4块齐肘超腕杉树皮小夹板外固定前臂，内侧板衬垫肘窝垫保护皮肤；再用胶布条绕扎，注意要从腕部到肘部由下到上包扎，松紧适度，以患者稍感轻微压力为宜；最

后用纱布绷带包绕夹板，包扎后外观美观整洁，夹板、绷带和压垫不得外露；前臂置于中立位，屈肘90度，用前臂吊带悬吊前臂于胸前；固定时间6~8周，儿童青枝骨折固定时间3~4周，每1~2周复查X线片一次。

③尺、桡骨下端牵引者：用齐肘齐腕夹板外固定，固定方式同尺、桡骨中下段骨折外固定，牵引时间4周左右，注意牵引期间应每日测量双前臂的长度，两侧等长、摄X线片或透视证实骨折复位后，及时将牵引重量逐渐减至维持重量，防止过度牵引。牵引重量一般为2~4千克，维持量为1~2千克。

（4）整复固定的常见问题。

①复位操作不当：尺、桡骨干骨折复位，主要是恢复尺、桡骨两骨的等长及固有的生理弧度，以及前臂的旋转功能，因此应完全纠正骨折断端的短缩移位、成角移位与旋转移位，对线要齐，且尺、桡骨短缩不能超过1厘米，以免影响前臂活动的灵活性；尺、桡骨周围肌肉力量比较强大，手法复位时若拔伸牵引力过小或牵引时间过短，或拔伸牵引不够充分，则不能纠正短缩移位，往往难以复位成功，因此，拔伸牵引力要强大，手法复位前应先充分拔伸牵引并持续3~5分钟，整复时要用力，并利用杠杆作用巧力复位，忌用蛮力生拉硬拽，粗暴复位，避免造成尺、桡骨干和软组织的两次损伤或加重损伤；整复骨折时，争取一次成功，切忌动作粗暴，盲目用力推挤骨折块，或反复整复，致骨折断端相互撞击磨损，使骨折断端磨平，对位不稳，影响骨折的固定和愈合，以及尺、桡骨力线的稳定性，或者损伤血管神经；骨折断端应尽量紧密接触，骨折断面对位应在2/3以上，至少不能少于1/3，断面分离不能超过0.5厘米，以防发生骨折延迟愈合或骨折不愈合。对于移位严重、手法复位困难、固定不稳定的骨折，可配合尺、桡骨下端牵引复位固定。

②压垫放置不当：尺、桡骨周围肌肉比较丰厚，压垫过小则压应力集中，局部皮肤受压后容易发生压疮；压垫过薄则压力不足，难以直接作用于骨折断端，对骨折断端的侧向压力不足，不能纠正残余的侧向移位；因此压力固定垫应较大、较厚，但应注意厚薄合适，压垫过大则压应力分散，局部的有效压力不足；压垫过厚则受压过大，皮肤受压而容易发生压疮，而且对骨折断端的侧向压力过大，不但不能纠正残余的侧向移位，反而使骨折断端再移位。

③固定不当：尺、桡骨干骨折的固定，杉树皮小夹板的长度要足够，应和尺、桡骨等长，至少超一个关节固定，否则固定力不足，固定不牢固；骨折断端在前臂屈伸或旋转时，受到的剪切应力、侧向应力、旋转应力容易使骨折断端再次移位，因此尺、桡骨干骨折应固定于屈肘前臂中立位，避免尺、桡骨受到额外的不良应力，而使骨折断端发生再移位，影响骨折复位后的固定效果，并且禁止患者旋转前臂，防止骨折再移位，避免骨折畸形愈合，陪护应时时注意体位变动，如有体位不正应及时纠正；而且换绑时应在维持牵引下置前臂于中立位换绑，避免骨折再移位。尺、桡骨干骨折属

于不稳定性骨折，断端容易移位，固定应稍紧，压力均匀，避免骨折断端移位；固定过松则断端接触不良，容易旋转移位和侧方移位，因此固定不能松动；但固定过紧则骨折断端受到的挤压力过大，反而更容易侧方移位或短缩移位，也不能保持固定体位，而且影响血液循环，发生缺血性肌挛缩和骨折不愈合，因此固定也不能过紧。

④牵引操作不当：尺、桡骨下端牵引进针时注意一定要从桡侧向尺侧进针，进针时注意从前、后中点进针，勿偏前或偏后，以免损伤腕部神经、血管。穿针的方向应与尺、桡骨纵轴成直角，否则钢针两侧负重不平衡，在牵引的过程中，易造成骨折断端成角畸形。因尺、桡骨干骨折不稳定，骨折断端容易在肩臂部肌肉群的强力收缩下移位，对于骨折移位严重及容易发生骨折再移位的患者，需要行尺、桡骨下端牵引，以配合杉树皮小夹板外固定以维持复位固定效果，牵引力量过小或牵引时间过短，不能纠正短缩移位，而且骨折远端容易受到肌肉牵拉而移位；牵引力量过大或牵引时间过长，则骨折断端容易发生分离移位，导致骨折不愈合或延迟愈合。

（5）常见并发症的预防和处理。

①筋膜间隔区综合征及挤压综合征：常见于前臂血管损伤，或软组织损伤严重导致出血量较多，或固定过紧而致血液循环障碍，发生筋膜间隔区综合征，可发生缺血性肌挛缩及肢端坏死，严重者可发展为挤压综合征，危及生命。

②血管神经损伤：前臂桡动脉和神经穿行于尺、桡骨之间，尺、桡骨骨折时骨折断端容易挤压、刺伤前臂血管神经，可合并血管、神经损伤，临床上尺、桡动脉及桡神经、正中神经、尺神经损伤都可见到。

③骨折延迟愈合或不愈合：主要是复位不良，骨折断端接触不良，甚至分离，骨折难以愈合。

④骨化性肌炎：多见于前臂屈肌。主要是软组织损伤严重，出血量较多所致。

⑤关节僵硬：肘关节僵硬及腕关节僵硬皆可见到。主要是受伤后怯痛，不敢活动肘、腕关节，导致肘、腕关节软组织粘连，造成关节僵硬。

⑥骨折畸形愈合：尺、桡骨干骨折因对位、对线不良可致骨折愈合后出现成角畸形、旋转畸形及短缩畸形，甚至出现尺、桡骨交叉愈合，影响前臂的旋转功能，主要是复位不良，或固定不牢固而致骨折再移位，或功能锻炼不当及过早负重而致骨骼变形所致。

⑦前臂旋转功能受限：多见于尺、桡骨交叉愈合，尺、桡骨骨性连接及尺、桡骨骨间膜粘连，常发生于尺、桡骨同一水平面骨折，主要是由于尺、桡骨骨折复位不良，尺、桡骨交叉连接，或尺、桡骨间距过小，或尺、桡骨骨折断端骨痂生长不良，相互连接，交叉愈合；或尺、桡骨骨间膜损伤严重，骨间膜疤痕愈合、粘连；或反复多次手法复位，损伤骨折断端周围组织，出血肿胀，血肿机化，骨化后畸形愈合，或软组织粘连；以致尺、桡骨之间失于正常的活动性，而致前臂丧失旋转功能。因此尺、桡

骨干骨折复位时，手法整复忌反复多次复位操作，力求一次复位成功，避免损伤骨折断端周围软组织；应尽可能达到解剖复位，完全纠正成角移位、旋转移位、短缩移位，保证功能复位，恢复尺、桡骨的力线、长度以及相互结构，避免骨折畸形愈合；复位后固定要牢固，以免发生骨折再移位；功能锻炼要合理，以免发生骨折再移位、骨痂不良生长以及骨折畸形愈合。对于尺、桡骨之间骨性连接应及时手术治疗；尺、桡骨关节面粘连，可进行手法理筋、功能锻炼，配合中药内服外洗、舒筋活血、通经活络，防治骨间膜粘连，恢复前臂旋转功能。

3.中医辨证论治

尺、桡骨干骨折中医内治按照詹氏中医骨伤骨折四期辨证论治，可在治疗骨折、筋伤的基础方上加川芎、桂枝、桑枝、片姜黄等引经药；肿胀明显者，可加地龙、泽兰、琥珀，活血化瘀，利水消肿；伴有神经损伤者，可加炙黄芪、地龙、乌梢蛇，益气养血、通经活络；伴有血管损伤，出现肢端缺血性坏死征象者，可加炙黄芪、穿山甲、水蛭，以补气行血、化瘀消肿。

4.功能锻炼与康复指导

（1）初期：伤后尽早手法整复，制动肘、腕关节，禁止前臂旋转，可适当活动手指。

（2）中期：多进行前臂肌肉的收缩和舒张锻炼，用力握拳，但要禁止前臂旋转；尺、桡骨干上段骨折应制动肘关节，可轻轻屈伸活动腕关节；尺、桡骨干中、下段骨折应制动腕关节，可轻轻屈伸肘关节。

（3）后期：去除外固定后1个月内禁止负重。前臂逐步进行主动屈伸、旋转活动，可配合器械锻炼，多做托天按地、四面伸臂、六合冲拳、举铃推掌、拧臂转肘、转臂摇肘、勾翘劈挑、随风摆柳、抓拳拧腕、俯卧抓撑等动作，以恢复前臂的屈伸、旋转功能。

（4）康复期：全面进行上肢功能锻炼，并适当进行负重锻炼，注意由轻到重，循序渐进，直至能够正常劳动。

5.注意事项

卧床休养，固定期间应禁止前臂的旋转活动，伤肢宜保持在前臂中立位，屈肘悬吊于胸前，纠正骨折再移位的倾向。

 典型病例1：患者，男性，47岁

2019-01-12初诊　自诉于1小时前被机器压砸伤左前臂，致左前臂肿胀、畸形、疼痛剧烈，活动受限，遂来我院就诊。摄X线片示：左桡骨干中段粉碎性骨折，骨折断端向掌侧成角移位，断端错位明显（见图2-2-1-11）。查体：左前臂肿胀明显，掌侧成角畸形，局部皮肤张力较高，可见小量张力性水泡，前臂胀痛，拒按，左尺、桡骨干中段压痛阳性，轴向叩击痛阳性，可触及明显骨擦感，左前臂活动受限，尺、桡动脉搏动可，左手指活动可，末梢血运稍差，手指感觉麻木，中间三指麻木感较明显。其余肢体及脊柱、未见明显异常。患者平素体健，神志清，精神可，胃纳及睡眠均可，二便如常，舌淡红，苔薄白，脉弦紧。詹新宇医师结合病史、查体及X线片，诊断为：左桡骨干中段粉碎性骨折，早期筋膜间隔区综合征，考虑正中神经损伤可能，必要时行肌电图检查。

辨证分析：患者摔伤，突受外力，卒然身受，由外及内，气血俱伤；"血伤肿，气伤痛"，血溢脉外，恶血留于肌腠不散，则为肿胀；气机阻滞，流通不畅，不通则痛；气滞血瘀，经络不通，则感觉胀痛、麻木；骨断筋伤，骨离其位，难司其职，则活动受限；脉弦紧主痛甚，气滞血瘀，脉气紧张，则脉象弦紧；舌淡红，苔薄白为伤病初起之象。故辨病为骨折，辨证为气滞血瘀，其病位在骨、筋、肌肤，病性属急、实证。

治疗方法　考虑手术有创伤及治疗费用较高，患者要求保守治疗，根据患者骨折类型，及患者与其家属的意见，采取保守治疗方案；考虑患者当前有筋膜间隔区综合征表现，暂时不予手法复位固定，先处理急性筋膜间隔区综合征；目前属于筋膜间隔区综合征早期，尺、桡动脉搏动可，血液循环障碍不太严重，而且考虑到接下来的手法整复和杉树皮小夹板外固定，暂时不切开减压，予中药内外兼治，密切观察，如果出现进行性加重，及时切开减压，必要时手术治疗。

局部外治治疗　左前臂抬高，放置于中立位，伤肢局部贴敷多张詹氏金黄膏，凉血活血，消肿止痛。嘱患者轻轻活动左手指，促进血液循环，以利活血消肿。

全身整体中医内治仍按筋膜间隔区综合征辨证论治　目前属筋膜间隔区综合征早期，治疗宜活血化瘀、消肿止痛，方剂予詹氏通脉消肿汤加减：桃仁15克，红花10克，丹参15克，川芎15克，当归12克，元胡10克，赤芍12克，三七6克，川牛膝15克，地龙12克，琥珀10克，泽兰15克，炮穿山甲6克，水蛭10克，玄参15克，槟榔15克。3剂，水煎服，每日一剂。患者左小腿肿胀比较严重，有发生筋膜间隔区综合征的表现，因此重用活血化瘀、利水消肿的药物，增强活血消肿的功效，以防治筋膜间隔区综合征，方中桃仁、红花、丹参、川芎、当归、三七、赤芍、元胡、穿山甲、水蛭，活血化瘀，消肿止痛；川牛膝、地龙、泽兰、琥珀、槟榔，活血通经，利水消肿，且川芎引药入上肢；川芎、元胡、槟榔，行气除胀，消肿止痛；玄参，凉血活血，清热解毒。

2019-01-15二诊　患者一般情况可，诉伤处疼痛明显减轻，左手指轻度麻木。查体：舌淡红，苔薄白，脉弦紧；左前臂肿胀明显减轻，尺、桡动脉搏动明显，左手指活动可，末梢血运可，中间三指感觉轻度麻木。效不更方，继续中药内服，前方3剂，水煎服，每日一剂。嘱患者继续保持左前臂中立位，制动左肘、腕关节，抬高伤肢以利于消肿，轻轻活动左手指，以促进血液循环，利活血消肿。

2019-01-18 三诊　患者一般情况可，诉伤处疼痛减轻，左手指轻微麻木。查体：舌淡红，苔薄白，脉弦；左前臂肿胀明显消退，皮肤可见皱纹，尺、桡动脉搏动明显，左手指活动可，末梢血运正常，中间三指感觉轻微麻木。詹新宇医师分析：患者目前伤情稳定，筋膜间隔区综合征已消除，不排除正中神经损伤可能，积极进行骨折治疗。

局部外治治疗　首先，予骨折手法整复，用拔牵法、端提法、按压法、屈伸法、折顶法、夹挤法、叩击法整复尺、桡骨干骨折。患者正坐位，伤肢前臂中立位，全身放松；第一助手双手紧扣固定伤肢肘部，第二助手双手握持伤肢腕部，先用拔牵法沿着前臂轴线顺势拔伸牵引数分钟，同时轻轻旋转摇晃前臂，理肌顺筋，松解骨间膜和肌肉紧张，解除软组织嵌顿；医师两手拇指置于前臂掌侧的骨折断端成角的凸起处，两手其余手指分别置于前臂背侧的骨折远、近端，拇指向背侧用力按压，两手其余手指同时用力向掌侧扳拉，用折顶法纠正成角畸形；医师再用两手拇指及食指、中指拿捏尺、桡骨的骨折远、近端，用端提法纠正骨折断端的侧方移位；其次，医师两手拇指及食指、中指、无名指紧扣尺、桡骨骨折断端的背侧和掌侧的两骨之间，用夹挤法沿前臂纵轴方向向两侧夹挤骨折端间隙，使向中间靠拢的尺、桡骨断端向尺侧和桡侧各自分离，恢复尺、桡骨的正常结构和骨间膜的正常张力，并纠正残余的侧方移位；再用叩击法使骨折断端紧密接触；沿尺、桡骨纵轴手摸骨折断端平整无明显台阶、凸起即复位成功；在助手维持牵引下，先在骨折部位薄贴詹氏金黄膏，再用桃花纸包裹；将肘横垫环绕肱骨下端包含桡骨小头和尺骨鹰嘴放置，保护尺、桡骨内上髁，尺、桡骨外上髁，尺骨鹰嘴和桡骨小头；将腕横垫环绕尺、桡骨下端包含桡骨茎突和尺骨茎突放置，保护尺骨茎突和桡骨茎突；在腕背侧放置腕背垫，使腕关节轻度屈曲，利用杠杆作用防止骨折断端向前成角移位；压垫用三点放置法，一块压垫放置在前臂掌侧成角畸形的凸起处，其余两块压垫分别放置在前臂背侧骨折部的远、近端；掌侧分骨垫放置在前臂掌侧骨折部的掌长肌与尺侧腕屈肌之间，背侧分骨垫放置在前臂背侧骨折部的尺骨桡侧缘；放置好分骨垫和压垫并用纸胶布固定；用4块齐肘超腕杉树皮小夹板外固定前臂，内侧板衬垫肘窝垫保护皮肤；再用胶布条绕扎，注意要从腕部到肘部由下到上包扎，松紧适度，以患者稍感轻微压力为宜；最后，用纱布绷带包绕夹板，包扎后外观美观整洁，夹板、绷带和压垫不得外露；前臂置于中立位，屈肘90度，用前臂吊带悬吊前臂于胸前，制动前臂。复查X线片示：左桡骨干中段粉碎性骨折，对位、对线良好（见图2-2-1-12）。嘱患者禁止左前臂旋转，多活动左手指，以促进血液循环，以利活血消肿。

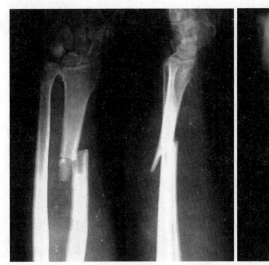 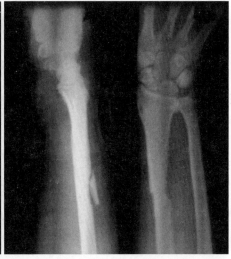

图2-2-1-11　复位前　　　　　　　　　　　图2-2-1-12　复位后

全身整体中医内治按詹氏中医骨伤骨折四期辨证论治　目前属骨折早期，治疗以活血化瘀、消肿止痛，方剂予詹氏上肢骨折筋伤方加减：炙黄芪30克，桃仁10克，红花10克，丹参15克，当归12克，川芎10克，赤芍12克，元胡10克，香附10克，三七6克，玄参15克，地龙10克，川牛膝15克，泽兰15克，红曲10克。7剂，水煎服，每日一剂。方中桃仁、红花、丹参、三七、当归、赤芍，活血化瘀，消肿止痛；川芎，行气活血，引药入上肢；元胡、香附，活血化瘀，行气止痛；黄芪，补气行血；玄参，凉血活血，清热解毒；红曲，活血化瘀，健脾和胃；地龙、川牛膝、泽兰，通经活血，利水消肿；红曲，活血化瘀，健脾和胃。

2019-01-25四诊　患者一般情况可，诉伤处疼痛明显减轻，手指轻微麻木。查体：舌淡红，苔薄白，脉稍弦；左前臂杉树皮夹板外固定稍松动，左前臂轻度肿胀，左手指活动及血运正常，中间三指感觉轻微麻木。今复查X线片示：左桡骨干中段粉碎性骨折，对位、对线良好。予更换伤膏，调整杉树皮夹板外固定，继续中药内服。中医内治按詹氏中医骨伤骨折四期辨证论治，詹新宇医师分析：现属骨折中期，为络阻营损，予以和营生新，接骨续筋，佐以补益气血，予詹氏接骨续筋通用方加减：炙黄芪30克，当归12克，炒白芍15克，川芎10克，丹参15克，元胡10克，续断15克，骨碎补15克，土鳖虫10克，自然铜15克，地龙10克，熟地20克，制萸肉15克，狗脊15克，神曲10克，甘草6克。7剂，水煎服，每日一剂。方中熟地、制萸肉、狗脊、续断、骨碎补，补肝肾、强筋骨；自然铜、土鳖虫、续断、骨碎补，祛瘀生新、接骨续筋；当归、熟地、炒白芍、丹参，养血和血；炙黄芪，补气生血，使气旺血行；川芎、丹参、元胡，行气活血、祛瘀生新，且川芎引药入上肢；地龙，活血化瘀，通经活络；神曲，健脾和胃，顾护胃气；炙甘草，调和诸药。嘱患者继续左上肢悬挂，保持屈肘左前臂中立位，制动左肘关节及左腕关节，禁止左前臂旋转，适当进行左前臂肌肉的收缩、舒张活动，加强左手指功能锻炼。

2019-02-01五诊　患者一般情况良好，诉伤处轻度疼痛，无手指麻木。查体：舌红润，苔薄白，脉沉弱；左前臂杉树皮夹板外固定良好，松紧适度，前臂轻度肿胀，左手指活动正常，末梢血运及感觉正常。患者伤肢血运及感觉正常，可以排除神经损伤可能。今复查X线片示：左尺、桡骨外科颈骨折，对位、对线良好，骨痂生成。予更换伤膏，调整杉树皮夹板外固定，继续中药内服，前方7剂，水煎服，每日一剂。嘱患者继续左上肢悬挂，保持屈肘左前臂中立位，制动左肘关节及左腕关节，禁止左前臂旋转，多进行左前臂肌肉的收缩、舒张活动，加强左手指屈伸功能锻炼。

2019-02-08六诊同2019-02-15七诊　患者一般情况可，诉伤处轻微疼痛，无手指麻木。查体：舌红润，苔薄白，脉沉缓；左前臂杉树皮夹板外固定良好，松紧适度，前臂轻微肿胀，左手指活动正常，末梢血运及感觉正常。予更换伤膏，调整杉树皮夹板外固定，继续中药内服。前方7剂，水煎服，每日一剂。嘱患者继续左上肢悬挂，保持屈肘左前臂中立位，制动左肘关节及左腕关节，禁止左前臂旋转，轻轻屈伸左肘、腕关节，多进行左前臂肌肉的收缩、舒张活动，加强左手指屈伸功能锻炼。

2019-02-22八诊　患者一般情况良好，诉伤处无疼痛，无手指麻木。查体：舌红润，苔薄白，脉沉缓有力；左前臂杉树皮夹板外固定良好，松紧适度，前臂无明显肿胀，左尺、桡骨干无明显压痛及叩击痛，左手指活动正常，末梢血运及感觉正常。今复查X线片示：左桡骨干中段粉碎性骨折，对位、对线良好，骨折线模糊。詹新宇医师结合查体和X线片，认为患者骨折达到临床愈合标准，予去除左前臂杉树皮夹板外固定，检查患者左肘关节及左腕关节活动可，左前臂旋转活动可，无明显肌肉萎缩、关节僵硬、创伤性关节炎及神经损伤等骨折并发症及后遗症，骨折愈合良好。予詹氏舒筋活血汤内服外洗，舒筋活血，巩固疗效：炙黄芪30克，当归12克，川芎10克，地龙10克，炒白芍15克，桂枝10克，桑枝15克，五加皮15克，续断15克，骨碎补15克，鸡血藤15克，伸筋草15克，透骨草15克，羌活6克，炙甘草3克。7剂，水煎服，药渣熏洗左前臂及肘、腕关节，每日一剂。方中桂枝、桑枝、五加皮、鸡血藤、伸筋草、透骨草，祛风湿，通经络，利关节；五加皮、续断、骨碎补，补肝肾、强筋骨；川芎、地龙，行气活血，且川芎引药入上肢；当归、白芍，补血养筋，舒筋柔筋；黄芪，补气行血；炙甘草，调和诸药。嘱患者多活动左肘、腕关节，逐步加强左肘、腕关节功能锻炼，但1个月内禁止左上肢负重活动。

半年后随访，患者恢复良好，左前臂无畸形，无疼痛不适，活动灵活，动作有力，生活、劳动正常。

 典型病例2：患儿，男性，12岁

2019-10-05初诊 自诉半小时前在家玩耍时不慎跌倒摔伤，致左前臂肿痛畸形、疼痛拒动，活动受限，遂来我院就诊，摄X线片示：左尺骨中下段青枝骨折，断端向掌侧成角明显；左桡骨中下段向掌侧弯曲明显（见图2-2-1-13）。查体：左前臂肿胀明显，左尺、桡骨干下段压痛阳性，轴向叩击痛阳性，前臂屈伸、旋转功能受限，左手活动正常，末梢血运及感觉正常。其余肢体及脊柱、未见明显异常。患儿平素体健，一般情况良好，舌质红润，苔薄白，脉弦。詹新宇医师结合病史、查体及X线片，诊断为：左尺、桡骨干青枝骨折。辨证分析：患儿摔伤，突受外力，卒然身受，由外及内，气血俱伤；"血伤肿，气伤痛"，血溢脉外，恶血留于肌腠不散，则为肿胀；气机阻滞，流通不畅，不通则痛；骨断筋伤，骨离其位，难司其职，则活动受限；气滞则痛，脉气紧张，故脉弦；舌红润，苔薄白为伤病初起之象。故辨病为骨折，辨证为气滞血瘀，其病位在骨、筋、肌肤，病性属急、实证。

治疗方法 因患者年幼，考虑手术有创伤及治疗费用较高，患儿及家长不愿手术，根据患者骨折类型，经家长同意，詹新宇医师采取保守治疗方案。

局部外治治疗 首先，予骨折手法整复，用拔牵法、屈伸法、折顶法、夹挤骨法、叩击法整复尺、桡骨干骨折。患儿仰卧位，伤肢前臂中立位，全身放松；第一助手双手紧扣固定伤肢肘部，第二助手双手握持伤肢腕部，先用拔牵法沿着前臂轴线顺势拔伸牵引数分钟，同时轻轻旋转摇晃前臂，理肌顺筋，松解骨间膜和肌肉紧张，解除软组织嵌顿；医师两手拇指置于前臂掌侧的骨折断端成角和弯曲的凸起处，两手其余手指分别置于前臂背侧的骨折远、近端，拇指向背侧用力按压，两手其余手指同时用力向掌侧扳拉，用折顶法将纠正成角畸形和弯曲畸形；其次，医师两手拇指及食指、中指、无名指紧扣尺、桡骨骨折断端的背侧和掌侧的两骨之间，用夹挤法沿前臂纵轴方向向两侧夹挤骨折端间隙，使向中间靠拢的尺、桡骨断端向尺侧和桡侧各自分离，恢复尺、桡骨的正常结构和骨间膜的正常张力，并纠正残余的侧方移位；沿尺、桡骨纵轴手摸骨折断端平整无明显台阶、凸起即复位成功；在助手维持牵引下，先在骨折部位薄贴詹氏金黄膏，再用桃花纸包裹；将肘横垫环绕肱骨下端包含桡骨小头和尺骨鹰嘴放置，保护尺、桡骨内上髁、尺、桡骨外上髁、尺骨鹰嘴和桡骨小头；将腕横垫环绕尺、桡骨下端包含桡骨茎突和尺骨茎突放置，保护尺骨茎突和桡骨茎突；在腕背侧放置腕背垫，使腕关节轻度屈曲，利用杠杆作用防止骨折断端向前成角移位；压垫用三点放置法，一块压垫放置在前臂掌侧成角畸形的凸起处，其余两块压垫分别放置在前臂背侧骨折部的远、近端；掌侧分骨垫放置在前臂掌侧骨折部的掌长肌与尺侧腕屈肌之间，背侧分骨垫放置在前臂背侧骨折部的尺骨桡侧缘；放置好分骨垫和压垫并用纸胶布固定；用4块齐肘超腕杉树皮小夹板外固定前臂，内侧板衬垫肘窝垫保护皮肤；再用胶布条绕扎，注意要从腕部到肘部由下到上包扎，松紧适度，以患儿稍感轻微压力为宜；最后，用纱布绷带包绕夹板，包扎后外观美观整洁，夹板、绷带和压垫不得外露；前臂置于中立位。复查X线片示：左尺骨中下段青枝骨折，对位、对线良好；左桡骨未见明显异常（见图2-2-1-14）。尺、桡骨复位良好，长度及轴线正常。予屈肘90度前臂中立位，用前臂吊带悬挂左上肢于胸前，制动前臂，定期复查X线片。嘱患儿稍稍活动左手指以促进血液循环，利于活血消肿；并嘱家长勤观察末梢血供，有手指青紫、麻木或疼痛加剧，及时报告医师，以防臂筋膜间隔综合征及血管、神经损伤等并发症。

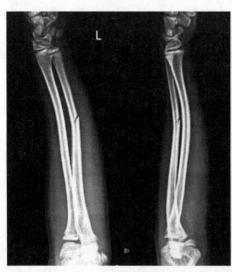
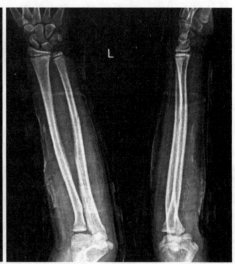

图2-2-1-13 复位前   图2-2-1-14 复位后

全身整体中医内治按詹氏中医骨伤骨折四期辨证论治 目前属骨折早期，治疗以活血化瘀、消肿止痛，方剂予詹氏活血止痛汤加减：当归6克，赤芍6克，川芎6克，红花6克，桃仁6克，玄参9克，三七3克，丹参9克，香附6克，泽兰6克，元胡6克，红曲9克，甘草3克。5剂，水煎服，每日一剂。方中桃仁、红花、川芎、丹参、三七、赤芍，活血化瘀、消肿止痛；当归、红花、丹参，补血和血；玄参、赤芍、丹参，凉血活血；川芎、元胡、香附，行气止痛；红曲，消食护胃活血；泽兰，活血利水消肿；甘草，和中、调和诸药。

2019-10-10二诊　患儿全身一般情况可，诉左前臂疼痛明显减轻，无手指麻木。查体：舌红润，苔薄白，脉稍紧，左前臂杉树皮夹板外固定稍有松动，肿胀较前明显消退，左手指末梢血运及感觉良好。今复查X线片示：左尺骨中下段青枝骨折，对位、对线良好；左桡骨未见明显异常。予调整左前臂杉树皮夹板外固定，继续中药内服。因肿胀明显消退，前处方去泽兰；加地龙以活血通络：当归6克，赤芍6克，川芎6克，红花6克，桃仁6克，玄参9克，三七3克，丹参9克，香附6克，地龙6克，元胡6克，红曲9克，甘草3克。5剂，水煎服，每日一剂。嘱患儿适当进行左手功能锻炼。

2019-10-15三诊　患儿一般情况可，胃纳稍差，左前臂轻度疼痛，无手指麻木。查体：舌红润，苔薄白，脉缓和，左前臂杉树皮夹板外固定良好，松紧适度，仍有轻度肿胀，左手指末梢血运及感觉良好。今复查X线片示：左尺骨中下段青枝骨折，对位、对线良好，骨痂生成；左桡骨未见明显异常。予调整左前臂杉树皮夹板外固定，继续中药内服。中医内治按詹氏中医骨伤骨折四期辨证论治，詹新宇医师分析：目前属骨折中期，为络阻营损，治疗以和营生新，接骨续筋，方剂予詹氏接骨续筋汤加减：炙黄芪15克，丹参9克，当归6克，川芎6克，元胡10克，炒白芍9克，土鳖虫6克，续断9克，骨碎补9克，熟地12克，制萸肉9克，炒白术9克，陈皮9克，神曲9克，炙甘草3克。6剂，水煎服，每日一剂。患儿家长要求出院，鉴于患儿骨折情况稳定，予办理出院。嘱患儿出院后继续杉树皮夹板外固定，中药内服，并轻微活动左腕关节，加强左手功能锻炼。

2019-10-21四诊　患儿一般情况良好，胃纳可，诉左前臂轻微疼痛，无手指麻木。查体：舌红润，苔薄白，脉缓和；左前臂杉树皮夹板外固定良好，松紧适度，肿胀已退，左手指末梢血运及感觉良好。今复查X线片示：左尺骨中下段青枝骨折，对位、对线良好，骨折线稍模糊；左桡骨未见明显异常。予调整左前臂杉树皮夹板外固定，继续中药内服。詹新宇医师分析：患者胃纳恢复，前方去陈皮；加地龙以活血通络：炙黄芪15克，丹参9克，当归6克，川芎6克，元胡10克，炒白芍9克，地龙6克，土鳖虫6克，续断9克，骨碎补9克，熟地12克，制萸肉9克，炒白术9克，神曲9克，炙甘草3克。6剂，水煎服，每日一剂。嘱患者适当活动左肩关节，加强左手功能锻炼。

2019-10-27五诊　患儿一般情况良好，胃纳良好，左前臂无明显疼痛，无手指麻木。查体：舌红润，苔薄白，脉缓和，左前臂杉树皮夹板外固定良好，松紧适度，轻微肿胀，肱骨髁上部轻微压痛及叩击痛，左手指末梢血运及感觉良好。予调整左前臂杉树皮夹板外固定，继续中药内服，詹新宇医师考虑患者无明显疼痛，上方去元胡；加杜仲、怀牛膝以增强补肝肾强筋骨：炙黄芪15克，丹参9克，当归6克，川芎6克，地龙6克，炒白芍9克，杜仲9克，怀牛膝9克，土鳖虫6克，续断9克，骨碎补9克，熟地12克，制萸肉9克，炒白术9克，神曲9克，炙甘草3克。6剂，水煎服，每日一剂。嘱患者多轻柔活动左肩关节，用力握拳，加强左手功能锻炼。

2019-11-02六诊　患儿一般情况良好，左前臂无疼痛，无手指麻木。查体：舌红润，苔薄白，脉缓和，左前臂杉树皮夹板外固定良好，松紧适度，无明显肿胀，肱骨髁上部无明显压痛及叩击痛，左手指末梢血运及感觉良好。今复查X线片示：左尺骨中下段青枝骨折，对位、对线良好，骨折线模糊；左桡骨未见明显异常。詹新宇医师结合查体和X线片，认为患儿骨折达到临床愈合标准，予去除左前臂杉树皮夹板外固定，检查患儿左肘、腕关节活动可，无肌肉萎缩、关节僵硬及创伤性关节炎等骨折并发症及后遗症，骨折愈合良好。予詹氏舒筋活血汤内服外洗，舒筋活血，巩固疗效：黄芪15克，当归6克，川芎6克，地龙6克，炒白芍15克，桂枝6克，怀牛膝9克，木瓜9克，桑枝9克，续断9克，骨碎补9克，鸡血藤12克，伸筋草9克，透骨草9克，神曲9克，炙甘草3克。7剂，水煎服，药渣熏洗肘关节，每日一剂。嘱患者加强左肩、肘、手功能锻炼。

嘱患者多活动左肘、腕关节，逐步加强左肘、腕关节功能锻炼，但1个月内禁止左上肢负重活动。

半年后随访，患儿左前臂无畸形，无疼痛不适，屈伸、旋转活动正常，活动灵活，动作有力，功能恢复良好，生活、学习正常。

按：詹新宇医师分析，前臂的主要功能为旋转功能，由于前臂解剖功能复杂，骨干间的连接虽在解剖上无关节结构，但在功能上应视为关节，对前臂骨折不能按一般的长骨骨干骨折来治疗。若处理不当，即使骨折已获得愈合，也可造成前臂功能的障碍，将会影响前臂旋转功能。尤其是单纯性弯曲骨折，由于骨骼的微细结构破坏，可导致永久性变形，因此，尺、桡骨干骨折后复位要求较高，必须恢复两骨的等长与固有的生理弧度及轴线，才能最大限度地恢复前臂的旋转功能，治疗应尽可能地解剖复位，重点是纠正成角移位和旋转移位，恢复前臂生理轴线。本例患儿第一次手法整复后，尺骨骨折的成角畸形复位良好，桡骨骨折的弯曲畸形未纠正；第二次手法整复后，桡骨骨折的弯曲畸形得到纠正，几乎达到了解剖复位，恢复了尺、桡骨的正常解剖结构，复位效果良好。

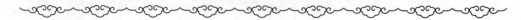

（六）桡骨远端骨折

桡骨远端骨折多由间接暴力所致，常见于摔倒时手掌撑地致伤，发生在桡骨远端2~3厘米范围内，腕关节局部疼痛、肿胀、畸形、功能障碍，多见于青壮年及老年妇女。根据受伤机制和整复固定机理，常分型为伸直型骨折、屈曲型骨折。桡骨远端松质骨与密质骨交界区为应力薄弱区，容易发生骨折；桡骨远端与尺骨远端、腕骨共同构成腕关节，桡骨远端骨折多涉及关节面，骨折断端容易再次移位，属于不稳定性骨折，复位较易而维持复位较难，易发生神经损伤、骨折畸形愈合、关节僵硬、创伤性关节炎等并发症。手法整复应尽量达到解剖复位，保证功能复位，使关节面平整，并维持有效固定，避免骨折再移位。桡骨远端骨折属于中医"骨折病"范畴，中医内治按照詹氏中医骨伤骨折四期辨证论治。

詹氏骨伤擅长手法整复，杉树皮小夹板外固定，中药辨证论治，动静结合，保守治疗桡骨远端骨折，临床效果良好，患者后遗症少，恢复良好。

1.临床表现与诊断

桡骨远端骨折，临床表现为伤腕关节肿胀、疼痛、活动受限，桡骨远端压痛及纵轴叩击痛明显，可触及骨擦感，X线片示桡骨远端可见骨折线。粉碎性骨折常累及关节面，或合并下桡尺关节分离及桡腕关节脱位，可伴有尺骨茎突撕脱性骨折。骨折断端压迫桡神经及正中神经，可出现手指麻木等症状，应注意桡神经及正中神经有无损伤。X线片检查应拍摄正位片与侧位片，可确定骨折类型和移位方向，以明确诊断；粉碎性骨折可进行CT检查，观察关节面损伤情况。

（1）伸直型骨折：又称"科雷氏"骨折，跌倒时腕背伸，手掌触地发生桡骨远端骨折，骨折远端向背侧移位，骨折近端向掌侧移位。骨折移位明显时，有典型的餐叉状和枪刺样畸形，尺、桡骨茎突在同一平面，直尺试验阳性。腕关节过伸位跌倒时，月骨可发生骨折或脱位。X线片可明确诊断。

（2）屈曲型骨折：又称"史密斯"骨折，跌倒时腕掌屈，手背触地发生桡骨远端骨折，骨折远端向掌侧移位，骨折近端向背侧移位。骨折移位明显时，有典型的"锅铲"畸形。X线片可明确诊断。

2.手法整复与固定

（1）复位前准备。

①齐肘超腕夹板：掌侧板、背侧板、桡侧板、尺侧板，共计4块。

②压垫：背侧垫1个：用棉花折叠成宽5~6厘米、厚2~3厘米厚方形大棉压垫；掌侧垫1个：用棉花折叠成宽3~4厘米、厚0.5~1厘米薄方形稍大棉压垫；桡侧垫1个：用棉花折叠成长6~8厘米、宽2~3厘米、厚1~2厘米较厚较长棉压垫；尺侧垫1

个：用棉花折叠成宽1～2厘米、厚0.5～1厘米薄方形小棉压垫，尺骨茎突骨折则棉垫应稍厚；史密斯骨折则掌侧压垫和背侧压垫规格互换。

③胶布条：长80～100厘米、宽1厘米胶布条4条。

④纱布绷带：8厘米宽纱布绷带1卷。

⑤桃花纸：1张。

⑥伤膏：詹氏金黄膏摊薄1张。

（2）手法复位固定。

①无移位的青枝骨折、裂纹骨折：不需要进行手法整复，用4块齐肘超腕杉树皮小夹板固定腕关节于中立位，固定时间为4～6周。

②伸直型骨折：患者取坐位(坐位不便者可取仰卧位)，伤肢肘半屈位，前臂前伸，置于旋前位，掌心向下。助手立于患者背后，固定患者躯干及伤肢肘部。术者双手紧握伤肢手掌，两拇指并列放置于腕关节背侧，余指放置于腕关节掌侧，拇指和食指紧扣伤肢大小鱼际基底部，先用拔牵法，徐徐用力，顺势对抗拔伸牵引，持续3～5分钟，必要时可轻轻回旋摇晃，以纠正重叠移位；听到骨擦音响动后，术者双手紧扣患者伤肢前臂下段，徐徐用力捋顺，理肌顺筋；术者双手捋顺至尺、桡骨下端时，双掌相对推挤尺、桡骨下端，用夹挤法纠正骨折碎块的侧方移位，以及下尺桡关节分离；术者双手捋顺至患者伤腕时，紧握伤肢手掌，双拇指紧扣骨折远端背侧，用寸劲突然快速用力掌屈折顶伤腕关节并同时使腕关节尺偏，双拇指用力推挤按压远端骨折块并顺势下捋，原路归入，以纠正骨折断端的背侧移位和桡侧移位；手摸骨折断端平整即复位成功，在维持牵引下徐徐旋后伤肢前臂于旋后位，掌心向上，用4块齐肘超腕杉树皮小夹板固定腕关节于掌屈位，固定时间为6周左右。

③屈曲型骨折：患者取坐位(坐位不便者可取仰卧位)，伤肢肘半屈位，前臂前伸，置于旋后位，掌心向上。助手立于患者背后，固定患者躯干及伤肢肘部。术者双手紧握伤肢手掌，两拇指并列放置于腕关节掌侧，余指放置于腕关节背侧，拇指和食指紧扣伤肢大、小鱼际基底部，先用拔牵法，徐徐用力，顺势对抗拔伸牵引，持续3～5分钟，必要时可轻轻回旋摇晃，以纠正重叠移位；听到骨擦音响动后，术者双手紧扣患者伤肢前臂下段，徐徐用力捋顺，理肌顺筋；术者双手捋顺至尺、桡骨下端时，双掌相对推挤尺、桡骨下端，用夹挤法纠正骨折碎块的侧方移位，以及下尺桡关节分离；术者双手捋顺至患者伤腕时，紧握伤肢手掌，双拇指紧扣骨折远端掌侧，食指紧顶骨折近端，用寸劲突然快速用力背伸折顶伤腕关节并同时使腕关节尺偏，双拇指用力推挤按压远端骨折块，原路归入，以纠正骨折断端的掌侧移位和桡侧移位；手摸骨折断端平整即复位成功。若桡骨远端掌侧破碎，经上述手法整复，碎骨块因受腕骨的顶推而未能复位，可再拔伸摇晃腕关节，然后术者双拇指紧扣骨折远端掌侧，食指紧顶骨折近端，将伤腕极度屈曲反折后，再极度背伸复位。在维持牵引下保持伤肢前臂于旋后位，掌心向上，用4

块齐肘超腕杉树皮小夹板固定腕关节于背伸位，固定时间为6周左右。

（3）杉树皮小夹板外固定。包扎固定时，先在骨折部位薄贴詹氏金黄膏，再用桃花纸包裹，桡骨远端及腕关节背侧放置背侧压垫，腕关节掌侧齐腕横纹上方放置掌侧压垫，桡骨茎突部放置桡侧压垫，尺骨茎突部放置尺侧压垫(尺骨茎突骨折则棉垫应稍厚)，用4块超腕齐肘夹板固定腕关节于所需体位，再用胶布条绕扎，注意要从尺侧到桡侧由肘到腕包扎，松紧适度，以患者稍感轻微压力为宜，最后用纱布绷带包绕美观整洁，夹板、绷带和压垫不得外露。屈肘90度，前臂轻度旋后位或中立位放置，用前臂吊带悬吊前臂于胸前，制动伤腕关节。

①中立位固定：腕关节固定于中立位，注意桡侧夹板与背侧夹板要超过腕关节和掌指关节平齐，掌侧夹板与尺侧夹板和第一腕横纹平齐，再用胶布条和纱布绷带绕扎固定。

②掌屈位固定：腕关节固定于掌屈尺偏位，注意桡侧夹板与背侧夹板要超过腕关节和掌指关节平齐，掌侧夹板与尺侧夹板和第一腕横纹平齐，再用胶布条和纱布绷带绕扎固定。

③背伸位固定：腕关节固定于背伸尺偏位，固定3～4周后改为中立位固定，注意桡侧夹板与掌侧夹板要超过腕关节和掌指关节平齐，背侧夹板与尺侧夹板和第一腕横纹平齐，再用胶布条和纱布绷带绕扎固定。

（4）整复固定的常见问题。

①牵引不足：骨折断端嵌插或重叠移位，若牵引力过小或牵引时间过短，牵引不够充分，强行纠正骨折远端的桡、背侧移位，往往难以复位成功，或复位效果不理想，未达到良好复位，而且还可能因为断端骨质不当受力而再次损伤，导致骨折块破碎或磨损过多使桡骨长度缩短，因此，整复时应先充分牵引并持续3～5分钟，纠正嵌插和重叠移位，恢复桡骨的长度。对于嵌插移位者，可采用摇晃拔伸法，以减少复位时断面骨齿的损伤。

②换绑不当：换绑即更换伤膏及调整夹板外固定，换绑前要先复查X线片，换绑时注意要在维持牵引下进行，不可随意改变伤肢体位及压垫位置，否则容易发生骨折再移位，必要时根据骨折复位效果及移位情况予以再次整复，并调整固定体位。换绑操作中要仔细，必要时摄片复查，如有移位需再整复。

③前臂体位不当：伤肢前臂放置在旋前位时，尺、桡骨旋转，骨间膜紧张牵拉，造成骨折再移位及骨折畸形愈合，而且还容易发生关节僵硬，导致前臂旋后功能障碍，因此伤肢前臂应放置在轻度旋后位或中立位，禁止放置在旋前位。

④更换功能位固定时失误：掌屈或背伸尺偏位固定3～4周后，尤其是背伸位固定者，一般情况下需要改为中立位或稍掌屈位固定，注意要在骨痂生成，并且骨折断端稳定后进行，不可过早，否则容易发生骨折断端再移位，也不可过晚，以免骨折畸形愈合。

（5）常见并发症。

①腕关节僵硬：主要是受伤后怯痛，不敢活动腕关节，导致腕关节软组织粘连，造成腕关节僵硬。

②创伤性关节炎：主要是桡骨远端骨折后复位不良，复位后固定不当，关节面疤痕愈合，以及锻炼不当所致。桡骨远端骨折常波及关节面，若复位不良，腕关节不完整、不稳定，或关节面疤痕愈合，以及关节面不平滑，腕关节活动时摩擦力增大，关节面磨损，容易发生疼痛。

③血管神经损伤：腕部血管神经紧贴尺、桡骨分布，桡骨远端骨折时，骨折断端容易挤压、刺伤腕部血管神经，导致腕部血管神经损伤。

3.中医辨证论治

桡骨远端骨折中医内治按照骨折四期辨证论治，可在治疗骨折、筋伤的基础方上加川芎、桂枝、桑枝等引经药；肿胀明显者，可加地龙、泽兰、琥珀，活血化瘀，利水消肿；伴有神经损伤者，可加炙黄芪、地龙、乌梢蛇，益气养血、通经活络；伴有血管损伤，出现肢端血供障碍征象者，可加炙黄芪、穿山甲、水蛭，以补气行血、化瘀消肿。

4.功能锻炼与康复指导

（1）初期：伤后尽早手法整复，制动腕关节，多轻微屈伸手指。

（2）中期：应制动腕关节，可轻度屈伸肘关节及抬肩活动，适当用力握拳及屈伸手指，并逐渐增加活动幅度及用力程度。

（3）后期：去除外固定后伤肢至少一个月内不能负重。应加强腕关节主动屈伸活动，可做勾翘劈挑、随风摆柳、抓拳拧腕、老鹰抓鸡等动作，轻度旋转腕关节，可配合器械锻炼，增加腕关节和手指的灵活性。

（4）康复期：全面进行上肢功能锻炼，并适当进行负重锻炼，注意由轻到重，循序渐进，增加腕关节和手指的力量，直至能够正常劳动。

5.注意事项

固定期间应避免腕关节向桡偏活动，伤肢应保持在轻度旋后位或中立位，纠正骨折再移位的倾向。

 典型病例：患者，女性，50岁

2020-05-28初诊 患者自诉于5月21日走路时不慎摔倒，右手撑地，致右腕部肿胀畸形、疼痛剧烈，活动受限，在某院摄X线片示：右桡骨远端骨折。

予手法整复，石膏托外固定等治疗，效果不佳。患者为求进一步治疗，遂来我院找詹振宇医师就诊，复查X线片示：右桡骨远端粉碎性骨折，桡骨远端向近端嵌插移位，向背侧、桡侧移位，向掌侧成角移位，关节面破碎（见图2-2-1-15）。詹振宇医师查体：右腕部肿胀明显，畸形，右桡骨远端压痛阳性，纵轴叩击痛阳性，可触及明显骨擦感，腕关节活动受限，右手指活动可，末梢血运及感觉正常，其余肢体及脊柱未见明显异常。患者平素体健，神志清，精神可，胃纳及睡眠均可，二便如常，舌淡红，苔薄白，脉弦。结合病史、查体及X线片，詹振宇医师诊断为：右桡骨远端粉碎性骨折。辨证分析：患者摔伤，突受外力，卒然身受，由外及内，气血俱伤；"血伤肿，气伤痛"，血溢脉外，恶血留于肌腠不散，则为肿胀；气机阻滞，流通不畅，不通则痛；骨断筋伤，骨离其位，难司其职，则活动受限；脉弦主痛，气滞血瘀，脉气紧张，则脉象弦；舌淡红，苔薄白为伤病初起之象。故辨病为骨折病，辨证为气滞血瘀，其病位在骨、筋、肌肤，病性属急、实证。

治疗方法 患者要求保守治疗，考虑手术有创伤及治疗费用较高，根据患者体质和骨折类型，经患者及其家属同意，采取保守治疗方案。

局部外治治疗 首先，予骨折手法整复，用拔牵法、折顶法、夹挤法、屈伸法整复右桡骨远端骨折。患者正坐位，右肘半屈位，前臂前伸，置于旋前位，掌心向下；助手立于患者背后，固定患者躯干及右肘部。詹振宇医师双手紧握患者右手掌，两拇指并列放置于右腕关节背侧，余指放置于右腕关节掌侧，拇指和食指紧扣患者右掌大、小鱼际基底部，先用拔牵法，徐徐用力顺势对抗拔伸牵引，持续3~5分钟，同时轻轻回旋摇晃，纠正短缩移位；听到骨擦音响动后，詹振宇医师双手紧扣患者右前臂下段，徐徐用力将顺，理肌顺筋；医师双手将顺至右尺、桡骨下端时，双掌相对推挤尺、桡骨下端，用夹挤法纠正骨折碎块的侧方移位；其次，詹振宇医师双手将顺至患者右腕时，紧握伤肢手掌，双拇指紧扣骨折远端背侧，用寸劲突然快速用力掌屈折顶右腕关节并同时使腕关节尺偏，双拇指用力推挤按压桡骨远端骨折块并顺势下将，原路归入，以纠正骨折断端的背侧移位和桡侧移位。詹振宇医师手摸骨折断端平整，即复位成功，在维持牵引下徐徐旋后右前臂，将右前臂置于旋后位，掌心向上。先在骨折部位薄贴詹氏金黄膏，再用桃花纸包裹，桡骨远端及腕关节背侧放置背侧压垫，腕关节掌侧齐腕横纹上方放置掌侧压垫，桡骨茎突部放置桡侧压垫，尺骨茎突部放置尺侧压垫，用4块齐肘超腕杉树皮小夹板固定右腕关节于掌屈尺偏位，再用胶布条绕扎，注意要从尺侧到桡侧由肘到腕包扎，松紧适度，以患者稍感轻微压力为宜，最后，用纱布绷带包绕美观整洁，夹板、绷带和压垫不得外露；屈肘90度，右前臂轻度旋后位放置，用前臂吊带悬吊右前臂于胸前，制动右腕关节；复查X线片及CT示：右桡骨远端粉碎性骨折，对位、对线良好，关节面平整（见图2-2-1-16）。嘱患者轻轻屈伸活动右手指以促进血液循环，利于活血消肿。

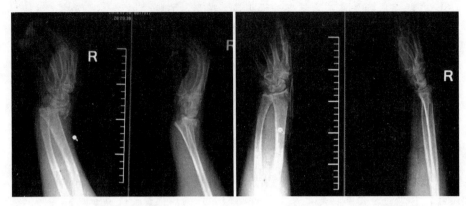

图2-2-1-15　复位前　　　　　　　　　　图2-2-1-16　复位后

　　全身整体中医内治仍然按詹氏中医骨伤骨折四期辨证论治　目前属骨折早期，治疗以活血化瘀、消肿止痛。方剂予詹氏上肢骨折筋伤方加减：炙黄芪30克，川芎10克，丹参15克，当归12克，炒白芍15克，元胡10克，香附10克，桃仁10克，红花6克，三七6克，地龙10克，续断15克，骨碎补15克，红曲10克，炙甘草3克。7剂，水煎服，每日一剂。方中桃仁、红花、丹参、三七、当归、地龙，活血化瘀，消肿止痛；川芎，行气活血，引药入上肢；元胡、香附，活血化瘀，行气止痛；当归、白芍，养血和血；黄芪，补气行血；续断、骨碎补，行血脉、续筋骨；红曲，活血化瘀，健脾和胃；炙甘草，调和诸药。

　　2020-06-04二诊　患者一般情况良好，诉右腕部疼痛明显减轻，无手指麻木。查体：舌淡红，苔薄白，脉稍弦，右腕部杉树皮小夹板外固定稍有松动，肿胀较前明显消退，右手指活动可，末梢血运及感觉良好。今复查X线片示：右桡骨远端粉碎性骨折，对位、对线良好，关节面平整。詹振宇医师予更换伤膏，调整右腕部杉树皮小夹板外固定，继续中药内服。中医内治按詹氏中医骨伤骨折四期辨证论治现属骨折中期，为络阻营损，骨折未愈。予以和营生新，接骨续筋，佐以补益气血，予詹氏接骨续筋通用方加减：炙黄芪30克，当归12克，炒白芍15克，川芎10克，丹参15克，元胡10克，续断15克，骨碎补15克，土鳖虫10克，地龙10克，熟地20克，制萸肉15克，狗脊15克，杜仲15克，神曲10克，甘草6克。7剂，水煎服，每日一剂。方中熟地、制萸肉、狗脊、杜仲、续断、骨碎补，补肝肾、强筋骨；土鳖虫、续断、骨碎补，祛瘀生新、接骨续筋；当归、熟地、炒白芍、丹参，养血和血，炙黄芪，补气生血，使气旺血行；川芎、丹参、元胡、地龙，活血化瘀，且川芎引药入上肢；神曲，健脾和胃，顾护胃气；炙甘草，调和诸药。嘱患者继续右上肢悬挂，保持屈肘右前臂轻度旋后位，制动右腕关节，适当进行右前臂肌肉的收缩、舒张活动，加强右手指屈伸功能锻炼。

2020-06-11三诊　患者一般情况良好，诉右腕部轻度疼痛，无手指麻木。查体：舌淡红，苔薄白，脉缓和，右腕部杉树皮小夹板外固定良好，松紧适度，仍有轻度肿胀，右手指活动可，末梢血运及感觉良好。今复查X线片示：右桡骨远端粉碎性骨折，对位、对线良好，关节面平整，骨痂生成。予更换伤膏，调整右腕部杉树皮小夹板外固定，继续中药内服，前方7剂，水煎服，每日一剂。嘱患者继续右上肢悬挂，保持屈肘右前臂轻度旋后位，制动右腕关节，轻轻活动肘关节，加强右前臂肌肉的收缩、舒张活动，加强右手指屈伸功能锻炼。

2020-06-18四诊　患者一般情况良好，诉右腕部轻微疼痛，无手指麻木。查体：舌淡红，苔薄白，脉缓和；右腕部杉树皮小夹板外固定良好，松紧适度，局部轻微肿胀，右手指活动可，末梢血运及感觉良好。今复查X线片示：右桡骨远端粉碎性骨折，对位、对线良好，关节面平整，骨痂生成良好，骨折线稍模糊。予更换伤膏，调整右腕部杉树皮小夹板外固定，继续中药内服，因无明显疼痛，上方去元胡；加炙龟板以益肾健骨：炙黄芪30克，当归12克，炒白芍15克，川芎10克，丹参15克，续断15克，骨碎补15克，土鳖虫10克，地龙10克，熟地20克，制萸肉15克，狗脊15克，杜仲15克，炙龟板15克，神曲10克，甘草6克。7剂，水煎服，每日一剂。嘱患者继续右上肢悬挂，保持屈肘右前臂轻度旋后位，制动右腕关节，多活动肘关节，加强右前臂肌肉的收缩、舒张活动，加强右手指屈伸功能锻炼。

2020-06-25五诊　患者一般情况良好，诸症同前，无明显变化，处理同前，前方继服。

2020-07-02六诊　患者一般情况良好，诉右腕部无疼痛，无手指麻木。查体：舌红润，苔薄白，脉平，右腕部杉树皮小夹板外固定良好，松紧适度，无明显肿胀，右桡骨远端无明显压痛及叩击痛，右手指活动正常，末梢血运及感觉良好。今复查X线片示：右桡骨远端粉碎性骨折，对位、对线良好，关节面平整，骨折线模糊。结合查体和X线片，患者骨折达到临床愈合标准，予去除右腕部杉树皮小夹板外固定，检查患者右腕关节活动可，无肌肉萎缩、关节僵硬及创伤性关节炎等骨折并发症及后遗症，骨折愈合良好。予詹氏舒筋活血汤内服外洗，舒筋活血，巩固疗效：炙黄芪30克，当归12克，川芎10克，地龙10克，炒白芍15克，桂枝10克，桑枝15克，五加皮15克，续断15克，骨碎补15克，鸡血藤15克，伸筋草15克，透骨草15克，羌活6克，炙甘草3克。7剂，水煎服，药渣熏洗腕关节，每日一剂。方中桂枝、桑枝、五加皮、鸡血藤、伸筋草、透骨草，祛风湿，通经络，利关节；五加皮、续断、骨碎补，补肝肾、强筋骨；川芎、地龙，行气活血，且川芎引药入上肢；当归、白芍，补血养筋，舒筋柔筋；黄芪，补气行血；炙甘草，调和诸药。嘱患者循序渐进进行右腕关节功能锻炼，但1个月内禁止右上肢负重活动。

半年后随访，患者右腕无畸形，无疼痛不适，屈伸、旋转活动正常，活动灵活，动作有力，功能恢复良好，生活、劳动正常。

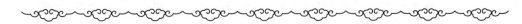

（七）肋骨骨折

由直接或者间接暴力所致的肋骨骨折是临床上常见的骨折，老年骨质疏松者因严重咳嗽、喷嚏，肋间肌急骤收缩亦可致肋骨骨折，出现胸胁部肿胀、剧烈疼痛、咳喘气急、转侧不利等症状，常伴发一些胸腔内脏功能失常的症状，严重者可出现血气胸，甚至出现脂肪栓塞综合征，肺部容易感染，在骨折愈合后还可能会后遗胸膜炎、胸膜粘连、胸胁疼痛等症状。肋骨与胸骨、胸椎相连接构成骨性胸廓，胸廓是维持形体的支架，有保护胸腔内脏器及肝、脾等部分腹腔内器官的作用，多发性肋骨骨折影响胸廓的完整性和稳定性，因此治疗时应尽可能恢复胸廓的完整性，并发血气胸者可进行穿刺引流。肋骨骨折好发于中老年人，属于中医"骨折病"范畴，中医内治按照詹氏中医骨伤骨折四期辨证论治。

詹氏骨伤擅长手法整复，纸板加肋骨固定带外固定，中药辨证论治，动静结合，保守治疗肋骨骨折，临床效果良好，患者后遗症少，恢复良好。

1.临床表现与诊断

肋骨骨折，临床表现为胸胁部肿胀、疼痛、活动受限，骨折部肋骨压痛及叩击痛明显，可触及明显骨擦感，胸廓挤压试验阳性，深呼吸、咳嗽、喷嚏和转侧时疼痛加剧。严重者常伴有胸闷咳嗽，多根肋骨多段骨折可出现连枷胸，有反常呼吸，吸气时骨折处胸壁塌陷，呼气时反而隆起，呼吸困难，低氧血症。骨折断端刺伤胸壁及肺脏，可导致血气胸，应注意肺脏有无损伤。并发气胸者，胸部胀痛，呼吸困难，伤侧叩诊呈鼓音，呼吸音及语颤减弱或消失，皮下气肿，气管可偏向健侧。并发血胸者，胸部胀满剧痛，呼吸困难，少量血胸(出血量小于500毫升)者可无明显自觉症状；中量血胸(出血量介于500～1000毫升)可见肋间饱满，伤侧呼吸运动减弱，叩击呈浊音，呼吸音及语颤减弱；大量血胸(出血量大于1000毫升)者可出现面色苍白、发绀、气促、脉细数，严重者瘀血内攻心肺可出现昏迷。肋骨骨折常伴肺部感染，出现咳嗽、咯痰或咳吐脓血。影像学检查可明确诊断，X线片可见肋骨骨折，伴胸腔积液时肋膈角变钝、消失，气胸则局部肺野透亮，血胸则肋膈角区可见液平面，大量血胸可见大片致密阴影和纵隔移位；无移位肋骨骨折常因肋骨重叠而难以确定，若压痛明显及胸廓挤压试验阳性，则须考虑肋骨骨折可能，应进行 CT 检查确诊；CT 还可以观察胸腔积气和积液情况。B 超可对胸腔积液和血胸进行定量定位。

2.手法整复和固定

单纯肋骨骨折，因有肋间肌固定和其余肋骨支持，一般无明显移位者无需整复，即使对位、对线较差而畸形愈合，只要不影响胸廓的完整性和稳定性，恢复胸壁功能，日后亦不妨碍呼吸。如果合并血气胸等并发症，影响呼吸功能时，必须及时妥善处理，以免造成严重后果，甚至危及生命。肋骨骨折一般固定时间6周左右，老年骨质疏松者不少于6~8周。

（1）无明显移位肋骨骨折。骨折断端无明显移位，胸廓基本完整、稳定，一般不需要进行手法整复，局部贴敷詹氏金黄膏，用桃花纸覆盖，再用肋骨固定带固定4~6周。

（2）单根及双根肋骨骨折。旋转提按复位法：患者正坐位，吸气挺胸使胸部扩张，助手用两手固定患者双大腿根部，术者站在患者背后，双手由腋下抱住患者，双臂把患者双肩架平，将患者胸部上提，使患者胸部向健侧旋转约90度，使重叠移位分离，同时两手分别捏住骨折近、远端，用端提法和按压法"使陷者复起，凸者复平"，将骨折断端复位。复位后用手指顺着肋骨去摸，若肋骨平整而无台阶挡手与凹凸，则肋骨复位成功。再用捋顺法理肌顺筋，理顺肋间肌肉筋膜。

复位成功后，局部贴敷詹氏金黄膏，用桃花纸覆盖，用医用橡皮膏的包装硬纸盒裁剪成两块蝶形双层纸板，固定在骨折处，再用肋骨固定带固定6周左右。

（3）多根肋骨骨折。骨折断端多有明显移位，胸廓的完整性被破坏，稳定性较差，需恢复胸廓的完整性和稳定性。患者正坐位，吸气挺胸使胸部扩张，助手用两手固定患者双大腿根部，术者站在患者背后，双手由腋下抱住患者，把患者双肩架平，将患者胸部上提，使患者胸部向健侧旋转约90度，折骨就大多能对位，手摸肋骨基本平整即可。多根肋骨骨折的骨折断端多为斜行骨折，断端容易刺伤肺脏和胸壁，手法复位时应动作轻柔，谨慎操作，使骨折断端接触，恢复胸廓的大致完整性即可，不可生拉硬扳，暴力复位，强行整复，以免再次损伤。

复位成功后，局部贴敷詹氏金黄膏，用桃花纸覆盖，用医用橡皮膏的包装硬纸盒裁剪成两块蝶形双层纸板，固定在骨折处，再用肋骨固定带固定6周左右。

（4）多段肋骨骨折。中间骨折块因为失去支撑，容易向内下陷移位而成凹陷骨折，或向外突出移位而成凸出骨折。

①凹陷骨折：采用坐位深咳挤压法，仰卧按腹复位法，拔罐复位法。

坐位深咳挤压法：患者正坐位，吸气挺胸使胸部扩张，助手用两手固定患者双大腿根部，术者站在患者背后，双手由腋下抱住患者，双臂把患者双肩架平，双手扶在胸前，一手持清洁毛巾，准备堵患者口鼻。将患者胸部上提，轻轻摇晃数次，令患者用力吸气挺胸使胸部尽量扩张至最大限度，用毛巾捂住患者口鼻憋气，将患者胸部向健侧屈曲并稍旋转，随即撤捂口鼻之手，然后令患者用力深咳，在患者咳嗽的同时，术者用双手分别按压对挤骨折块的两侧，并使患者身体坐正，使下陷骨块突起复位。

仰卧按腹复位法：患者取仰卧位，术者将双手掌按于患者上腹部，令患者用力吸气至最大限度，再用力咳嗽，同时术者双掌用力向下快速按压，使胸腹压力突然增大，而使向内移位的骨折段膨出复位。

拔罐复位法：凹陷的肋骨碎块较小者，可利用火罐或真空罐的负压使下陷骨块突起复位。

②凸出骨折：采用坐位深咳按压法，仰卧按压复位法。

坐位深咳按压法：患者正坐位，吸气挺胸使胸部扩张，助手用两手固定患者双大腿根部，术者站在患者背后，双手由腋下抱住患者，双臂把患者双肩架平，双手扶在胸前，将患者胸部上提，轻轻摇晃数次，令患者用力吸气挺胸使胸部尽量扩张至最大限度，将患者胸部向健侧屈曲并稍旋转，然后令患者用力深咳，在患者咳嗽的同时，术者用拇指或手掌按压突出的骨折块，并使患者身体坐正，使突出骨块下陷复位。

仰卧按压复位法：患者取仰卧位，术者将双手掌或拇指按于患者胸部骨折块处，令患者用力吸气至最大限度，再用力咳嗽，同时术者拇指或手掌用力向下快速按压突出的骨折块，使向外移位的骨折段内陷复位。

复位后用手指顺着肋骨去摸，若肋骨平整而无凹陷或凸起，则肋骨复位成功。再用将顺法理肌顺筋，理顺肋间肌肉筋膜。复位成功后，局部贴敷詹氏金黄膏，用桃花纸覆盖，用医用橡皮膏的包装硬纸盒裁剪成两块蝶形双层纸板，固定在骨折处，再用肋骨固定带固定6周左右。

（5）整复固定的常见问题。

①深吸气及咳嗽用力不足：肋骨骨折因受到肋间肌的牵拉，骨折断端常常重叠移位，深吸气不足则胸廓扩张不充分，骨折断端不能充分分离，导致复位难以成功。按压复位时要利用胸腔的压力配合手法复位，咳嗽用力不足则胸腔压力不足，向内移位的骨折断端难以突出复位。

②固定松紧不当：固定过紧则影响呼吸，且束缚过紧则胸廓受到向内的压力过大易致骨折断端重叠移位。固定过松则骨折断端不稳定而容易再次移位。另外，肋骨固定带的肩部锁带起到悬挂固定肋骨固定带的作用，应按要求过肩固定，以免肋骨固定带下滑脱落。

（6）常见并发症。

①胸膜增厚、粘连：主要是肋骨骨折后伴随胸膜损伤，或者骨折断端刺激胸膜，或并发胸膜感染，发生炎症反应，造成胸膜增厚、粘连。肋骨骨折后应及时复位固定，

积极药物治疗，防治感染，再配合中药内服，行气活血，消肿止痛，预防胸膜增厚、粘连。

②肋间神经疼痛：肋骨骨折时暴力同时损伤周围软组织可并发肋间神经损伤，骨折断端可压迫损伤肋间神经，导致肋间神经损伤，治疗不足，肋间神经损伤未能治愈，或骨折畸形愈合压迫肋间神经，或功能锻炼多度损伤肋间神经，导致骨折愈合后肋间神经疼痛。治疗肋骨骨折，应尽量解剖复位，合理固定与功能锻炼，配合中药内服，舒筋活血，通络止痛，防治肋间神经损伤。

3. 闭合性肋骨骨折并发症的急救处理

（1）气胸。患者半坐卧位，绝对卧床休息，充分吸氧，少讲话少咳嗽，减少肺活动，以利于积气的吸收和肺的复张。少量气胸，肺萎缩小于30%，无明显呼吸困难者，一般不需特殊处理，积气可自行吸收。若积气较多，肺萎缩超过50%，胸部满闷胀痛、喘促气急、呼吸困难明显者，可于第二肋间锁骨中线处行胸腔穿刺，抽出积气。张力性气胸者用大针头行胸腔穿刺减压后，插入引流管进行水封瓶闭式胸腔引流。

（2）血胸。血胸易导致呼吸困难、休克、胸腔感染、凝固性血胸等并发症，应及时处理。患者半坐卧位，绝对卧床休息，充分吸氧，少讲话少咳嗽，减少肺活动，以减少胸部出血。少量血胸，出血量小于500毫升，无明显满闷胀痛、呼吸困难者，一般不需特殊处理，应予继续观察。中量血胸，出血量介于500～1000毫升，出现胸部满闷胀痛、气促、呼吸困难者，应立即行胸腔穿刺术，在腋后线第6～7肋间或腋中线第5～6肋间穿刺抽吸积血，排净积血，促使肺复张，抽吸后可注入抗生素，预防感染。大量血胸，出血量超过1000毫升，可分次吸出，每日一次，每次抽血量不超过1000毫升，也可采用水封瓶闭式引流。胸腔积液处理同血胸。

（3）连枷胸。骨折块浮动幅度较小，反常呼吸运动不明显者，可用多段肋骨骨折整复固定法复位处理后，局部夹垫加压包扎固定。骨折块浮动幅度达3厘米以上，反常呼吸明显，呼吸困难者，直接予局部夹垫加压包扎固定；或予肋骨牵引，以防止骨折块活动，恢复胸廓正常形态，维持正常呼吸功能。

附：肋骨牵引法：适用于多根多段肋骨骨折造成浮动胸壁，出现反常呼吸时。患者仰卧于骨科牵引床上，常规消毒，铺无菌巾，选择浮动胸壁的中间一根肋骨；局部浸润麻醉后，用无菌钳将凹陷的肋骨块夹住，钳子另一端系上牵引绳，进行滑动牵引；牵引重量一般为2～3千克；牵引时间一般为1～2周，骨折稳定以后即可去除肋骨牵引。

4. 中医辨证论治

肋骨骨折中医内治按照詹氏中医骨伤骨折四期辨证论治，可在基础方上加柴胡、川芎、郁金、青皮、陈皮、枳壳等引经药；胸闷、咳嗽用枳壳、厚朴、佛手、丝瓜络，理气宽胸，化痰止咳；肺部感染，咳嗽痰多色白用陈皮、半夏、茯苓、厚朴，燥湿化痰；

咳嗽黄痰用黄芩、贝母、瓜蒌、射干，清热化痰；咳吐脓痰用桔梗、鱼腥草、百部、瓜蒌，消痰解毒排脓；疼痛用元胡理气止痛，白芍缓急止痛，乳香、没药行气活血止痛；气胸胀闷用枳实、厚朴、麻黄，宣肺行气除胀；血胸血肿用泽兰、地龙、琥珀，活血消肿；咳血咯血用茜草、三七、蒲黄、白芨，化瘀止血；胸腔积液用茯苓、葶苈子、白芥子、地龙。四期用药皆须时时顾护胃气，脾胃虚弱纳差者则佐以健脾开胃。

（1）早期（气滞血瘀型）。因疼痛、咳嗽刺激胸壁和肺脏，使胸部活动量及活动幅度加大，导致胸部损伤加重，因此肋骨骨折早期必要时应予以镇静止痛和镇静止咳处理。

①单纯肋骨骨折：损伤早期，骨断筋伤，气血经络受损，胸胁部肿胀疼痛，转侧不利；外伤及内，伤及肺脏，常伴有胸闷、咳嗽、白痰；舌淡红，苔薄白，脉弦。

治法：活血止痛，理气宽胸。

方药：詹氏肋骨骨折方加减。

处方：川芎10克，丹参15克，当归12克，元胡10克，香附10克，炒白芍15克，佛手10克，郁金10克，桃仁10克，红花6克，三七6克，玄参15克，炒枳壳15克，红曲15克，丝瓜络15克。

加减：短气、少气，加炙黄芪30克、五味子15克；痰多色白，加陈皮10克、半夏10克、厚朴10克；黄痰，加黄芩10克、瓜蒌15克、贝母10克；胸腔积液加茯苓15克、地龙12克、葶苈子10克；咳吐脓痰加桔梗10克、鱼腥草15克、百部20克。

用法：水煎服，每日一剂。

方解：方中川芎、丹参、当归、桃仁、红花、三七、玄参，活血化瘀，消肿止痛；元胡、郁金、香附，行气活血止痛；白芍，缓急止痛；佛手、丝瓜络，理气化痰通络；枳壳，宽胸理气，引药入胸；红曲，活血化瘀，健脾和胃。

②伴有肺挫裂伤：外伤肺脏，肺络受损，血逸脉外，肺失宣降，气道不利，胸痛、胸闷、气促、咳嗽、血痰或咳血，呼吸困难，舌淡红，苔薄白，脉弦；重者血气积于胸中，反常呼吸、喘促不宁、咯血、唇舌青紫、心动悸、脉细微；甚者气血脱失，烦躁不安、昏迷、脉微欲绝。

治法：活血止血，理气止痛，宽胸化痰。

方药：詹氏肺挫伤方加减。

处方：炙黄芪30克，川芎10克，丹参15克，当归12克，元胡10克，香附10克、炒白芍15克，佛手10克，郁金10克，玄参15克，炒枳壳15克，阿胶15克（烊），茜草15克，仙鹤草15克，白芨15克，五味子15克。另包：乳香粉1.5克，没药粉1.5克，血竭粉1.5克，三七粉1.5克，冲服。

加减：气胸，加炒枳实15克、厚朴10克、山萸肉30克；血胸，加泽兰15克、地龙12克、琥珀粉6克（冲服）；气随血脱，呼吸喘促，气短欲绝，焙炙黄芪60克，加人参15克、生五味子30克、山萸肉30克，补气固脱；瘀血昏迷，加麝香粉0.1克（冲服）、琥珀粉6克(冲服)、菖蒲10克，或黄酒送服云南白药保险子1粒，活血散瘀、开窍醒神；失血昏迷，加人参15克、远志15克、炮附子10克、五味子30克，补气固脱，开窍醒神。

用法： 每日一剂，水煎2次合汁，分2次送服小包药粉。

方解： 方中川芎、丹参、当归、三七、玄参，活血化瘀，消肿止痛；阿胶、茜草、仙鹤草、白芨，收敛止血；元胡、郁金、香附，行气活血止痛；白芍，缓急止痛；佛手、枳壳，理气宽胸，化痰和络；五味子，敛肺止咳；炙黄芪，补气摄血；乳香、没药、血竭、三七，化瘀止血。

外用药物： 外敷詹氏金黄膏，清热凉血、活血消肿(皮肤破损及过敏者禁用)。

(2)中期(营损络伤型)。损伤中期，气、血两伤，肌肉筋骨经络受损，瘀血、肿胀基本消退，疼痛渐消，新骨渐生，筋骨虽续而未坚。肺伤未愈，常伴有胸闷、咳嗽、咯痰；舌质暗红，苔薄白，脉弦涩。

治法： 益气养血，祛瘀生新，接骨续筋。

方药： 詹氏接骨续筋通用方加减。

处方： 炙黄芪30克，丹参15克，当归12克，川芎10克，元胡10克，炒白芍15克，土鳖虫10克，续断15克，骨碎补15克，陈皮10克，熟地20克，制萸肉20克，杜仲15克，狗脊20克，神曲15克，炙甘草6克。

加减： 咳嗽痰多色白，加百部20克、半夏10克、丝瓜络15克；胸腔积液，加茯苓15克、地龙10克；纳差加炒白术15克、茯苓15克，健脾和胃。

用法： 水煎服，每日一剂。

方解： 方中熟地、制萸肉、狗脊、杜仲，补肝肾、强筋骨；土鳖虫、续断、骨碎补，补肝肾、行血脉、接骨续筋；当归、熟地、炒白芍、丹参，补血和血；黄芪，补气生血，使气旺血行；丹参、川芎、元胡，行气活血，使补而不滞；陈皮，理气健脾，引药入胸；神曲，健脾和胃；炙甘草，调和诸药。

外用药物： 外敷詹氏金黄膏，舒筋活血，通络止痛(皮肤破损及过敏者禁用)。

(3)后期(肝肾不足、气血亏虚型)。损伤后期，骨折基本愈合，功能初步恢复，但肝肾不足，气血亏虚，肌肉筋骨萎缩失养，筋骨虽长而未强壮，肌肉不充，关节不利，腰膝酸软、少气懒言、神疲乏力、气促自汗；舌淡白，苔白，脉细弱。

治法： 补肝肾，益气血，强筋壮骨，舒筋活络。

方药： 詹氏补肾壮骨加减。

处方： 炙黄芪30克，丹参15克，当归12克，炒白芍15克，川芎10克，百合20克，续断15克，骨碎补15克，熟地20克，制萸肉20克，黄精15克，狗脊20克，杜仲15克，神曲15克，炙甘草6克。

加减： 气虚甚，少气不足以息，加党参20克、五味子15克、炙升麻3克；胸膜粘连，呼吸疼痛，转侧不利，加青皮10克、郁金10克、白芥子10克、丝瓜络15克，理气和络；纳差，加炒白术15克、陈皮10克，健脾和胃；虚寒，加干姜6克、桂枝10克，温阳补肾；虚热，易炒白芍为生白芍15克，易熟地为生地20克，加知母15克、麦冬15克，滋阴补肾。

用法：水煎服，每日一剂。

方解：方中熟地、制萸肉，填精补髓；狗脊、杜仲、怀牛膝，补肝肾、强筋骨；续断、骨碎补，补肝肾、续筋骨；龟板，补肾壮骨，滋阴潜阳，既有阴中求阳之意，又能制补阳太过；炙黄芪，补气生血，气旺则血行；当归、炒白芍，补血养筋；地龙、丹参，活血化瘀；神曲，健脾和胃，使滋而不腻；炙甘草，调和诸药。

外用药物：后期解除外固定后，外敷詹氏秘制黑膏药，以舒筋活血，通络止痛。

（4）康复期（痰瘀互结、肺络不和）。肋骨骨折康复期，虽然骨折已愈合，但"凡伤必瘀，久伤生痰"，肋骨骨折后并发胸膜炎，日久痰瘀互结，阻痹肺络，造成胸膜增厚、粘连，证见胸胁部深呼吸、咳嗽、喷嚏及转侧疼痛，或胀痛，或刺痛，或掣痛，伴胸闷、咳嗽，呼吸不畅，舌黯紫或黯淡，苔薄白或腻，脉弦涩或弦细。

治法：理气和络，活血化痰，通络止痛。

方药：香附旋覆花汤（《温病条辨》）加减。

处方：炙黄芪30克，当归15克，炒白芍15克，川芎10克，香附10克，旋覆花10克，枳壳10克，陈皮10克，半夏10克，青皮10克，郁金10克，佛手10克，元胡10克，丝瓜络15克，白芥子10克，炙甘草6克。

加减：伴胸腔积液者，加茯苓15克、地龙10克，严重者加葶苈子10克；咳嗽重者，加杏仁10克、桔梗10克、炙枇杷叶10克，肃肺止咳；痰多色白，加茯苓15克、厚朴10克；咳嗽黄痰，加瓜蒌10克、贝母10克，清热化痰；瘀血严重、久痛不已者，加桃仁10克、红花10克、丹参15克，活血止痛。

用法：水煎服，每日一剂。

方解：方中香附、旋覆花，理气和络；陈皮、半夏、佛手，化痰开郁；川芎、郁金、元胡、青皮，行气活血，通络止痛；丝瓜络、白芥子，理气化痰通络；枳壳，宽胸理气，引药入胸；炙黄芪，补气行血；当归、白芍，养血和络，缓急止痛；炙甘草，调和诸药。

外用药物：可外敷詹氏秘制黑膏药，以舒筋活血，通络止痛。

5.功能锻炼与康复指导

（1）初期。单纯肋骨骨折者，禁止胸部转侧屈伸，可下地自由活动，可适当深呼吸进行早期肺部活动，必要时适当咳嗽促进排痰。伴有血气胸或肺部感染较重，患者半坐卧位，绝对卧床休息，充分吸氧，少讲话少咳嗽，减少肺活动，以利于积气积血积液的吸收，禁止胸部转侧屈伸，可适当活动四肢。

（2）中期。禁止胸部转侧屈伸，多进行深呼吸活动，可适当进行扩胸动作，并逐渐增加锻炼频率和扩胸幅度，加强四肢屈伸活动。

（3）后期。去除外固定后至少1个月内禁止负重，可做钟摆侧拉、展翅旋转、拔背伸腰、环转腰背等胸部扩张、旋转、屈伸动作，进行胸背肌锻炼。

（4）康复期。全面进行胸背腰腹及四肢功能锻炼，并适当进行负重锻炼，注意由轻到重，循序渐进，增加胸背部和四肢的力量，直至能够正常负重劳动。

6.注意事项

（1）单纯肋骨骨折者，可采用自由体位但禁止俯卧；伴有血气胸及肺部感染较重者，患者半坐卧位，绝对卧床休息，充分吸氧，少讲话少咳嗽，减少肺活动，以利于积气积血积液的吸收。

（2）保持室内空气清新洁净，室温适宜，严禁烟火及刺激性气体，以免刺激损伤胸肺，加重病情。

（3）进行健康宣教，使患者了解肋骨骨折有关知识，指导患者进行深呼吸及咳嗽排痰功能锻炼。

（4）做好心理护理，对患者及其家属做好安慰、解释工作，使其积极配合治疗，早日康复。

（5）慎起居，避风寒，远房帏，畅情志，节饮食，戒烟酒，忌过食生冷、辛辣刺激性食物，加强饮食调配，增强机体抵抗力。

（6）预防肺部感染，长期卧床应做好预防褥疮和泌尿系统感染的护理。

 典型病例：患者，男性，52岁

2017-01-06初诊　患者自诉5天前干活时不慎摔伤右胁肋部，致右胸胁部疼痛，胸闷，胸腰部转侧不利，在杭州某医院CT检查示：右侧第8、9肋骨骨折，断端错位明显，肺纹理稍粗，肋膈角锐利（见图2-2-1-17）。当时未做处理，回家修养。今右胁肋部疼痛加重，胸闷、咳嗽，痰少色白，咯痰不利，胸腰部转侧活动受限，遂来我院找詹振宇医师就诊。查体：右胸肋部稍肿，右腋前线第8、9肋骨处压痛阳性，可触及明显骨擦感，胸廓挤压试验阳性，胸腰部活动受限，未见反常呼吸，两肺听诊呼吸音清，右侧呼吸音稍弱，可闻及湿性啰音。脊柱、骨盆及四肢均未见明显异常。再次摄X线片示：右第8、9肋骨骨折，断端错位明显，肺纹理较粗，肋膈角变钝。患者平素体健，有吸烟史20余年，每天1包烟，偶尔饮酒。现神志清，精神可，胃纳较差，睡眠欠安，二便如常，舌淡红，苔薄白，脉弦紧。詹振宇医师结合病史、查体、X线片及CT，诊断为：骨折病（多发性肋骨骨折伴胸腔积液）。中医诊断：骨折病。辨证分析：患者闪挫摔伤胸胁部，卒然身受，由外及内，气血俱伤；"血伤肿，气伤痛"，血溢脉外，恶血留于肌腠不散，则胸胁部肿胀；气机阻滞，流通不畅，不通则痛，故胸胁疼痛；肋骨骨折，骨断筋伤，骨离其位，难司其职，则胸胁部转侧不利；外伤及内，伤及肺脏，肺失宣降，痰浊内生，气道不利，则胸闷、气促、咳嗽、痰少色白、咯痰不利。舌淡红，苔薄白为伤病初起，脉弦紧主痛甚，气滞血瘀，脉气紧张，则脉象弦紧。四诊合参，辨病为骨折病（多发性肋骨骨折伴胸腔积液）。辨证为气滞血瘀、痰浊阻肺证。病位在胸肺、筋骨，病性属急、实证。

治疗方法 患者坚决要求保守治疗，詹振宇医师考虑手术有风险，患者年龄较大，不耐手术，根据骨折类型及患者体质，经与家属协商同意，决定采取保守治疗方案。

外治保守治疗 予手法整复肋骨骨折，用端提法和按压法整复成功，用手指触摸肋骨平整，再用将顺法理肌顺筋，理顺肋间肌肉筋膜；然后，局部贴敷詹氏金黄膏，用桃花纸覆盖，用医用橡皮膏的包装硬纸盒裁剪成两块蝶形双层纸板，固定在骨折处，再用肋骨固定带固定，胸部保持轻度挺胸扩胸姿势。X线片复查示：右第8、9肋骨骨折，断端对位、对线良好（见图2-2-1-18）。詹振宇医师嘱患者禁止俯卧，胸部禁止转侧屈伸。

护理措施：慎起居、避风寒，预防感冒，远房帏，畅情志，节饮食、戒烟酒，忌食油腻发物。詹振宇医师特别吩咐：适当深呼吸进行早期肺部活动，必要时适当咳嗽促进排痰，可适当活动四肢。

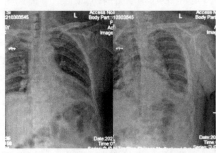
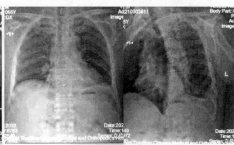

图2-2-1-17　复位前　　　　　　　　　　图2-2-1-18　复位后

全身整体中医内治按照詹氏中医骨伤骨折四期辨证论治处理 目前属骨折早期，治疗宜行气活血、化痰止咳。方剂予詹氏肋骨骨折方加减：川芎10克，丹参15克，当归12克，元胡10克，香附10克，炒白芍15克，佛手10克，郁金10克，桃仁10克，红花6克，三七6克，陈皮10克，半夏10克，厚朴10克，茯苓15克，炒枳壳15克，丝瓜络15克。处方7剂，水煎服，每日一剂。方中川芎、丹参、当归、桃仁、红花、三七，活血化瘀，消肿止痛；元胡、郁金、香附，行气活血止痛；白芍，缓急止痛；陈皮、半夏、茯苓、厚朴，燥湿化痰止咳；佛手、丝瓜络，理气化痰通络；枳壳，宽胸理气，引药入胸。

2017-01-13 二诊 患者一般情况可，胃纳及睡眠好转，诉伤处疼痛明显减轻，胸闷咳嗽明显减轻，咯痰减轻，量少色白，咯痰不利，查体：舌淡红，苔薄白，脉弦；胸部肋骨带固定位置良好，松紧适度，右侧呼吸音稍弱，可闻及湿性啰音。继续伤膏外贴、肋骨带外固定，中药内服，予前方7剂继服。嘱患者注意慎起居、避风寒，预防感冒，避免劳累及转侧活动，适当活动四肢。

2017-01-20 三诊 患者一般情况可，胃纳及睡眠均可，诉伤处轻度疼痛，轻微咳嗽，无胸闷，无咳痰。查体：舌淡红，苔薄白，脉弦；胸部肋骨带固定位置良好，松紧适度，两肺呼吸音清，未闻及干湿性啰音。继续伤膏外贴、肋骨带外固定，中药内服。复查X线片示：右第8、9肋骨骨折，对位、对线良好；肺纹理较粗，肋膈角锐利。中医内治仍按詹氏中医骨伤骨折四期辨证论治，詹振宇医师说："现属骨折中期，为络阻营损、骨折未愈，予以和营生新，接骨续筋，佐以补益肝肾，健运脾胃。"予詹氏接骨续筋通用方加减：炙黄芪30克，当归12克，炒白芍15克，川芎10克，丹参15克，土鳖虫10克，续断15克，骨碎补15克，元胡10克，熟地20克，制萸肉15克，杜仲15克，陈皮10克，炒白术10克，丝瓜络15克，神曲10克，甘草3克。处方7剂，水煎服，每日一剂。方中熟地、制萸肉、狗脊、杜仲、续断、骨碎补，补肝肾、强筋骨；土鳖虫、续断、骨碎补，祛瘀生新、接骨续筋；当归、熟地、炒白芍、丹参，养血和血；炙黄芪、炒白术，补气生血，使气旺血行；川芎、丹参、元胡，行气活血，使补而不滞，且陈皮引药入胸；丝瓜络，理气和络；炒白术、陈皮、茯苓、神曲，健脾和胃；炙甘草，调和诸药。詹振宇医师嘱患者注意慎起居、避风寒，避免劳累及转侧躯干活动，适当活动四肢。

2017-01-27 四诊 患者一般情况良好，胃纳佳及睡眠可，诉伤处轻度疼痛，无胸闷气促，无咳嗽咯痰。查体：舌淡红，苔薄白，脉沉弱；胸部肋骨带固定位置良好，松紧适度，两肺呼吸音清，未闻及干湿性啰音。继续伤膏外贴、肋骨带外固定，中药内服。患者无胸闷咳嗽咯痰，予前方去丝瓜络，加狗脊15克，以增强补肝肾、强筋骨：炙黄芪30克，当归12克，炒白芍15克，川芎10克，丹参15克，土鳖虫10克，续断15克，骨碎补15克，元胡10克，熟地20克，制萸肉15克，杜仲15克，陈皮10克，炒白术10克，狗脊15克，神曲10克，甘草3克。处方7剂，水煎服，每日一剂。詹振宇医师吩咐患者注意躯干转侧活动，避免抬重物。多深呼吸、活动胸廓与四肢，加强功能锻炼。

2017-02-03 五诊 患者一般情况良好，诉伤处轻微疼痛，无胸闷气促，无咳嗽咯痰。查体：舌淡红，苔薄白，脉沉缓；胸部肋骨带固定位置良好，松紧适度，两肺呼吸音清，未闻及干湿性啰音。继续伤膏外贴、肋骨带外固定，中药内服，予前方7剂继服。嘱患者注意慎起居、避风寒，预防感冒，避免劳累及转侧活动，多深呼吸、活动四肢，加强功能锻炼。

2017-02-10六诊　患者一般情况良好，诉伤处无疼痛，无胸闷气促，无咳嗽咯痰。查体：舌淡红，苔薄白，脉平；胸部肋骨带固定位置良好，松紧适度，两肺呼吸音清，未闻及干湿性啰音。复查X线片示：右第8、9肋骨骨折，对位、对线良好，骨折线模糊；肺纹理稍粗，肋膈角锐利。结合查体和X线片，患者骨折达到临床愈合标准，予去除肋骨固定带外固定，检查：患者胸胁部转侧屈伸活动可，无明显疼痛，无胸闷咳嗽，深呼吸正常，咳嗽无疼痛，四肢活动正常，无明显肌肉萎缩、关节僵硬、胸膜炎及胸膜粘连等骨折并发症及后遗症，骨折愈合良好。予前方7剂继服，巩固疗效。嘱患者3个月内禁止胸腰部负重，可以加强胸腹肌和腰背肌功能锻炼。

半年后电话随访，患者胸胁部无畸形，无疼痛不适，旋转活动正常，功能恢复良好，生活、劳动正常。

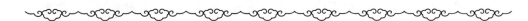

（八）胸腰椎压缩性骨折

由直接或者间接暴力所致的胸腰椎椎体压缩性骨折是临床上常见的骨折，好发于T11~L2，老年骨质疏松者因弯腰端盆抬物或挑重担，腰背肌急骤收缩亦可致胸腰椎椎体压缩性骨折。胸腰椎椎体压缩性骨折好发于中老年人，属于中医"骨折病"范畴，中医内治按照詹氏中医骨伤骨折四期辨证论治。

脊椎椎体由松质骨构成，遭受暴力容易发生压缩性骨折或爆裂骨折；胸腰椎椎体比较膨大而疏松，活动度比较大，更容易遭受暴力发生骨折或脱位。脊椎椎体由韧带相连接构成脊柱，脊柱之间的空隙相连接构成椎管和椎间孔，椎管中有脊髓通过，椎间孔中有脊神经通过，脊椎骨折或脱位时，骨折块容易压迫或刺伤脊髓神经，造成脊髓神经损伤。因此胸腰椎椎体压缩性骨折常伴发一些腹腔内脏功能失常的症状，可伴有腰椎滑脱，严重者可合并脊髓损伤，在骨折愈合后还往往会后遗创伤性腰椎间盘突出、顽固性腰背疼痛等症状。由于椎体高度因压缩变扁而降低，影响脊柱的稳定性，因此治疗时应尽可能恢复椎体高度，伴有严重脊髓压迫者可进行手术减压。

詹氏骨伤擅长手法整复，腰椎牵引加垫枕外固定，中药辨证论治，动静结合，保守治疗胸腰椎压缩性骨折，临床效果良好，患者后遗症少，恢复良好。

1.临床表现与诊断

胸腰椎椎体压缩性骨折，临床表现为腰背部肿胀、疼痛、活动受限，严重者不能坐起、行走，骨折部棘突压痛及叩击痛明显，脊柱纵轴叩击痛明显，常伴有腹胀腹痛、大便不通。X线片和CT可明确诊断，X线片示椎体楔形改变或椎体粉碎、爆裂而呈扁饼改变，可伴有椎体滑脱。骨折断端压迫脊髓神经，可出现双下肢麻木等症状，应注意脊髓神经有无损伤；MRI检查可观察脊髓损伤情况。

2. 手法整复和固定

胸腰椎骨折手法整复可以稍缓，等患者大便通畅后再进行复位，一般青壮年固定时间6～8周，老年人及骨质疏松者固定时间不少于8～12周。

（1）手法整复和腰围固定加持续腰椎牵引。

①垫枕过伸复位法：患者仰卧位，平卧硬板床，骨折部贴敷詹氏金黄膏，用1张桃花纸折叠4层覆盖伤膏，腰围固定带固定腰部，在骨折处加较窄的软垫枕，宽度为6～8厘米，高度为8～10厘米，利用自身的重力持续腰椎牵引。适用于椎体压缩程度不超过1/5的胸腰椎压缩性骨折。

②拔伸牵引复位法：患者俯卧于板床上，第一助手位于床尾，两手握住患者双踝，第二助手位于床头，两手置于患者腋下做对抗牵引，术者位于患者左侧，双手按住受伤椎体，第一助手用力抖动患者双踝，同时术者用力下按伤椎，恢复伤椎高度及调整椎间小关节，术后患者改为仰卧位，平卧硬板床，局部贴敷詹氏金黄膏，用桃花纸覆盖伤膏，腰围固定带固定腰部，在骨折处加较窄的软垫枕，宽度为6～8厘米，高度为6～10厘米，予持续腰椎牵引，重量约为体重的1/8。

③气囊充气复位法：患者大便通畅后，让其仰卧于板床上，以受累椎体或两个受累椎体间为中心，腰背部置于充气囊，开放充气机，充气压力到达8千克/平方厘米打开充气囊阀门，缓慢注气，使患者躯体渐呈伸展过伸位。当气囊完全充气时，胸腰椎部可离床25～35厘米，同时可予水平位40～60千克机动牵引力或用人力牵拉，以达到有效拔伸。如伴椎体侧方压缩者，可在过伸位同时给予向健侧侧弯的复位力。充气、放气可反复3～5次，超过1周病例整复可增加次数或速率。复位可在X线电透下进行，术后摄X线片，达到理想复位后平卧硬板床，局部贴敷詹氏金黄膏，用桃花纸覆盖伤膏，腰围固定带固定腰部，在骨折处加较窄的软垫枕，宽度为6～8厘米，高度为6～10厘米。

（2）固定牵引的常见问题。

①牵引不足：椎体压缩变扁，骨折断端嵌插移位，若牵引力过小或牵引时间过短，牵引不够充分，往往难以复位成功，或复位效果不理想，不能恢复椎体的正常高度，因此，胸腰椎压缩性骨折的牵引要到骨折临床愈合，不能过早下床，饮食及大小便时可放松牵引休息，睡眠时应继续腰椎牵引。

②体位不当：胸腰椎压缩性骨折早期和中期要求平卧硬板床休息，使脊柱保持伸

直位，绝对禁止胸腰部屈曲和扭转，禁止弯腰、坐起，翻身时应挺直腰背侧卧，不能伛偻腰背和扭腰，饮食及大小便时应禁止弯腰、坐起，以免加重脊柱和脊髓损伤。

③垫枕高度不适：腰部垫枕不可过高、过低、过宽、过窄、过软、过硬，应有一定的硬度和弹性。垫枕过高、过窄、过硬则腰部硌硌难受，反而损伤腰椎，患者难以依从；垫枕过软，则易塌陷变形；垫枕过低、过宽，则起不到垫枕的杠杆作用。

（3）常见并发症。

①脊髓神经损伤：主要是遭受暴力时直接伤及脊髓神经；或椎体受力滑移挤压损伤脊髓神经；或骨折块挤压、刺伤脊髓神经；或椎体周围韧带损伤以致椎间盘突出而压迫脊髓神经；或固定体位不当，胸腰部屈曲、扭转而压迫脊髓神经；或脊髓周围软组织损伤，组织出血肿胀或充血水肿，压迫脊髓神经；导致脊髓神经挫伤或断裂，造成损伤平面以下的肢体瘫痪。胸腰椎压缩性骨折要尽早、及时复位以解除脊髓神经受压，手法复位时切忌动作粗暴，平时应绝对平卧硬板床，绝对禁止胸腰部屈曲和扭转，以免加重损伤，发现有脊髓神经损伤征象时要及时进行腰椎牵引减压，配合中药内服，行气活血，通经止痛，促进损伤的脊髓神经恢复，预防截瘫，必要时手术治疗。

②骨质疏松：主要是骨折后长期卧床，缺少活动，骨骼应力刺激不足，用进废退，骨骼失用性萎缩，代谢性营养不良，骨质吸收，发生骨质疏松。固定期间应加强功能锻炼，刺激骨质生成，促进骨骼强壮；再加强营养，配合中药内服，补肝益肾，强筋壮骨，促进骨质生成，预防骨质疏松。

③创伤性椎间盘突出：主要是胸腰椎遭受暴力时直接伤及椎体周围韧带，以致椎间盘周围韧带破裂，或椎体压缩性骨折时，周围韧带结构异常，而致椎间盘周围韧带环囊不稳定，椎间盘失于约束而突出。胸腰椎压缩性骨折要尽早、及时复位以恢复椎间盘周围韧带环囊的完整性和稳定性，并进行腰椎牵引以促进椎间盘复位，再配合中药内服，补气固脱，补肝益肾，强筋壮骨，有助于促进骨折愈合及韧带修复，约束椎间盘预防突出。

④顽固性腰背痛：腰椎骨折时，遭受暴力，可造成椎小关节紊乱、脊髓神经受压以及创伤性椎间盘突出等并发症，未能及时治疗，容易导致顽固性腰背痛；应详细诊察，全面治疗并发症。腰椎骨折，椎体变形，畸形愈合后未能恢复正常腰椎结构，腰椎不稳定，容易导致顽固性腰背痛；应积极治疗，腰椎垫枕要合适，腰椎牵引要充分，以尽可能恢复腰椎的完整性和稳定性。腰椎骨折后发生骨质疏松，导致腰背痛，应积极预防骨质疏松。

⑤骨折畸形愈合：胸腰椎压缩性骨折因复位不良、体位不当、愈合不良或负重过早，容易发生骨折畸形愈合，椎体呈楔形改变，严重者出现驼背畸形，影响脊柱的稳定性和平衡性，压迫脊髓神经，进而发生腰部容易受伤、腰肌劳损、腰椎间盘突出、顽固性腰腿痛等继发病症。因此应尽量恢复椎体的原有结构，至少恢复到椎体原有高

度的4/5；固定期间应绝对平卧硬板床，绝对禁止胸腰部屈曲和扭转，并加强功能锻炼，有助于骨痂生成，促进骨折愈合；固定时间应充分，达到临床愈合再下地活动；负重时间宜晚不宜早，至少下地1个月后再进行弯腰及负重活动，避免椎体再次压缩骨折。

⑥骨折延迟愈合：多发生于老年人，主要是复位不良，未能良好的恢复椎体原有的结构，骨折断端压缩损伤严重，骨折难以愈合；或者固定时间过短、下地活动过早，骨折未能充分愈合；或者患者体质较差或营养不良，骨折难以愈合。老年人胸腰椎压缩性骨折复位后应固定8~12周为宜，不能少于8周，骨质疏松严重者应适当延长固定时间，以使骨折充分愈合；胸腰椎压缩性骨折不稳定，骨折断端受到肌肉的牵拉而旋转或加重压缩，容易活动、移位而接触不良，固定时应尽量避免体位变动，维持牵引重量宜适中而不宜过大，以维持骨折断面接触，以利于骨折愈合；固定期间应加强营养，加强功能锻炼，以促进骨折愈合；去除固定后应早活动、晚负重，避免胸腰椎椎体再次压缩。

3.中医辨证论治

胸腰椎压缩性骨折中医内治按照詹氏中医骨伤骨折四期辨证论治，可在基础方上加狗脊、怀牛膝、杜仲、桑寄生等引经药，伴有脊髓神经损伤者可加地龙、乌梢蛇通经活络。胸腰椎压缩性骨折多影响脏腑功能，常有腹胀纳差等症状，四期用药皆须时时顾护胃气，脾胃虚弱纳差者则佐以健脾开胃。

（1）早期（气滞血瘀型）：损伤早期，骨断筋伤，气血经络受损，气滞血瘀，伤处肿胀疼痛，活动受限。外伤及内，伤及脏腑，常伴有腑气不通，腹痛腹胀，大便秘结，胃纳不佳。舌质淡红，苔薄白，脉弦紧。

①大便不通：

治法： 通腑逐瘀，行气止痛。

方药： 詹氏通腑逐瘀汤加减。

处方： 黄芪20克，丹参15克，当归12克，川牛膝12克，元胡10克，赤芍12克，香附10克，地龙10克，桃仁10克，红花6克，三七6克，炒枳实30克，制厚朴30克，生大黄6克（后下），槟榔15克，炙甘草3克。

加减： 大便干结加泽兰15克、芒硝10克（冲），攻下热结；腹中冷痛加干姜6克、附子10克，温中散寒；年老、气虚者重用炙黄芪30克。

用法： 上药除大黄外，水煎两次合药汁，加入大黄武火急煎5分钟，先温服一半。若半小时后大便未解，接着服用剩余一半。若2小时后大便仍未解，上方一剂顿服。大便通畅即止，不效连服。

方解： 方中丹参、当归、川牛膝、元胡、赤芍、香附、桃仁、红花、三七，活血化瘀、消肿止痛，且川牛膝引药入腰；元胡、香附又能行气活血；地龙，通络利水以活血消肿；黄芪，扶助正气使气旺血行，防消散太过耗气；枳实、厚朴，行气除胀；大黄、槟榔，通腑攻积，行气活血；炙甘草，调和诸药。

按：胸腰椎骨折，腹痛腹胀、大便不通，乃瘀血内停，脏腑不和，气机闭阻，腑气不通所致，既非实热积滞互结肠内之燥屎干结，也非单纯瘀血内停之蓄血症，故不单用大承气汤峻下热结，也不单用桃核承气汤攻下逐瘀，而用厚朴三物汤下气通腑为主，佐以攻下逐瘀之药，腑气通则大便自下，气行而血行则胀痛自消，即"痛随利减，病去如归"之意。

②大便畅通：

治法：活血化瘀，行气止痛。

方药：詹氏腰椎骨折方加减。

处方：炙黄芪30克，丹参15克，当归12克，元胡10克，炒白芍15克，地龙12克，桃仁10克，红花6克，三七6克，炒枳实15克，制厚朴15克，红曲15克，大黄6克，大茴香6克，川牛膝12克，槟榔10克。

加减：腰部血肿，加泽兰15克、琥珀粉6克（冲服），活血消肿；肝肾亏虚，骨质疏松，加续断15克、骨碎补15克，补肾活血；纳差加炒白术10克、茯苓15克，健脾和胃；双下肢麻木，加乌梢蛇12克。

用法：水煎服，每日一剂。

方解：方中丹参、当归、川牛膝、元胡、桃仁、红花、三七、红曲，活血化瘀、消肿止痛；白芍，缓急止痛；地龙，通络利水以活血消肿；枳实、厚朴，行气除胀；黄芪，扶助正气使气旺血行，防行气太过耗气；红曲，健脾和胃；大茴香，理气止痛，与川牛膝引药入腰。

外用药物：外敷詹氏金黄膏，清热凉血、活血消肿（皮肤破损及过敏者禁用）。

（2）中期（营损络伤型）。损伤中期，气、血两伤，肌肉筋骨经络受损，瘀血、肿胀基本消退，疼痛渐消，新骨渐生，筋骨虽续而未坚。舌质暗红，苔薄白，脉弦涩。

治法：益气养血，祛瘀生新，接骨续筋。

方药：詹氏接骨续筋通用方加减。

处方：炙黄芪30克，丹参15克，当归12克，怀牛膝15克，元胡10克，炒白芍15克，土鳖虫10克，续断15克，骨碎补15克，炙龟板（先煎）15克，熟地20克，制萸肉20克，杜仲15克，狗脊20克，神曲15克，炙甘草6克。

加减：下肢麻木加地龙12克、乌梢蛇12克，通经活络；纳差加炒白术15克、茯苓15克，健脾和胃。

用法：水煎服，每日一剂。

方解：方中熟地、制萸肉、狗脊、杜仲、怀牛膝，补肝肾、强筋骨，且狗脊引药入腰脊；土鳖虫、续断、骨碎补，补肝肾、行血脉、接骨续筋；龟板，补肾壮骨，滋阴潜阳；当归、熟地、炒白芍、丹参，补血和血；黄芪，补气生血，使气旺血行；丹参、元胡，行气活血，使补而不滞；神曲，健脾和胃；炙甘草，调和诸药。

外用药物：外敷詹氏金黄膏，舒筋活血，通络止痛（皮肤破损及过敏者禁用）。

（3）后期（肝肾不足、气血亏虚型）。损伤后期，骨折基本愈合，功能初步恢复，但肝肾不足，气血亏虚，肌肉筋骨萎缩失养，筋骨虽长而未强壮，肌肉不充，关节不利，腰膝酸软、少气懒言、神疲乏力、自汗、爪甲不荣。舌淡白，苔白，脉细弱。

治法：补肝肾，益气血，强筋壮骨，舒筋活络。

方药：詹氏补肾壮骨加减。

处方：炙黄芪30克，丹参15克，当归12克，炒白芍20克，地龙10克，续断15克，骨碎补15克，熟地20克，制萸肉20克，狗脊20克，怀牛膝15克，杜仲15克，神曲15克，炙甘草6克，炙龟板（先煎）15克。

加减：下肢麻木加鸡血藤15克、乌梢蛇12克，通经活络；纳差，加炒白术15克、陈皮10克，健脾和胃；虚寒，加肉桂6克、制附子6克、补骨脂15克，温阳补肾；虚热，加生地20克、盐知母15克、女贞子12克，滋阴补肾。

用法：水煎服，每日一剂。

方解：方中熟地、制萸肉，填精补髓；狗脊、杜仲、怀牛膝，补肝肾、强筋骨；续断、骨碎补，补肝肾、续筋骨；龟板，补肾壮骨，滋阴潜阳，既有阴中求阳之意，又能制补阳太过；炙黄芪，补气生血，气旺则血行；当归、炒白芍，补血养筋；地龙、丹参，活血化瘀；神曲，健脾和胃，使滋而不腻；炙甘草，调和诸药。

外用药物：后期解除固定及牵引后，外敷詹氏秘制黑膏药，可用詹氏活血舒筋洗剂等中药熏洗，以舒筋活血，通利关节。

詹氏舒筋活血洗剂：生黄芪30克，当归12克，炒白芍30克，地龙10克，桂枝15克，桑枝15克，五加皮15克，海桐皮15克，怀牛膝15克，狗脊20克，木瓜15克，鸡血藤15克，伸筋草15克，透骨草15克，炙甘草10克。水煎洗，每日一剂。

加减：寒湿，加制川乌15克、苍术15克；湿热，加土茯苓15克、络石藤15克。

方解：桂枝、桑枝、五加皮、狗脊、海桐皮、木瓜、鸡血藤、伸筋草、透骨草，祛风湿，通经络，利关节；地龙、怀牛膝，活血通络，通利关节；当归，养血活血；白芍，补血养筋，舒筋柔筋，合炙甘草，缓急止痛；黄芪，补气行血；炙甘草，调和诸药。

（4）康复期（肝肾不足、经络痹阻型）。胸腰椎压缩性骨折康复期，虽然骨折筋伤已临床愈合，但"久伤必虚，久伤成痹"，而且胸腰椎压缩性骨折多发生于年老体弱者，加之骨折筋伤，缺少活动，气血化生不足，腰部经络不充，筋骨失养，因此临床多见体虚未复、骨质疏松者，或因调护不当，复感风寒湿热杂邪，合邪为痹，乘虚而入，留滞于腰背部筋骨、关节、经络之间，挟虚挟瘀，闭阻经络，腰背部经络气血痹阻不通，故常伴有腰背痛。证见椎体压缩未复，楔形改变，胸腰椎骨质疏松，腰酸背痛，喜按喜揉，动则加重，卧则减轻，或伴有下肢麻木，舌淡，苔薄白，脉沉细。偏阳虚者，面色㿠白，腰膝冷痛、手足不温，神疲乏力，舌淡白，苔薄白，脉沉细迟。偏阴虚者，五心烦热，咽干口渴，倦怠乏力，失眠多梦，舌红少苔，脉沉细数。

治法：补肝肾，强筋骨，通经络，止痹痛。

方药：詹氏补肾除痹汤加减。

处方：炙黄芪30克，当归12克，炒白芍20克，怀牛膝15克，乌梢蛇12克，狗脊15克，续断15克，骨碎补15克，熟地20克，杜仲15克，桑寄生15克，鸡血藤15克，仙灵脾15克，薏苡仁30克，炙甘草6克。

方解：方中熟地、狗脊、杜仲、桑寄生，补肝肾、强筋骨、止痹痛；怀牛膝、续断、骨碎补，补肝肾、行血脉；黄芪、当归、熟地、炒白芍、鸡血藤、炙甘草，补气血；桂枝，祛风通脉；薏苡仁，利湿除痹；鸡血藤，舒筋活络；乌梢蛇，通络止痛；炒白芍合炙甘草，养筋柔筋，缓急止痛；炙甘草，调和诸药。

加减：兼寒湿者，舌淡胖苔白腻，加制川乌10克、苍术10克，散寒除湿。兼湿热者，舌红苔黄腻，去仙灵脾、杜仲，加草薢15克、土茯苓15克、地龙12克、黄柏6克，清热利湿。兼瘀血者，舌质淡暗或有瘀斑，脉细涩，加桃仁10克、红花10克，活血化瘀。偏阳虚者，易桂枝为肉桂15克，加附子10克，温阳散寒。偏阴虚者，去桂枝、仙灵脾，易炒白芍为生白芍20克，易熟地为生地20克，易乌梢蛇为地龙12克，加制黄肉15克、豨莶草15克、炙龟板15克，滋阴清热。

外用药物：外敷詹氏秘制黑膏药，可用中药两次煎服后的药渣布包趁热熏熨腰骶部20～30分钟。

4.功能锻炼与康复指导

（1）初期。复位3～7天后，无明显腹痛腹胀，应鼓励患者腰背肌锻炼，指导患者进行五点支撑式锻炼方法，即患者仰卧位，用头部、双肘及双足跟五点支撑起身体，使背部尽力腾空后伸，可适当活动四肢。

（2）中期。改用三点支撑法，即患者仰卧位，双臂置于胸前，用头部及双足跟支撑身体，使背部尽力腾空后伸，并逐渐增加锻炼频率和挺腹高度，并加强四肢屈伸活动。

（3）后期。去除外固定后至少1个月内禁止负重，禁止患者弯腰、坐起。可做平底拱桥、飞燕翔空、拔背伸腰、按摩摇腰等动作，进行腰背肌锻炼。

（4）康复期：全面进行腰背部功能锻炼，并适当进行负重锻炼，注意由轻到重，循序渐进，增加腰背部和四肢的力量，直至能够正常劳动。

5.注意事项

（1）平卧硬板床休养，可腰背挺直侧卧，平时及饮食、大小便时禁止弯腰、坐起。

（2）进行健康宣教，使患者了解胸腰椎骨折有关知识，指导患者进行五点支撑式及三点支撑式功能锻炼。

（3）长期卧床应做好预防坠积性肺炎、褥疮、下肢静脉栓塞和泌尿系统感染的护理。

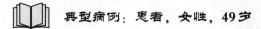

典型病例：患者，女性，49岁

2019-06-09初诊 患者自诉于昨天在家打扫卫生时不慎跌倒摔伤，致腰背部肿胀，疼痛剧烈，腹痛、腹胀，尚能站立行走。伤后无昏迷、呕吐史，无头晕、头痛，无心悸、气促，双下肢无麻木感，无大小便失禁。现腹痛腹胀加重，遂来我院找詹振宇医师就诊。查体：脊柱轻度驼背畸形。腰背部广泛压痛，L2棘突处局部皮肤稍肿，棘突压痛、叩击痛阳性，腰椎活动明显受限，骨盆挤压分离试验阴性，双下肢感觉可，活动可，肌力Ⅴ级，腹壁反射、肛周反射、膝反射、跟腱反射存在。余肢未见明显异常。摄X腰椎片示：L2椎体楔形改变，椎体压缩约2/3；骨质疏松，腰椎退行性改变（见图2-2-1-19）。患者自诉：骨质疏松3年，平素体弱，时有腰膝酸软冷痛。伤后神志清，精神较差，胃纳及睡眠较差，小便如常，大便两日未解，舌淡白，苔薄白，脉弦紧。詹振宇医师结合病史、查体及腰椎X线片，诊断为：腰2椎体单纯性压缩性骨折。中医诊断：（脊柱）骨折病。辨证分析：患者平素体弱、骨质疏松，则易骨折筋伤。患者跌倒摔伤，身受震动，气血俱损。"血伤肿，气伤痛"，血溢脉外，瘀血留于肌腠不散，则为肿胀；气机阻滞，流通不畅，不通则痛；骨断筋伤，骨离其位，难司其职，则活动受限；脏腑震动，腑气闭阻不通，则腹痛腹胀，大便不解；舌淡白，苔薄白为肝肾不足，气血亏虚之象；脉弦紧主痛甚。故辨病为骨折病，辨证为气滞血瘀，肝肾亏虚。其病位在骨、筋、肌肤，病性属急、实证。

治疗方法 患者坚决要求保守治疗，根据患者年龄、体质和骨折类型，且考虑手术有较大创伤，此类骨折詹氏中医骨伤保守治疗经验丰富。经患者及家属同意，詹振宇医师决定采取保守治疗方案。

局部外治治疗 整复压缩骨折，恢复骨折力线。在透视下用气囊充气复位法整复骨折，术后患者改为仰卧位。复位后复查腰椎X线片示：腰2椎体楔形改变，椎体压缩约1/8。骨质疏松，腰椎退行性改变（见图2-2-1-20）。复位效果良好，椎体高度基本恢复，予詹氏金黄膏贴敷，腰围固定带固定腰部，在骨折处加较窄的软垫枕，宽度为6厘米，高度为8厘米；予腰椎牵引带持续腰椎牵引，因患者体质较弱，骨质疏松，牵引重量减为6千克，饮食及大小便时暂停牵引，每天牵引不少于12小时。定期复查X线片。嘱患者禁止坐起、弯腰，可挺直腰背侧卧，适当进行双下肢屈伸锻炼，以促进血液循环，利于活血消肿。

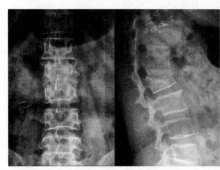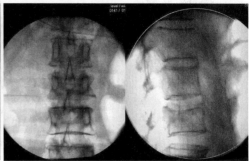

图2-2-1-19 复位前　　　　　　　　　　　图2-2-1-20 复位后

全身整体中医内治按詹氏中医骨伤骨折四期辨证论治　詹振宇医师说："患者目前属骨折早期，有腑气不通、气滞血瘀情况。治疗以通腑逐瘀、行气止痛。"方剂予詹氏通腑逐瘀汤加减：炙黄芪30克，丹参15克，当归12克，川牛膝12克，元胡10克，炒白芍15克，香附10克，地龙10克，桃仁10克，红花6克，三七6克，炒枳实30克，制厚朴30克，生大黄6克（后下），槟榔15克，炙甘草3克。三剂。第一剂除大黄外，水煎两次合药汁，加入大黄武火急煎5分钟，先温服一半，半小时后大便未解，接着服用剩余一半，解出少量大便，腹痛腹胀减轻。第二剂和第三剂按常法水煎服，每日一剂。方中丹参、当归、川牛膝、元胡、香附、桃仁、红花、三七，活血化瘀、消肿止痛，且川牛膝引药入腰；元胡、香附又能行气活血；地龙，通络利水以活血消肿；黄芪，扶助正气使气旺血行，防行气太过耗气；白芍，益阴敛营，防泻下太过伤阴；枳实、厚朴，行气除胀；大黄、槟榔，通腑攻积，行气活血；甘草，调和诸药，合白芍缓急止痛。

2019-06-12二诊　患者一般情况可，胃纳及睡眠好转，大便通畅，诉伤处疼痛减轻，腹痛腹胀明显减轻，双下肢无麻木。查体：舌淡白，苔薄白，脉弦；腰椎持续牵引中，牵引重量为6千克，腰椎牵引带及腰围固定在位，腰部垫枕及伤膏外贴在位，双下肢感觉及血运可。继续持续腰椎牵引，腰围固定，腰部垫枕，伤膏外贴，中药内服。詹振宇医师分析：患者大便畅通，腑气已通，改为詹氏活血止痛汤加减，活血化瘀、行气止痛。炙黄芪30克，丹参15克，当归12克，川牛膝12克，元胡10克，炒白芍15克，炒白术10克，地龙10克，桃仁10克，红花6克，三七6克，炒枳实15克，制厚朴15克，琥珀粉6克（另包，冲服），红曲15克，炙甘草3克。处方7剂，水煎服，每日一剂。方中丹参、当归、川牛膝、元胡、桃仁、红花、三七、红曲，活血化瘀、消肿止痛，且川牛膝引药入腰；元胡、香附又能行气活血；地龙，通络利水以活血消肿；琥珀，活血化瘀，安神定惊；黄芪、白术，补气健脾，扶助正气使气旺血行，防消散太过耗气；枳实、厚朴，行气除胀；红曲、炙甘草，健脾和胃；白芍，益阴敛营，合甘草缓急止痛；炙甘草，调和诸药。嘱患者禁止坐起、弯腰，可挺直腰背侧卧，继续进行双下肢屈伸锻炼。

2019-06-19三诊 患者一般情况可，胃纳可，睡眠可，诉伤处疼痛较轻，轻度腹痛腹胀，双下肢无麻木。查体：舌淡白，苔薄白，脉弦；腰椎持续牵引中，牵引重量为6千克，腰椎牵引带及腰围固定在位，腰部垫枕及伤膏外贴在位，双下肢感觉及血运可。继续持续腰椎牵引，腰围固定，腰部垫枕，伤膏外贴，中药内服。予前方7剂继服。嘱患者禁止坐起、弯腰，可挺直腰背侧卧，适当进行五点式腰背肌功能锻炼，继续进行双下肢屈伸活动。

2019-06-26四诊 患者一般情况可，胃纳及睡眠正常，诉伤处轻度疼痛，无明显腹痛腹胀，腰膝发凉，双下肢无麻木。查体：舌淡白，苔薄白，脉沉迟弱；腰椎持续牵引中，牵引重量为7.5千克，腰椎牵引带及腰围固定在位，腰部垫枕及伤膏外贴在位，双下肢感觉及血运可。继续持续腰椎牵引，腰围固定，腰部垫枕，伤膏外贴，中药内服。中医内治按詹氏中医骨伤骨折四期辨证论治詹振宇医师强调，目前属骨折中期，为络阻营损，骨折未愈，治疗以和营生新，接骨续筋，佐以补肝肾，益气血。予詹氏接骨续筋汤加减：炙黄芪30克，丹参15克，当归12克，怀牛膝15克，元胡10克，炒白芍20克，炒白术10克，地龙10克，土鳖虫10克，续断15克，骨碎补15克，熟地20克，制萸肉20克，杜仲15克，狗脊20克，神曲15克，肉桂10克，炙甘草6克。处方7剂，水煎服，每日一剂。方中熟地、制萸肉、狗脊、杜仲、怀牛膝，补肝肾、强筋骨，且狗脊引药入腰脊；土鳖虫、续断、骨碎补，补肝肾、行血脉、接骨续筋；当归、熟地、炒白芍、丹参，补血和血，黄芪、白术，补气生血，使气旺血行；肉桂，补火助阳，温通血脉；地龙，通经活络，合丹参、元胡，行气活血，使补而不滞；白术、神曲，健脾和胃；炙甘草，调和诸药。嘱患者禁止坐起、弯腰，可挺直腰背侧卧，加强腰背肌功能锻炼。

2019-07-03五诊同2019-07-10六诊，与四诊无明显变化，略。

2019-07-17七诊 患者一般情况良好，胃纳及睡眠正常，诉伤处轻微疼痛，无腹痛腹胀，腰膝发凉明显减轻，双下肢无麻木。查体：舌淡红，苔薄白，脉沉缓弱；腰椎持续牵引中，牵引重量为6千克，腰椎牵引带及腰围固定在位，腰部垫枕及伤膏外贴在位，双下肢感觉及血运可。今复查腰椎X线片示：腰2椎体楔形改变，椎体压缩约1/5，骨痂少量生成；骨质疏松，腰椎退行性改变。继续持续腰椎牵引，腰围固定，腰部垫枕，詹氏秘制黑膏药外贴，中药内服。前方去地龙，加炙龟板20克，滋阴潜阳，益肾健骨，既有阴中求阳之意，又能制肉桂补阳太过，处方7剂继服。嘱患者禁止坐起、弯腰，可挺直腰背侧卧，加强腰背肌功能锻炼。

2019-07-25八诊同2019-08-01九诊 与七诊无明显变化，略。

2019-08-08十诊 患者一般情况良好，胃纳及睡眠正常，诉伤处轻微疼痛，无腹痛腹胀，无腰膝冷痛，双下肢无麻木。查体：舌红润，苔薄白，脉沉缓；腰椎持续牵引中，牵引重量为6千克，腰椎牵引带及腰围固定在位，腰部垫枕及伤膏外贴在位，双下肢感觉及血运可。今复查腰椎X线片示：腰2椎体楔形改变，椎体压缩约1/5，骨痂生成量多，骨折线稍模糊；椎体骨皮质增厚，骨小梁增多增粗，骨密度较前增高；腰椎退行性改变。患者骨痂生成良好，骨质疏松明显改善，予去除腰椎牵引，继续腰围固定，腰部垫枕，詹氏秘制黑膏药外贴，中药内服。前方7剂继服。嘱患者禁止坐起、弯腰，可挺直腰背侧卧，加强腰背肌功能锻炼。

2019-08-15十一诊 与十诊无明显变化，略。

2019-08-22十二诊 患者一般情况良好，胃纳及睡眠良好，诉伤处无疼痛，双下肢无麻木。查体：舌红润，苔薄白，脉平；腰椎持续牵引中，牵引重量为6千克，腰椎牵引带及腰围固定在位，腰部垫枕及伤膏外贴在位，腰2棘突无明显压痛及叩击痛，双下肢感觉及血运可。今复查腰椎X线片示：腰2椎体楔形改变，椎体压缩约1/5，骨折线模糊；椎体骨皮质增厚，骨小梁增多增粗，骨密度明显增高，基本恢复正常；腰椎退行性改变。结合查体和X线片，患者骨折达到临床愈合标准，而且骨质疏松基本治愈，予去除腰围固定及腰部垫枕，检查患者翻身活动可，无明显疼痛，双下肢活动正常，无明显肌肉萎缩、关节僵硬等骨折并发症及后遗症，骨折愈合良好。予詹氏舒筋活血汤内服外洗，舒筋活血，巩固疗效：炙黄芪30克，当归12克，炒白芍20克，怀牛膝15克，木瓜15克，五加皮15克，狗脊15克，桑寄生15克，续断15克，骨碎补15克，地龙10克，桂枝10克，鸡血藤15克，伸筋草15克，透骨草15克，炙甘草3克。处方7剂，水煎服，药渣熏洗腰背部，每日一剂。方中五加皮、狗脊、桑寄生、鸡血藤、伸筋草、透骨草，祛风湿，通经络，利关节；五加皮、狗脊、怀牛膝、续断、骨碎补，补肝肾、强筋骨，且狗脊引药入腰脊；地龙、怀牛膝，活血通络，通利关节；桂枝，祛风通络，温通血脉；当归，养血活血；白芍，补血养筋，舒筋柔筋；黄芪，补气行血；炙甘草，调和诸药。外敷詹氏秘制黑膏药。嘱患者3个月内禁止弯腰，半年内禁止负重，多下地行走，单杠吊拉，加强腰背肌功能锻炼。

半年后随访，患者腰部无畸形，无疼痛不适，仰俯屈伸、转侧活动正常，活动灵活，动作有力，功能恢复良好，生活、劳动正常。

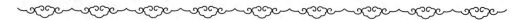

（九）股骨颈骨折

股骨颈骨折是指股骨头下至股骨颈基底部之间的骨折，老年人多由间接暴力所致，青壮年多由直接暴力所致，以髋部疼痛剧烈、肿胀、畸形、功能障碍为临床表现特征，好发于老年人，女性多见。股骨颈骨折根据骨折部位，常分型为头下部骨折、颈中部骨折、基底部骨折。股骨颈骨折属于中医"骨折病"范畴，中医内治按照詹氏中医骨伤骨折四期辨证论治。

股骨颈的长轴与股骨的冠状面形成的角度称为前倾角，正常为12度~15度。股骨颈与股骨干构成的角度称为颈干角，为125度~130度，颈干角大于正常值为髋外翻，小于正常值为髋内翻。股骨颈的骨折线与股骨干纵轴线的垂直线形成的夹角称为林顿（Linton）角，小于30度者为外展型骨折，骨折稳定，容易愈合；大至30度~90度者为内收型骨折，骨折不稳定，难以愈合，需手术治疗。股骨颈骨折因结构和受力因素，骨折断端容易再次移位，属于不稳定性骨折，复位较难而维持复位的有效固定更难，而且因为股骨头血液供应的特殊性，骨折愈合缓慢，易发生骨折不愈合、股骨头坏死、骨折畸形愈合、创伤性关节炎等并发症；因此股骨颈骨折治疗应尽早复位，24小时以内复位为佳，尽量达到解剖复位，保证功能复位，最大限度地恢复股骨颈的颈干角和前倾角，并维持有效固定，避免骨折再移位，以重建、恢复股骨颈和股骨头内血液供给，促进骨折愈合，预防骨折不愈合、股骨头缺血性坏死的发生。而且股骨颈骨折患者老年人居多，身体比较差，多伴骨质疏松及高血压、心脏病，因为需要长期卧床，甚至长达3个月以上，缺少活动，容易发生肌肉萎缩、关节僵硬、坠积性肺炎、尿路感染、褥疮和下肢静脉栓塞等并发症，治疗和护理难度比较大，死亡率比较高。股骨颈骨折不稳定，难以手法复位并维持有效外固定，临床常用手术治疗，而手术并发症比较多，詹氏骨伤擅长手法整复，杉树皮小夹板外固定加皮牵引，中药辨证论治，动静结合，内外兼治，保守治疗股骨颈骨折，临床效果良好，患者后遗症少，恢复良好。

1.临床表现与诊断

股骨颈骨折，临床表现为伤髋部肿胀，剧烈疼痛，下肢呈轻度屈膝屈髋、外旋短缩畸形，少数下肢成内旋内收畸形，不能站立、行走，腹股沟中点压痛及纵轴叩击痛明显，可触及骨擦感，X线片示股骨颈可见骨折线。X线片检查应拍摄正位片与侧位片，可确定骨折类型和移位方向，以明确诊断。股骨颈骨折宜进行CT检查，可确定骨折部位、骨折类型和骨折移位情况，还能发现无移位的隐匿性骨折及嵌插骨折。

（1）股骨颈头下部骨折。骨折线位于股骨头与股骨颈的交界处，属于囊内骨折，骨折不稳定，股骨头完全游离，旋转移位，远端多向后上移位，股骨头血液循环大部分中断，血供较差，骨折愈合困难，股骨头易发生缺血坏死。

（2）股骨颈中部骨折。骨折线通过股骨颈中段，属于囊内骨折，骨折不稳定，股骨头向内、向下旋转移位，远端多向后、向上、向外移位，供给股骨头的血管损伤，股骨头血供不足，骨折不易愈合，易发生股骨头坏死。

（3）股骨颈基底部骨折。骨折线位于股骨颈与大转子之间股骨颈基底部，属于囊外骨折，多无明显移位，骨折断端两侧的血液循环良好，骨折容易愈合，很少发生股骨头坏死。

2. 手法整复与固定

因股骨颈骨折不稳定，骨折远端容易在臀部活动大腿肌肉的强力收缩下向上方移位，因此需要行下肢皮肤牵引配合杉树皮小夹板外固定以维持复位固定效果，常用胶布皮牵引法行牵引治疗，注意伤肢皮肤损伤或皮肤病及胶布过敏者禁用胶布牵引，可改为皮套牵引。

（1）复位前准备。

①超髋超膝夹板：内侧板、外侧板、前侧板、后侧板，共计4块。

②压垫：膝横垫1个：用棉毛巾折叠成长约20厘米、宽6～8厘米、厚0.5～1厘米的较厚长形棉压垫；腘窝垫1个：用棉毛巾折叠成长15～20厘米、宽6～8厘米、厚3～4厘米厚的塔形棉垫；足跟垫：用棉毛巾折叠成长约20厘米、宽6～8厘米、厚2～3厘米厚的梯形棉垫。

③胶布条：长80～100厘米、宽1.5厘米胶布条10条，长80～100厘米、宽2厘米胶布条6条。

④纱布绷带：10厘米宽纱布绷带3卷，8厘米宽纱布绷带1卷。

⑤桃花纸：3张。（50厘米×60厘米）

⑥伤膏：詹氏金黄膏摊薄2张。

⑦丁字鞋：防止下肢外旋。取比患足大两码的硬底布鞋1只，把鞋底竖钉在一条长25～30厘米、宽10～15厘米、厚0.5～1厘米的横形木板中间，木板下缘与鞋跟底部平齐。或者先将一条高15～20厘米、宽4～6厘米、厚0.5～1厘米的竖形木板钉在一条长25～30厘米、宽4～6厘米、厚0.5～1厘米的横形木板中间成"丁"字形，再把鞋底钉在竖形木板上，两条木板下缘与鞋跟底部平齐。

⑧梯形垫：1个，放置于患者两腿之间，防止双下肢内旋和内收。

⑨皮牵引：复位前先准备下肢皮牵引，用胶布牵引。患者仰卧位，胶布条较长的

一端平整贴于大腿及小腿外侧，将扩张板粘于胶布中央偏内侧，并使扩张板与足底保持2~3个横指的距离，然后将胶布的另一端贴于内侧，注意两端长度相一致，以保证扩张板处于水平位置，胶布分叉应过膝关节至小腿上段，绕过腓骨小头，内、外两侧紧贴皮肤，外用8厘米宽纱布绷带顺静脉回流方向从下向上缠绕，将胶布平整地固定于肢体上，再用1厘米胶布条缠绕包扎，注意包扎宜松不宜紧，以免影响血液循环。牵引重量一般为1.5~2.0千克，最大不超过3千克。

（2）手法复位。

①无明显移位的裂纹骨折和嵌插骨折：不需要进行手法整复，直接用杉树皮小夹板外固定，持续皮牵引，丁字鞋固定制动。

②移位骨折：采用拔伸牵引外展内旋复位法和屈曲牵引内旋外展复位法。

拔伸牵引外展内旋复位法：适用于股骨颈骨折向外上方错位者。患者仰卧位，四肢自然伸直，全身放松，助手按压固定骨盆。术者双手握住伤肢踝部，沿着下肢畸形位顺势牵引，牵引至双下肢等长，然后逐渐外展患肢约30度，并同时内旋约20度，理肌顺筋，透视下复位成功后，沿股骨颈纵轴方向叩击大粗隆数次，使骨折断端紧密接触，再用杉树皮小夹板外固定，持续皮牵引。

屈曲牵引内旋外展复位法：适用于股骨颈骨折向前成角错位者。患者仰卧位，四肢自然伸直，全身放松，助手按压固定骨盆。将伤髋半屈曲、膝关节屈曲90度位，术者一手握住伤肢踝部，另一前臂置于患者伤肢腘窝，沿股骨干轴线向上方牵引，纠正缩短畸形，然后依次内旋、外展同时伸直髋关节，理肌顺筋，以纠正成角畸形，透视下复位成功后，沿股骨颈纵轴方向叩击大粗隆数次，使骨折断端紧密接触，再用杉树皮小夹板外固定，持续皮牵引。

③金针拨骨：股骨颈短斜形骨折、螺旋形骨折及粉碎性骨折可产生多轴性旋转移位和多方向移位，手法复位比较困难，可在局部麻醉或硬膜外麻醉下用金针拨骨法复位。患者取仰卧位，伤髋稍垫高，麻醉后常规消毒铺巾。用直径3毫米的骨圆针作撬拨针，套在骨钻上，在髂峰前中1/3交界点的外下方约2厘米处插入皮下，在透视引导下，把骨圆针直插髋关节外上方，并略偏前进入髋关节内，缓缓抵达骨折近端，必要时用另一支撬拨针从髋关节的前外方进入，在侧位透视下，让第二撬拨针从不同平面经髂前下棘下外方进入髋关节内，直达骨折近端。注意撬拨针宜粗不宜细，以免撬拨针发生弯曲、变形，起不到撬拨作用，影响复位效果；撬拨针进针偏后易损伤坐骨神经，偏前易损伤股动、静脉及股神经。两助手分别向下向外牵引骨折远端，术者把握两枚撬拨针皮外的针尾，对近折端施行顶推、撬拨，使整个股骨头在关节腔内移动、旋转，直至骨折远端和骨折近端对齐复位，由助手维持复位，术者行经皮穿针至股骨头固定，用3枚克氏针贴皮质成倒"品"字形均匀分散平行固定，钢针残端埋入皮下，创口用创可贴覆盖，再进行包扎固定。

（3）杉树皮小夹板外固定。包扎固定时，患者仰卧位，在大腿根前侧和外侧部位各薄贴1张詹氏金黄膏，再用桃花纸包裹；膝横垫穿过腘窝分别放置在股骨内外髁以保护骨突，在膝关节后方放置一厚塔形大棉垫填充腘窝；用4块塑形超髋超膝加厚杉树皮小夹板外固定，再用胶布条绕扎，注意要由小腿到大腿包扎，松紧适度，以患者稍感轻微压力为宜，小腿部夹板包扎可稍松些，最后用纱布绷带包绕美观整洁，夹板、绷带和压垫不得外露；下肢于外展约30度伸直中立位固定，足穿丁字鞋防止下肢外旋，足跟部放置跟骨垫防止压疮，双下肢中间放置"梯形垫"防止伤侧下肢内旋、内收，牵引绳结于扩张板下方胶布条中间；牵引重量一般为1.5～2千克，注意皮肤牵引主要是维持下肢和髋关节体位，防止骨折断端移位，而不是牵引复位，而且牵引重量过大可损伤皮肤，因此牵引重量不宜过大，最大不超过3千克，以免损伤皮肤，牵引时间4～6周；禁止侧卧、坐起、抬臀、屈髋、屈膝、内收、盘腿；基底部骨折固定时间为10～12周，股骨头头下部骨折和颈中部骨折固定时间为12～16周；每2～4周复查X线片一次。

（4）整复固定的常见问题。

①复位操作不当：股骨颈比较脆弱，整复骨折时，切忌盲目用力推挤旋转骨折块，或反复整复，致骨折断端相互撞击磨损，使骨折断端磨平或碎裂，对位不稳，影响固定和愈合；或者加重血管损伤，影响股骨头供血，发生骨折不愈合或股骨头坏死；并造成关节面再次损伤，容易发生创伤性关节炎。经皮闭合穿针固定时，克氏针应贴皮质成倒"品"字形均匀分散平行固定，倒"品"字形固定比较稳定，均匀分散固定可减小股骨头所受的不良应力，平行固定可增强固定的稳定性并减少股骨颈骨质和血管的创伤，降低骨折不愈合和股骨头坏死的风险。

②固定体位不当：患者应平卧硬板床，伤肢应固定于外展中立位，并足套丁字鞋防止下肢外旋，禁止患者侧卧、坐起、抬臀、屈髋、屈膝禁止伤肢内收、外旋，避免髋内翻和髋外翻畸形，陪护应时时注意体位变动，如有体位不正应及时纠正。

③换绑体位不当：股骨颈骨折属于不稳定性骨折，固定时体位稍有变动即可发生骨折再移位，换绑时注意要整体平托起腰臀部和下肢，维持股骨颈的对位、对线体位，防止骨折断端活动，避免骨折再移位。

④牵引操作不当：因股骨颈骨折不稳定，骨折远端容易在臀部活动大腿肌肉的强力收缩下向上方移位，因此需要行下肢皮肤牵引，以配合杉树皮小夹板外固定以维持复位固定效果，牵引力量过小或牵引时间过短，则骨折远端容易受到肌肉牵拉而移位；牵引力量过大或牵引时间过长，则骨折断端容易发生分离移位，导致骨折不愈合或股骨头坏死。

（5）常见并发症。

①骨折延迟愈合或不愈合：股骨颈骨折延迟愈合或不愈合临床很常见，主要是股

骨颈因为解剖结构的特殊性，缺少滋养动脉分布，或者患者体质较差，骨折断端供血不足，骨痂难以生长，容易发生骨折不愈合；或者复位不良，骨折断端接触不良，甚至分离，骨折难以愈合；或者固定松动，骨折断端活动而致接触不良，骨折难以愈合；或者固定时间过短，骨折未能充分愈合。股骨颈骨折复位后应维持有效固定体位，股骨颈部骨折固定12~16周为宜，不能少于12周，基底部骨折不能少于8周，年老体弱者应适当延长固定时间，以使骨折充分愈合；股骨颈骨折不稳定，骨折断端容易移位而接触不良，固定时应尽量避免体位变动，牵引重量宜小不宜大，以维持骨折断面接触，以利于骨折愈合。

②股骨头坏死：主要是股骨颈部因为解剖结构的特殊性，缺少滋养动脉分布，局部血供不足，容易发生股骨头坏死；其次，固定不稳定而致骨折断端活动，反复复位加重股骨颈内血管损伤，过度牵引使骨折断面分离，以及遭受暴力过大使血管损伤严重，患者体质较差或营养不良，可致股骨头供血不足而缺血坏死；另外，复位不良，体位不当，负重过早，以致股骨头所受不良应力过大，也可导致股骨头坏死。股骨颈骨折应尽早复位，争取一次成功，禁止反复复位操作；尽量达到解剖复位，保证功能复位，骨折断端接触面至少要接触2/3，接触面过小则股骨头供血不足；股骨颈骨折不稳定，骨折断端容易移位而接触不良，固定时应尽量避免体位变动，牵引重量宜小不宜大，以维持骨折断面接触，保障股骨头血供；固定期间应合理功能锻炼，给予股骨头适当的应力刺激，避免不良应力；去除固定后应早活动、晚负重，避免股骨头所受应力过大或股骨颈再折；再配合中药内服，补气养血，补肝益肾，祛瘀生新，接骨续筋，改善股骨头血供有助于骨痂生成，防治股骨头坏死。

③肌肉萎缩：股骨颈骨折因长期卧床达2~3个月，伤肢缺少活动，应力刺激不足，下肢肌肉容易发生失用性肌肉萎缩，伤肢应早期进行足趾屈伸活动，适当进行踝关节背伸活动，以及大小腿的肌肉收缩舒张活动，给予适当的应力刺激，促进血液循环，防止肌肉萎缩。

④骨质疏松：股骨颈骨折因长期卧床达2~3个月，全身活动量过少，骨骼应力刺激不足，成骨活动减弱，骨质容易发生失用性吸收、萎缩，易致骨质疏松，而且影响骨折愈合，除了伤肢应早期进行功能锻炼以外，其他肢体也应多活动，给予躯体以适当的应力刺激，促进血液循环，增强成骨活动；可加强营养，适当补充钙质，防止骨质疏松，而且有利于骨折愈合。

⑤髋关节僵硬：主要是髋关节固定时间过长，超过6周所致，导致髋关节软组织粘连；或者患者怯痛，去除固定后不敢活动髋关节，造成髋关节僵硬。

⑥创伤性关节炎：主要是股骨颈骨折后反复复位操作损伤关节面，关节面不平滑，髋关节活动时摩擦力增大，关节面磨损，容易发生创伤性关节炎。

⑦骨折畸形愈合：股骨颈骨折因对位、对线不良可致骨折愈合后出现成角畸形、

旋转畸形及短缩畸形，表现为髋内翻或髋外翻畸形、双下肢的长短不一、活动受限，主要是复位不良，未完全纠正成角移位、旋转移位、短缩移位，对位、对线不佳，以致骨折畸形愈合；或固定不牢固，骨折断端再移位；或过早下地、负重，以致骨骼变形所致。

⑧褥疮：股骨颈骨折因长期卧床达3个月以上，固定期间需要维持固定体位，避免体位变动，腰臀部长期受压，透气性较差，局部皮肤潮湿，细菌滋生，容易浸渍溃烂；局部受压后血液循环较差，血供性营养不良，容易发生软组织坏死，导致褥疮发生。患者腰背部加翻身垫，多活动肢体，促进血液循环；陪护要注意勤换被褥床单、勤搓洗、勤翻身，保持身下清洁、干燥、透气，勤按摩腰臀部和下肢，促进局部血液循环，预防褥疮。

⑨坠积性肺炎：多见于年老体弱患者。股骨颈骨折患者因长期卧床，缺少活动，血液循环较差，肺功能减弱，痰液、吸入性物质、细菌不能够完全排出，痰涎积聚，咳出困难，引起肺部感染，严重者还会引起败血症、毒血症，甚至是肺源性心脏病，因此而危及生命。

⑩尿路感染：多见于年老体弱患者。股骨颈骨折因长期卧床，可发生小便困难，长期留置导尿管，容易引起尿路感染，出现尿频、尿急、尿痛及排尿困难等膀胱刺激症状，严重者发生膀胱炎、肾盂肾炎。

⑪下肢深静脉血栓形成：多见于年老体弱患者。股骨颈骨折时，暴力直接损伤大腿部血管，或暴力牵拉间接损伤大腿部血管，或者骨折断端挤压、刺伤大腿部血管，或夹板、压垫固定不当压迫大腿部血管，或固定过紧压迫血管导致大腿部血管损伤，静脉回流障碍，容易形成血栓；或者因长期卧床制动伤肢，活动量过少，血流滞缓，容易形成血栓，尤其是老年患者血管硬化，血流滞缓，血液黏度增高，也容易形成血栓。

3.中医辨证论治

股骨颈骨折中医内治按照詹氏中医骨伤骨折四期辨证论治，可在治疗骨折筋伤的基础方上加牛膝、木瓜、独活等引经药，肿胀明显者可加地龙、泽兰活血消肿，纳差者可加炒白术、陈皮、茯苓健脾和胃。股骨颈骨折多见于老年体弱者，可早期应用补肝肾、益气血中药，促进祛瘀生新，接骨续筋。

4.功能锻炼与康复指导

（1）初期。伤后尽早手法整复，制动髋关节和膝关节，保持伤侧下肢外展伸直中立位，禁止侧卧、坐起、抬臀、屈髋、屈膝、内收、盘腿，轻微屈伸踝关节，多屈伸足趾。

（2）中期。应继续制动髋关节和膝关节，保持伤肢外展伸直中立位，禁止侧卧、坐起、抬臀、屈髋、屈膝、内收、盘腿，可适当屈伸踝关节，用力屈伸足趾，并逐渐增加活动幅度及用力程度。

（3）后期。去除外固定后伤肢至少3个月内禁止负重。逐渐进行髋关节和膝关节主动屈伸活动，可做悬空摆腿、空中蹬车、屈伸绕膝、前弓后虚、八方摆踢、举腿摇摆、钟摆摇髋、金丝缠腿等动作，屈伸旋转髋、膝关节，可配合器械锻炼，增加髋、膝关节灵活性。

（4）康复期。全面进行下肢功能锻炼，并适当进行负重锻炼，注意由轻到重，循序渐进，增加髋、膝关节和大小腿的力量，直至能够正常劳动。

5. 注意事项

（1）平卧硬板床休养，固定期间应禁止髋、膝关节屈伸活动，不坐起、不屈髋、不盘腿、不抬臀，伤肢应保持外展伸直中立位，纠正骨折再移位的倾向。

（2）勤换被褥床单，勤搽洗、勤翻身，保持身下清洁、干燥、透气，勤按摩腰臀部和下肢，促进局部血液循环，多进行深呼吸运动，预防坠积性肺炎、尿路感染、褥疮和深静脉血栓的发生。

 典型病例：患者，女性，76岁

2019-08-13初诊　患者自诉于1小时前行走时眩晕发作，不慎摔倒，左髋着地，致左髋部肿胀、畸形、疼痛剧烈，不能站立行走，急来我院就诊。查体：左髋部肿胀，轻度屈膝内收畸形，腹股沟中点压痛阳性，纵轴叩击痛阳性，可触及骨擦感，"4"字征阳性，骨盆挤压分离试验阴性，左下肢较健侧短缩约1厘米，左髋关节屈伸活动受限，左足踝活动可，足背动脉搏动可触及，末梢血运及感觉正常，其余肢体及脊柱未见明显异常。摄X线片示：左股骨颈中段骨折，断端错位明显（见图2-2-1-21）。患者眩晕5年，平素体质虚弱，神疲乏力，少气懒言，纳差，头晕目眩，伤后神志清，精神较差，胃纳较差，睡眠较差，二便如常，舌质淡白，舌苔薄白，脉弦细。詹新宇医师结合病史、查体及X线片，诊断为左股骨颈骨折。中医诊断骨折病。中医辨证分析：患者摔伤，突受外力，卒然身受，由外及内，气血俱伤；"血伤肿，气伤痛"，血溢脉外，恶血留于肌腠不散，则为肿胀；气机阻滞，流通不畅，不通则痛；骨断筋伤，骨离其位，难司其职，则活动受限；舌淡白，苔薄白，为气血亏虚之象；脉弦主痛，脉细主气血亏虚；气滞血瘀，脉气紧张，则脉象弦；气血亏虚，脉道不充则脉细。故辨病为骨折病，辨证为气滞血瘀，气血亏虚。其病位在骨、筋、肌肤，病势属急，病性属实中夹虚，为本虚标急之证。

治疗方法　考虑患者身体虚弱不耐手术，手术有创伤及治疗费用较高，根据患者体质和骨折类型，詹新宇医师认真思考，只要患者股骨颈骨折经过手法复位对位、对线尚可，还有愈合的可能，经与患者及其家属言明预后，决定采取保守治疗方案。

局部外治治疗 予骨折手法整复。先准备胶布皮牵引，用拔伸牵引外展内旋复位法整复骨折。患者仰卧位，四肢自然伸直，全身放松，助手按压固定骨盆；詹新宇医师双手握住左踝部，沿着左下肢畸形位顺势牵引，牵引至双下肢等长，然后逐渐外展患肢约30度，并同时内旋约20度，透视下看到复位成功后，詹新宇医师沿左股骨颈纵轴方向叩击大粗隆数次，使骨折断端紧密接触。然后在患者左髋关节前、外侧各贴敷一张詹氏金黄膏，再用4块超髋超膝杉树皮小夹板外固定，伤肢固定于外展伸直中立位。制动左髋、膝关节，足套丁字鞋，防止下肢外旋。足跟部用放置跟骨垫防止压疮，双下肢中间放置"梯形垫"防止伤侧下肢内收；持续皮牵引，牵引重量为1.5千克。手法整复完成后复查X线片示：左股骨颈中段骨折，对位、对线可，颈干角稍减小（见图2-2-1-22）。詹新宇医师嘱患者禁止侧卧、禁止坐起，禁止内收、盘腿。注意肢体保暖，可以轻轻屈伸左踝关节和左足趾，促进血液循环，以利活血消肿。

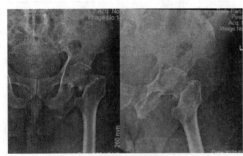 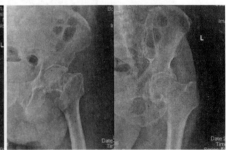

图2-2-1-21 复位前　　　　　　　　　　　　图2-2-1-22 复位后

全身整体中医内治詹新宇仍按詹氏中医骨伤骨折四期进行辨证论治 目前属骨折早期，治疗以活血化瘀、消肿止痛；患者年老体弱，气血亏虚，肝肾不足，纳差、眠差，佐以补气养血、补益肝肾、健脾安神。方剂予詹氏骨折筋伤通用方加减：炙黄芪30克，当归12克，丹参15克，炒白芍15克，怀牛膝15克，红花6克，桃仁10克，三七6克，续断15克，骨碎补15克，合欢皮30克，元胡10克，地龙10克，炒白术10克，陈皮10克，神曲15克，炙甘草6克。7剂，水煎服，每日一剂。方中桃仁、红花、三七、元胡，活血化瘀、消肿止痛；怀牛膝、地龙，活血化瘀，利水消肿，且怀牛膝引药入下肢；合欢皮、丹参，活血化瘀，安神解郁；续断、骨碎补，补肝肾，行血脉，疗折伤；当归、炒白芍，养血和血；炙黄芪、炒白术，补气生血，使气旺血行；炒白术、陈皮、红曲，健脾和胃，使补而不滞；炙甘草，健脾和中，调和诸药。

2019-08-20二诊　患者神志清，精神一般，诉胃纳及睡眠较前好转，伤处疼痛减轻，无足趾麻木。查体：舌淡白，苔薄白，脉弦细；左下肢皮肤牵引制动中，立线正，无下肢内收及足外旋，牵引重量为1.5千克，杉树皮小夹板外固定稍有松动，左髋肿胀减轻，足背动脉搏动明显，左足活动可，末梢血运及感觉正常。今复查X线片示：左股骨颈中段骨折，对位、对线可，颈干角稍减小。予更换伤膏，调整杉树皮小夹板外固定，继续中药内服，予前方7剂，水煎服，每日一剂。嘱患者保持左下肢外展伸直中立位，制动左髋、膝关节，禁止侧卧、坐起、抬臀、屈髋、屈膝、内收、盘腿，继续持续皮肤牵引，轻度屈伸左踝及足趾，进行适度功能锻炼；并多进行深呼吸运动，预防坠积性肺炎。嘱患者家属勤搽洗、勤翻身，保持身下清洁、干燥、透气，勤按摩腰臀部和下肢，促进局部血液循环，预防尿路感染、褥疮和深静脉血栓发生。

2019-08-27三诊　患者神志清，精神可，诉胃纳及睡眠较前明显好转，伤处轻度疼痛，无足趾麻木。查体：舌淡白，苔薄白，脉弦细；左下肢皮肤牵引制动中，立线正，无下肢内收及足外旋，牵引重量为1.5千克，杉树皮小夹板外固定良好，松紧适度，左髋轻度肿胀，足背动脉搏动明显，左足活动可，末梢血运及感觉正常。詹新宇医师指导予更换伤膏，调整杉树皮小夹板外固定。继续中药内服，予前方7剂，水煎服，每日一剂。同时嘱患者保持左下肢外展伸直中立位。禁止内收，继续持续皮肤牵引。鼓励多进行深呼吸运动，预防坠积性肺炎。

2019-09-03四诊　患者神志清，精神可，诉胃纳可，睡眠可，伤处轻度疼痛，无足趾麻木。查体：舌淡白，苔薄白，脉沉细弱；左下肢皮肤牵引制动中，立线正，无下肢内收及足外旋，牵引重量为1.5千克，杉树皮小夹板外固定良好，松紧适度，左髋轻度肿胀，左足活动可，末梢血运及感觉正常。詹新宇医师继续予更换伤膏，调整杉树皮小夹板外固定。中医内治按詹氏中医骨伤骨折四期辨证论治现属骨折中期，为络阻营损，新骨未生。予以和营生新，接骨续筋，佐以补肝肾，健脾胃，养气血，予詹氏续筋接骨汤加减：炙黄芪30克，当归12克，炒白芍20克，丹参15克，合欢皮30克，土鳖虫10克，续断15克，骨碎补15克，怀牛膝15克，熟地20克，制萸肉15克，杜仲15克，狗脊15克，肉桂6克，炒白术15克，陈皮15克，神曲15克，炙甘草6克。7剂，水煎服，每日一剂。方中熟地、制萸肉、续断、骨碎补、怀牛膝、杜仲、狗脊，补肝肾、强筋骨，且怀牛膝引药入下肢；合欢皮、土鳖虫、续断、骨碎补，祛瘀生新、接骨续筋；当归、熟地、炒白芍、丹参，养血和血；炙黄芪、炒白术，补气生血，使气旺血行；肉桂，鼓舞气血，温通血脉；炒白术、陈皮、神曲，健脾和胃，使补而不滞；炙甘草，健脾和中，调和诸药。

2019-09-10五诊　患者一般情况可，诉伤处轻度疼痛，无足趾麻木。查体：舌质淡红，苔薄白，脉沉细弱；左下肢皮肤牵引制动中，立线正，无下肢内收及足外旋，牵引重量为1.5千克，杉树皮小夹板外固定良好，松紧适度，左髋轻度肿胀，左足活动可，末梢血运及感觉正常。今复查X线片示：左股骨颈中段骨折，对位、对线可，颈干角稍减小，骨痂少量生成。患者骨痂生成，骨折趋于稳定，予减少皮肤牵引重量为1千克，继续伤膏贴敷，调整杉树皮小夹板外固定，继续中药内服，予前方加党参20克，补气健脾，7剂，水煎服，每日一剂。嘱患者继续保持左下肢外展伸直中立位，制动左髋、膝关节，禁止侧卧、坐起、抬臀、屈髋、屈膝、内收、盘腿，加强左踝及足趾屈伸功能锻炼，多活动其他肢体；并多进行深呼吸运动，预防坠积性肺炎。嘱患者家属勤搽洗、勤翻身，保持身下清洁、干燥、透气，勤按摩腰臀部和下肢，促进局部血液循环，预防尿路感染、褥疮和深静脉血栓发生。

2019-09-17六诊、2019-09-20七诊同2019-09-24八诊　患者一般情况可，诉伤处轻微疼痛，其余症状无明显变化，处理同前，前方继服。

2019-10-01九诊　患者一般情况良好，诉伤处无明显疼痛，无足趾麻木。查体：舌较红润，苔薄白，脉沉缓弱；左下肢皮肤牵引制动中，立线正，无下肢内收及足外旋，牵引重量为1千克，杉树皮小夹板外固定良好，松紧适度，左髋轻微肿胀，股骨颈部压痛及纵轴叩击痛阳性，左足活动可，末梢血运及感觉正常。今复查X线片示：左股骨颈中段骨折，对位、对线可，颈干角稍减小，骨痂生成，骨折线稍模糊。患者骨痂生成良好，予去除皮肤牵引，继续伤膏贴敷，调整杉树皮小夹板外固定，中药内服，前方加炙龟板20克，滋阴潜阳，益肾健骨，既有阴中求阳之意，又能制肉桂补阳太过。7剂，水煎服，每日一剂。嘱患者继续保持左下肢外展伸直中立位，适当制动左髋、膝关节。禁止侧卧、坐起、内收、盘腿。多活动其他肢体；多深呼吸运动，勤翻身，促进局部血液循环，预防尿路感染、褥疮。

2019-10-08十诊、2019-10-15十一诊同2019-10-22十二诊　患者一般情况良好，诉伤处无疼痛，其余症状无明显变化，处理同前，前方继服。

2019-10-30十三诊　患者一般情况良好，诉伤处无疼痛，无足趾麻木。查体：舌红润，苔薄白，脉沉有力；左下肢丁字鞋制动中，立线正，无下肢内收及足外旋，杉树皮小夹板外固定良好，松紧适度，左髋无明显肿胀，股骨颈部压痛及纵轴叩击痛弱阳性，左足活动可，末梢血运及感觉正常。今复查X线片示：左股骨颈中段骨折，对位、对线可，颈干角稍减小，骨痂生成，骨折线稍模糊。予更换伤膏，调整杉树皮小夹板外固定，继续中药内服，予前方去土鳖虫，加枸杞子15克、桑寄生15克，补肝肾、强筋骨，中药14剂，水煎服，每日一剂。嘱患者继续保持左下肢外展伸直中立位，制动左髋、膝关节，禁止侧卧、坐起、抬臀、屈髋、屈膝、内收、盘腿，加强左踝及足趾屈伸功能锻炼，多活动其他肢体；并多进行深呼吸运动，预防坠积性肺炎。嘱患者家属勤搽洗、勤翻身，保持身下清洁、干燥、透气，勤按摩腰臀部和下肢，促进局部血液循环，预防尿路感染、褥疮和深静脉血栓发生。

2019-11-14十四诊 患者一般情况良好，诉伤处无疼痛，无足趾麻木。詹新宇医师查体：舌红润，苔薄白，脉沉有力；左下肢丁字鞋制动中，立线正，无下肢内收及足外旋，杉树皮小夹板外固定良好，松紧适度，左髋无明显肿胀，股骨颈部无压痛及纵轴叩击痛，左足活动可，末梢血运及感觉正常。今复查X线片示：左股骨颈中段骨折，对位、对线可，颈干角稍减小，骨痂生成，骨折线模糊。结合查体和X线片，患者骨折达到临床愈合标准，予去除丁字鞋及左下肢杉树皮小夹板外固定，检查患者左髋关节和膝关节可，左踝关节及左足活动正常，无明显肌肉萎缩、关节僵硬、创伤性关节炎及股骨头坏死等骨折并发症及后遗症，骨折愈合良好。予詹氏舒筋活血汤内服外洗，舒筋活血，巩固疗效。炙黄芪30克，怀牛膝15克，当归12克，炒白芍20克，五加皮15克，木瓜15克，续断15克，骨碎补15克，鸡血藤15克，伸筋草15克，透骨草15克，狗脊15克，杜仲15克，桑寄生15克，土茯苓15克，地龙10克，炙甘草6克。14剂，水煎服，药渣熏洗左髋关节，每日一剂。方中怀牛膝、木瓜、五加皮、鸡血藤、伸筋草、透骨草、地龙、土茯苓，舒筋活血，通利关节，且怀牛膝引药入下肢；怀牛膝、五加皮、续断、骨碎补、狗脊、桑寄生，补肝肾、强筋骨；当归、白芍，补血养筋，舒筋柔筋；炙黄芪，补气行血；炙甘草，调和诸药。嘱患者适当下地行走，活动左下肢，逐步加强左髋关节和膝关节屈伸功能锻炼，半年内禁止负重活动。

半年后电话随访，患者左髋无明显畸形，无疼痛不适，髋关节屈伸、展收、旋转活动基本正常，活动灵活，动作有力，行走如常，蹲坐自如，功能恢复良好，生活、劳动正常。

按： 本例患者复位后虽然颈干角稍减小，但骨折愈合后未见明显髋内翻畸形，髋关节活动基本正常，行走蹲坐自如，生活完全自理，而且患者年龄较大，没有劳动要求，保守治疗效果满意。

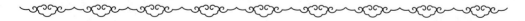

（十）股骨粗隆间骨折

股骨粗隆间骨折是指发生在股骨大小粗隆之间的骨折，即股骨粗隆间基底部至股骨小粗隆之间的骨折，又称股骨转子间骨折。以髋部剧烈疼痛、肿胀、畸形、功能障碍为临床表现特征，好发于老年人，男性多见。股骨粗隆间骨折根据骨折部位，常分型为顺粗隆间骨折、反粗隆间骨折、粗隆下骨折。股骨粗隆间骨折属于中医"骨折病"范畴，中医内治按照詹氏中医骨伤骨折四期辨证论治。

詹氏中医骨伤认为：股骨粗隆间骨折多为老年患者，整体气血不足、肝肾亏虚，身体比较差，多数伴有骨质疏松，高血压、心脏病等常见病。老年人骨折愈合较慢，一般需要2~3个月，加上粗隆间骨折需要卧床休息，容易发生肌肉萎缩、关节僵硬、髋内翻畸形、褥疮等并发症，少数患者可发生骨折不愈合及股骨头坏死等情况。股骨粗隆间骨折患者伤后长期卧床不起，缺少活动，容易发生坠积性肺炎、尿路感染、褥疮和下肢静脉栓塞等并发症，治疗和护理难度较大，死亡率较高。詹氏骨伤指出：股骨粗隆间骨折由于大腿肌肉的牵拉，骨折极不稳定，手法复位困难并难以维持有效外固定，保守治疗手法整复技术要求非常高，临床常用手术治疗，而手术并发症比较多，许多患者不愿意接受。詹氏骨伤擅长股骨粗隆间骨折的手法整复，有着丰富的临床经验，以杉树皮小夹板外固定加骨牵引，完成稳定的固定，配合中药分期辨证论治，动静结合，内外兼治，保守治疗股骨粗隆间骨折，骨折愈合迅速，后遗症极少，临床效果良好。

1.临床表现与诊断

股骨粗隆间骨折，临床表现为伤髋部肿胀，剧烈疼痛，伤肢外旋、短缩、内收畸形，不能站立、行走，股骨粗隆压痛及纵轴叩击痛明显，可触及骨擦感，X线片示股骨粗隆间可见骨折线。X线片检查应拍摄正位片与侧位片，CT检查可确定骨折类型和移位方向，以明确诊断。

（1）顺粗隆间骨折。骨折线自大粗隆顶点开始，沿粗隆间线斜向内下方走行，延伸达小粗隆部，表现为无移位裂纹、重叠、短缩、螺旋形或粉碎性骨折，大、小粗隆游离，骨折远端可向外上方成角移位或向下方分离移位，伤肢可呈外旋短缩畸形。

（2）反粗隆间骨折。骨折线大致与粗隆间线垂直，自大粗隆下方斜向内上方走行，到达小粗隆上方，表现为短斜形、螺旋形或粉碎性骨折，小粗隆可成为游离骨片；骨折近端因外展肌与外旋肌群的作用，呈外展外旋移位，远端因内收肌与髂腰肌的牵引而向内、向上移位。

（3）粗隆下骨折。骨折线通过大、小粗隆的下方，表现为横形、斜形、锯齿形或粉碎性骨折；可延及股骨干上段，表现为螺旋形或长斜形骨折。

2.手法整复与固定

整复前应仔细阅读X线片、CT片，并手摸心会，全面详细了解骨折情况，做到心中有数，根据受伤原理及X线片显示骨折类型、部位和移位方向，确定整复步骤及复位手法，制定合理的整复方案，争取一次成功，否则多次复位操作往往使骨折块粉碎或骨折端粗糙面变得光滑，且损伤关节面，使骨折变得更加不稳定，增加整复固定的困难，而且再次损伤血管，影响血供。因股骨粗隆间骨折不稳定，骨折远端容易在臀部活动大腿肌肉的强力收缩下向上方移位，而皮肤牵引力量不足，因此需要行股骨髁上骨牵引、配合杉树皮小夹板外固定以维持复位固定效果。注意伤肢股骨有开放性损伤与炎症反应，及严重骨质疏松或骨骼病者禁用骨牵引，可改为皮套牵引。整复前应询问病史，测量血压，身体过度虚弱及高血压、心脏病患者应谨慎操作，以防疼痛刺激发病或休克。

（1）复位前准备。

①杉树皮小夹板：超髋超膝长绑夹板和超髋齐膝短绑夹板。

超髋超膝长绑夹板：内侧板、外侧板、前侧板、后侧板，共计4块，适用于下肢无牵引或皮牵引。

超髋齐膝短绑夹板：内侧板、外侧板、前侧板、后侧板，共计4块，适用于股骨髁上牵引或皮套牵引。

②压垫：

长绑：膝横垫1个：用棉毛巾折叠成长约20厘米、宽6～8厘米、厚0.5～1厘米的较厚长形棉压垫；腘窝垫1个：用棉毛巾折叠成长15～20厘米、宽6～8厘米、厚3～4厘米的厚塔形棉垫；足跟垫：用棉花或棉毛巾折叠成长约20厘米、宽6～8厘米、厚2～3厘米的厚梯形棉垫。

短绑：腘窝垫1个：用棉花折叠成长、宽6～8厘米、厚1～2厘米的厚平棉垫；足跟垫：用棉花或棉毛巾折叠成长约15厘米、宽6～8厘米、厚2～3厘米的厚塔形棉垫。

③胶布条：长80～100厘米、宽1.5厘米胶布条10条，长80～100厘米、宽2厘米胶布条6条。

④纱布绷带：10厘米宽纱布绷带3卷。

⑤桃花纸：3张（50厘米×60厘米）。

⑥伤膏：詹氏金黄膏摊薄2张。

⑦丁字鞋：防止下肢外旋。取比患足大两码的硬底布鞋1只，把鞋底竖钉在一条长25～30厘米、宽10～15厘米、厚0.5～1厘米的横形木板中间，木板下缘与鞋跟底部平齐。或者先将一条高15～20厘米、宽4～6厘米、厚0.5～1厘米的竖形木板钉在一条长25～30厘米、宽4～6厘米、厚0.5～1厘米的横形木板中间成"丁"字形，再把鞋底钉在竖形木板上，两条木板下缘与鞋跟底部平齐。

⑧梯形垫：1个，放置于患者两腿之间，防止双下肢内旋和内收。

⑨皮牵引：适用于稳定型股骨粗隆间骨折或体质虚弱不能耐受骨牵引的老年患者。复位前先准备下肢皮牵引，用胶布牵引。患者仰卧位，胶布条较长的一端平整贴于大腿及小腿外侧，将扩张板粘于胶布中央偏内侧，并使扩张板与足底保持2～3个横指的

距离，然后将胶布的另一端贴于内侧，注意两端长度相一致，以保证扩张板处于水平位置，胶布分叉应过膝关节至小腿上段，绕过腓骨小头，内、外两侧紧贴皮肤，外用8厘米宽纱布绷带顺静脉回流方向从下向上缠绕，将胶布平整地固定于肢体上，再用1厘米胶布条缠绕包扎，注意包扎宜松不宜紧，以免影响血液循环。牵引重量一般为1.5~2千克，最大不超过3千克。

⑩骨牵引：适用于体质较好的不稳定型股骨粗隆间骨折。复位前先准备下肢骨牵引，用股骨髁上牵引。患者仰卧骨科牵引床上，伤肢置于牵引架上，使膝关节屈曲35度~40度，清洁皮肤，剃毛备皮。定位：在股骨内侧内收肌结节上1.5厘米处，股骨下端前、后中点即为进针点，定位点用龙胆紫标记；常规消毒，铺无菌巾；用2%利多卡因局部麻醉至骨膜下后，向上拉紧皮肤，使克氏针穿入皮肤，直达骨质；用骨锤缓缓垂直敲击针尾，使钢针穿过对侧骨皮质，在进针过程应密切注意针之方向，并不断加以校正，注意由内向外进针，勿偏前或偏后，以免损伤髌上囊和腘窝神经、血管；出针时同样向上拉紧皮肤，以手指压迫针眼处周围皮肤，穿出钢针，使两侧钢针相等；酒精纱布盖好针孔，安装牵引弓准备进行牵引；牵引针两端多余部分剪去，并套上小瓶，以防针尖的损害。牵引重量一般为体重的1/7~1/8，老年人为体重的1/9，一般为5~8千克，维持量为3~5千克。

（2）手法复位。

①无明显移位骨折：不需要进行手法整复，直接用杉树皮小夹板短绑外固定，持续股骨髁上牵引，用4块塑形超髋齐膝加厚杉树皮小夹板外固定，足套丁字鞋制动。

②移位骨折：患者仰卧于骨科牵引床上，第一助手双手按压固定骨盆对抗牵引，第二助手双手握住伤肢踝部向下拔伸牵引，同时逐渐外展内旋，理肌顺筋，纠正外旋及内收短缩畸形，术者一手按压伤肢大腿根并向外推按骨折远端，另一手向内下方推按伤肢股骨大粗隆上端，夹挤推按，使骨折断端复位。透视下复位成功后，在维持牵引下用4块塑形超髋齐膝加厚杉树皮小夹板外固定，足套丁字鞋制动。

（3）杉树皮小夹板外固定。

①骨牵引短绑外固定：包扎固定时，患者仰卧位，在大腿根前侧和外侧部位各薄贴1张詹氏金黄膏，再用桃花纸包裹；在膝关节后方放置腘窝垫保护股骨下端皮肤；用4块塑形超髋齐膝加厚杉树皮小夹板外固定，注意内外侧夹板下距钢针1~2厘米，不可触碰、压迫、遮挡针孔；再用胶布条绕扎，注意要从膝部到髋部由下到上包扎，松紧适度，以患者稍感轻微压力为宜，最后用纱布绷带包绕美观整洁，夹板、绷带和压垫不得外露；于膝关节屈曲约30度，下肢外展约30度，中立位或稍内旋约10度位固定，足穿丁字鞋防止下肢外旋，维持牵引弓水平牵引；足跟部用放置跟骨垫防止压疮，双下肢中间放置"梯形垫"防止伤侧下肢内收；维持牵引重量一般为3~5千克，如果牵引时骨折远端向上方的短缩移位未复位，牵引重量一般应为体重的1/7~1/8，老

年人则为体重的1/9，复位后改为维持重量；牵引时间4~6周；去除骨牵引后，用超髋超膝杉树皮小夹板改为长绑外固定至骨折临床愈合；禁止患者侧卧、坐起、抬臀、屈髋、屈膝、内收、盘腿；固定时间8~12周；每2~4周复查X线片一次。

②无牵引及皮牵引长绑外固定：包扎固定时，患者仰卧位，在大腿根前侧和外侧部位各薄贴1张詹氏金黄膏，再用桃花纸包裹；膝横垫穿过腘窝分别放置在股骨内外髁以保护骨突，在膝关节后方放置一厚塔形大棉垫填充腘窝；用4块塑形超髋超膝加厚杉树皮小夹板外固定，再用胶布条绕扎，注意要由小腿到大腿包扎，松紧适度，以患者稍感轻微压力为宜，小腿部夹板包扎可稍松些，最后用纱布绷带包绕美观整洁，夹板、绷带和压垫不得外露；下肢于外展约30度伸直中立位固定，足穿丁字鞋防止下肢外旋，足跟部放置跟骨垫防止压疮，双下肢中间放置"梯形垫"防止伤侧下肢内旋、内收。皮牵引者，牵引绳结于扩张板下方胶布条中间；牵引重量一般为1.5~2千克，注意皮肤牵引主要是维持下肢和髋关节体位，防止骨折断端移位，而且牵引重量过大可损伤皮肤，因此牵引重量不宜过大，最大不超过3千克，以免损伤皮肤，牵引时间4~6周；禁止侧卧、坐起、抬臀、屈髋、屈膝、内收、盘腿；固定时间为8~12周；每2~4周复查X线片一次。

（4）整复固定的常见问题。

①股骨髁上牵引进针操作不当：临床有研究结果显示，进针点从内收肌结节水平进针穿入关节囊的风险最高，髌骨上极水平次之，而从内收肌结节近端2厘米进针者无一例进入关节囊；虽然越往近端进入关节囊的可能性越小，但是损伤动脉结构的风险就会增大；综合考虑，最佳进针点应该在内收肌结节近端0.7~2厘米，取中间点即内收肌结节上1.5厘米左右。进针时注意一定要从内向外进针，以免损伤神经血管，穿针的方向应与股骨纵轴成直角，否则钢针两侧负重不平衡，在牵引的过程中，易造成骨折断端成角畸形。进针时注意从前、后中点进针，勿偏前或偏后，以免损伤髌上囊和腘窝神经、血管。

②牵引力量不当：因股骨粗隆间骨折不稳定，骨折远端容易在臀部和大腿肌肉的强力收缩下向上方移位，因此需要行下肢骨骼牵引，以配合杉树皮小夹板外固定以维持复位固定效果，牵引力量过小或牵引时间过短，则骨折远端容易受到肌肉牵拉而移位；牵引力量过大或牵引时间过长，则骨折断端容易发生分离移位，导致骨折不愈合或延迟愈合。

③固定体位不当：患者应平卧硬板床，伤肢应固定于下肢屈膝外展位固定，中立位或稍内旋位，并足套丁字鞋防止下肢外旋。禁止患者侧卧、坐起、抬臀、屈髋、屈膝，禁止伤肢内收、外旋，避免髋内翻畸形。陪护应时时注意体位变动，如有体位不正应及时纠正。

④更换固定绑织带时体位不当：股骨粗隆间骨折属于不稳定性骨折，固定时体位

稍有变动很容易发生骨折再移位。换绑时注意一定要整体平托起患者的腰臀部和下肢，这样可以减轻患者疼痛，维持股骨粗隆的对位、对线体位，防止骨折断端活动，避免骨折发生再移位。

（5）常见并发症。

①骨折延迟愈合或不愈合：主要是复位不良，骨折断端接触不良，甚至分离；或者固定松动，骨折断端活动而致接触不良；或者患者体质较差或营养不良，骨折难以愈合。或者固定时间过短，骨折未能充分愈合。

②肌肉萎缩：同"股骨颈骨折"。

③骨质疏松：同"股骨颈骨折"。

④关节僵硬：同"股骨颈骨折"。

⑤骨折畸形愈合：同"股骨颈骨折"。

⑥褥疮：同"股骨颈骨折"。

⑦坠积性肺炎：同"股骨颈骨折"。

⑧尿路感染：同"股骨颈骨折"。

⑨下肢深静脉血栓形成：同"股骨颈骨折"。

3. 中医辨证论治

同"股骨颈骨折"。

4. 功能锻炼与康复指导

同"股骨颈骨折"。

5. 注意事项

同"股骨颈骨折"。

 典型病例：患者，男，82岁

2017-12-20初诊　患者自诉于2小时前行走时眩晕发作，不慎摔倒，左髋着地，致左髋部肿胀、畸形、疼痛剧烈，不能站立行走，急来我院就诊，摄X线片示：左股骨粗隆间粉碎性骨折，骨折远端向外上方移位，断端错位明显（见图2-2-1-23）。詹庄锡医师查体：左髋部肿胀，左下肢外展外旋短缩畸形，股骨粗隆部压痛阳性，纵轴叩击痛阳性，可触及明显骨擦感，"4"字征阳性，骨盆挤压分离试验阴性，左下肢较健侧短缩约2厘米，左髋关节屈伸活动受限，左足踝活动可，足背动脉搏动可触及，末梢血运及感觉正常，其余肢体及脊柱未见明显异常。追问病史，患者5年前曾患高血压，时有眩晕，经治疗后控制正常，最近半年血压正常，未服药；平素体质一般，头昏胸闷，纳差，伤后神志清，精神可，胃纳较差，睡眠一般，二便如常，血压153/94mmHg，舌质淡红，舌苔白厚腻，脉弦。詹庄锡医师结合病史、查体及X线片，诊断为：左股骨粗隆间骨折。辨证分析：患者摔伤，突受外力，卒然身受，由外及内，气血俱伤；"血伤肿，气伤痛"，血溢脉外，恶血留于肌腠不散，则为肿胀；气机阻滞，流通不畅，不通则痛；骨断筋伤，骨离其位，难司其职，则活动受限；舌淡红，苔白腻为痰湿内盛之象；脉弦主痛，气滞血瘀，阳亢风动，脉气紧张，则脉象弦。故辨病为：骨折病。辨证为：气滞血瘀，风痰上扰。其病位在骨、筋、肌肤，病势属急，病性属实，为标急之证。患者血压偏高，考虑创伤应激反应，暂不用药，继续观察。

治疗方法　考虑患者高龄，身体一般不耐手术，手术有创伤及治疗费用较高，且患者及其家属坚决要求保守治疗。根据患者体质和骨折类型，经患者及其家属同意，詹庄锡医师决定采取保守治疗方案。

局部外治治疗　予骨折手法整复。先准备股骨髁上牵引，用拔伸牵引、外展内旋、夹挤推按复位法整复骨折。患者仰卧于骨科牵引床上，第一助手双手按压固定骨盆对抗牵引，第二助手双手握住左踝部向下拔伸牵引，同时逐渐外展内旋，纠正外旋及内收短缩畸形，詹庄锡医师一手按压左大腿根并向外推按骨折远端，另一手向内下方推按左股骨大粗隆上端，夹挤推按，使骨折断端复位。透视下复位成功后，在助手维持牵引下，詹庄锡医师在患者的髋关节前、外侧各贴敷一张詹氏金黄膏，再用4块超髋齐膝杉树皮小夹板外固定，注意内、外侧夹板下距钢针1～2厘米，不可触碰、压迫、遮挡针孔；伤肢固定于屈膝外展稍内旋位，制动左髋、膝关节，足套丁字鞋，防止下肢外旋，足跟部用放置跟骨垫防止压疮，双下肢中间放置"梯形垫"防止伤侧下肢内收；持续股骨髁上牵引，牵引重量为4千克；复查X线片示：左股骨粗隆间粉碎性骨折，对位、对线良好（见图2-2-1-24）。嘱患者禁止侧卧、坐起、抬臀、屈髋、屈膝、内收、盘腿，注意保暖，轻轻屈伸左踝关节和左足趾，促进血液循环，以利活血消肿；并多进行深呼吸运动，预防坠积性肺炎。嘱患者家属勤搽洗、勤翻身，保持身

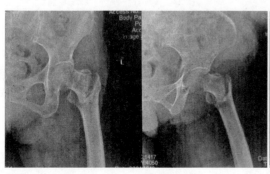 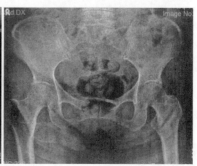

图2-2-1-23　复位前　　　　　　　　　图2-2-1-24　复位后

下清洁、干燥、透气，勤按摩腰臀部和下肢，促进局部血液循环，预防尿路感染、褥疮和深静脉血栓发生。

全身整体中医内治按詹氏中医骨伤骨折四期进行辨证论治　目前属骨折早期，治疗以活血化瘀、消肿止痛，祛风化痰。患者高龄，伴有气血亏虚，肝肾不足，佐以补气养血，补益肝肾。方剂予詹氏骨折筋伤通用方加减：党参20克，当归12克，丹参15克，炒白芍15克，怀牛膝15克，红花6克，桃仁10克，三七6克，续断15克，骨碎补15克，元胡10克，地龙10克，天麻10克，炒白术10克，陈皮10克，半夏10克，神曲15克，炙甘草3克。处方7剂，水煎服，每日一剂。方中桃仁、红花、三七、丹参、元胡，活血化瘀、消肿止痛；怀牛膝、地龙，活血化瘀，利水消肿，且怀牛膝引药入下肢，地龙引血下行，有降压作用；天麻，平肝熄风，化痰通络；陈皮、半夏，燥湿化痰；续断、骨碎补，补肝肾，行血脉，疗折伤；当归、炒白芍，养血和血；党参、炒白术，补气生血，使气旺血行；炒白术、陈皮、红曲，健脾和胃，使补而不滞；炙甘草，健脾和中，调和诸药。

2017-12-27二诊　患者神志清，精神一般，睡眠一般，诉胃纳较前好转，头昏胸闷减轻，伤处疼痛减轻，无足趾麻木。查体：血压147/92mmHg，舌淡红，苔白腻，脉弦；左下肢皮肤牵引制动中，立线正，无下肢内收及足外旋，牵引重量为4千克，杉树皮小夹板外固定稍有松动，左髋肿胀减轻，足背动脉搏动明显，左足活动可，末梢血运及感觉正常。今复查X线片示：左股骨粗隆间骨折，对位、对线良好。予更换伤膏，调整杉树皮小夹板外固定，继续中药内服，予前方7剂，水煎服，每日一剂。嘱患者保持左下肢屈膝外展内旋位，制动左髋、膝关节。禁止侧卧、坐起，禁止内收、盘腿。继续持续皮肤牵引，可以轻度屈伸左踝及足趾，进行适度功能锻炼。鼓励患者多进行深呼吸运动，预防坠积性肺炎。嘱患者家属勤搽洗、勤翻身，保持身体清洁、干燥、透气，勤按摩腰臀部和下肢，促进局部血液循环，预防尿路感染、褥疮和深静脉血栓发生。

2018-01-03三诊　患者神志清，精神可，诉胃纳可，睡眠可，轻微头昏胸闷，诉伤处轻度疼痛，无足趾麻木。查体：血压143/92mmHg，舌淡红，苔薄白稍腻，脉弦细；左下肢皮肤牵引制动中，立线正，无下肢内收及足外旋，牵引重量为4千克，杉树皮小夹板外固定松动，左髋肿胀明显消退，足背动脉搏动明显，左足活动可，末梢血运及感觉正常。詹庄锡医师予更换伤膏，调整杉树皮小夹板外固定。中医内治按詹氏中医骨伤骨折四期辨证论治现属骨折中期，为络阻营损、骨折未愈，予以和营生新，接骨续筋，佐以补肝肾、健脾胃，养气血。予詹氏续筋接骨汤加减：党参20克，当归12克，炒白芍15克，丹参15克，土鳖虫10克，续断15克，骨碎补15克，怀牛膝15克，杜仲15克，狗脊15克，炙龟板15克，炒白术15克，地龙10克，天麻10克，茯苓15克，陈皮10克，炙甘草3克。7剂，水煎服，每日一剂。方中续断、骨碎补、怀牛膝、杜仲、狗脊，补肝肾、强筋骨，且怀牛膝引药入下肢；土鳖虫、续断、骨碎补，祛瘀生新、接骨续筋；炙龟板，益肾壮骨，滋阴潜阳；天麻平肝熄风，化痰通络；地龙，活血化瘀，引血下行；当归、熟地、炒白芍、丹参，养血和血，党参、炒白术，补气健脾，化生气血，使气旺血行；炒白术、茯苓、陈皮，健脾和胃，祛湿化痰，使补而不滞；炙甘草，健脾和中，调和诸药。嘱患者保持左下肢屈膝外展内旋位，继续持续皮肤牵引。嘱患者家属勤翻身，保持身下清洁、透气，适当活动下肢，促进局部血液循环，加强功能锻炼。并多进行深呼吸运动，预防坠积性肺炎，预防尿路感染和深静脉血栓。

2018-01-10四诊 患者神志清，精神可，诉胃纳可，睡眠可，轻微头昏胸闷，诉伤处轻度疼痛，无足趾麻木。查体：血压140/88mmHg，舌淡红，苔薄白，脉沉细弱；左下肢皮肤牵引制动中，立线正，无下肢内收及足外旋，牵引重量为4千克，杉树皮小夹板外固定良好，松紧适度，左髋轻度肿胀，左足活动可，末梢血运及感觉正常。予更换伤膏，调整杉树皮小夹板外固定，继续中药内服，予前方7剂，水煎服，每日一剂。嘱患者保持左下肢屈膝外展内旋位，制动左髋、膝关节，禁止侧卧、坐起、抬臀、屈髋、屈膝、内收、盘腿，继续持续皮肤牵引，加强左踝及足趾屈伸功能锻炼，多活动其他肢体；并多进行深呼吸运动，预防坠积性肺炎。嘱患者家属勤搽洗、勤翻身，保持身下清洁、干燥、透气，勤按摩腰臀部和下肢，促进局部血液循环，预防尿路感染、褥疮和深静脉血栓发生。

2018-01-17五诊 患者神志清，精神良好，诉胃纳佳，睡眠佳，无头昏胸闷，诉伤处轻度疼痛，无足趾麻木。查体：血压142/87mmHg，舌淡红，苔薄白，脉沉细弱；左下肢皮肤牵引制动中，立线正，无下肢内收及足外旋，牵引重量为4千克，杉树皮小夹板外固定良好，松紧适度，左髋轻度肿胀，左足活动可，末梢血运及感觉正常。今复查X线片示：左股骨粗隆间粉碎性骨折，对位、对线可，骨痂生成。詹庄锡医师再予更换伤膏，调整杉树皮小夹板外固定，继续中药内服。患者无头昏胸闷，纳眠佳，风痰已去，前方去党参、天麻、茯苓，加炙黄芪，补气生血，加熟地、制萸肉补肝肾、益精血；处方：炙黄芪15克，当归12克，炒白芍20克，丹参15克，土鳖虫10克，续断15克，骨碎补15克，怀牛膝15克，熟地20克，制萸肉20克，杜仲15克，狗脊15克，炙龟板20克，炒白术10克，地龙10克，陈皮10克，炙甘草6克。继续7剂，水煎服，每日一剂。患者骨痂生成，骨折稳定，牵引重量调整为3千克，詹庄锡医师吩咐患者继续保持左下肢屈膝外展内旋位。加强左踝及足趾屈伸功能锻炼，多活动其他肢体，多进行深呼吸运动，预防坠积性肺炎等并发症。

2018-01-24六诊　患者一般情况良好，诉伤处轻微疼痛，其余症状无明显变化，处理同前，前方继服。

2018-01-31七诊　患者一般情况良好，诉伤处轻微疼痛，无足趾麻木。查体：血压140/86mmHg，舌红润，苔薄白，脉沉缓；左下肢皮肤牵引制动中，立线正，无下肢内收及足外旋，牵引重量为3千克，杉树皮小夹板外固定良好，松紧适度，左髋轻微肿胀，股骨粗隆部压痛及纵轴叩击痛弱阳性，左足活动可，末梢血运及感觉正常。今复查X线片示：左股骨粗隆间粉碎性骨折，对位、对线良好，骨痂生成，骨折线稍模糊。患者骨痂生成良好，予去除股骨髁上牵引，继续伤膏贴敷，左下肢改为杉树皮小夹板长绑外固定，继续中药内服，予前方7剂，水煎服，每日一剂。嘱患者保持左下肢外展伸直中立位，制动左髋、膝关节，禁止侧卧、坐起、抬臀、屈髋、屈膝、内收、盘腿，加强左踝及足趾屈伸功能锻炼，多活动其他肢体；并多进行深呼吸运动，预防坠积性肺炎。嘱患者家属勤搽洗、勤翻身，保持身下清洁、干燥、透气，勤按摩腰臀部和下肢，促进局部血液循环，预防尿路感染、褥疮和深静脉血栓发生。

2018-02-07八诊同2018-02-14九诊　患者一般情况良好，诉伤处无明显疼痛，其余症状无明显变化，处理同前，前方继服。

2018-02-21十诊　患者一般情况良好，诉伤处无疼痛，无足趾麻木。查体：血压140/88mmHg，舌红润，苔薄白，脉沉缓；左下肢丁字鞋制动中，立线正，无下肢内收及足外旋，杉树皮小夹板外固定良好，松紧适度，左髋无明显肿胀，股骨粗隆部压痛及纵轴叩击痛弱阳性，左足活动可，末梢血运及感觉正常。今复查X线片示：左股骨粗隆间粉碎性骨折，对位、对线良好，骨痂生成，骨折线稍模糊。予更换伤膏，调整杉树皮小夹板外固定，继续中药内服，予前方加桑寄生15克补肝肾、强筋骨，14剂，水煎服，每日一剂。嘱患者继续保持左下肢外展伸直中立位，制动左髋、膝关节，禁止侧卧、坐起、抬臀、屈髋、屈膝、内收、盘腿，加强左踝及足趾屈伸功能锻炼，多活动其他肢体，并多进行深呼吸运动，预防坠积性肺炎。嘱患者家属勤搽洗、勤翻身，保持身下清洁、干燥、透气，勤按摩腰臀部和下肢，促进局部血液循环，预防尿路感染、褥疮和深静脉血栓发生。

2018-03-07十一诊　患者一般情况良好，诉伤处无疼痛，无足趾麻木。查体：血压141/86mmHg，舌红润，苔薄白，脉沉有力；左下肢丁字鞋制动中，立线正，无下肢内收及足外旋，杉树皮小夹板外固定良好，松紧适度，左髋无明显肿胀，股骨粗隆部无压痛及纵轴叩击痛，左足活动可，末梢血运及感觉正常。今复查X线片示：左股骨粗隆间骨折，对位、对线可，骨折线模糊。结合查体和X线片，患者骨折达到临床愈合标准，予去除丁字鞋及左下肢杉树皮小夹板外固定，检查患者左髋关节和膝关节可，左踝关节及左足活动正常，无明显肌肉萎缩、关节僵硬、创伤性关节炎及股骨头坏死等骨折并发症及后遗症，骨折愈合良好。予詹氏舒筋活血汤内服外洗，舒筋活血，巩固疗效：炙黄芪30克，当归12克，炒白芍15克，怀牛膝15克，地龙10克，五加皮15克，木瓜15克，续断15克，骨碎补15克，鸡血藤15克，伸筋草15克，透骨草15克，狗脊15克，杜仲15克，桑寄生15克，土茯苓15克，炙甘草6克。14剂，水煎服，药渣熏洗左髋关节，每日一剂。方中怀牛膝、木瓜、五加皮、鸡血藤、伸筋草、透骨草、地龙、土茯苓，舒筋活血，通利关节，且怀牛膝引药入下肢；怀牛膝、五加皮、续断、骨碎补、狗脊、桑寄生，补肝肾、强筋骨；当归、白芍，补血养筋，舒筋柔筋；炙黄芪，补气行血；炙甘草，调和诸药。嘱患者适当下地行走，活动左下肢，逐步加强左髋关节和膝关节屈伸功能锻炼，3个月内禁止负重活动。

半年后复诊随访，患者左髋无明显畸形，无疼痛不适，髋关节屈伸、展收、旋转活动正常，活动灵活，动作有力，行走如常，蹲坐自如，功能恢复良好，生活、劳动正常。

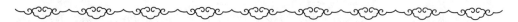

（十一）股骨干骨折

股骨干骨折是指发生在股骨小转子下至股骨髁上之间的密质管状股骨骨折，股骨干骨折多由强大直接暴力所致，间接暴力所造成者少见，以大腿部疼痛剧烈、肿胀、畸形、功能障碍为临床表现特征，好发于青壮年以及10岁以下儿童，男性多见。股骨干骨折根据骨折部位，常分型为股骨干上段骨折、股骨干中段骨折，股骨干下段骨折。股骨干骨折属于中医"骨折病"范畴，中医内治按照詹氏中医骨伤骨折四期辨证论治。

股骨是人体骨骼中最长、最大而最坚硬的管状骨，可承受较大的应力，主要功能是负重，对负重、行走、跑跳等下肢活动起重要的传导和支撑作用，骨干有轻度向前弯曲的弧度，有利于伸膝功能，因此治疗原则是要保证对线和等长，亦即消除成角、旋转和缩短畸形，恢复大腿的力线、长度和负重功能，争取解剖形态上的良好对位；要能达到功能复位。股骨干为三组肌肉所包围，由于大腿的肌肉发达，骨折后肿胀和重叠、成角等畸形均比较严重，上段骨折远端常向外、向前成角突起，下段骨折远端常向后、向内成角突起。股骨干骨折远端常有向内收移位的倾向，已对位的骨折则常有向外凸倾向，这种移位和成角倾向应注意纠正和防止。大腿周围有股动脉及其分支分布，坐骨神经在大腿后方行走，在股骨干下1/3血管、神经紧贴骨骼，此处骨折时骨折远断端常向后成角，故易刺伤该处的血管、神经，并发血管、神经损伤，造成大量出血，出血量可达1000~1500毫升，患者可伴有血压下降、面色苍白等出血性休克的表现，严重者出现脂肪栓塞综合征。

股骨干粗长，通体为密质骨，骨折后愈合时间较长，需要长期卧床2～3个月，容易发生脂肪栓塞综合征、挤压综合征、骨折延迟愈合或不愈合、骨质疏松、肌肉萎缩、关节僵硬、迟发性血管神经损伤、骨化性肌炎、褥疮、骨折畸形愈合等并发症，治疗和护理难度较大，而且股骨干骨折不稳定，难以手法复位并维持有效外固定，临床常用手术治疗，而手术并发症比较多，詹氏骨伤擅长手法整复，杉树皮小夹板外固定加骨牵引，中药辨证论治，动静结合，内外兼治，保守治疗股骨干骨折，临床效果良好，患者后遗症少，恢复良好。

1. 临床表现与诊断

股骨干骨折，临床表现为伤肢大腿肿胀，剧烈疼痛，伤肢成角、短缩或旋转畸形，常伴有异常活动，不能站立、行走，股骨干压痛及纵轴叩击痛明显，可触及明显骨擦感，X线片示股骨干可见骨折线。X线片检查应拍摄正位片与侧位片，可确定骨折类型和移位方向，以明确诊断。股骨干骨折可合并髋关节骨折或脱位，因此X线片应包含股骨全长及髋关节或膝关节，有条件可拍摄股骨包含膝、髋关节的加长X线片，以免漏诊。

股骨干骨折多由强大暴力引起，直接暴力多引起横断形或粉碎性骨折，软组织损伤比较严重，可合并血管、神经损伤、挤压伤或脂肪栓塞综合征，间接暴力多引起斜形或螺旋形骨折，均为不稳定性骨折；儿童可为青枝骨折或不完全骨折，为稳定骨折。股骨干骨折根据骨折部位可分为股骨干上1/3骨折、股骨干中1/3骨折和股骨干下1/3骨折，受大腿周围肌群及下肢重量的影响，不同部位的骨折断端出现不同的移位表现。

（1）股骨干上1/3骨折。骨折近端受髂腰肌、臀中肌、臀小肌及外旋肌群的牵拉而产生向前、向外、屈曲、外展、外旋移位，骨折远端则在内收肌牵拉和股二头肌牵拉下向后、向上、向内移位。

（2）股骨干中1/3骨折。比较多见，骨折断端移位视暴力方向而定，无一定规律，可发生横断、斜形、螺旋、粉碎、多段骨折，多数因内收肌的作用，骨折断端向前外成角移位，或向内成角移位，或骨折远端向内上、后上短缩移位。

（3）股骨干下1/3骨折。骨折近端受股前、外、内肌群牵拉的合力向前上方移位或向内、向后移位，骨折远端受膝后关节囊和腓肠肌的牵拉及肢体的重力作用向后方移位，容易损伤腘动脉、腘静脉和坐骨神经，合并血管、神经损伤，应仔细检查足背动脉和胫后动脉搏动及足踝部的运动和感觉情况。

2. 手法整复与固定

股骨干骨折的治疗目的是恢复下肢的长度和力线，以恢复大腿的负重和传导重力的功能，手法复位应达到基本对位、对线，保证功能复位；可不强求解剖复位，但应完全纠正骨折断端的短缩、成角与旋转移位，对线要齐，且股骨短缩不能超过1厘米；骨折断端应尽量紧密接触，断面对位至少应在2/3以上，断面分离不能超过0.5厘米，否则容易发生骨折延迟愈合或骨折不愈合。因股骨干骨折不稳定，骨折远端容易在臀部及大腿肌肉的强力收缩下向上方短缩移位，而皮肤牵引力量不足，因此需要行骨骼牵引配合杉树皮小夹板外固定以维持复位固定效果，注意严重骨质疏松或骨骼病者禁用骨牵引，可改为皮牵引。

（1）复位前准备。

①杉树皮小夹板：

超髋超膝长绑夹板：内侧板、外侧板、前侧板、后侧板，共计4块，适用于股骨干骨折前期无牵引或皮牵引外固定。

超髋齐膝短绑夹板：内侧板、外侧板、前侧板、后侧板，共计4块，适用于股骨干上段骨折股骨髁上牵引或胫骨结节牵引外固定。

齐髋齐膝短绑夹板：内侧板、外侧板、前侧板、后侧板，共计4块，适用于股骨干骨折后期去除牵引后提前下地锻炼时外固定。

②压垫：

长绑：平压垫2～4个：用棉花折叠成宽4～6厘米、厚1～2厘米的厚棉平垫；股骨塑形垫1个：用棉毛巾折叠成长15～20厘米、宽6～8厘米、厚1～2厘米的薄塔形棉垫；膝横垫1个：用棉毛巾折叠成长约20厘米、宽6～8厘米、厚0.5～1厘米的较厚长形棉压垫；腘窝垫1个：用棉毛巾折叠成长15～20厘米、宽6～8厘米、厚3～4厘米的厚塔形棉垫；足跟垫：用棉花或棉毛巾折叠成长约20厘米、宽6～8厘米、厚2～3厘米的厚梯形棉垫。

短绑：平压垫2～4个：用棉花折叠成宽4～6厘米、厚1～2厘米的厚棉平垫；股骨塑形垫1个：用棉毛巾折叠成长15～20厘米、宽6～8厘米、厚1～2厘米的薄塔形棉垫；腘窝垫1个：用棉花折叠成长、宽为6～8厘米、厚1～2厘米的厚平棉垫；足跟垫：用棉花或棉毛巾折叠成长约15厘米、宽6～8厘米、厚2～3厘米的厚塔形棉垫。

③胶布条：长80～100厘米、宽1.5厘米胶布条10条，长80～100厘米、宽2厘米胶布条6条。

④纱布绷带：10厘米宽纱布绷带3卷。

⑤桃花纸：3张（50厘米×60厘米）。

⑥伤膏：詹氏金黄膏摊薄2张。

⑦骨牵引：

股骨髁上牵引：适用于股骨干中上段骨折。患者仰卧骨科牵引床上，伤肢置于牵引架上，使膝关节屈曲35度～40度，清洁皮肤，剃毛备皮。定位：在股骨内侧内收肌结节上1.5厘米处，股骨下端前、后中点即为进针点，定位点用龙胆紫标记；常规消毒，铺无菌巾；用2%利多卡因局部麻醉至骨膜下后，向上拉紧皮肤，使克氏针穿入皮肤，直达骨质；用骨锤缓缓垂直敲击针尾，使钢针穿过对侧骨皮质，在进针过程应密切注意针之方向，并不断加以校正，注意由内向外进针，勿偏前或偏后，以免损伤髌上囊和腘窝神经、血管；出针时同样向上拉紧皮肤，以手指压迫针眼处周围皮肤，穿出钢针，使两侧钢针相等；酒精纱布盖好针孔，安装牵引弓准备进行牵引；牵引针两端多余部分剪去，并套上小瓶，以防针尖的损害。牵引重量一般为体重的1/7～1/8，老年人为体重的1/9，一般为5～8千克，维持量为3～5千克。

胫骨结节牵引：适用于股骨干下段骨折。患者仰卧骨科牵引床上，伤肢置于牵引架上，使膝关节屈曲35度～40度，清洁皮肤，剃毛备皮。定位：胫骨结节向后1.25厘米，在此平面稍向远侧部位即为进针点，定位点用龙胆紫标记；常规消毒，铺无菌巾；用2%利多卡因局部麻醉至骨膜下后，向上拉紧皮肤，使克氏针穿入皮肤，直达骨质；用骨锤缓缓垂直敲击针尾，使钢针穿过对侧骨皮质，在进针过程应密切注意针之方向，并不断加以校正，注意由外向内进针，勿偏前或偏后，以免损伤腓总神经；高龄患者穿针部位偏向远端1厘米，儿童注意勿损伤骨骺；出针时同样向上拉紧皮肤，以手指压迫针眼处周围皮肤，穿出钢针，使两侧钢针相等；酒精纱布盖好针孔，安装牵引弓准备进行牵引；牵引针两端多余部分剪去，并套上小瓶，以防针尖的损害。牵引重量一般为体重的1/7～1/8，老年人为体重的1/9，一般为5～8千克，维持量为3～5千克。

⑧皮牵引：适用于不耐受骨牵引的年老体弱、骨质疏松或骨骼病患者。复位前先准备下肢皮牵引，用胶布牵引。患者仰卧位，胶布条较长的一端平整贴于大腿及小腿外侧，将扩张板粘于胶布中央偏内侧，并使扩张板与足底保持2～3个横指的距离，然后将胶布的另一端贴于内侧，注意两端长度相一致，以保证扩张板处于水平位置，胶布分叉应过膝关节至小腿上段，绕过腓骨小头，内、外两侧紧贴皮肤，外用8厘米宽纱布绷带顺静脉回流方向从下向上缠绕，将胶布平整地固定于肢体上，再用1厘米胶布条缠绕包扎，注意包扎宜松不宜紧，以免影响血液循环。牵引重量一般为1.5～2千克，最大不超过3千克。

（2）手法复位。

①无明显移位骨折：不需要进行手法整复，直接用4块塑形超髋超膝加厚杉树皮小夹板长绑外固定于下肢中立位，可配合下肢皮肤牵引；或短绑外固定配合持续胫骨结节牵引，用4块塑形超髋齐膝加厚杉树皮小夹板外固定制动。

②移位骨折：患者仰卧于骨科牵引床上，双下肢自然伸直，全身放松。

对于重叠移位、成角移位及侧方移位骨折，第一助手双手紧扣固定患者骨盆，第二助手双手抱握伤肢胫骨平台部，先轻轻旋转摇晃大腿，理肌顺筋，松解肌肉紧张，解除软组织嵌顿；再用拔牵法沿着大腿轴线顺势拔伸牵引数分钟，纠正重叠移位，部分患者的成角移位可得到纠正；若成角移位未纠正，术者双手拇指反成角移位方向推挤按压骨折断端，其余手指顺成角移位方向托提扳拉骨折远端，用折顶法纠正成角移位，然后在维持牵引下用端提法和按压法纠正侧方移位，再用夹挤法扣挤紧骨，使骨折断端充分接触；对于横形骨折和短斜形骨折，用叩击法轻轻叩击股骨下端或足跟数下，使骨折断面紧密接触。在助手维持牵引下，术者用超髋齐膝杉树皮小夹板外固定于下肢中立位。

对于螺旋移位骨折，第一助手双手紧扣固定患者骨盆，术者双手握持伤肢胫骨平台部，用旋转法将大腿内旋并轻轻摇晃，原路归入，纠正螺旋移位，同时理肌顺筋，松解肌肉紧张，解除软组织嵌顿，再用拔牵法沿着大腿轴线顺势拔伸牵引，纠正重叠移位；然后由第二助手双手握持伤肢胫骨平台部维持牵引，术者双手掌相对用夹挤法扣挤紧骨，纠正侧方分离移位，使骨折断端充分接触；对于横形骨折和短斜形骨折，用叩击法轻轻叩击股骨下端或足跟数下，使骨折断面紧密接触；在助手维持牵引下，术者用超髋齐膝杉树皮小夹板外固定于下肢中立位。

对于远、近端分离的骨折，第一助手双手紧扣固定患者骨盆，第二助手双手握持伤肢胫骨平台部，按照"欲合先离"的原则，用拔牵法先沿着大腿轴线轻轻顺势拔伸牵引同时轻轻旋转摇晃小腿，理肌顺筋，松解肌肉紧张，解除软组织嵌顿；术者双手分别握拿骨折近端和远端，用端提法和按压法纠正分离移位和侧方移位，再用夹挤法扣挤紧骨，使骨折断端充分接触；对于横形骨折和短斜形骨折，用叩击法轻轻叩击股骨下端或足跟数下，使骨折断面紧密接触；在助手维持牵引下，术者用超髋齐膝杉树皮小夹板外固定于下肢中立位。

③牵引复位：对于手法整复困难的重叠移位、成角移位、螺旋移位等移位严重的股骨干骨折，以及粉碎性骨折、斜形骨折、螺旋形骨折等不稳定性骨折，以及伤肢肿胀严重或有皮肤挫伤不宜立即施行夹板固定的股骨干不稳定性骨折，宜行骨骼牵引复位，只要牵引方向和牵引重量合适，多能自动得到良好的复位。先以较大重量牵引复位，骨折畸形纠正后，再结合手法整复，纠正残余的侧方移位及螺旋移位，然后可逐步减轻牵引重量至维持重量。

对于股骨干中上段骨折，骨折近端受髂腰肌、臀中肌、臀小肌及外旋肌的牵拉而发生屈曲、外展、外旋移位，通常选用股骨髁上牵引，其牵引力可通过股四头肌直接传递到骨折近端，可将屈曲、外展、外旋移位的骨折近端牵拉恢复到中立位。对于股骨干下段骨折，由于腓肠肌的牵拉容易发生后倾，故牵引点的选择应取决于骨折线的方向和部位，如果骨折线为横断或由后上向前下斜行者，宜用股骨髁上牵引；如果骨折线由前上向后下斜行者，宜用胫骨结节牵引。对于稳定型股骨干骨折，或骨质疏松、体质虚弱不能耐受骨牵引的老年患者，以及骨骼发育未成的儿童，宜用皮肤牵引。

（3）杉树皮小夹板外固定。

①无明显移位的裂纹骨折和横断形稳定型骨折：包扎固定时，在大腿骨折部周围

薄贴2张詹氏金黄膏，再用桃花纸包裹；在膝关节后方放置腘窝垫保护股骨下端皮肤；再根据不同部位骨折的移位倾向情况放置好压垫，通常股骨干上1/3段骨折应将压垫放在骨折近端的前侧、外侧和骨折远端的后侧、内侧，股骨干中1/3骨折应将压垫放在骨折线的外侧和前侧，股骨干下1/3骨折应将压垫放在骨折近端的前侧和骨折远端的后侧；用4块塑形超髋超膝加厚杉树皮小夹板外固定，再用胶布条绕扎，注意要从膝部到髋部由下到上包扎，松紧适度，以患者稍感轻微压力为宜，最后用纱布绷带包绕美观整洁，夹板、绷带和压垫不得外露；下肢固定于伸直中立位，小腿外侧垫沙袋防止下肢外旋，足跟部用放置跟骨垫防止压疮，双下肢中间放置"梯形垫"防止伤侧下肢内收。皮牵引者，牵引绳结于扩张板下方胶布条中间，牵引重量一般为1.5～2千克，注意成人大腿肌肉丰厚，力量强大，而皮肤牵引力量比较小，不足以使骨折复位，主要是维持下肢体位，对抗大腿肌肉的牵拉力，防止骨折断端移位，而且牵引重量过大可损伤皮肤，因此牵引重量不宜过大，最大不超过3千克，以免损伤皮肤，牵引时间6～8周。禁止患者侧卧、屈膝、外展、内收、内旋、外旋、抬腿；固定时间8～12周，每2～4周复查X线片一次；固定6～8周后骨痂生成良好时，可改为齐髋齐膝夹板外固定，带着外固定夹板逐渐下地练习站立、行走。

②不稳定型骨折：在维持牵引下包扎固定，在大腿骨折部周围薄贴2张詹氏金黄膏，再用桃花纸包裹；在膝关节后方放置腘窝垫保护股骨下端皮肤；再根据不同部位骨折的移位情况放置好压垫，通常股骨干上1/3段骨折应将压垫放在骨折近端的前侧、外侧和骨折远端的后侧、内侧，股骨干中1/3骨折应将压垫放在骨折线的外侧和前侧，股骨干下1/3骨折应将压垫放在骨折近端的前侧和骨折远端的后侧；用4块塑形超髋齐膝加厚杉树皮小夹板外固定，后侧板内侧放置股骨塑形垫以保持股骨正常的生理弧度；注意内、外侧夹板下距钢针1～2厘米，不可触碰、压迫、遮挡针孔；再用胶布条绕扎，注意要从膝部到髋部由下到上包扎，松紧适度，以患者稍感轻微压力为宜，最后用纱布绷带包绕美观整洁，夹板、绷带和压垫不得外露；于膝关节半屈曲位、下肢中立位固定，小腿外侧垫沙袋防止下肢外旋，维持牵引弓水平牵引；足跟部用放置跟骨垫防止压疮，双下肢中间放置"梯形垫"防止伤侧下肢内收；维持牵引重量一般为3～5千克，如果牵引时骨折远端向上方的短缩移位未复位，牵引重量应一般为体重的1/7～1/8，老年人则为体重的1/9，复位后改为维持重量；牵引时间4～6周；禁止患者侧卧、屈膝、外展、内收、盘腿；固定时间8～12周；每2～4周复查X线片一次。注意牵引期间应每日测量双下肢的长度，两侧等长、摄X线片或透视证实骨折复位后，及时将牵引重量逐渐减至维持重量，防止过度牵引；若牵引2周仍复位不良，短缩移位未能纠正，应调整牵引的重量和方向，检查牵引装置，以保持牵引效能；固定6～8周后骨痂生成良好时，可改为齐髋齐膝夹板外固定，带着外固定夹板逐渐下地练习站立、行走。

（4）整复固定的常见问题。

①复位操作不当：股骨干骨折复位，主要是恢复下肢的长度和力线，以及大腿的承重功能，因此应完全纠正骨折断端的短缩移位、成角移位与旋转移位，对线要齐，且股骨短缩不能超过1厘米，以免影响大腿的负重和行走功能；大腿的肌肉力量强大，手法复位时若拔伸牵引力过小或牵引时间过短，或拔伸牵引不够充分，则不能纠正短缩移位，往往难以复位成功，因此，拔伸牵引力要强大，手法复位前应先充分拔伸牵引并持续3～5分钟，整复时要用力，并利用杠杆作用巧力复位，忌用蛮力生拉硬拽，粗暴复位，避免造成股骨干和软组织的两次损伤或加重损伤；整复骨折时，争取一次成功，切忌动作粗暴，盲目用力推挤骨折块，或反复整复，致骨折断端相互撞击磨损，使骨折断端磨平，对位不稳，影响骨折的固定和愈合，以及股骨力线的稳定性，或者损伤血管神经，加重股骨及软组织损伤而发生挤压综合征、脂肪栓塞综合征及弥散性血管内凝血；骨折断端应尽量紧密接触，断面对位至少应在1/3以上，断面分离不能超过0.5厘米，以防发生骨折延迟愈合或骨折不愈合。对于移位严重、手法复位困难、固定不稳定的骨折，可配合股骨髁上牵引或胫骨结节牵引复位固定。

②压垫放置不当：股骨周围肌肉丰厚，压垫过小则压应力集中，局部皮肤受压后容易发生压疮；压垫过薄则压力不足，难以直接作用于骨折断端，对骨折断端的侧向压力不足，不能纠正残余的侧向移位；因此压力固定垫应较大、较厚，但应注意厚薄合适，压垫过大则压应力分散，局部的有效压力不足；压垫过厚则受压过大，皮肤受压而容易发生压疮，而且对骨折断端的侧向压力过大，不但不能纠正残余的侧向移位，反而使骨折断端再移位。

③固定不当：股骨干骨折的固定，杉树皮小夹板的长度要足够，至少应和股骨等长，否则固定力不足，固定不牢固；因为股骨干骨折后断端受髋关节的活动影响比膝关节的活动影响更大，而膝关节更容易受到大腿固定的有效而发生关节粘连、僵硬，因此最好是超髋齐膝关节固定为佳，尽量避免超膝关节固定；骨折断端在大腿屈曲、伸直或内收、外展、内旋、外旋时，受到的剪切应力、侧向应力、旋转应力容易使骨折断端再次移位，因此股骨干骨折应固定于半屈膝中立位，避免股骨受到额外的不良应力，而使骨折断端发生再移位，影响骨折复位后的固定效果，并且禁止患者侧卧、屈伸膝关节，并禁止伤肢外展、内收、外旋、内旋，防止骨折再移位，避免骨折畸形愈合，陪护应时时注意体位变动，如有体位不正应及时纠正；而且换绑时应在维持牵引下换绑，避免骨折再移位。股骨干骨折属于不稳定性骨折，断端容易移位，固定应稍紧，压力均匀，避免骨折断端移位；固定过松则断端接触不良，容易旋转移位和侧方移位，因此固定不能松动；但固定过紧则骨折断端受到的挤压力过大，反而更容易侧方移位或短缩移位，也不能保持固定体位，而且影响血液循环，发生缺血性肌挛缩和骨折不愈合，因此固定也不能过紧。

④牵引操作不当：股骨髁上牵引进针时注意一定要从内向外进针（美国华盛顿大学McElvany教授研究结果显示，进针点从内收肌结节水平进针穿入关节囊的风险最高，髌骨上极水平次之，而从内收肌结节近端2厘米进针者无一例进入关节囊；虽然越往近端进入关节囊的可能性越小，但是损伤动脉结构的风险就会增大；综合考虑，最佳进针点应该在收肌结节近端0.7～2厘米，本文取平衡点内收肌结节上1.5厘米）。胫骨结节牵引进针时注意一定要从外向内进针，进针时注意从前、后中点进针，勿偏前或偏后，以免损伤膝部神经、血管。穿针的方向应与股骨或胫骨纵轴成直角，否则钢针两侧负重不平衡，在牵引的过程中，易造成骨折断端成角畸形。

因股骨干骨折不稳定，骨折断端容易在臀部和大腿肌肉的强力收缩下移位，因此需要行下肢骨骼牵引，以配合杉树皮小夹板外固定以维持复位固定效果，牵引力量过小或牵引时间过短，不能纠正短缩移位，而且骨折远端容易受到肌肉牵拉而移位；牵引力量过大或牵引时间过长，则骨折断端容易发生分离移位，导致骨折不愈合或延迟愈合。

（5）常见并发症。

①外伤性休克：主要是股骨干骨折时，大量出血，发生失血性休克；或疼痛剧烈，患者不能耐受疼痛刺激，发生疼痛性休克。

②脂肪栓塞综合征：主要是股骨干骨折时，骨髓中的脂肪释放到血流内，或软组织损伤时皮下脂肪释放到血流内，以及损伤应激反应以致血液中脂肪微粒凝聚成脂肪滴，结合血细胞的聚集而形成脂肪栓子，游离脂肪栓子进血液循环，栓塞于肺、脑、皮肤等器官的血管中，造成肺部功能障碍和毛细血管通透性增加，并发以呼吸窘迫及中枢神经系统功能障碍为主要表现的脂肪栓塞综合征。

③筋膜间隔区综合征及挤压综合征：多见于大腿压砸伤或挤压伤，血管、神经、肌肉等软组织损伤严重，或骨折断端挤压损伤血管，导致血液循环障碍，组织缺血，造成肌肉组织细胞坏死，发生挤压综合征。

④骨折延迟愈合或不愈合：同"股骨粗隆间骨折"。

⑤肌肉萎缩：同"股骨颈骨折"。

⑥骨质疏松：同"股骨颈骨折"。

⑦血管神经损伤：多发生于股骨干下1/3骨折。在股骨干下1/3处，血管、神经紧贴骨骼，此处骨折时骨折远断端易刺伤该处的血管、神经，并发血管、神经损伤，主要是股动脉、股神经损伤比较多见，坐骨神经损伤次之。

⑧关节僵硬：膝关节僵硬常见，少数患者可伴有髋关节僵硬，主要是膝关节和髋关节固定时间过长，超过6周所致，股四头肌挛缩、粘连，导致膝、髋关节软组织粘连；或者患者怯痛，去除固定后不敢活动膝、髋关节，造成膝、髋关节僵硬。

⑨骨化性肌炎：主要是骨折时遭受的暴力同时严重损伤软组织；或骨折后搬动不

当，骨折断端刺伤周围软组织；或手法整复时动作暴力，反复操作，造成骨折断端周围软组织损伤；或固定不牢固，骨折断端活动，损伤周围软组织；导致软组织发生出血、肿胀及炎性反应，发生成骨反应，骨化而成，多见于内收肌和股四头肌。

⑩骨折畸形愈合：股骨干骨折因对位、对线不良可致骨折愈合后出现成角畸形、旋转畸形及短缩畸形，双下肢的长短不一、活动受限，主要是复位不良，未完全纠正成角移位、旋转移位、短缩移位，对位、对线不佳，以致骨折畸形愈合；或固定不牢固，骨折断端再移位；或过早下地、负重，以致骨骼变形所致。

⑪褥疮：同"股骨颈骨折"。

⑫坠积性肺炎：同"股骨颈骨折"。

⑬尿路感染：同"股骨颈骨折"。

⑭下肢深静脉血栓形成：同"股骨颈骨折"。

3.中医辨证论治

股骨干骨折中医内治按照詹氏中医骨伤骨折四期辨证论治，可在治疗骨折筋伤的基础方上加牛膝、木瓜、独活等引经药；肿胀明显者，可加地龙、泽兰、琥珀，活血化瘀，利水消肿；瘀血发热或并发感染，红肿热痛者，可加地龙、玄参、连翘、金银花，凉血活血，清热解毒；瘀毒入血内陷，发生挤压综合征，出现肾功能衰竭、肢端缺血性坏死征象者，可加地龙、琥珀、穿山甲、水蛭，以增强活血化瘀、消肿止痛之效；瘀血内攻心肺，发生脂肪栓塞综合征，出现呼吸和血液循环障碍征象者，应立即抢救治疗，可用独参汤回阳固脱急救。

4.功能锻炼与康复指导

（1）初期。伤后尽早手法整复，制动膝关节，保持伤侧下肢中立位，禁止侧卧、屈膝、外展、内收、盘腿，轻轻屈伸活动踝关节，多屈伸活动足趾；1周后开始进行股四头肌收缩、舒张锻炼。

（2）中期。应继续制动膝关节，保持伤肢中立位，禁止侧卧、屈膝、外展、内收、盘腿，加强踝关节屈伸功能锻炼，用力屈伸足趾，并逐渐增加活动幅度及用力程度。

（3）后期。去除外固定后伤肢2~3个月内禁止负重。宜先下地练习站立及走路，并逐渐膝关节主动屈伸活动，可做空中蹬车、屈伸绕膝、前弓后虚、马步蹲站、八方摆踢、金丝缠腿等动作，屈伸旋转膝关节，可配合器械锻炼，增加膝关节灵活性。

（4）康复期。全面进行下肢功能锻炼，并适当进行负重锻炼，注意由轻到重，循序渐进，增加髋、膝关节和大小腿的力量，直至能够正常劳动。

5.注意事项

（1）伤后3天应注意观察生命体征，预防脂肪栓塞综合征的发生；并仔细检查足背动脉和胫后动脉搏动及足踝部的运动和感觉情况，预防血管、神经损伤的发生。

（2）平卧硬板床休养，固定期间应禁止膝关节屈伸活动，伤肢应保持在半屈膝中立位，纠正骨折再移位的倾向。

（3）勤换被褥床单，勤搽洗、勤翻身，保持身下清洁、干燥、透气，勤按摩腰臀部和下肢，促进局部血液循环，多进行深呼吸运动，预防坠积性肺炎、尿路感染、褥疮和深静脉血栓发生。

 典型病例：患儿，女，6岁

2016-06-18初诊　家长代诉患儿于1小时前在路边玩耍时被电瓶车撞倒摔伤左大腿，致左大腿肿胀、畸形、疼痛剧烈，不能站立行走，急来我院就诊，摄X线片示：左股骨干中下段骨折，骨折远端向内后上方旋转、短缩移位，断端错位明显（见图2-2-1-25）。查体：左大腿肿胀明显，左下肢短缩畸形，股骨中下段压痛阳性，纵轴叩击痛阳性，可触及明显骨擦感，左下肢较健侧短缩约2厘米，左大腿活动受限，左足踝活动可，腘动脉及足背动脉搏动明显，末梢血运及感觉正常，其余肢体及脊柱未见明显异常。患儿平素体健，伤后神志清，精神可，胃纳可，睡眠可，二便如常，舌质红润，苔薄白，脉弦。詹庄锡医师结合病史、查体及X线片，诊断为：左股骨干骨折。辨证分析：患者摔伤，突受外力，卒然身受，由外及内，气血俱伤。血伤肿、气伤痛，血溢脉外，留于肌腠之间，则为肿胀。气机阻滞，流通不畅，不通则痛；骨断筋伤，骨离其位，难司其职，则活动受限；气滞则痛，脉气紧张，故脉弦；舌红润，苔薄白为伤病初起之象。故辨病为骨折，辨证为气滞血瘀，其病位在骨、筋、肌肤，病势属急，病性属实，为标急之证。

治疗方法　詹庄锡医师考虑患儿幼小及手术创伤，根据患儿骨折类型，可以采取保守治疗方案。经患儿家长同意，予手法整复、杉树皮小夹板外固定，必要时结合皮牵引治疗。

局部外治治疗　予骨折手法整复，詹庄锡医师用拔牵法、回旋法、端提法、按压法、夹挤法整复骨折。患儿仰卧于骨科牵引床上，第一助手双手按压固定骨盆对抗牵引；第二助手双手抱握住伤肢胫骨平台部顺势拔伸牵引，并徐徐将伤肢屈髋屈膝各90度，再沿股骨纵轴方向用力拔伸牵引数分钟，并轻轻旋转摇晃大腿，用拔牵法纠正短缩移位，理肌顺筋，松解肌肉紧张，解除软组织嵌顿；然后第二助手将伤肢外展、外旋，用回旋法纠正旋转移位；在维持牵引下，詹庄锡医师双手抱握骨折断端，从前、后、内、外四周向中心用力夹挤推按，用端提法、按压法和夹挤骨法扣挤紧骨，纠正侧方分离移位，使骨折断端紧密接触。透视下复位成功后，在助手维持牵引下，大腿前外侧贴敷一张詹氏金黄膏，用桃花纸包裹，在骨折近端的前外侧和骨折远端的内后侧各放置一块压垫，再用4块超髋超膝杉树皮小夹板外固定，伤肢固定于伸直中立位，制动左髋、膝关节，小腿两侧垫沙袋，防止下肢内旋及外旋，足跟部用放置跟骨垫防止压疮，双下肢中间放置"梯形垫"防止伤侧下肢内收。复查X线片示：左股骨中下段骨折，对位、对线良好（见图2-2-1-26）。詹庄锡医师嘱患儿家长禁止患儿侧卧，禁止屈膝、内收、抬腿。注意患肢保暖，可以轻轻屈伸左踝关节和左足趾，促进血液循环，以利活血消肿。

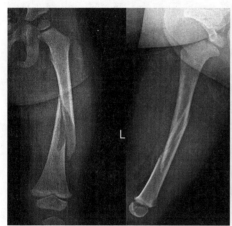 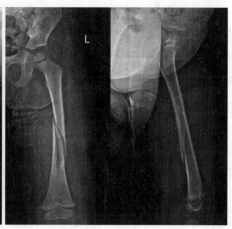

图2-2-1-25 复位前　　　　　　　　　图2-2-1-26 复位后

全身整体中医内治按詹氏中医骨伤骨折四期辨证论治　目前属骨折早期，治疗以活血消肿、行气止痛。桃仁6克，红花4克，丹参9克，当归6克，赤芍6克，三七3克，元胡6克，香附6克，川牛膝9克，地龙6克，玄参9克，红曲6克，炙甘草3克。5剂，水煎服，每日一剂。方中桃仁、红花、当归、丹参、三七、赤芍，活血化瘀，消肿止痛；元胡、香附，活血化瘀，行气止痛；玄参，凉血活血，清热解毒；川牛膝、地龙，通经活血，利水消肿，且川牛膝引药入下肢；红曲，活血化瘀，健脾和胃；炙甘草，调和诸药。

2016-06-23二诊　患儿神志清，精神可，胃纳及睡眠较差，诉伤处疼痛减轻，无足趾麻木。查体：舌红润，苔薄白，脉弦；左大腿杉树皮小夹板外固定稍有松动，大腿肿胀减轻，足背动脉搏动明显，左足活动可，末梢血运及感觉正常。今复查X线片示：左股骨干中下段骨折，对位、对线良好。詹庄锡医师予更换伤膏，调整杉树皮小夹板外固定，继续中药内服，予前方加炒白术6克健脾和胃，合欢皮12克活血安神，中药7剂，水煎服，每日一剂。同时，吩咐家长让患儿保持左下肢伸直中立位，制动左髋、膝关节，不要随意活动患肢即可。

2016-06-28三诊　患儿神志清，精神可，诉胃纳可，睡眠可，伤处疼痛较轻，无足趾麻木。查体：舌红润，苔薄白，脉弦细；左大腿杉树皮小夹板外固定稍有松动，大腿肿胀明显消退，足背动脉搏动明显，左足活动可，末梢血运及感觉正常。予更换伤膏，调整杉树皮小夹板外固定，中医内治按詹氏中医骨伤骨折四期辨证论治现属骨折中期，为络阻营损、骨折未愈合。予以和营生新，接骨续筋，佐以补肝肾，养气血。予詹氏续筋接骨汤加减：炙黄芪15克，当归6克，炒白芍9克，丹参9克，合欢皮12克，土鳖虫6克，续断9克，骨碎补9克，怀牛膝9克，熟地12克，制萸肉9克，杜仲9克，狗脊9克，炒白术6克，神曲6克，甘草3克。5剂，水煎服，每日一剂，分数次按儿童剂量服用。方中熟地、制萸肉、续断、骨碎补、怀牛膝、杜仲、狗脊，补肝肾、强筋骨，且怀牛膝引药入下肢；土鳖虫、续断、骨碎补，祛瘀生新、接骨续筋；丹参、合欢皮，活血安神，祛瘀生新；当归、熟地、炒白芍，养血和血；炙黄芪、炒白术，补气生血，使气旺血行；炒白术、神曲，健脾和胃，使补而不滞；炙甘草，健脾和中，调和诸药。所有药物剂量按照儿童要求服用。嘱患儿保持左下肢伸直中立位，制动左髋、膝关节。

2016-07-03四诊 患儿神志清，精神可，诉胃纳佳，睡眠佳，伤处轻度疼痛，无足趾麻木。查体：舌红润，苔薄白，脉细弱；左大腿杉树皮小夹板外固定良好，大腿轻度肿胀，足背动脉搏动明显，左足活动可，末梢血运及感觉正常。今复查X线片示：左股骨干中下段骨折，对位、对线良好，骨痂少量生成。予更换伤膏，调整杉树皮小夹板外固定，前方7剂，水煎服，每日一剂。嘱患儿保持左下肢伸直中立位，制动左髋、膝关节，禁止侧卧、屈膝、内收、外展、内旋、外旋、抬腿，加强左踝及足趾屈伸功能锻炼，并多活动其他肢体。

2016-07-10五诊 患儿一般情况良好，诉伤处轻微疼痛，其余诸症无明显变化，治疗同前，前方继服，继续观察。

2016-07-17六诊 患儿一般情况良好，诉伤处轻微疼痛，无足趾麻木。查体：舌红润，苔薄白，脉沉细；左大腿杉树皮小夹板外固定良好，大腿轻微肿胀，足背动脉搏动明显，左足活动可，末梢血运及感觉正常。予更换伤膏，调整杉树皮小夹板外固定，继续中药内服，予前方去土鳖虫，加炙龟板9克益肾壮骨、滋阴潜阳。7剂，水煎服，每日一剂。嘱患儿保持左下肢伸直中立位，制动左髋、膝关节，禁止侧卧、屈膝、内收、外展、内旋、外旋、抬腿，加强左踝及足趾屈伸功能锻炼，并多活动其他肢体。

2016-07-22七诊 患儿一般情况良好，诉伤处无疼痛，无足趾麻木。查体：舌红润，苔薄白，脉沉有力；左大腿杉树皮小夹板外固定良好，松紧适度，左大腿无明显肿胀，股骨无压痛及纵轴叩击痛，左足活动可，末梢血运及感觉正常。今复查X线片示：左股骨干中下段骨折，对位、对线良好，骨折线模糊。

结合查体和X线片，患儿骨折达到临床愈合标准，予去除左大腿杉树皮小夹板外固定，检查患儿左髋关节和膝关节可，左踝关节及左足活动正常，无明显肌肉萎缩、关节僵硬、骨折畸形愈合等骨折并发症及后遗症，骨折愈合良好。嘱患儿适当下地行走，活动左下肢，逐步加强左膝关节和髋关节屈伸功能锻炼，2个月内禁止负重活动。

半年后复诊随访，患儿左大腿无明显畸形，无疼痛不适，屈伸、展收、旋转活动正常，活动灵活，动作有力，行走如常，蹲坐自如，功能恢复良好，生活正常。

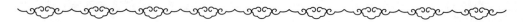

（十二）股骨髁上骨折

股骨髁上骨折为发生在股骨内外髁上5厘米以内，即腓肠肌起点以上2~4厘米范围内的骨折，但不包括内外髁部骨折和髁间骨折，属于膝关节外骨折，以大腿下端疼痛剧烈、肿胀、畸形、功能障碍为临床表现特征，好发于青壮年，男性多见。直接暴力和间接暴力均可导致股骨髁上骨折，根据受伤机制和整复固定机理通常分为伸直型和屈曲型股骨髁上骨折。股骨髁上骨折属于中医"骨折病"范畴，中医内治按照詹氏中医骨伤骨折四期辨证论治。

股骨髁上短小，后方有腘窝血管、神经通过，骨折远端有腓肠肌内、外侧头附着，因此多向后倾斜、突起成角移位，而且容易刺伤后方的血管、神经，合并血管、神经损伤，造成大量出血，严重者可伴有血压下降、面色苍白等出血性休克的表现，容易发生挤压综合征、关节僵硬、肌肉萎缩、迟发性血管神经损伤、骨化性肌炎、骨折畸形愈合等并发症，治疗和护理难度较大，而且股骨髁上骨折不稳定，手法复位和维持有效外固定都比较困难，临床常用手术治疗，而手术并发症比较多，詹氏骨伤擅长手法整复，杉树皮小夹板外固定加骨牵引，中药辨证论治，动静结合，内外兼治，保守治疗股骨髁上骨折，临床效果良好，患者后遗症少，恢复良好。

1.临床表现与诊断

股骨髁上骨折，临床表现为伤肢大腿下段及膝关节肿胀，剧烈疼痛，伤肢轻度短缩、成角畸形及膝部屈曲畸形，常伴有异常活动，不能站立、行走，股骨髁上压痛及纵轴叩击痛明显，可触及明显骨擦感，浮髌试验多为阳性，X线片示股骨髁上可见骨折线。X线片检查应拍摄正位片与侧位片，可确定骨折类型和移位方向，以明确诊断。股骨髁上骨折可合并股骨髁部关节骨折或脱位，因此X线片应包含股骨全长及膝关节，以免漏诊。股骨髁上骨折常合并有腘窝血管、神经损伤，可有足部发凉、胫前后动脉搏动消失或减弱、足踝部感觉和运动减弱或丧失，应注意仔细检查伤肢大腿下段及膝关节部有无进行性肿胀、疼痛加剧、腘动脉和足背动脉的搏动、足趾血运、足部感觉、踝关节及足趾的屈伸活动，必要时可进行磁共振检查及血管造影检查，避免漏诊。

股骨髁上骨折根据受伤机制和逆创伤机制整复固定原则，分为伸直型股骨髁上骨折和屈曲型股骨髁上骨折，以伸直型多见。

（1）伸直型股骨髁上骨折。可表现为斜形骨折、横断形骨折、粉碎性骨折，为膝关节在伸直位受伤所致。膝关节处于伸直位时，身体的重力线在膝关节前方，腓肠肌紧张，直接暴力造成横断形骨折或粉碎性骨折，骨折远端由于腓肠肌的牵拉向后侧移位，骨折近端则向前侧移位；间接暴力经足和膝从后斜向上，与前方的身体重力相交于股骨髁上部，造成斜形骨折，骨折线由前下斜向后上斜行，易刺破腘动脉、神经及膝关节囊；粉碎性骨折的骨折线可经过股骨髁间。

（2）屈曲型股骨髁上骨折。可表现为斜形骨折、横断形骨折，为膝关节屈曲位受伤所致。膝关节处于屈曲位时，身体的重力线在膝关节后方，腓肠肌松弛，直接暴力造成横断形骨折或粉碎性骨折，骨折远端在向前侧移位的同时由于内收肌的牵拉向内侧移位，骨折近端则向后侧、外侧移位；间接暴力经足和膝从前斜向上，与后方的身体重力相交于股骨髁上部，造成斜形骨折，骨折线由前上斜向后下斜行；粉碎性骨折的骨折线可经过股骨髁间。

另外，股骨髁上粉碎型骨折，骨折线多波及关节面，归属股骨髁间骨折，治疗见股骨髁间骨折，在此不做讨论。

2. 手法整复与固定

股骨髁上骨折的治疗目的和股骨干骨折相同，主要是恢复下肢的长度和力线，以恢复大腿的负重和传导重力的功能，以及膝关节的屈伸功能，手法复位应达到基本对位、对线，保证功能复位；可不强求解剖复位，但应完全纠正骨折断端的短缩移位和成角移位，对线要齐，股骨短缩不能超过1厘米；骨折断端应尽量紧密接触，断面对位至少应在2/3以上，断面分离不能超过0.5厘米，否则容易发生骨折延迟愈合或骨折不愈合；外固定要牢固，既要防止骨折断端活动以避免骨折再移位，又要方便功能锻炼以促进骨折愈合；对于移位严重、手法复位困难、固定不稳定的斜形骨折和粉碎性骨折，可配合骨骼牵引复位固定。膝关节积血肿胀，手法复位困难者，需要先行穿刺抽液，抽除关节腔积血，再行手法复位，抽血后针孔用创可贴覆盖。因股骨髁上骨折不稳定，骨折远端容易在大腿肌肉的强力收缩下向上方短缩移位，而皮肤牵引力量不足，因此需要行胫骨结节骨牵引配合杉树皮小夹板外固定以维持复位固定效果，注意严重骨质疏松或骨骼病者禁用骨牵引，可改为皮牵引。

（1）复位前准备。

①杉树皮小夹板：

齐髋超膝长绑夹板：内侧板、外侧板、前侧板、后侧板，共计4块，适用于股骨髁上骨折前期无牵引或皮牵引外固定。

齐髋齐膝短绑夹板：内侧板、外侧板、前侧板、后侧板，共计4块，适用于股骨髁上骨折胫骨结节牵引外固定及去除牵引后外固定。

②压垫：

长绑：平压垫2～4个：用棉花折叠成宽4～6厘米、厚1～2厘米的厚棉平垫；髌骨垫1个：用棉花折叠成宽约6厘米、厚0.5～1厘米的较厚棉平垫；膝横垫1个：用棉毛巾折叠成长约20厘米、宽6～8厘米、厚0.5～1厘米的较厚长形棉压垫；腘窝垫1个：用棉毛巾折叠成长15～20厘米、宽6～8厘米、厚3～4厘米厚塔形棉垫；足跟垫：用棉花或棉毛巾折叠成长约20厘米、宽6～8厘米、厚2～3厘米的厚梯形棉垫。

短绑：平压垫2～4个：用棉花折叠成宽4～6厘米、厚1～2厘米的厚棉平垫；腘窝垫1个：用棉花折叠成长、宽为6～8厘米、厚1～2厘米的厚平棉垫；足跟垫：用棉花或棉毛巾折叠成长约15厘米、宽6～8厘米、厚2～3厘米的厚塔形棉垫。

③胶布条：长80～100厘米、宽1.5厘米胶布条8～12条。

④纱布绷带：10厘米宽纱布绷带2卷。

⑤桃花纸：1～2张。

⑥伤膏：詹氏金黄膏摊薄2张。

⑦胫骨结节牵引：患者仰卧骨科牵引床上，伤肢置于牵引架上，使膝关节屈曲35度～40度，清洁皮肤，剃毛备皮。定位：胫骨结节向后1.25厘米，在此平面稍向远侧部位即为进针点，定位点用龙胆紫标记；常规消毒，铺无菌巾；用2%利多卡因局部麻醉至骨膜下后，向上拉紧皮肤，使克氏针穿入皮肤，直达骨质；用骨锤缓缓垂直敲击针尾，使钢针穿过对侧骨皮质，在进针过程应密切注意针之方向，并不断加以校正，注意由外向内进针，勿偏前或偏后，以免损伤腓总神经；高龄患者穿针部位偏向远端1厘米，儿童注意勿损伤骨骺；出针时同样向上拉紧皮肤，以手指压迫针眼处周围皮肤，穿出钢针，使两侧钢针相等；酒精纱布盖好针孔，安装牵引弓准备进行牵引；牵引针两端多余部分剪去，并套上小瓶，以防针尖的损害。牵引重量一般为体重的1/7～1/8，老年人为体重的1/9，一般为5～8千克，维持量为3～5千克。

⑧皮牵引：适用于不耐受骨牵引的年老体弱、骨质疏松或骨骼病患者。复位前先准备下肢皮牵引，用胶布牵引。患者仰卧位，胶布条较长的一端平整贴于股骨外踝及小腿外侧，将扩张板粘于胶布中央偏内侧，并使扩张板与足底保持2～3个横指的距离，然后将胶布的另一端贴于股骨内踝及小腿内侧，注意两端长度相一致，以保证扩张板处于水平位置，胶布分叉应过膝关节至小腿上段，绕过腓骨小头，内、外两侧紧

贴皮肤，外用8厘米宽纱布绷带顺静脉回流方向从下向上缠绕，将胶布平整地固定于肢体上，再用1厘米胶布条缠绕包扎，注意包扎宜松不宜紧，以免影响血液循环。牵引重量一般为1.5～2千克，最大不超过3千克。

（2）手法复位。

①无明显移位的骨折：稳定型骨折不需要进行手法整复，直接用4块塑形齐髋超膝加厚杉树皮小夹板长绑外固定，可配合下肢皮肤牵引；不稳定型骨折用4块塑形齐髋齐膝加厚杉树皮小夹板短绑外固定，配合持续胫骨结节牵引。

②伸直型骨折：患者仰卧于骨科牵引床上，双下肢自然伸直，全身放松。第一助手双手抱握固定患者伤肢大腿上段对抗牵引，第二助手双手抱握伤肢小腿上端，使伤肢膝关节处于半屈曲45度～50度位，先轻轻旋转摇晃大腿，理肌顺筋，松解肌肉紧张，解除软组织嵌顿；再用拔牵法沿着大腿轴线顺势拔伸牵引数分钟，纠正重叠移位以及成角移位；若成角移位未纠正，术者双手拇指反成角移位方向推挤按压骨折断端，其余手指顺成角移位方向托提扳拉骨折远端，用折顶法纠正成角移位；然后在维持牵引下，双手拇指向后按压骨折近端，其余手指顶托骨折远端后方向前端提，用端提法和按压法纠正侧方移位；再用夹挤法扣挤紧骨，使骨折断端充分接触，并纠正残余侧方移位；在助手维持牵引下，术者用4块塑形齐髋超膝杉树皮小夹板外固定于下肢中立位。

③屈曲型骨折：患者仰卧于骨科牵引床上，双下肢自然伸直，全身放松。第一助手双手抱握固定患者伤肢大腿上段对抗牵引，第二助手双手抱握伤肢小腿下端，先轻轻旋转摇晃大腿，理肌顺筋，松解肌肉紧张，解除软组织嵌顿；再用拔牵法沿着大腿轴线顺势拔伸牵引数分钟，纠正重叠移位以及成角移位；若成角移位未纠正，术者双手拇指反成角移位方向推挤按压骨折断端，其余手指顺成角移位方向托提扳拉骨折远端，用折顶法纠正成角移位；然后在维持牵引下，双手拇指向后按压骨折远端，其余手指顶托骨折近端后方向前端提，用端提法和按压法纠正侧方移位；再用夹挤法扣挤紧骨，使骨折断端充分接触，并纠正残余侧方移位；在助手维持牵引下，术者用4块塑形齐髋超膝杉树皮小夹板外固定于下肢中立位。

④牵引复位：对于手法整复困难的重叠移位、成角移位等移位严重的股骨骨髁上骨折，以及粉碎性骨折、斜形骨折等不稳定性骨折，以及伤肢肿胀严重或有皮肤挫伤不宜立即施行夹板固定的股骨髁上不稳定性骨折，宜行骨骼牵引复位，只要牵引方向和牵引重量合适，多能得到良好的复位。先以较大重量牵引复位，骨折畸形纠正后，再结合手法整复，纠正残余的侧方移位，然后可逐步减轻牵引重量至维持重量。

股骨髁上骨折，因为股骨髁上牵引的穿针部位距离骨折线过近，影响骨折愈合，感染和骨髓炎的风险也比较大，因此一般不用股骨髁上牵引，通常用胫骨结节牵引。屈曲型骨折，由于腓肠肌的牵拉，骨折远端向后侧移位，骨折近端则向前突出，斜形骨折的骨折线由后上斜向前下斜行，牵引初期的牵引力线应和股骨干轴线一致，复位后宜放低牵引线，使牵引力线比股骨干轴线稍低；伸直型骨折，由于内收肌的牵拉，骨折近端可向内侧移位，骨折远端向外侧、上方重叠移位，斜形骨折的骨折线由前上斜向后下斜行，牵引力线应和股骨干轴线一致。对于稳定型股骨髁上骨折，或骨质疏松、体质虚弱不能耐受骨牵引的老年患者，以及骨骼发育未成的儿童，可用皮肤牵引。

（3）杉树皮小夹板外固定。

①伸直型骨折：在维持牵引下包扎固定，在大腿骨折部周围薄贴2张詹氏金黄膏，再用桃花纸包裹；将膝横垫穿过腘窝分别放置在膝关节内外侧以保护股骨内外髁、胫骨内外髁和腓骨小头等骨突，将髌骨垫放置在髌骨上保护髌骨皮肤，在膝关节后方放置一厚塔形大棉垫填充保护腘窝；再根据骨折的移位情况放置好压垫，通常宜将压垫放在骨折近端的内侧或前、内侧和骨折远端的外侧或外、后侧；用4块塑形齐髋超膝加厚杉树皮小夹板外固定膝关节于半屈曲45度~50度位，再用胶布条绕扎，注意要从小腿到大腿由下到上包扎，松紧适度，以患者稍感轻微压力为宜，最后用纱布绷带包绕美观整洁，夹板、绷带和压垫不得外露；下肢固定于中立位，小腿外侧垫沙袋防止下肢外旋，足跟部用放置跟骨垫防止压疮，双下肢中间放置"梯形垫"防止伤侧下肢内收。皮牵引者，牵引绳结于扩张板下方胶布条中间，牵引重量一般为1.5~2千克，注意成人大腿肌肉丰厚，力量强大，而皮肤牵引力量比较小，不足以使骨折复位，主要是维持下肢体位，对抗大腿肌肉的牵拉力，防止骨折断端移位，而且牵引重量过大可损伤皮肤，因此牵引重量不宜过大，最大不超过3千克，以免损伤皮肤，牵引时间4周左右。禁止患者侧卧、屈膝、外展、内收、内旋、外旋、抬腿；固定时间6~8周，每1~2周复查X线片一次。

②屈曲型骨折：包扎固定时，在大腿骨折部周围薄贴2张詹氏金黄膏，再用桃花纸包裹；将膝横垫穿过腘窝分别放置在膝关节内、外侧以保护股骨内外髁、胫骨内外髁和腓骨小头等骨突，将髌骨垫放置在髌骨上保护髌骨皮肤，在膝关节后方放置一厚塔形大棉垫填充保护腘窝；再根据骨折的移位情况放置好压垫，通常宜将压垫放在骨折近端的前侧和骨折远端的后侧；用4块塑形齐髋超膝加厚杉树皮小夹板外固定膝关节于中立位或轻度屈曲15度~20度位，再用胶布条绕扎，注意要从小腿到大腿由下到上包扎，松紧适度，以患者稍感轻微压力为宜，最后用纱布绷带包绕美观整洁，夹板、绷带和压垫不得外露；下肢固定于中立位，小腿外侧垫沙袋防止下肢外旋，足跟部用放置跟骨垫防止压疮，双下肢中间放置"梯形垫"防止伤侧下肢内收。皮牵引者，牵引绳结于扩张板下方胶布条中间，牵引重量一般为1.5~2千克，注意成人大腿肌肉丰厚，力量强大，而皮肤牵引力量比较小，不足以使骨折复位，主要是维持下肢体位，对抗大腿肌肉的牵拉力，防止骨折断端移位，而且牵引重量过大可损伤皮肤，因此牵引重量不宜过大，最大不超过3千克，以免损伤皮肤，牵引时间4周左右。禁止患者侧卧、屈膝、外展、内收、内旋、外旋、抬腿；固定时间6~8周，每1~2周复查X线片

一次。

（4）整复固定的常见问题。

①复位操作不当：股骨髁上骨折复位，主要是恢复下肢的长度和力线，以及大腿的承重功能，因此应完全纠正骨折断端的短缩移位、成角移位与旋转移位，对线要齐，且股骨短缩不能超过1厘米，以免影响大腿的负重和行走功能和膝关节的屈伸功能；大腿的肌肉力量强大，手法复位时若拔伸牵引力过小或牵引时间过短，或拔伸牵引不够充分，则不能纠正短缩移位，往往难以复位成功，因此，拔伸牵引力要强大，手法复位前应先充分拔伸牵引并持续3～5分钟，整复时要用力，并利用杠杆作用巧力复位，忌用蛮力生拉硬拽，粗暴复位，避免造成股骨髁上和软组织的两次损伤或加重损伤；整复骨折时，争取一次成功，切忌动作粗暴，盲目用力推挤骨折块，或反复整复，致骨折断端相互撞击磨损，使骨折断端磨平，对位不稳，影响骨折的固定和愈合，以及股骨力线的稳定性，或者损伤血管神经，加重股骨及软组织损伤而发生筋膜间隔区综合征、挤压综合征及弥散性血管内凝血；骨折断端应尽量紧密接触，断面对位至少应在1/3以上，断面分离不能超过0.5厘米，以防发生骨折延迟愈合或骨折不愈合。对于移位严重、手法复位困难、固定不稳定的骨折，可配合股骨髁上牵引或胫骨结节牵引复位固定。

②压垫放置不当：股骨周围肌肉丰厚，压垫过小则压应力集中，局部皮肤受压后容易发生压疮；压垫过薄则压力不足，难以直接作用于骨折断端，对骨折断端的侧向压力不足，不能纠正残余的侧向移位；因此压力固定垫应较大、较厚，但应注意厚薄合适，压垫过大则压应力分散，局部的有效压力不足；压垫过厚则受压过大，皮肤受压而容易发生压疮，而且对骨折断端的侧向压力过大，不但不能纠正残余的侧向移位，反而使骨折断端再移位。

③固定不当：股骨髁上骨折的固定，杉树皮小夹板的长度要足够，应用4块超膝夹板超膝关节固定，否则固定力不足，固定不牢固；骨折断端在大腿屈曲、伸直或内收、外展、内旋、外旋时，受到的剪切应力、侧向应力、旋转应力容易使骨折断端再次移位，因此股骨髁上骨折应固定于半屈膝中立位，避免股骨受到额外的不良应力，而使骨折断端发生再移位，影响骨折复位后的固定效果，并且禁止患者侧卧、屈伸膝关节，并禁止伤肢外展、内收、外旋、内旋，防止骨折再移位，避免骨折畸形愈合，陪护应时时注意体位变动，如有体位不正应及时纠正；而且换绑时应在维持牵引下换绑，避免骨折再移位。股骨髁上骨折属于不稳定性骨折，断端容易移位，固定应稍紧，压力均匀，避免骨折断端移位；固定过松则断端接触不良，容易旋转移位和侧方移位，因此固定不能松动；但固定过紧则骨折断端受到的挤压力过大，反而更容易侧方移位或短缩移位，也不能保持固定体位，而且影响血液循环，发生缺血性肌挛缩和骨折不愈合，因此固定也不能过紧。

④牵引操作不当：胫骨结节牵引进针时注意一定要从外向内进针，进针时注意从前、后中点进针，勿偏前或偏后，以免损伤膝部神经、血管。穿针的方向应与股骨或胫骨纵轴成直角，否则钢针两侧负重不平衡，在牵引的过程中，易造成骨折断端成角畸形。

因股骨髁上骨折不稳定，骨折断端容易在臀部和大腿肌肉的强力收缩下移位，因此需要行下肢骨骼牵引，以配合杉树皮小夹板外固定以维持复位固定效果，牵引力量过小或牵引时间过短，不能纠正短缩移位，而且骨折远端容易受到肌肉牵拉而移位；牵引力量过大或牵引时间过长，则骨折断端容易发生分离移位，导致骨折不愈合或延迟愈合。

（5）常见并发症。

①外伤性休克：同"股骨干骨折"。

②筋膜间隔区综合征及挤压综合征：同"股骨干骨折"。

③血管神经损伤：股骨髁上短小，后方有腘窝血管、神经通过，骨折断端容易刺伤后方的血管、神经，可合并血管、神经损伤，主要是腘动脉、胫神经损伤比较多见，腘静脉、腓总神经损伤次之。

④骨折延迟愈合或不愈合：同"股骨干骨折"。

⑤肌肉萎缩：同"股骨干骨折"。

⑥骨质疏松：同"股骨干骨折"。

⑦关节僵硬：同"股骨干骨折"。

⑧骨化性肌炎：同"股骨干骨折"。

⑨骨折畸形愈合：同"股骨干骨折"。

⑩坠积性肺炎：同"股骨干骨折"。

⑪尿路感染：同"股骨干骨折"。

3.中医辨证论治

同"股骨干骨折"。

4.功能锻炼与康复指导

同"股骨干骨折"。

5.注意事项

同"股骨干骨折"。

2015-06-14初诊　患者自诉于1小时前行走时不慎摔伤左膝，致左大腿下段及膝部肿胀、畸形、疼痛剧烈，不能站立行走，急来我院就诊，摄X线片示：左股骨髁上骨折，骨折远端向前侧、内侧成角移位，骨折近端则向后侧移位，断端错位明显（见图2-2-1-27）。查体：左大腿下段及膝部肿胀明显，左下肢轻度短缩畸形，股骨下端压痛阳性，纵轴叩击痛阳性，可触及明显骨擦感，浮髌试验弱阳性，左下肢较健侧短缩约1厘米，左膝活动受限，左足踝活动可，腘动脉可触及，足背动脉搏动明显，末梢血运及感觉正常，其余肢体及脊柱未见明显异常。患者平素体健，伤后神志清，精神可，胃纳可，睡眠可，二便如常，舌质淡红，苔薄白，脉弦紧。李有娟医师结合病史、查体及X线片，诊断为：左股骨髁上骨折（屈曲型）。辨证分析：患者摔伤，突受外力，卒然身受，由外及内，气血俱伤；"血伤肿，气伤痛"，血溢脉外，恶血留于肌腠不散，则为肿胀；气机阻滞，流通不畅，不通则痛；骨断筋伤，骨离其位，难司其职，则活动受限。故辨病为骨折，辨证为气滞血瘀。舌红润，苔薄白为伤病初起之象。脉弦紧主痛甚，气滞血瘀，脉气紧张，则脉象弦紧。其病位在骨、筋、肌肤，病势属急，病性属实，为标急之证。

治疗方法　因患者要求保守治疗，考虑手术有创伤及治疗费用较高，根据患者体质和骨折类型，经患者及其家属同意，采取保守治疗方案，予手法整复、杉树皮小夹板外固定，必要时可结合牵引治疗。

局部外治治疗　予骨折手法整复，用拔牵法、端提法、按压法、夹挤法、叩击法、复位法整复骨折。患者仰卧于骨科牵引床上，双下肢自然伸直，全身放松。第一助手双手抱握固定患者伤肢大腿上段对抗牵引，第二助手双手抱握伤肢小腿下端，先轻轻旋转摇晃大腿，理肌顺筋，松解肌肉紧张，解除软组织嵌顿；再用拔伸牵引法沿着大腿轴线顺势拔伸牵引数分钟，纠正重叠移位以及成角移位；然后在维持牵引下，双手拇指向后按压骨折远端，其余手指顶托骨折近端后方向前端提，用端提法和按压法纠正侧方移位；透视下复位成功后，用夹挤法扣挤紧骨，纠正残余侧方移位，使骨折断端充分接触；再用叩击法轻轻叩击股骨下端或足跟数下，使骨折断面紧密接触，在助手维持牵引下，大腿下端前、外侧各贴敷一张詹氏金黄膏，用桃花纸包裹，在骨折近端的后外侧和骨折远端的前内侧各放置一块压垫，再用4块齐髋超膝杉树皮小夹板外固定，腘窝垫加厚使左膝关节微屈；伤肢固定于微屈膝中立位，制动左膝关节，小腿外侧垫沙袋，防止下肢外旋，足跟部用放置跟骨垫防止压疮，双下肢中间放置梯形垫防止伤侧下肢内收；复查X线片示：左股骨髁上骨折，对位、对线可，骨折远端稍向内、后侧移位（见图2-2-1-28）。嘱患者禁止侧卧、屈膝、内收、外展、内旋、外旋、抬腿，注意保暖，轻轻屈伸左踝关节和左足趾，促进血液循环，以利活血消肿。嘱患者家属勤搭洗、勤翻身，保持身下清洁、干燥、透气，勤按摩腰臀部和下肢，促进局部血液循环，预防尿路感染、褥疮和深静脉血栓发生。患者左大腿下段及膝部肿胀明显，应注意观察末梢血运和感觉，预防筋膜间隔区综合征和迟发性血管神经损伤发生。

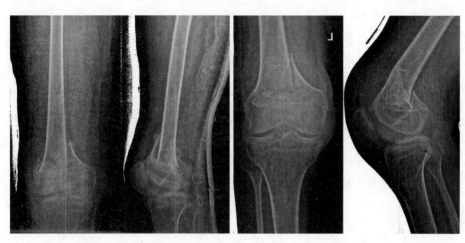

图2-2-1-27 复位前　　　　　　　　图2-2-1-28 复位后

全身整体中医内治按詹氏中医骨伤骨折四期辨证论治　目前属骨折早期，治疗以活血消肿、行气止痛。炙黄芪20克，桃仁12克，红花10克，丹参15克，当归12克，赤芍12克，三七6克，元胡10克，香附10克，川牛膝15克，地龙12克，泽兰15克，琥珀15克，玄参15克，红曲10克，炙甘草3克。7剂，水煎服，每日一剂。方中桃仁、红花、当归、丹参、三七、赤芍，活血化瘀，消肿止痛；元胡、香附，活血化瘀，行气止痛；黄芪，补气行血；玄参，凉血活血，清热解毒；川牛膝、泽兰、地龙、琥珀，通经活血，利水消肿，预防筋膜间隔区综合征、挤压综合征，川牛膝引药入下肢；红曲，活血化瘀，健脾和胃；炙甘草，调和诸药。

2015-06-21二诊　患者神志清，精神可，诉胃纳可，睡眠可，伤处疼痛减轻，无足趾麻木。查体：舌淡红，苔薄白，脉弦；左下肢杉树皮小夹板外固定稍有松动，左大腿及膝部肿胀减轻，足背动脉搏动明显，左足活动可，末梢血运及感觉正常。今复查X线片示：左股骨髁上骨折，对位、对线可，骨折远端稍向内、后侧移位。予更换伤膏，调整杉树皮小夹板外固定，继续中药内服，前方7剂，水煎服，每日一剂。嘱患者保持左下肢微屈膝中立位，制动左膝关节，禁止侧卧、屈膝、内收、外展、内旋、外旋、抬腿，轻度屈伸左踝及足趾，进行适度功能锻炼。嘱患者家属勤搽洗、勤翻身，保持身下清洁、干燥、透气，勤按摩腰臀部和下肢，促进局部血液循环，预防尿路感染、褥疮和深静脉血栓发生。

2015-06-28三诊 患者一般情况可，伤处疼痛较轻，无足趾麻木。查体：舌淡红，苔薄白，脉弦细；左下肢杉树皮小夹板外固定松动，左大腿及膝部肿胀明显消退，足背动脉搏动明显，左足活动可，末梢血运及感觉正常。今复查X线片示：左股骨髁上骨折，对位、对线可，骨折远端稍向内、后侧移位。予更换伤膏，调整杉树皮小夹板外固定，中医内治按詹氏中医骨伤骨折四期辨证论治现属骨折中期，为络阻营损，予以和营生新，接骨续筋，佐以补肝肾，养气血，予詹氏续筋接骨汤加减：炙黄芪30克，当归12克，炒白芍15克，丹参15克，地龙10克，土鳖虫10克，续断15克，骨碎补15克，怀牛膝15克，熟地20克，制萸肉15克，杜仲15克，狗脊15克，炒白术15克，神曲15克，甘草6克。7剂，水煎服，每日一剂。方中熟地、制萸肉、续断、骨碎补、怀牛膝、杜仲、狗脊，补肝肾、强筋骨，且怀牛膝引药入下肢；土鳖虫、续断、骨碎补，祛瘀生新、接骨续筋；地龙，活血化瘀，引血下行；当归、熟地、炒白芍、丹参，养血和血；炙黄芪、炒白术，补气生血，使气旺血行；炒白术、神曲，健脾和胃，使补而不滞；炙甘草，健脾和中，调和诸药。嘱患者保持左下肢微屈膝中立位，制动左膝关节，禁止侧卧、屈膝、内收、外展、内旋、外旋、抬腿，加强左踝及足趾屈伸功能锻炼。嘱患者家属勤搽洗、勤翻身，保持身下清洁、干燥、透气，勤按摩腰臀部和下肢，促进局部血液循环，预防尿路感染、褥疮和深静脉血栓发生。

2015-07-05四诊 患者神志清，精神可，诉胃纳佳，睡眠佳，伤处轻度疼痛，无足趾麻木。查体：舌淡红，苔薄白，脉沉细弱；左下肢杉树皮小夹板外固定良好，松紧适度，左大腿及膝部轻度肿胀，左足活动可，末梢血运及感觉正常。予更换伤膏，调整杉树皮小夹板外固定，前方7剂，水煎服，每日一剂。嘱患者保持左下肢微屈膝中立位，制动左膝关节，禁止侧卧、屈膝、内收、外展、内旋、外旋、抬腿，加强左踝及足趾屈伸功能锻炼，并多活动其他肢体。嘱患者家属勤搽洗、勤翻身，保持身下清洁、干燥、透气，勤按摩腰臀部和下肢，促进局部血液循环，预防尿路感染、褥疮和深静脉血栓发生。

2015-07-12五诊 患者一般情况可，诉伤处轻度疼痛，无足趾麻木。查体：舌淡红，苔薄白，脉沉细弱；左下肢杉树皮小夹板外固定良好，松紧适度，左大腿及膝部轻度肿胀，左足活动可，末梢血运及感觉正常。今复查X线片示：左股骨髁上骨折，对位、对线可，骨折远端稍向内、后侧移位，骨痂生成。予更换伤膏，调整杉树皮小夹板外固定，继续中药内服，予前方加炙龟板15克益肾壮骨，7剂，水煎服，每日一剂。嘱患者保持左下肢微屈膝中立位，制动左膝关节，禁止侧卧、屈膝、内收、外展、内旋、外旋、抬腿，加强左踝及足趾屈伸功能锻炼，并多活动其他肢体。嘱患者家属勤搽洗、勤翻身，保持身下清洁、干燥、透气，勤按摩腰臀部和下肢，促进局部血液循环，预防尿路感染、褥疮和深静脉血栓发生。

2015-07-19六诊同2015-07-26七诊　患者一般情况可，诉伤处轻微疼痛，其余诸症无明显变化，治疗同前，前方继服，继续观察。

2015-08-02八诊　患者一般情况良好，诉伤处无疼痛，无足趾麻木。查体：舌红润，苔薄白，脉沉有力；左下肢杉树皮小夹板外固定良好，松紧适度，左大腿及膝部无明显肿胀，股骨下端无压痛及纵轴叩击痛，左足活动可，末梢血运及感觉正常。今复查X线片示：左股骨髁上骨折，对位、对线可，骨折远端稍向内、后侧移位，骨折线模糊。结合查体和X线片，患者骨折达到临床愈合标准，予去除左下肢杉树皮小夹板外固定，检查患者左膝关节稍僵硬，活动范围10度～120度，左髋关节、踝关节及左足活动正常，无明显肌肉萎缩、关节僵硬、骨折畸形愈合等骨折并发症及后遗症，骨折愈合良好。予詹氏舒筋活血汤内服外洗，舒筋活血，巩固疗效：炙黄芪30克，当归12克，炒白芍15克，怀牛膝15克，地龙10克，五加皮15克，木瓜15克，续断15克，骨碎补15克，鸡血藤15克，伸筋草15克，透骨草15克，狗脊15克，杜仲15克，桑寄生15克，土茯苓15克，炙甘草6克。14剂，水煎服，药渣熏洗左膝关节，每日一剂。方中怀牛膝、木瓜、五加皮、鸡血藤、伸筋草、透骨草、地龙、土茯苓，舒筋活血，通利关节，且怀牛膝引药入下肢；怀牛膝、五加皮、续断、骨碎补、狗脊、桑寄生，补肝肾、强筋骨；当归、白芍，补血养筋，舒筋柔筋；炙黄芪，补气行血；炙甘草，调和诸药。嘱患者适当下地行走，活动左下肢，逐步加强左膝关节屈伸功能锻炼，3个月内禁止负重活动。

半年后随访，患者左膝部无明显畸形，无疼痛不适，左大腿屈伸、展收、旋转活动正常，活动灵活，动作有力，行走如常，蹲坐自如，功能恢复良好，生活、劳动正常。

按：本例患者复位后虽然对位稍差，但对线良好，骨折愈合后未见明显膝内、外翻畸形，膝关节活动正常，行走蹲坐自如，生活完全自理，而且患者年龄偏大，没有重负、重劳动要求，保守治疗效果满意。

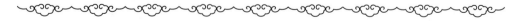

（十三）髌骨骨折

髌骨是伸膝装置中的重要组成部分，居于股四头肌腱中，集中股四头肌的各方拉力，通过髌韧带传到胫骨，在伸膝过程中起滑车作用，能够加大股四头肌的力臂，在伸膝运动中承担5倍于体重的力量。髌骨还参与膝关节的构成，与股骨髁构成髌骨关节，并能防止股骨前移，有保护膝关节和增强股四头肌肌力作用。髌骨骨折为直接暴力或者间接暴力所致，以膝关节疼痛剧烈、肿胀、畸形、功能障碍为临床表现特征，好发于青壮年，男性多见。髌骨骨折根据骨折部位和骨折线的走行方向，常分型为横形骨折、纵形骨折、粉碎性骨折、撕脱性骨折。髌骨骨折属于中医"骨折病"范畴，中医内治按照詹氏中医骨伤骨折四期辨证论治。

詹氏中医骨伤认为：髌骨骨折常涉及关节面，骨折断端容易再次移位，属于不稳定性骨折，复位较难而维持复位的有效固定更难，易发生骨折畸形愈合、关节粘连僵硬、创伤性关节炎等并发症。髌骨关节面不平滑是髌骨骨折并发创伤性关节炎发生的主要原因，因此髌骨骨折治疗应尽可能恢复髌骨的完整性，最大限度地恢复关节面的平滑，尽量达到解剖复位，保证功能复位，并维持有效固定，避免骨折再移位。髌骨骨折不稳定，难以手法复位并维持有效外固定，临床常用手术治疗，而手术并发症比较多，詹氏骨伤擅长手法整复，杉树皮小夹板外固定，中药辨证论治，动静结合，内外兼治，保守治疗髌骨骨折，临床效果良好，患者后遗症少，恢复好。

1.临床表现与诊断

髌骨骨折，临床表现为伤膝关节肿胀，剧烈疼痛，伸膝活动受限，髌骨压痛及纵轴叩击痛明显，可触及骨擦感，浮髌试验阳性，X线片示髌骨可见骨折线，关节面破碎不平。X线片检查应拍摄正位片与侧位片，纵形骨折必要时加拍髌骨轴位片，可确定骨折类型和移位方向，以明确诊断。髌骨骨折宜进行CT检查，观察关节面损伤情况。

（1）横形骨折。多由间接暴力所致，在膝关节半屈曲位，猛然用力伸膝关节时发生，骨折断端向上、下两分离侧移位，可触及明显骨擦感；骨折断端分离移位明显时，可见骨折断端之间有典型的凹陷性畸形，可触及不到骨擦感，严重者上段骨折块向上翻转，横形骨折出血量较多，膝关节肿胀明显，波动感明显，浮髌试验阳性。X线正侧位片可明确诊断。

（2）粉碎骨折。多由髌骨直接遭受暴力所致，骨折块碎裂而成，可触及明显骨擦感，可触及多个骨块，出血量较多，膝关节肿胀明显，波动感明显，浮髌试验阳性。X线正侧位片可明确诊断。CT片可以清楚了解骨折碎片的移位情况。

（3）纵形骨折。多由膝关节屈曲位时髌骨直接遭受暴力所致，可触及骨擦感，髌骨分离试验及髌骨折屈试验均阳性，出血量较少，浮髌试验多为弱阳性。X线正轴位片可明确诊断。

（4）边缘骨折。常发生于髌骨上、下极，多由间接暴力所致，在膝关节屈伸时用力过大，股四头肌及髌韧带剧烈收缩牵拉，导致髌骨上、下极撕脱，骨折块游离，严重者翻转，可触及不到骨擦感，出血量较少，浮髌试验阴性。X线正侧位片可明确诊断。

2.手法整复与固定

因为髌骨骨折一般关节内出血较多，膝关节积血肿胀，髌骨浮动，不容易复位。临床上一般先行穿刺抽液，抽除关节腔及髌骨下积血，再行手法复位，抽血后针孔用创可贴覆盖，保证无菌操作。

（1）复位前准备。

①超膝夹板：内侧板、外侧板、后侧板，共计3块。髌骨纸板，用两层胶布筒剪取成大小和髌骨相同的方形纸板，四角修剪成圆弧形。

②压垫：抱膝垫2个：棉花搓成长约10厘米、直径约1厘米的弧形粗棉垫条，用纸胶缠绕；髌骨垫1个：大小和髌骨相同、厚0.5～1厘米的较厚棉压垫；膝横垫1个：用棉毛巾折叠成长约20厘米、宽6～8厘米、厚0.5～1厘米的较厚长形棉压垫；腘窝垫1个：用棉毛巾折叠成长15～20厘米、宽6～8厘米、厚3～4厘米的厚塔形棉垫。

③胶布条：长80～100厘米、宽1.5厘米胶布条10条，长80～100厘米、宽2厘米胶布条2条。

④纱布绷带：10厘米宽纱布绷带2卷。

⑤桃花纸：1张（50厘米 ×60厘米）。

⑥伤膏：詹氏金黄膏摊薄1张。

（2）手法复位。

①无明显移位骨折：不需要进行手法整复，直接用超膝杉树皮小夹板外固定。

②横形骨折：通常用詹氏正骨手法，骨折手法复位时，用骨折远端去对骨折近端。因为髌骨横形骨折时，由于股四头肌和髌韧带的牵拉，骨折近端向上分离移位，甚至翻转移位，而骨折远端不易移位，因此复位时需要用骨折近端去对骨折远端。根据詹氏中医骨伤的临床经验，对于由于股四头肌牵拉力强大骨折近端分离移位较大，手法难以复位者，可在远离骨折处施行理筋手法，以放松股四头肌，然后再施行手法整复，这样复位容易成功。詹氏正骨手法整复过程：患者取仰卧位，下肢中立伸直位，必要时膝关节过伸位，或微屈15度～20度，以利于手法复位。因为髌骨横形骨折一般出血量较多，膝关节积血肿胀，髌骨浮动，不容易复位，需要先行穿刺抽液，抽除关节腔及髌骨下积血，再行手法复位，抽血后针孔用创可贴等无菌贴敷覆盖。术者用一手拇指和食指捏挤推按固定骨折远端，另一手拇指和食指捏挤骨折近端向下方相对用力推挤，夹挤合骨，以纠正骨折块的分离移位；在夹挤合骨的同时，将骨折断端轻轻上下推磨摇摆，以促使关节面恢复平整，手摸骨折断端平整且弹动感消失即复位成功，在术者维持推挤固定骨折断端下，由助手协助进行包扎固定。

③纵行骨折：髌骨纵行骨折时，由于暴力影响和周围肌肉韧带的牵拉，骨折外侧

端向外分离移位，而骨折内侧端不易移位，因此，詹氏中医骨伤指出：复位时需要用骨折外侧端去对骨折内侧端。具体复位方法：患者取仰卧位，下肢中立伸直位。术者用一手拇指和食指捏挤推按固定骨折内侧端，另一手拇指和食指捏挤骨折外侧端向内侧相对用力推挤，夹挤合骨，以纠正骨折块的分离移位；在夹挤合骨的同时，将骨折断端轻轻左右推磨摇摆，以促使关节面恢复平整，手摸骨折断端平整即复位成功，在术者维持推挤固定骨折断端下，由助手协助进行包扎固定。

④粉碎骨折：髌骨粉碎骨折复位比较困难，詹氏中医骨伤具体操作方法：患者取仰卧位，下肢中立伸直位，必要时膝关节过伸位，或微屈15度~20度，以利于手法复位。整复术者用一手拇指和食指、中指合抱挤捏固定骨折远端碎骨块，另一手拇指和食指、中指合抱捏挤骨折近端碎骨块向下方徐徐用力推挤，夹挤合骨，以纠正骨折块的分离移位（必要时术者可在透视下用金针拨骨法进行复位，纠正碎骨折块的分离、翻转移位）。在夹挤合骨的同时，将骨折断端轻轻上下左右推磨摇摆，以促使关节面恢复平整，手摸骨折断端平整且弹动感消失即复位成功，在整复术者维持推挤固定骨折断端下，由助手协助进行包扎固定。

⑤边缘骨折：髌骨边缘骨折时，骨折块比较小，撕脱游离，单纯手法难以触及骨块并复位，可在麻醉下用金针拨骨法复位。詹氏中医骨伤指出：虽然此类骨折相对其他类型感觉要轻，但是，此类骨折往往由于韧带的力量将骨头撕脱，骨折片不容易对位，韧带松弛，后期容易造成关节不稳定，带来严重的后遗症。詹氏中医骨伤手法整复过程：患者取仰卧位，下肢中立伸直位，必要时膝关节过伸位。术者在透视下用金针拨骨法进行复位，纠正骨折块的分离移位，必要时用细克氏针固定骨折块，钢针残端埋入皮下，创口用无菌敷贴覆盖，再进行包扎固定。

（3）杉树皮小夹板外固定。包扎固定时，膝关节取伸直位，先在髌骨上、下两极分别C形放置一个抱膝垫，开口向髌骨中心，再用宽胶布条沿抱膝垫走向分别C形斜行前后交叉绕扎固定抱膝垫两匝，加压使骨折断端紧密靠拢，防止骨折块分离移位；然后骨折部位薄贴詹氏金黄膏，再用桃花纸包裹；接着在骨折断端上方放置髌骨垫，用纸胶带固定，再用宽胶布分别经骨折块上方横行前后绕扎固定加压棉垫两匝防止骨折块向前移位；膝横垫穿过腘窝分别放置在股骨内外髁以保护骨突，在膝关节后方放置一厚塔形大棉垫填充腘窝，用3块塑形超膝加厚杉树皮小夹板和髌骨纸板伸直位固定；再用胶布条绕扎，注意要由小腿到大腿包扎，松紧适度，以患者稍感轻微压力为宜，最后用纱布绷带包绕美观整洁，夹板、绷带和压垫不得外露；膝关节伸直中立位固定，稍抬高下肢以利于消肿和保持膝关节伸直位，固定时间5~6周。

（4）整复固定的常见问题。

①复位操作不当：手法整复髌骨骨折时，应以骨折近端对骨折远端。因为骨折远端附着的髌韧带很短，伸展性较小，不易移位；而骨折近端受到股四头肌和髌韧带的

强力牵拉，骨折近端向上分离移位，甚至翻转移位，故需要以骨折近端去对骨折远端。如果不了解这个特点，按一般四肢长骨的复位原则以远端对近端，就难以使骨折复位。再者，整复骨折时，切忌盲目用力推挤骨折块，或反复整复，致骨折断端相互撞击磨损，使骨折断端磨平，对位不稳，影响固定和愈合；并造成关节面再次损伤，容易发生创伤性关节炎。

②固定垫放置不当：

其一，抱膝圈的粗细和长短要合适，太细则固定无力，太粗则固定不牢固，太短则固定不全，太长则固定松动，抱膝圈的长度应超过髌骨，但两端不能相互接触。放置位置要紧贴髌骨上、下两极，没有紧贴髌骨则起不到固定作用，放置在髌骨体上则不能有效固定，而且容易滑动松脱。抱膝圈应单独固定在膝关节，而不应固定在夹板上，以使抱膝圈达到最佳的固定效果。抱膝圈的固定要松紧适度，压力均匀，避免骨折断端移位；固定过松则断端接触不良，容易分离移位和前后移位；固定过紧则骨折断端受到的挤压力过大，反而更容易嵌插移位和前后移位。

其二，髌骨上方需放置压垫以纠正骨折断端的前后移位，保持髌骨关节面的平整，应放置在向前方移位的骨折断端；因为骨折近端受到股四头肌和髌韧带牵拉，容易向前方移位，而骨折远端常向后方移位，所以压垫通常放置在骨折近端；也有骨折远端向前方移位，则应在骨折远端上方放置压垫。压垫的固定要松紧适度，压力均匀，避免骨折断端移位；固定过松则断端容易前后移位；固定过紧则骨折断端受到的压力过大，影响髌骨血运，且容易造成关节面软骨损伤。

③换绑固定不当：髌骨骨折初期，膝关节肿胀较严重，抱膝圈相应要大一些，随着肿胀的消退，应逐渐缩小抱膝圈，使之紧扣骨折块，这样既可以使骨折逐步纠正残余移位，又可防止因抱膝圈过大而固定松动，影响骨折复位后的固定效果，从而使抱膝圈能起到良好的固定效果，必要时可3～5天调整固定1次。

（5）常见并发症。

①习惯性膝关节扭挫伤：主要是髌骨骨折后复位不良，髌骨畸形愈合，未能起到有效的滑车作用，膝关节不稳定；或髌骨关节囊破裂和肌肉韧带（尤其是髌韧带）损伤，复位后固定时间过短，肌肉韧带未能充分修复所致，导致关节的约束力不足，膝关节不稳定，容易滑脱扭伤。髌骨骨折应尽量解剖复位，保证功能复位，恢复并保持髌骨的完整性，恢复膝关节的稳定性；复位后应充分固定至骨折临床愈合，不能少于6周，再配合中药内服、补气养血、强筋壮骨，促进软组织修复，增强关节的约束力。

②膝关节僵直：主要是受伤后怯痛，不敢活动膝关节；或者膝关节伸直位固定时间过长，超过6周所致，导致膝关节软组织粘连，造成膝关节僵硬而不能屈曲。

③创伤性膝关节炎：主要是髌骨骨折后复位不良，髌骨不完整，关节面不平滑，膝关节活动时摩擦力增大，关节面磨损，容易发生疼痛；或固定时间过短，或功能锻

炼过度，动作粗暴，运动强度及运动量过大，骨折和筋肉损伤未能充分修复，动则牵拉易伤，则活动时疼痛；或固定时间过长，或功能锻炼不足，筋肉粘连，动则牵拉屈伸不利，则活动时疼痛；以致发生创伤性膝关节炎。

3.中医辨证论治

髌骨骨折中医内治常规按照詹氏中医骨伤骨折四期辨证论治。临床上，根据詹氏中医骨伤的临床经验，可在早期治疗骨折筋伤的常规基础方上加牛膝、木瓜、独活等引经药，肿胀明显者可加地龙、泽兰、刘寄奴等活血消肿药，使得药物快速作用于局部，迅速止痛、迅速消肿。

4.功能锻炼与康复指导

（1）初期。伤后尽早手法整复，制动膝关节，保持膝关节伸直位，禁止膝关节屈伸，轻微屈伸踝关节，多屈伸足趾。

（2）中期。应制动膝关节，保持膝关节伸直位，禁止膝关节屈伸，可轻度屈伸髋、踝关节，适当用力屈伸足趾，并逐渐增加活动幅度及用力程度。

（3）后期。去除外固定后伤肢至少一个月内禁止负重。宜加强膝关节主动屈伸活动，可做空中蹬车、环揉髌骨、屈伸绕膝、金丝缠腿等动作，轻度旋转膝关节，可配合器械锻炼，增加膝关节灵活性。

（4）康复期。全面进行下肢、关节功能锻炼，并适当进行一定程度的负重锻炼。注意由轻到重，循序渐进，增加膝关节和大小腿的力量，直至能够正常行动、正常劳动。

5.注意事项

杉树皮小夹板固定期间应禁止膝关节随意屈伸活动，伤肢应保持在伸直中立位，保证固定稳定，纠正骨折再移位的倾向。

 典型病例：患者，女，46岁

2018-10-21初诊 患者自诉于4小时前行走时不慎摔倒，右膝跪地，致右膝部肿胀、畸形、疼痛剧烈，活动受限，遂来我院就诊，查体：右膝部肿胀明显，畸形，髌骨压痛阳性，纵轴叩击痛阳性，可触及明显骨擦感，髌骨中间有凹陷性感，浮髌试验阳性，膝关节屈伸活动受限，右足活动可，末梢血运及感觉正常，其余肢体及脊柱未见明显异常。摄X线片示：右髌骨骨折，骨折断端分离，断端错位明显（见图2-2-1-29）。患者平素体健，伤后神志清，精神可，胃纳可、睡眠可，二便如常，舌质淡红，舌苔薄白，脉弦紧。詹庄锡医师结合病史、查体及X线片，西医诊断为右髌骨骨折。中医诊断为骨折病。辨证分析：

患者摔伤，突受外力，卒然身受，由外及内，气血俱伤；"血伤肿，气伤痛"，血溢脉外，恶血留于肌腠不散，则为肿胀；气机阻滞，流通不畅，不通则痛；骨断筋伤，骨离其位，难司其职，则活动受限。故辨病为骨折。辨证为气滞血瘀。舌淡红，苔薄白为伤病初起；脉弦紧主痛甚，气滞血瘀，脉气紧张，则脉象弦紧。其病位在骨、筋、肌肤，病性属急、实证。

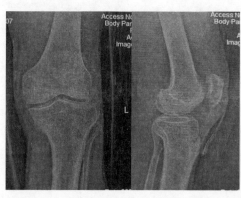 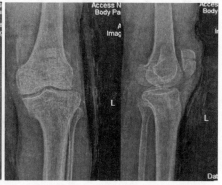

图2-2-1-29 复位前　　　　　　　　　图2-2-1-30 复位后

治疗方法 考虑手术有创伤及治疗费用较高，且患者要求保守治疗，根据患者骨折类型，经患者及其家属同意，采取保守治疗方案。

局部外治治疗 予骨折手法整复，患者仰卧位，双下肢伸直，右膝中立位，先行穿刺抽液，抽出积血约60毫升，针孔用创可贴覆盖。詹庄锡医师用一手拇指和食指捏挤推按固定髌骨骨折远端，另一手拇指和食指捏挤髌骨骨折近端向下方相对用力推挤，夹挤合骨，纠正骨折块的分离移位，同时将髌骨骨折断端轻轻上下推磨摇摆，以促使关节面恢复平整，手摸髌骨骨折断端平整且弹动感消失即可。詹庄锡医师然后用抱膝垫固定髌骨骨折近端和远端，骨折部位薄贴詹氏金黄膏，再用桃花纸包裹，用3块塑形超膝加厚杉树皮小夹板膝关节伸直位固定。复查X线片示：右髌骨骨折，对位、对线良好，关节面平整（见图2-2-1-30）。予保持膝关节伸直中立位，稍抬高下肢以利于消肿和保持膝关节伸直位，制动右膝、踝关节，定期复查X线片。手法整复、固定完毕，詹庄锡医师嘱患者平时可以轻轻屈伸活动右足趾，促进血液循环，以利活血消肿。

全身整体中医内治按詹氏中医骨伤骨折四期辨证论治 目前属骨折早期，治疗以活血化瘀、消肿止痛，方剂予詹氏骨折筋伤通用方加减：炙黄芪30克，当归12克，赤芍12克，川牛膝15克，红花10克，桃仁10克，三七6克，丹参15克，香附10克，玄参15克，元胡10克，地龙12克，泽兰15克，红曲15克，甘草3克。处方7剂，水煎服，每日一剂。方中桃仁、红花、丹参、三七、元胡、赤芍、当归、香附，活血化瘀、消肿止痛，香附、元胡又能行气以活血；

川牛膝、地龙、泽兰，活血化瘀，利水消肿，且川牛膝引药入下肢；玄参，止血散瘀，清热解毒；炙黄芪，补气行血，使气旺血行；红曲，健脾和胃、活血化瘀；甘草，调和诸药。

2018-10-28二诊 患者一般情况可，诉伤处疼痛减轻，无足趾麻木。查体：舌红润，苔薄白，脉弦；右膝部杉树皮夹板外固定稍有松动，右膝肿胀减轻，针孔结痂封闭，无红肿、无感染，末梢血运及感觉正常。今复查X线片示：右髌骨骨折，对位、对线可，关节面平整。予针孔消毒后更换创可贴和伤膏，调整杉树皮夹板外固定，继续中药内服，前方继续7剂，水煎服，每日一剂。嘱患者继续保持膝关节伸直中立位，稍抬高下肢以利于消肿和保持膝关节伸直位，制动右膝、踝关节，轻度屈伸右足趾进行适度的功能锻炼。

2018-11-04三诊 患者一般情况可，诉伤处疼痛较轻，无足趾麻木。查体：舌红润，苔薄白，脉稍弦细；右膝部杉树皮夹板外固定松动，右膝肿胀明显消退，针孔愈合良好，结痂自行脱落，末梢血运及感觉正常。予调整杉树皮夹板外固定，中医内治按詹氏中医骨伤骨折四期辨证论治现属骨折中期，为络阻营损，筋骨未续。予以和营生新，接骨续筋。佐以补肝肾，养气血。予詹氏续筋接骨汤加减：炙黄芪30克，当归12克，炒白芍15克，元胡10克，丹参15克，土鳖虫10克，续断15克，骨碎补15克，怀牛膝15克，熟地20克，制萸肉15克，杜仲15克，狗脊15克，炒白术10克，神曲15克，甘草3克。7剂，水煎服，每日一剂。方中熟地、制萸肉、续断、骨碎补、怀牛膝、杜仲、狗脊，补肝肾、强筋骨；土鳖虫、续断、骨碎补，祛瘀生新、接骨续筋；当归、熟地、炒白芍、丹参，养血和血，炙黄芪、炒白术，补气生血，使气旺血行；丹参、元胡、怀牛膝，行气活血，使补而不滞，且怀牛膝引药入膝；炒白术、神曲，健脾和胃；炙甘草，调和诸药。詹庄锡医师嘱患者继续保持膝关节伸直中立位，稍抬高下肢以利于消肿和保持膝关节伸直位，制动右膝关节，轻微屈伸右踝关节，加强右足趾屈伸功能锻炼。

2018-11-11四诊 患者一般情况可，诉伤处轻度疼痛，无足趾麻木。查体：舌红润，苔薄白，脉沉细；右膝部杉树皮夹板外固定良好，松紧适度，右膝轻度肿胀，末梢血运及感觉正常。今复查X线片示：右髌骨骨折，对位、对线可，关节面平整，骨痂生成。予调整杉树皮夹板外固定，继续中药内服，予前方7剂，水煎服，每日一剂。嘱患者继续保持膝关节伸直中立位，稍抬高下肢以利于消肿，右膝关节禁止活动，可以轻度屈伸活动右踝关节，加强功能锻炼。

2018-11-18五诊同2018-11-25六诊 患者一般情况可，诉伤处轻微疼痛，无足趾麻木。查体：舌红润，苔薄白，脉沉弱；右膝部杉树皮夹板外固定良好，松紧适度，右膝轻微肿胀，末梢血运及感觉正常。予调整杉树皮夹板外固定，继续中药内服，予前方7剂，水煎服，每日一剂。嘱患者继续保持膝关节伸直中立位，稍抬高下肢，制动右膝关节，加强右踝关节及右足趾屈伸功能锻炼。

2019-12-02七诊　患者一般情况良好，胃纳可，睡眠可，诉伤处无疼痛，无足趾麻木。詹庄锡医师查体：舌红润，苔薄白，脉沉缓；右膝部杉树皮夹板外固定良好，松紧适度，右膝无明显肿胀，髌骨无明显压痛及叩击痛，末梢血运及感觉正常。复查X线片示：右髌骨骨折，对位、对线可，关节面平整，骨折线模糊。詹庄锡医师结合查体和X线片，认为患者骨折达到临床愈合标准，予去除右膝杉树皮夹板外固定。检查患者右膝关节稍僵硬，活动范围0度~120度，右踝关节及右足活动可，无明显肌肉萎缩、关节僵硬及创伤性关节炎等骨折并发症及后遗症，骨折愈合良好。逐予以詹氏舒筋活血汤内服外洗，舒筋活血，巩固疗效：炙黄芪30克，当归12克，怀牛膝15克，地龙10克，炒白芍15克，五加皮15克，木瓜15克，续断15克，骨碎补15克，鸡血藤15克，伸筋草15克，透骨草15克，狗脊15克，桑寄生15克，土茯苓15克，炙甘草3克。14剂，水煎服，药渣熏洗右膝关节，每日一剂。方中怀牛膝、木瓜、五加皮、鸡血藤、伸筋草、透骨草、地龙、土茯苓，舒筋活血，通利关节，且怀牛膝引药入下肢；怀牛膝、五加皮、续断、骨碎补、狗脊、桑寄生，补肝肾、强筋骨；当归、白芍，补血养筋，舒筋柔筋；炙黄芪，补气行血；炙甘草，调和诸药。詹庄锡医师嘱患者适当下地行走，活动髌骨，逐步加强右膝关节屈伸功能锻炼，1个月内禁止负重活动。

半年后复诊随访，患者右膝无明显畸形，无疼痛不适，右膝关节屈伸、旋转活动正常，活动灵活，动作有力，功能恢复良好，生活、劳动正常。

（十四）胫腓骨干骨折

胫腓骨干骨折可由间接暴力或直接暴力引起，直接暴力多见，以小腿肿胀、疼痛剧烈、畸形、功能障碍为临床表现特征，好发于青壮年及儿童，男性多见。胫腓骨干骨折根据骨折部位常分为胫腓骨干上段、胫腓骨干中段和胫腓骨干下段骨折，以胫腓骨干中下段骨折为多见。胫骨平台骨折属于中医"骨折病"范畴，中医内治按照詹氏中医骨伤骨折四期辨证论治。

小腿的主要功能是负重，胫骨是小腿的主要负重骨，并在膝、踝关节的构成中起着主要作用；腓骨支持加强胫骨的负重作用，对维持膝、踝关节的稳定起着重要作用，胫骨和腓骨之间有骨间膜相连接，起着约束胫腓骨和维持胫腓骨活动稳定的作用，因此治疗原则是以胫骨为主，要保证对线和等长，即消除成角、旋转和缩短畸形，恢复小腿的力线、长度和负重功能，首先是争取解剖形态上的良好对位，其次要能达到功能复位。胫骨的前侧和内侧面缺乏肌肉覆盖，直接位于皮下，骨折容易穿破皮肤而形成开放骨折，并容易发生感染；胫骨的中下1/3处较细弱，胫骨骨折多发于中下1/3处的细弱部，而且胫骨周围缺乏软组织包绕，营养较差，胫骨的中下1/3处血供较差，骨折后滋养血管受损，血供不足，容易发生骨折愈合迟缓甚或不愈合；小腿肌肉群被深筋膜间隔、包绕，形成了多个肌筋膜间隔室，小腿的深部血管和神经从其中通过，小腿损伤后出血量较多，瘀肿比较严重，肌筋膜间隔室压力增高，影响血液循环，容易发生筋膜间隔区综合征，可导致缺血性肌挛缩及肢端坏死，以胫骨上1/3处骨折多见。

胫腓骨干骨折后愈合时间较长，需要长期卧床2～3个月，容易发生筋膜间隔区综合征、挤压综合征、骨折延迟愈合或不愈合、骨质疏松、肌肉萎缩、关节僵硬、迟发性血管神经损伤、骨折畸形愈合等并发症，治疗和护理难度较大，而且胫腓骨干骨折容易移位不稳定，骨折断端，难以手法复位并维持有效外固定，治疗难度比较大，临床常用手术治疗，而手术并发症比较多，詹氏骨伤擅长手法整复，杉树皮小夹板外固定、中药内服、动静结合、内外兼治，保守治疗胫腓骨干骨折，临床效果良好，患者骨折愈合快，后遗症少，恢复良好。

1. 临床表现与诊断

胫腓骨干骨折，临床表现为小腿肿胀，剧烈疼痛，成角或短缩畸形，胫腓骨压痛及纵轴叩击痛明显，可触及骨擦感，可有假关节反常活动，常伴有开放性创伤，小腿屈伸活动明显受限，不能站立行走。X线片示胫腓骨可见骨折线，有横断形、短斜形、长斜形、螺旋形、蝶形、粉碎性等表现；骨折断端可有成角移位、侧方移位、重叠移位、分离移位、旋转移位。胫腓骨干骨折可合并胫腓骨上端骨折及踝关节骨折脱位，X线片检查应拍摄胫腓骨全长的正位片与侧位片，并至少包含临近骨折端的一个关节，可确定骨折类型和移位方向，以明确诊断，如胫骨下段骨折常合并有腓骨上端骨折，不拍摄胫腓骨全长正、侧位片，容易漏诊，因此X线片应包含胫腓骨全长及膝关节或踝关节，有条件可拍摄胫腓骨包含膝、踝关节的加长X线片，以免漏诊。胫腓骨干骨折常合并有胫前后动、静脉损伤、腓总神经损伤及筋膜间隔区综合征，应注意仔细检查小腿有无进行性肿胀、疼痛加剧、足背动脉的搏动、足趾血运、足部感觉、踝关节及足趾的屈伸活动，避免漏诊。

直接暴力所致的胫腓骨干骨折，胫腓骨骨折线多在同一水平，骨折线多为横断形、短斜形、粉碎性骨折，多伴有开放性骨折，常合并有小腿血管神经损伤，小腿软组织损伤比较严重，可并发筋膜间隔区综合征及挤压综合征。间接暴力所致的胫腓骨干骨折，胫腓骨骨折线多不在同一水平，骨折线多为斜形或螺旋形。胫骨骨折线多在较细弱的中下段，腓骨骨折线多在较细弱的上段，小腿软组织损伤比较轻，骨折断端可穿破皮肤形成穿刺性开放伤。儿童胫腓骨骨折多由间接暴力所致，多为青枝骨折。骨折断端受到外力、肌肉收缩牵拉、伤肢重力的影响，骨折近端常向前移位，骨折远端常向前内成角移位或向后外方外旋移位。

2.手法整复与固定

胫腓骨干骨折的治疗目的是恢复下肢的长度和力线，以恢复小腿的承重功能，以防影响膝、踝关节的负重功能和发生关节劳损，因此应完全纠正骨折断端的短缩、成角与旋转移位，对线要齐，且胫腓骨短缩不能超过1厘米；骨折断端应尽量紧密接触，断面对位至少应在2/3以上，断面分离不能超过0.5厘米，否则容易发生骨折延迟愈合或骨折不愈合。对于移位严重、手法复位困难、固定不稳定的骨折，可配合跟骨牵引复位固定。

（1）复位前准备。

①杉树皮小夹板：

超膝齐踝夹板：适用于胫腓骨干上段骨折。前侧板、内侧板、外侧板、后侧板，共计4块。前侧板上至髌骨下，下至前踝上缘2~3厘米；宽为2~3厘米，厚度4~5毫米。内侧板上至大腿上1/3处，下至内踝上；外侧板上至大腿上1/3处，下至外踝上；后侧板上至大腿上1/3处，下至跟骨结节上2~3厘米。

齐膝超踝夹板：适用于胫腓骨干中下段骨折。前侧板、内侧板、外侧板、后侧板，共计4块。前侧板上至胫骨结节下，下至前踝上；宽为2~3厘米，厚度4~5毫米。内侧板上至胫骨平台，下至足底；外侧板上至腓骨小头上，下至足底；后侧板上至腘窝横纹下2厘米左右，下至足底。

②压垫：平压垫2~4个：用棉花折叠成宽4~6厘米、厚1~2厘米的厚棉平垫；胫骨垫2个：用棉花折叠成长宽和前内、外侧板相同、厚0.5~1厘米的较厚长形棉压垫；膝、踝横垫各1个：用棉毛巾折叠成长约20厘米、宽6~8厘米、厚0.5~1厘米的较厚长形棉压垫；足跟垫1个：用棉毛巾折叠成长15~20厘米、宽6~8厘米、厚3~4厘米的厚塔形棉垫。

③胶布条：长80~100厘米、宽1.5厘米胶布条10条。

④纱布绷带：8厘米宽纱布绷带2~3卷。

⑤桃花纸：1张。

⑥伤膏：詹氏金黄膏摊薄1~2张。

⑦骨牵引准备：适用于胫腓骨不稳定性骨折。患者仰卧位，伤肢置于牵引架上，踝关节中立位，可在后踝部垫一沙袋使足跟抬高。定位1：以内踝尖与足跟后下缘连线的中点为穿针处。定位2：或者在内踝顶点下3厘米处向后划3厘米长的垂线，其顶点即是穿针处。定位点用龙胆紫标记，常规消毒，铺无菌巾，局部麻醉后，由内向外穿针，注意勿伤及足内侧神经血管，穿出骨质与皮外，使两侧钢针相等，酒精纱布盖

好针眼，安装牵引弓进行牵引。注意穿针的方向，胫腓骨骨折时，针与踝关节面呈15度，即进针处低，出针处高，有利于恢复胫骨的正常生理弧度。牵引重量一般为体重的1/12，一般为4~6千克，维持量为2~4千克。

（2）手法复位。

①裂纹骨折或无明显移位骨折：不需要进行手法整复，直接用4块塑形超踝齐膝杉树皮小夹板外固定于小腿中立位，必要时持续跟骨牵引。

②移位骨折：患者仰卧于骨科牵引床上，双下肢自然伸直，全身放松。

对于重叠移位、成角移位及侧方移位骨折，第一助手双手紧扣固定伤肢膝部，第二助手双手握持伤肢踝部，先用回旋法轻轻旋转摇晃小腿，理肌顺筋，松解骨间膜和肌肉紧张，解除软组织嵌顿；再用拔牵法沿着小腿轴线顺势拔伸牵引数分钟，纠正重叠移位及成角移位；若成角移位未纠正，术者双手拇指反成角移位方向推挤按压骨折断端，其余手指顺成角移位方向托提扳拉骨折远端，用屈伸法和折顶法纠正成角移位；然后在维持牵引下用端提法和按压法纠正侧方移位，再用夹挤法和叩击法扣挤紧骨，使骨折断端紧密接触，并纠正残余侧方移位，手摸骨折断端平整无明显台阶即复位成功；对于横形骨折和短斜形骨折，用叩击法轻轻叩击足跟数下，使骨折断面紧密接触；在助手维持牵引下，术者用超踝杉树皮小夹板外固定于小腿中立位。

对于螺旋移位骨折，第一助手双手紧扣固定伤肢膝部，术者双手握持伤肢踝部，用回旋法，将小腿内旋并轻轻摇晃，原路归入，纠正螺旋移位，同时理肌顺筋，松解骨间膜和肌肉紧张，解除软组织嵌顿，再用拔牵法沿着小腿轴线顺势拔伸牵引，纠正重叠移位；然后由第二助手双手握持伤肢踝部握持牵引，术者双手掌相对用按压法和夹挤法扣挤紧骨，纠正分离移位；手摸骨折断端平整无明显台阶即复位成功，对于横形骨折和短斜形骨折，用叩击法轻轻叩击足跟数下，使骨折断面紧密接触；在助手维持牵引下，术者用超踝杉树皮小夹板外固定于小腿中立位。

对于远、近端分离的骨折，第一助手双手紧扣固定伤肢膝部，第二助手双手握持伤肢踝部，按照"欲合先离"的原则，用拔牵法先沿着小腿轴线轻轻顺势拔伸牵引同时轻轻旋转摇晃小腿，理肌顺筋，松解骨间膜和肌肉紧张，解除软组织嵌顿；术者双手分别拿捏骨折近端和远端，用端提法和按压法纠正分离移位和侧方移位，再用夹挤法扣挤紧骨，使骨折断端紧密接触，并纠正残余侧方移位，手摸骨折断端平整无明显台阶即复位成功；对于横形骨折和短斜形骨折，用叩击法轻轻叩击足跟数下，使骨折断面紧密接触；在助手维持牵引下，术者用超踝杉树皮小夹板外固定于小腿中立位。

③跟骨牵引：对于手法整复困难的重叠移位、成角移位、螺旋移位等移位严重的胫腓骨干骨折，以及粉碎性骨折、斜形骨折、螺旋形骨折等不稳定性骨折，以及伤肢肿胀严重或有皮肤挫伤不宜立即施行夹板固定的胫腓骨干不稳定性骨折，宜行骨骼牵引复位，只要牵引方向和牵引重量合适，多能自动得到良好的复位。先以较大重量牵

引复位，骨折畸形纠正后，再结合手法整复，纠正残余的侧方移位及螺旋移位，然后可逐步减轻牵引重量至维持重量。宜行跟骨结节牵引。

患者仰卧位，伤肢置于牵引架上，踝关节中立位，可在后踝部垫一沙袋使足跟抬高，清洁皮肤，剃毛备皮。定位：内踝尖与足跟后下缘连线的中点，即为进针点，定位点用龙胆紫标记；常规消毒，铺无菌巾；用2%利多卡因局部麻醉至骨膜下后，向上拉紧皮肤，使克氏针穿入皮肤，直达骨质，穿针时应注意外侧要比内侧高1厘米，约有15度倾斜角；用骨锤缓缓垂直敲击针尾，使钢针穿过对侧骨皮质，在进针过程应密切注意针之方向，并不断加以校正，注意勿偏前或偏后，以防伤及足内侧神经血管；出针时同样向上拉紧皮肤，以手指压迫针眼处周围皮肤，穿出钢针，使两侧钢针相等；酒精纱布盖好针孔，安装牵引弓准备进行牵引；牵引针两端多余部分剪去，并套上小瓶，以防针尖的损害。注意穿针的方向由内到外，针与踝关节面呈15度，即进针处低、出针处高，有利于恢复胫骨的正常生理弧度。牵引重量一般为体重的1/12，一般牵引量为4～6千克，复位后维持量为2～4千克。牵引期间应每天测量小腿长度，并定期摄X线片，根据牵引效果调整牵引重量，以免牵引不足不能纠正重叠移位，或过度牵引发生骨折断端分离。牵引时间通常为4～6周，复查X线片对位、对线良好，且有骨痂生长，即可解除牵引。

（3）杉树皮小夹板外固定。

①胫腓骨干上段骨折：包扎固定时，膝关节取伸直位或半屈曲位，先在骨折部位薄贴詹氏金黄膏，再用桃花纸包裹；接着在胫骨内、外踝和腓骨小头处分别放置内踝垫和外踝垫，膝横垫穿过腘窝分别放置在股骨内、外髁以保护骨突，在膝关节后方放置一厚塔形大棉垫填充腘窝，用4块塑形超膝齐踝加厚杉树皮小夹板和胫骨平台纸板伸直位固定；再用胶布条绕扎，注意要由小腿到大腿包扎，松紧适度，以患者稍感轻微压力为宜，最后用纱布绷带包绕美观整洁，夹板、绷带和压垫不得外露，再用胶布条绕扎。固定后抬高下肢，放置小腿于中立位，每天注意检查夹板固定的松紧度以及压垫有无移位等情况，固定时间6～8周。

②胫腓骨干中下段骨折：包扎固定时，小腿取伸直中立位，先在骨折部位薄贴詹氏金黄膏，再用桃花纸包裹；接着根据骨折断端的移位情况，在胫腓骨骨折断端的四周分别放置合适的压垫，用纸胶带固定；然后将膝横垫绕过小腿上端以保护胫骨内、外踝和腓骨小头的骨突，将踝横垫绕过踝关节以保护内、外踝的骨突，以免受压；用4块塑形齐膝超踝加厚杉树皮小夹板将小腿固定于中立位；再用胶布条绕扎，注意要由小腿到大腿包扎，松紧适度，以患者稍感轻微压力为宜，最后用纱布绷带包绕美观整洁，夹板、绷带和压垫不得外露，再用胶布条绕扎。固定后抬高下肢，放置小腿于中立位，每天注意检查夹板固定的松紧度以及压垫有无移位等情况，固定时间8～12周，中下1/3处骨折固定时间不少于12周。

（4）整复固定的常见问题。

①复位操作不当：胫腓骨干骨折复位，主要是恢复下肢的长度和力线，以及小腿的承重功能，因此应完全纠正骨折断端的短缩移位、成角移位与旋转移位，对线要齐，且胫腓骨短缩不能超过1厘米，以免影响小腿的负重和行走功能；小腿的肌肉力量比较强大，手法复位时若拔伸牵引力过小或牵引时间过短，或拔伸牵引不够充分，则不能纠正短缩移位，往往难以复位成功，因此，拔伸牵引力要强大，手法复位前应先充分拔伸牵引并持续3~5分钟，整复时要用力，并利用杠杆作用巧力复位，忌用蛮力生拉硬拽，粗暴复位，避免造成胫腓骨干和软组织的两次损伤或加重损伤；整复骨折时，争取一次成功，切忌盲目用力推挤骨折块，或反复整复，致骨折断端相互撞击磨损，使骨折断端磨平，对位不稳，影响骨折的固定和愈合，以及胫腓骨力线的稳定性；或者损伤血管神经，加重胫腓骨及软组织损伤而发生筋膜间隔区综合征、挤压综合征；骨折断端应尽量紧密接触，中上段骨折断面对位至少应在1/3以上，下段骨折面对位至少应在1/2以上，中下1/3处骨折断面对位至少应在2/3以上，断面分离不能超过0.5厘米，以防发生骨折延迟愈合或骨折不愈合。对于移位严重、手法复位困难、固定不稳定的骨折，可配合跟骨牵引复位固定。

②压垫放置不当：胫骨的前侧和内侧面直接位于皮下，缺少软组织覆盖，受压后容易因血供不足而发生压疮，因此放置夹板时要用棉垫衬垫，以防压伤；此处的压力固定垫也应注意厚薄合适，过薄则皮肤保护不足，而且对骨折断端的侧向压力不足，不能纠正残余的侧向移位；过厚则皮肤受压过大而发生压疮，而且对骨折断端的侧向压力过大，不但不能纠正残余的侧向移位，反而使骨折断端再移位。

③固定不当：胫腓骨干骨折的固定，杉树皮小夹板的长度要足够，至少应和胫腓骨等长，否则固定力不足，固定不牢固；因为胫腓骨干骨折后断端受踝关节的活动影响比膝关节的活动影响更大，因此最好是超踝关节固定为佳；骨折断端在小腿内收、外展或内旋、外旋时，受到的旋转力容易使骨折断端再次移位，因此胫腓骨干骨折应固定于小腿中立位，避免胫腓骨受到额外的旋转力，而使骨折断端发生再移位，影响骨折复位后的固定效果。胫腓骨干骨折属于不稳定性骨折，断端容易移位，固定应稍紧，压力均匀，避免骨折断端移位；固定过松则断端接触不良，容易旋转移位和侧方移位，因此固定不能松动；但固定过紧则骨折断端受到的挤压力过大，反而更容易侧方移位，也不能保持固定体位，而且影响血液循环，发生缺血性肌挛缩和骨折不愈合，因此固定也不能过紧。

④牵引操作不当：跟骨牵引进针时注意一定要从内向外进针，进针时注意勿偏前或偏后，以免损伤足内、外侧神经、血管。穿针的方向应与跟骨纵轴成直角，否则钢针两侧负重不平衡，在牵引的过程中，易造成骨折断端成角畸形。因胫腓骨干骨折不稳定，骨折断端容易在大腿和小腿肌肉的强力收缩下移位，因此需要行下肢骨骼牵引，

以配合杉树皮小夹板外固定以维持复位固定效果，牵引力量过小或牵引时间过短，不能纠正短缩移位，而且骨折远端容易受到肌肉牵拉而移位；牵引力量过大或牵引时间过长，则骨折断端容易发生分离移位，导致骨折不愈合或延迟愈合。

（5）常见并发症。

①筋膜间隔区综合征及挤压综合征：临床比较多见。小腿的肌肉等软组织丰厚，遭受暴力重物压迫、压砸或挤压，血管、神经、肌肉等软组织损伤严重，小腿部骨折时骨折断端压迫血管导致血液循环障碍，或断骨处大量出血，或骨折断端刺伤血管导致大量出血，或固定过紧、体位不当，肢体受到挤压而致血液循环障碍，瘀肿比较严重，发生血肿、反应性水肿，可出现足背动脉搏动减弱或消失，肌筋膜间隔室内压力增高，造成血液循环障碍，容易形成筋膜间隔区综合征，可发生缺血性肌挛缩及肢端坏死，严重者造成肌肉组织细胞坏死，可发展为挤压综合征，危及生命。

②骨折延迟愈合或不愈合：主要是胫骨周围缺乏软组织包绕，营养较差，骨折周围软组织损伤严重，局部血运较差，骨折断端供血不足，骨折难以愈合；复位不良，骨折断端接触不良，甚至分离，骨折难以愈合；或者固定松动，骨折断端活动而致接触不良，骨折难以愈合；另外，胫腓骨干中下1/3处骨折，因为解剖结构的特殊性，缺少滋养动脉分布，局部血供较差，骨痂难以生长，也容易发生骨折愈合迟缓甚不愈合。

③血管神经损伤：小腿的深部血管和神经从胫腓骨旁通过，骨折断端挤压、刺伤小腿部血管神经，或夹板、压垫固定不当压迫小腿部血管神经，或固定过紧压迫小腿部血管神经而致损伤，主要是胫动脉及腓总神经损伤比较多见，胫神经损伤次之。

④关节僵硬：主要是受伤后怯痛，不敢活动膝、踝关节；或者踝关节固定时间过长，超过6周所致，导致膝、踝关节软组织粘连，造成膝、踝关节僵硬而不能屈伸。

⑤肌肉萎缩：胫腓骨干骨折因长期卧床达2～3个月，伤肢缺少活动，应力刺激不足，下肢肌肉容易发生失用性肌肉萎缩。

⑥骨质疏松：胫腓骨干骨折因长期卧床达2～3个月，全身活动量过少，骨骼应力刺激不足，成骨活动减弱，骨质容易发生失用性吸收、萎缩，易致骨质疏松，而且影响骨折愈合。

⑦骨折畸形愈合：胫腓骨干骨折因对位、对线不良可致骨折愈合后出现成角畸形、旋转畸形及短缩畸形，双下肢的长短不一、活动受限。主要是胫骨骨折复位不良，未完全纠正成角移位、旋转移位、短缩移位，对位、对线不佳，前后成角超过5度，胫骨内翻或外翻，骨折断端重叠而使伤肢短缩超过2厘米；或固定不牢固导致骨折再移位；或过早下地活动、负重，发生胫腓骨再折及骨骼变形，导致骨折畸形愈合。

⑧下肢深静脉血栓形成：胫腓骨骨折时，暴力直接损伤小腿部血管，或暴力牵拉间接损伤小腿部血管，或者骨折断端挤压、刺伤小腿部血管，或夹板、压垫固定不当压迫小腿部血管，或固定过紧压迫血管导致小腿部血管损伤，导致小腿部血管损伤，

静脉回流障碍，容易形成血栓。

3.中医辨证论治

胫腓骨干骨折中医内治按照詹氏中医骨伤骨折四期辨证论治，可在治疗骨折、筋伤的基础方上加牛膝、木瓜、独活等引经药；肿胀明显者，可加地龙、泽兰、琥珀，活血化瘀，利水消肿；瘀血发热或并发感染，红肿热痛者，可加地龙、玄参、连翘、金银花，凉血活血，清热解毒；发生筋膜间隔区综合征，或瘀毒入血内陷，发生挤压综合征，出现肾功能衰竭、肢端缺血性坏死征象者可加地龙、琥珀、穿山甲、水蛭，以增强活血化瘀、消肿止痛之效。

4.功能锻炼与康复指导

（1）初期。伤后尽早手法整复，制动膝、踝关节，保持小腿中立位，禁止膝关节屈伸，禁止下肢旋转，可轻微屈伸踝关节，多屈伸足趾。

（2）中期。应保持小腿中立位，禁止下肢旋转，适当屈伸膝、踝关节，用力屈伸足趾，并逐渐增加活动幅度及用力程度。

（3）后期。去除外固定后伤肢至少1个月内禁止负重，胫骨中下1/3处骨折则至少3个月内禁止负重。宜加强膝、踝关节主动屈伸活动，可做空中蹬车、屈伸绕膝、前弓后虚、马步蹲站、八方摆踢、金丝缠腿、摇踝转足、点地转足等动作，轻度旋转小腿，可配合器械锻炼，增加膝、踝关节灵活性。

（4）康复期。全面进行下肢功能锻炼，并适当进行负重锻炼，注意由轻到重，循序渐进，增加膝关节和大小腿的力量，直至能够正常劳动。

5.注意事项

平卧硬板床休养，固定期间应禁止膝关节屈伸活动，伤肢应保持在中立位，纠正骨折再移位的倾向。

典型病例：患儿，男，10岁

2021-01-24初诊 患儿家长代诉于5天前在家玩耍时不慎滑倒摔伤右小腿，致右胫骨骨折，在当地医院予保守治疗，现因复位效果不理想，遂来我院就诊，摄X线片示：右胫骨中下1/3螺旋形粉碎性骨折，远端向外侧旋转、分离移位，断端错位明显（见图2-2-1-31）。查体：右小腿肿胀明显，右胫骨下段压痛阳性，纵轴叩击痛阳性，可触及明显骨擦感，足背动脉搏动可，小腿屈伸活动明显受限，右足活动可，足趾血运及感觉可；其余肢体及脊柱未见明显异常。患儿平素体健，伤后神志清，精神可，胃纳可、睡眠可、二便如常，舌质红润，舌苔薄白，脉弦紧。詹新宇医师结合病史、查体及X线片，诊断为：右胫骨干骨折。辨证分析：患儿摔伤，突受外力，卒然身受，由外及内，气血俱伤；"血伤肿，气伤痛"，血溢脉外，恶血留于肌腠不散，则为肿胀；气机阻滞，流通不畅，不通则痛；气滞血瘀，经络不通，则疼痛剧烈；骨断筋伤，骨离其位，难司其职，则活动受限；脉弦紧主痛甚，气滞血瘀，脉气紧张，则脉象弦紧；舌红润，苔薄白为伤病初起之象。故辨病为骨折，辨证为气滞血瘀，其病位在骨、筋、肌肤，病性属急、实证。

治疗方法　患儿家长要求保守治疗，考虑手术有创伤及治疗费用较高，詹新宇医师根据患儿骨折类型，经患儿及其家属同意，采取保守治疗方案。因胫骨骨干骨折出血量较多，软组织损伤比较严重，容易发生筋膜间隔区综合征、挤压综合征等并发症，嘱患儿陪护和护理人员密切观察，积极预防并发症的发生。

局部外治治疗　予骨折手法整复，患儿仰卧位，双下肢自然伸直，右小腿中立位，全身放松。第一助手双手紧扣固定右膝部，詹新宇医师双手握持右踝部，用回旋法，将小腿内旋并轻轻摇晃，原路归入，纠正螺旋移位，同时理肌顺筋，松解骨间膜和肌肉紧张，解除软组织嵌顿，再用拔牵法沿着右小腿轴线顺势拔伸牵引，纠正重叠移位；然后由第二助手双手握持右踝部握持牵引，詹新宇医师双手掌相对用按压法和夹挤法扣挤紧骨，纠正骨折断端的侧向分离移位；手摸胫骨下段骨折断端平整无明显台阶即复位成功，再用叩击法轻轻叩击足跟数下，使骨折断面紧密接触，在助手维持牵引下，骨折处贴敷詹氏金黄膏两张，詹新宇医师用4块超踝齐膝杉树皮小夹板外固定右小腿于中立位，复查X线片示：右胫骨中下1/3处螺旋形粉碎性骨折，对位、对线良好（见图2-2-1-32）。右膝关节屈曲约40度放置右小腿于支架上，抬高右下肢以利于消肿，保持右小腿中立位，制动右膝、踝关节，定期复查X线片。嘱患儿轻轻活动右足趾，促进血液循环，以利活血消肿。

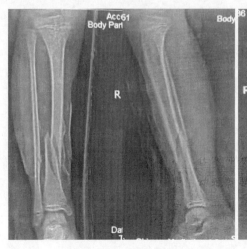
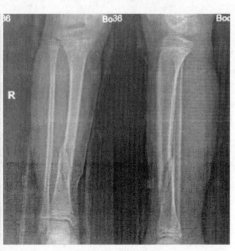

图2-2-1-31　复位前　　　　　　　图2-2-1-32　复位后

全身整体中医内治按詹氏中医骨伤骨折四期辨证论治　目前属骨折早期，治疗以行气活血、消肿止痛，方剂予詹氏下肢骨折筋伤方加减：炙黄芪15克，桃仁9克，红花6克，丹参9克，当归9克，赤芍6克，三七4克，元胡6克，香附6克，川牛膝9克，地龙6克，泽兰9克，玄参9克，红曲9克，炙甘草3克。6剂，水煎服，每日一剂。方中桃仁、红花、当归、丹参、三七、赤芍，活血化瘀，消肿止痛；元胡、香附，活血化瘀，行气止痛；黄芪，补气行血；玄参，凉血活血，清热解毒；川牛膝、泽兰、地龙，通经活血，利水消肿，川牛膝引药入下肢；红曲，活血化瘀，健脾和胃；炙甘草，调和诸药。

　　2021-01-30二诊　患儿一般情况可，诉伤处疼痛明显减轻，无足趾麻木。查体：舌红润，苔薄白，脉稍弦；右小腿杉树皮夹板外固定良好，松紧适度，右小腿轻度肿胀，足背动脉搏动明显，右足活动可，末梢血运及感觉正常。今复查X线片示：右胫骨中下1/3处螺旋形粉碎性骨折，对位、对线良好。予更换伤膏，调整杉树皮夹板外固定，中医内治按詹氏中医骨伤骨折四期辨证论治现属骨折中期，为络阻营损，予以和营生新，接骨续筋，佐以补肝肾，养气血，予詹氏续筋接骨汤加减：炙黄芪15克，当归10克，炒白芍10克，元胡6克，丹参10克，煅自然铜6克、土鳖虫6克，续断10克，骨碎补10克，怀牛膝10克，熟地15克，制萸肉12克，杜仲10克，狗脊10克，神曲10克，甘草6克。7剂，水煎服，每日一剂。方中熟地、制萸肉、续断、骨碎补、怀牛膝、杜仲、狗脊，补肝肾、强筋骨；自然铜、土鳖虫、续断、骨碎补，祛瘀生新、接骨续筋；当归、熟地、炒白芍、丹参，养血和血；炙黄芪，补气生血，使气旺血行；丹参、元胡、怀牛膝，行气活血，使补而不滞，且怀牛膝引药入下肢；神曲，健脾和胃；炙甘草，调和诸药。嘱患儿继续保持右小腿中立位，制动右膝关节，抬高下肢以利于消肿，适当轻微屈伸右踝关节，加强右足趾屈伸功能锻炼。

　　2021-02-06三诊　患儿一般情况可，诉伤处轻度疼痛，无足趾麻木。查体：舌红润，苔薄白，脉沉弱；右小腿杉树皮夹板外固定良好，松紧适度，右小腿轻度肿胀，足背动脉搏动明显，右足活动可，末梢血运及感觉正常。今复查X线片示：右胫骨中下1/3处螺旋形粉碎性骨折，对位、对线良好，骨痂少量生成。予更换伤膏，调整杉树皮夹板外固定，继续中药内服，予前方7剂，水煎服，每日一剂。嘱患儿继续保持右小腿中立位，抬高下肢以利于消肿，制动右膝关节，轻度屈伸活动右踝关节，加强右足趾屈伸功能锻炼。

　　2021-02-13四诊　患儿一般情况可，诉伤处轻度疼痛，其余症状无明显变化，处理同前，前方继服。

　　2021-02-20五诊　患儿一般情况良好，诉伤处轻微疼痛，无足趾麻木。查体：舌红润，苔薄白，脉沉缓；右小腿杉树皮夹板外固定良好，松紧适度，右小腿轻微肿胀，右足活动可，末梢血运及感觉正常。今复查X线片示：右胫骨中下1/3处螺旋形粉碎性骨折，对位、对线良好，骨痂生成良好。予调整杉树皮夹板外固定，继续中药内服，予前方去煅自然铜，加炒白术6克补气健脾，炙龟板10克益肾壮骨，7剂，水煎服，每日一剂。嘱患儿继续保持右小腿中立位，抬高下肢，制动右膝关节，轻度屈伸活动右踝关节，加强右足趾功能锻炼。

2021-02-27六诊同2021-03-06七诊　患儿一般情况可，诉伤处轻微疼痛，其余症状无明显变化，处理同前，前方继服。

2021-03-13八诊　患儿一般情况良好，诉伤处无疼痛，无足趾麻木。查体：舌红润，苔薄白，脉沉缓有力；右小腿杉树皮夹板外固定良好，松紧适度，右小腿微肿，右胫骨无明显压痛及叩击痛，右足活动可，末梢血运及感觉正常。今复查X线片示：右胫骨中下1/3处螺旋形粉碎性骨折，对位、对线良好，骨痂生成良好，骨折线稍模糊。结合查体和X线片，患儿骨折达到临床愈合标准，予去除右小腿杉树皮夹板外固定，检查患儿右膝关节、右踝关节及右足活动可，无明显肌肉萎缩、关节僵硬及创伤性关节炎等骨折并发症及后遗症，骨折愈合良好。予詹氏舒筋活血汤内服外洗，舒筋活血，巩固疗效：炙黄芪15克，当归10克，怀牛膝10克，地龙6克，炒白芍10克，五加皮10克，木瓜10克，续断10克，骨碎补10克，鸡血藤10克，伸筋草10克，透骨草10克，狗脊10克，桑寄生10克，土茯苓10克，炙甘草3克。14剂，水煎服，药渣熏洗右小腿及膝、踝关节，每日一剂。方中怀牛膝、木瓜、五加皮、鸡血藤、伸筋草、透骨草、地龙、土茯苓，舒筋活血，通利关节，且怀牛膝引药入下肢；怀牛膝、五加皮、续断、骨碎补、狗脊、桑寄生，补肝肾、强筋骨；当归、白芍，补血养筋，舒筋柔筋；炙黄芪，补气行血；炙甘草，调和诸药。嘱患儿适当下地行走，活动膝、踝关节，逐步加强右小腿的行走功能锻炼和膝、踝关节屈伸功能锻炼，2个月内禁止负重活动。

半年后随访，患儿功能恢复良好，右小腿无明显畸形，无疼痛不适，屈伸、旋转活动正常，活动灵活，动作有力，蹲站行走自如，生活、学习正常。

（十五）踝关节骨折

踝关节以负重功能为主，是下肢主要的负重关节。在人体站立、行走等过程中以及对于维持人身体重心方面起重要作用。生理学要求踝关节必须具备一定的结构稳定性、结构灵活性和结构完整性。踝关节解剖结构中，胫骨远端内侧突出部分为内踝，后缘呈唇状突起为后踝，腓骨远端突出部分为外踝，内踝、外踝和胫骨下端关节面构成踝穴，包容距骨体。距骨体和踝穴适用性决定踝关节的稳定性。距骨体和踝穴适用性较差，则踝关节不稳定，容易扭伤引起踝关节扭、挫伤及骨折。踝关节骨折是由直接暴力或间接暴力所致的关节内骨折，以踝部肿胀、疼痛、青紫，内翻或外翻畸形、踝关节活动受限，甚则不能站立、行走等为临床表现的骨折病。好发于青壮年及喜欢运动人群，尤以足球运动员及男性人群多见。踝关节骨折根据骨折部位常分型为内踝骨折、外踝骨折、后踝骨折、双踝骨折和三踝骨折。根据受伤时的位置和暴力的方向分型：旋后 / 内收型、旋后 / 外旋型、旋前 / 外展型、旋前 / 外旋型、垂直 / 压缩型。属于中医"骨折病"范畴。中医内治按照詹氏中医骨伤骨折四期辨证论治。

　　踝关节骨折属关节内骨折，骨折常涉及关节面，不仅骨性结构遭受破坏，而且常包含韧带和软组织复合损伤。骨折断端容易再次移位，属于不稳定性骨折，复位较难而维持复位的有效固定更难，易发生骨折畸形愈合、关节粘连僵硬、创伤性关节炎、习惯性扭挫伤等并发症。詹氏中医骨伤认为：踝关节骨折时常伴距骨外移，致胫距关节接触面积减少，关节内的应力增加，并且踝关节面不平滑，是踝关节骨折并发症创伤性关节炎发生的主要原因。因此，詹氏中医骨伤临床治疗踝关节骨折注重筋骨并重，对骨折复位要求比较高，应尽可能恢复踝关节踝穴的完整性和稳定性。最大限度地恢复关节面的平整与平滑，尽量达到解剖复位，保证功能复位，并维持有效固定。詹氏中医骨伤指出：整复固定以后，应尽量避免骨折发生再移位，防止后期发生严重踝关节疼痛和功能障碍。对于踝关节骨折整复后仍不稳定，难以再次手法复位并维持有效外固定者，临床常用手术治疗。但是手术并发症比较多，很多患者不愿意接受。詹氏骨伤擅长手法整复，杉树皮小夹板外固定。配合中药内服，动静结合，筋骨并重，内外兼治。用中医保守的方法治疗踝关节骨折，临床治疗效果良好，患者后遗症很少，而且感觉功能恢复快，深受广大患者的信赖。

1. 临床表现与诊断

　　踝关节骨折，临床表现为伤踝关节肿胀，畸形，疼痛剧烈，外踝、内踝、后踝压痛及纵轴叩击痛明显，可触及骨擦感，踝关节活动受限，严重者不能站立行走。X 线片和 CT 片：踝关节可见骨折线，关节面破碎不平。踝关节骨折可合并腓骨上段骨折、下胫腓联合分离、相应韧带断裂。应注意仔细检查，避免漏诊。X 线检查应拍摄正位片与侧位片，可确定骨折类型和移位方向，以明确诊断。对于旋前 / 外旋型踝关节骨折需加拍胫腓骨全长片，避免腓骨近端骨折的漏诊。摄正位片时，应将小腿内旋 20 度左右使通过踝关节的轴线与 X 线平行，以观察下胫腓联合，必要时可加摄应力位 X 线片检查。CT 检查能发现踝关节冠状、矢状骨折线、隐匿性骨折及某些微小骨折，观察关节面损伤情况。MRI 检查可明确相关韧带损伤的程度及部位。

　　根据踝关节在受伤时的位置和暴力的方向将骨折分为旋后 / 内收型、旋后 / 外旋型、旋前 / 外展型、旋前 / 外旋型和垂直 / 压缩型五类。

（1）旋后/内收型。内翻内收损伤，为足在旋后位（内翻位）受外旋暴力所致，是最常见的类型，可出现外踝骨折、内踝骨折、双踝骨折。

足处于旋后位时，暴力使距骨滑车在踝穴中强力内收，外侧副韧带紧张，可致外侧副韧带撕裂或完全撕裂，外踝发生撕脱性骨折并向外侧或下方移位，内踝受到距骨的推挤发生分离性骨折并向内侧移位，骨折线多位于踝关节水平线以下或于外踝尖水平。若暴力更严重，外踝受到距骨的推挤，可发生外踝垂直或斜形骨折并向内侧移位，胫骨下关节面与外踝关节面交接处可发生压缩骨折。

（2）旋后/外旋型。内翻外旋损伤，为足在旋后位（内翻位）受到外旋暴力所致，可出现外踝骨折、内踝骨折、后踝骨折、双踝骨折、三踝骨折。

足处于旋后位时，暴力使距骨滑车在踝穴中强力外旋，下胫腓前韧带紧张，可致下胫腓前韧带断裂及其胫骨附着部的撕脱性骨折，外踝螺旋形骨折并向外向后移位，骨折线自胫骨关节面水平处向近端后方骨皮质延伸。若暴力更严重，则可致后胫腓下韧带撕裂，后踝撕脱性骨折，三角韧带撕裂，内踝骨折并向外侧移位。

（3）旋前/外展型。外翻外展损伤，为足在旋前位（外翻位）受到外展暴力所致，可出现内踝骨折、后踝骨折、外踝骨折、双踝骨折、三踝骨折。

足位于旋前位，暴力使距骨滑车在踝穴中强力外展，三角韧带紧张，可致内踝及外踝撕脱性骨折并向外侧移位，下胫腓前韧带撕裂，下胫腓前后韧带及骨间韧带撕裂，下胫腓联合分离，后踝撕脱性骨折并向后方、外侧移位。若暴力更严重，可致外踝骨折，骨折线在关节面上0.5～1厘米处，多为短斜形或蝶形骨折，骨折块可向外侧或内侧移位。

（4）旋前/外旋型。外翻外旋损伤，为足在旋前位（外翻位）受外旋暴力所致，可出现内踝骨折、外踝骨折、后踝骨折、双踝骨折、三踝骨折。

足处于旋前位时，暴力使距骨滑车在踝穴中强力外旋，三角韧带紧张，可致三角韧带撕脱伤，内踝撕脱性骨折，下胫腓前韧带撕脱、胫腓骨间韧带撕脱，下胫腓联合不全分离，高位腓骨螺旋形骨折，骨折远端向前方、外侧移位，骨折线自腓骨前缘向远端后方骨皮质延伸。若暴力更严重，可致下胫腓后韧带撕裂，下胫腓联合完全分离，后踝撕脱性骨折并向后方移位，骨折块常累及胫下关节面的1/4处以上。

（5）垂直/压缩型。垂直压缩损伤。为足受到垂直压缩暴力所致，有时可伴内收外展或外旋暴力。可致外踝骨折、内踝骨折、后踝骨折、双踝骨折、三踝骨折，胫骨前后关节面或整个关节面压缩骨折。

足处于中立位，垂直暴力沿肢体纵轴传导，距骨滑车将胫骨下关节面劈裂，使劈裂的碎片嵌入胫骨下干骺端的松质骨内，可致内踝骨折并向内侧移位，后踝骨折并向外侧移位；足处于背伸位，暴力作用于胫骨下关节面前缘及外踝，可致胫骨下关节面前缘压缩性骨折，外踝骨折并向外侧移位；足处于跖屈位，暴力作用于后踝，可致后踝骨折并向后上方移位。

2.手法整复与固定

踝关节骨折手法复位，通常先整复外踝骨折，再整复内踝、后踝及下胫腓联合。

（1）复位前准备。

①超踝夹板：内侧板、外侧板、后侧板，共计3块。三踝骨折需加足底板1块，长同足掌或足长的3/4，宽比足底稍窄，厚度为4~5毫米。

②压垫：用棉毛巾折叠成长约20厘米、宽6~8厘米、厚2~3厘米的厚梯形棉垫3个，以及长约20厘米、宽6~8厘米、厚0.5~1厘米的厚横形棉垫1个，后踝骨折可加一长3~4厘米、厚1~2厘米的厚方形棉垫。

③胶布条：长80~100厘米、宽1.5厘米胶布条8条，长80~100厘米、宽2厘米胶布条2条。

④纱布绷带：8~10厘米宽纱布绷带3卷。

⑤桃花纸：1张（50厘米×60厘米）。

⑥伤膏：詹氏金黄膏摊薄1~2张。

（2）手法复位。

①无明显移位的裂纹骨折：不需要进行手法整复，直接用超踝杉树皮小夹板外固定于踝关节中立位。

②旋后/内收型：患者平卧位，伤侧膝关节屈曲，全身放松。助手站立于伤肢膝外侧，双手握持固定患者小腿中上段作对抗牵引；术者站在伤踝远端，双手握住伤侧足跟及足背部，先置伤侧足于内翻内收位作缓慢轻柔的顺势牵引，然后逐渐转为外翻外展位拔伸牵引，原路归入，徐徐用力牵引2~3分钟，同时回旋摇晃，理肌顺筋，松动、理顺踝关节，整复腓骨下端短缩移位和螺旋移位，以及可能的距骨脱位；术者再两拇指用力向内后上方推挤外踝骨折远端，纠正外踝分离移位；然后双手抱握内、外踝上方徐徐用力将顺，同时双掌夹挤合骨内、外踝，整复内、外踝侧方移位和下胫腓联合分离以及距骨内外侧移位；术者双手将顺过患者踝关节至足时，手指紧扣内、外踝，手掌紧握伤肢足部背伸踝关节，同时快速用力外翻伤踝关节，外侧手指紧顶外踝上方，紧扣内踝的手指用力向外前上方推挤内踝并顺势下将外翻，以纠正内、外踝的内侧移位、后侧移位和分离移位；手摸骨折断端平整、踝关节活动滑利即复位成功。复位成功后在助手和术者维持伤踝关节中立位或轻度外翻位，由第二助手予以固定。

③旋后/外旋型：患者平卧位，伤侧膝关节屈曲，全身放松。助手站立于伤肢膝外侧，双手握持固定患者小腿中上段作对抗牵引；术者站在伤踝远端，双手握住伤侧足跟及足背部，先置伤侧足于内翻外展位作缓慢轻柔的顺势牵引，然后逐渐转为外翻内收位拔伸牵引，原路归入，徐徐用力牵引2~3分钟，同时回旋摇晃，理肌顺筋，松

动、理顺踝关节，整复腓骨下端短缩移位和螺旋移位，以及可能的距骨脱位；如有后踝骨折，或后踝骨折合并距骨后脱位，术者双手拇指顶按胫骨下端前上方，食指和中指向前上方推挤顶按后踝，无名指和小指将足跟部向前推挤并使踝关节背伸，整复后踝移位及距骨后脱位；然后双手抱握内、外踝上方徐徐用力捋顺，同时双掌夹挤合骨内、外踝，整复内、外踝侧方移位和下胫腓联合分离以及距骨内、外侧移位；术者双手捋顺过患者踝关节至足时，手指紧扣内、外踝，手掌紧握伤肢足部背伸踝关节，同时快速用力内翻伤踝关节，内侧手指紧顶内踝上方，紧扣外踝的手指用力向内前上方推挤外踝并顺势下捋内翻，以纠正内、外、后踝的外侧移位、后侧移位和分离移位；手摸骨折断端平整、踝关节活动滑利即复位成功。复位成功后在助手和术者维持伤踝关节内翻位，背伸，由第二助手予以固定。

④旋前/外展型：患者平卧位，伤侧膝关节屈曲，全身放松。助手站立于伤肢膝外侧，双手握持固定患者小腿中上段作对抗牵引；术者站在伤踝远端，双手握住伤侧足跟及足背部，先置伤侧足于外翻外展位作缓慢轻柔的顺势牵引，然后逐渐转为内翻位拔伸牵引，原路归入，徐徐用力牵引2~3分钟，同时回旋摇晃，理肌顺筋，松动、理顺踝关节，整复腓骨下端短缩移位和螺旋移位，以及可能的距骨脱位；如有后踝骨折，或后踝骨折合并距骨后脱位，术者双手拇指顶按胫骨下端前上方，食指和中指向前上方推挤顶按后踝，无名指和小指将足跟部向前推挤并使踝关节背伸，整复后踝移位及距骨后脱位；然后双手抱握内、外踝上方徐徐用力捋顺，同时双掌夹挤合骨内、外踝，整复内、外踝侧方移位和下胫腓联合分离以及距骨内、外侧移位；术者双手捋顺过患者踝关节至足时，双手手指内上方推挤内、外踝，以纠正其分离移位；再手指紧扣内、外踝，手掌紧握伤肢足部背伸踝关节稍拔伸，同时快速用力顺势下捋并内翻伤踝关节，以纠正内、外、后踝的外侧移位、后侧移位和分离移位；手摸骨折断端平整、踝关节活动滑利即复位成功。复位成功后在助手和术者维持伤踝关节内翻位，由第二助手予以固定。

⑤旋前/外旋型：患者平卧位，伤侧膝关节屈曲，全身放松。助手站立于伤肢膝外侧，双手握持固定患者小腿中上段作对抗牵引；术者站在伤踝远端，双手握住伤侧足跟及足背部，先置伤侧足于外翻外展位作缓慢轻柔的顺势牵引，然后逐渐转为内翻内收位拔伸牵引，原路归入，徐徐用力牵引2~3分钟，同时回旋摇晃，理肌顺筋，松动、理顺踝关节，整复腓骨下端短缩移位和螺旋移位，以及可能的距骨脱位；如有后踝骨折，或后踝骨折合并距骨后脱位，术者双手拇指顶按胫骨下端前上方，食指和中指向前上方推挤顶按后踝，无名指和小指将足跟部向前推挤并使踝关节背伸，整复后踝移位及距骨后脱位；然后双手抱握内、外踝上方徐徐用力捋顺，同时双掌夹挤合骨内、外踝，整复内、外踝侧方移位和下胫腓联合分离以及距骨内、外侧移位；术者双手捋顺过患者踝关节至足时，双手手指内上方推挤内、外踝，以纠正其分离移位；再手指紧扣内外踝，手

掌紧握伤肢足部背伸踝关节稍拔伸，同时快速用力顺势下将并内翻伤踝关节，以纠正内、外、后踝的外侧移位、后侧移位和分离移位；手摸骨折断端平整、踝关节活动滑利即复位成功。复位成功后在助手和术者维持伤踝关节内翻位，由第二助手予以固定。

⑥垂直/压缩型：患者平卧位，伤侧膝关节屈曲，全身放松。助手站立于伤肢膝外侧，双手握持固定患者小腿中上段作对抗牵引；术者站在伤踝远端，双手握住伤侧足跟及足背部，根据受伤时足踝的体位先置伤侧足于外翻位或内翻位作缓慢轻柔的顺势牵引，然后逐渐转为内翻位或外翻位拔伸牵引，原路归入，徐徐用力牵引2～3分钟，同时回旋摇晃，理肌顺筋，松动、理顺踝关节，整复腓骨下端短缩移位和螺旋移位，胫骨下端嵌插移位，以及可能的距骨脱位；如有后踝骨折，或后踝骨折合并距骨后脱位，术者双手拇指顶按胫骨下端前上方，食指和中指向前上方推顶按后踝，无名指和小指将足跟部向前推挤并使踝关节背伸，整复后踝移位及距骨后脱位；如有胫骨下端前唇骨折，术者双手拇指向后上方推挤顶按胫骨下端前唇，其余手指将足跟部向前推挤，手掌按压足背并使踝关节跖屈，整复胫骨下端前唇移位；然后双手抱握内、外踝上方徐徐用力将顺，同时双掌夹挤合骨内、外踝，整复内、外踝侧方移位和下胫腓联合分离以及距骨内、外侧移位；术者双手向下将顺过患者踝关节至足时，双手手指向外上方或内上方推挤内、外踝，以纠正其分离移位；再手指紧扣内、外踝，手掌紧握伤肢足部背伸踝关节稍拔伸，同时快速用力顺势下将并内翻或外翻踝关节，以纠正内、外、后踝的外侧移位、后侧移位和分离移位；手摸骨折断端平整、踝关节活动滑利即复位成功。复位成功后在助手和术者维持伤踝关节内翻位或外展位，由第二助手予以固定。

⑦金针拨骨：内踝尖、外踝尖、后踝撕脱性骨折时，骨折块比较小，撕脱游离，单纯手法难以触及骨块并复位，可在局麻或腰麻下用金针拨骨法复位。患者取仰卧位，下肢中立伸直位，小腿适当垫高。术者在透视下用金针拨骨法进行复位，纠正骨折块的分离移位，必要时用细克氏针固定骨折块，钢针残端埋入皮下，创口用创可贴覆盖，再进行包扎固定。

（3）杉树皮小夹板外固定。

包扎固定时先予以詹氏金黄膏外敷伤处，桃花纸包裹，根据需要放置好固定垫，用纸胶带固定。踝关节内、外、后侧用棉毛巾折叠成横垫衬垫，避免内、外踝受压，3块小夹板固定，双踝骨折及三踝骨折可加足底板，胶布条从上向下螺旋绕扎固定至踝关节，再用胶布条从小腿内侧向外斜过外踝绕足跟过内踝向小腿外侧绕扎紧固踝关节，内踝骨折用两条宽胶布从小腿内侧向外斜过足背绕足掌向小腿外侧"8"字形绕扎紧固踝关节于内翻位，再用胶布条横过内外、踝及足底固定两道，外用8～10厘米宽纱布绷带同胶布条法包裹加固2～3层，夹板、桃花纸、棉花包裹严实，不能外露，外观整洁美观，再用胶布条绕扎。固定后抬高下肢，放置下肢于中立位，无移位骨折固定时间6周左右，单踝骨折和双踝骨折固定时间6～8周，三踝骨折固定时间8周左右。

一般情况下，无移位骨折固定于中立位，旋前/外展型、旋前/外旋型及旋后/外旋型骨折固定于内翻位，旋后/内收型骨折固定于外翻位；若胫骨下端前唇骨折合并距骨向前脱位固定于跖屈位，后踝骨折合并距骨向后脱位则固定于背伸位。如需加强足旋转位固定，可在夹板包扎前后，各加两条宽胶布条以"8"字形加强固定。

①中立位固定：在内、外踝侧部各放一梯形垫，高坡在下，以防止内、外踝移位；在跟腱部放一适当厚度的梯形垫，高坡在上，以充实跟腱部空虚，避免足跟受压，保持踝关节于中立位。

②内翻位固定：在内踝侧部各放一梯形垫，高坡在上，在外踝侧部各放一梯形垫，高坡在下，以防止内、外踝移位；在跟腱部放一适当厚度的梯形垫，高坡在上，以充实跟腱部空虚，避免足跟受压，保持踝关节内翻位。

③外翻位固定：在内踝侧部各放一梯形垫，高坡在下，在外踝侧部各放一梯形垫，高坡在上，以防止内、外踝移位；在跟腱部放一适当厚度的梯形垫，高坡在上，以充实跟腱部空虚，避免足跟受压，保持踝关节内翻位。

④跖屈位固定：在后侧跟腱部放一厚塔形垫，使跟骨结节离开夹板23厘米。在踝关节前稍下置一平垫，其他压垫方法同中立位固定。

在内、外踝侧部各放一梯形垫，高坡在下，以防止内、外踝移位；在踝关节前侧放一厚平垫，以防止前唇移位；在跟腱部放一稍薄的梯形垫，高坡在上，以充实跟腱部空虚，避免足跟受压，保持踝关节于跖屈位。

⑤背伸位固定：在内、外踝侧部各放一梯形垫，高坡在下，以防止内、外踝移位；在后踝放一厚平垫，以防止后踝移位；在跟腱部放一较厚的梯形垫，高坡在上，以充实跟腱部空虚，避免足跟受压，保持踝关节于背伸位。

（4）整复固定的常见问题。

①复位操作不当：踝关节骨折复位，主要是重建踝穴，多踝关节骨折复位，一般应先顺着受伤体位拔伸牵引，然后在维持牵引逐渐改为相反的体位继续牵引，整复胫腓骨压缩骨折和胫距关节脱位，再整复腓骨及外踝骨折，再整复下胫腓联合分离，再整复内踝骨折和后踝骨折，以取得较为理想的复位效果。整复骨折时，争取一次成功，切忌盲目用力推挤骨折块，或反复整复，致骨折断端相互撞击磨损，使骨折断端磨平，对位不稳，影响固定和愈合；并造成关节面再次损伤，容易发生创伤性关节炎。

②固定垫放置不当：内外踝的压垫放置要根据骨折移位情况和固定体位放置。内翻固定时，外踝梯形压垫应高坡厚端在外踝下方，内踝梯形压垫应高坡厚端在内踝上方，防止内、外踝骨折块向外移位；外翻固定时，外踝梯形压垫应高坡厚端在外踝上方，内踝梯形压垫应高坡厚端在内踝下方，防止内、外踝骨折块向内移位。后踝压垫应放置在后踝的后下方，放置骨折块分离移位。

③固定体位不当：踝关节骨折，因受伤体位和受力不同，骨折断端可向多个方向移位，需要固定踝关节于中立位、内翻位、外翻位、背伸位、跖屈位等特殊体位，某些情况下需要加强固定于极度内翻位，若固定体位不当，容易发生骨折断端再移位，影响骨折复位后的固定效果，因此应选择合适的固定体位，换绑时也要在注意维持固定体位下进行。多踝骨折，踝关节不稳定，骨折块容易移位，固定应稍紧，压力均匀，避免骨折断端移位；固定过松则断端接触不良，容易分离移位和前后移位，因此固定不能松动；但固定过紧则骨折断端受到的挤压力过大，反而更容易侧方移位和前后移位，也不能保持固定体位，而且影响血液循环，因此固定也不能过紧。

（5）常见并发症。

①习惯性踝关节扭、挫伤：主要是踝关节骨折后复位不良，踝穴不完整、不稳定，或复位后固定时间过短，关节囊破裂和肌肉损伤未能修复所致，导致关节的约束力不足，踝关节不稳定，容易滑脱扭伤。踝关节骨折应尽量解剖复位，保证功能复位，恢复并保持踝穴的完整性和稳定性；复位后应充分固定至骨折临床愈合，不能少于6周，再配合中药内服，补气养血、强筋壮骨，促进软组织修复，增强关节的约束力。

②关节僵硬：主要是受伤后怯痛，不敢活动踝关节；或者踝关节固定时间过长，超过6周所致，导致踝关节软组织粘连，造成踝关节僵硬。

③创伤性关节炎：主要是踝关节骨折后复位不良，踝穴不完整、不稳定，以及关节面不平滑，踝关节活动时摩擦力增大，关节面磨损，容易发生疼痛；固定时间过短，或功能锻炼过度，动作粗暴，运动强度及运动量过大，骨折和筋肉损伤未能充分修复，动则牵拉易伤，则活动时疼痛，发生创伤性关节炎。

3.中医辨证论治

踝关节骨折中医内治法，临床按照詹氏中医骨伤骨折四期辨证论治。可在治疗骨折筋伤的詹氏中医骨伤基础方上加牛膝、木瓜、独活等下肢引经药，踝关节肿胀明显者可加地龙、泽兰、三棱、莪术、桃仁、刘寄奴等活血消肿药物。

4.功能锻炼与康复指导

（1）初期。伤后尽早手法整复，制动膝、踝关节，保持踝关节中立位或内翻、外翻及背伸、跖屈等固定位，禁止踝关节活动，轻微屈伸足趾。

（2）中期。应制动踝关节，保持踝关节中立位或内翻、外翻及背伸、跖屈等固定位，禁止膝、踝关节活动，适当用力屈伸足趾，并进行大、小腿肌肉收缩活动，4周后可视情况改为中立位固定，可进行轻度直腿抬高动作。

（3）后期。去除外固定后伤肢至少1个月内禁止负重。逐渐加强踝关节主动屈伸旋转活动，可做屈伸绕膝、前弓后虚、马步蹲站、八方摆踢、金丝缠腿、摇踝转足、旱地拔葱、立定跳远等动作，并逐渐增加活动幅度及用力程度，可配合器械锻炼，增加踝关节的灵活性。

（4）康复期。全面进行下肢关节功能锻炼，并适当进行负重锻炼。注意由轻到重，循序渐进，增加踝关节和下肢的力量，直至能够正常行走、劳动。

5.注意事项

卧床休息，抬高伤肢，促进消肿；固定期间应禁止踝关节屈伸活动，维持踝关节中立位或内翻、外翻及背伸、跖屈固定体位，发现异常应及时调整处理，避免骨折再移位。

 典型病例：患者，男，33岁

2018-03-26初诊 患者自诉于1小时前行走时不慎摔倒，致右踝部肿胀、畸形、疼痛剧烈，活动受限，急来我院就诊，摄X线片示：右内、外踝骨折，外踝向内下方移位，内踝向内侧移位（见图2-2-1-33）。查体：右踝部肿胀明显，畸形，内踝和外踝压痛阳性，纵轴叩击痛阳性，可触及明显骨擦感，踝关节屈伸活动受限，外翻时疼痛加重，右足趾活动可，末梢血运及感觉正常，其余肢体及脊柱未见明显异常。患者平素体健，伤后神志清，精神可，胃纳可、睡眠可，二便如常，舌质红润，舌苔薄白，脉弦。结合病史、查体及X线片，诊断为：右双踝骨折（旋后—内收型）。辨证分析：患者摔伤，突受外力，卒然身受，由外及内，气血俱伤；"血伤肿，气伤痛"，血溢脉外，恶血留于肌腠不散，则为肿胀；气机阻滞，流通不畅，不通则痛；骨断筋伤，骨离其位，难司其职，则活动受限。故辨病为骨折病，辨证为气滞血瘀。舌红润，苔薄白为伤病初起；脉弦主痛甚，气滞血瘀，脉气紧张，则脉象弦。其病位在骨、筋、肌肤，病性属急、实证。

治疗方法 患者家境贫困，考虑手术有创伤及治疗费用较高，且患者坚决要求保守治疗，根据患者骨折类型，詹庄锡医师认真考虑以后，认为可以采取保守治疗方案。

局部外治治疗 予骨折手法整复，患者平卧位，右膝关节屈曲，全身放松。助手站立于右膝外侧，双手握持固定患者右小腿中上段作对抗牵引；詹庄锡医师站在右踝远端，双手握住右足跟及足背部，先置右足于内翻内收位作缓慢轻柔的顺势牵引，逐渐转为外翻外展位拔伸牵引，徐徐用力牵引2分钟，同时回旋摇晃，松动、理顺右踝关节；詹庄锡医师再两拇指用力向内后上方推挤外踝骨折远端，双手抱握内、外踝上方徐徐用力挤顺，同时双掌夹挤合骨内、外踝；然后詹庄锡医师双手将顺过患者踝关节至足，手指紧扣内、外踝，手掌紧握右足部背伸踝关节，同时快速用力外翻右踝关节，外侧手指紧顶外踝上方，紧扣内踝的手指用力向外前上方推挤内踝并顺势下将外翻，手摸骨折断端平整、右踝关节活动滑利即表示复位成功，第一助手和詹庄锡医师维持右踝关节轻度外翻位，由第二助手在内、外踝薄贴詹氏金黄膏，再用桃花纸包裹，用超踝杉树皮小夹板固定右踝关节于轻度外翻位。手法整复后复查X线片示：右双踝骨折，对位、对线良好，关节面平整（见图2-2-1-34）。詹庄锡医师遂予患者右膝关节屈曲约40度放置右小腿于支架上，抬高下肢以利于消肿，保持右小腿中立位。指导医师制动右膝、踝关节，禁止踝关节内翻或外翻活动，定期复查X线片。嘱患者轻轻活动右足趾，促进血液循环，以利活血消肿。

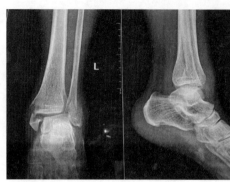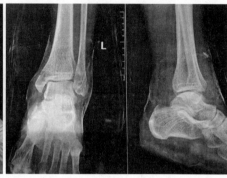

图2-2-1-33　复位前　　　　　　　　　　图2-2-1-34　复位后

全身整体中医内治按詹氏中医骨伤骨折四期辨证论治　目前属骨折早期，治疗以活血化瘀、消肿止痛。方剂予詹氏下肢骨折筋伤方加减：独活10克，当归12克，赤芍12克，川牛膝15克，红花10克，桃仁10克，三七6克，丹参15克，香附10克，丹皮12克，元胡10克，地龙12克，泽兰15克，红曲15克，甘草3克。7剂，水煎服，每日一剂。方中桃仁、红花、丹参、三七、元胡、赤芍、丹皮、独活、当归、香附，活血化瘀、消肿止痛，香附、元胡又能行气以活血；川牛膝、地龙、泽兰，活血化瘀，利水消肿，且川牛膝引药入下肢；红曲，健脾和胃、活血化瘀；甘草，调和诸药。

2018-04-02二诊　患者一般情况可，诉伤处疼痛减轻，无足趾麻木。查体：舌红润，苔薄白，脉弦；右踝部杉树皮夹板外固定稍有松动，右踝肿胀减轻，末梢血运及感觉正常。今复查X线片示：右内、外踝骨折，对位、对线可，关节面平整。詹庄锡医师吩咐予更换伤膏，调整杉树皮夹板外固定，继续中药内服。前方继续7剂，水煎服，每日一剂。同时吩咐患者继续保持右小腿中立位，抬高下肢以利于消肿。制动右膝、踝关节，禁止踝关节内翻或外翻活动，轻度活动右足趾。

2018-04-09三诊　患者一般情况可，诉伤处疼痛较轻，无足趾麻木。查体：舌红润，苔薄白，脉稍弦细；右踝部杉树皮夹板外固定稍松动，右踝肿胀明显消退，末梢血运及感觉正常。詹庄锡医师予调整杉树皮夹板外固定。中医内治按詹氏中医骨伤骨折四期辨证论治。詹庄锡医师指出：现属骨折中期，为络阻营损，骨折未续，予以和营生新，接骨续筋，佐以补肝肾，养气血。予詹氏续筋接骨汤加减：炙黄芪30克，当归12克，炒白芍15克，元胡10克，丹参15克，土鳖虫10克，续断15克，骨碎补15克，怀牛膝15克，熟地20克，制萸肉15克，杜仲15克，狗脊15克，炒白术10克，神曲15克，甘草3克。7剂，水煎服，每日一剂。方中熟地、制萸肉、续断、骨碎补、怀牛膝、杜仲、狗脊，补肝肾、强筋骨；土鳖虫、续断、骨碎补，祛瘀生新、接骨续筋；当归、熟地、炒白芍、丹参，养血和血，炙黄芪、炒白术，补气生血，使气旺血行；丹参、元胡、怀牛膝，行气活血，使补而不滞，且怀牛膝引药入下肢；炒白术、神曲，健脾和胃；炙甘草，调和诸药。嘱患者继续保持右小腿中立位。抬高下肢以利于消肿，防止杉树皮固定松动。可以轻轻进行直腿抬高活动，加强右足趾功能锻炼。

2018-04-16四诊 患者一般情况可，诉伤处轻度疼痛，踝关节处固定稳定，无足趾麻木、瘀紫情况。查体：舌红润，苔薄白，脉沉细；右踝部杉树皮夹板外固定良好，松紧适度，右踝仍有轻度肿胀，末梢血运及感觉正常。今复查X线片示：右双踝骨折，对位、对线可，关节面平整，少量骨痂生成。予调整杉树皮夹板外固定，继续中药内服，予前方7剂，水煎服，每日一剂。嘱患者继续保持右小腿中立位，可以获得膝关节，加强右下肢功能锻炼。

2018-04-23五诊、2018-04-30六诊同：患者全身一般情况无明显不适，诉踝关节伤处疼痛已不明显，继续杉树皮夹板固定中。查体：右踝部杉树皮夹板外固定良好，松紧适度，右踝轻微度肿胀，末梢血运及感觉正常。面色略苍白，舌红润，苔薄白，脉沉弱。予调整杉树皮夹板外固定，继续中药内服，予前方7剂，水煎服，每日一剂。嘱患者继续加强直腿抬高活动及右足趾功能锻炼。

2018-05-14七诊 患者一般情况良好，胃纳可，睡眠可，诉伤处无疼痛，无足趾麻木。查体：舌红润，苔薄白，脉沉缓；右踝部杉树皮夹板外固定良好，松紧适度，右踝无明显肿胀，内踝和外踝无明显压痛及叩击痛，末梢血运及感觉正常。今复查X线片示：右内、外踝骨折，对位、对线可，关节面平整，骨折线模糊。结合查体和X线片，患者骨折达到临床愈合标准，予去除右踝杉树皮夹板外固定，检查患者右踝关节髁，活动范围背伸20度，跖屈40度，右踝关节及右足活动可，无明显肌肉萎缩、关节僵硬及创伤性关节炎等骨折并发症及后遗症，骨折愈合良好。

　　詹庄锡医师指出：此阶段治疗，应重视预防后遗症。外用中药是詹氏中医骨伤的重要治疗手段之一。予詹氏舒筋活血汤内服外洗，舒筋活血，巩固疗效：炙黄芪30克，当归12克，怀牛膝15克，地龙10克，炒白芍15克，五加皮15克，木瓜15克，续断15克，骨碎补15克，鸡血藤15克，伸筋草15克，透骨草15克，狗脊15克，桑寄生15克，土茯苓15克，炙甘草3克。14剂，水煎服，药渣熏洗右踝关节，每日一剂。方中怀牛膝、木瓜、五加皮、鸡血藤、伸筋草、透骨草、地龙、土茯苓，舒筋活血，通利关节，且怀牛膝引药入下肢；怀牛膝、五加皮、续断、骨碎补、狗脊、桑寄生，补肝肾、强筋骨；当归、白芍，补血养筋，舒筋柔筋；炙黄芪，补气行血；炙甘草，调和诸药。嘱患者加强左肩、肘、手功能锻炼。嘱患者适当下地行走，活动髌骨，逐步加强右踝关节屈伸功能锻炼，后续2个月内避免负重活动。

半年后电话随访，患者右踝无明显畸形，无疼痛不适，右踝关节背伸、跖屈、内翻、外翻、旋转活动正常，活动灵活，动作有力，功能恢复良好，生活、劳动正常。

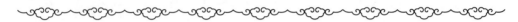

（十六）跟骨骨折

直接暴力和间接暴力均可造成跟骨骨折，常由于高处坠落或挤压致伤，少数因摔倒时小腿与足部的肌肉、肌腱强力收缩所致，以足跟部剧烈疼痛、肿胀和瘀斑明显，足跟部不能着地行走为主要表现，好发于青壮年。跟骨骨折常分型为未波及跟距关节的骨折和波及跟距关节的骨折，属于中医"骨折病"范畴，中医内治按詹氏中医骨伤骨折四期辨证论治。

跟骨是足部最大的骨骼，作为足弓的组成部分和支撑点，主要承担人体的支撑和负重功能，对于维持身体平衡起到重要作用，行走时可承担身体重力的50%。跟骨的形状不规则，解剖非常复杂，具有多个关节面和骨性突起结构，骨折情况比较复杂，常波及关节面，骨折不稳定，因此，跟骨骨折的治疗比较困难，易发生创伤性关节炎、骨折畸形愈合、跟痛症等并发症；骨折愈合后出现跟骨疼痛比较多见，甚至会影响足的内翻、外翻、内收和外展活动。因此跟骨骨折治疗应尽早复位，尽量达到解剖复位，保证功能复位，最大限度地恢复跟骨的外形、足弓结构和跟骨关节面的平滑，并维持有效固定，避免骨折再移位，预防骨折畸形愈合、创伤性关节炎和跟痛症的发生。跟骨骨折不稳定，手法复位和维持有效外固定比较困难，临床常用手术治疗，而手术并发症比较多，詹氏骨伤擅长手法整复，杉树皮小夹板外固定，中药辨证论治，动静结合，内外兼治，保守治疗跟骨骨折，临床效果良好，患者后遗症少，恢复良好。

1.临床表现与诊断

跟骨骨折，临床表现为高处跌落或急骤起跳后，足踝部肿胀，可有足跟部变宽、高度降低畸形，足跟部剧烈疼痛，跟骨压痛及轴向叩击痛明显，挤压痛明显，可触及骨擦感，足踝活动受限，不能站立、行走，或站立、行走时疼痛明显加重，不能以后足跟负重。X线片示跟骨可见骨折线，跟骨结节关节角减小，跟骨交叉角增大。

跟骨前突骨折，伤足外踝略前方压痛阳性，被动内翻、跖屈时疼痛加重；跟骨载距突骨折，伤足内踝下方压痛阳性，足内翻或踇趾背伸可疼痛加重，严重者伤呈足内翻外观；跟骨结节骨折，跟骨后部压痛阳性，足踝跖屈力减弱或消失，背伸时疼痛加重，严重者可摸到翻转的骨折面；跟骨骨突骨折，骨突压痛明显，踝关节活动可，足跟负重时疼痛加重；跟骨压缩性骨折，累及跟距关节，足跟部肿胀比较严重，足跟内翻、外翻疼痛均加重，足弓塌陷或消失，足跟部增宽，外踝下方正常凹陷消失，内、外踝尖与足底的距离明显缩短。

跟骨骨折可合并脊柱骨折、颅底骨折、骨盆骨折，应注意仔细检查，必要时应进行脊柱及头颅影像学检查，避免漏诊。X线检查应拍摄正、侧位片与轴位片，可确定跟骨的形态变化、骨折类型、移位方向和损伤程度，以明确诊断；跟骨属海绵状松质骨，压缩骨折后常无清晰的骨折线，有时不易分辨，可依据跟骨的外形改变和测量跟骨结节关节角、跟骨交叉角，来判断骨折的严重程度。CT检查能发现跟骨隐匿性骨折及某些微小骨折，观察关节面损伤情况，跟骨骨折的具体细节情况；MRI检查可明确韧带损伤的程度及部位；可根据需要检查。

2.手法整复和固定

跟骨骨折的整复固定原则，是恢复跟骨的形状和结构的完整性，恢复跟距关节面和跟骰关节面的平整，恢复跟骨结节关节角、跟骨交叉角的正常后足的负重轴线。

（1）复位前准备。

①超踝夹板：内侧板、外侧板、后侧板，共计3块。

②压垫：跟骨垫2个：用棉毛巾折叠成长约20厘米、宽6～8厘米、厚2～3厘米的厚梯形棉垫；踝横垫1个：用棉毛巾折叠成长约20厘米、宽6～8厘米、厚0.5～1厘米的厚长形棉垫；跟腱垫3个：用棉毛巾折叠成长约20厘米、宽6～8厘米、厚2～3厘米的厚塔形棉垫。

③胶布条：长80～100厘米、宽1.5厘米胶布条8条，长80～100厘米、宽2厘米胶布条2条。

④纱布绷带：10厘米宽纱布绷带2卷。

⑤桃花纸：1张。

⑥伤膏：詹氏金黄膏摊薄2张。

（2）手法复位。

①无明显移位的裂纹骨折：不需要进行手法整复，直接用超踝杉树皮小夹板外固定于踝关节中立位。

②跟骨体骨折：患者仰卧位，伤侧膝关节屈曲，全身放松，助手双手握持固定患

者伤肢小腿上段。术者一手握扶患者伤肢跟骨结节部,另一手握扶足背,用拔牵法徐徐用力拔伸牵引数分钟,纠正塌陷、压缩移位,恢复正常的跟骨结节关节角和跟骨交叉角,可同时轻轻摇晃屈伸足踝,理肌顺筋;然后术者双手指交叉于足跟底部,双手掌环抱紧扣跟骨的内外侧,使用按压法和夹挤法,双掌根相对用力推挤按压,夹挤合骨,纠正爆裂增宽、侧方分离移位以及内外翻畸形;手摸跟骨表面平整,无明显凸起、台阶即复位成功;最后术者一手握扶患者伤肢跟骨结节部,另一手握扶足背,轻轻屈伸及左右摇摆,研磨跟距关节,使跟骨的关节面平整;复位后用超踝杉树皮小夹板外固定跟骨及小腿于踝关节轻度跖屈位。

③跟骨结节骨折:患者俯卧位,伤侧膝关节屈曲,足掌向上。助手一手扶持固定小腿下段,另一手扶托足背使踝关节极度跖屈;术者双手分别置于跟骨结节的上、下两端环抱紧扣跟骨结节,使用按压法和夹挤法,双掌根相对用力推挤按压跟骨结节上、下两端,夹挤合骨,纠正跟骨结节的上下分离移位;然后术者双掌根相对用力推挤按压跟骨结节内、外两侧,纠正侧方移位;如果骨折块嵌入跟腱而致复位困难,可先弹拨跟腱,使骨折块松解后,再按上面方法复位;如果骨折断端嵌插而致复位困难,可先拔伸牵引跟骨,并摇晃摆动,使骨折断端嵌插解除后,再按上面方法复位;手摸跟骨结节完整,无明显台阶即复位成功;复位后用超踝杉树皮小夹板外固定于踝关节跖屈位。

④跟骨载距突骨折:患者仰卧位,全身放松。术者双手环抱握持患者伤足踝部作原位对抗牵引,同时助手一手握扶固定伤足前部,另一手握持伤足跟趾,用拔牵法先向上顺势拔伸牵引跟趾数分钟;然后助手置跟趾于屈曲位继续牵引,并轻度内旋伤足,以松弛拇长屈肌,同时术者用双拇指在内踝下方向外上方推顶挤按骨折块,纠正载距突移位;手摸跟骨前部完整,无明显台阶即复位成功;复位后用超踝杉树皮小夹板外固定于踝关节背伸位。

⑤金针拨骨:跟骨结节、跟骨骨突撕脱性骨折时,骨折块比较小,撕脱游离,甚至骨折块翻转,单纯手法难以触及骨块并复位;或者跟骨压缩、塌陷严重,手法复位失败,可在局麻或腰麻下用金针拨骨法进行撬拨复位,可配合手法顶推挤按,以助复位。患者取仰卧位,下肢中立伸直位,小腿适当垫高。术者在透视下用金针拨骨法进行复位,纠正骨折块的分离移位,必要时用细克氏针固定骨折块,钢针残端埋入皮下,创口用创可贴覆盖,再进行包扎固定。

(3)杉树皮小夹板外固定。包扎固定时先予以詹氏金黄膏外敷跟骨内外侧,桃花纸包裹;根据需要放置好固定垫,用纸胶带固定;踝关节内、外、后侧用棉毛巾折叠成横垫衬垫,避免内外踝受压;3块小夹板固定,必要时可加足底板;胶布条从上向下螺旋绕扎固定至踝关节,再用宽胶布条从小腿外侧,经外踝横过足跟,过内踝到小腿内侧,内外横扎固定两道,紧固跟骨;外用10厘米宽纱布绷带同胶布条法包裹加固

2~3层，夹板、桃花纸、棉花包裹严实，不能外露，外观整洁美观，再用胶布条绕扎；固定后抬高下肢，放置下肢于中立位；固定时间6~8周。

（4）整复固定的常见问题。

①复位操作不当：跟骨骨折的整复固定原则，是恢复跟骨的形状和结构的完整性，恢复跟骨的长度、高度和宽度，恢复跟距关节面和跟骰关节面的平整，恢复跟骨结节关节角、跟骨交叉角的正常后足的负重轴线。因此应先顺着受小腿力线拔伸牵引，整复跟骨压缩骨折，纠正塌陷移位，恢复跟骨的高度；再夹挤合骨，整复跟骨爆裂骨折，纠正侧方移位，恢复跟骨的长度、宽度和高度；再研磨活动跟距关节，纠正关节面移位，恢复关节面平滑。整复骨折时，争取一次成功，切忌盲目用力推挤骨折块，或反复整复，致骨折断端相互撞击磨损，加重损伤，影响固定和愈合；并造成关节面再次损伤，容易发生创伤性关节炎。

②固定垫放置不当：跟骨骨折最常见的是压缩骨折，跟骨塌陷变低，骨折块呈爆裂状向侧方分离移位，跟骨结节容易向后上方移位，跟骨缩短、增宽，因此跟骨压垫应制作较厚，放置在跟骨体的内侧、外侧和跟腱部，纠正骨折块的残余移位，维持固定体位，预防跟骨降低、缩短、增宽。

③固定体位不当：跟骨骨折，通常应固定在踝关节轻度跖屈位或中立位，减少跟骨所受的额外的应力刺激，影响固定和骨折愈合；跟骨结节水平骨折或撕脱性骨折，骨折块因受跟腱的牵拉，容易向后上方移位，应固定在踝关节跖屈位，使跟腱松弛，减少跟腱的牵拉力，避免骨折再移位；跟骨载距突骨折及前突骨折，骨折块受足趾屈肌牵拉，容易向前上方移位，应固定在踝关节背伸位，避免骨折再移位。跟骨骨折固定应稍紧，压力均匀，避免骨折断端移位；固定过松则断端接触不良，容易分离移位，因此固定不能松动；但固定过紧则骨折断端受到的挤压力过大，影响血液循环，因此固定也不能过紧。

（5）常见并发症的预防和处理。

①创伤性关节炎：主要是跟骨骨折后复位不良，跟骨骨折大多波及关节面，若复位不良，或关节面疤痕愈合，则关节面不平滑，跟骨关节活动时摩擦力增大，关节面磨损，容易发生疼痛；或固定时间过短，或功能锻炼过度，动作粗暴，运动强度及运动量过大，骨折和肌肉损伤未能充分修复，动则牵拉易伤，而且关节软骨损伤、变性，则活动时疼痛；导致发生创伤性关节炎。

②关节僵硬：主要是受伤后怯痛，不敢活动足、踝关节；或者足、踝关节固定时间过长，超过6周所致，导致足、踝关节软组织粘连，造成跟骨周围关节僵硬。

③跟痛症：跟骨是足弓的重要构成部分，形状很不规则，解剖非常复杂，它具有多个关节面和骨性突起结构，与距骨和骰骨构成多面关节，周围有多个肌腱韧带附着、通过。如果跟骨骨折愈合不良，出现关节面不平滑而致创伤性关节炎；复位不良或过

早活动，以致足弓塌陷而致扁平足及高低脚；跟骨骨质增生形成骨刺、跟骨畸形愈合、跟骨周围肌腱韧带粘连，压迫周围肌腱及神经，跟骨行走或负重时容易发生疼痛。跟骨骨折应尽量解剖复位，保证功能复位，恢复并保持跟骨的完整性和关节面平滑，固定时间应适当，不可过短或过长；跟骨为海绵状松质骨，骨性愈合以前，过早下地站立、行走及负重，容易受重力的挤压而变形或再折，因此去除固定后应早活动、晚下地、晚负重，至少1个月内宜禁止站立、行走，至少3个月内应禁止负重活动，避免跟骨变形、再折；功能锻炼方式应合适，循序渐进，不能随心所欲，不动或过动；宜配合中药内服外洗，补肝肾、强筋骨，舒筋活血、通经活络，以促进骨折良性愈合以及肌肉筋脉损伤的良性修复，预防跟痛症。

④跟腱无力：主要是跟骨骨折后长期固定，缺少功能锻炼，伤肢活动量不足，以致小腿肌肉失用性萎缩，使跟腱松弛；或跟骨骨折复位不良，跟骨结节关节角减小，跟骨结节上移，以致跟腱相对松弛；表现为行走无力或足跟提起无力。跟骨骨折应尽量达到解剖复位，保证功能复位，恢复正常的跟骨结节关节角；骨折复位后应维持有效固定体位，以使骨折充分愈合；固定期间应加强功能锻炼，避免肌肉萎缩；跟骨临床愈合去除外固定后应早活动、晚下地、晚负重，避免跟骨塌陷、变形；康复期间应加强功能锻炼，促使肌肉肌腱强壮，增强跟腱强度；再配合中药内服，补肝肾、益气血，强筋壮骨，舒筋活络，增强筋骨强度和肌肉力量，预防跟腱无力。

⑤骨折延迟愈合或不愈合：主要是复位不良，骨折断端接触不良，甚至分离，骨折难以愈合；或者遭受暴力过大，跟骨爆裂分离，而且骨折周围软组织损伤严重，局部血运较差，骨折断端供血不足，骨折难以愈合；或者固定松动，骨折断端活动而致接触不良，骨折难以愈合；或者固定时间过短，骨折未能充分愈合，下地活动后跟骨再次骨折、变形。

⑥骨质疏松：跟骨是松质骨，成骨活动和破骨活动都比较活跃，骨折后因卧床时间较长，超过1个月，全身活动量过少，骨骼应力刺激不足，成骨活动减弱，破骨活动增强，骨质容易发生失用性吸收、萎缩，易致骨质疏松，而且影响骨折愈合。

⑦骨折畸形愈合：跟骨骨折因复位不良、固定不当、功能锻炼不当或过早下地站立、行走、负重，可致骨折愈合后出现跟骨长度缩短、高度降低、宽度增大、关节面不平滑、跟骨结节关节角减小、跟骨交叉角增大或减小、跟骨结节上移、跟骨骨痂异常增生、跟骨骨突形成等畸形。跟骨长度缩短、高度降低，则跟骨短缩、塌陷，可致足弓塌陷，出现扁平足、高低脚，影响站立、行走和负重；跟骨宽度增大，跟骨骨突形成，穿鞋困难，容易行走疼痛；跟骨结节关节角减小，跟骨交叉角增大，跟骨后关节面塌陷，影响行走和负重；跟骨结节上移，则跟腱松弛无力，外踝则下降膨出，容易和跟骨碰撞，压迫肌腱、韧带、神经，出现炎症反应，引起疼痛；跟骨骨痂异常增生，则跟骨关节面不平滑，跟骨活动时疼痛，以及跟骨结节下方不平滑或形成骨刺，

站立、行走时刺激疼痛；跟骨骨突形成，则跟骨外表凸出，影响穿鞋和行走，而且跟骨表面不光滑，影响周围肌腱的滑动，导致跟骨活动时疼痛。因此跟骨骨折复位时要尽可能解剖复位，保证功能复位，尽量恢复跟骨的形状与结构，恢复跟骨关节面的平滑，恢复足弓的结构。

3.中医辨证论治

跟骨骨折中医内治按照詹氏中医骨伤骨折四期辨证论治，可在治疗骨折筋伤的基础方上加牛膝、木瓜、独活等引经药；肿胀明显者，可加地龙、泽兰、琥珀，活血化瘀，利水消肿。

4.功能锻炼与康复指导

（1）初期。伤后尽早手法整复，制动踝关节及跟距关节，保持踝关节中立位，禁止下地、行走、负重，轻轻屈伸足趾。

（2）中期。应制动跟距关节，保持踝关节中立位，可适当活动踝距关节，加强足趾屈伸活动，并适当进行小腿肌肉收缩锻炼，禁止下地、行走、负重。

（3）后期。去除外固定后伤肢3个月内禁止负重。宜不负重、晚下地行走，逐渐加强足、踝关节主动屈伸及旋转活动，逐渐练习下地站立、行走，可做前弓后虚、马步蹲站、八方摆踢、金丝缠腿、摇踝转足、点地转足等动作，并逐渐增加活动幅度及用力程度，可配合器械锻炼，增加足、踝关节的灵活性。

（4）康复期。全面进行下肢功能锻炼，并适当进行负重锻炼，注意由轻到重，循序渐进，增加踝关节和下肢的力量，直至能够正常劳动。

5.注意事项

卧床休息，抬高伤肢，促进消肿；固定期间应禁止足内、外翻和内收、外展活动，维持踝关节中立位，发现异常应及时调整处理，避免骨折再移位。

 典型病例：患者，男，57岁

2019-07-19初诊 自诉于3小时前干活时不慎从高处跌落摔伤，致左足肿胀明显，左足跟部剧烈疼痛，不能站立、行走，活动受限。遂来我院就诊。詹庄锡医师查体：左足肿胀明显，左跟骨压痛阳性，可触及明显骨擦感，轴向叩击痛阳性，左踝关节及左足活动受限，左足趾活动可，末梢血运及感觉正常。其余肢体及脊柱未见明显异常。摄X线片示：左跟骨粉碎性骨折，骨折累及跟距关节面，断端塌陷移位（见图2-2-1-35）。患者平素体健，伤后神志清，精神可，胃纳及睡眠可，二便如常，舌淡红，苔薄白，脉弦。结合病史、查体及

X线片，詹庄锡医师诊断为：左跟骨骨折。中医诊断：骨折病。中医辨证分析：患者跌落摔伤，卒然身受，由外及内，气血俱伤；"血伤肿，气伤痛"，血溢脉外，恶血留于肌腠不散，则为肿胀；气机阻滞，流通不畅，不通则痛；骨断筋伤，骨离其位，难司其职，则活动受限；脉弦主痛甚，气滞血瘀，脉气紧张，则脉象弦；舌红润，苔薄白为伤病初起之象。故辨病为骨折病，辨证为气滞血瘀。其病位在骨、筋、肌肤，病性属急、实证。

治疗方法 患者要求保守治疗，考虑手术有创伤及治疗费用，詹庄锡医师根据患者体质和骨折类型，应患者要求，经患者及其家属同意，采取保守治疗方案。

局部外治治疗 予骨折手法整复。患者仰卧位，左膝关节屈曲，全身放松；助手双手握持固定患者左小腿上段；詹庄锡医师一手握扶患者左跟骨结节部；另一手握扶左足背，用拔牵法徐徐用力拔伸牵引数分钟，纠正塌陷、压缩移位，恢复正常的跟骨结节关节角和跟骨交叉角，同时轻轻摇晃屈伸足踝，理肌顺筋；然后，詹庄锡医师双手指交叉于足跟底部，双手掌环抱紧扣跟骨的内、外侧，双掌根相对用力推挤按压，夹挤合骨，纠正爆裂增宽、侧方分离移位以及内、外翻畸形；手摸跟骨表面平整，无明显凸起、台阶即复位成功；最后，詹庄锡医师一手握扶患者伤肢跟骨结节部，另一手握扶足背，轻轻屈伸及左右摇摆、研磨跟距关节，使跟骨的关节面平整。复位后詹庄锡医师用伤膏外敷伤处，再用超踝杉树皮小夹板外固定跟骨及小腿于踝关节轻度跖屈位。复查X线片示：左跟骨粉碎性骨折，对位、对线可，关节面平整，跟骨形状基本恢复（见图2-2-1-36）。遂予抬高患肢，加下肢垫，制动左足及踝关节。詹庄锡医师还嘱患者轻微活动左足趾，促进血液循环，以利活血消肿。

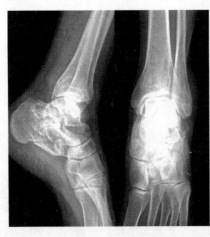 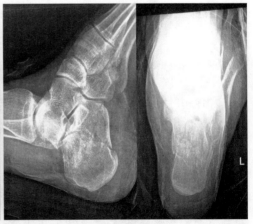

图2-2-1-35 复位前 　　　　　图2-2-1-36 复位后

全身整体中医内治按詹氏中医骨伤骨折四期辨证论治处理 目前属骨折早

期，治疗以活血化瘀、消肿止痛，方剂予詹氏下肢骨折筋伤方加减：川芎10克，当归12克，赤芍12克，川牛膝15克，红花10克，桃仁10克，三七6克，丹参15克，香附10克，丹皮12克，元胡10克，地龙12克，泽兰15克，红曲15克，甘草3克。首服7剂，水煎服，每日一剂。方中桃仁、红花、丹参、三七、元胡、赤芍、丹皮、川芎、当归、香附，活血化瘀、消肿止痛，香附、元胡又能行气以活血；川牛膝、地龙、泽兰，活血化瘀，利水消肿，且川牛膝引药入下肢；红曲，健脾和胃、活血化瘀；甘草，调和诸药。

2019-07-26二诊　患者一般情况可，诉伤处疼痛减轻，无足趾麻木。查体：舌淡红，苔薄白，脉弦；詹庄锡医师检查：患者左足跟部杉树皮夹板外固定良好，松紧适度，左足肿胀减轻，末梢血运及感觉正常。今复查X线片示：左跟骨粉碎性骨折，对位、对线可，关节面平整。予调整杉树皮夹板外固定，继续中药内服，前方7剂，水煎服，每日一剂。嘱患者继续抬高患肢，制动左足及踝关节，稍活动左足趾进行适度功能锻炼。

2019-08-02三诊　患者一般情况可，诉伤处疼痛较轻，无足趾麻木。詹庄锡医师查体：舌淡红，苔薄白，脉弦；左足跟部杉树皮夹板外固定松动，左足肿胀明显消退，末梢血运及感觉正常。予调整杉树皮夹板外固定，中医内治按詹氏中医骨伤骨折四期辨证论治现属骨折中期，为络阻营损，新骨未生。予以和营生新，接骨续筋，佐以补肝肾，养气血，健脾胃。予詹氏续筋接骨汤加减：炙黄芪30克，当归12克，炒白芍15克，元胡10克，丹参15克，土鳖虫10克，续断15克，骨碎补15克，怀牛膝15克，熟地20克，制萸肉15克，杜仲15克，狗脊15克，炒白术10克，神曲15克，甘草3克。处方7剂，水煎服，每日一剂。嘱患者继续抬高患肢，制动左足及踝关节，可以活动左足脚趾。

2019-08-09四诊　患者一般情况良好，诉伤处轻度疼痛，无足趾麻木。查体：舌淡红，苔薄白，脉沉弱；左足跟部杉树皮夹板外固定良好，松紧适度，左足轻度肿胀，末梢血运及感觉正常。予调整杉树皮夹板外固定，继续中药内服，予前方7剂，水煎服，每日一剂。嘱患者继续抬高患肢，制动左足及踝关节，保持局部固定稳定。

2019-08-16五诊　患者一般情况良好，诉伤处轻度疼痛，无足趾麻木。查体：舌红润，苔薄白，脉沉缓；左足跟部杉树皮夹板外固定良好，松紧适度，左足轻度肿胀，末梢血运及感觉正常。今复查X线片示：左跟骨粉碎性骨折，对位、对线可，关节面平整，骨痂生成。予调整杉树皮夹板外固定，继续中药内服，予前方7剂，水煎服，每日一剂。嘱患者继续抬高患肢，制动左足及踝关节，加强左足趾功能锻炼。

2019-08-23六诊同2019-08-30七诊　患者一般情况良好，诉伤处轻微疼痛，其余症状无明显变化，处理同前，继续观察。

2019-09-06八诊　患者一般情况良好，胃纳可，睡眠可，诉伤处无疼痛，无足趾麻木。查体：舌红润，苔薄白，脉沉有力；左足跟部杉树皮夹板外固定良好，松紧适度，左足无明显肿胀，左跟骨无明显压痛及叩击痛，末梢血运及感觉正常。今复查X线片示：左跟骨粉碎性骨折，对位、对线可，关节面平整，骨折线模糊。结合查体和X线片，詹庄锡医师认为：患者骨折达到临床愈合标准，予去除左跟骨杉树皮夹板外固定，检查患者左踝关节及左足活动可，无明显肌肉萎缩、关节僵硬及创伤性关节炎等骨折并发症及后遗症，骨折愈合良好。予詹氏舒筋活血汤内服外洗，舒筋活血，巩固疗效：炙黄芪30克，当归12克，怀牛膝15克，地龙10克，炒白芍15克，五加皮15克，木瓜15克，续断15克，骨碎补15克，鸡血藤15克，伸筋草15克，透骨草15克，狗脊15克，桑寄生15克，土茯苓15克，炙甘草3克。处方14剂，水煎服，药渣熏洗左踝关节，每日一剂。方中怀牛膝、木瓜、五加皮、鸡血藤、伸筋草、透骨草、地龙、土茯苓，舒筋活血，通利关节，且怀牛膝引药入下肢；怀牛膝、五加皮、续断、骨碎补、狗脊、桑寄生，补肝肾、强筋骨；当归、白芍，补血养筋，舒筋柔筋；炙黄芪，补气行血；炙甘草，调和诸药。嘱患者加强左足及左踝关节功能锻炼，一周后适当下地练习站立，2周后练习行走，3个月内禁止负重活动。

半年后复诊随访，患者左足跟无明显畸形，无疼痛不适，左足与左踝活动灵活，动作有力，功能恢复良好，生活、劳动正常。

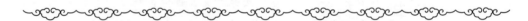

三、骨折迟缓愈合与不愈合

骨折不愈合又叫骨不连，骨折愈合所需时间再三延长后，骨折仍没有愈合，断端仍有异常活动，X线片显示骨折断端互相分离，骨痂稀少，两断端萎缩光滑，骨髓腔封闭，骨端硬化者，称骨折不愈合。骨组织具有自身修复的强大能力，当骨折给予适当的治疗，通常2～3个月骨折就会达到临床愈合标准。骨折在预定愈合时间仍有疼痛、肿胀，压痛及叩击痛阳性，则提示骨折愈合受阻，如果治疗不当，则发生骨折延迟愈合，甚至骨折不愈合。詹新宇医师认为，骨折后半年不能达到临床愈合标准即为骨折延迟愈合，骨折后一年不能达到临床愈合标准即为骨折不愈合，与中医的骨萎病相类。

骨折不愈合的主要临床表现有：疼痛、肿胀，动则加重，压痛及叩击痛阳性，骨折端有异常活动。X线片示骨折断端分离，骨痂稀少，两断端萎缩光滑；甚则有骨髓腔封闭，骨端硬化表现。

詹氏骨伤总结骨折不愈合的常见原因：

一是年龄体质：年老、体弱，气血亏虚，肝肾不足，无以生髓充骨；解剖特殊，如腕舟状骨颈、股骨颈、胫骨中下1/3处等血供较差部位等因素，使骨痂难以生长，导致骨折延迟愈合甚至不愈合。

二是全身健康状况较差，如营养不良；感染；慢性消耗性疾病，如糖尿病、骨质疏松、骨软化、结核、恶性肿瘤等因素，使骨痂难以生长，导致骨折延迟愈合甚至不愈合。

三是骨折伤情：骨质破坏严重，软组织嵌入骨折断端间隙，骨折断端接触不良，骨块缺损较大，创伤或手术致骨膜损伤严重，软组织损伤严重，骨折局部血供不足，影响骨痂生成，导致骨折延迟愈合甚至不愈合。

四是治疗不当：复位不佳，固定不坚固，固定不合理，固定时间过短，过度牵引等，导致骨折再移位，断端接触不良；或内固定手术损伤骨膜过度，影响骨痂生成，导致骨折延迟愈合甚至不愈合。

五是锻炼不当：活动过早、过多，动作不合理，或动作粗暴，用力过大、过猛，导致固定松动、骨折断端异常活动，影响骨痂生成，导致骨折延迟愈合甚至不愈合。

六是神经系统病变或损伤：偏瘫、截瘫、小儿麻痹和神经损伤的肢体骨折，骨折断端缺乏适当的应力刺激，影响骨痂生成，导致骨折延迟愈合甚至不愈合。

七是饮食药物：嗜烟酒，偏食，过用激素及其他影响骨折愈合的药物，使骨痂难以生长，导致骨折延迟愈合甚至不愈合。

上述因素中，骨折断端部位的血运因素对骨折愈合影响是最大的，詹氏骨伤认为：主要是"虚"和"瘀"两方面，"虚"是由于素体气血亏虚或伤后失血所致骨折部位供血不足；"瘀"是由于软组织损伤，气滞血瘀，局部微循环障碍所致骨折部位供血不足，因此治疗过程中要注意改善骨折部位的局部血运，促进骨痂生成。

对于骨折不愈合的治疗，通常采用手术植骨，但仍有一部分患者植骨后不能正常愈合。詹氏骨伤采用中医中药辨证保守治疗，取得了很好的临床疗效。

詹氏骨伤认为，治疗骨折不愈合，要尽量解除造成骨折不愈合的外在因素，如良好复位，固定牢靠，固定时间充分，合理锻炼，戒烟酒，停用影响骨折愈合的药物，积极治疗相关疾病如感染、糖尿病等，在此基础上再配合中药治疗，辅以功能锻炼，才能达到较好的疗效。

（一）中医辨证论治

詹氏骨伤认为，骨折内伤脏腑气血，外损筋骨皮肉，《正体类要》："肢体损于外，则气血伤于内，荣卫有所不贯，脏腑由之不和。"骨折伤及筋骨皮肉，气血津液，脏腑经络，主要和肝肾、脾胃关系密切。肾藏精，精生髓，髓充养骨，肾主骨生髓，肝主筋，脾主四肢肌肉，脾胃化生气血津液，气血津液濡养筋骨关节。肝虚则筋弱而不约束，肾虚则骨髓不充而骨枯，脾虚不统则气不能充养不固摄，气血化生无源肌肉而瘦削。《灵枢·经脉》："骨为干，脉为营，筋为刚，肉为墙。"《素问·宣明五气》："肝主筋、脾主肉、肾主骨。"骨折则筋必伤，筋伤亦能损骨，因此治疗骨折要筋骨并重，这样才能恢复骨与关节的正常功能。肝与肾又重在治肾，五行水生木，五脏则肾生肝，《素问·阴阳应象大论》："肾生骨髓，髓生肝，肾主耳。"肾主骨生髓，肾藏精，精生髓，髓充养骨。肾虚则精亏，精亏则髓少，髓少则骨髓不充，骨痂难长，骨折难愈。《素问·上古天真论》："肾气盛，筋骨坚，肌肉满壮。"肾的精气充盛，则水旺而木生，肝的精气亦充盛，骨充而不萎，筋充而不枯，筋强骨壮，肌肉丰满，则筋骨不易折断，虽断也易生长愈合。因此骨折不愈合主要责之于肾虚，治疗骨折不愈合首在补肾。《石室秘录》："血不活则瘀不能去，瘀不去则骨不能续。"瘀血不去则新骨不生，故骨折不愈合，肾虚髓枯为本，瘀血内阻为标。詹氏骨伤运用中药治疗骨折不愈合，从肾着眼，擅长补肝肾，强筋骨，尤其是善于运用补肾壮骨法，佐以接骨续筋药及引经药，治疗骨折不愈合或延期愈合。

詹氏骨伤临床治疗骨折常用接骨续筋药：续断、骨碎补、螃蟹，补肾壮骨，活血化瘀，接骨续筋，肾虚血瘀为佳，各期皆可；土鳖虫，祛瘀生新，接骨续筋，壮弱皆可，中期及后期多用。自然铜，活血散瘀，接骨续筋，壮人为宜，前期及中期多用。

詹氏骨伤临床治疗创伤常用引经药：头部骨折：藁本、羌活；颈椎骨折：羌活、葛根、狗脊；胸椎骨折：羌活、狗脊；腰骶尾椎骨折：狗脊、杜仲、大茴香、补骨脂；肩胛锁骨骨折：姜黄、威灵仙；上肢骨折：川芎、桂枝；胸肋骨骨折：川芎、柴胡、元胡、郁金；骨盆骨折：杜仲、川怀牛膝；下肢骨折：川怀牛膝、独活；手足骨折：地龙。骨折各期及各种类型皆可随部位选用。

詹氏骨伤总结多年临床治疗骨折经验，认为骨折为本虚标瘀之证，多为伤后失养，气虚亏虚、肾精不足，骨折断端局部瘀血阻滞，挟虚挟瘀，而无纯虚纯实之证，把骨折不愈合分为5种常见的证候类型：肝肾亏虚、筋骨萎弱证，肝肾不足、气血亏虚证，肝肾亏虚、脾胃虚弱证，肝肾亏虚、气滞血瘀证，肝肾亏虚、经络痹阻证。

1. 肝肾亏虚，筋骨萎弱证

常见于骨折日久肝肾亏虚，或先天不足，素体虚弱，久病体虚，年老多病，肝肾亏虚者。肝肾亏虚，筋骨失养，精亏髓少，骨枯不荣，骨髓不充，骨痂难长，骨折难愈。证见骨折部虚痛隐隐，喜静喜揉，头晕耳鸣，腰膝酸软。舌淡白，苔薄白，脉沉细弱。

治法：填精补髓，补肾壮骨。

方药：詹氏补肾壮骨汤加减。

处方： 炙黄芪30克，炒白芍15克，当归12克，丹参15克，熟地20克，制萸肉15克，杜仲15克，狗脊15克，骨碎补15克，续断15克，土鳖虫10克，炙龟板（先煎）15克，神曲15克，黄精15克，炙甘草3克。

方解： 方中熟地、制萸肉、黄精，填精补髓；狗脊、杜仲，补肝肾、强筋骨；续断、骨碎补、土鳖虫，祛瘀生新，接骨续筋；龟板，补肾壮骨，滋阴潜阳，既有阴中求阳之意，又能制补阳太过；黄芪，补气生血；当归、炒白芍、熟地，补血养筋；丹参，养血活血，使补而不滞；神曲，健脾和胃，使滋而不腻；炙甘草，调和诸药。

加减： 阳虚寒盛者，腰膝冷痛，舌淡白，体胖大，脉沉迟弱，加肉桂10克，淫羊藿15克，鹿角霜15克，温阳散寒。阴虚者，五心烦热，舌红，苔薄黄，脉沉细数，去补骨脂、杜仲，熟地易为生地20克，加制首乌15克、螃蟹15克，滋阴补肾。

2.肝肾不足，气血亏虚证

常见于平时体虚，老年体弱，久病消耗，过度劳逸，肝肾不足兼气血亏虚者。肝肾不足，气血亏虚，不能充养筋骨肌肉，而致筋骨肌肉萎弱，骨痂难长，骨折难愈。证见骨折部空痛绵绵，神疲乏力，面色不华，心悸气短，腰膝酸软，四肢无力，肌肉萎缩，喜静喜卧，动则气喘自汗，舌淡白，苔薄白，脉细弱。

治法： 益气养血，补肾壮骨。

方药： 詹氏补肾益气汤加减。

处方： 炙黄芪30克，党参15克，炒白术10克，炒白芍15克，当归12克，熟地15克，丹参15克，杜仲15克，狗脊15克，骨碎补15克，续断15克，土鳖虫10克，黄精15克，香附10克，炙甘草3克。

方解： 方中熟地、黄精，填精补髓；当归、熟地、炒白芍、丹参，滋阴补血；狗脊、杜仲，补肝肾、强筋骨；续断、骨碎补、土鳖虫，祛瘀生新，接骨续筋；黄芪、党参、炒白术、炙甘草，补气生血；香附，行气活血，使补而不滞；炙甘草，调和诸药。

加减： 纳差，加焦三仙15克、陈皮15克，健脾和胃。

3.肝肾亏虚，脾胃虚弱证

常见于饮食不节，忧思过度，平素脾胃虚弱，或骨折久病卧床少动者。平素脾虚，或饮食不节、忧思久病伤脾，或长期卧床少动，则精气郁滞，五谷不消，而致脾胃虚弱，胃失和降，脾失健运，气血化生无源，不能充养肝肾，不能荣养筋骨肌肉，而致筋骨肌肉萎弱，骨痂难长，骨折难愈。证见骨折部慢痛时时，面色不华，腰膝酸软，四肢乏力，肌肉不充，脘腹满闷，食少便溏，舌淡白，苔薄白，脉虚弱。

治法： 健脾和胃，补肾壮骨。

方药： 詹氏补肾健脾汤加减。

处方： 炙黄芪30克，炒党参15克，炒白术15克，茯苓15克，当归12克，炒白芍

15克，熟地15克，制萸肉15克，杜仲15克，狗脊15克，黄精15克，续断15克，骨碎补15克，陈皮15克，炙甘草6克。

方解： 方中熟地、制萸肉、黄精，填精补髓；狗脊、杜仲，补肝肾、强筋骨；炙黄芪、党参、炒白术、黄精、炙甘草，补气健脾；续断、骨碎补，补肾活血，接骨续筋；茯苓、陈皮，化湿行气健脾，使补而不滞、滋而不腻；当归、熟地、炒白芍，补血养筋；炙甘草，调和诸药。

加减： 伤食嗳腐吞酸，加焦三仙15克、炒鸡内金10克，消食开胃；气滞脘腹胀满，加枳实15克、厚朴15克，行气除胀；痰湿盛胸闷呕恶苔厚腻，去黄芪，加半夏10克、厚朴10克，燥湿化痰；脾胃虚寒，加干姜6克、砂仁6克，温中健脾；脾胃阴虚，去杜仲、陈皮，炙黄芪易为太子参15克，加沙参15克、麦冬15克，滋阴健脾。

4.肝肾亏虚，气滞血瘀证

常见于骨折日久肝肾亏虚，又久卧少动，精气郁滞，气滞血瘀者。气滞血瘀，筋骨失于滋养，则瘀血不祛，新骨不生。肝肾亏虚，不能充养筋骨，则骨痂难长，骨折难愈。证见骨折疼痛如刺，痛有定处，夜间加重，痛处拒按，腰膝酸软无力，舌质暗紫，或有瘀斑瘀点，脉沉细涩。

治法： 祛瘀生新，补肾壮骨。

方药： 詹氏补肾活血汤加减。

处方： 炙黄芪30克，丹参15克，当归12克，桃仁10克，红花10克，炒白芍15克，香附10克，续断15克，骨碎补15克，土鳖虫10克，熟地15克，制萸肉15克，狗脊15克，杜仲15克，炙甘草3克。

方解： 熟地、制萸肉，填精补髓；狗脊、杜仲，补肝肾、强筋骨；续断、骨碎补、土鳖虫，祛瘀生新，接骨续筋；黄芪，补气生血，使气旺血行；当归、炒白芍、熟地、红花、丹参，补血和血；桃仁、红花、丹参、香附，行气活血，使补而不滞；炙甘草，调和诸药。

加减： 刺痛甚者，加炮山甲6克、地龙10克，增强活血化瘀。胀痛者，加炒枳实10克、元胡10克，行气止痛。麻木者，加乌梢蛇12克、全蝎6克，通经活络。纳差者，加炒白术10克、神曲15克、陈皮15克，健脾和胃。湿盛胸闷呕恶苔厚腻，去黄芪，加炒白术15克、茯苓15克、半夏10克、陈皮15克，健脾化湿；挟痰漫肿困痛，加炒白术15克、茯苓15克、半夏10克、炒白芥子15克，化痰和络。

5.肝肾亏虚，经络痹阻证

常见于骨折日久肝肾亏虚，筋骨失养，骨髓不充，复感风寒湿热，杂邪入里，留滞于筋骨关节经络之间，挟虚挟瘀，经络痹阻，不荣不通，骨痂难长，骨折难愈。证见骨折部酸痛阵阵，腰膝酸软，手足麻木。偏阳虚者，面色㿠白，腰膝冷痛，手足不温，神疲乏力，舌淡白，苔薄白，脉沉细迟。偏阴虚者，面色潮红，咽干口渴，倦怠乏力，失眠多梦，五心烦热，舌红少苔，脉沉细数。

治法： 补肾壮骨，通络除痹。

方药： 詹氏补肾除痹汤加减。

处方： 黄芪30克，当归12克，炒白芍15克，木瓜15克，乌梢蛇12克，狗脊15克，续断15克，骨碎补15克，熟地15克，杜仲15克，桑寄生15克，仙灵脾15克，炙龟板(先煎)15克，桂枝6克，薏苡仁30克，炙甘草6克。

方中熟地，填精补髓；狗脊、杜仲、桑寄生、仙灵脾，补肝肾、强筋骨、止痹痛；龟板，补肾壮骨，滋阴潜阳，既有阴中求阳之意，又能制补阳太过；续断、骨碎补，补肾壮骨，祛瘀生新，接骨续筋；黄芪，扶正祛邪，合当归、熟地、炒白芍、炙甘草，补气生血；桂枝，祛风通脉；薏苡仁，利湿除痹；木瓜、鸡血藤，舒筋活络；乌梢蛇，通络止痛；炒白芍合炙甘草，养筋柔筋，缓急止痛；炙甘草，调和诸药。

加减： 寒湿，加制川乌10克、干姜6克、炒苍术10克，散寒除湿；湿热，加土茯苓15克、地龙12克、络石藤15克，清热利湿；

游走性关节痛加防风10克、羌活6克、独活6克，祛风除湿；瘀血舌紫黯、瘀斑瘀点，加桃仁、红花、丹参，活血化瘀；关节僵硬，加鸡血藤15克、伸筋草15克、透骨草15克，舒筋活络；挟痰漫肿困痛，加茯苓15克、半夏10克、炒白芥子15克，化痰和络；偏阳虚者，桂枝易为肉桂15克，加附子10克，温阳散寒；偏阴虚者，去桂枝、仙灵脾，炒白芍易为生白芍20克，熟地易为生地20克，加制萸肉15克，滋阴清热。

（二）中医外治

一是推拿按摩，促进局部血液循环，手法应轻柔，不宜用暴力。

二是针灸调整脏腑阴阳，疏通气血经络，电针为佳。

三是中药詹氏活络消痛贴膏局部外敷。

四是骨折愈合后，可用詹氏活血舒筋汤等中药熏洗，以舒筋活血，通利关节。

詹氏活血舒筋汤：黄芪30克，当归12克，炒白芍20克，地龙10克，续断15克，骨碎补15克，五加皮15克，狗脊15克，怀牛膝15克，独活10克，木瓜15克，鸡血藤15克，伸筋草15克，透骨草15克，炙甘草10克。寒湿，加制川乌15克、苍术15克；湿热去独活，加土茯苓15克、防己10克、薏苡仁30克。水煎洗，3日一剂。

（三）功能锻炼

骨折不愈合的功能锻炼以主动锻炼为主，主要给予骨折断端适当的轴向及侧周应力刺激，避免牵拉力、剪切力、弯曲力和扭转力。注意要动静结合，循序渐进，动作轻柔缓慢，运动量、运动幅度和运动强度不宜过大。可辅助进行远骨折端纵向叩击被动活动，刺激骨痂生长。

（四）注意事项

一是骨折整复要尽早、尽量一次成功，忌动作粗暴、反复操作，以免再次损伤；内固定应尽量减轻骨膜损伤。

二是固定合理坚固，固定时间充足，避免骨质再移位。

三是有感染、全身重大疾病或消耗性疾病者，应积极治疗，控制病情。

四是忌烟酒，慎用激素等药物。

 典型病例：患者，男，12岁

2019-12-24初诊　自诉于2019年6月20日在家玩耍时摔伤致右胫骨骨折，在某医院予手法整复石膏托外固定，现仍肿胀疼痛，不能行走，遂来我院就诊。摄X线片示：右胫骨中下1/3处骨折，对位、对线良好，胫骨骨折线清晰，约2mm宽，骨痂量稀少（见图2-2-1-37）。查体：右小腿轻度肿胀，皮色稍紫暗，胫骨中下1/3处压痛及轴向叩击痛阳性，未触及骨擦感，右膝关节活动可，右踝关节活动稍受限，足趾活动可，右小腿肌力Ⅳ级，末梢血运及感觉正常。患者神志清，精神一般，胃纳不佳，睡眠可，二便如常，四肢乏力，舌黯淡，苔稍厚腻，脉细涩无力。詹新宇医师结合病史、查体及X线片，诊断为：骨折不愈合。辨证分析：患者摔伤，骨断筋损，气血俱伤，气滞血瘀，为肿为痛；瘀血不去，新骨不生；脾虚失运，则痰湿内生，气血生化乏源，复因手术失血，气血俱亏，则肌肉筋骨萎缩失养，四肢乏力，骨折难愈；肾主骨生髓，骨合于肾，骨折日久，损及于肾，则肾精亏虚，骨髓不充，骨折不愈。舌黯淡为体虚兼瘀血之象，苔稍厚腻、胃纳不佳为脾虚湿盛之象，脉细涩为肝肾气血俱虚，痰湿瘀血痹阻，脉道不充，脉气不利之象。再者，胫骨中下1/3处骨折，因解剖因素，血供不足，骨折愈合时间较长，儿童通常需2～3个月，本例超过半年未愈，属骨折不愈合。故辨病为骨折不愈合，辨证为肾虚血瘀、气血两亏，兼脾虚湿盛，属本虚标瘀之证。

治疗方法　患者骨折不愈合，可保守治疗或手术植骨治疗。患者坚决要求保守治疗，拒绝手术，根据患者病情，詹新宇医师仔细分析、考虑，认为有保守治疗治愈的可能性，经与患者及其家属仔细讨论，言明预后，一致同意，采取保守治疗方案。

中医辨证论治　詹新宇医师认为，目前属骨折不愈合的肾虚血瘀、气血两亏证，兼脾虚湿盛，治疗宜健脾化湿，补肾壮骨，佐以益气养血，活血消肿，祛瘀生新。予詹氏补肾健脾汤加减：党参12克，炒白术10克，茯苓12克，陈皮12克，制半夏10克，炒白芍12克，当归12克，丹参12克，杜仲12克，狗脊12克，怀牛膝12克，骨碎补12克，续断12克，土鳖虫10克，地龙10克，焦三仙各12克，炙甘草3克。7剂，水煎服，每日一剂。方解：方中当归、炒白芍、丹参，滋阴补血；狗脊、杜仲、怀牛膝，补肝肾、强筋骨；续断、骨碎补、土鳖虫，祛瘀生新，接骨续筋；党参、炒白术、炙甘草，补气生血；地龙、丹参、怀牛膝，活血化瘀；炒白术、焦三仙、茯苓、陈皮、半夏，健脾化湿，消食开胃；炙甘草，调和诸药。

外治保守治疗 詹新宇医师将右小腿改为杉树皮小夹板外固定以利于功能锻炼，卧床时多活动膝、踝关节，可适当用力踩地，以疼痛明显或稍疲劳为度，但禁止行走；轻柔推拿按摩患肢，促进局部血液循环；中药两次煎服后的药渣布包趁热熏熨患处；詹氏活络消痛贴膏局部外敷。嘱患者注意卧床休息，抬高患肢，慎起居，避风寒，远房帏，畅情志，节饮食，忌烟酒，忌过食油腻、辛辣刺激性食物。

2019-12-31**二诊** 患者一般情况可，胃纳好转，四肢乏力稍减，诉伤处疼痛轻微，无足趾麻木。查体：舌黯淡，苔薄白，脉细涩无力；右小腿肿胀较前减轻，皮色暗红，末梢血运及感觉正常。患者湿去脾安肿减，治疗同前，前方7剂继服巩固疗效。

2020-01-07**三诊** 患者一般情况可，胃纳如常，四肢乏力明显好转，诉伤处疼痛无明显疼痛，锻炼时仍有疼痛。查体：舌黯淡，苔薄白，脉细涩无力；右小腿肿胀轻微，皮色淡红，胫腓骨中下部轻微压痛及轴向叩击痛，右膝关节活动可，右踝关节活动稍受限，末梢血运及感觉正常。詹新宇医师分析：患者湿去脾安肿消，主要病机为肾虚血瘀、气血两亏，治以祛瘀生新，补肾壮骨，佐以益气养血，方用詹氏补肾活血汤加减：炙黄芪20克，丹参12克，当归12克，桃仁10克，红花6克，炒白芍12克，续断12克，骨碎补12克，土鳖虫6克，熟地15克，制萸肉12克，狗脊12克，杜仲12克，怀牛膝12克，地龙10克，炒白术10克，神曲12克，炙甘草3克。方中熟地、制萸肉，填精补髓；狗脊、杜仲、怀牛膝，补肝肾、强筋骨；续断、骨碎补、土鳖虫，祛瘀生新，接骨续筋；黄芪，补气生血，使气旺血行；当归、炒白芍、熟地、红花、丹参，补血和血；桃仁、红花、丹参、地龙、怀牛膝，活血化瘀；白术、神曲，健脾和胃；炙甘草，调和诸药。14剂，水煎服，每日一剂。外治同前，嘱患者逐渐增加运动量及运动强度，加强右小腿功能锻炼。

2020-01-21**四诊** 患者一般情况可，诉伤处疼痛轻微，四肢乏力较前好转，其余症状同前，原方继服半个月。

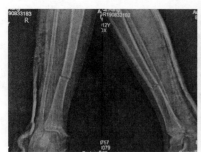 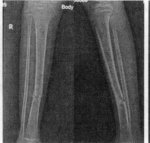 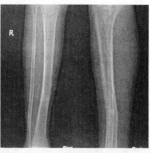

图2-2-1-37 治疗前　　　　　　　图2-2-1-38 治疗中　　　　　　　图2-2-1-39 治疗后

2020-02-04五诊　患者一般情况可，胃纳佳，轻度四肢乏力，诉伤处无疼痛，锻炼时疼痛轻微。查体：舌淡红，苔薄白，脉沉细弱；右小腿无明显肿胀，皮色如常，胫腓骨中下部无明显压痛及轴向叩击痛，右膝关节活动正常，右踝关节活动可，末梢血运及感觉正常。今复查X线片示：右胫骨中下1/3处骨折，对位、对线良好，骨痂生成良好，骨折线较模糊（见图2-2-1-38）。詹新宇医师分析：患者瘀去骨生，骨虽续而未壮，主要病机为肾虚骨弱、气血两亏，治以补肾壮骨，益气养血。方用詹氏益肾益气汤加减：炙黄芪20克，炒白术10克，炒白芍12克，当归12克，丹参12克，熟地15克，制萸肉12克，怀牛膝12克，杜仲12克，狗脊12克，骨碎补12克，续断12克，黄精12克，炙龟板（先煎）12克，螃蟹12克，神曲12克，炙甘草3克。方中熟地、制萸肉，填精补髓；当归、熟地、炒白芍、丹参，滋阴补血；狗脊、杜仲、怀牛膝，补肝肾、强筋骨；续断、骨碎补、螃蟹，补肾生髓，接骨续筋；龟板，补肾壮骨，滋阴潜阳；黄芪、黄精、炒白术、炙甘草，补气生血；白术、神曲，健脾和胃；炙甘草，调和诸药。14剂，水煎服，每日一剂。外治停止针灸，其余同前，嘱患者适当增加运动量及运动强度，加强右小腿功能锻炼。

2020-02-19六诊　诸症同前，无明显变化，原方继服半个月。

2020-03-05七诊　患者一般情况良好，无四肢乏力，诉伤处无疼痛，锻炼时也无明显疼痛。查体：舌红润，苔薄白，脉沉缓；右小腿无肿胀，皮色如常，胫腓骨中下部无压痛及轴向叩击痛，右踝关节活动正常，末梢血运及感觉正常。今复查X线片示：右胫骨中下1/3处骨折，对位、对线良好，骨痂生成良好，骨折线模糊（见图2-2-1-39）。詹新宇医师结合查体和X线片，认为患者骨折达到临床愈合标准，检查患者右膝关节及踝关节与右足活动可，无明显肌肉萎缩、关节僵硬及创伤性关节炎等骨折并发症及后遗症，骨折愈合良好。予詹氏舒筋活血汤内服外洗，舒筋活血，巩固疗效：黄芪30克，当归12克，怀牛膝15克，炒白芍20克，木瓜15克，五加皮15克，狗脊15克，杜仲15克，桑寄生15克，续断15克，骨碎补15克，鸡血藤15克，伸筋草15克，透骨草15克，炙甘草3

克。14剂，水煎服，药渣熏洗右小腿及右足，每日一剂。嘱患者加强右小腿功能锻炼，3个月内禁止负重及体力劳动，随后逐渐增加负重量及劳动强度，注意事项同前。

2020年底随访，患者右小腿无明显畸形，无疼痛不适，右足与右踝活动灵活，动作有力，功能恢复良好，生活、学习正常。

按：本例骨折不愈合，既有肝肾脾虚、精气血亏之本虚，又有血瘀湿盛之标实；本虚以肝肾精亏为主，脾虚气血虚弱为辅；标实瘀血阻络为主，湿盛困脾为辅。詹新宇医师认为：治本以缓，精气血不能速生，先天之本肾虚不能急补，后天之本脾虚首当健运；治标以急，活血祛瘀可稍缓，以免行散太过耗伤气血；化湿健脾当先行，所以实后天以充先天。故治疗先以化湿健脾为主，邪去正自安，辅以活血化瘀、益气养血、补肝益肾；湿邪去脾健运，则活血化瘀以祛瘀生新为主，辅以补肝肾、益气血；瘀血去脉道通，则补肝肾为主，辅以益气血，生髓养骨。主次分明，次第治疗而获良效。

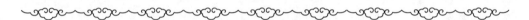

第二节　脱位治疗经验

一、脱位治疗总论

脱位又称为"脱臼、出臼、脱骱"，是指构成关节的上、下两个骨端关节面脱离正常位置，发生了错位，引起功能障碍者。骨骼支持形体，筋连接骨端构成关节，支配肢体活动。人体杠杆系统中，骨骼为运动的杠杆，肌腱、韧带为铰链，关节为杠杆的支点，肌肉是杠杆的动力，也是铰链的一部分，筋(包括肌肉、肌腱、韧带、神经、血管、筋膜)、骨(骨骼)共同组成了完整的杠杆系统。筋束骨屈节，骨张筋；筋骨相连，骨折必致筋伤，筋伤亦能损骨；关节脱位，筋脉损伤，骨离其位，难司其职，则脱位的关节失去正常的活动功能。脱位属于中医"脱位病"范畴，中医治疗脱位内外兼治，动静结合。外治是通过手法使脱位的关节复归其位，以恢复正常的关节结构；然后通过小夹板等器材固定关节于正常的解剖位置，以防再次脱位；再通过功能锻炼恢复伤肢的正常生理功能。中医内治通过药物促进关节损伤的愈合，通常分为初期、中期、后期，按照脱位三期辨证论治。

詹氏骨伤治疗脱位，根据脱位不同治疗阶段的病因病机，和气血、筋骨的愈合、变化情况，在脱位初期、中期、后期三期辨证论治的基础上增加了个康复期，针对关节僵硬、肌肉萎缩、肢体废用、功能障碍等后遗症进行康复治疗，形成了具有詹氏中医骨伤特色的脱位初期、中期、后期和康复期四期辨证论治，分期、分型、分部论治，根据脱位部位的不同，选用不同的引经药，引药入位，使药力直达病所，精准治疗，可促进关节囊修复，加速脱位康复，提高临床疗效，有效缩短脱位愈合时间。

詹氏骨伤擅长治疗各类损伤，尤其是对于脱位，詹氏骨伤采用中医手法复位，杉树皮小夹板外固定，中药内服外敷接骨续筋，动静结合功能锻炼，按詹氏骨伤脱位四期辨证论治，取得了良好的效果。

（一）脱位的诊断

脱位的诊断是根据望、闻、问、切四诊检查和X线检查，从而做出脱位是否存在、脱位部位和类型、关节头移位的方向、有无并发症存在的过程。脱位的临床表现为关节疼痛、肿胀、功能障碍等症状，以及关节畸形、弹性固定、关节窝空虚等特殊体征，X线检查即可明确诊断，关节正、侧位片可确定有无脱位、脱位的类型和有无合并骨折。

一要详细询问病史，通过询问患者的受伤经过，了解暴力的形式、大小、作用方向、部位，患者受伤时的体位、姿势，受伤的时间及受伤现场情况，初步判定脱位的部位、类型、程度、方向及有无并发症。

二要全面体格检查，了解局部伤情，以防漏诊、误诊，不能只看表浅伤，不注意脱位；不能只看到一处伤，不注意多处伤；也不能只看脱位，不注意合并的骨折及血管神经损伤。了解全身状况，如有无昏迷、呕吐、发热、心悸、气短、胸闷、咳嗽、腹胀、腹痛、大小便失常等，判断有无合并内脏损伤，不能只注意脱位局部，而不顾全身伤情，也不能只顾检查，不顾患者痛苦和增加损伤。

三要结合X线片、CT等影像学检查，确定脱位的位置、程度、类型、方向及有无合并骨折，防止漏诊和误诊。

詹氏骨伤诊断脱位，善于望、问、切、摸（望神色形态、问详细病史、切脉象、体格检查），四诊合参，以体格检查为主，重视辅助检查而又不依赖于辅助检查。她认为脱位的临床表现以"功能障碍、弹性固定及关节窝空虚"为三大特征，可根据受伤史结合临床表现初步判断有无脱位，再摄X线片确定脱位情况，必要时再做CT确诊，尽量少做大型检查，减轻患者负担。

（二）脱位愈合分期

脱位的愈合过程是指撕裂的关节囊等软组织对脱位创伤的反应和修复活动的过程。这一过程中医认为是"瘀去、新生、筋续"的过程。詹氏骨伤根据脱位愈合的生理变化过程结合临床固定治疗阶段，把脱位的愈合过程分为四期：

1. 脱位初期

脱位后至撕裂的关节囊开始修复前，通常成人2周左右，小儿1周左右，老人2～3

周。中药治疗可缩短周期3~7天。基本病机为气滞血瘀，中药治疗用消法，活血化瘀、行气止痛。伤后尽早手法整复，固定可稍松，不宜过紧，以不影响关节再脱位为原则，以免血供障碍；但肿胀消退后固定松动，要及时调整杉树皮小夹板外固定的松紧度。此期脱位关节局部肿胀、疼痛，关节稳定性差，容易产生再脱位，因此脱位初期宜静养，脱位关节应制动，避免关节再脱位，可轻轻活动临近关节，促进血液循环以利消肿。一般1~2周后复查X线片一次，及时了解关节有无再次脱位，指导调整夹板外固定。

2. 脱位中期

撕裂的关节囊开始修复至关节囊基本修复，脱位临床愈合去除外固定，通常成人4周左右，小儿2~3周，老人6周左右。中药治疗可缩短周期1~2周。基本病机为营损络伤、气血虚滞，中药治疗用和法，益气养血、和营生新、接骨续筋。固定可稍紧，不宜过松，以功能锻炼不影响关节再脱位为原则。此期脱位关节疼痛、肿胀逐渐消退，撕裂的关节囊逐渐修复，脱位愈合日渐牢固，但筋骨虽续而未坚，用力不当仍有关节再次脱位的可能，因此脱位中期宜轻动，可多轻柔活动脱位关节，以避免关节僵硬、肌肉萎缩及骨质疏松。一般去除外固定前复查X线片一次，以便了解关节有无关节头位置是否正常。

3. 脱位后期

脱位已临床愈合去除外固定至恢复关节基本功能并能够负重活动前，通常去除外固定后，成人1个月，小儿2周，老人2个月。中药治疗可缩短周期1周至1个月。基本病机为肝肾不足、气血亏虚，以致筋骨萎弱、肌肉不充，关节屈伸不利，中药治疗用补法，补肝肾，益气血，强筋壮骨，舒筋活络。此期宜多动，应多活动脱位的关节，适当增加关节的轴向拉力、扭转力、弯曲力、剪力，增加筋骨强度及关节的灵活性，促进肢体生理功能的恢复。

4. 康复期

关节恢复基本功能并能够负重活动至完全恢复功能正常负重劳动，通常脱位后成人1~2个月，小儿2~4周，老人2~3个月。一般不需服药，后续加强功能锻炼，适当轻体力劳动即可，直至恢复正常劳动能力。"凡伤则虚，久伤成痿"，此阶段多见体虚未复，尤其是浙江地区近海多潮湿，常伴有风湿痹证，詹氏骨伤常用补肾除痹法，补肝肾、通经络、止痹痛，多以针灸推拿、中药熏洗、伤膏外贴及理疗等外治为主，可有效防治风湿病，阴雨天不酸痛，并可促进脱位的康复，缩短周期2周至2个月，并能减少关节僵硬、肌肉萎缩、创伤性关节炎等脱位并发症的发生。此期宜大动，用力活动，应适当进行负重锻炼，注意由轻到重，循序渐进，直至能够正常生产劳动。

(三)手法整复

詹氏骨伤认为，伤后2周内为新鲜脱位，都可以手法复位，但复位的时间越早越好。尤其是伤后半小时内，出血量少，局部瘀肿较轻，肌肉也未发生明显痉挛，复位操作容易，复位效果最好。伤后6小时内，瘀血尚未凝结，手法复位也易奏效。受伤24小时后，出血量比较多，软组织肿胀严重，肌肉紧张、痉挛，复位操作困难，而且复位效果不太理想。因此脱位后复位越早效果越好。肿胀严重者可用石膏托临时固定，中药内服外敷，活血消肿，3～7天肿胀消退后再进行手法复位。合并有骨折者，关节复位后按骨折处理。

第一，手法复位前准备工作，应先准备好固定器材，如塑形的杉树皮夹板、桃花纸、棉垫、伤膏、胶布条等，在上述准备工作完成后，即可开始对脱位进行手法整复。

第二，手法复位前，首先要手摸心会，知其体相，详查伤情，了解脱位的关节头在关节内移位的具体方位，再结合X线片显示的关节头移位情况，全面详细了解脱位情况，在术者头脑中构成一个脱位关节的立体形象，做到胸有成竹，心中有数。根据受伤原理及X线片显示脱位类型、部位和关节头移位方向，确定整复步骤及复位手法，制定合理的整复方案，争取一次成功，否则多次复位操作往往使破裂的关节囊进一步撕裂，加重软组织出血肿胀，增加整复及固定难度，而且脱位的关节骨端相互撞击、摩擦而损伤关节面，容易发生创伤性关节炎。老年人大多体弱多病，整复前应询问病史，测量血压，身体过度虚弱及高血压、心脏病患者应谨慎操作，以防疼痛刺激发病或休克。

第三，手法复位时，根据脱位的部位、类型、关节头移位方向，灵活选择拔伸牵引、屈伸收展、回旋摇转、端提捺正、抱合推挤法等正骨手法，使脱位的关节复位，并维持有效固定，避免关节再次脱位。

第四，对于肌肉力量比较强大的肩关节、髋关节等部位，尤其是身体强壮、肌肉丰厚者，手法复位的难度比较大，如拔伸牵引、端提捺正等手法操作困难，如果患者肌肉紧张、痉挛而不能放松，难以实施手法操作者，可手法整复前先行麻醉，以充分放松脱位关节周围肌肉，在麻醉下进行手法复位，降低手法复位的操作难度。

第五，手法复位后，可用推拿按摩调理脱位关节周围的软组织，使扭转曲折的肌肉、肌腱，随着关节复位而舒展通达，操作时手法要轻柔，按照肌肉、肌腱的走行方向由上而下顺骨理筋，达到舒筋活血、理肌顺筋的目的。

(四)外固定

詹氏骨伤认为，"只种不收，等于白丢"，关节脱位整复后，固定不好，导致关节再次脱位，结果和没有整复好一样，而且造成关节周围软组织再次损伤。脱位复位后应维持有效固定，可避免脱位再移位，有利于脱位愈合。良好的固定方法应满足3个要素：

1. 固定合理牢靠

关节脱位外固定既要能保持关节相对稳定，防止关节再次脱位，并且对关节周围软组织无损伤，能保持关节正常的血运不影响撕裂的关节囊等软组织正常愈合过程，还便于功能锻炼，有利于脱位愈合。脱位初期肿胀明显，疼痛剧烈，固定可稍松，不宜过紧，以不影响关节再脱位为原则，以免血供障碍；但肿胀消退后固定松动，要及时调整压垫和夹板外固定的松紧度，固定应松紧适度，不宜过紧过松；脱位中期肿胀基本消退，活动较多，固定可稍紧，不宜过松，以功能锻炼不影响关节再脱位为原则，以免活动后固定松动，关节容易发生再脱位。固定过紧则影响血液循环，不易消肿，且不利于功能锻炼，而且患者比较痛苦，依从性较差；固定过松则固定不牢固，关节容易再脱位，并且肿胀消退及活动后固定容易松动，关节更容易发生再脱位。

2. 患者感觉舒适

固定要松紧适宜，夹板及棉垫放置位置合适，这样患者感觉舒适，才能积极配合治疗，主动功能锻炼，有利于脱位愈合。如果固定后患者感觉难受，往往不能积极主动配合治疗，甚至自行去除外固定，影响脱位愈合。詹氏骨伤认为，良好的体验能够增强治疗过程中患者的积极主动性，因此詹氏骨伤强调要重视患者的体验感，固定要让患者感觉舒适，这也是詹氏骨伤以患者为中心的医德仁心的体现。

3. 外观美观整洁

"人靠衣装"，"爱美之心人皆有之"，美观整洁的固定外观，使人赏心悦目，心情愉悦，能够增强患者的依从性，也是"仁"和"礼"的体现。因此外固定器材应包裹严实，不得外露，夹板外周包绕的外包绷带应美观整洁，尤其是夹板外周包绕的外包绷带容易变脏，应及时更换。

杉树皮小夹板具有轻便及良好的透气性和弹性，易于切削，塑形灵活，便于适时调整，利于功能锻炼等特点。詹氏骨伤擅长使用杉树皮小夹板外固定，特点是量身塑形，超关节固定。根据不同部位的脱位情况，采用不同的固定方式及体位，尤其是关节脱位，使用超关节固定，能够尽量贴合伤肢的生理解剖结构，固定牢靠，能有效防止关节再脱位，并且固定灵活、轻便，患者感觉舒适，便于功能锻炼。

（五）中医辨证论治

清代陈士铎《辨证录·接骨门》："跌伤脱位，……内治之法，必以活血祛瘀为先，血不活则瘀不能去，瘀不去则骨不能续也。"因此，活血化瘀、接骨续筋是脱位的基本治法。

詹氏骨伤四期辨证论治脱位，临床用药一般分三期中药内治，第四期康复期可根据需要施以药物治疗。其辨证论治用药，以消、和、补、通为要点。脱位初期气滞血瘀，治宜消法、下法，以行气活血为主；脱位中期营损络伤，瘀虽去而未尽，筋虽续而未坚，治宜和法、续法，以接骨续筋为主；脱位后期肝肾亏虚，筋虽长而未强，治宜补法、续法，以补肾壮骨为主。康复期多有体虚未复，常兼风湿痹证，痹邪留滞肌肉筋络，关节屈伸不利，治宜补法、通法，以补肾通痹为主。四期用药皆须时时顾护胃气，脾胃虚弱纳差者则佐以健脾开胃。临证之时还须结合患者的体质强弱及损伤发展变化的不同情况辨证施治。

筋束骨屈节，关节脱位时，关节囊破裂，周围的肌肉、韧带撕裂，筋的约束骨骼、屈伸关节的作用减弱，导致关节不稳定，容易发生习惯性脱位；气有推动、温养、固摄作用，筋的束骨屈节功能依赖于气的固摄功能；黄芪补气升阳，能够促进筋的修复，增强筋的束骨屈节功能，固摄关节，詹氏骨伤临床治疗关节脱位常大剂应用黄芪，预防治疗习惯性脱位效果良好，对于关节习惯性脱位常用詹氏补气固脱汤作为基本方加减治疗。

詹氏骨伤临证治疗脱位，还善于应用接骨续筋药和部位引经药。

常用接骨续筋药：续断，骨碎补，土鳖虫，自然铜，螃蟹。脱位各期皆可随证选用。续断苦甘辛温入肝肾，骨碎补苦温入肝肾，活血化瘀，接骨续筋，补肝益肾，强筋壮骨，虚实皆可使用，肾虚血瘀为佳；螃蟹咸寒入肝胃，活血化瘀，接骨续筋，滋阴清热，补骨生髓，虚实皆可使用，寒盛慎服；土鳖虫咸寒入肝，祛瘀生新，接骨续筋，性平和不伤正，壮弱老幼皆可使用；自然铜辛平入肝，活血散瘀，接骨续筋，性燥偏温，过服伤正，壮人为宜，虚人慎用。

常用部位引经药：颞颌关节脱位：白芷、细辛；颈椎关节脱位：羌活、葛根、狗脊；胸椎关节脱位：羌活、狗脊；腰骶尾椎关节脱位：狗脊、杜仲、大茴香、补骨脂；胸部关节脱位：川芎、柴胡、元胡、郁金、青皮；肩部关节脱位：姜黄、威灵仙；肘、腕、手关节脱位：川芎、桂枝、桑枝；骨盆关节脱位：杜仲、补骨脂、川怀牛膝；下肢关节脱位：川怀牛膝、独活、木瓜。

1. 脱位初期

关节囊裂，筋脉损伤，瘀血积聚，气机阻滞，气血经络受损，伤处肿胀疼痛，活动受限。舌质淡红，苔薄白，脉弦紧。

基本病机： 筋脉损伤，气滞血瘀。

治法： 活血化瘀、行气止痛。

方药： 詹氏活血止痛汤加减。

处方： 炙黄芪20克，丹参15克，当归12克，川芎10克，元胡10克，赤芍12克，香附10克，地龙10克，桃仁10克，红花10克，三七6克，玄参15克，陈皮10克，红曲15克，炙甘草3克。

可随脱位部位的不同，加入相应的引经药。

加减： 纳差加炒白术10克、茯苓15克，健脾和胃；肿胀严重加泽兰15克、槟榔10克，活血消肿。伴有神经损伤者，可加炙黄芪30克、乌梢蛇，益气养血、通经活络；伴有血管损伤，出现肢端缺血性坏死征象者，可加炙黄芪30克、水蛭10克，以补气行血、化瘀消肿。

用法： 水煎服，每日一剂。

方解： 方中丹参、当归、川芎、元胡、赤芍、香附、桃仁、红花、三七、玄参、红曲，活血化瘀、消肿止痛，邪去正自安，且川芎引药入上肢；元胡、香附，又能行气活血；地龙，通络利水以活血消肿；黄芪，扶助正气，使气旺血行，正盛邪自却；陈皮、红曲、炙甘草，健脾和胃；炙甘草，调和诸药。

外用药物： 外敷詹氏金黄膏，清热凉血、活血消肿（皮肤破损及过敏者禁用）。

2. 脱位中期

气血两伤，肌肉筋骨经络受损，瘀血、肿胀基本消退，疼痛渐消，撕裂的关节囊逐渐修复，筋虽续而未坚。舌质暗红，苔薄白，脉弦涩。

基本病机： 营损络伤，气血虚滞。

治法： 和营生新、接骨续筋。

方药： 詹氏和营续骨汤加减。

处方： 炙黄芪30克，丹参15克，当归12克，川芎10克，香附10克，炒白芍15克，红花10克，土鳖虫10克，续断15克，骨碎补15克，熟地15克，制萸肉15克，杜仲15克，神曲15克，炙甘草6克。

可随脱位部位的不同，加入相应的引经药。

加减： 纳差，加炒白术15克、茯苓15克，健脾和胃。

用法： 水煎服，每日一剂。

方解： 方中熟地、制萸肉、杜仲，补肝肾、强筋骨；土鳖虫、续断、骨碎补，补肝肾、行血脉、接骨续筋；当归、熟地、炒白芍、红花、丹参，补血和血；黄芪，补气生血，使气旺血行；川芎、丹参、红花、香附，行气活血，使补而不滞，且川芎引药入上肢；神曲，健脾和胃；炙甘草，调和诸药。

外用药物： 外敷詹氏金黄膏或詹氏秘制黑膏药，舒筋活血，通络止痛（皮肤破损及过敏者禁用）。

3. 脱位后期

脱位基本愈合，功能初步恢复，但肝肾不足，气血亏虚，肌肉筋骨萎缩失养，筋虽长而未强，肌肉不充，关节僵硬，腰膝酸软、少气懒言、神疲乏力、自汗、爪甲不荣。舌淡白，苔白，脉细弱。

基本病机： 肝肾气血亏虚，筋骨肌肉萎弱。

治法： 补肝肾，益气血，强筋骨。

方药： 詹氏补肾壮骨汤加减。

处方： 炙黄芪30克，丹参15克，当归12克，川芎10克，炒白芍15克，香附10克，续断15克，骨碎补15克，炙龟板（先煎）15克，熟地20克，狗脊15克，制萸肉20克，杜仲15克，神曲15克，炙甘草6克。

可随脱位部位的不同，加入相应的引经药。

加减： 纳差，加炒白术10克、茯苓15克，健脾和胃；偏阳虚，加补骨脂15克、肉桂10克，温阳补肾；偏阴虚，熟地易为生地20克，加地骨皮12克、盐知母12克，滋阴补肾。

用法： 水煎服，每日一剂。

方解： 方中熟地、制萸肉、狗脊、杜仲，补肝肾、强筋骨；续断、骨碎补，补肝肾、行血脉、接骨续筋；龟板，补肾壮骨，滋阴潜阳，既有阴中求阳之意，又能制补阳太过；当归、熟地、炒白芍，补血养筋；黄芪，补气固脱，使气旺血行，关节稳固；川芎、丹参、香附，行气活血，使补而不滞；神曲，健脾和胃；炙甘草，调和诸药。

外用药物： 后期解除固定后，关节活动受限、疼痛，外敷詹氏秘制黑膏药，可用詹氏活血舒筋汤等中药熏洗，以舒筋活血，通利关节。

詹氏活血舒筋汤：生黄芪30克，当归12克，炒白芍30克，地龙10克，续断15克，骨碎补15克，五加皮15克，海桐皮15克，桂枝15克，桑枝15克，木瓜15克，鸡血藤15克，伸筋草15克，透骨草15克，炙甘草10克。寒湿加制川乌15克、苍术15克；湿热去桂枝，加土茯苓15克、络石藤15克、薏苡仁30克。上肢加川芎、羌活；下肢加川怀牛膝、独活。水煎洗，3日一剂。

4.康复期

脱位临床愈合，功能基本恢复，强壮者无需服药，加强功能锻炼即可逐步恢复至正常，可适当进行轻体力劳动，促进康复。但"凡伤则虚，久伤成痨"，加之脱位制动，缺少活动，气血化生不足，又有久病、年老或素体虚弱者，因此临床多见体虚未复者，肝肾不足，气血亏虚，不能充养筋骨肌肉，则筋骨失约，关节不利，证见肌肉萎缩，瘦弱无力，关节屈伸不利。尤其是浙江地区近海多潮湿，风寒湿热杂邪挟瘀乘虚而入，留滞于筋骨、关节、经络之间，挟虚挟瘀，闭阻经络，故常伴有风湿痹证，证见四肢关节肿胀、疼痛，屈伸不利，阴雨天加重。

基本病机： 肝肾气血亏虚，经络痹阻不通。

治法： 补肝肾，益气血，通经络，止痹痛。

方药： 詹氏补肾除痹汤加减。

处方： 炙黄芪30克，当归12克，炒白芍15克，怀牛膝15克，乌梢蛇12克，狗脊15克，续断15克，骨碎补15克，熟地15克，杜仲15克，桑寄生15克，鸡血藤15克，桂枝6克，薏苡仁30克，炙甘草3克。

可随脱位部位的不同，加入相应的引经药。

加减： 阳虚寒盛者，桂枝易为肉桂10克，加淫羊藿15克、鹿角霜15克，温阳散寒。阴虚内热者，去桂枝、杜仲，熟地易为生地15克，加地骨皮12克、盐知母12克，滋阴清热。寒湿者关节冷痛肿胀、肢体困重，加制川乌10克、干姜6克、苍术10克，散寒除湿。湿热者，关节红肿热痛，加土茯苓15克、地龙12克、黄柏6克，清热利湿。游走性关节痛者，加防风10克、羌活6克、独活6克，祛风除湿。关节僵硬者，加木瓜15克、伸筋草15克、透骨草15克，舒筋活络。纳差者，加炒白术10克、茯苓15克，健脾和胃。

用法： 水煎服，每日一剂。

方解： 方中熟地、狗脊、杜仲、桑寄生，补肝肾、强筋骨、止痹痛；怀牛膝、续断、骨碎补，补肝肾、行血脉；黄芪、当归、熟地、炒白芍、鸡血藤、炙甘草，补气血；桂枝，祛风通脉；薏苡仁，利湿除痹；鸡血藤，舒筋活络；乌梢蛇，通络止痛；炒白芍合炙甘草，养筋柔筋，缓急止痛；炙甘草，调和诸药。

外用药物： 外敷詹氏秘制黑膏药，可用詹氏活血舒筋汤等中药熏洗，可配合针灸、推拿按摩等理疗，以舒筋活血，通利关节。

（六）常见并发症的预防和处理

1.习惯性关节脱位

主要是复位后没有维持有效固定或固定时间过短，关节囊破裂和肌肉损伤未能修复所致，导致关节的约束力不足，关节容易滑脱。脱位复位后应固定4周左右为佳，不能少于2周，以使软组织损伤充分修复；再配合中药内服，补气养血、强筋壮骨，促进软组织修复；并早期进行功能锻炼活动，给予适当的应力刺激，强壮肌肉筋脉，增强关节的约束力，预防关节再脱位。

2.关节僵硬

常见于四肢关节。主要是关节损伤，或伤后怯痛不敢活动，或固定时间过长所致。关节脱位时关节囊撕裂、关节内滑膜损伤，关节内、外出血，血肿机化，关节囊、滑膜及关节周围的韧带、肌肉等软组织的挛缩、粘连，发生关节僵硬；或受伤后怯痛不敢活动临近脱位的关节，或者临近关节固定时间过长，超过6周，导致关节周围软组织粘连，造成临近关节僵硬。脱位复位固定后应早期适当活动临近关节，多活动远侧关节，积极主动功能锻炼，再配合中药内服外洗，舒筋活血、通经活络，以避免关节粘连，预防关节僵硬。

3.创伤性关节炎

常见于四肢关节脱位，下肢关节多见。主要是关节脱位后复位操作不当，或复位后固定不当，以及功能锻炼不当，损伤关节面，关节面不平滑所致。关节脱位时暴力常伤及关节面，或复位时操作不当或反复复位操作容易损伤关节面，或功能锻炼动作粗暴、用力过猛，也容易损伤关节面，关节面疤痕愈合，关节面不平滑，或复位不完全，关节结构未复原，关节不稳定，关节活动时摩擦力增大，关节面磨损，容易发生疼痛；或固定松动或固定时间过短，或功能锻炼过度，动作粗暴，运动强度及运动量过大，关节筋脉损伤未能充分修复，动则牵拉易伤，而且关节软骨损伤、变性，则活动时疼痛；固定时间过长，或功能锻炼不足，筋脉肌肉粘连，动则牵拉屈伸不利，则活动时疼痛。关节脱位应尽量一次性复位成功，避免反复复位操作损伤关节面；固定应松紧适度，固定时间应适当，不可过短或过长；功能锻炼方式应合适，动作柔和，不能随心所欲，不动或过动；宜配合中药内服，补气养血，接骨续筋，舒筋活血、通经活络，以促进筋肉损伤的修复，预防创伤性关节炎。

4.血管神经损伤

常见于四肢脱位。骨骼附近常伴随深部动、静脉和神经通过，脱位时，暴力可直接损伤周围血管神经，或暴力牵拉间接损伤周围血管神经；或者脱位的关节头挤压周围血管神经；或软组织严重损伤，局部肿胀严重，挤压血管和神经；或夹板、压垫固定不当压迫周围血管神经；或固定过紧压迫血管神经及导致血液循环障碍以致神经供血不足而损伤；或固定松动致脱位的关节头挤压血管神经；或复位时过度牵拉损伤血管神经；导致血管神经受到挤压、牵拉、挫裂伤，影响伤肢的血运和感觉及活动，严重者血管神经断裂，以致发生伤肢远端血液循环障碍，相应肢体缺血性挛缩、坏死、废用。合并动脉损伤时，伤肢远端可血液循环障碍，可出现疼痛、麻木、皮肤冰冷、苍白或发绀，腕、踝部动脉搏动减弱或消失，严重者可发生四肢肌群的缺血性肌挛缩及肢端坏死，可行动脉造影或血管彩色多普勒检查确诊；合并神经损伤者，可出现伤手指或足趾感觉麻木，伤肢感觉及反射均减弱或消失，伤后3周进行肌电图检查可确诊。脱位手法整复应力求一次复位成功，尽量解剖复位，注意不可粗暴用力，反复整复，以免脱位断端损伤血管神经；外固定时注意压垫的大小厚薄和放置方式要合适，以免压迫血管神经；外固定要牢固而又松紧适度，以免固定过紧则压迫血管神经，发生血液循环障碍及神经缺血性损伤，或固定过松则脱位断端活动而压迫、刺伤血管神经；固定期间应合理功能锻炼，给予脱位断端以适当的应力刺激，使骨痂良性生长，降低压迫损伤血管神经的风险；宜配合中药内服，补气养血、通经活络，以促进损伤血管神经的修复，预防血管神经损伤。

5.骨化性肌炎

常见于肩、肘、膝、髋等关节周围。主要是关节脱位时遭受的暴力同时严重损伤软组织；或手法复位时动作粗暴，反复操作，造成关节周围软组织损伤；或固定不牢固，关节反复活动，周围软组织损伤未能修复而反复出血；或理筋手法生硬、粗暴，造成软组织损伤；导致软组织发生出血、肿胀及炎性反应，血肿机化，发生成骨反应，骨化而成。脱位后应尽早进行手法复位固定，必要时临时固定，避免加重软组织损伤；血肿较大时可穿刺抽血；手法整复时忌反复多次复位操作，最好一次复位成功，避免反复操作加重软组织损伤；骨折复位后应维持有效固定，固定要牢固，避免关节活动而致周围软组织出血；脱位后期及康复期用理筋手法按摩推拿辅助功能锻炼时，手法要轻柔、和缓，不可粗暴、生硬，避免造成软组织损伤，可按肌肉痉挛、粘连用推散、活络类手法治疗，以解除痉挛、松解粘连；宜配合中药内服外敷，早期活血化瘀、通经活络，后期舒筋活血、通络散结，以促进软组织损伤的修复，防治骨化性肌炎。

6.缺血性骨坏死

常见于股骨头、月骨、距骨等脱位。关节头的血供主要依赖于关节囊及关节内外韧带中的血管供应，关节脱位时，暴力撕裂关节囊，使关节内、外的韧带断裂，血管损伤痉挛或断裂，局部血运障碍，关节头的血供不足，容易发生缺血性骨坏死。

7.腱鞘炎

常见于上肢关节。主要是关节脱位时周围肌腱和腱鞘受牵拉摩擦损伤，或反复复位操作损伤关节周围肌腱和腱鞘，腱鞘充血、水肿，日久则增厚粘连，肌腱活动时疼痛，形成腱鞘炎。如肩关节脱位可并发肱二头肌长头腱鞘炎，腕关节脱位可并发桡骨茎突狭窄性腱鞘炎。

（七）功能锻炼，康复指导

《素问·生气通天论》："圣人陈阴阳，筋脉和同，骨髓坚固，气血皆从。如是则内外调和，邪不能害，耳目聪明，气立如故。"《吕氏春秋·达郁》："流水不腐，户枢不蠹，动也。形不动则精不流，精不流则气郁。"《三国志·魏书·华佗传》华佗曰："人体欲得劳动，但不当使极耳，动摇则谷气得消，血脉流通，病不得生，譬犹户枢不朽是也。"詹庄锡医师曰："动则阳自生，静则阴自养，故动则气血自行，静则气血自养；动则壮气，静则养神；动则强壮，静则养生。一静一动，则阴阳自生，气血自壮而肌肉自养，筋脉坚而骨髓壮；动静相合，则阴阳自调，正气盛而邪不侵。"适当的功能锻炼，能够舒筋活血，消肿定痛，加速筋脉修复，促进脱位愈合，避免肌肉韧带萎缩、粘连，恢复肢体功能，强筋壮骨，预防习惯性关节脱位，降低关节僵硬及创伤性关节炎的风险，并且能够扶正祛邪，预防疾病，增强体质，延缓衰老。因此，功能锻炼是治疗脱位的必要手段和重要环节。"锻炼贵有恒"，功能锻炼应持之以恒，动作柔和，循序渐进，逐渐加大动作幅度、运动强度和运动量，以疼痛能够耐受为度。脱位后期和康复期功能锻炼前可局部推拿按摩及理疗熏洗，以放松肌肉韧带，有利于关节活动，减少再次损伤风险。

1. 分期功能锻炼内容

脱位复位固定后应早期进行功能锻炼，并根据脱位的不同阶段分期锻炼，循序渐进地调整锻炼的内容。

（1）脱位初期。破裂的关节囊及周围肌肉韧带未开始修复，关节稳定性差，容易发生再脱位，并且伤肢肿胀、疼痛明显，伤员往往怯痛而不愿活动，故伤肢功能锻炼幅度不宜过大，宜轻微活动，不宜大动，以减少对伤处的刺激，以不影响关节再脱位为原则。主要方式是做伤肢脱位关节远侧的肌肉收缩与舒张活动，脱位关节应制动。如指间关节脱位应制动伤指；掌指关节脱位可进行手指的轻微屈伸活动，应制动掌指关节；腕关节脱位可进行手掌的轻度握拳活动，应制动腕关节；肘关节脱位可进行轻度握拳及腕关节轻度屈伸活动，应制动肘关节；肩部关节脱位可进行握拳及肘、腕关节屈伸活动，应制动肩部关节；髋关节脱位可进行膝、踝关节轻度屈伸活动，应制动髋关节；膝关节脱位可进行足、踝的轻度屈伸活动，应制动膝关节；踝部关节脱位可进行足趾的轻度屈伸活动，应制动踝部关节；足掌关节脱位可进行足趾的轻微屈伸活动，应制动足掌；足趾关节脱位应制动足趾。上述功能锻炼的目的是促进伤肢血液循环，加速肿胀的吸收与消散，因此功能锻炼应早期进行。以每日4～6次为宜，每次约3～5分钟，也可不拘次数，交替动作与休息，以不感到疲劳及疼痛加重为度。

（2）脱位中期。破裂的关节囊及周围肌肉韧带逐渐修复，关节日趋稳定，此时肿胀逐渐消退，疼痛逐渐减轻，脱位愈合日渐牢固，功能锻炼的强度及次数应逐渐加强，以前的动作应逐渐用力，并加大动作幅度，脱位的关节也应逐步开始进行活动，以防止肌肉萎缩、关节粘连，促进脱位愈合，以不影响关节再次脱位为原则。如手指关节脱位宜多活动腕关节，可轻微活动伤指；腕关节脱位宜用力进行握拳及活动肘关节，可轻度活动腕关节；肘关节脱位宜用力握拳及活动腕关节，可轻度活动肘关节；肩部关节脱位宜用力进行肘、腕、手屈伸活动，可轻度活动肩关节；髋关节脱位宜用力进行膝、踝、足的屈伸活动，可轻度活动髋关节；膝关节脱位宜用力进行髋、踝、足屈伸活动，可轻度活动膝关节；踝关节脱位宜用力进行膝关节及足的屈伸活动，可轻度活动踝关节；足掌关节脱位宜用力屈伸足趾，可轻度活动踝关节；足趾关节脱位宜多活动踝关节，可轻微活动伤趾。但因此时筋虽续而未坚，因此功能锻炼的动作幅度不宜过大及用力过猛，防止关节再次脱位。尤其是关节的功能锻炼活动注意动作应缓慢，活动范围由小到大，循序渐进，随着脱位愈合逐步增加活动次数和幅度。以每日3~4次为宜，每次约10~15分钟，也可不拘次数，交替动作与休息，以不感到疲劳及疼痛加重为度。

（3）脱位后期。脱位已基本愈合牢固，外固定已去除，由于长期缺少负重活动，伤肢筋骨肌肉有不同程度萎缩，脱位的关节有不同程度的粘连，故而动作无力，活动不灵活，此时可进行伤肢各关节及全身的协同活动，初期宜徒手锻炼，后期可配合器械锻炼，但至少1~3个月内不能负重。如上肢宜多进行各关节的协同活动锻炼伤肢的灵活性，可适当增加少量的负重提物锻炼伤肢强度；下肢宜开始下床进行锻炼，身体虚弱者可先站立踩地，适应后再逐渐行走及下蹲起立，以恢复伤肢关节功能和肌力，达到筋骨强劲，关节滑利。对于关节僵硬者，可配合中药内服外洗和理筋手法，舒筋活血，通经活络，以促进关节功能的恢复。此时脱位虽已基本愈合牢固，但筋骨较萎弱而不强壮，故功能锻炼的动作强度不宜过大及用力过猛，防止再次损伤及脱位；功能锻炼的次数也不能过多，以防疲劳损伤。以每日3~4次为宜，局部锻炼每次约15~30分钟，全身锻炼每次为30~60分钟，以不感到疲劳及疼痛加重为度。可配合热敷、熏洗和擦外用药水、药酒、药油及按摩、理疗等方法。

（4）康复期。此时脱位愈合已经坚固，肌肉力量逐渐恢复，关节活动日渐灵活，已基本恢复伤肢正常的生理功能，生活能够自理，但肌肉筋骨仍未强壮，还不能进行正常的生产劳动，此时应逐渐加大功能锻炼的强度及次数，宜进行负重锻炼，并适当进行轻体力生产劳动，以尽快恢复正常的生产劳动能力。以每日2~3次为宜，局部锻炼每次约15~30分钟，全身锻炼每次为30~60分钟，以不感到疲劳及疼痛为度。可配合热敷、熏洗和擦外用药水、药酒、药油及按摩、理疗等方法。

2.功能锻炼与注意事项

（1）"锻炼贵有恒"，功能锻炼应持之以恒，动作柔和，循序渐进，逐渐加大动作幅度、运动强度和运动量，以疼痛能够耐受为度。

（2）欲速则不达，功能锻炼以"动静结合，循序渐进"为指导原则。功能锻炼结束后应充分休息，以巩固锻炼效果；若贪功冒进，急于求成，随意加大运动量和运动强度，锻炼不当反而容易导致再次损伤。

（3）功能锻炼应在医师指导下进行，锻炼动作应结合伤员的脱位类型及体质，采用不同的方法，医患合作，个体化治疗。伤员不得随意动作、盲目锻炼，以免锻炼不当反而再次损伤。

（4）功能锻炼应以伤员主动活动为主，肌肉粘连、关节僵硬或严重肌无力可辅以被动活动，被动活动最好由医师辅助，且主要辅助扶持伤肢，可适当推拿按摩伤肢，轻柔活动伤肢关节，忌用暴力强拉硬扳或屈伸、扭转等动作，以免再次损伤，而且增加患者的痛苦。脱位后期和康复期功能锻炼前可局部推拿按摩及理疗熏洗，以放松肌肉韧带，有利于关节活动，减少再次损伤风险。

（5）功能锻炼要循序渐进，动静结合，活动量由少到多，动作由简到繁，动作幅度及强度由小到大，逐渐加大，以不使脱位的关节处疼痛加重为度。锻炼时应全身放松，动作较轻柔，最好配合呼吸调息调神效果最好，忌动作粗暴、用力过猛，以免造成脱位再移位，影响脱位的愈合。

（6）应避免不利于脱位愈合的动作，多做有利于脱位愈合的动作，以利于关节功能的恢复。如肩部关节脱位应晚进行肩关节的抬举活动，可早期进行前后、左右摆动及耸肩活动。

（7）锻炼环境应安静、舒适，空气新鲜，脱位初期及中期固定期间宜在室内活动，脱位后期室内、室外活动均可，脱位康复期宜多进行户外活动，并且要注意避风保暖，预防外感兼证。

（八）杉树皮小夹板外固定护理调养

一是密切观察伤肢肿胀、皮肤感觉、温度、色泽、动脉搏动及主动、被动活动手指、足趾时的反应，观察伤膏过敏反应，关注患者的血液循环情况，观察有无血管、神经损伤的症状，预防骨突处压疮形成，预防血管、神经损伤的发生。

二是注意观察小夹板包扎的松紧度并及时调整，包扎过松则固定松动，关节容易发生再脱位；包扎过紧则影响血液循环，肿胀难以消退，甚至引起缺血性肌挛缩。

三是必要时可拍 X 线片复查，检查脱位的关节复位情况，以及时调整压垫和夹板固定。

四是进行健康宣教，使患者了解相应脱位的有关知识，提高预防及康复意识，增强治疗信心，掌握有关康复的方法。

五是指导患者适当进行脱位的关节功能锻炼，应循序渐进，忌动作粗暴猛烈，以防再次损伤。

六是做好心理护理，对患者及其家属做好安慰、解释工作，使其积极配合治疗，早日康复。

七是慎起居，避风寒，远房帏，畅情志，节饮食，忌烟酒，慎用激素等药物，忌坐卧湿地，忌劳欲太过，忌过食油腻、辛辣刺激性食物。

八是饮食方面，忌偏食，忌过食生冷、油腻、肥甘、辛辣刺激性食物，可食用富含钙、磷、锌、铜、铁、锰、维生素、胶原蛋白等的食品，加强饮食调配，增强机体抵抗力，促进筋脉生长。脱位早期宜清淡饮食，中后期可适当进补。

二、常见脱位病的治疗经验

（一）颞颌关节脱位

颞颌关节脱位是指髁突滑出关节窝以外，超越了关节运动的正常限度，以致不能自行复回原位者。颞颌关节位于耳屏前部，由下颌骨的一对髁状突和颅底的一对颞骨下颌关节窝构成，是面部唯一能够活动的关节，颞颌关节连接下颌骨和颅骨，得以进行张口和闭口运动。颞颌关节的髁状突和关节窝均在关节囊内，关节囊的后壁较厚，外侧有加强关节囊的颞下颌韧带，前壁较薄弱而松弛，闭口时下颌骨的髁状突位于下颌凹内，张口时下颌骨的髁状突向前滑至关节结节之上，为一不稳定的位置状态，在强力张口时容易使下颌骨的髁状突向前方移位。

颞颌关节结构通常情况下比较稳定，年老体虚以及久病虚弱者，气血不足，肝肾亏损，肌肉筋骨失养，肌力减弱、韧带松弛，颞颌关节的关节囊与韧带松弛，稳定性变差，在张口过大或颞颌关节用力过大时容易发生脱位，因此颞颌关节脱位好发于老年患者。颞颌关节脱位临床通常按部位分为双侧脱位与单侧脱位，治疗不当容易发生习惯性脱位、颞颌关节僵硬、颞颌关节紊乱等并发症。颞颌关节脱位属于中医"脱臼病"范畴。关节脱位时，虽然骨骼未伤，但软骨关节面损伤，关节囊破裂，周围的肌肉、韧带撕裂，仍然需要整复固定，中医内治按照詹氏骨伤脱位四期辨证论治。詹氏骨伤擅长手法复位，中药辨证论治，动静结合，保守治疗颞颌关节脱位，临床效果良好，患者后遗症少，恢复良好。

1.临床表现与诊断

直接暴力可造成颞颌关节前方脱位、后方脱位、上方脱位以及侧方脱位，临床极少见；间接暴力通常造成颞颌关节前方脱位，临床常见。因为左、右两侧的颞颌关节都是由同一下颌骨的两个髁状突参与构成，无论是张口、闭口、前伸、后缩或侧方运动，两侧关节必然是同时活动，因此颞颌关节脱位，一般两侧同时发生，单侧脱位少见。

颞颌关节脱位，患者常呈张口位状态，不能闭口和开口，语言不清，口涎外溢，伤侧颞颌关节疼痛，可无肿胀，局部压痛明显，无轴向叩击痛，耳屏前方下关穴处凹陷，可触及空虚感，头颅挤压试验阴性。影像学检查可明确诊断，X线片可见髁突脱位于关节结节前上方，应拍摄头颅侧位片、开口位片和闭口位片，预防漏诊。CT可排除隐匿性骨折，必要时可进行CT检查。

（1）双侧颞颌关节脱位。直接暴力和间接暴力均可造成双侧脱位，表现为半张口畸形，口不能闭合、张大，呈僵硬状态，下颌骨下垂，向前方突出下颌部，上、下齿列不能咬合，下齿列突于上齿列之前，言语不清，不能咀嚼，吞咽困难，流涎不止，双侧咬肌痉挛，呈块状隆起，面颊呈扁平状，双侧颧弓下方可触及下颌骨髁状突，耳屏前方下关穴处可触及明显凹陷，且有空虚感。

（2）单侧颞颌关节脱位。单侧脱位多由直接暴力造成，表现为明显口角歪斜畸形，口半闭，下颌骨向前突出，并向健侧偏斜，伤侧低于健侧，伤侧颧弓下方可触及下颌骨髁状突，耳屏前方下关穴处可触及明显凹陷，且有空虚感。

（3）颞颌关节半脱位。半脱位多由间接暴力造成，下颌骨髁状突脱离关节窝而又没有完全脱出，表现为半张口畸形，口不能闭合，言语不清，不能咀嚼，吞咽困难，伤侧颧弓下方触及不到下颌骨髁状突，耳屏前方下关穴处触及不到凹陷、空虚感。

2. 手法整复和固定

詹氏骨伤治疗颞颌关节脱位，擅长单人手法复位。手法复位时宜先按揉颞颌关节周围穴位，解痉止痛，放松肌肉，松弛颞颌关节，然后再进行复位操作，降低手法复位的操作难度。对于青壮年，体格强壮，颞颌关节周围肌肉丰厚，力量强大，并且肌肉紧张难以放松，手法复位困难者，必要时可在麻醉下进行手法复位。伴有骨折者，颞颌关节复位后按骨折处理。复位后半张口畸形消失，面颊部应恢复饱满的正常外形，颧弓下方摸不到脱位下颌骨髁状突，X线检查下颌骨髁状突在正常位置上。

（1）复位前准备。

①四头带一个，无菌手套一双。

②分别按揉两侧的耳门、听宫、听会、翳风、风池、下关、颊车、合谷等穴各1分钟，以解痉止痛，放松肌肉。

（2）手法复位。

①口腔内压拉托推复位法：手法要点为压、拉、托、推，适用于各种颞颌关节脱位。

患者低坐于靠背椅上，全身放松。术者双手戴好无菌手套，双手拇指伸入患者口腔内，分别置于两侧下颌骨后槽牙外侧的下合体上，双手食指和中指分别托按两侧下颌角，双手小指和无名指分别托扶下颌体，双手托按患者下颌骨，先将下颌骨上下轻轻摇晃数遍，放松颞颌关节周围肌肉，然后双手用力将下颌骨向下尽量按压，使患者尽量张口，接着将下颌骨向患者前方尽量牵拉，使颞颌关节松动，然后在将下颌骨向上方用力端提的同时向患者后方推送，听到下颌头滑入关节窝的复位响声即复位成功。复位成功后患者自然闭口，耳屏前方下关穴处凹陷消失，面颊恢复饱满状，恢复正常开口、闭口。

②口腔外点穴端推复位法：手法要点为拇指推、余指托，适用于颞颌关节半脱位。

患者低坐于靠背椅上，全身放松。术者用双手拇指按揉咀嚼肌数遍，再用双手掌从下向上推散咀嚼肌数遍，然后双手拇指稍用力按压下关穴2~3分钟，放松咀嚼肌，最后双手拇指向后上方用力推挤下颌骨髁状突，同时用双手食指、中指托住两侧下颌角，并以无名指、小指托住两侧下颌体，将下颌骨向后上方托送，即可复位。复位成功后患者恢复正常开口、闭口。

（3）四头带外固定。用四头带兜托住下颌部，固定颞颌关节于闭口位，四头带分别在头顶上打结，使之保持向上的拉力而不前后偏移，避免再脱位；包扎松紧适度，可张口1厘米；固定时间2~3周，习惯性颞颌关节脱位则固定3~4周。2周内进食流质饮食，2周后可进食软食，1个月内禁止进食硬食，禁止做张大口动作，如大声讲话、大笑，特别注意打喷嚏、打哈欠时应手托下颌。

（4）整复固定的常见问题。

①用力不当：颞颌关节周围的咬肌力量强大，复位前应先按摩放松咬肌；"压、拉"手法操作时力量要较大而柔和，用力过猛则容易拉伤颞颌关节周围肌肉、韧带，用力过小则颞颌关节不能充分松弛；"托、推"手法操作时用力要大，速度要快，要用寸劲巧力复位，用力过小、缓慢则不容易复位成功；手法操作时忌用蛮力生拉硬推，粗暴复位，以免造成软组织损伤，老年患者常骨质疏松，还可能造成髁状突骨折。

②固定不当：颞颌关节急性脱位应固定2~3周为佳，不能少于2周；颞颌关节习惯性脱位应固定3~4周为佳，不能少于3周；均不能超过4周。固定时间过短或不固定，没有充分制动，破裂的关节囊不能充分修复，颞颌关节不稳定，则容易发生习惯性颞颌关节脱位和颞颌关节紊乱，这个临床最常见；固定时间过长，颞颌关节不能及时进行功能锻炼，则容易发生关节僵硬，这个临床比较少见。

（5）常见并发症的预防和处理。

①颞颌关节习惯性脱位：主要是颞颌关节复位后不固定或固定时间过短，关节囊破裂和肌肉韧带损伤未能修复所致，导致关节的约束力不足，关节容易滑脱。

②颞颌关节僵硬：主要是受伤后怯痛，不敢活动颞颌关节；或者颞颌关节固定时间过长，导致颞颌关节软组织粘连，造成颞颌关节僵硬，患者张口困难，严重者完全不能张口，儿童可因软骨损伤发育障碍及软组织粘连而致面下部畸形。

③颞颌关节紊乱：主要是复位后固定不当，锻炼不当以及防护不当所致。多次复位操作加重关节软组织损伤，或固定时间过短，或功能锻炼过度，动作粗暴，运动强度及运动量过大，筋肉损伤未能充分修复，动则牵拉易伤，或治疗期间进食硬食，关节面磨损，则活动时疼痛；固定时间过长，或功能锻炼不足，筋肉粘连，动则牵拉屈伸不利，则活动时疼痛；平时过多进食坚果、硬食，造成颞颌关节劳损，活动时发生疼痛。固定时间应适当，不可过短或过长；功能锻炼方式应合适，不能随心所欲，不动或过动；治疗期间应禁止进食硬食，平时应尽量少食坚果、硬食；宜配合中药内服，补气养血、舒筋活血、通经活络，以促进筋肉损伤的修复，预防颞颌关节紊乱。

3.中医辨证论治

颞颌关节脱位中医内治按照詹氏中医骨伤脱位四期辨证论治，可在治疗骨折筋伤的基础方上加白芷、细辛等引经药引药入位，使药力直达病所，提高疗效。颞颌关节脱位常见于老年患者，常伴有肝脾肾不足，气血亏虚，詹氏骨伤临床治疗颞颌关节脱位常大剂应用黄芪，预防颞颌关节习惯性脱位效果良好，对于颞颌关节习惯性脱位常用詹氏补气固脱汤作为基本方治疗。

4.功能锻炼与康复指导

颞颌关节功能锻炼主要是做咬合功能锻炼，可做闭口叩齿锻炼，即上下牙齿适当用力叩击，以及下颌骨左右往返运动，以增强咀嚼肌的牵拉力。功能锻炼前可按揉颞颌关节周围穴位，以疏通经络，解痉止痛。

锻炼次数每日3~5次为宜，每次10~15分钟，每个动作次数不拘多少，少可重复3~5次，多可重复数十次，以身体能够耐受而不加重疼痛或感到疲劳为度。

5.注意事项

（1）颞颌关节急性脱位应固定2~3周为佳，颞颌关节习惯性脱位应固定3~4周为佳，以充分休养，使软组织损伤充分修复。

（2）复位后2周内应进食如羹、粥等流质饮食，2周后可进食面条、米饭等软食，1个月内禁止咀嚼如馒头、坚果等坚硬食品。

（3）复位后1个月内禁止做张大口动作，如大声讲话、大笑等，特别注意打喷嚏、打哈欠时应用手托扶下颌部。

 典型病例：患者，女，66岁

2018-10-02初诊　患者自诉于1小时前因张口打哈欠时用力过大而致张口不能闭合，遂来我院就诊，查体：患者手托颏部，呈张口位状态，无疼痛，不能闭口和开口，语言不清，下颌骨下垂，下颌部向前方突出，面颊变成扁平状，双侧颧弓下方可触及下颌骨髁状突，耳屏前方下关穴处有明显凹陷，无明显压痛及叩击痛，可触及空虚感，上下齿列不能咬合。摄X线片示：双侧颞颌关节脱位，未见明显骨折征象。患者曾于3年前打哈欠时张口过大而致颞颌关节脱位，在当地医院手法复位后，未做其他治疗回家休养，至今其间多次发生颞颌关节脱位。1小时前因张口打哈欠而致颞颌关节再次脱位，平素身体较弱，腰酸腿软，四肢乏力，咀嚼硬食时有无力感，现神志清，精神较差，睡眠可，胃纳较差，二便如常，舌质淡，苔薄白，脉沉细弱。詹振宇医师结合病史、查体及X线片，诊断为：习惯性颞颌关节脱位。辨证分析：患者年老体弱，肝脾肾亏虚，气血虚弱，肌肉筋骨萎弱，故见腰膝酸软，四肢乏力；中气下陷，肌肉筋骨萎弱失于约束，则关节易于滑脱；关节脱位，筋伤骨离，难司其职，则活动受限；肝脾肾亏虚，气血不足，脉道不充，舌体失荣，故舌质淡，苔薄白，脉沉细弱。四诊合参，辨病为脱臼病（筋萎病）。辨证为肝脾肾亏虚、中气下陷证。病位在颞颌关节，属标急本缓之本虚标萎虚证。

治疗方法　根据患者体质及伤情，一般这类脱位，詹氏中医骨伤都采取手法整复，中药治疗的保守治疗方案。

局部外治治疗　予手法整复颞颌关节脱位。詹振宇医师双手拇指伸入患者口腔内，分别置于两侧下颌骨后槽牙外侧的下合体上，双手食指和中指分别托按两侧下颌角，双手小指和无名指分别托扶下颌体；詹振宇医师双手托按患者下颌骨，先将下颌骨上下摇晃数遍，放松颞颌关节周围肌肉，再将下颌骨向下尽量按压，接着将下颌骨向患者前方尽量牵拉，然后在将下颌骨向上方用力端提的同时向患者后方推送，听到下颌头滑入关节窝的复位响声即复位成功；观察患者自然闭口，耳屏前方下关穴处凹陷消失，面颊恢复饱满状，患者恢复正常开口、闭口。X线片复查颞颌关节在位，然后维持闭口位，用四头带兜托住下颌部，四头带分别在头顶上打结，使之保持向上的拉力而不前后偏移，避免再脱位，包扎松紧适度，可张口1厘米。嘱患者进食流质饮食，并禁止进食硬食，禁止做张大口动作，如大声讲话、大笑等，特别注意打喷嚏、打哈欠时应用手托扶下颌部；鼓励患者积极主动做咬合功能锻炼，可做闭口叩齿锻炼，即上下牙齿适当用力叩击，以及下颌骨左右往返运动，以增强咀嚼肌的牵拉力；平时轻柔按揉下关穴，以酸痛或发热为度，每日3~5次，每次按揉50~100次。

中医辨证论治　本病为脱臼病（筋萎病），属于脱位晚期并发症，证属肝脾亏虚、气虚血瘀证，治法　健脾养肝，补中益气，束筋摄骨，活血化瘀。方剂予詹氏补气固脱汤加减：炙黄芪60克，党参20克，炒白术15克，炙甘草15克，炒白芍30克，川芎10克，丹参15克，当归15克，熟地20克，骨碎补15克，续断15克，狗脊20克，白芷10克，炙升麻6克，炙柴胡6克，焦三仙各15克，枳实10克。14剂，水煎服，每日一剂。方中黄芪、党参、白术、炙甘草，补中益气，健脾固摄；狗脊、续断、骨碎补，补肝肾、强筋骨、接骨续筋；当归、熟地、白芍，补血敛阴，养筋柔筋；炙升麻、炙柴胡，升举清阳，合参芪升阳举陷；川芎、丹参，活血化瘀，祛瘀生新；白芷，引药入面颊；焦三仙，健脾开胃；枳实，行气散结，使补而不滞；炙甘草，调和诸药。

2018-10-09二诊　患者神志清，精神可，胃纳较前增加，余无明显不适。查体：舌质淡，苔薄白，脉沉细弱；下颌部四头带外固定良好，松紧适度，开口、闭口正常。予继续中药内服，予前方14剂，水煎服，每日一剂。詹振宇医师嘱患者继续进食流质饮食，并禁止进食硬食，禁止做张大口动作，继续进行咬合功能锻炼，继续坚持轻柔按揉下关穴。

2018-10-23三诊　患者一般情况可，胃纳佳，腰酸腿软及四肢乏力明显减轻，余无明显不适。查体：舌质淡，苔薄白，脉沉弱；下颌部四头带外固定良好，松紧适度，颞颌关节部无明显压痛及叩击痛，开口、闭口正常，咬合比较有力。患者颞颌关节恢复良好，活动正常，无明显肌肉萎缩、关节僵硬及创伤性关节炎等脱位并发症及后遗症，予去除四头带外固定，继续中药内服。患者胃纳佳，前方去川芎、焦三仙，加制萸肉、鹿筋，补肝肾、强筋骨。炙黄芪60克，党参20克，炒白术15克，炙甘草15克，炒白芍30克，丹参15克，当归15克，熟地20克，制萸肉20克，骨碎补15克，续断15克，狗脊20克，鹿筋15克，白芷6克，炙升麻6克，炙柴胡6克，枳实10克。14剂，水煎服，每日一剂。嘱患者进食软食，并禁止进食硬食，禁止做张大口动作；加强咬合功能锻炼，继续坚持轻柔按揉下关穴。

2018-11-07四诊　患者一般情况良好，无明显腰酸腿软，四肢较前有力，余无明显不适。查体：舌质淡，苔薄白，脉沉稍弱；开口、闭口正常，咬合力基本恢复正常。予继续中药内服，前方14剂，水煎服，每日一剂；嘱患者正常进食，但禁止吃坚果，注意进食硬食及做张大口动作时应小心谨慎，避免颞颌关节再次脱位；继续加强咬合功能锻炼，继续坚持轻柔按揉下关穴。

2018-11-21五诊　患者一般情况良好，无腰酸腿软，四肢有力，余无明显不适。查体：舌质淡，苔薄白，脉沉有力；开口、闭口正常，咬合有力。予中药继续内服巩固疗效，前方14剂，水煎服，每日一剂；嘱患者继续加强咬合功能锻炼，继续坚持轻柔按揉下关穴，注意进食硬食及做张大口动作时应小心谨慎，避免颞颌关节再次脱位。

3个月后复诊随访，患者体健，无明显不适，开口、闭口活动灵活，咬合有力，恢复良好，生活正常。

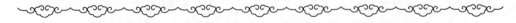

（二）肩关节脱位

肩关节是全身关节里活动度最大的关节，肩关节由肱骨头及肩盂构成，肱骨头大，关节盂浅而小，关节囊松弛，其前下方组织薄弱，关节活动范围大，遭受外力的机会多，是最容易出现脱位的关节。肩关节脱位是指肱骨头与肩胛盂发生移位，通常由暴力所致，是最常见的关节脱位，约占全身关节脱位的50%，好发于青壮年，男性较多见。肩关节脱位按肱骨头的位置通常分为前脱位和后脱位，前脱位分为喙突下脱位、盂下脱位和锁骨下脱位，后脱位可分为肩胛冈下脱位和肩峰下脱位。肩关节脱位易发生关节僵硬、创伤性关节炎等并发症，治疗不当容易导致习惯性脱位。肩关节脱位属于中医"脱臼病"范畴。关节脱位时，虽然骨骼未伤，但软骨关节面损伤，关节囊破裂，周围的肌肉、韧带撕裂，仍然需要整复固定，中医内治按照詹氏骨伤脱位四期辨证论治。

詹氏骨伤擅长单人手法复位，杉树皮小夹板外固定，中药辨证论治，动静结合，保守治疗肩关节脱位，临床效果良好，患者后遗症少，恢复良好。

1.临床表现与诊断

肩关节脱位，临床表现为伤肩关节肿胀，疼痛，方肩畸形，弹性固定，主动活动与被动活动均受限，肩关节盂处空虚，搭肩试验阳性。肩关节脱位常伴有肩胛盂边缘骨折、肱骨头骨折、肱骨大结节骨折及肩袖损伤，脱出的肱骨头可压迫肩腋神经，造成腋神经、桡神经、尺神经及正中神经损伤，可出现手指麻木等症状，应注意有无神经损伤。影像学检查可明确诊断，X线片应拍摄正位片、斜位片、穿胸位片，以防漏诊，CT可确诊。

（1）肩关节前脱位。跌倒时上肢外展外旋，手掌或肘部着地，暴力沿肱骨纵轴向上冲击，肱骨头自肩胛下肌和大圆肌之间薄弱部撕脱关节囊，向前脱出，形成肩关节前脱位。常见有喙突下脱位、锁骨下脱位、盂下脱位、胸内脱位。表现为伤侧上臂外展呈翼状，不能贴近胸壁，肩关节弹性固定于轻度外展位，在喙突下、腋窝内或锁骨下可触及肱骨头。X线片正位片、斜位片即可明确诊断。

（2）肩关节后脱位。跌倒时上肢呈内收内旋位，以手或肘部着地，暴力沿肱骨纵轴向上传导，肱骨头冲破后侧关节囊，向后脱出，形成肩关节后脱位。常见有肩胛冈下脱位和肩峰下脱位。表现为上肢内旋前屈位弹性固定，不能外旋及后伸，搭肩试验可呈阴性，在肩关节后方可触到脱出的肱骨头，肩峰异常突出，肩部前侧空虚，外展活动明显受限。肩关节后脱位时，X线片正位片可见灯泡征，表现不明显者，应加摄穿胸位片可明确诊断。

2.手法整复和固定

肩关节脱位，复位后方肩畸形消失，肩部应恢复钝圆丰满的正常外形，腋窝、喙突下或锁骨下摸不到脱位的肱骨头，搭肩试验阴性，X线检查肱骨头在正常位置上。合并有骨折者，肩关节复位后按骨折处理。

（1）复位前准备。

①超肩夹板：内侧板、外侧板、前侧板、后侧板，共计4块。

②压垫：长约20厘米、宽4~6厘米、厚0.5~1厘米的厚横形肩部棉压垫1个，以及长约10厘米、宽4~5厘米、厚0.5~1厘米的厚横形腋部棉压垫1个。

③胶布条：长80~100厘米、宽1.5厘米胶布条4条，长80~100厘米、宽2厘米胶

布条4条。

④纱布绷带：10厘米宽纱布绷带1卷。

⑤桃花纸：1张（50厘米 ×60厘米）。

⑥伤膏：詹氏金黄膏摊薄2张。

（2）手法复位。

①肩关节前脱位手法整复：

拔伸足蹬复位法：患者仰卧位，全身尽量放松，术者立于患侧，两手握住伤肢腕部，用近伤侧的足跟抵在腋窝靠胸侧（不是压紧腋窝），在伤肩关节外旋及轻度外展位沿患肢纵轴方向用力缓缓拔伸牵引，同时足跟向外推挤肱骨头，持续牵引1～2分钟后，徐徐将伤肢先外旋再内旋内收上臂即可复位。复位成功可听到响声或有回纳感、弹跳感。拔伸足蹬复位法牵引力比较强大，易拉伤肌肉韧带，适用于青壮年体格强壮者，年老瘦弱、骨质疏松者慎用。

牵引回旋复位法：患者正坐位或仰卧位，全身尽量放松，术者两手分别握住患者伤肢的肘部和腕部，伤肢屈肘90度，沿上臂纵轴向肩部托住伤肢，顺着上臂畸形方向作牵引，维持牵引下轻柔缓慢地外旋上臂，然后上抬并尽量内收上臂，同时内旋上臂，使伤肢手搭于健侧肩上即可复位。若未复位，在继续维持牵引下内收上臂，使伤肢贴绕前胸上举，即可复位成功。复位成功可听到响声或有回纳感。

牵引托入复位法：患者正坐位，第一助手立于患者健侧肩后，两手斜形环抱固定患者；术者立于伤肩外侧，以两手拇指压其肩峰，其余四指插入腋窝扣住肱骨颈部内侧。第二助手一手握伤肢外展外旋，徐徐用力向前外下方拔伸牵引，同时术者插入腋窝的手将肱骨头向外上方托提顶推，第二助手在持续拔伸下逐渐将伤肢向内收内旋即可复位。复位成功肱骨头有回纳感觉。

举臂回纳复位法：患者仰卧位，术者立于患者伤侧肩旁，第一助手立于患者健侧扶按固定患者，第二助手立于患者伤侧握住伤肢肘部在持续牵引下慢慢上举，当伤肢上举大于90度时稍内收内旋，继续上举至约150度时，术者向下向外按压肱骨头即可复位。复位成功肱骨头有回纳感或弹跳感。

椅背杠杆复位法：患者侧身端坐靠背椅上，在靠背椅横梁上加厚棉垫，将伤肢绕过椅背，腋窝紧贴靠背椅横梁棉垫上，肘关节外旋并屈曲90度，助手扶按固定患者和椅背，术者一手握持伤肢腕关节，另一手肘部压于伤肢肘窝，利用术者体重的力量持续下压牵引，并内收内旋肩关节即可复位。椅背杠杆复位法作用力比较强大，操作不当易导致骨折，适用于青壮年体格强壮者，年老瘦弱、骨质疏松者慎用。

②肩关节后脱位手法整复：

牵引回旋复位法：患者正坐位或仰卧位，全身尽量放松，术者两手分别握住患者伤肢的肘部和腕部，顺着上臂畸形方向沿纵轴徐徐牵引并轻轻上下抖动，稍内收内旋，然后外展外旋伤肢即可复位。若未复位，在继续维持牵引下外展上举伤肢，或者助手牵引外展上举伤肢，术者将肱骨头向内推按，即可复位成功。复位成功可听到响声或有回纳感。

外旋外展复位法：患者仰卧位，术者先将将伤肢内旋内收贴于胸前，然后将伤肢缓缓外旋外展即可复位。若未复位，继续外旋外展伤肢并上举至90度~120度即可复位成功。复位成功可听到响声或有回纳感，也有时并没有明显的复位感。

（3）杉树皮小夹板外固定。包扎固定时，先在肩关节前外侧和后外侧各薄贴詹氏金黄膏，再用桃花纸包裹，从肩前经肩峰至肩后放置肩部压垫，用4块超肩齐肘夹板固定肩关节，肩关节前脱位者轻度内收位固定，肩关节后脱位者轻度外展位固定，2周后均改为中立位固定。注意外侧夹板下至鹰嘴上方2~3厘米，上过肩峰5厘米左右；前侧夹板与后侧夹板下至肘横纹上方2~3厘米，上和肩峰齐平；内侧板下至肘横纹上方2~3厘米，上至腋窝下1厘米，内侧纵行放置一长条大棉垫；再用胶布条从下往上绕扎，松紧适度，以患者稍感轻微压力为宜，最后用纱布绷带包绕美观整洁，夹板、绷带和压垫不得外露，屈肘90度，用前臂吊带悬吊前臂于胸前固定3~4周。合并骨折者，固定6周左右。

（4）整复固定的常见问题。

①牵引不足：肩关节周围肌肉力量，若牵引力过小或牵引时间过短，牵引不够充分，没有对抗肌肉痉挛和关节囊紧张，肱骨头移动不到位，往往难以复位成功，而且还可能因为肱骨头和肩盂不当受力而再次损伤，甚至导致骨折，因此，牵引力要强大，手法复位前应先充分牵引并持续3~5分钟，整复时要用力，并利用杠杆作用巧力复位，忌用蛮力生拉硬拽，粗暴复位。

②固定不当：肩关节脱位应固定3~4周为佳，不能少于2周，不能超过4周。固定时间过短或不固定，没有充分制动，破裂的关节囊不能充分修复，肩关节不稳定，则容易发生习惯性肩关节脱位和创伤性关节炎，这个临床最常见；固定时间过长，肩关节不能及时进行功能锻炼，则容易发生关节僵硬，这个临床比较少见。

（5）常见并发症。

①习惯性肩关节脱位：主要是肩关节复位后不固定或固定时间过短，关节囊破裂和肌肉损伤未能修复所致，导致关节的约束力不足，肩关节容易滑脱。

②肩关节僵硬：主要是受伤后怵痛，不敢活动肩关节；或者肩关节固定时间过长，导致肩关节软组织粘连，造成肩关节僵硬。

③创伤性肩关节炎：主要是肩关节复位后固定时间不当，软组织损伤未能充分修复，以及锻炼方式不当，动则牵拉易伤，肩关节面磨损所致。

④血管神经损伤：多见于腋动脉及腋神经损伤。肩关节脱位时，暴力牵拉可间接损伤腋部血管神经，或者肱骨头挤压损伤腋部血管神经，或夹板、压垫固定不当压迫

腋部血管神经，或固定过紧导致血液循环障碍以致腋部血管神经供血不足而损伤。

⑤腱鞘炎：常见于肱二头肌长头腱鞘炎。主要是肩关节脱位时周围肌腱和腱鞘受牵拉摩擦损伤，或反复复位操作损伤肩关节周围肌腱和腱鞘，腱鞘充血、水肿，日久则增厚粘连，肌腱活动时疼痛，形成腱鞘炎。

3.中医辨证论治

肩关节脱位中医内治按照詹氏中医骨伤脱位四期辨证论治，可在治疗骨折筋伤的基础方上加川芎、桂枝、桑枝、片姜黄等引经药，肿胀明显者可加地龙、泽兰活血消肿，伴有神经损伤者可加地龙、乌梢蛇通经活络；伴有血管损伤，出现肢端缺血性坏死征象者可加炙黄芪、穿山甲、水蛭，以补气行血、化瘀消肿。

4.功能锻炼与康复指导

肩关节脱位整复后即可早期进行功能锻炼，固定期间可作肘、腕及手关节活动，去除外固定后逐渐开始肩关节主动屈伸活动，但应禁止粗暴被动活动，以免肩关节发生损伤性骨化。

（1）初期。伤后尽早手法整复，制动肩关节，1个月内不得上举。对于肩关节前脱位，复位后将患肢悬挂于胸前，保持轻度前伸、内收、内旋位，2周内不得后伸、外展、外旋；对于肩关节后脱位，复位后可用支具固定上臂于轻度后伸、外展、外旋位，2周内不得前伸、内收、内旋；复位后即可进行功能锻炼，可轻度屈伸肘关节，多活动手腕及手指。

（2）中期。继续制动肩关节，加强功能锻炼，但应禁止肩关节上举活动，可进行轻度肩关节耸抬、环绕、摆动摇晃动作，多活动肘关节，旋转前臂，加强腕关节及手指活动，用力握拳及屈伸腕关节，预防关节僵硬，如果害怕疼痛而不敢动，则容易发生关节僵硬。

（3）后期。去除外固定后1个月内不能负重。宜主动进行肩关节的前伸、后伸、内收、外展、内旋、外旋、上举、环绕运动及抗阻力锻炼，加强肘关节屈伸、旋转活动，可配合器械锻炼，以加强周围肌群及韧带的强度，恢复肩关节功能，可做抓空增力、上翘下钩，左右摆掌、屈肘挎篮等动作。

（4）康复期。全面进行上肢功能锻炼，并适当进行负重锻炼，注意由轻到重，循序渐进，直至能够正常劳动。

5.注意事项

卧床休养，固定期间应禁止肩关节抬肩及上举活动，伤肢宜悬吊于胸前，避免关节再脱位。

2018-10-04初诊 患者自诉于2小时前在行走时不慎摔倒，致左肩部肿胀、畸形、疼痛剧烈，活动受限，急前来我院就诊。查体：左肩部肿胀明显，方肩畸形，局部压痛明显，无纵轴叩击痛，关节盂空虚，弹性固定，左肩关节活动受限，搭肩试验阳性，左手活动正常，末梢血运及感觉正常。其余肢体及脊柱未见明显异常。摄X线片示：左肩关节脱位，肱骨头位于喙突下；未见明显骨折征象（见图2-2-2-1）。患者体型中等，神志清，精神较差，胃纳及睡眠较差，二便如常，舌淡红，苔薄白，脉弦。詹振宇医师结合病史、查体及X线片，诊断为：左肩关节脱位（喙突下脱位）。中医诊断：关节脱臼。辨证分析：患者摔倒，卒然身受，由外及内，气血俱伤；"血伤肿，气伤痛"，血溢脉外，恶血留于肌腠不散，则为肿胀；气机阻滞，流通不畅，不通则痛；关节脱位，筋伤骨离，难司其职，则活动受限；气滞则痛，脉气紧张，故脉弦；舌红润，苔薄白为伤病初起之象。故詹振宇医师辨病为脱臼，辨证为气滞血瘀。其病位在筋骨、肌肉，病性属急、实证。

治疗方法 患者要求保守治疗，詹振宇医师考虑患者年龄较大，不耐手术，根据患者体质及脱位情况，决定先予以复位，再采取中医中药治疗方案。

局部外治治疗 予手法整复左肩关节脱位，用牵引回旋复位法一次复位成功。观察方肩畸形消失，肩部恢复钝圆丰满的正常外形，触摸喙突下无脱位的肱骨头，搭肩试验阴性，X线复查肱骨头在位（见图2-2-2-2）。然后用詹氏金黄膏外敷伤处，再用杉树皮小夹板超肩关节外固定左上臂于轻度内收位，左肘

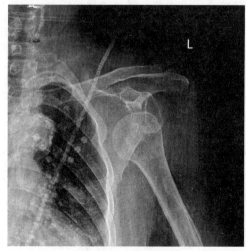

图2-2-2-1 复位前

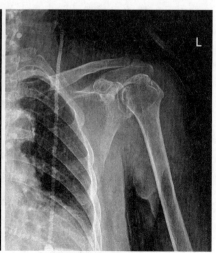

图2-2-2-2 复位后

关节外露。予左上肢悬挂，制动左肩关节。詹振宇医师嘱患者适当活动左前臂及手指关节，以促进血液循环，利于活血消肿。

局部处理完以后，**全身整体中医内治按詹氏中医骨伤脱位四期辨证论治** 目前患者属脱位早期，治疗以活血化瘀、消肿止痛治疗为先，考虑患者年龄较大，胃纳及睡眠较差，佐以补气养血，健脾安神。方剂予詹氏骨折筋伤通用方加减：炙黄芪30克，当归12克，炒白芍15克，川芎10克，红花6克，桃仁10克，三七6克，丹参15克，炒白术10克，续断15克，骨碎补15克，地龙12克，元胡10克，片姜黄10克，红曲15克，甘草3克。处方7剂，水煎服，每日一剂。方中桃仁、红花、川芎、丹参、三七、元胡、片姜黄、地龙，活血化瘀、消肿止痛，丹参又能养血安神，川芎、元胡又能行气以活血止痛，且片姜黄引药入肩；炙黄芪、炒白术，补气扶正，使气旺血行；当归、炒白芍、丹参，养血和血，炒白术健脾和胃；红曲，健脾和胃、活血化瘀；甘草，和中、调和诸药，合白芍缓急止痛。

2018-10-11 二诊 患者一般情况可，胃纳及睡眠好转，诉伤处疼痛减轻，肿胀消退，无手指麻木现象。查体：舌淡红，苔薄白，脉弦；左肩部杉树皮夹板外固定稍松动，左肩肿胀减轻，左肘轻度肿胀，左手指末梢血运及感觉正常。予调整杉树皮夹板外固定，继续中药内服。效不更方，续予前方7剂，水煎服，每日一剂。嘱患者继续左上肢悬挂，制动左肩关节，并进行功能锻炼，适当活动左肘关节，多活动左腕关节及手指关节。

2018-10-18 三诊 患者一般情况可，胃纳稍差，睡眠可，诉伤处轻度疼痛，无手指麻木。查体：舌红润，苔薄白，脉弦；左肩部杉树皮夹板外固定松动，左肩部及左肘部肿胀明显消退，左手指末梢血运及感觉正常。予调整杉树皮夹板外固定，继续中药内服。中医内治仍按詹氏中医骨伤脱位四期辨证论治现属脱位中期，为络阻营损、筋骨未强，予以活和营生新，接骨续筋。佐以补肝肾，养气血，健脾胃。予詹氏接骨续筋通用方加减：炙黄芪30克，当归12克，白芍15克，川芎10克，丹参15克，续断15克，骨碎补15克，片姜黄10克，熟地20克，制萸肉15克，杜仲15克，陈皮10克，炒白术10克，茯苓15克，神曲10克，甘草3克。处方7剂，水煎服，每日一剂。方中熟地、制萸肉、狗脊、杜仲、续断、骨碎补，补肝肾、强筋骨；续断、骨碎补，祛瘀生新、接骨续筋；当归、熟地、炒白芍、丹参，养血和血；炙黄芪、炒白术，补气生血，使气旺血行；川芎、丹参、片姜黄，行气活血，使补而不滞，且片姜黄引药入肩；炒白术、陈皮、茯苓、神曲，健脾和胃，炙甘草，调和诸药。嘱患者继续左上肢悬挂，制动左肩关节，加强功能锻炼，肩关节可进行轻度耸抬、环绕、摆动摇晃动作，但禁止肩关节上举活动，多活动左肘关节，加强腕关节及手指活动，用力握拳及屈伸腕关节，预防关节僵硬。

2018-10-25四诊　患者一般情况可，胃纳如常，诉伤处轻微疼痛，无手指麻木。查体：舌红润，苔薄白，脉沉弱；左肩部杉树皮夹板外固定良好，松紧适度，左肩部轻度肿胀，左肘无明显肿胀，左手指末梢血运及感觉正常。予调整左肘部杉树皮夹板外固定，继续中药内服，前方7剂，水煎服，每日一剂。嘱患者继续左上肢悬挂，制动左肩关节，加强功能锻炼，肩关节可进行轻度耸抬、环绕、摆动摇晃动作，但禁止肩关节上举活动，多活动左肘关节，加强腕关节及手指活动，用力握拳及屈伸腕关节，预防关节僵硬。

2018-11-01五诊　患者一般情况良好，胃纳可，睡眠可，诉伤处无疼痛，无手指麻木。查体：舌红润，苔薄白，脉沉缓；左肩部杉树皮夹板外固定良好，松紧适度，左肩部无明显肿胀，无明显压痛及叩击痛，左手指末梢血运及感觉正常。今复查X线片示：左肩关节关系正常，未见明显异常。结合查体和X线片，患者脱位达到临床愈合标准，予去除左肩部杉树皮夹板外固定，检查患者左肩关节活动可，无明显肌肉萎缩、关节僵硬及创伤性关节炎等脱位并发症及后遗症，脱位愈合良好。詹振宇医师说："对于骨折、脱位，詹氏中医骨伤后期治疗常用中药外用制剂，以巩固疗效，预防后遗症。"故予詹氏舒筋活血汤内服外洗，舒筋活血，巩固疗效。处方：炙黄芪30克，当归12克，川芎10克，片姜黄10克，炒白芍15克，桂枝10克，五加皮15克，桑枝15克，续断15克，骨碎补15克，鸡血藤15克，伸筋草15克，透骨草15克，羌活6克，炙甘草3克。中药7剂，水煎服，药渣熏洗左肩关节及左肘关节，每日一剂。方中桂枝、桑枝、五加皮、羌活、鸡血藤、伸筋草、透骨草，祛风湿，通经络，利关节；五加皮、续断、骨碎补，补肝肾、强筋骨；川芎、片姜黄，行气活血，且片姜黄引药入肩；当归，养血活血；白芍，补血养筋，舒筋柔筋；黄芪，补气行血；炙甘草，调和诸药。詹振宇医师嘱患者多活动左肘关节及左腕关节，加强双上肢的功能锻炼，但1个月内禁止左上肢负重活动。特别吩咐患者要循序渐进地进行左肩关节上举活动。

3个月后复诊随访，患者左肩无畸形，无疼痛不适，屈伸、抬举、外展、内收、旋转活动正常，活动灵活，动作有力，功能恢复良好，生活、劳动正常。

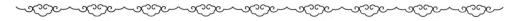

（三）肘关节脱位

肘关节脱位是常见的关节脱位，多由间接暴力造成，好发于青壮年。正常肘关节由肱尺、肱桡和上尺桡关节组成，主要是肱尺关节进行伸屈活动，肘关节后部关节囊及韧带较薄弱，关节活动范围较大，遭受暴力容易发生脱位，根据上尺桡关节与肱骨远端所处的位置，可分为后脱位、前脱位、侧方脱位及分离脱位等，其中后脱位最为常见，分离脱位极少见。

肘关节脱位治疗不当容易发生关节僵硬、创伤性关节炎、习惯性脱位等并发症，关节脱位时，虽然骨骼未伤，但软骨关节面损伤，关节囊破裂，周围的肌肉、韧带撕裂，仍然需要整复固定。肘关节脱位属于中医"脱臼病"范畴，中医内治按照詹氏中医骨伤脱位四期辨证论治。詹氏骨伤擅长手法复位、杉树皮小夹板外固定，中药辨证论治，动静结合，保守治疗肘关节脱位，临床效果良好，患者后遗症少，恢复良好。

1. 临床表现与诊断

肘关节脱位，临床表现为伤肘关节肿胀，疼痛，畸形，肘部弹性固定在半屈位，肘窝饱满，前臂外观变短，尺骨鹰嘴后突，肘后部凹陷、空虚，肘后三角关系失常，主动活动与被动屈伸活动均受限。肘关节脱位常合并有肱骨内上髁骨折、尺骨喙突骨折、尺骨冠状突骨折、尺骨鹰嘴骨折、桡骨小头骨折等，脱出的尺骨鹰嘴可压迫肘窝血管神经，造成肱动脉损伤、桡神经、尺神经及正中神经损伤，可出现手指麻木、尺、桡动脉搏动减弱、末梢血运障碍等症状，应注意有无神经损伤。影像学检查可明确诊断，X线片应拍摄肘关节正位片、侧位片，以防漏诊；CT及三维重建可获得准确的骨折、脱位信息，清楚准确地显示是否有碎骨块。

肘关节脱位根据上尺桡关节与肱骨远端所处的位置，可分为后脱位、前脱位、侧方脱位及分离脱位等。

（1）肘关节后脱位。肘关节后部关节囊及韧带较薄弱，容易发生肘关节后脱位，临床最常见，多由间接暴力所致。当患者跌倒时，肘关节伸直，前臂旋后，手掌着地，传达暴力使肘关节过度后伸，尺骨鹰嘴尖端撞击肱骨下端鹰嘴窝产生杠杆作用，使肘关节囊前壁被撕裂，肱骨下端向前移位，尺骨鹰嘴突则向后移，桡骨头和冠状突同时滑向后上方，且冠状突居于鹰嘴窝内，造成肘关节后脱位。

临床表现为：肘关节弹性固定于半屈位，不能伸直，肘窝饱满，可触及肱骨下端，肘后部空虚，尺骨鹰嘴部向后明显突出，呈靴状肘畸形，肘后三角关系失常，肘关节明显变粗，前、后径增宽，左、右径正常，前臂外观明显短缩。由于暴力方向不同，尺骨鹰嘴有时因为暴力方向不同而向后内侧或后外侧移位，则出现肘内翻或肘外翻，可合并肱骨内、外髁撕脱骨折及尺骨喙突骨折，骨突压迫血管神经可造成肘部血管神经损伤。

（2）肘关节前脱位。单纯肘关节前脱位临床少见，多发生在伸肘位，肘后遭受直接暴力所致，常合并鹰嘴骨折；或患者跌倒时，肘关节屈曲，肘尖着地撞击地面，暴力由后向前，可将尺骨鹰嘴推移至肱骨的前方，而造成肘关节前脱位，多并发尺骨鹰嘴突骨折。

临床表现为：肘关节弹性固定于过伸位，不能屈曲，肘前隆起，可触及脱出的尺、桡骨上端，在肘后可触及肱骨下端及游离的尺骨鹰嘴骨折块，肘后三角关系失常，前臂前面外观较健侧明显变长，因为遭受直接暴力，肘部软组织损伤较严重，常合并有尺骨鹰嘴骨折及血管、神经损伤。

（3）肘关节侧方脱位。肘关节侧方脱位临床少见，多由传导暴力所致，内侧脱位是肘内翻暴力所致，外侧脱位是肘外翻暴力所致。当肘关节处于内翻或外翻位遭受到传导暴力时，肘关节的侧副韧带和关节囊撕裂，肱骨下端可向桡侧或尺侧关节囊破裂处移位，尺骨鹰嘴则向内侧或外侧移位，形成肘关节侧方脱位；在强烈的内翻力或外翻力作用下，前臂伸肌群或屈肌群猛烈收缩，可引起肱骨内、外髁撕脱骨折。

临床表现为：肘关节弹性固定于半伸位，肘后三角关系失常，肘关节明显变粗，前、后径正常，左、右径增宽；内侧脱位呈现肘内翻畸形，不能外翻，尺骨鹰嘴部向内侧明显突出，肘外侧可触及脱出的肱骨下端；外侧脱位呈现肘外翻畸形，不能内翻，尺骨鹰嘴部向外侧明显突出，肘内侧可触及脱出的肱骨下端。常合并肱骨内、外髁撕脱性骨折，骨突可压迫肘部神经可造成尺、桡神经损伤。

（4）肘关节分离脱位。肘关节分离脱位临床极少见，多由传导暴力所致。当患者跌倒时，肘关节伸直，前臂过度旋前，上、下传导暴力集中于肘关节，脱位的肱骨滑车纵形劈开上桡尺关节，肱骨下端嵌插在尺、桡骨上端之间，造成环状韧带和骨间膜撕裂，桡骨小头移位到肱骨下端的前方，尺骨鹰嘴移位到肱骨下端的后方，形成前后型分离脱位，骨突可压迫肘部血管神经可造成肱动脉和正中神经损伤；当患者跌倒时，肘关节伸直，前臂过度旋后，上、下传导暴力集中于肘关节，暴力造成环状韧带撕裂，使尺、桡骨上端分离，分别移位于肘关节的内、外侧，肱骨下端嵌插在尺、桡骨上端中间，形成内外型分离脱位，骨突可压迫肘部神经可造成尺、桡神经损伤。

临床表现为：肘关节弹性固定于伸直位，肘窝饱满，肘后三角关系失常，肘关节明显变粗，前臂外观明显短缩；前后分离脱位，肘关节不能屈伸，前、后径增宽，左、右径正常，肘前可触及脱出的桡骨小头，肘后可触及脱出的尺骨鹰嘴，骨突可压迫肘部血管神经可造成肱动脉和正中神经损伤；内、外分离脱位，肘关节不能内翻或外翻，前、后径正常，左、右径增宽，肘外侧可触及脱出的桡骨小头，肘内侧可触及脱出的尺骨鹰嘴，骨突可压迫肘部神经可造成尺、桡神经损伤。

2. 手法整复和固定

肘关节脱位，复位后肘关节畸形消失，肘后应恢复凸出的正常外形，肘窝应恢复凹陷的正常外形，腋窝摸不到脱位的肱骨下端，肘后三角关系恢复正常，肘关节恢复正常屈伸功能，X线片可见肱骨下端、尺骨鹰嘴和桡骨小头在正常位置上。合并有骨折者，肘关节复位后按骨折处理。

（1）复位前准备。

①超肘齐腕夹板：掌侧板、背侧板、桡侧板、尺侧板，共计4块。

②压垫：肘窝垫1个：用棉花折叠成长为肘横纹至腕横纹、宽4～5厘米、厚约0.5厘米的薄长形棉平垫；肘横垫1个：用棉花折叠成长约20厘米、宽4～6厘米、厚约0.5厘米的薄长形棉平垫；腕横垫1个：用棉花折叠成长约20厘米、宽4～6厘米、厚约0.5厘米的薄长形棉平垫。

③胶布条：长80～100厘米、宽1厘米胶布条6条，长80～100厘米、宽1.5胶布条4条。

④纱布绷带：8厘米宽纱布绷带1～2卷。

⑤桃花纸：1张（50厘米 ×60厘米）。

⑥伤膏：詹氏金黄膏摊薄1～2张。

（2）手法复位。

①肘关节后脱位：双人拔伸复位法和单人肘顶复位法。

双人拔伸复位法：患者正坐位于靠背椅，全身放松。助手双手紧握患者伤肢上臂作对抗牵引，术者双手握住伤肢腕部使前臂稍旋前，用拔伸牵引法徐徐用力拔伸牵引数分钟，听到肱骨下端滑入尺骨鹰嘴窝的响声，即复位成功。若未成功复位，然后术者一手向下按压肘窝部肱骨下端，另一手握住腕部向上提拉，在维持前臂稍旋前牵引下使用寸劲用力屈肘，即可复位成功。

单人肘顶复位法：患者正坐位于靠背椅，全身放松。术者一肘抵顶伤肢肘窝部肱骨下端向下按压，另一手握住腕部使前臂稍旋前并用力向上提拉，同时用力屈肘，听到肱骨下端滑入尺骨鹰嘴窝的响声，即复位成功。

②肘关节前脱位：

拔伸肘压复位法：患者正坐位于靠背椅，全身放松。助手双手紧握患者伤肢上臂作对抗牵引，复位术者双手握住伤肢腕部使前臂稍旋前，用拔伸牵引法徐徐用力拔伸牵引数分钟，然后术者一肘向下按压前臂上端，另一手握住腕部用力使肘关节极度屈曲，听到肱骨下端滑入尺骨鹰嘴窝的响声即复位成功。

③肘关节侧方脱位：

拔伸推扳复位法：患者正坐位于靠背椅，全身放松。第一助手双手紧握患者伤肢上臂作对抗牵引，第二助手双手握住伤肢腕部使前臂稍旋前，用拔伸牵引法徐徐用力拔伸牵引；复位术者双手环抱握扣伤肢肘部，用端提捺正法复位，若向外侧脱位，术者双手拇指置于桡骨小头部用力向内推按，其余手指置于肱骨内髁部同时用力向外扳拉，如出现弹跳感，则复位成功；若向内侧脱位，术者双手拇指置于肱骨外髁部用力向内推按，其余手指置于尺骨鹰嘴部同时用力向外扳拉，如出现弹跳感，则复位成功。

④肘关节分离脱位：

拔伸归合复位法：患者正坐位于靠背椅，全身放松。第一助手双手紧握患者伤肢上臂作对抗牵引，第二助手双手握住伤肢腕部，用拔伸牵引法徐徐用力拔伸牵引，并逐渐将前臂旋后；主治术者双手环抱握扣伤肢肘部，用抱合推挤法复位，若前后分离脱位，术者双手拇指置于桡骨小头部用力向内后方推按，其余手指扶托尺骨鹰嘴部，双手用力使伤肢肘关节屈曲，即可成功复位；若内外分离脱位，术者双手分别置于肘关节内、外侧，双手掌同时相对用力推挤尺、桡骨上端，纠正尺、桡骨上端内、外侧移位，然后第二助手逐渐屈屈肘关节，即可成功复位。

⑤肘关节脱位合并骨折：肘关节脱位时多合并有肱骨内外髁、桡骨小头、尺骨喙突及冠突撕脱性骨折，手法复位时应先整复脱位，再整复骨折，部分肘关节复位后，撕脱性骨折块可随之复位。整复脱位时，应避免碎骨块夹在关节腔内，若碎骨块卡顿无法复位者，可考虑手术切开复位。

⑥陈旧性肘关节脱位：肘关节脱位后超过2~3周以上，出现部分血肿机化，肌腱、韧带、关节囊、关节软骨粘连和肌肉萎缩，肘关节挛缩粘连，导致手法复位困难，复位前宜先用中药熏洗肘关节，以舒筋活血，通利关节；再用理筋手法推拿、活络肘关节，以舒筋活血，缓解痉挛，松解粘连，放松肌肉，理肌顺筋，滑利关节；然后充分拔伸牵引，使肘关节松弛，再根据脱位类型进行复位操作。若复位不成功，或肘关节粘连严重而僵硬者，不可强求手法复位，以免造成肘关节再次损伤，可考虑手术切开复位。

（3）杉树皮小夹板外固定。包扎固定时，先在肘关节内、外侧各薄贴詹氏金黄膏，再用桃花纸包裹；将肘横垫环绕肱骨下端包含桡骨小头放置，保护肱骨内上髁、肱骨外上髁、尺骨鹰嘴和桡骨小头；将腕横垫环绕尺、桡骨下端包含桡骨茎突和尺骨茎突放置，保护尺骨茎突和桡骨茎突；用4块超肘齐腕夹板固定肘关节，内侧板衬垫腋窝垫保护皮肤；再用胶布条绕扎，注意要从腕部到肘部由下到上包扎，松紧适度，以患者稍感轻微压力为宜；最后用纱布绷带包绕美观整洁，夹板、绷带和压垫不得外露；肘关节固定于屈肘90度位，前臂中立位，用前臂吊带悬吊前臂于胸前；固定时间3~4周，合并骨折者固定6周左右。

（4）整复固定的常见问题。

①用力不当：肘关节周围肌肉力量比较强大，若牵引力过小或牵引时间过短，牵引不够充分，没有对抗肌肉痉挛和关节囊紧张，往往难以复位成功；用力过大、过猛则容易拉伤肘关节周围肌肉、韧带，还可能因为肘关节不当受力而再次损伤，甚至导致骨折，因此，牵引力要强大，手法复位前应先充分牵引并持续3~5分钟，以放松肘关节周围肌肉；整复时屈肘要用寸劲，并利用杠杆作用巧力复位；手法操作时忌用蛮力生拉硬推，粗暴复位，以免造成软组织损伤，老年患者常骨质疏松，还可能造成肘

关节骨折。

②固定不当：肘关节脱位复位后应固定3~4周为佳，不能少于2周，不能超过4周。固定时间过短或不固定，没有充分制动，破裂的关节囊不能充分修复，肘关节不稳定，则容易发生习惯性肘关节脱位和创伤性关节炎；固定时间过长，肘关节不能及时进行功能锻炼，则容易发生关节僵硬。肘关节应固定于屈肘90度功能位，以保持肘关节结构的稳定，避免再次滑脱。

（5）常见并发症。

①习惯性肘关节脱位：主要是肘关节复位后不固定或固定时间过短，关节囊破裂和肌肉韧带损伤未能修复所致，导致关节的约束力不足，肘关节容易滑脱。

②肘关节僵硬：主要是受伤后怯痛，不敢活动肘关节；或者肘关节固定时间过长，导致肘关节周围肌肉筋脉挛缩，肘关节软组织粘连，造成肘关节僵硬。

③创伤性肘关节炎：主要是肘关节脱位时暴力造成肘关节面损伤，或多次复位操作损伤关节面，或功能锻炼不当，关节面磨损，造成创伤性肘关节炎。

④血管神经损伤：多见于尺神经损伤，其次是桡神经损伤、正中神经损伤和肱动脉损伤。肘关节脱位时，暴力直接损伤肘部血管神经，或暴力牵拉间接损伤肘部血管神经，或者肱骨内、外髁及桡骨小头、尺骨鹰嘴挤压损伤肘部血管神经，或夹板、压垫固定不当压迫肘部血管神经，或固定过紧导致血液循环障碍以致肘部神经供血不足而损伤，导致肘部血管神经受到挤压、牵拉、挫裂伤，严重者血管神经断裂。

⑤骨化性肌炎：多见于肘部肱肌损伤。

3.中医辨证论治

肘关节脱位中医内治按照詹氏中医骨伤脱位四期辨证论治，詹氏骨伤指出：临床经验告诉我们，可在治疗骨折筋伤的基础方上加川芎、桂枝、桑枝、片姜黄等引经药效果更佳。肿胀明显者可加地龙、泽兰，活血化瘀，利水消肿；伴有神经损伤者可加炙黄芪、地龙、乌梢蛇，益气养血、通经活络；伴有血管损伤，出现肢端缺血性坏死征象者可加炙黄芪、穿山甲、水蛭，以补气行血、化瘀消肿。

4.功能锻炼与康复指导

肘关节脱位整复后即可早期进行功能锻炼，固定期间可作肩、腕及掌指关节活动，去除外固定后逐渐开始肘关节主动屈伸活动，但禁止粗暴被动活动，以免肘关节发生损伤性骨化。

（1）初期。伤后尽早手法整复，制动肘关节，复位后即可进行功能锻炼，可多活动手腕及手指，但禁止肘关节屈伸、旋转活动。

（2）中期。继续制动肘关节，加强功能锻炼，禁止肘关节及前臂旋转活动，可轻轻进行肘关节屈伸活动，加强腕关节及手指活动，用力握拳及屈伸腕关节，预防关节僵硬，如果害怕疼痛而不敢动，则容易发生关节僵硬。

（3）后期。去除外固定后1个月内禁止负重。宜主动进行肘关节的屈伸、旋转运动及抗阻力锻炼，加强肘关节屈伸、旋转活动，可配合器械锻炼，以加强肘关节周围肌群及韧带的强度，恢复肘关节功能，可做六合冲拳、举铃推掌、拧臂转肘、转臂摇肘、老鹰抓鸡、俯卧抓撑、旱地游泳等动作。

（4）康复期。逐渐开始进行负重锻炼，注意由轻到重，循序渐进，直至能够正常劳动。

5.注意事项

卧床休养，固定期间应禁止肘关节屈伸和旋转活动，伤肢宜悬吊于胸前，避免关节再脱位。

 典型病例：患者，男，36岁

2019-07-24初诊 患者自诉于半小时前干活时不慎从脚手架上摔伤，致右肘部肿胀、畸形、疼痛剧烈，活动受限，急来我院就诊。詹振宇医师查体：右肘部肿胀明显，方肩畸形，局部压痛明显，无纵轴叩击痛，肘窝空虚，肘后三角关系改变，右肘关节弹性固定、活动受限，右肩关节、右腕关节及右手活动正常，右手指感觉轻微麻木，末梢血运正常；其余肢体及脊柱未见明显异常。摄X线片示：右肘关节脱位，尺骨鹰嘴向后上方移位；未见明显骨折征象（见图2-2-2-3）。患者平素体健，体型中等，神志清，精神可，胃纳可，睡眠可，二便如常，舌红润，苔薄白，脉弦紧。詹振宇医师结合病史、查体及X线片，诊断为：右肘关节后脱位。中医诊断：关节脱臼。因患者感觉肘部手前臂有麻木，詹振宇医师考虑肘部神经损伤可能，建议必要时行肌电图检查。临床辨证分析：患者摔倒，卒然身受，由外及内，气血俱伤；"血伤肿，气伤痛"，血溢脉外，恶血留于肌腠不散，则为肿胀；瘀血阻络，则感觉麻木；气机阻滞，流通不畅，不通则痛；关节脱位，筋伤骨离，难司其职，则活动受限，关节窝内空虚。气滞则痛，脉气紧张，故脉弦紧。舌红润，苔薄白均为伤病初起之脉象。故詹振宇医师辨病为关节脱臼，辨证为气滞血瘀，其病位在筋骨、肌肉，病性属急、实证。

治疗方法 根据患者病情和临床检查，结合X线检查，治疗先于手法复位，再根据患者全身状况，综合辨证，整体治疗的方案。

局部外治治疗 予手法整复右肘关节脱位，采用双人拔伸复位法复位一次成功。观察肘关节畸形消失，腋窝摸不到脱位的肱骨下端，肘后三角关系恢复正常，肘关节恢复正常屈伸功能，X线片显示：肘关节结构关系正常（见图2-2-2-4）。然后詹振宇医师用詹氏金黄膏外敷伤处，再用杉树皮小夹板超肘关节外固定屈肘90度位，前臂中立位放置，予前臂吊带悬挂右上肢于胸前，制动右肘关节。肘关节复位成功后，患者末梢感觉正常，可以排除右肘部神经损伤。嘱患者适当活动右前臂及手指，以促进血液循环，利于活血消肿。

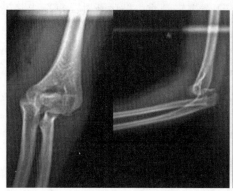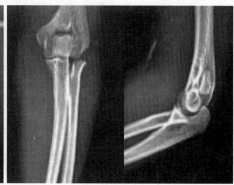

图2-2-2-3　复位前　　　　　　　　　　图2-2-2-4　复位后

局部手法整复完成以后，詹振宇医师按照中医内治詹氏中医骨伤脱位四期辨证论治　目前属脱位早期，治疗以活血化瘀、消肿止痛。方剂予詹氏骨折筋伤通用方加减：炙黄芪30克，当归12克，炒白芍15克，川芎10克，桃仁10克，红花6克，三七6克，丹参15克，元胡10克，玄参15克，续断15克，骨碎补15克，地龙12克，泽兰15克，片姜黄10克，红曲15克，甘草3克。处方7剂，水煎服，每日一剂。方中桃仁、红花、川芎、丹参、三七、元胡、片姜黄，活血化瘀、消肿止痛，且川芎、片姜黄引药入上肢；续断、骨碎补，补肝肾、强筋骨，接骨续筋；当归、炒白芍、丹参，养血和血；炙黄芪，补气行血，使气旺血行；玄参，凉血活血，清热解毒；地龙、泽兰，活血化瘀，利水消肿；红曲，活血化瘀，健脾和胃；炙甘草，调和诸药。

2019-07-31二诊　患者一般情况可，诉伤处疼痛较轻，无手指麻木。詹振宇医师说："患者当时手臂麻木，考虑为脱位之骨骼压迫尺神经所致，复位成功后，压迫解除，症状自然消失。所以，肌电图就不需要做了。"查体：舌红润，苔薄白，脉弦。患者右肘部杉树皮夹板外固定稍松动，右肘肿胀较前明显减轻，右手指末梢血运及感觉正常。予调整杉树皮夹板外固定，继续中药内服。效不更方，予前方7剂，水煎服，每日一剂。詹振宇医师嘱患者继续右上肢悬挂，制动右肘关节，并继续进行右腕关节及手指功能锻炼活动。

2019-08-07三诊　患者一般情况良好，诉伤处轻度疼痛，无手指麻木。查体：舌红润，苔薄白，脉稍弦；右肘部杉树皮夹板外固定松动，右肘部肿胀明显消退，右手指末梢血运及感觉正常。予调整杉树皮夹板外固定，继续中药内服。中医内治仍按詹氏中医骨伤脱位四期辨证论治现属脱位中期，为络阻营损，骨折未愈。予以活和营生新，接骨续筋，佐以补肝肾，养气血，健脾胃。予詹氏接骨续筋通用方加减：炙黄芪30克，当归12克，白芍20克，川芎10克，丹参15克，元胡10克，土鳖虫10克，续断15克，骨碎补15克，片姜黄10克，熟地20克，制萸肉15克，狗脊15克，神曲15克，甘草3克。处方7剂，水煎服，每日一剂。方中熟地、制萸肉、狗脊、续断、骨碎补，补肝肾、强筋骨；土鳖虫、续断、骨碎补，祛瘀生新、接骨续筋；当归、熟地、炒白芍、丹参，补血养筋；炙黄芪，补气生血，使气旺血行；川芎、丹参、元胡、片姜黄，行气活血，使补而不滞，且川芎、片姜黄引药入上肢；神曲，健脾和胃，炙甘草，调和诸药。嘱患者继续右上肢悬挂，制动右肘关节，肘关节可进行轻轻屈伸摇晃动作，但禁止肘关节旋转及用力屈伸活动，加强腕关节及手指功能锻炼活动，预防关节僵硬。

2019-08-14 四诊　患者一般情况良好，诉伤处轻微疼痛，无手指麻木。查体：舌红润，苔薄白，脉缓；右肘部杉树皮夹板外固定良好，松紧适度，右肘部轻度肿胀，右手指末梢血运及感觉正常。詹振宇医师予调整右肘部杉树皮夹板外固定，继续中药内服，前方续服7剂，水煎服，每日一剂。吩咐患者继续右上肢悬挂，制动右肘关节。多进行肢体轻轻屈伸摇晃动作，但禁止肘关节旋转及用力屈伸活动。可加强腕关节及手指功能锻炼活动，用力握拳及屈伸腕关节，预防关节僵硬。

2019-08-21 五诊　患者一般情况良好，诉伤处无疼痛，无手指麻木。詹振宇医师查体：舌红润，苔薄白，脉平；右肘部杉树皮夹板外固定良好，松紧适度，右肘部无明显肿胀，无明显压痛及叩击痛，右手指末梢血运及感觉正常。今复查X线片示：右肘关节未见明显异常。结合查体和X线片，患者脱位达到临床愈合标准，予去除右肘部杉树皮夹板外固定，检查患者右肘关节活动可，无明显肌肉萎缩、关节僵硬及创伤性关节炎等脱位并发症及后遗症，脱位愈合良好。詹振宇医师指出：骨折后期詹氏中医骨伤一般都予以中药外洗的方法，加速损伤愈合，减少后遗症的发生。所以，现在患者可以开始予詹氏舒筋活血汤内服外洗，舒筋活血，巩固疗效。处方为：炙黄芪30克，当归12克，川芎10克，片姜黄10克，炒白芍15克，桂枝10克，五加皮15克，桑枝15克，续断15克，骨碎补15克，鸡血藤15克，伸筋草15克，透骨草15克，羌活6克，炙甘草3克。处方14剂，水煎服，药渣熏洗右肘关节，每日一剂。方中桂枝、桑枝、五加皮、羌活、鸡血藤、伸筋草、透骨草，祛风湿，通经络，利关节；五加皮、续断、骨碎补，补肝肾、强筋骨；川芎、片姜黄，行气活血，且片姜黄引药入上肢；当归，养血活血；白芍，补血养筋，舒筋柔筋；黄芪，补气行血；炙甘草，调和诸药。嘱患者循序渐进活动右肘关节，多活动右肩关节及右腕关节，加强双上肢的功能锻炼，但1个月内禁止右上肢负重活动。

半年后患者复诊，检查：患者右肘无畸形，无疼痛不适。屈伸、旋转活动正常。肘关节活动灵活，动作有力，功能恢复良好。患者平时生活、劳动、工作正常。

（四）髋关节脱位

髋关节是由髋臼与股骨头组成的球窝关节，具有前屈、后伸、内收、外展、内旋、外旋和环转运动功能。髋关节囊很坚韧，髋臼深而口径小，股骨头的2/3几乎全部纳入髋臼内，周围有坚韧的韧带和强大的肌肉群保护，是四肢关节里最稳定的关节，髋关节囊前壁和上壁极厚，有髂股韧带增强，后下壁较薄弱，髋关节可在强大暴力作用下，股骨头突破此薄弱部位而形成后方脱位。髋关节脱位是指股骨头与髋臼发生移位，直接暴力和间接暴力均可引起髋关节脱位，以间接暴力多见，好发于青壮年，男性多见。髋关节脱位按股骨头的位置通常分为后脱位、前脱位和中心脱位，其中以后脱位最常见。髋关节脱位属于中医"脱臼病"范畴，中医内治按照詹氏骨伤脱位四期辨证论治。

髋关节脱位多强大暴力所致，关节软组织损伤严重，常伴有腹腔脏器损伤或股骨干及骨盆骨折，可导致出血和休克，临床容易造成漏诊从而变为陈旧性脱位，严重者晚期可发生股骨头缺血性坏死和创伤性关节炎。髋关节脱位治疗不当容易发生习惯性脱位、关节僵硬、创伤性关节炎、股骨头缺血性坏死等并发症。关节脱位时，虽然骨骼未伤，但软骨关节面损伤，关节囊破裂，周围的肌肉、韧带撕裂，仍然需要整复固定。詹氏骨伤擅长单人手法复位，杉树皮小夹板外固定，中药辨证论治，动静结合，保守治疗髋关节脱位，临床效果良好，患者后遗症少，恢复良好。

1.临床表现与诊断

髋关节脱位，临床表现为伤髋关节肿胀，疼痛，畸形，弹性固定，活动受限，局部压痛明显，无轴向叩击痛。髋关节脱位常伴有髋臼边缘骨折、股骨头骨折、股骨颈骨折及股骨干骨折，脱出的股骨头可压迫髋部神经，造成股神经及坐骨神经损伤，可出现足趾麻木等症状，应注意有无神经损伤。影像学检查可明确诊断，X线片应拍摄髋关节侧位片、斜位片和骨盆平片，以防漏诊；CT及三维重建可获得准确的骨折、脱位信息，清楚准确地显示是否有碎骨块。髋关节脱位因受强大暴力所致，常伴有腹腔脏器损伤或股骨干及骨盆骨折，可导致出血和休克，临床容易造成漏诊，必要时应进行相应的检查或全面检查，避免漏诊。

根据髋关节脱位后股骨头的位置，可分为3种类型，股骨头位于髂坐线（髂骨前上棘与坐骨结节连线）前方者为前脱位，股骨头位于髂坐线后方者为后脱位，股骨头向中线冲破髋臼底部或穿过髋臼底而进入盆腔者为中心脱位。

（1）髋关节后脱位。股骨头位于髂前上棘与坐骨结节连线后方，多由间接暴力所致。当髋关节屈曲、内收时，股骨头上外侧已旋出髋臼后缘至髋关节囊后内壁的薄弱处，股骨颈前缘与髋臼前缘接触而形成支点，来自膝前方的强大暴力沿股骨头长轴向上冲击，在杠杆力作用下迫使股骨头向髋关节囊的后上方薄弱区脱位，并造成后关节囊及圆韧带撕裂；或当髋关节屈曲时，暴力自膝前方向上传导至股骨头，或暴力自后方作用于骨盆，均可使股骨头向后脱位；可压迫损伤坐骨神经。若髋关节略呈外展位遭受传导暴力时，则髋臼后缘易因股骨头之撞击而发生骨折，或股骨头的前下方骨折，并影响髋关节的稳定性。

临床表现为：伤侧下肢呈现屈曲、内收、内旋、短缩畸形，若髂股韧带断裂则呈现屈曲、外旋、短缩畸形，髋关节弹性固定，股骨大粗隆较健侧上移，臀部膨隆，在髂坐线后上方或臀后可触及脱出的股骨头，粘膝征阳性；X线片可见股骨头在髋臼的外后上方或后下方，可合并髋臼骨折及股骨头骨折。如果压迫坐骨神经，可出现伤肢小腿后外侧、足背部感觉麻木，或有疼痛或灼性神经痛，屈膝无力，足踝背伸无力而足下垂，可出现"马蹄内翻足"畸形，患者行走困难，呈特殊的"跨阈步态"。

（2）髋关节前脱位。股骨头位于髂前上棘与坐骨结节连线前方，多由间接暴力所致。当髋关节外展、外旋时，股骨头转向髋关节囊的前下方较薄弱部位，此时股骨大粗隆与髋臼上缘的接触点形成杠杆力的支点，来自膝前方的强大暴力沿股骨头长轴向上冲击，在杠杆力作用下迫使股骨头从髂股韧带与耻股韧带之间的薄弱部位穿破关节而向前脱出，并造成前关节囊和圆韧带的撕裂；或暴力自后方向前作用于大腿，也可使股骨头向前脱位；可压迫损伤股神经、闭孔神经或股动、静脉。

临床表现为：伤侧下肢呈现轻度屈曲、外展、外旋、延长等畸形，髋关节弹性固定，在髂坐线前方和腹股沟处可触及脱出的股骨头；粘膝征阴性；X线片可见股骨头在髋臼前方的闭孔内或耻骨上支附近。如果压迫股神经，可出现伤肢大腿前侧、小腿内侧和足部感觉麻木，膝腱反射减弱或丧失，股四头肌萎缩，可出现"足下垂"畸形，膝关节伸直不能屈曲，踝关节与足趾不能屈伸，行走时呈跨越步态；如果压迫闭孔神经，可出现大腿内侧下半皮肤感觉障碍及内收肌群麻痹；如果压迫股动、静脉，可出现下肢血循环障碍，足趾苍白、发凉或青紫，足背动脉搏动减弱或消失。

（3）髋关节中心脱位。股骨头向盆腔方向移位，多由间接暴力所致。当髋关节在中立位或轻度外展位时，暴力作用于股骨大转子或膝部沿股骨头长轴向上冲击，暴力可引起髋臼骨折，股骨头撞击髋臼的底部造成髋臼骨折，股骨头沿骨折缺损处向盆腔方向脱位；或暴力作用于股骨大转子侧方和骨盆，也可使股骨头向盆腔方向脱位；髋臼骨折，股骨头关节面软骨损伤较重，关节囊及韧带损伤较轻；股骨头可完全突入盆腔，因髋臼骨折片卡住股骨颈，可阻碍股骨头复位。

临床表现为：伤侧下肢呈现内旋、短缩等畸形，髋关节弹性固定，股骨大粗隆内移，阔筋膜张肌及髂胫束松弛，可触及骨擦感，轴向叩击痛阳性；盆腔内可广泛出血成血肿，伤侧小腹部可有压痛；X线片可见股骨头在盆腔内，髋臼底骨折，可合并有髋臼缘骨折或同侧髂骨纵形劈裂骨折。

2. 手法整复和固定

因髋关节脱位时周围软组织损伤比较严重，关节囊破裂，髋关节不稳定，股骨头容易在臀部和大腿肌肉的强力收缩下向上方移位，因此需要行下肢皮肤牵引配合杉树皮小夹板外固定以维持复位固定效果，常用胶布皮牵引法行牵引治疗，注意伤肢皮肤损伤或皮肤病及胶布过敏者禁用胶布牵引，可改为皮套牵引。复位后髋关节脱位畸形消失，股骨头转子顶端位于髂前上棘与坐骨结节连线上，臀后或腹股沟摸不到脱位的股骨头，双下肢等长，仰卧位屈膝时双膝高度相等，髋关节恢复自主活动，X线片可见股骨头在髋臼中，沈通氏线连续。合并有骨折者，髋关节复位后按骨折处理。

（1）复位前准备。

①超髋超膝夹板：内侧板、外侧板、前侧板、后侧板，共计4块。

②压垫：膝横垫1个，用棉毛巾折叠成长约20厘米、宽6～8厘米、厚0.5～1厘米的较厚长形棉压垫；腘窝垫1个，用棉毛巾折叠成长15～20厘米、宽6～8厘米、厚3～4厘米的厚塔形棉垫；足跟垫，用棉毛巾折叠成长约20厘米、宽6～8厘米、厚2～3厘米的厚梯形棉垫。

③胶布条：长80～100厘米、宽1.5厘米胶布条10条，长80～100厘米、宽2厘米胶布条6条。

④纱布绷带：10厘米宽纱布绷带3卷，8厘米宽纱布绷带1卷。

⑤桃花纸：3张（50厘米×60厘米）。

⑥伤膏：詹氏金黄膏摊薄2张。

⑦丁字鞋：防止下肢外旋。取比患足大两码的硬底布鞋1只，把鞋底竖钉在一条长25～30厘米、宽10～15厘米、厚0.5～1厘米的横形木板中间，木板下缘与鞋跟底部平齐。或者先将一条高15～20厘米、宽4～6厘米、厚0.5～1厘米的竖形木板钉在一条长25～30厘米、宽4～6厘米、厚0.5～1厘米的横形木板中间成"丁"字形，再把鞋底钉在竖形木板上，两条木板下缘与鞋跟底部平齐。

⑧梯形垫：1个，放置于患者两腿之间，防止双下肢内旋和内收。

⑨皮牵引：复位前先准备下肢皮牵引，用胶布牵引。患者仰卧位，胶布条较长的

一端平整贴于大腿及小腿外侧,将扩张板粘于胶布中央偏内侧,并使扩张板与足底保持2~3个横指的距离,然后将胶布的另一端贴于内侧,注意两端长度相一致,以保证扩张板处于水平位置,胶布分叉应过膝关节至小腿上段,绕过腓骨小头,内外两侧紧贴皮肤,外用8厘米宽纱布绷带顺静脉回流方向从下向上缠绕,将胶布平整地固定于肢体上,再用1厘米胶布条缠绕包扎,注意包扎宜松不宜紧,以免影响血液循环。牵引重量一般为1.5~2千克,最大不超过3千克。

(2)手法复位。

①髋关节后脱位手法整复:

仰卧拔伸足蹬复位法:患者仰卧于治疗床,双下肢自然伸直,全身放松。术者立于患者伤侧,两手握住伤肢踝部,用近伤侧的足跟抵在大腿根内侧坐骨结节部位,手拉足蹬,身体后仰,复位术者手足协同用力,在伤肢轻度外展位沿伤肢纵轴方向缓缓用力拔伸牵引,持续牵引数分钟后,将下肢外旋或旋转摇晃,即可复位成功。复位成功可听到股骨头滑入髋臼响声,有股骨头回纳感或弹跳感。拔伸足蹬复位法牵引力比较强大,易拉伤肌肉韧带,适用于青壮年体格强壮者,年老瘦弱、骨质疏松者慎用。

仰卧屈髋拔伸复位法:患者仰卧于地面或矮床上,双下肢自然伸直,全身放松。助手双手按压髂前上棘以固定骨盆对抗牵引;复位术者面向患者骑跨于伤肢上,一手握住伤肢踝部,另一前臂和肘窝套托伤肢腘窝部,将伤肢屈髋、屈膝各90度,放松髂股韧带和髋部肌肉;同时用握踝的手向下按压伤肢小腿,以保持膝关节处于屈曲位,并增加杠杆力量;套托伤肢腘窝的前臂用力向上牵拉,先在伤肢内收、内旋位沿股骨轴线顺势拔伸牵引,然后维持屈髋、屈膝各90度将大腿垂直向上拔伸牵引数分钟,使股骨头向前移动接近关节囊裂口;再将伤肢轻轻内、外旋转,使股骨头原路归入滑入髋臼内,听到股骨头滑入髋臼响声后,再将伤肢伸直,即可复位成功。复位成功,股骨头有回纳感或弹跳感。

仰卧牵引回旋复位法:患者仰卧于治疗床,双下肢自然伸直,全身放松。助手双手按压髂前上棘以固定骨盆对抗牵引;复位术者立于患者伤侧,一手握住伤肢踝部,另一前臂和肘窝套托伤肢腘窝部,将伤肢屈髋、屈膝各90度,利用杠杆力量沿股骨轴线向上提拉牵引数分钟,然后在维持牵引下将髋关节极度屈曲并内收、内旋,使膝部贴近患者腹壁,接着将伤肢外展、外旋、伸直,使股骨头原路归入滑入髋臼内,听到股骨头滑入髋臼响声,即可复位成功。复位成功,股骨头有回纳感或弹跳感。

俯卧下垂牵引复位法:患者俯卧于治疗床,健肢由第一助手一手扶托并伸直于床外,伤侧下肢完全下垂悬吊于床外,全身放松。第二助手双手按压髂后上棘以固定骨盆对抗牵引;复位术者立于伤侧,一手握住伤肢踝部,另一手向下握按伤肢腘窝部,将伤肢屈膝各90度,利用伤肢的重量和杠杆力量向下牵引数分钟,使股骨头牵至髋臼水平;然后术者轻轻左右摆动及旋转摇晃伤肢,同时助手用另一手推动股骨大粗隆,使股骨头回纳至髋臼内，听到股骨头滑入髋臼响声，即可复位成功。复位成功，股骨头有回纳感或弹跳感。

②髋关节前脱位手法整复：

仰卧拔伸足蹬复位法：患者仰卧于治疗床，双下肢自然伸直，全身放松。术者立于患者伤侧，两手握住伤肢踝部，用近伤侧的足跟抵在大腿根内侧耻骨下支部位（不是压紧大腿根），手拉足蹬，身体后仰，复位术者手足协同用力，在伤肢中立位沿伤肢纵轴方向缓缓用力拔伸牵引，同时足跟向外推挤股骨头，持续牵引数分钟后，将下肢轻轻内收、内旋或旋转摇晃，即可复位成功。复位成功可听到股骨头滑入髋臼响声，有股骨头回纳感或弹跳感。拔伸足蹬复位法牵引力比较强大，易拉伤肌肉韧带，适用于青壮年体格强壮者，年老瘦弱、骨质疏松者慎用。

仰卧屈髋拔伸复位法：患者仰卧于地面或矮床上，双下肢自然伸直，全身放松。助手双手按压髂前上棘以固定骨盆对抗牵引；复位术者面向患者骑跨于伤肢上，一手握住伤肢踝部，另一前臂和肘窝套托伤肢腘窝部，在外展位将伤肢屈髋、屈膝各90度，放松髋关节周围肌肉、韧带；同时用握踝的手向下按压伤肢小腿，以保持膝关节处于屈曲位，并增加杠杆力量；套托伤肢腘窝的前臂用力向上牵拉，先在伤肢外展、外旋位沿股骨轴线顺势拔伸牵引数分钟，使股骨头向外向后移动接近关节囊裂口；再将伤肢轻轻内收、内旋，同时第二助手用双手按住大腿根部向外后方按压推挤，使股骨头原路归入滑入髋臼内，听到股骨头滑入髋臼响声后，再将伤肢伸直，即可复位成功。复位成功股骨头有回纳感或弹跳感。

仰卧牵引回旋复位法：患者仰卧于地面或矮床上，双下肢自然伸直，全身放松。助手双手按压髂前上棘以固定骨盆对抗牵引；复位主治术者立于患者伤侧，一手握住伤肢踝部，另一前臂和肘窝套托伤肢腘窝部，先将髋关节外展、外旋，然后将伤肢屈髋、屈膝各90度，利用杠杆力量沿股骨轴线向上提拉牵引数分钟，然后在维持牵引下将髋关节内收、内旋，接着再将伤肢伸直，使股骨头原路归入滑入髋臼内，听到股骨头滑入髋臼响声，即可复位成功。复位成功，股骨头有回纳感或弹跳感。

仰卧侧牵屈伸复位法：患者仰卧于治疗床，双下肢自然伸直，全身放松。第一助手双手按压髂前上棘以固定骨盆对抗牵引；第二助手立于伤侧髋部外上方，用一宽布带绕过伤侧大腿根部内侧向外上方用力牵拉；主治术者立于患者伤侧，一手握住伤肢踝部，另一手托扶伤肢膝部，先将伤肢外展、外旋，然后连续屈伸伤髋关节，并缓缓内收、内旋伤肢，听到股骨头滑入髋臼响声，即可复位成功。复位成功，股骨头有回纳感或弹跳感。

③髋关节中心脱位手法整复：

仰卧侧牵扳拉复位法：患者仰卧于治疗床，双下肢自然伸直，全身放松。第一助手双手按压髂前上棘以固定骨盆对抗牵引；第二助手双手紧握伤肢踝部使足趾朝上中

372

立，在伤髋关节外展约30度下徐徐用力拔伸牵引，同时轻轻旋转下肢；术者立于患者伤侧，用一宽布带绕过伤侧大腿根部内侧，一手套抓布带向外侧用力扳拉牵引，同时另一手按住骨盆伤侧，将骨盆向健侧用力推按，将向骨盆内移位的股骨头拔出，即可复位成功。复位成功，股骨头有卡顿松弛感，触摸大转子与健侧比较，两侧对称，双下肢等长，移位的骨碎片可随股骨头一起复位。此法适用于股骨头移位脱出较轻，未完全突入盆腔内者。

股骨髁上牵引复位法：患者仰卧于治疗床，双下肢自然伸直，全身放松。伤侧下肢行股骨髁上牵引，牵引重量为8～12千克，通常24小时内即可复位成功，复位后维持牵引6～8周，至股骨头骨折基本愈合，牵引重量为3～5千克。若24小时未成功复位，用一宽布带绕过伤侧大腿根部内侧向外侧牵引，侧方牵引重量5～7千克，在向下、向外两个分力作用下，将股骨头牵出。复位后维持侧方牵引3～4周，至髋臼骨折基本愈合，牵引重量为2～3千克。此法适用于股骨头移位脱出较重，完全突入盆腔内者。

④髋关节陈旧性脱位手法整复：髋关节脱位后超过2～3周以上，出现部分血肿机化，肌腱、韧带、关节囊、关节软骨粘连和肌肉萎缩，髋关节挛缩粘连，髋臼内充满纤维瘢痕，关节囊裂口瘢痕愈合，导致手法复位困难，而且下肢长期缺少活动可发生股骨头及股骨颈骨质疏松，复位前可先行皮肤牵引或股骨髁上牵引伤肢1～2周，缓解肌肉痉挛，松解软组织粘连，放松髋关节，将股骨头牵拉下至髋臼边缘；再用中药熏洗髋关节，以舒筋活血，通利关节；然后再用理筋手法推拿、活络髋关节，反复做髋关节的屈伸、展收、旋转等被动活动，以舒筋活血，缓解痉挛，松解粘连，放松肌肉，理肌顺筋，滑利关节；然后使髋关节松弛，最后再根据脱位类型进行复位操作，复位时可在麻醉下进行手法操作，复位后持续牵引4～6周。若复位不成功，或髋关节粘连严重而僵硬者，不可强求手法复位，以免造成髋关节再次损伤或造成骨折，可考虑手术切开复位。若关节面破坏严重，可做人工髋关节置换术或髋关节融合术。

⑤髋关节脱位合并骨折：

髋关节脱位合并髋臼缘及股骨头骨折：通常情况下骨折块随着髋关节脱位的整复而复位；少数未完全复位者，一般不影响髋臼和股骨头的完整性、稳定性和活动度，可不予处理而任其自行愈合；若未复位的骨折块较大，或影响髋臼和股骨头的完整性、稳定性和活动度，可在麻醉、透视下用金针拨骨法复位；若仍旧不能复位成功，则可行切开复位。

髋关节脱位合并同侧股骨干骨折：应先整复脱位，再整复骨折。

其一，髋关节后脱位合并股骨干骨折：患者侧卧于治疗床，健肢在下自然屈曲或伸直，伤肢在上自然伸直，全身放松。第一助手双手紧握伤肢踝部顺势用力拔伸牵引；第二助手立于患者后方，用一宽布带绕过伤侧大腿根部内侧向后上方用力牵拉；同时主治术者立于患者伤侧，双手掌根向前下方推按股骨大粗隆部，持续数分钟；待股骨头下移至髋臼水平时，在第一助手和第二助手维持牵引下，第三助手双手抱握膝关节向前提拉，使髋关节极度屈曲超过90度，同时术者以双手掌根向前推按股骨大粗隆，使股骨头滑入髋臼内，即可复位成功。复位成功后按股骨干骨折治疗。

其二，髋关节前脱位合并股骨干骨折：患者仰卧于治疗床，双下肢自然伸直，全身放松。第一助手双手按压髂前上棘以固定骨盆对抗牵引；第二助手双手抱握伤肢膝部，顺着伤髋关节屈曲外展外旋位徐徐用力拔伸牵引；第三助手立于患者后方，用一宽布带绕过伤侧大腿根部内侧向外上方用力牵拉；复位术者立于患者健侧，一手掌根从会阴部向外后上方推按股骨头，另一手从股骨干骨折近端的外侧向内前方扳拉，同时第二助手在维持牵引下内收大腿，使股骨头滑入髋臼内，即可复位成功。复位成功后按股骨干骨折治疗。

（3）杉树皮小夹板外固定。包扎固定时，患者仰卧位，在环跳穴及腹股沟部位各薄贴1张詹氏金黄膏，再用桃花纸包裹；膝横垫穿过腘窝分别放置在股骨内、外髁以保护骨突，在膝关节后方放置一厚塔形大棉垫填充腘窝；用4块塑形超髋超膝加厚杉树皮小夹板外固定，再用胶布条绕扎，注意要由小腿到大腿包扎，松紧适度，以患者稍感轻微压力为宜，小腿部夹板包扎可稍松些，最后用纱布绷带包绕美观整洁，夹板、绷带和压垫不得外露。

①后脱位伤侧下肢于外展约30度~40度伸直中立位固定4~6周，皮肤牵引时间为4~6周，牵引重量一般为1.5~2千克，合并骨折则固定时间为6~8周，禁止髋关节屈曲、内收、内旋和坐起。

②前脱位伤侧下肢于内收伸直中立位固定4~6周，皮肤牵引时间为4~6周，牵引重量一般为1.5~2千克，合并骨折则固定时间为6~8周，禁止髋关节外展、外旋，可屈髋、坐起。

③中心脱位伤侧下肢于稍外展15度~20度伸直中立位固定8~12周，牵引时间为6~8周，股骨髁上牵引维持重量一般为3~5千克，禁止髋关节屈曲、外展、内收、外旋、内旋和坐起。

固定后足穿丁字鞋防止下肢内旋或外旋，足跟部放置跟骨垫防止压疮，双下肢中间放置梯形垫，伤肢小腿两侧置沙袋防止伤侧下肢内收，牵引绳结于扩张板下方胶布条中间；牵引重量一般为1.5~2千克，注意复位后牵引主要是维持下肢和髋关节体位，防止股骨头移位，而不是牵引复位，而且牵引重量过大可损伤皮肤，因此牵引重量不宜过大，皮肤牵引最大不超过3千克，股骨髁上牵引最大不超过5千克，以免过牵或损伤皮肤，待髋臼骨折及股骨头骨折临床愈合后再去除牵引；禁止侧卧、坐起、抬臀、屈髋、屈膝、内收、盘腿；每2周左右复查X线片一次。

（4）整复固定的常见问题。

詹氏骨伤指出：手法整复虽然重要，但复位后的固定更重要。没有稳固的固定，很容易造成再次脱位，留下严重的后遗症。

①复位不当：髋关节周围肌肉力量非常强大，若牵引力过小或牵引时间过短，牵引不够充分，没有对抗、缓解肌肉痉挛和关节囊紧张，股骨头移动不到位，往往难以复位成功，而且还可能因为股骨头和髋臼不当受力而再次损伤，甚至导致髋臼和股骨头骨折；髋关节脱位复位忌动作粗暴或反复整复，可造成或加重血管损伤，影响股骨头供血，或发生股骨头坏死；并造成关节面再次损伤，容易发生创伤性关节炎。因此，牵引力要强大，手法复位前应先充分牵引并持续3~5分钟，整复时要用力，并利用杠杆作用巧力复位，忌用蛮力生拉硬拽，粗暴复位。

②固定不当：髋关节脱位通常周围软组织损伤比较严重，应固定4~6周为佳，不能少于4周，不能超过6周；合并髋臼及股骨头骨折则应固定8~10周为佳，不能少于8周，不能超过10周；固定期间应禁止髋关节活动。固定时间过短或不固定，或者髋关节过早活动，没有充分制动，破裂的关节囊不能充分修复，髋关节不稳定，还能够造成再次损伤，则容易发生习惯性髋关节脱位和创伤性关节炎，甚至发生股骨头坏死；固定时间过长，髋关节不能及时进行功能锻炼，则容易发生关节僵硬及褥疮。

（5）常见并发症。

①习惯性髋关节脱位：主要是复位后不固定或固定时间过短，关节囊破裂和肌肉韧带损伤未能修复所致，导致关节的约束力不足，关节容易滑脱。

②股骨头坏死：连结股骨头和髋关节横韧带之间的股骨头圆韧带，内有营养股骨头的血管，髋关节脱位时伴有股骨头圆韧带损伤，导致股骨头血供不足，容易发生股骨头坏死；或复位手法粗暴，或反复复位操作，或固定不稳定而致股骨头活动，加重股骨头圆韧带内血管损伤，导致股骨头血供不足，容易发生股骨头坏死；或患者体质较差或营养不良，可致股骨头供血不足而缺血坏死；另外固定体位不当，负重过早，以致股骨头所受不良应力过大，也可导致股骨头坏死。

③血管神经损伤：多见于坐骨神经、股神经、闭孔神经及股动、静脉损伤。髋关节脱位时，暴力牵拉可间接损伤血管神经，或者股骨头挤压损伤血管神经，或固定过紧则血液循环障碍而致神经缺血性损伤。

④髋关节僵硬：同"股骨颈骨折"。

⑤创伤性关节炎：主要是髋关节脱位时暴力造成关节面损伤，或反复复位操作损伤关节面，关节面不平滑，髋关节活动时摩擦力增大，关节面磨损，容易发生疼痛；或复位不良、固定体位不当，髋关节所受的不良应力过大，造成关节面损伤，容易发生疼痛；固定时间过短，或功能锻炼过度，动作粗暴，运动强度及运动量过大，关节囊、关节面和肌肉韧带损伤未能充分修复，动则牵拉易伤，则活动时疼痛，发生创伤性髋关节炎。

⑥褥疮：同"股骨颈骨折"。

⑦坠积性肺炎：同"股骨颈骨折"。

⑧尿路感染：同"股骨颈骨折"。

⑨下肢深静脉血栓形成：同"股骨颈骨折"。

3.中医辨证论治

詹氏骨伤治疗骨折、脱位，手法整复以后都要按照中医整体辨证理论，全身综合用药。髋关节脱位中医内治也一样，按照詹氏中医骨伤脱位四期辨证论治，詹氏骨伤特别强调可在治疗骨折筋伤的基础方上加牛膝、木瓜、独活等引经药，这样药性迅速。肿胀明显者可加地龙、泽兰、琥珀，活血化瘀，利水消肿；伴有神经损伤者可加炙黄芪、地龙、乌梢蛇，益气养血、通经活络；伴有血管损伤，出现肢端缺血性坏死征象者可加炙黄芪、穿山甲、水蛭，以补气行血、化瘀消肿。

4.功能锻炼与康复指导

髋关节脱位整复后即可早期进行功能锻炼，固定期间可作膝、踝及足关节活动，去除外固定后逐渐开始髋关节主动屈伸活动，但应禁止粗暴被动活动，以免髋关节发生损伤性骨化。

（1）初期。伤后尽早手法整复，制动髋关节，保持伤侧下肢伸直中立轻度外展位，禁止侧卧、坐起、抬臀、屈髋、屈膝、内收、盘腿，复位后即可进行功能锻炼，可进行股四头肌收缩与舒张活动，多屈伸踝关节。

（2）中期。继续制动髋关节，保持伤肢伸直中立轻度外展位，禁止侧卧、坐起、抬臀、屈髋、屈膝、内收、盘腿，加强功能锻炼，可进行轻度髋关节屈伸、展收摇摆晃动的动作，用力屈伸踝关节，预防关节僵硬，如果害怕疼痛而不敢动，则容易发生关节僵硬。

（3）后期。去除外固定后3个月内禁止负重。宜在床上主动进行髋关节的屈伸、内收、外展、内旋、外旋运动及抗阻力锻炼，加强膝关节屈伸、旋转活动，可逐步作下地扶拐而不负重锻炼，可配合器械锻炼，以加强髋关节周围肌群及韧带的强度，恢复髋关节功能，增加髋关节的灵活性和稳定性；可做悬空摆腿、空中蹬车、屈伸绕膝、前弓后虚、马步蹲站、八方摆踢、举腿摇摆、钟摆摇髋、金丝缠腿等动作；可进行"4"字练习，即患者坐在靠背椅上或床上，将伤肢屈膝、屈髋，小腿放置于健侧下肢膝关节上前侧，一手握住伤肢足掌，一手放置于伤肢膝关节内侧轻轻向下按压，并逐渐将身体前倾至最大限度。

（4）康复期。3个月后检查股骨头供血良好，方可全面进行下肢功能锻炼，并适当进行下蹲、行走等负重锻炼；中心性脱位因关节面有破坏，床上练习可适当提早而负重锻炼则应相应推迟，以减少创伤性关节炎及股骨头无菌性坏死的发生；注意由轻到重，循序渐进，直至能够正常劳动。

5.注意事项

（1）平卧硬板床休养，固定期间应禁止髋、膝关节屈伸活动，不坐起、不屈髋、不盘腿、不抬臀，伤肢应保持在外展伸直中立位，纠正骨折再移位的倾向。

（2）注意观察皮肤牵引的力线并及时调整，伤肢应保持在伸直中立、轻度外展位或内收位；及时检查牵引重量是否合适并及时调整；注意观察牵引处皮肤的完整性，如有发红或破溃应及时放松，稍后牵引，每天应适度放松休息。胶布皮牵引应观察患者情况，如有牵引处体液渗出应及时放松，扩大或者缩小牵引范围，并及时处理；如有不良反应，应及时停止牵引；注意胶布和绷带是否脱落，脱落者应及时更换；特别注意检查患肢血运及运动情况，防止操作不当或牵引压迫引起血管神经损伤，预防皮肤损伤。

（3）勤换被褥床单，勤搽洗、勤翻身，保持身下清洁、干燥、透气，勤按摩腰臀部和下肢，促进局部血液循环，多进行深呼吸运动，预防坠积性肺炎、尿路感染、褥疮和深静脉血栓发生。

 典型病例：患者，男，63岁

2016-02-04初诊 患者自诉于1小时前骑电动车时不慎摔倒，致右髋部肿胀、畸形、疼痛剧烈，活动受限，急来我院就诊。查体：右髋部肿胀明显，弹性固定于半屈曲位，右下肢呈屈膝屈髋、内收、内旋、短缩畸形，局部压痛明显，无纵轴叩击痛，臀部膨隆，臀后可触及脱出的股骨头，粘膝征阳性，右髋关节活动受限，足踝活动正常，末梢血运及感觉正常。其余肢体及脊柱未见明显异常。摄X线及CT片示：右髋关节脱位，股骨头位于髋臼外后上方，关节未见明显骨折征象（见图2-2-2-5）。CT片诊断为：右髋关节后脱位。患者平素体健，现神志清，精神可，胃纳可，睡眠可，二便如常，舌淡红，苔薄白，脉弦。詹振宇医师结合病史、查体及X线片，详细辨证分析：患者摔倒，卒然身受，由外及内，气血俱伤。关节受损，窝内空虚。血伤肿，气伤痛，血溢脉外，恶血留于肌腠不散，则为肿胀。气机阻滞，流通不畅，不通则痛。关节脱位，筋伤骨离，难司其职，则活动受限。气滞则痛，脉气紧张，故脉弦。舌淡红，苔薄白，为伤病初起之脉象。故詹振宇医师认为其人辨病为关节脱臼，辨证为气滞血瘀。其病位在髋部筋骨、肌肉。病性质属急症、实证。

治疗方法 对于关节脱位，詹氏骨伤有着高超的手法整复技术。治疗先予以手法复位，后予以中药三期辨证论治，综合采取保守治疗方案。

局部外治治疗 予手法整复右髋关节脱位，用仰卧牵引回旋复位法一次复位成功。观察右髋关节畸形消失，臀后摸不到脱位的股骨头，双下肢等长，仰卧位屈膝时双膝高度相等，髋关节恢复自主活动，粘膝征阴性。X线片复查股骨头在关节腔内在位，沈通氏线连续，关节关系正常（见图2-2-2-6）。然后用詹氏金黄膏外敷患者髋关节伤处，再用杉树皮小夹板超髋超膝关节外固定于右髋关节外展30度位，右下肢伸直中立，予右下肢持续皮肤牵引，制动右髋、膝关节。足套丁字鞋，防止下肢内旋、外旋。足跟部放置跟骨垫防止压疮，双下肢中间放置梯形垫防止伤侧下肢内收，牵引重量为1.5千克。复查X线片示：右股骨头在位，右髋关节未见明显异常。詹振宇医师嘱患者禁止坐起、屈髋、屈膝。禁止内收、内旋及盘腿。注意保暖，可以轻轻屈伸右踝关节和右足趾，促进血液循环，以利肿胀早日消退。床上多进行深呼吸运动，预防坠积性肺炎。詹振宇医师还特别吩咐患者家属勤搽洗、勤翻身，保持身下清洁、干燥、透气。勤按摩腰臀部和下肢，促进局部血液循环，预防尿路感染、褥疮和深静脉血栓发生。

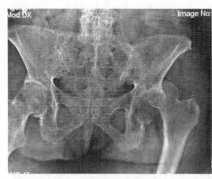 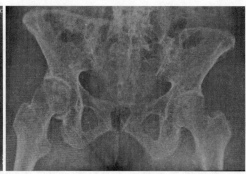

图2-2-2-5　复位前　　　　　　　　　　图2-2-2-6　复位后

中医内治，依然按照詹氏中医骨伤脱位四期辨证论治　詹振宇医师说："目前属脱位早期，治疗以活血化瘀、消肿止痛。"方剂予詹氏骨折筋伤通用方加减：炙黄芪30克，当归12克，炒白芍15克，红花6克，桃仁10克，三七6克，丹参15克，元胡10克，续断15克，骨碎补15克，川牛膝10克，地龙12克，泽兰15克，玄参15克，红曲15克，炙甘草3克。首次处方7剂，水煎服，每日一剂。方中桃仁、红花、丹参、三七、元胡，活血化瘀、消肿止痛；续断、骨碎补，补肝肾、强筋骨，接骨续筋；当归、炒白芍、丹参，养血和血；炙黄芪，补气行血；玄参，凉血活血，清热解毒；川牛膝、泽兰、地龙，通经活血，利水消肿，且川牛膝引药入下肢；红曲，活血化瘀，健脾和胃；炙甘草，调和诸药。

2016-02-11二诊　患者一般情况可，诉伤处疼痛较轻，无足趾麻木。查体：舌淡红，苔薄白，脉弦；右髋部杉树皮夹板外固定稍松动，右髋肿胀减轻，右足趾末梢血运及感觉正常。予更换伤膏，调整杉树皮夹板外固定，继续中药内服，予前方7剂，水煎服，每日一剂。詹振宇医师嘱患者保持右下肢外展伸直中立位。继续制动右髋、膝关节。吩咐患者禁止坐起。禁止做屈髋、屈膝、内收、内旋及盘腿动作。继续持续皮肤牵引，继续屈伸活动右踝及足趾，适当进行股四头肌舒张和收缩锻炼，并多进行深呼吸运动，预防坠积性肺炎。吩咐患者家属，给患者勤翻身，保持身下清洁、干燥，适当按摩腰臀部和下肢，促进局部血液循环，预防尿路感染、褥疮等并发症的发生。

2016-02-18三诊　患者一般情况良好，诉伤处轻度疼痛，无下肢疼痛，足趾无麻木现象。詹振宇医师查体：舌红润，苔薄白，脉稍弦；右髋部杉树皮夹板外固定松动，右髋肿胀明显消退，右足趾末梢血运及感觉正常。詹振宇医师吩咐：予更换伤膏，调整杉树皮夹板外固定，继续中药内服。中医内治仍按詹氏中医骨伤四期辨证论治现属脱位中期，为络阻营损、关节空虚。予以活和营生新，接骨续筋。佐以健脾胃、补肝肾。予以詹氏接骨续筋通用方加减：炙黄芪30克，当归12克，白芍20克，丹参15克，元胡10克，土鳖虫10克，续断15克，骨碎补15克，怀牛膝15克，熟地20克，制萸肉15克，狗脊20克，杜仲15克，桑寄生15克，神曲15克，甘草3克。处方7剂，水煎服，每日一剂。方中怀牛膝、熟地、制萸肉、狗脊、杜仲、桑寄生、续断、骨碎补，补肝肾、强筋骨；土鳖虫、续断、骨碎补，祛瘀生新、接骨续筋；当归、熟地、炒白芍、丹参，养血和血；炙黄芪，补气生血，使气旺血行；怀牛膝、丹参、元胡，行气活血，使补而不滞，怀牛膝引药入下肢；神曲，健脾和胃；炙甘草，调和诸药。嘱患者保持右下肢外展伸直中立位，制动右髋、膝关节，禁止坐起、屈髋、屈膝、内收、内旋及盘腿，继续持续皮肤牵引，加强股四头肌舒张和收缩锻炼，加强右踝及足趾屈伸活动，并多进行深呼吸运动，预防坠积性肺炎。嘱患者家属勤搭洗、勤翻身，保持身下清洁、干燥、透气，勤按摩腰臀部和下肢，促进局部血液循环，预防尿路感染、褥疮和深静脉血栓发生。

2016-02-25四诊　患者一般情况良好，诉伤处轻度疼痛，其余症状如前，处理同前，略。

2016-03-04五诊　患者一般情况良好，诉伤处轻微疼痛，无足趾麻木。查体：舌红润，苔薄白，脉沉缓有力。右髋部杉树皮夹板外固定良好，松紧适度，右髋轻微肿胀，右足趾末梢血运及感觉正常。患者恢复良好，予去除右下肢皮肤牵引，更换伤膏，调整右髋部杉树皮夹板外固定，继续中药内服，予前方加炙龟板15克，补肝肾、强筋骨，滋阴潜阳。中药7剂，水煎服，每日一剂。嘱患者仍需保持右下肢外展伸直中立位。继续制动右髋、膝关节。吩咐禁止坐起、屈髋、屈膝、内收、内旋及盘腿。加强股四头肌舒张和收缩锻炼，加强右踝及足趾屈伸活动，可以适当轻轻抬臀及轻轻摇晃摆动髋关节，预防关节僵硬。建议患者多进行深呼吸运动，预防坠积性肺炎。

2016-03-11**六诊**　患者一般情况良好，诉伤处轻微疼痛，其余症状如前，处理同前，略。

2016-03-18**七诊**　患者一般情况良好，诉伤处已无疼痛，髋部感觉良好，无下肢不适。查体：舌红润，苔薄白，脉平。右髋部杉树皮夹板外固定良好，松紧适度，右髋无明显肿胀，无明显压痛及叩击痛，右足趾末梢血运及感觉正常。今复查X线片示：右髋关节未见明显异常。结合查体和X线片，患者脱位达到临床愈合标准，詹振宇医师吩咐：予去除右髋部杉树皮夹板外固定，检查患者右髋关节活动可，无明显肌肉萎缩、关节僵硬等脱位并发症，脱位经手法整复后愈合良好。继续予詹氏舒筋活血汤内服外洗，舒筋活血，巩固疗效：炙黄芪30克，当归12克，炒白芍15克，怀牛膝15克，桑寄生15克，木瓜15克，五加皮15克，桑枝15克，续断15克，骨碎补15克，鸡血藤15克，伸筋草15克，透骨草15克，独活6克，炙甘草3克。处方14剂，水煎服，药渣熏洗右髋关节及右肘关节，每日一剂。方中独活、五加皮、木瓜、桑枝、鸡血藤、伸筋草、透骨草，祛风湿，通经络，利关节；怀牛膝、五加皮、桑寄生、续断、骨碎补，补肝肾、强筋骨，且怀牛膝引药入下肢；当归，养血活血；白芍，补血养筋、舒筋柔筋；黄芪，补气行血；炙甘草，调和诸药。詹振宇医师还特别嘱患者在床上主动进行髋关节的屈伸、内收、外展、内旋、外旋和旋转等活动，并适当进行"4"字练习，加强右髋关节及右膝关节的功能锻炼。循序渐进地进行下地扶拐而不负重锻炼，恢复髋关节功能，增加髋关节的灵活性和稳定性。但詹振宇医师特别强调：患者3个月内禁止右下肢进行下蹲、徒步行走等负重活动，坚持功能锻炼3个月后可以开始进行下蹲、行走等负重锻炼。

半年后复诊随访，患者右髋无畸形，功能恢复良好。无疼痛不适，屈伸、外展、内收、内旋、外旋、旋转关节活动正常。髋关节活动灵活，动作有力，患者的生活、工作、劳动都恢复正常。

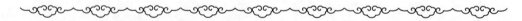

（五）习惯性关节脱位

习惯性关节脱位，又称复发性关节脱位，主要是由于急性关节脱位复位后，未及时固定制动，或固定制动时间过短，关节脱位时被撕裂关节韧带及破裂的关节囊未能充分修复，造成关节囊和关节韧带松弛，导致关节的约束力不足，不能正常发挥"筋束骨"的作用，关节容易滑脱，一般无疼痛，少部分患者活动时可有疼痛，是关节脱位常见的并发症，临床以习惯性肩关节脱位、习惯性颞颌关节脱位多见，常见于身体瘦弱者，尤其是老年人肌张力减弱、韧带松弛，常常发生顽固性、复发性脱位。关节反复脱位，使关节囊和关节韧带反复牵拉而愈来愈松弛，又使关节脱位愈来愈容易发生，稍一用力即可滑脱，甚至一日数脱；而且关节反复脱位，又容易造成关节反复损伤，导致关节面软骨磨损或剥落，发生创伤性关节炎。习惯性关节脱位属于中医"脱臼病"和"筋痿证"范畴。

习惯性关节脱位，影响患者的生活劳动，也容易使身体受到伤害，严重者可致残，因此应积极进行康复治疗。詹氏骨伤擅长中医保守治疗，从肝脾论治习惯性关节脱位，配合患者主动功能锻炼，动静结合，治养并重，保守治疗习惯性关节脱位，无需手术紧缩关节囊，安全、速效，患者痛苦小，易于接受，具有关节功能恢复快、不容易复发、临床效果良好的优点，既病防残，瘥后防复，避免了伤后致残的不良后果。

1. 中医辨证论治

詹氏骨伤认为，关节脱位则必损肉伤筋。肾主骨，藏精生髓，充养筋骨；肝主筋，筋束骨屈节；脾主四肢肌肉，统摄肢体关节；气主固摄、营养，能够濡养肌肉筋骨，固摄肌肉筋骨关节；而且脾胃为后天之本，化生气血津液，濡养筋骨关节，肌肉筋骨的强健与脾胃的运化功能密切相关。凡伤则虚，筋肉损伤日久则必损及肝、脾、肾，肾虚则骨髓不充而骨萎失束，肝虚则筋脉失养而萎软失约，脾虚则气不化生而不能统摄充养，气虚则不能固摄濡养肌肉、筋骨、关节，肌肉筋骨萎废失用而失于约束，则筋骨关节易失其位而滑脱；凡伤必瘀，瘀血阻络，则关节屈伸不利，萎废失用，或动则疼痛。因此习惯性关节脱位基本病机为肝、脾、肾亏虚，气虚不摄，以致筋肉关节失养，肢体关节萎软无力而萎废不用，筋骨关节失于约束而滑脱，发为本虚标萎之证，或兼有标痹之证。

詹氏骨伤治疗习惯性关节脱位，从脾论治，健脾补气，辅以补肝肾、强筋骨，常在补中益气汤的基础上加入接骨续筋、强筋壮骨的药物，佐以活血化瘀之品，加减化裁而成詹氏补气固脱汤，补气健脾、固摄筋骨，使筋柔骨正，关节通利，关节恢复正常的约束收摄功能而不致滑脱，补气固摄，疗效确切。此为补后天以充先天，寓补肝肾于健脾胃之中。

詹氏骨伤临床治疗习惯性关节脱位时常以詹氏补气固脱汤作为基本方，根据病情辨证论治，用药时可在基础方上加引经药引药入位，使药力直达病所，提高疗效。

詹氏补气固脱汤：

方药：炙黄芪60克，党参20克，炒白术15克，炙甘草15克，炒白芍30克，五味子15克，鹿筋15克，熟地20克，制萸肉15克，骨碎补15克，续断15克，丹参15克，蜈蚣2条，炙升麻6克，炙柴胡6克，枳实10克。

功效：补中益气，束筋摄骨。

主治：关节脱位后期或康复期，习惯性关节脱位。证见筋骨肌肉萎弱，关节松弛，稍有动作则关节滑脱。

用法： 水煎服，每日一剂。

方解： 气固摄，脾统摄，方中黄芪、党参、白术、炙甘草，补中益气，健脾固摄；五味子、制萸肉、续断、骨碎补、鹿筋，补肝肾、强筋骨；熟地、白芍，补血敛阴，养筋柔筋；炙升麻、炙柴胡，升举清阳，合参芪升阳举陷；枳实，行气散结；丹参，活血补血，祛瘀生新，使补而不滞；蜈蚣，通络起萎。

引经药： 颞颌关节习惯性脱位，加白芷10克、细辛3克；颈椎滑脱，加羌活6克、葛根15克；腰椎滑脱，加狗脊20克、杜仲15克；上肢关节习惯性脱位，加桂枝6克、片姜黄10克；下肢关节习惯性脱位，加怀牛膝15克、独活6克。

加减： 肌肉萎缩，关节松弛明显者，加炮马钱子0.3～0.9克，增强通络起萎之效。

注意： 无鹿筋可用牛筋30克或山羊筋30克；炮马钱子一定要炮制合格，入药时从0.1克开始逐渐增加至0.9克，以服后无口麻、肢麻的最大量为度，最大量不可超过1克，取其峻药缓投、毒药渐加之意。

2.中医外治

（1）整复脱位。用詹氏正骨脱位复位手法整复固定脱位的关节，伴有关节骨折者，按陈旧性骨折处理，整复固定。

（2）手法理筋。舒筋活血、通经活络、强筋壮骨、复壮肌肉、理肌顺筋、通利关节，是治疗习惯性关节脱位的主要方法之一，手法宜轻重适宜或稍重。

一般先点按关节周围穴位，使之"得气"，以舒筋活血，疏通经络；再用舒筋活血手法和理肌顺筋手法，如按、摩、推、拿、滚、揉、搓、散、摆、抖、弹筋、拨络等推拿按摩关节周围肌肉韧带，使局部有发热感，以舒筋活血，通经活络，兴奋肌肉，促进肌肉筋脉复壮；然后用活络关节手法如拔牵、屈伸展收、摇转等，活动关节，理肌顺筋，增强应力刺激作用，刺激神经，兴奋肌肉，强壮肌肉筋骨，增强关节的稳定性和灵活性；最后用放松手法揉散、拍击伤肢关节周围肌肉筋脉，摇摆、搓抖、捋顺伤肢结束。

（3）针灸治疗。行气活血，疏通经络。

①上肢常用大杼、阳陵泉、肩井、肩髃、肩髎、肘髎、曲池、尺泽、曲泽、天井、少海、小海、手三里、内关、支沟、外关、太渊、神门、大陵、阳溪、阳池、阳谷、合谷等穴位。

②下肢常用大杼、环跳、髀关、承扶、委中、血海、梁丘、曲泉、阴谷、膝阳关、内外膝眼、阴陵泉、阳陵泉、足三里、三阴交、悬钟、太溪、昆仑、中封、解溪、照海、申脉、丘墟、商丘、太冲等穴位。

在伤肢单侧或双肢取穴，毫针刺用平补平泻法，行针得气后，留针15～30分钟；艾灸每穴3～5分钟，以穴位灼痛能耐受为度。每日一次，7日一疗程。

（4）中药熏洗。常用詹氏舒筋活血洗剂熏洗，以舒筋活血，通经活络。

詹氏舒筋活血洗剂： 生黄芪30克，当归12克，炒白芍20克，川芎10克，桂枝15克，桑枝15克，威灵仙15克，五加皮15克，海桐皮15克，续断15克，骨碎补15克，木瓜15克，鸡血藤15克，伸筋草15克，透骨草15克。

加减： 寒湿，加川乌15克、苍术15克、细辛6克，散寒祛湿；湿热，加土茯苓15克、忍冬藤15克、络石藤15克，清热利湿。

用法： 水煎熏洗，每日一剂。上药煎好后倒入加厚塑料盆中，将伤肢关节置于盆上并用毛巾覆盖，先用药液蒸气熏蒸10～15分钟，待药液自然凉至不烫后，趁热用药液搓洗伤肢，每日2次，每次30分钟。

方解： 桂枝、桑枝、五加皮、海桐皮、威灵仙、木瓜、鸡血藤、伸筋草、透骨草，祛风湿，通经络，利关节；续断、骨碎补，行血脉、强筋骨；当归、白芍，补血养筋，舒筋柔筋；黄芪，补气行血；川芎，行气活血。

（5）理疗。伤肢关节常用红外线热疗，舒筋活血，温通经络，兴奋肌肉。每日两次，每次15～30分钟，7日一疗程。

3.功能锻炼

积极主动功能锻炼，能够强壮肌肉，坚筋壮骨，增强关节的灵活性和稳定性，增强肢体肌肉力量和协调性，是治疗习惯性关节脱位的重要方法。

颈项部关节功能锻炼法常用的动作有：天地相望、左顾右盼、左右侧摆、伸缩头颈、四方环顾、头颈环绕；腰背部关节功能锻炼法常用的动作有：钟摆侧拉、展翅旋转、弓步倒走、前推后压、平底拱桥、飞燕翔空、抱膝侧滚、平卧旋腰、拔背伸腰、按摩摇腰、环转腰背、拾金不昧；上肢关节功能锻炼法常用的动作有：颈肩环绕、双手反背、托天按地、野马分鬃、转臂摇肩、苏秦背剑、轮转轱辘、四面伸臂、六合冲拳、举铃推掌、拧臂转肘、转臂摇肘、勾翘劈挑、随风摆柳、抓拳拧腕、老鹰抓鸡、俯卧抓撑、旱地游泳；下肢关节功能锻炼法常用的动作有：悬空摆腿、空中蹬车、环揉髌骨、屈伸绕膝、前弓后虚、马步蹲站、八方摆踢、举腿摇摆、钟摆摇髋、金丝缠腿、摇踝转足、点地转足、旱地拔葱、立定跳远。颞颌关节可做闭口叩齿，即上下牙齿适当用力叩击，以及下颌骨左右往返运动。

因为习惯性关节脱位患者常伴肢体萎缩、软弱，活动无力，站立、步态不稳，容易摔倒受伤，因此詹氏骨伤治疗周围神经损伤非常重视功能锻炼的必要性和安全性，强调早期锻炼，安全第一。锻炼贵有恒，功能锻炼应持之以恒，动作柔和，循序渐进，逐渐加大动作幅度、运动强度和运动量，以疼痛能够耐受为度。功能锻炼前可局部推拿按摩及理疗熏洗，以兴奋肌肉韧带，有利于关节活动，减少再次损伤风险。欲速则不达，功能锻炼结束后应充分休息，以巩固锻炼效果；若贪功冒进，急于求成，随意加大运动量和运动强度，锻炼不当反而容易导致再次损伤。锻炼次数每日3~4次为宜，局部关节锻炼每次10~15分钟，全身锻炼每次30~60分钟，每个动作次数不拘多少，少可重复3~5次，多可重复数十次，以身体能够耐受而不加重疼痛或感到疲劳为度。

4. 预防护理

（1）脊柱和四肢关节脱位复位后，应固定制动3~4周为佳，不能少于2周，充分休养，以使软组织损伤充分修复；颞颌关节脱位后，应进食如面条、米粥等流质饮食，禁止咀嚼如馒头、坚果等坚硬食品。

（2）根据患者个人情况制定合理的功能锻炼康复计划，并向患者说明功能锻炼的必要性和过程中可能发生的情况及注意事项，坚定患者的信心与耐心，减少患者的紧张和顾虑，争取患者的密切配合。

（3）功能锻炼应在医师的指导下进行，患者应正确掌握锻炼方式和动作要领，积极配合，并在陪护的防护下主动锻炼，不得随意动作、盲目锻炼，防止由于功能锻炼不当而产生新的损伤，并定期随访，根据患者的病情变化及功能恢复情况，及时调整功能锻炼的方式、运动强度和运动量。

（4）功能锻炼应动静结合，锻炼结束后应充分休息，巩固锻炼效果。忌贪功冒进，急于求成，随意加大运动量和运动强度，以免再次损伤，以身体能够耐受而不加重疼痛或感到疲劳为度。

（5）进行健康宣教，使患者了解习惯性关节脱位的有关知识，指导患者进行功能锻炼，并向患者说明功能锻炼的必要性和过程中可能发生的情况及注意事项，坚定患者的信心与耐心，减少患者的紧张和顾虑，争取患者的密切配合。

（6）做好心理护理，对患者及其家属做好安慰、解释工作，使其积极配合治疗，早日康复。

（7）慎起居，避风寒，远房帏，畅情志，调饮食，戒烟酒，忌过食生冷、辛辣刺激性食物，加强饮食调配，增强机体抵抗力。

 典型病例：患者，男，47岁

2018-11-22初诊　患者自诉于2小时前因举手拿物时用力拉伸而致右肩关节轻度疼痛、活动受限，遂来我院就诊，查体：右肩部轻微肿胀，方肩畸形，局部轻微压痛，无纵轴叩击痛，关节盂空虚，弹性固定，右肩关节活动受限，搭肩试验阳性，右上肢无明显肌肉萎缩，肌力Ⅳ~Ⅴ级之间，右手活动正常，末梢血运及感觉正常。其余肢体及脊柱未见明显异常。摄X线片示：右肩关节前脱位，未见明显骨折征象。患者曾于年前在行走时不慎摔伤致右肩关节脱位，在当地医院行麻醉下手法复位后，未做其他治疗自行回家休养，至今期间多次发生右肩关节脱位，2小时前因举手拿物时用力拉伸而致右肩关节再次脱位，平素身体一般，四肢乏力，右肩关节活动可，举臂稍有无力感，现神志清，精神可，睡眠可，胃纳一般，二便如常，舌质淡，苔薄白，脉细弱微弦。詹庄锡医师结合病史、查体及X线片，给出诊断为：习惯性右肩关节脱位。辨证分析：患者关节脱位则伤筋肉气血，气滞血瘀，不通则痛，故见肿胀、疼痛；筋肉损伤日久，损及肝脾，而致肝脾亏虚，中气下陷，肌肉筋骨失养而萎弱，四肢乏力，筋骨关节失于约束而易滑脱；关节脱位，筋伤骨离，难司其职，则活动受限；肝脾亏虚，气血不足，脉道不充，舌体失荣，故舌质淡，苔薄白，脉细弱；气血瘀滞，脉道不利，脉气紧张，故脉微弦。四诊合参，辨病为脱臼病（筋萎病）。辨证为肝脾亏虚、气虚血瘀证。病位在肩关节，属标急本缓之实中夹虚证。

治疗方法　根据患者体质及伤情，一般关节脱位，詹氏中医骨伤都建议患者保守治疗，经患者及其家属同意，采取手法复位、传统保守治疗方案。

局部外治治疗　予手法整复右肩关节脱位，用牵引回旋复位法一次复位成功。观察方肩畸形消失，肩部恢复钝圆丰满的正常外形，触摸喙突下无脱位的肱骨头，搭肩试验阴性，X线片复查肱骨头在位。然后詹庄锡医师用詹氏金黄膏外敷患者伤处，再用杉树皮小夹板超肩关节外固定右上臂于轻度内收位。右肘关节外露，予右上肢悬挂，制动右肩关节，禁止右肩关节上举。吩咐患者可以适当轻轻活动右肘关节、前臂及手指，以促进血液循环，利于局部活血消肿。

中医辨证论治　本病为脱臼病（筋萎病），属于脱位晚期并发症，证属肝脾亏虚、气虚血瘀证。治法：健脾养肝，补中益气，束筋摄骨，活血化瘀。方剂予詹氏补气固脱汤加减：炙黄芪60克，党参20克，炒白术15克，炙甘草15克，炒白芍30克，川芎10克，丹参15克，当归15克，熟地20克，骨碎补15克，续断15克，土鳖虫10克，炙升麻6克，炙柴胡6克，枳实10克，片姜黄10克。14剂，水煎服，每日一剂。方中黄芪、党参、白术、炙甘草，补中益气，健脾固摄；续断、骨碎补，补肝肾、强筋骨，接骨续筋；当归、熟地、白芍，补血敛阴，养筋柔筋；炙升麻、炙柴胡，升举清阳，合参芪升阳举陷；川芎、丹参、土鳖虫、片姜黄，活血化瘀，祛瘀生新，且片姜黄引药入肩；枳实，行气散结，使补而不滞；炙甘草，调和诸药。

2018-11-29二诊　患者一般情况可，胃纳增加，诉右肩关节轻微疼痛，无手指麻木。查体：舌质淡，苔薄白，脉细弱；右肩部杉树皮夹板外固定良好，松紧适度，右肩关节轻微肿胀，右手指末梢血运及感觉正常。詹庄锡医师予调整杉树皮夹板外固定，继续中药内服，予前方7剂，水煎服，每日一剂。嘱患者继续右上肢悬挂，制动右肩关节，禁止右肩关节上举。加强功能锻炼，多活动右肘关节、前臂及手指。

2018-12-06三诊 患者一般情况可，胃纳佳，四肢较前有力，诉右肩关节无明显疼痛，无手指麻木。查体：舌淡红，苔薄白，脉弱较前有力；右肩部杉树皮夹板外固定良好，松紧适度，右肩关节无明显肿胀，右手指末梢血运及感觉正常。予调整杉树皮夹板外固定，继续中药内服，前方去丹参、土鳖虫、片姜黄，加制萸肉15克、五味子15克、鹿筋15克，补肝肾、强筋骨，加蜈蚣2条，通络起萎，处方7剂，水煎服，每日一剂。嘱患者继续制动右肩关节，右上肢悬挂，禁止右肩关节上举。可多活动右肘关节、前臂及手指，并加强功能锻炼。

2018-12-13四诊 患者一般情况良好，四肢有力，诉右肩关节无疼痛，余无明显不适。查体：舌红润，苔薄白，脉稍弱；右肩部杉树皮夹板外固定良好，松紧适度，右肩关节无明显肿胀，局部无明显压痛及叩击痛，右手指末梢血运及感觉正常。检查患者右肩无疼痛、无肿胀，肩关节活动可，右上肢活动有力，肌力V级，无明显肌肉萎缩、关节僵硬及创伤性关节炎等脱位并发症及后遗症。予去除杉树皮夹板外固定，继续中药内服巩固疗效，予前方14剂，水煎服，每日一剂；右肩关节和右上肢予手法理筋，每日一次，每次30分钟；右肩关节红外线热疗，每日一次，每次15分钟；予詹氏舒筋活血汤熏洗：生黄芪30克，当归12克，炒白芍20克，川芎10克，桂枝15克，桑枝15克，威灵仙15克，五加皮15克，海桐皮15克，续断15克，骨碎补15克，木瓜15克，鸡血藤15克，伸筋草15克，透骨草15克。7剂，水煎熏洗右肩关节及右上肢，每日一剂。方中桂枝、桑枝、五加皮、海桐皮、威灵仙、木瓜、鸡血藤、伸筋草、透骨草，祛风湿，通经络，利关节；续断、骨碎补，行血脉、强筋骨；当归、白芍，补血养筋，舒筋柔筋；黄芪，补气行血；川芎，行气活血。嘱患者1个月内禁止右肩关节上举和负重活动，加强右上肢功能锻炼，早日恢复正常劳动。

1个月后复诊随访，患者右肩无肿胀，无疼痛不适，活动灵活，动作有力，功能恢复良好。半年后随访，患者右肩活动正常，右上肢动作灵活有力，生活、劳动正常。

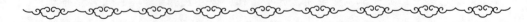

第三节　筋伤治疗经验

一、肘关节劳损

肘关节劳损是肘关节周围肌肉、韧带的疲劳性损伤，常发生于肘关节长期进行某种动作或突然剧烈的动作，相应的肌肉、韧带受到反复牵拉磨损或过度牵拉撕裂而引起的急慢性劳累性损伤，包括肘关节扭挫牵拉伤、肱骨外上髁炎、肱骨内上髁炎、尺骨鹰嘴滑囊炎、肘管综合征、旋前圆肌综合征、旋后肌综合征等肘部筋伤。好发于从事单纯前臂屈伸旋转工作的人群，如纺织工、矿工、泥瓦工、木工、理发员、会计和乒乓球、网球、高尔夫球、举重、体操等运动员，青壮年多见。肘关节劳损属于中医"筋伤病"范畴，中医内治通常分为早期、中期、后期，按照筋伤三期辨证论治。

（一）临床表现与诊断

患者有肘关节剧烈活动或长期劳累史，长期反复进行前臂旋前、旋后、屈伸等单一动作，可导致肘关节和周围的前臂伸肌、前臂屈肌、旋前圆肌、旋后肌及其起止点部位急慢性劳累性损伤，临床表现为患者劳动后出现肘关节部位酸胀、疼痛，不能持重用力，屈伸或旋转时感觉酸软无力，常有向前臂放射性疼痛及麻木等异常感觉，前臂及腕关节屈伸旋转如扫地、提物、扭毛巾等轻微用力即可诱发或加重，体格检查可见局部肿胀，肘内侧、肘外侧、肘窝以及肱骨外上髁、肱骨内上髁、尺骨鹰嘴、桡骨头、尺骨头等肌腱、韧带起止点局部压痛明显，前臂肌力减弱，腱反射减弱。通常 X 线片表现正常，MRI 检查可见软组织损伤。

（二）中医辨证论治

《素问·宣明五气》："肾主骨，肝主筋，脾主肉。"《素问·举痛论》："劳则气耗"，"劳则汗出。"《素问·本病论》："饮食劳倦即伤脾。"《灵枢·百病始生》："汗出当风伤脾，用力过度则伤肾。"詹氏骨伤认为，用力过度则劳伤，外伤肌肉筋骨，内伤肝脾肾。过劳则损伤肌肉筋脉，耗伤气血精津，以致精血不足，筋脉失养，经络不畅，气滞血瘀，不荣不通则痛，发为劳病，故见肘部疼痛，酸软无力，或胀痛，或刺痛，或酸痛，或麻痛，关节屈伸不利，动则加重；气血运行不畅，则津液不行，易聚湿生痰，阻滞经络，故见肘部囊肿，麻木作痛；正虚则易受邪，肝肾亏虚，脾胃虚弱，则容易感受风寒湿杂邪为痹，客于肘部，则肘关节或冷痛，或热痛，或窜痛，或着痛，迁延不愈。劳损日久，则必损及肝、脾、肾，而致肝、脾、肾不足，精气血俱虚，筋骨萎弱，挟瘀挟痰，合邪为痹，因此患者多有肝、脾、肾不足，精气血亏虚的本虚之证；复因经络气血痹阻不通，筋骨肌肉拘挛失用，而致肢体疼痛，关节屈伸不利，发为本虚标痹之证；或因筋骨肌肉失养，肢体关节萎软无力而萎废不用，发为本虚标萎之证。

辨证要点：一是辨新久。新病急性发作者，有突然扭挫，或强力牵拉、用力过度病史，肌肉筋脉损伤，耗伤气血，气血运行不畅，不通则痛，证见肘关节疼痛明显，或肿痛、或刺痛、或掣痛、或酸痛，肿胀，酸困，不敢持重用力，屈伸旋转无力，动则加重，常见气滞血瘀之证，兼以气血虚弱。慢性发病者，长期劳累，肌肉筋骨劳损，耗伤精气血，肌肉筋骨失养，不荣不通，疼痛绵绵，酸软无力，劳则加重，常见气血亏虚之证，兼以瘀血阻络。失治误治，继之痰湿内阻，风寒湿热外袭，痰瘀互结，合邪为痹，痹阻经络气血，不通则痛，证见肘关节或刺痛、或酸痛、或麻痛、或冷痛、或热痛、或窜痛、或着痛、或隐痛，局部囊肿，不能持重用力，手指麻木，劳则加重，常见痰瘀互结、风寒阻络，寒湿阻络、湿热阻络之证，兼以气血亏虚。久伤则虚，肘关节劳损迁延日久则损及肝、脾、肾，精气血亏损，肌肉筋脉失养，经络空虚，正虚邪恋，不荣则痛，证见肘关节或隐隐作痛，或空虚作痛，或酸软作痛，或麻木作痛，肌肉萎软无力，不能持重用力，常见肝肾不足、精血亏虚之证，兼以气血虚弱、瘀血阻络。二是辨虚实。肝、脾、肾亏虚，精气血不足为本虚；风寒湿热痰瘀气滞，经络气血痹阻不通为标实。

治疗原则：詹氏骨伤治疗肘关节劳损病分新久虚实论治，虚者治以补肾壮骨、益气养血为主，兼以通经活络；实者治以祛邪除痹、通络止痛为主，针对病因，施之以行气活血、祛风散寒、除湿清热等法，兼以补肾壮骨；虚实兼杂者，则辨标本虚实，治以扶正祛邪，标本并治，攻补兼施。

詹氏骨伤认为，皆由劳累或牵拉致筋伤，没有及时休养所致。肘关节劳损的基本病机为精气血亏损、瘀血阻络，属于正虚劳损、本萎标痹之证，《素问·至真要大论》："劳则温之"，故肘关节劳损的治则以温通为主，补肝肾，益气血，舒筋活血，通络止痛，扶正祛邪，根据病情辨证论治。新病多实，或行气活血，或化痰通络，或祛风散寒，或祛湿散寒，或清利湿热，兼以益气养血；久病多虚，治以补肝益肾健脾、补气养血益精，佐以通络除痹止痛。肘关节劳损病根据病因病机，通常分为气滞血瘀型、风寒湿阻型、湿热阻络型、痰瘀互结型、气血亏虚型、肝肾亏虚型等6种证候治疗，临床用药时可在基础方上加川芎、桂枝、桑枝等引经药，时时顾护胃气，脾胃虚弱纳差者则佐以健脾开胃。

1. 气滞血瘀型

急性损伤期，筋伤肉损，气血两伤，气滞血瘀，肘部肿胀疼痛，痛处固定或走窜，或可见皮下瘀斑瘀点，局部压痛明显，痛处拒按，动则痛剧，肘关节活动受限。舌质淡红，或有瘀斑，苔薄白，脉弦紧。

治法：活血消肿，行气止痛。

方药：詹氏骨折筋伤通用方加减。

处方：炙黄芪30克，丹参15克，当归12克，炒白芍15克，桂枝6克，川芎10克，元胡10克，香附10克，桃仁10克，红花6克，三七6克，续断15克，骨碎补15克，地龙10克，炙甘草6克。

加减：肿胀明显者，加泽兰15克，活血消肿；疼痛走窜者，加丝瓜络15克，理气通络止痛；酸软不能用力者，重用炙黄芪60克、炒白芍30克、炙甘草15克，养筋柔筋。

用法：水煎服，每日一剂。

方解：方中桃仁、红花、川芎、丹参、三七，活血化瘀，消肿止痛；元胡、香附，行气止痛；地龙，活血消肿、通经活络；当归、白芍，养血柔筋；桂枝，引药入上肢，合白芍调和营卫；续断、骨碎补，续筋骨、行血脉；炙黄芪，补气行血、使气旺血行；炙甘草，调和诸药，合白芍缓急止痛。

2.风寒湿阻型

劳损后感受风寒湿邪，痹阻经络，肘部冷痛，痛处重着或走窜，遇寒加重，得温痛减，活动后减轻，伴酸困、麻木，肘关节屈伸不利；舌质淡，苔薄白或白腻或白滑，脉浮紧或沉紧或弦紧。

治法：祛风除湿，温经散寒。

方药：黄芪桂枝五物汤合蠲痹汤加减。

处方：生黄芪30克，当归12克，炒白芍15克，川芎10克，香附10克，羌活6克，鸡血藤15克，桂枝10克，桑枝15克，威灵仙12克，五加皮15克，仙灵脾15克，细辛3克，透骨草15克，炙甘草3克。

加减：风盛者，疼痛游走不定，加荆芥10克、防风10克，发散风寒；寒盛者，疼痛剧烈，形寒肢冷，加制川乌10克、干姜6克，散寒止痛；湿盛者，困痛重着，肿胀、积液，加苍术15克、生薏苡仁30克、川牛膝10克，利湿散寒；兼瘀血者，痛如针刺，舌黯紫，加桃仁12克、红花6克，活血化瘀；兼痰湿者，肢体重着、麻木，加白芥子15克、天麻9克，化痰通络。

用法：水煎服，每日一剂。

方解：方中羌活、桂枝、桑枝、威灵仙、五加皮、仙灵脾、细辛、透骨草，祛风除湿，温经通络，且桂枝、桑枝引药入上肢；当归、炒白芍、鸡血藤，养血和血，川芎、香附、鸡血藤，行气活血；炙黄芪，补气生血，使气旺血行；炙甘草，调和诸药。

3.湿热阻络型

劳损后感受湿热之邪，或风寒湿邪郁久化热，痹阻经络，肘部灼痛重着或红肿热痛，痛处拒按，得温痛剧，得凉痛减，伴口干不欲饮，肘关节屈伸不利；舌红苔黄腻，脉濡数。

治法：清热利湿，通络止痛。

方药：桂枝芍药知母汤和四妙勇安汤加减。

处方：桂枝6克，桑枝15克，生白芍15克，当归12克，地龙12克，丹参15克，玄参15克，知母12克，生薏苡仁30克，络石藤15克，忍冬藤15克，土茯苓20克，秦艽12克，苍术10克，生甘草3克。

用法： 水煎服，每日一剂。

方解： 方中桂枝、桑枝、络石藤、忍冬藤、秦艽、土茯苓，清热祛湿，通络止痛；桂枝，辛温发散，发表散热，化气行水，取其"火郁发之"之意，合桑枝引药入上肢；玄参、生白芍、知母，清热养阴；当归、丹参、地龙、玄参，清热凉血，活血通络；苍术，祛风燥湿；生薏苡仁，利湿除痹；生甘草，调和诸药。

4.痰瘀互结型

劳损日久，瘀血阻络，津液不行，聚湿生痰，痰瘀互结，痹阻经络，肘部刺痛或困痛，痛处固定，得温痛减，局部漫肿或有囊肿，动则痛作，伴肢体拘挛、重着、麻木，肘关节屈伸不利；舌质黯紫或黯淡，瘀斑瘀点，舌下脉络瘀曲，苔薄白或白腻，脉弦涩。

治法： 舒筋活血，化痰通络。

方药： 詹氏上肢关节伤痛方加减。

处方： 炙黄芪30克，当归15克，炒白芍15克，川芎10克，地龙10克，续断15克，骨碎补15克，土鳖虫10克，桂枝10克，桑枝15克，鸡血藤15克，白芥子15克，天麻15克，制半夏10克，炙甘草3克。

用法： 水煎服，每日一剂。

方解： 炙黄芪，补气行血；当归、炒白芍、鸡血藤，养血柔筋；川芎、当归、地龙、鸡血藤、土鳖虫，活血通络；续断、骨碎补，行血脉、强筋骨；桂枝、桑枝，祛风通络，引药入上肢；白芥子、天麻、制半夏，燥湿化痰；炙甘草，调和诸药。

5.气血亏虚型

劳则气耗，劳损日久，耗伤气血，肌肉筋脉失于充养，肘部空痛、酸痛，喜暖喜按，反复发作，动则加重，休息减轻，肌肉酸软挛痛，屈伸无力，伴面色苍白，少气懒言，身倦乏力，爪甲不荣；舌质淡，苔薄白，脉细弱。

治法： 补气养血，舒筋活络。

方药： 詹氏肘关节劳损方加减。

处方： 炙黄芪30克，丹参15克，川芎10克，当归12克，炒白芍30克，桂枝10克，桑枝15克，续断15克，骨碎补15克，地龙10克，熟地20克，伸筋草15克，透骨草15克，炙甘草10克。

加减： 兼虚寒者，肢体冷痛，畏寒，加制附子10克、干姜6克，散寒止痛；兼瘀血者，痛如针刺，舌黯紫，加桃仁12克、红花6克，活血化瘀。

用法： 水煎服，每日一剂。

方解： 炙黄芪，补气行血；炒白芍合甘草，养筋柔筋，缓急止痛；丹参、当归、川芎、地龙，活血通络；熟地，补血养筋；续断和骨碎补，行血脉、续筋骨；伸筋草和透骨草，舒筋活络；桂枝，温通血脉；桑枝，通经活络，皆引药入上肢。

6.肝肾亏虚型

久伤则虚，肘关节劳损日久不愈，内伤肝脾肾，肝肾不足，精血亏虚，肌肉筋骨失养，肘部隐痛、酸痛，喜揉喜按，肘关节屈伸无力，缠绵不愈，劳则加重，休息减轻，伴腰膝酸软、神疲乏力、自汗、爪甲不荣。舌质淡，苔薄白，脉沉细无力。

治法：补肝肾，益气血，强筋骨，止痹痛。

方药：詹氏强筋壮骨汤加减。

处方：炙黄芪30克，当归12克，炒白芍15克，川芎10克，续断15克，骨碎补15克，熟地15克，制萸肉15克，五加皮15克，鸡血藤15克，狗脊15克，桂枝10克，桑枝15克，炙龟板(先煎)15克，神曲15克，炙甘草6克。

加减：阳虚寒盛者，形寒肢冷，脉沉迟，易桂枝为肉桂10克，加仙灵脾15克，温阳散寒；阴虚内热者，去桂枝、狗脊，易熟地为生地20克，易炒白芍为生白芍15克，加地龙12克、秦艽12克、盐知母12克，滋阴清热。纳差者，加炒白术10克、茯苓15克、陈皮10克，健脾和胃。

用法：水煎服，每日一剂。

方解：方中熟地、制萸肉、狗脊、五加皮、续断、骨碎补，补肝肾、强筋骨；龟板，补肾壮骨，滋阴潜阳，既有阴中求阳之意，又能制补阳太过；当归、熟地、炒白芍、鸡血藤，补血养筋；炙黄芪，补气生血，使气旺血行；川芎，行气活血，使补而不滞；五加皮、鸡血藤，舒筋活络；桂枝，温通血脉；桑枝，通经活络，皆引药入上肢；神曲，健脾和胃；炙甘草，调和诸药。

(三)中医外治

1.手法理筋

理筋喜柔不喜刚，手法要轻柔，宜轻不宜重，忌手法粗暴；急性损伤、早期受伤局部慎用手法，避免加重出血。

首先，点按肘髎穴、曲泽穴、曲池穴、手三里穴、外关穴、内关穴、合谷穴等穴位，使之"得气"，以舒筋活血，疏通经络；其次，用推、拿、按、摩、擦、揉、弹筋、拨络等手法推拿按摩肘关节和前臂肌肉韧带，使局部有发热感，解除肌肉痉挛，放松肘关节和前臂周围软组织；再次，按压、揉散肌肉韧带起止点和压痛点，再用摇法和屈伸法分别屈伸和摇转肘关节数次，以理肌顺筋，松解粘连，滑利关节；最后，用放松手法揉散、拍击肩臂、肘、前臂部，摇摆、搓抖、捋顺上肢结束。

2.针灸治疗

毫针刺患侧肘髎穴、曲池穴、手三里穴、少海穴、曲泽穴、尺泽穴、小海穴、天井穴、合谷穴及阿是穴，用泻法，不留针或留针5分钟；毫针刺健侧或双侧扭伤穴5～15分钟，平补平泻，不留针或留针5分钟。每日一次，7日一疗程。

3. 小针刀治疗

适用于痛点明显者。

定点： 肱骨外上髁、肱骨内上髁、尺骨鹰嘴、尺骨头、桡骨小头，根据压痛点选取松解点。患者取坐位，肘关节屈曲90度，前臂中立位放于治疗桌面上，显露松解点。松解点常规消毒后铺洞巾，予2%利多卡因注射局部麻醉，每个点约注射1毫升。针刀操作：严格按照四步进针法，刀口线与肌纤维走向平行，刀体与皮肤垂直，快速刺入皮肤，匀速推进至骨面，先行纵行疏通剥离，再用横行剥离数次，刀下有松动感后出刀。治疗完毕后，以曲安奈德2.5～5毫克加利多卡因2.5～5毫升做痛点封闭，按压止血3分钟，予创可贴覆盖。1周后未愈可再做1次治疗，一般1次可治愈，最多不超过3次。嘱患者注意休息，避免肘、腕关节的屈伸、旋转动作，针刀处避水3天，避风寒，调饮食，忌食辛辣刺激发物。

4. 伤膏外贴

气滞血瘀型和湿热阻络型用詹氏金黄膏贴敷肘部，其余证型用詹氏秘制黑膏药贴敷肘部，7日一次。

5. 中药熏洗

可用詹氏舒筋活血洗剂熏洗，以舒筋活血，通利关节。

詹氏舒筋活血洗剂： 生黄芪30克，当归12克，炒白芍15克，川芎10克，地龙10克，桂枝15克，桑枝15克，五加皮15克，海桐皮15克，狗脊20克，怀牛膝15克，木瓜15克，鸡血藤15克，伸筋草15克，透骨草15克。

加减： 寒湿，加川乌15克、苍术15克、细辛6克；湿热，加土茯苓15克、忍冬藤15克、络石藤15克。

用法： 水煎熏洗，每日一剂。

方解： 桂枝、桑枝、五加皮、海桐皮、狗脊、木瓜、鸡血藤、伸筋草、透骨草，祛风湿，通经络，利关节；地龙、怀牛膝，活血通络，通利关节；当归、白芍，补血养筋，舒筋柔筋；黄芪，补气行血；川芎，行气活血。

（四）功能锻炼与康复指导

詹庄锡医师曰："动则强壮。动则气血自行，肌肉自养，筋脉坚而骨髓壮。"适当的功能锻炼，能够加速肌腱韧带修复，预防肌肉肌腱、韧带萎缩、粘连，降低关节僵硬及创伤性关节炎的风险。"锻炼贵有恒"，功能锻炼应持之以恒，动作柔和，循序渐进，逐渐加大动作幅度、运动强度和运动量，以疼痛能够耐受为度。劳损宜多轻柔、舒缓活动，忌劳累、剧烈活动、运动量过大。

急性损伤早期宜静不宜动，应用前臂吊带悬挂胸前1~2周制动，避免肘关节屈伸、旋转。慢性期和平时宜动静结合，适当活动肘关节，可进行肘关节屈伸、旋转、环绕活动，活动强度和活动量应适中，避免再次劳累损伤；可做野马分鬃、轮转轱辘、六合冲拳、举铃推掌、拧臂转肘、转臂摇肘等动作进行肘关节功能锻炼，以增强肘关节和前臂的肌肉筋骨强度，功能锻炼前可局部推拿按摩及理疗熏洗，以放松肌肉韧带，有利于关节活动，减少再次损伤风险。

（五）护理调养

（1）急性期肿胀疼痛者，用前臂吊带悬挂胸前1~2周制动，2周内禁止肘关节负重，平时注意避免劳累。

（2）进行健康宣教，使患者了解肘关节劳损有关知识，指导患者进行功能锻炼。

（3）做好心理护理，对患者及其家属做好安慰、解释工作，使其积极配合治疗，早日康复。

（4）慎起居，避风寒，远房帏，畅情志，调饮食，戒烟酒，忌过食生冷、辛辣刺激性食物，加强饮食调配，增强机体抵抗力。

 典型病例：患者，女性，49岁

2019-09-06初诊 患者自诉4天前打羽毛球后左肘部酸困不适，第二天晨起出现左肘肿胀、疼痛，酸软困重，不能用力，活动则疼痛加重，休息后减轻。现因早上扫地后疼痛加重，遂来我院就诊，行MR检查示：左肘关节组成骨结构信号未见明显异常，肘关节对位、对线如常，关节腔内及周围滑膜增厚，内见明显增多的长T1长T2信号影。查体：左肘关节肿胀，肱骨外上髁压痛明显，无叩击痛，左肘关节屈曲外旋活动受限，左前臂肌力减弱，左手活动正常，末梢感觉及血运正常。患者平素体健，神志清，精神可，胃纳可，睡眠可，二便如常，舌淡红，苔薄白，脉弦紧。结合病史、查体及MR检查，诊断为：肘关节劳损病（左肱骨外上髁炎）。辨证分析：患者用力过度则损伤肌肉筋脉，耗伤气血，筋脉失养，经络不畅，气滞血瘀，不通则痛，故见肘部肿胀、疼痛，酸软无力，关节活动不利，动则加重；舌淡红，苔薄白，为伤病初起之象；脉弦紧主痛甚，气滞血瘀，脉气紧张，则脉象弦紧。四诊合参，辨病为肘关节劳损病（左肱骨外上髁炎），辨证为气滞血瘀证，病位在肘关节，属急、实证。

全身整体中医内治按筋伤三期辨证论治 目前属筋伤早期，治疗宜活血消肿，行气止痛。方剂予詹氏骨折筋伤通用方加减：炙黄芪60克，丹参15克，当归12克，炒白芍30克，桂枝6克，桑枝15克，川芎10克，元胡10克，香附10克，桃仁10克，红花6克，三七6克，续断15克，骨碎补15克，地龙12克，丝瓜络15克，炙甘草6克。7剂，水煎服，每日一剂。方中桃仁、红花、川芎、丹参、三七，活血化瘀，消肿止痛；元胡、香附，行气止痛；地龙，活血消肿、通经活络；丝瓜络，理气通络止痛；当归、白芍，养血柔筋；桂枝，通利血脉；桑枝，通经活络，引药入上肢；续断、骨碎补，续筋骨、行血脉；炙黄芪，补气行血、使气旺血行；炙甘草，调和诸药，合白芍缓急止痛。

外治保守治疗 手法理筋，针灸推拿治疗，中药伤膏局部外贴。

手法理筋 首先，点按肘髎穴、曲池穴、手三里穴、扭伤穴、合谷穴等穴位，使之"得气"，以舒筋活血，疏通经络；然后用推、拿、按、摩、滚、揉、弹筋、拨络等手法推拿按摩肘关节和前臂，使局部有发热感，解除肌肉痉挛，放松肘关节和前臂肌肉韧带；接着，再分别屈伸和摇转肘关节数次，以理肌顺筋，滑利关节；最后，用放松手法揉散、拍击肩臂、肘、前臂部，摇摆、搓抖、捋顺上肢结束。

针灸推拿拔罐 毫针刺患侧肘髎穴、曲池穴、手三里穴及阿是穴，用泻法，得气后不留针；毫针刺健侧扭伤穴5分钟，平补平泻，得气后留针5分钟，同时轻轻活动患侧肘关节。每日一次，7日一疗程。

伤膏外贴 詹氏金黄膏贴敷肘部，7日一次。

经上述外治后，患者左肘疼痛明显减轻，肘关节活动基本恢复正常。嘱患者用前臂吊带悬挂胸前1周制动，2周内禁止肘关节负重活动，平时注意避免劳累，慎起居，避风寒，远房帏，畅情志，调饮食，戒烟酒，伤部保暖；针灸推拿治疗1日1次，7日一疗程。

2019-09-13二诊 患者诉左肘部轻微疼痛，余无明显不适。查体：左肘部无明显肿胀，局部轻微压痛，无叩击痛，左肘关节活动可，屈曲外旋活动时稍有无力感，左前臂肌力正常，末梢感觉及血运正常。患者气滞血瘀基本消散，气血耗损未尽恢复，现为筋伤中期，为筋损络伤、气血虚滞，治宜益气养血、舒筋活络，方剂予詹氏肘关节劳损方加减：炙黄芪30克，丹参15克，川芎10克，当归12克，炒白芍30克，桂枝6克，桑枝15克，续断15克，骨碎补15克，鸡血藤15克，地龙10克，熟地20克，伸筋草15克，透骨草15克，炙甘草10克。7剂，水煎服，每日一剂。方中炙黄芪，补气行血；炒白芍合甘草，养筋柔筋，缓急止痛；丹参、当归、川芎、地龙、鸡血藤，活血通络；当归、炒白芍、熟地、鸡血藤，补血养筋；续断、骨碎补，行血脉、续筋骨；伸筋草和透骨草，舒筋活络；桂枝，温通血脉；桑枝，通经活络，皆引药入上肢；炙甘草，调和诸药。外治予詹氏金黄膏局部外贴、针灸推拿治疗同前，巩固疗效。

2周后随访，患者恢复良好，左肘无疼痛不适，活动灵活，动作有力，恢复良好，生活、劳动正常。

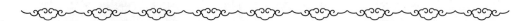

二、急性胸部努挫伤

急性胸部努挫伤是胸胁部肌肉、胸膜、韧带、胸肋关节、肋横关节、肋椎关节、肋间神经、血管、淋巴等胸壁软组织因外力作用突然受到过度牵拉以及肺脏受到震动、高压而引起的胸部急性损伤，常发生于扛抬重物、强力举重、屏气用力，在抬胸直背，或胸部转侧、碰撞击打、摔倒时，由于准备不足、姿势不当、动作不协调、突然闪挫扭转、呛咳，胸胁部配合不协调，胸腹部肌肉强力收缩，致胸胁部软组织急性损伤，剧烈疼痛，活动受限，俗称"岔气"，好发于青壮年，男性多见。急性胸部努挫伤属于中医"筋伤病"范畴，中医内治通常分为早期、中期、后期，按照筋伤三期辨证论治。

（一）临床表现与诊断

急性胸部努挫伤时，口鼻气道关闭，胸膜腔内压骤增，可使呼吸道或肺脏损伤、肺泡破裂，肋间肌、韧带、肋间神经、淋巴血管、胸膜损伤，胸肋关节、肋椎关节或肋横关节错缝不正，严重者可出现气胸，致胸胁部气血、经络功能紊乱，气结于胸内，气机壅滞而不得宣通，不通则痛，胸胁部剧烈疼痛，疼痛走窜不定，或局部肿胀、压痛明显，胸胁部活动受限，不敢转侧仰俯及深呼吸，咳嗽、喷嚏则疼痛加重，稍用力则疼痛难忍，肺失宣降、浊痰内生，则胸闷气急、心悸喘咳，肺伤则咯吐血痰，气胸则伤侧胸部叩诊鼓音、呼吸音减弱。通常X线片表现正常，胸膜炎性反应可有肋膈角变钝，肺脏损伤可有肺纹理增粗紊乱，重者可见有散在性点状阴影，气胸可见局部透亮。CT及MRI检查均未见明显骨折、脱位征象。

（二）中医外治

1.手法理筋

用詹氏深咳按压法整复理筋。急性损伤手法要轻柔，宜轻不宜重。

患者端坐方凳，先轻柔按摩胸背部令患者放松，术者站在患者背后，双手由腋下抱住患者，双臂把患者双肩架平，双手扶在胸前，上提并旋转摇晃胸背部数次，然后让患者坐正，术者一手自患者腋下扶住患者胸部，一手按住压痛点，使患者胸背后仰，再让患者深吸气至极限时稍停，在术者说咳嗽时用力深咳，力求一声咳嗽把肺中气呼尽，术者在患者咳嗽的同时突然用力按压伤处压痛点，然后让患者放松，术者用捋顺法沿肋骨走向理肌顺筋，理顺肋间肌肉筋膜即可，施法成功则患者疼痛明显减轻，可自由转侧。此法关键在于医患配合，患者在咳嗽时要同时用胸部和腹部的力量，把一口气从胸腹深处用力吐出来，咳嗽吐气轻浅则效果不好；与此同时，术者在患者咳嗽的同时突然用力快速按压伤处压痛点，如果术者按压缓慢，或迟或早，效果也不好，按压一定要与咳嗽同步进行。如果手法整复不成功，患者稍休息后再用前法整复即可。詹氏深咳按压法用于治疗胸背部伤筋错缝，对于岔气理筋复位效果良好，立竿见影。

2. 针灸治疗

毫针刺健侧或双侧外关、内关、合谷、太冲、阳陵泉，用泻法，外关透内关，不留针或留针5分钟；毫针刺健侧或双侧扭伤穴5~15分钟，平补平泻，同时轻轻活动胸胁部。每日一次，7日一疗程。

3. 伤膏外贴

詹氏金黄膏贴敷伤处，7日一次。伴有肺脏震伤，局部贴敷詹氏金黄膏，用桃花纸覆盖，再用肋骨固定带固定2周。

（三）中医辨证论治

急性胸部努挫伤中医内治按筋伤三期辨证论治，可在基础方上加柴胡、川芎、郁金、青皮、陈皮、枳壳等引经药；胸闷、咳嗽用枳壳、厚朴、佛手、丝瓜络，理气宽胸，化痰止咳；疼痛用元胡理气止痛，白芍缓急止痛，乳香、没药行气活血止痛；气胸胀闷用枳实、厚朴、麻黄，宣肺行气除胀；咳血咯血用茜草、三七、蒲黄、白芨，化瘀止血；胸腔积液用茯苓、葶苈子、白芥子、地龙。三期用药皆须时时顾护胃气，脾胃虚弱纳差者则佐以健脾开胃。

1. 早期（气滞血瘀型）

急性胸部努挫伤致胸胁部气血、经络功能紊乱，气结于胸内，气机壅滞而不得宣通，不通则痛，胸胁部活动受限，不敢转侧仰俯及深呼吸，咳嗽、喷嚏则疼痛加重，稍用力则疼痛难忍，伤气者胸胁疼痛走窜不定，气血两伤者则局部肿胀、压痛明显。外伤及内，伤及肺脏，肺失宣降，浊痰内生，气道不利，则胸闷气急、心悸喘咳；肺络损伤，则咯吐血痰；肺气郁结，发为气胸，则胸部胀痛，呼吸困难。经云：形伤肿，气伤痛。屏气闪挫努伤先伤气，气伤则痛，故肿胀不显，疼痛走窜，不能转侧，稍用力呼吸则加重，治宜行气止痛为主，佐以活血化瘀；跌打碰撞摔伤先伤形，气血两伤，则肿胀疼痛俱作，治宜行气活血并重。

（1）伤气。气结于胸中，壅滞不行，络气不和，不通则痛，胸胁疼痛走窜，不敢转侧、深呼吸。舌淡红，苔薄白，脉弦。

治法： 宽胸和络，理气止痛。

方药： 詹氏宽胸顺气汤加减。

处方： 川芎10克，当归12克，元胡10克，郁金10克，香附10克，青皮10克，陈皮10克，枳壳10克，白芍15克，佛手10克，三七6克，丝瓜络30克，地龙10克，五香虫5克。

加减：气胸者，肺气郁结，胸部胀满疼痛，咳喘气急，加生黄芪20克、炒枳实15克、制厚朴15克；咳嗽痰多色白者，加茯苓15克、半夏6克。

用法：水煎服，每日一剂。

方解：方中川芎、元胡、郁金、香附、青皮、陈皮、枳壳、佛手、丝瓜络，理气和络止痛；川芎、元胡、郁金、香附，行气活血，引药入胸胁；三七、地龙，活血止痛；当归、白芍，养血和血，缓急止痛。

（2）气血两伤。胸壁损伤，气滞血瘀，血伤则肿，气伤则痛，胸胁满闷，伤处肿胀，疼痛剧烈，压痛明显，转侧不利，动则加重；外伤及肺，肺气不利则胸闷心悸、喘咳气促。舌淡红，苔薄白，脉弦紧。

治法：理气宽胸，活血止痛。

方药：詹氏肋骨骨折方加减。

处方：川芎10克，丹参15克，当归12克，元胡10克，香附10克，炒白芍15克，佛手10克，郁金10克，桃仁10克，红花6克，三七6克，玄参15克，炒枳壳15克，红曲15克，丝瓜络15克。

加减：咳嗽痰多色白者，加陈皮10克、半夏10克、厚朴10克；胸腔积液者，加茯苓15克、地龙12克、葶苈子10克；肺络受损，咯吐血痰者，加茜草15克、仙鹤草15克、白芨10克。

用法：水煎服，每日一剂。

方解：方中川芎、丹参、当归、桃仁、红花、三七、玄参，活血化瘀，消肿止痛；元胡、郁金、香附，行气活血止痛；白芍，缓急止痛；佛手、丝瓜络，理气化痰通络；枳壳，宽胸理气，引药入胸；红曲，活血化瘀，健脾和胃。

外用药物：外敷詹氏金黄膏，清热凉血、活血消肿（皮肤破损及过敏者禁用）。

2. 中期（营损络伤型）

损伤中期，营损络伤，肌肉筋骨经络受损，瘀血、肿胀基本消退，疼痛渐消，筋肉渐复，筋肉虽续而未坚。肺伤未愈，常伴有胸闷、咳嗽、咯痰；舌质暗红，苔薄白，脉弦涩。

治法：益气养血、祛瘀生新、接骨续筋。

方药：詹氏接骨续筋通用方加减。

处方：炙黄芪30克，丹参15克，当归12克，炒白芍15克，川芎10克，元胡10克，香附10克，郁金10克，续断15克，骨碎补15克，陈皮10克，熟地20克，神曲15克，丝瓜络15克，炙甘草6克。

加减： 咳嗽痰多色白，加百部20克、佛手10克；胸腔积液，加茯苓15克、地龙10克；纳差加炒白术15克、茯苓15克，健脾和胃。

用法： 水煎服，每日一剂。

方解： 方中续断、骨碎补，行血脉、续筋肉；当归、熟地、炒白芍、丹参，补血和血；黄芪，补气生血，使气旺血行；丹参、川芎、元胡、香附、郁金，行气活血止痛，使补而不滞；丝瓜络，理气和络止痛；陈皮，理气健脾，引药入胸；神曲，健脾和胃；炙甘草，调和诸药。

外用药物： 外敷詹氏秘制黑膏药，舒筋活血，通络止痛（皮肤破损及过敏者禁用）。

3.后期（肝肾不足、气血亏虚型）

损伤后期，筋伤基本愈合，但久伤则虚，肝肾不足，气血亏虚，肌肉筋骨萎缩失养，筋肉虽续而未强壮，肌肉不充，关节不利，腰膝酸软、少气懒言、神疲乏力、自汗、爪甲不荣。舌淡白，苔薄白，脉细弱。

治法： 补肝肾，益气血，强筋壮骨，舒筋活络。

方药： 詹氏补肾壮骨加减。

处方： 炙黄芪30克，丹参15克，当归12克，炒白芍15克，川芎10克，百合20克，续断15克，骨碎补15克，熟地20克，制萸肉20克，黄精15克，狗脊20克，杜仲15克，神曲15克，炙甘草6克。

加减： 气虚甚，少气不足以息，加党参20克、五味子15克、炙升麻3克；胸膜粘连，呼吸疼痛，转侧不利，加青皮10克、郁金10克、白芥子10克、丝瓜络15克，理气和络；纳差，加炒白术15克、陈皮10克，健脾和胃；虚寒，加干姜6克、桂枝10克，温阳补肾；虚热，易炒白芍为生白芍15克，易熟地为生地20克，加知母15克、麦冬15克，滋阴补肾。

用法： 水煎服，每日一剂。

方解： 方中熟地、制萸肉，填精补髓；狗脊、杜仲、怀牛膝，补肝肾、强筋骨；续断、骨碎补，补肝肾、续筋骨；龟板，补肾壮骨，滋阴潜阳，既有阴中求阳之意，又能制补阳太过；炙黄芪，补气生血，气旺则血行；当归、炒白芍，补血养筋；地龙、丹参，活血化瘀；神曲，健脾和胃，使滋而不腻；炙甘草，调和诸药。

外用药物： 外敷詹氏秘制黑膏药，舒筋活血，通络止痛（皮肤破损及过敏者禁用）。

（四）功能锻炼与康复指导

詹庄锡医师曰："动则强壮。动则气血自行，肌肉自养，筋脉坚而骨髓壮。"适当的功能锻炼，能够加速肌腱韧带修复，预防肌肉肌腱、韧带萎缩、粘连，降低关节僵硬及创伤性关节炎的风险。"锻炼贵有恒"，功能锻炼应持之以恒，动作柔和，循序渐进，逐渐加大动作幅度、运动强度和运动量，以疼痛能够耐受为度。

急性胸部努挫伤早期宜静不宜动，可自行活动，但胸部禁止转侧、仰俯，可适当活动四肢及扩胸和深呼吸，进行早期胸部活动，必要时适当咳嗽促进排痰；中期宜动静结合，适当进行胸腹肌和腰背肌锻炼，可轻度仰俯转侧活动胸部，多进行深呼吸和扩胸锻炼，预防胸膜粘连；后期宜动不宜静，应加强腰背肌和胸腹肌功能锻炼，可全面做胸腹腰背的锻炼动作，以增强胸腹和腰背部肌肉筋骨强度，功能锻炼前可局部推拿按摩及理疗熏洗，以放松肌肉韧带，有利于关节活动，减少再次损伤风险。

（五）护理调养

（1）可采用自由体位，但禁止仰俯转侧；伴有气胸及胸膜炎较重者，患者半坐卧位，绝对卧床休息，充分吸氧，少讲话少咳嗽，减少肺活动，以利于积气积液的吸收。

（2）保持室内空气清新洁净，室温适宜，严禁烟火及刺激性气体，以免刺激损伤胸肺，加重病情。

（3）进行健康宣教，使患者了解急性胸部努挫伤有关知识，指导患者进行深呼吸及咳嗽排痰功能锻炼，预防胸膜粘连。

（4）做好心理护理，对患者及其家属做好安慰、解释工作，使其积极配合治疗，早日康复。

（5）慎起居，避风寒，远房帏，畅情志，节饮食，戒烟酒，忌过食生冷、辛辣刺激性食物，加强饮食调配，增强机体抵抗力。

（6）"力微莫负重"，禁止负重2~4周，平时胸背腰腹部用力应量力而行，掌握正确的举重抬物姿势，并在活动前做好充分准备，避免负重过度或骤然闪挫等活动。

（7）做好预防肺部感染的护理。

 典型病例：患者，男，50岁

2016-7-12初诊 患者自诉一天前干活时不慎摔伤，致右胸胁部疼痛，转侧不利，自行在家休养。今天感右胸胁部疼痛剧烈，向两侧走窜，不敢转侧仰俯及深呼吸，咳嗽、喷嚏则疼痛难忍，动则加重。遂来我院找詹振宇医师就诊，查体：右胸肋部稍肿，局部压痛明显，无叩击痛，胸廓挤压试验阴性，胸腰部活动受限，两肺听诊呼吸音清，未闻及湿性啰音。脊柱、骨盆及四肢均未见明显异常。摄X线片示：胸部未见明显骨折及脱位征象，肺纹理较粗，肋膈角锐利。CT示：胸廓对称，肋骨及胸骨未见异常，胸壁软组织增厚。肺窗示双肺纹理较粗，肺野透光度可，双肺未见异常实变影，双肺门不大。纵隔窗示纵隔无偏移，心影及大血管形态正常，纵隔内未见肿块及肿大淋巴结。无胸腔积液及胸膜肥厚。患者平素体健，有十余年吸烟史，每天一包烟，少量饮酒。现神志清，精神可，胃纳可，睡眠可，二便如常，无胸闷咳嗽，舌淡红，苔薄白，脉弦。结合病史、查体及CT检查，詹振宇医师诊断为：筋伤病（急性胸部努挫伤）。经云："形伤肿，气伤痛。"分析病机：患者卒然闪挫摔伤，致胸壁损伤，气血两伤，气滞血瘀，不通则痛。气结于胸内，气机壅滞而不得宣通，则疼痛剧烈走窜，不敢转侧，动则加重。瘀血停留，则伤处肿胀、压痛明显。舌淡红，苔薄白为伤病初起，脉弦紧主痛甚，气滞血瘀，脉气紧张，则脉象弦紧。四诊合参，詹振宇医师得出结论，辨病为筋伤病（急性胸部努挫伤），辨证为气滞血瘀证，病位在胸壁，属急、实证。

治疗上，詹振宇医师按全身整体辨证论治，中医内治按筋伤三期辨证论治 目前属筋伤早期，治疗宜理气宽胸，活血止痛，予詹氏肋骨骨折方加减。处方：川芎10克，丹参15克，当归12克，元胡10克，香附10克，炒白芍15克，郁金10克，青皮10克，佛手10克，桃仁10克，红花6克，三七6克，炒枳壳10克，地龙10克，丝瓜络15克。7剂，水煎服，每日一剂。方中川芎、丹参、桃仁、红花、三七、地龙，活血化瘀，消肿止痛；元胡、郁金、香附、青皮，行气活血止痛；白芍，养血柔筋，缓急止痛；佛手、丝瓜络，理气通络止痛；枳壳，宽胸理气，引药入胸。

外治保守治疗 手法理筋，针灸推拿拔罐治疗，中药伤膏局部外贴。

手法理筋：急性胸部努挫伤往往伴有胸胁部小关节错缝，患者正坐位，先用点穴、按摩、推拿等理筋手法舒筋活络，使患者放松，再用詹氏深咳按压法理肌顺筋，整复错缝。

针灸治疗 毫针刺双侧外关、内关、合谷、太冲、阳陵泉，外关透内关，用泻法，不留针；毫针刺健侧扭伤穴5分钟，平补平泻，同时轻轻活动胸胁部；每日一次，7日一疗程。

伤膏外贴：詹氏金黄膏贴敷胸、腰部，3日换一次。

经上述外治后，患者胸胁疼痛明显减轻，胸腰部转侧仰俯活动基本恢复正常。詹振宇医师嘱患者2周内禁止负重，少转侧仰俯活动，慎起居、避风寒，预防感冒，远房帏，畅情志，调饮食，戒烟酒；针灸治疗每日一次，7日一疗程。

2019-07-19二诊 患者诉胸胁部轻微疼痛，胃纳及睡眠可，二便正常。查体：胸胁部伤处微肿，轻微压痛，无叩击痛，胸腰部活动可。效不更方，前方7剂继服以巩固疗效。外治予中药伤膏局部外贴、针灸治疗同前。

2周后复诊随访，恢复良好，胸胁部无疼痛不适，活动灵活，恢复良好，生活、劳动正常。

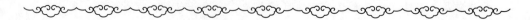

三、急性腰扭伤

急性腰扭伤是腰部肌肉、筋膜、韧带、椎间关节、关节突关节、腰骶关节等软组织因外力作用突然受到过度牵拉而引起的急性损伤，常发生于弯腰、下蹲或端提搬抬扛担重物、强力负重，在起立直腰，或腰部转侧、摔倒时，由于准备不足、姿势不当、动作不协调、突然闪挫扭转，腰部配合不协调，腰部肌肉强力收缩，致腰部软组织急性损伤，腰部疼痛剧烈，活动受限，俗称"闪腰"，好发于青壮年，男性多见。急性腰扭伤属于中医"筋伤病"范畴，中医内治通常分为早期、中期、后期，按照筋伤三期辨证论治。

（一）临床表现与诊断

急性腰扭伤可使腰骶部肌肉的附着点、骨膜、筋膜和韧带等组织撕裂，以及椎小关节错缝紊乱，临床表现为患者常感到受伤时腰部有响声或有软组织撕裂感，伤后立即感一侧或双侧腰部剧烈持续性疼痛，或走窜胀痛，或疼痛固定，腰痛剧烈，压痛明显，肌肉紧张，腰部板硬，腰部活动明显受限，不能转侧仰俯，不敢深呼吸，深呼吸、咳嗽时随腰部活动、振动、腹压增高而加重，稍用力则疼痛难忍，平卧时可减轻，部分患者可伴有腰部血肿。通常 X 线片表现正常，CT 及 MRI 检查均未见明显骨折、脱位及腰椎间盘突出征象，也没有明显的神经压迫征象。

（二）中医外治

1. 手法理筋

急性损伤手法要轻柔，宜轻不宜重。

（1）肌肉韧带损伤。患者俯卧于板床上，先自上而下点按脊椎旁穴位及环跳、委中、承山、昆仑、太溪等穴位，以酸胀为度；再用按摩推拿、擦揉擦散、摇扳拔抖、捋顺踩跷等理筋手法舒筋活络，以透热为度，使患者放松，术后患者改为仰卧位，肌肉韧带撕裂者用腰围固定带固定腰部，平卧硬板床制动不少于2周。

（2）腰骶部骨错缝。患者俯卧于板床上，先用点穴按摩推拿等理筋手法舒筋活络，使患者放松，再用詹氏腰椎复位五扳法及腰部牵抖法等理筋手法使错乱的关节复位，患者当即疼痛明显减轻，腰部活动恢复正常，术后患者改为仰卧位，平卧硬板床制动不少于2周。

（3）伴有腰椎滑脱。患者俯卧于板床上，先用点穴按摩推拿等理筋手法舒筋活络，使患者放松，第一助手位于床尾，两手握住患者双踝，第二助手位于床头，两手置于患者腋下做对抗牵引，术者位于患者左侧，双手按住受伤椎体，第一助手用力牵引抖动患者双下肢，同时术者用力下按伤椎，调整椎间小关节，术后患者改为仰卧位，腰围固定带固定腰部，平卧硬板床制动3～4周。

2.针灸推拿拔罐

委中穴三棱针点刺放血；毫针刺双侧肾俞、命门、腰阳关、阳陵泉、太溪穴、阿是穴，用泻法，不留针或留针5分钟；毫针刺健侧或双侧后溪透合谷、腰腿点、闪腰穴（肘横纹桡侧端下1寸，曲池和手三里穴连线之中点，向桡骨外侧缘平开1寸处）5~15分钟，平补平泻，同时轻轻活动腰部；推拿拔罐以活血通络。每日一次，7日一疗程。

3.伤膏外贴

詹氏金黄膏贴敷腰部，7日一次。

（三）中医辨证论治

急性腰扭伤中医内治按筋伤三期辨证论治，可在基础方上加狗脊、怀牛膝、茴香、乌药、地龙等引经药，三期用药皆须时时顾护胃气，脾胃虚弱纳差者则佐以健脾开胃。

1.早期（气滞血瘀型）

筋伤肉损，气血经络受损，气滞血瘀，血伤则肿，气伤则痛，伤处肿胀疼痛，痛处固定或走窜，腰部活动受限。舌质淡红，苔薄白，脉弦紧。

治法： 行气活血、通络止痛。

方药： 詹氏活血通气汤加减

处方： 大茴香6克，乌药6克，当归12克，元胡10克，郁金10克，香附10克，丝瓜络15克，怀牛膝15克，白芍20克，三七6克，续断15克，骨碎补15克，地龙10克。

加减： 腰部血肿者，加泽兰15克、炮山甲6克，活血通络；纳差加炒白术10克、茯苓15克，健脾和胃；年老、体虚者重用炙黄芪30克。

用法： 水煎服，每日一剂。

方解： 经云：形伤肿，气伤痛。跌打碰撞摔伤先伤形，气血两伤，则肿胀疼痛俱作，治宜行气活血并重；屏气闪挫努伤先伤气，气伤则痛，故肿胀不显，疼痛走窜，不能转侧，稍用力呼吸则加重，治宜行气止痛为主，佐以活血化瘀。方中大茴香、乌药、元胡、郁金、香附、丝瓜络，理气和络止痛；三七、地龙，活血通络止痛；当归、白芍，养血和血，缓急止痛；腰为肾之府，怀牛膝、续断、骨碎补，补肾活血；大茴香、怀牛膝，引药入腰。

外用药物： 外敷詹氏金黄膏，清热凉血、活血消肿（皮肤破损及过敏者禁用）。

2.中期（营损络伤型）

损伤中期，营损络伤，肌肉筋骨经络受损，瘀血、肿胀基本消退，疼痛渐消，筋肉渐复，筋肉虽续而未坚。舌质暗红，苔薄白，脉弦涩。

治法： 补气活血，祛瘀生新，接骨续筋。

方药： 詹氏接骨续筋通用方加减

处方： 炙黄芪30克，丹参15克，当归12克，怀牛膝15克，元胡10克，炒白芍15克，地龙10克，土鳖虫10克，续断15克，骨碎补15克，熟地20克，制萸肉20克，杜仲15克，狗脊20克，神曲15克，炙甘草6克。

加减： 纳差加炒白术15克、茯苓15克，健脾和胃。

用法： 水煎服，每日一剂。

方解： 方中熟地、制萸肉、狗脊、杜仲、怀牛膝，补肝肾、强筋骨，且狗脊引药入腰脊；土鳖虫、续断、骨碎补，补肝肾、行血脉、接骨续筋；当归、熟地、炒白芍、丹参，补血和血；黄芪，补气生血，使气旺血行；地龙，通经活络，合丹参、元胡，行气活血，使补而不滞；神曲，健脾和胃；炙甘草，调和诸药。

外用药物： 外敷詹氏秘制黑膏药，舒筋活血，通络止痛（皮肤破损及过敏者禁用）。

3.后期（肝肾不足、气血亏虚型）

损伤后期，筋伤基本愈合，但久伤则虚，肝肾不足，气血亏虚，肌肉筋骨萎缩失养，筋肉虽续而未强壮，肌肉不充，关节不利，腰膝酸软、少气懒言、神疲乏力、自汗、爪甲不荣。舌淡白，苔薄白，脉细弱。

治法： 补肝肾，益气血，强筋壮骨，舒筋活络。

方药： 詹氏强筋壮骨方加减。

处方： 炙黄芪20克，丹参15克，当归12克，怀牛膝15克，炒白芍15克，鸡血藤15克，地龙10克，续断15克，骨碎补15克，炙龟板（先煎）15克，熟地20克，狗脊20克，木瓜15克，杜仲15克，神曲15克，炙甘草6克。

加减： 纳差，加炒白术10克、茯苓15克，健脾和胃；偏阳虚，加补骨脂15克、肉桂10克，温阳补肾；偏阴虚，熟地易为生地20克，加地骨皮12克、盐知母12克，滋阴补肾。

用法： 水煎服，每日一剂。

方解： 方中熟地、制萸肉、狗脊、杜仲，补肝肾、强筋骨，且狗脊引药入腰脊；续断、骨碎补、龟板，补肝肾、行血脉、接骨续筋；当归、熟地、炒白芍、丹参、鸡血藤，补血和血；黄芪，补气生血，使气旺血行；木瓜、鸡血藤、地龙，舒筋活络；神曲，健脾和胃；炙甘草，调和诸药。

外用药物： 外敷詹氏秘制黑膏药，可用詹氏活血舒筋汤等中药熏洗，以舒筋活血，通利关节。

詹氏活血舒筋汤：炙黄芪30克，当归12克，炒白芍30克，地龙10克，续断15克，骨碎补15克，五加皮15克，海桐皮15克，怀牛膝15克，狗脊20克，木瓜15克，鸡血藤15克，伸筋草15克，透骨草15克，炙甘草10克。寒湿，加制川乌15克、苍术15

克；湿热，加土茯苓15克、防己10克。水煎熏洗，每日一剂。

（四）功能锻炼与康复指导

詹庄锡医师曰："动则强壮。动则气血自行，肌肉自养，筋脉坚而骨髓壮。"适当的功能锻炼，能够加速肌腱韧带修复，预防肌肉肌腱、韧带萎缩、粘连，降低关节僵硬及创伤性关节炎的风险。"锻炼贵有恒"，功能锻炼应持之以恒，动作柔和，循序渐进，逐渐加大动作幅度、运动强度和运动量，以疼痛能够耐受为度。

急性腰扭伤早期宜静不宜动，应平卧硬板床制动，少转侧，禁止弯腰、坐起；中期宜动静结合，适当进行腰背肌锻炼，可行走、轻度仰俯转侧活动腰部，慎弯腰、坐起；后期宜动不宜静，应加强腰背肌功能锻炼，可全面做腰背的锻炼动作，以增强腰背部肌肉筋骨强度，功能锻炼前可局部推拿按摩及理疗熏洗，以放松肌肉韧带，有利于关节活动，减少再次损伤风险。

（五）护理调养

（1）早期平卧硬板床休养，可腰背挺直侧卧，平时及饮食、大小便时禁止弯腰、坐起。

（2）进行健康宣教，使患者了解急性腰扭伤有关知识，指导患者进行功能锻炼。

（3）做好心理护理，对患者及其家属做好安慰、解释工作，使其积极配合治疗，早日康复。

（4）慎起居，避风寒，远房帏，畅情志，调饮食，戒烟酒，腰部保暖，忌过食生冷、辛辣刺激性食物，加强饮食调配，增强机体抵抗力。

（5）"力微莫负重"，禁止负重1个月，平时腰部用力应量力而行，掌握正确的搬抬重物姿势，并在活动前做好充分准备，必要时使用防护腰带保护腰部，避免负重过度或骤然闪挫等活动。

 典型病例：患者，男，48岁

2019-07-10初诊　患者自诉1天前不慎扭伤腰部，出现腰痛剧烈，腰部板硬，俯仰转侧受限，痛处拒按，双侧腰骶部疼痛明显，难以直立行走，双下肢无明显疼痛及麻木。今来我院就诊，詹振宇医师查体：脊柱居中，腰段平直。腰部肌肉紧张，腰3/4、腰4/5处棘间及双侧棘旁压痛阳性，无明显叩击痛，腰段活动范围受限，双下肢直腿抬高试验及加强试验阴性。双下肢"4"字征阴性，骨盆挤压分离试验阴性，双侧梨状肌紧张试验阴性，双侧股神经牵拉试验阴性。膝反射正常，跟腱反射正常，双巴彬斯基征阴性，踝阵挛阴性。双下肢活动正常，末梢感觉及血运正常。患者神志清，精神可，胃纳少，睡眠欠安，二便如常，舌淡红，苔薄白，脉弦紧。行 MR 检查示：腰椎生理曲度变直，顺列良好。椎体缘变尖，信号未见异常。椎间隙未见明显狭窄，椎间盘未见明显膨突，硬膜囊未见受压，椎管未见变窄，脊髓形态、信号未见异常。詹振宇医师结合病史、查体及 MR 检查，诊断为：筋伤病（急性腰扭伤）。分析：患者卒然闪挫扭伤，致腰部脉络受损，血溢脉外，瘀血停留。局部气机阻滞，气滞血瘀，不通则痛，故出现腰痛剧烈，腰部肌肉紧张板硬，俯仰转侧受限。舌淡红，苔薄白为伤病初起表现，脉弦紧主痛甚，气滞血瘀。脉气紧张，则脉象弦紧。四诊合参，詹振宇医师辨病为筋伤病（急性腰扭伤），辨证为气滞血瘀证，病位在腰脊，属急、实证。

全身整体中医内治詹振宇医师按"筋伤病"三期辨证论治 目前属筋伤早期，治疗宜活血化瘀、行气止痛。方剂予詹氏活血通气汤加减：炙黄芪20克，大茴香6克，乌药6克，当归12克，元胡10克，郁金10克，香附10克，丝瓜络15克，怀牛膝15克，炒白芍20克，三七6克，续断15克，骨碎补15克，狗脊15克，地龙10克，炙甘草6克。处方7剂，水煎服，每日一剂。方中大茴香、乌药、元胡、郁金、香附、丝瓜络，理气和络止痛；三七、地龙，活血通络止痛；炙黄芪，补气行血，使气旺血行；当归、炒白芍，养血和血，缓急止痛；腰为肾之府，怀牛膝、续断、骨碎补补肾活血；大茴香、狗脊，引药入腰；白芍，益阴敛营，合甘草缓急止痛；炙甘草，调和诸药。

外治保守治疗方法 手法理筋，针灸推拿拔罐，中药伤膏局部外贴。

手法理筋： 詹振宇医师认为：急性腰扭伤往往伴有腰椎错缝。所以，治疗先让患者俯卧于板床上，用点穴、按摩、推拿等理筋手法使其舒筋活络，让患者放松，再用詹氏腰椎复位五扳法及腰部牵抖法等理筋手法来理顺筋骨，整复错缝。

针灸推拿拔罐： 委中穴三棱针点刺放血；毫针刺双侧肾俞、命门、腰阳关、阳陵泉、太溪穴、阿是穴，用泻法，不留针；毫针刺健侧后溪透合谷、腰腿点、扭伤穴5分钟，平补平泻，同时轻轻活动腰部；推拿拔罐以活血通络。每日一次，7日一疗程。

伤膏外贴： 詹氏金黄膏贴敷腰部，7日一次。

经上述外治后，患者腰痛明显减轻，腰部活动基本恢复正常。嘱患者改为仰卧位，平卧硬板床制动不少于2周，慎坐起、弯腰、转侧，可挺直腰背侧卧，慎起居，避风寒，远房帏，畅情志，调饮食，腰部保暖；针灸、推拿拔罐治疗每日一次，7日一疗程。

2019-07-17二诊 患者诉腰部轻微疼痛，胃纳及睡眠可，二便正常。查体：腰部肌肉无紧张，无明显压痛及叩击痛，腰段活动可，双下肢活动正常，末梢血运正常。效不更方，前方7剂继服以巩固疗效。外治予中药伤膏局部外贴、针灸推拿拔罐治疗同前。

2周后随访，恢复良好，腰部无疼痛不适，活动灵活，动作有力，恢复良好，生活、劳动正常。

四、半月板损伤

半月板是膝关节中间呈月牙状的纤维软骨，具有良好的弹性，膝关节内侧和外侧各有一个，居于胫骨与股骨内、外髁之间，是膝关节的重要构成部分，在膝关节活动中具有缓冲作用和稳定膝关节的功能，并有利于膝关节的屈伸、旋转活动。半月板损伤通常由间接暴力引起，在膝关节屈曲旋转时遭受扭转暴力所致，半月板若发育不良形成盘状半月板则容易受伤或磨损，另外在膝关节长期负重活动下也容易发生半月板劳累性损伤，以膝关节疼痛、负重屈伸及旋转时疼痛加重为临床表现特征，好发于青壮年男性，运动员及矿工、搬运工和农民等膝关节负重下蹲劳动者多见。半月板损伤根据病因病机常分为外伤性半月板损伤和劳损性半月板损伤，属于中医"筋伤病"范畴，按照筋伤三期辨证论治。

半月板损伤属于关节损伤，易发生创伤性膝关节炎、膝关节粘连僵硬、膝关节创伤性滑膜炎、习惯性膝关节扭挫伤、膝关节退行性改变等并发症，治疗不当，则迁延缠绵，日久难愈，严重影响患者的生活和劳动，严重者可发生关节骨性粘连而致残。詹氏骨伤擅长手法理筋、杉树皮小夹板外固定、中药辨证论治、内外兼治、动静结合、治养并重，保守治疗半月板损伤，临床效果良好，膝关节功能康复快，患者后遗症少，恢复好。

（一）临床表现与诊断

患者有膝关节外伤史或长期负重屈伸劳累损伤史。屈膝时半月板滑向后方，伸膝时滑向前方，旋转时一侧半月板滑向前，另一侧则滑向后；在膝关节屈曲135度位时，膝关节作内旋或外旋运动，当突然伸小腿并用力旋转时，膝关节的旋转和屈伸运动不协调，半月板容易因退让不及而在暴力作用下发生撕裂，造成半月板损伤，半月板轻者破裂，重者破碎，严重者可形成关节内游离体，常伴随交叉韧带损伤及侧副韧带损伤。膝关节在屈曲位旋转时突然遭受外力，或膝关节在负重时长期屈伸、旋转活动磨损半月板，皆可造成半月板损伤。半月板损伤，临床表现为膝关节疼痛、肿胀，下蹲、起立、上下楼梯及上下坡等膝关节负重屈伸变化时疼痛加重，半月板检查体征阳性，膝关节活动受限。X线片一般无明显异常，但可排除骨质病变，部分患者可见膝关节间隙变窄会增宽；MRI检查可明确诊断，并可检查诊断韧带、滑膜损伤，为首选检查方法；关节镜检查直接观察半月板损伤的部位、类型和膝关节内其他结构的情况，不典型的半月板损伤必要时可通过关节镜检查进行最后确诊。

詹氏骨伤把半月板损伤分为外伤性半月板损伤和劳损性半月板损伤。

1.外伤性半月板损伤

膝关节遭受外力，损伤半月板所致，发病突然，有明显外伤史。临床表现为膝关节肿胀明显，疼痛剧烈，不能主动伸直，不能负重活动，内、外侧膝眼压痛明显，膝关节研磨试验阳性，回旋挤压试验阳性，过度屈伸试验阳性，过度侧向压力试验阳性，伴有交叉韧带损伤则抽屉试验阳性，伴有侧副韧带损伤则侧向压力试验阳性，关节内积血则浮髌试验阳性，膝关节活动明显受限。急性半月板损伤经过2~3周，肿胀消退，疼痛缓解，成为陈旧性半月板损伤，表现同劳损性半月板损伤。

（1）研磨试验。患者俯卧位，双下肢自然伸直，全身放松。医师将伤膝关节屈曲90度，双手握足部将小腿下压，并作内、外旋转动作，再由极度屈曲位慢慢伸直，使股、胫骨关节面与半月板产生摩擦，损伤的半月板因受挤压和研磨而引起疼痛，即为阳性体征。若在某个角度出现疼痛，则说明某部半月板有损伤，外旋时外侧产生疼痛，则提示外侧半月板损伤；内旋时内侧产生疼痛，则提示内侧半月板损伤；疼痛若发生于极度屈曲位，则说明半月板后角损伤；膝关节屈曲90度时疼痛，则说明半月板体部撕裂；膝关节伸直位时疼痛，则说明半月板前角撕裂。反之，双手握足部，将小腿提起（使膝关节间隙增宽），再作内、外旋转活动，则无疼痛；若旋转小腿时产生疼痛，则提示有交叉韧带损伤。

（2）回旋挤压试验（麦氏征）。患者俯卧位，双下肢自然伸直，全身放松。医师一手握住伤肢踝部，另一手扶住膝部，使伤肢膝、髋关节尽量屈曲，然后使小腿外展外旋或外展内旋或内收内旋或内收外旋，再缓缓伸直膝关节，出现疼痛或响声，即为阳性体征。根据疼痛或响声的部位可确定损伤的部位，若膝关节内侧疼痛或伴有响声，则说明内侧半月板损伤；若膝关节外侧疼痛或伴有响声，则说明外侧半月板损伤。

（3）过度屈伸试验。将伤膝关节强力被动过伸或过屈，如半月板前部损伤，膝关节过伸可引起疼痛；如半月板后部损伤，膝关节过屈可引起疼痛。

（4）过度侧向压力试验。伤膝关节伸直位，强力被动内收或外展膝部，若半月板损伤，伤侧膝关节间隙处因受挤压引起疼痛，即为阳性体征。内侧半月板损伤，则时膝关节内侧间隙疼痛；外侧半月板损伤，则时膝关节外侧间隙疼痛。

（5）单腿下蹲试验。患者伤肢单腿持重从站立位逐渐下蹲，再从下蹲位逐渐站起，在下蹲或站起到一定位置时，因损伤的半月板受挤压，可引起关节间隙处疼痛，甚至不能下蹲或站起，即为阳性体征。

2.劳损性半月板损伤

膝关节长期负重活动，半月板磨损过度，劳累损伤，发生退行性改变所致，发病缓慢，一般无明显外伤史。临床表现为膝关节疼痛时轻时重，无明显肿胀或轻微肿胀，伴关节积液时则肿胀明显，下蹲、起立、跑步、跳跃、上下楼梯及上下坡时疼痛加重，可出现"交锁"征和弹响征，严重者可出现股四头肌萎缩、跛行、膝关节屈伸功能障碍及膝关节失稳等表现。

交锁征：即患者走路或膝关节屈伸活动时，膝关节突然"卡住"，致使膝关节处于某一位置状态，既不能伸直，又不能屈曲的现象。发生交锁征的同时，常伴有膝关节酸痛感，将膝关节轻轻屈伸活动，交锁征即可自行缓解，膝关节活动又恢复正常；在交锁自解过程中，有时可发生关节弹响声。交锁现象会反复发作，患者可自行解除，极少情况下也有交锁无法恢复而造成关节永久无法伸直和屈曲的情况。

（二）中医辨证论治

詹氏骨伤认为，半月板损伤由外伤和劳损所致。"血伤肿，气伤痛"，膝关节突然遭受外力，筋裂肉伤，气血经络受损，气滞血瘀，血伤则肿，气伤则痛，故膝关节肿胀，疼痛剧烈，压痛明显；筋伤不能束骨屈节，故膝关节屈伸活动受限。因此外伤性半月板损伤伤在气血，基本病机为气滞血瘀，为标急之证，治宜活血化瘀、消肿止痛，兼以补肝肾、益气血。《素问·宣明五气》："肾主骨，肝主筋，脾主肉。"；《素问·举痛论》："劳则气耗""劳则汗出。"《素问·本病论》："饮食劳倦即伤脾。"《灵枢·百病始生》："汗出当风伤脾，用力过度则伤肾。"用力过度则劳伤，外伤肌肉筋骨，内伤肝脾肾；过劳则损伤肌肉筋脉，耗伤气血精津，以致精血不足，筋脉失养，经络不畅，气滞血瘀，不荣不通则痛，故见膝关节疼痛，或胀痛，或刺痛，或酸痛，或隐痛，关节屈伸不利，动则加重；气血运行不畅，则津液不行，易聚湿生痰，阻滞经络，故见膝部肿胀，关节积液；正虚则易受邪，肝肾亏虚，脾胃虚弱，则容易感受风寒湿杂邪为痹，客于膝部，则膝关节或冷痛，或热痛，或窜痛，或着痛，迁延不愈；劳损日久，则必损及肝脾肾，而致肝脾肾不足，精气血俱虚，不能荣养肌肉筋骨，筋骨萎弱，挟瘀挟痰，合邪为痹，因此劳损性半月板损伤，伤在肝脾肾，既有肝脾肾不足、精气血亏虚的本虚之证，又有经络气血痹阻不通的标痹之证，基本病机为肝肾亏虚、瘀血阻络，为本虚标痹之证，治以补肝肾、强筋骨、益气血为主，兼以活血通络、除痹止痛。

1. 外伤性半月板损伤

新伤按筋伤初期辨证论治，陈旧伤按筋伤中期和筋伤后期辨证论治。

（1）初期（气滞血瘀）。筋伤初期，膝关节突然受伤，筋裂肉伤，气血经络受损，气滞血瘀。血伤则肿，气伤则痛，故膝关节肿胀，疼痛剧烈；筋伤不能束骨屈节，则膝关节交锁，屈伸活动受限；新伤正气未损，故舌淡红、苔薄白；气滞血瘀，疼痛剧烈，脉气紧张，则脉弦或弦紧。

治法： 活血化瘀，消肿止痛。

方药： 詹氏下肢骨折筋伤方加减。

处方： 桃仁10克，红花10克，丹参15克，当归12克，川牛膝10克，元胡10克，赤芍10克，香附10克，土鳖虫10克，续断15克，骨碎补15克，三七6克，玄参15克，神曲10克，炙甘草3克。

用法： 水煎服，每日一剂，早、晚各一次顿服。

方解： 方中桃仁、红花、丹参、三七、赤芍，活血化瘀，消肿止痛；土鳖虫、续断、骨碎补，活血化瘀，接骨续筋；川牛膝，活血化瘀，引药入膝；元胡、香附，活血化瘀，行气止痛；当归，养血和血；玄参，凉血活血，清热解毒；神曲，健脾和胃，防虫药伤胃；炙甘草，调和诸药。

加减： 肿胀明显者，加地龙12克、泽兰15克，通经活血，利水消肿。

（2）中期（营损络伤）。筋伤中期，筋肉经络受损，气血耗伤。瘀血消而未尽散，故肿胀基本消退，疼痛渐消；筋肉渐复，虽续而未坚，故膝关节屈伸活动仍受限；瘀血阻络，气血不能上荣舌面，则舌质暗红或淡黯，苔薄白；气血亏虚，瘀血阻络，脉道不充，气血运行滞涩，则脉弦细或弦涩或细涩。

治法： 补气活血，祛瘀生新，接骨续筋。

方药： 詹氏接骨续筋通用方加减。

处方： 炙黄芪30克，丹参15克，当归12克，怀牛膝15克，元胡10克，炒白芍15克，地龙10克，土鳖虫10克，续断15克，骨碎补15克，熟地20克，制萸肉20克，杜仲15克，神曲15克，炙甘草6克。

用法： 水煎服，每日一剂，早、晚各一次顿服。

方解： 方中熟地、制萸肉、杜仲、怀牛膝，补肝肾、强筋骨，且怀牛膝引药入膝；土鳖虫、续断、骨碎补，补肝肾、行血脉、接骨续筋；当归、熟地、炒白芍、丹参，补血和血；黄芪，补气生血，使气旺血行；地龙，通经活络，合丹参、元胡，行气活血，使补而不滞；神曲，健脾和胃；炙甘草，调和诸药。

加减： 纳差，加炒白术10克、陈皮10克、茯苓15克，健脾和胃；膝关节积液、肿胀者，加土茯苓15克、泽兰10克、防己10克，利水消肿。

（3）后期（肝脾肾亏虚）。损伤后期，筋伤基本愈合，但久伤则虚，凡伤则瘀，筋伤日久，损及肝脾肾。正虚邪恋，瘀血留恋未尽，则疼痛轻微；肝脾肾不足，精气血亏虚，不通则痛，故酸痛隐隐；筋肉失养，虽续而未强壮，则肌肉萎缩，关节屈伸不利；精气血亏虚，不能荣养头面、肢体，则少气懒言、神疲乏力，腰膝酸软，爪甲不荣，舌淡白，苔薄白；气血亏虚，运行无力，脉道不充，则脉细弱。

治法： 补肝肾，益气血，强筋壮骨，舒筋活络。

方药： 詹氏强筋壮骨加减。

处方： 炙黄芪30克，丹参15克，当归12克，炒白芍15克，续断15克，骨碎补15克，怀牛膝15克，熟地20克，制萸肉20克，狗脊20克，杜仲15克，炙龟板（先煎）15克，木瓜15克，鸡血藤15克，神曲15克，炙甘草6克。

用法： 水煎服，每日一剂，早、晚各一次顿服。

方解： 方中熟地、制萸肉、狗脊、杜仲，补肝肾、强筋骨，且怀牛膝引药入膝；续断、骨碎补、龟板，补肝肾、行血脉、接骨续筋；当归、熟地、炒白芍、丹参、鸡血藤，补血和血；黄芪，补气生血，使气旺血行；木瓜、鸡血藤，舒筋活络；神曲，健脾和胃；炙甘草，调和诸药。

加减： 纳差，加炒白术10克、陈皮10克、茯苓15克，健脾和胃；偏阳虚，加补骨脂15克、仙灵脾15克，温阳补肾；偏阴虚，熟地易为生地20克，加地骨皮12克、盐知母12克、墨旱莲12克，滋阴补肾。关节僵硬，加伸筋草15克、透骨草15克、土茯苓15克，舒筋活络。

2.劳损性半月板损伤

分为气虚血瘀型和肝肾亏虚型辨证论治。

（1）气虚血瘀型。常见于劳累损伤初起，过劳则损伤肌肉筋脉，耗伤气血，瘀血内生。瘀血阻络，不通则痛，故膝关节酸困疼痛，或刺痛、胀痛，肿胀轻微；肌肉筋脉损伤，则膝关节屈伸不利，或有交锁、弹响；气血亏虚，不能荣养肌肉筋脉，则肌肉萎缩；气血不能荣养头面、肢体，则少气懒言、神疲乏力；气血不能上荣于舌，则舌质淡，苔薄白；瘀血阻络，则舌质黯，瘀斑瘀点；气血亏虚，脉道不充，则脉细弱无力；瘀血阻络，气血运行滞涩，则脉弦或涩。

治法： 补气养血，舒筋活血，通络止痛。

方药： 詹氏关节伤痛方加减。

处方： 炙黄芪30克，炒白术15克，当归15克，炒白芍30克，丹参15克，地龙10克，土鳖虫10克，续断15克，骨碎补15克，熟地20克，怀牛膝15克，木瓜15克，鸡血藤15克，神曲15克，炙甘草10克。

用法： 水煎服，每日一剂，早、晚各一次顿服。

方解： 方中黄芪、炒白术，补气健脾，化生气血，使气旺血行；当归、熟地、炒白芍、丹参、鸡血藤，补血养筋；土鳖虫、续断、骨碎补，补肝肾、行血脉、疗筋伤；怀牛膝，补肝肾、强筋骨，活血化瘀，引药入膝；地龙活血化瘀，通经活络；木瓜、鸡血藤舒筋活血；神曲，健脾和胃，炙甘草调和诸药，合炒白芍舒筋柔筋，缓急止痛。

加减： 膝关节屈伸不利，加伸筋草15克、透骨草15克、土茯苓15克，舒筋活络，通利关节；膝关节积液、肿胀者，加土茯苓15克、泽兰10克、防己10克，利水消肿；瘀血重者，膝关节刺痛，舌紫黯，加桃仁12克、红花10克，活血化瘀；兼痰瘀互结

410

者，加炒白芥子15克、天麻10克，化痰散结。

（2）脾虚湿盛型。常见于劳累损伤日久，外损肌肉筋脉，内耗气血津液，损及脾胃，瘀血停留，痰湿内生。肌肉筋脉失养，瘀血阻络，不荣不通则痛，故膝关节酸痛、困痛，或刺痛；痰湿流注于关节，则关节重着，肿胀、积液；肌肉筋脉损伤，则膝关节屈伸不利；脾虚气血生化乏源，筋骨失养，则神疲无力，步态不稳；气血不能上荣于舌，则舌质淡；水湿浸渍，则舌体胖大，边有齿痕；痰湿内盛，上熏舌苔，则苔白或白腻；瘀血阻络，则舌质黯，瘀斑瘀点；气血亏虚，脉道不充，则脉虚弱；痰湿阻压脉道，气血涌盛，则脉滑或濡。

治法： 理气健脾，舒筋活血，利湿消肿。

方药： 薏苡仁汤加减。

处方： 生黄芪30克，苍术15克，当归15克，生白芍15克，丹参15克，地龙12克，川牛膝15克，白芥子15克，生薏苡仁30克，土茯苓15克，泽兰15克，陈皮15克，茯苓15克，桂枝15克，鸡血藤15克，炙甘草3克。

用法： 水煎服，每日一剂，早、晚各一次顿服。

方解： 方中生黄芪，补气健脾利水；苍术、茯苓、陈皮，健脾化湿；当归、生白芍、丹参、鸡血藤，补血养筋，舒筋活血，且生白芍养阴利水；生薏苡仁、土茯苓、防己，利水消肿；川牛膝、地龙，活血通经，利水消肿，且川牛膝引药入膝；桂枝，通阳化气行水；白芥子，利气化痰通络；炙甘草，调和诸药。

加减： 兼寒盛者，加制川乌10克、麻黄10克，散寒除湿；兼热盛者，加忍冬藤20克、防己10克，清热利湿；瘀血重者，膝关节刺痛，舌紫黯，加桃仁12克、红花10克，活血化瘀；膝关节屈伸不利，加伸筋草15克、透骨草15克，舒筋活络，通利关节。

（3）肝肾亏虚型。常见于劳累损伤日久，外损筋骨，内耗精血，损及肝肾，瘀血留而未去。肌肉筋脉失养，瘀血阻络，不荣不通则痛，故膝关节酸痛、隐痛，或刺痛，微肿或不肿；肌肉筋脉损伤，则膝关节屈伸不利，或有交锁、弹响；肝肾亏虚，筋骨失养，则腰膝酸软无力，步态不稳；气血不能上荣于舌，则舌质淡，苔薄白；瘀血阻络，则舌质黯，瘀斑瘀点；气血亏虚，脉道不充，则脉沉细无力；瘀血阻络，气血运行滞涩，则脉涩。

治法： 补肝肾，强筋骨，通经络，止痹痛。

方药： 詹氏补肾除痹汤加减。

处方： 炙黄芪30克，当归15克，炒白芍20克，丹参15克，怀牛膝15克，续断15克，骨碎补15克，熟地20克，制萸肉20克，杜仲15克，狗脊15克，炙龟板15克（先煎），鸡血藤15克，地龙10克，炙甘草6克。

用法： 水煎服，每日一剂，早、晚各一次顿服。

方解： 方中熟地、制萸肉，填精补髓，补血养筋；炙黄芪，补气生血，使气旺血行；狗脊、杜仲，补肝肾、强筋骨、止痹痛；怀牛膝、续断、骨碎补、炙龟板，补肝肾、强筋骨、行血脉，且怀牛膝引药入膝；当归、炒白芍、丹参、鸡血藤，补血养筋；鸡血藤、丹参、地龙，活血通络；炙甘草，调和诸药。

加减：膝关节屈伸不利，加伸筋草15克、透骨草15克、木瓜15克，舒筋活络，通利关节；瘀血重者，膝关节刺痛，舌紫黯，加桃仁12克、红花10克、土鳖虫10克，活血化瘀；膝关节积液、肿胀者，加土茯苓15克，泽兰10克、防己10克，利水消肿；兼痰瘀互结者，加炒白芥子15克，天麻10克，化痰散结；偏阳虚者，畏寒肢冷，腰膝冷痛，加肉桂10克、补骨脂15克、仙灵脾15克，温阳散寒；偏阴虚者，五心烦热，易炒白芍为生白芍20克，易熟地为生地20克，加石斛15克、盐知母15克、墨旱莲15克，滋阴清热。

（三）中医外治

1.外伤性半月板损伤初期和中期

（1）手法理筋整复。

①内侧半月板损伤：患者仰卧位于治疗床，双下肢自然伸直，全身放松。助手双手抱握固定伤肢膝部上端，术者一手握拿踝部，另一手握拿小腿中上段，先用拔伸牵引法将膝关节轻轻牵引并轻轻摇晃，放松膝关节，以扩大关节间隙。然后术者立于伤侧，一手握拿伤肢踝部，另一手拇指按压内侧膝眼处半月板痛点，余四指扶住膝外侧，两手协同动作，屈膝90度，将小腿内收、外旋，并快速外展、伸直膝关节；按压内侧半月板痛点的拇指，在膝关节外展、伸直的同时，趁势向外按压半月板前角，并顺关节间隙挤压半月板边缘，即理筋整复成功，有时可闻及半月板破裂处的闭合声。然后在维持轻度牵引下将小腿轻轻左右旋转数下，再将膝关节轻轻屈伸数下，理顺膝关节筋脉；最后用超膝杉树皮小夹板将膝关节固定于微屈曲10度～15度位。

②外侧半月板损伤：患者仰卧位于治疗床，双下肢自然伸直，全身放松。助手双手抱握固定伤肢膝部上端，术者一手握拿踝部，另一手握拿小腿中上段，先用拔伸牵引法将膝关节轻轻牵引并轻轻摇晃，放松膝关节，以扩大关节间隙。然后术者立于伤侧，一手握拿伤肢踝部，另一手拇指按压外侧膝眼处半月板痛点，余四指扶住膝内侧，两手协同动作，屈膝90度，将小腿外展、内旋，并快速内收、伸直膝关节；按压外侧半月板痛点的拇指，在膝关节内收、伸直的同时，趁势向内按压半月板前角，并顺关节间隙挤压半月板边缘，即理筋整复成功，有时可闻及半月板破裂处的闭合声。然后在维持轻度牵引下将小腿轻轻左右旋转数下，再将膝关节轻轻屈伸数下，理顺膝关节筋脉；最后用超膝杉树皮小夹板将膝关节固定于微屈曲10度～15度位。

（2）杉树皮小夹板外固定。若膝关节积血或积液较多，应先在无菌操作下行穿刺抽液，抽除关节腔的积血和积液，抽血后针孔用创可贴覆盖，再行手法理筋整复和杉树皮小夹板外固定。

①外固定器材准备：

杉树皮小夹板：内侧板、外侧板、后侧板，共计3块。长度上至大腿上1/3处，下至小腿下1/3处，宽为大腿周径的1/4减去3厘米，厚度5~6毫米，内、外侧夹板稍宽，后侧夹板稍窄，上段稍宽，下段稍窄。依形体塑形成相应弧形，使夹板与大、小腿和膝部形状相吻合。

压垫：膝横垫1个：用棉毛巾折叠成长约20厘米、宽6~8厘米、厚0.5~1厘米的较厚长形棉压垫；腘窝垫1个：用棉毛巾折叠成长15~20厘米、宽6~8厘米、厚3~4厘米的厚塔形棉垫。

胶布条：长80~100厘米、宽1.5厘米胶布条10条，长80~100厘米、宽2厘米胶布条2条。

纱布绷带：10厘米宽纱布绷带2卷。

桃花纸：1张。

伤膏：詹氏金黄膏摊薄2张。

②杉树皮小夹板外固定：包扎固定时，膝关节取微屈曲10度~15度位，先在内、外侧膝眼处薄贴詹氏金黄膏，再用桃花纸包裹；接着将膝横垫穿过腘窝分别放置在股骨内、外髁以保护骨突，在膝关节后方放置腘窝垫填充腘窝，用3块塑形超膝杉树皮小夹板固定膝关节于微屈曲10度~15度位；再用胶布条绕扎，注意要由小腿到大腿包扎，松紧适度，以患者稍感轻微压力为宜，最后用纱布绷带包绕美观整洁，夹板、绷带和压垫不得外露；固定后膝关节置于中立位，稍抬高下肢以利于消肿，固定时间4~5周。

（3）外用药物：外敷詹氏金黄膏，清热凉血、活血消肿，每日一次；皮肤破损及过敏者禁用。

2.外伤性半月板损伤中后期和劳损性半月板损伤

（1）手法理筋。患者仰卧位于治疗床，双下肢自然伸直，全身放松。术者先点揉伤膝关节周围的内、外侧膝眼、膝阳关、血海、曲泉、梁丘、阳陵泉、阳陵泉、委中、委阳等穴位，使之"得气"，以舒筋活血、疏通经络；再用舒筋活血手法和理筋顺筋手法，如按、摩、推、拿、滚、揉、搓、散、摆、抖、弹筋、拨络等推拿按摩膝关节周围肌肉韧带，使局部有发热感，解除肌肉痉挛，放松肌肉韧带；助手双手抱握固定伤肢膝部上端，术者一手握拿踝部，另一手握拿小腿中上段，先用拔伸牵引法将膝关节轻轻牵引并轻轻摇晃摆动，放松膝关节和半月板；接着将小腿轻度左右旋转数下，再将膝关节轻轻屈伸数下，然后将膝关节于半屈曲位顺时针及逆时针摇转数下，理顺膝关节筋脉，也可松解膝关节交锁；最后将伤侧下肢伸直，用放松手法揉散膝关节周围肌肉筋脉，摇摆、搓抖、捋顺膝关节结束。

（2）膝关节交锁。半月板损伤膝关节出现交锁征时，患者正坐于靠背高椅或床边，助手双手抱握固定伤肢膝部上端，术者先用拔伸牵引法将膝关节轻轻牵引并轻轻摇晃摆动，放松膝关节，以扩大关节间隙；然后在维持轻度牵引下将小腿轻度左右旋转数下，再将膝关节轻轻屈伸数下，理顺膝关节筋脉，即可松解膝关节交锁；若未解锁成功，再将膝关节用力屈伸或极度屈伸数下，然后稍牵引摇晃即可。

（3）针灸治疗。舒筋活络，通经止痛。

常用委中、血海、梁丘、膝阳关、内外膝眼、阴陵泉、阳陵泉、足三里、三阴交、悬钟、太溪、阿是穴等穴位。

在伤肢单侧或双肢取穴，毫针刺用平补平泻法，不留针或留针15分钟；可加电针，行针得气后，用疏密波留针；艾灸每穴3~5分钟，以穴位灼痛能耐受为度。每日一次，7日一疗程。

（4）中药熏洗。可舒筋活血，消肿止痛，通经活络，通利关节。中药煎好后倒入加厚塑料盆中，将伤肢置于盆上并用毛巾覆盖，先用药液蒸气熏蒸10~15分钟，待药液自然凉至不烫后，趁热用药液搓洗伤肢，每日2次，每次30分钟。常用詹氏舒筋活血洗剂，以舒筋活血，通利关节。

处方：炙黄芪30克，当归12克，炒白芍15克，地龙10克，续断15克，骨碎补15克，五加皮15克，狗脊20克，桑寄生15克，怀牛膝15克，木瓜15克，鸡血藤15克，海桐皮15克，伸筋草15克，透骨草15克，土茯苓15克。

用法：水煎熏洗，每日一剂。

方解：方中怀牛膝、五加皮、狗脊、桑寄生，补肝肾、强筋骨；海桐皮、木瓜、鸡血藤、伸筋草、透骨草，祛风湿，通经络，利关节；续断、骨碎补，补肝肾、强筋骨，接骨续筋；地龙、土茯苓，通经络，利关节；当归、白芍，补血养筋，舒筋柔筋；黄芪，补气行血。

加减：关节积血积液，加泽兰15克、防己10克，活血利水；寒湿加川乌15克、苍术15克、艾叶15克，散寒祛湿；湿热加土茯苓15克、忍冬藤15克、络石藤15克，清热利湿。

（5）理疗。伤肢常用红外线热疗，舒筋活血，温通经络。每日1~2次，每次15~30分钟，7日一疗程。

（6）外用药物。外敷詹氏秘制黑膏药，舒筋活血，通络止痛，每日一次；皮肤破损及过敏者禁用。

（四）功能锻炼与康复指导

詹庄锡曰："动则强壮。动则气血自行，肌肉自养，筋脉坚而骨髓壮。"适当的功能锻炼，能够加速筋伤愈合，预防肌肉、韧带萎缩、粘连，降低关节僵硬及创伤性关节炎的风险。"锻炼贵有恒"，功能锻炼应持之以恒，动作柔和，循序渐进，逐渐加大动作幅度、运动强度和运动量，以疼痛能够耐受为度。功能锻炼前可局部推拿按摩及理疗熏洗，以放松肌肉韧带，有利于关节活动，减少再次损伤风险。

1. 外伤性半月板损伤

应治养并重，动静结合，伤后尽早手法理筋整复，杉树皮小夹板外固定制动膝关节，保持膝关节于微屈曲10度～15度位，禁止膝关节屈伸活动，可进行股四头肌收缩、舒张锻炼，适当屈伸踝关节，多活动足趾。固定可稍松，不宜过紧，以不使膝关节活动为原则，以免血供障碍。外固定去除后，至少1个月内不能负重，应先进行不负重下膝关节主动屈伸功能锻炼，可做空中蹬车、屈伸绕膝、前弓后虚、金丝缠腿等动作，轻度屈伸、旋转膝关节，可配合器械锻炼，增加膝关节的灵活性和稳定性；1个月后再逐步进行下地行走锻炼，负重锻炼宜晚不宜早，注意由轻到重，循序渐进，增加膝关节和大、小腿的力量，直至能够正常劳动。

2. 劳损性半月板损伤

以休养为主，动静结合，伤后伤肢至少1个月内禁止负重活动；负重锻炼宜晚不宜早，注意活动强度宜小不宜大，活动量宜少不宜多，动作宜轻柔缓和，由轻到重，循序渐进，以促进膝关节功能恢复。

（五）康复护理

（1）注意观察小夹板包扎的松紧度并及时调整，包扎过松则固定松动，膝关节容易活动，发生半月板磨损；包扎过紧则影响血液循环，肿胀难以消退，甚至引起缺血性肌挛缩。

（2）固定期间应禁止膝关节屈伸活动，伤肢应保持在微屈曲位，以充分放松半月板，纠正半月板受压的倾向。

（3）发生膝关节交锁现象，应在医师的指导下活动膝关节使其解锁。

（4）进行健康宣教，使患者了解半月板损伤有关知识，掌握有关康复的方法。

（5）指导患者适当进行伤肢功能锻炼，应循序渐进，忌动作粗暴猛烈，以防再次损伤，必要时佩戴膝关节护具。

（6）常言道：三分治七分养，半月板损伤后必须充分休养至少1个月，以使损伤的半月板充分修复，预防创伤性膝关节炎、习惯性膝关节扭挫伤、膝关节退行性改变。伤后1～2个月内禁止膝关节负重活动，若过早进行负重活动，半月板未充分修复，容易造成半月板再次损伤。

（7）平时可佩带护膝保护膝关节，日常生活劳动中应避免劳累，工作劳动时应注意劳逸结合，应尽量避免膝关节负重下屈伸活动，尤其是不能长期蹲着干活，防止半月板磨损，下蹲、上下楼梯或上下坡时应稍缓，可借助扶手或手杖帮助稳定身体再迈步行走。

（8）做好心理护理，对患者及其家属做好安慰、解释工作，使其积极配合治疗，早日康复。

（9）慎起居，避风寒，远房帏，畅情志，节饮食，戒烟酒，忌过食生冷、酸辣刺激性食物，加强营养及饮食调配，增强机体抵抗力。

 典型病例：患者，女，25岁

2017-04-15初诊 患者自诉于3天前行下蹲时不慎扭伤左膝，致左膝部疼痛剧烈，活动受限，并逐渐肿胀，在当地医院摄X线片和CT均未发现明显异常，现来我院找李有娟医师就诊，MRI检查示：左膝关节内侧半月板撕裂，左膝关节积液，左膝外侧半月板退变。查体：左膝部轻度肿胀，内侧膝眼处压痛阳性，无明显纵轴叩击痛，膝关节研磨试验阳性，回旋挤压试验阳性，过度屈伸试验阳性，过度侧向压力试验阳性，抽屉试验弱阳性，浮髌试验阴性，膝关节屈伸活动受限，左足活动可，末梢血运及感觉正常，其余肢体及脊柱未见明显异常。患者平素体健，伤后神志清，精神可，胃纳可、睡眠可，二便如常，舌淡红，苔薄白，脉弦。结合病史、查体及MRI检查，李有娟医师诊断为：左膝内侧半月板损伤。辨证分析：患者摔伤，突受外力，卒然身受，由外及内，气血俱伤；"血伤肿，气伤痛"，血溢脉外，恶血留于肌腠不散，则为肿胀；气机阻滞，流通不畅，不通则痛；筋伤不能束骨屈节，难司其职，则活动受限；新伤正气未损，故舌淡红、苔薄白；气滞血瘀，疼痛剧烈，脉气紧张则脉弦。根据以上辨证分析，李有娟医师认为：其辨病为筋伤，辨证为气滞血瘀，其病位在肌肉、筋脉，病性属急、实证。

治疗方法 根据患者损伤类型和体质，且患者要求保守治疗，经患者及其家属同意，李有娟医师决定采取特色保守治疗方案。

局部外治治疗 予手法理筋整复。患者仰卧位，双下肢自然伸直，全身放松。助手双手抱握固定伤肢膝部上端，李有娟医师一手握拿踝部，另一手握拿小腿中上段，先用拔伸牵引法将膝关节轻轻牵引并轻轻摇晃，放松膝关节，以扩大关节间隙。然后李有娟医师立于伤侧，一手握拿伤肢踝部，另一手拇指按压内侧膝眼处半月板痛点，余四指扶住膝外侧，两手协同动作，屈膝90度，将小腿内收、外旋，并快速外展、伸直膝关节；按压内侧半月板痛点的拇指，在膝关节外展、伸直的同时，趁势向外按压半月板前角，并顺关节间隙挤压半月

416

板边缘，即理筋整复成功，有时可闻及半月板破裂处的闭合声。然后在维持轻度牵引下将小腿轻轻左右旋转数下，再将膝关节轻轻屈伸数下，理顺膝关节筋脉；在内侧膝眼处薄贴詹氏金黄膏，再用桃花纸包裹；用3块塑形超膝杉树皮小夹板固定膝关节于微屈曲10度~15度中立位，稍抬高下肢以利于消肿。嘱患者逐步进行股四头肌收缩、舒张锻炼，可适当屈伸踝关节，多活动足趾，促进血液循环，以利活血消肿。

全身整体中医内治，李有娟医师按筋伤三期辨证论治 目前属筋伤初期，治疗以活血化瘀、消肿止痛，方剂予詹氏下肢骨折筋伤方减。

处方： 炙黄芪30克，桃仁10克，红花10克，丹参15克，当归12克，川牛膝10克，元胡10克，赤芍10克，香附10克，土鳖虫10克，地龙10克，泽兰10克，三七6克，玄参15克，神曲10克，炙甘草3克。7剂，水煎服，每日一剂。方中桃仁、红花、丹参、三七、赤芍、土鳖虫，活血化瘀，消肿止痛；川牛膝，活血化瘀，引药入膝；元胡、香附，活血化瘀，行气止痛；炙黄芪，补气行血，使气旺血行；当归，养血和血；玄参，凉血活血，清热解毒；泽兰、地龙，通经活血，利水消肿；神曲，健脾和胃，防虫药伤胃；炙甘草，调和诸药。

2017-04-22二诊 患者一般情况可，诉伤处疼痛减轻，无足趾麻木。查体：舌淡红，苔薄白，脉弦；左膝部杉树皮夹板外固定在位，松紧适度，左膝肿胀较前减轻，末梢血运及感觉正常。予更换伤膏，调整杉树皮夹板外固定，继续中药内服，前方续服，再7剂，水煎服，每日一剂。嘱患者继续保持膝关节微屈曲10度~15度中立位，杉树皮小夹板外固定制动左膝关节，并继续进行股四头肌收缩、舒张锻炼，加强踝关节和足趾屈伸功能锻炼。

2017-04-29三诊 患者一般情况良好，诉伤处轻度疼痛，无足趾麻木。查体：舌淡红，苔薄白，脉细弱稍弦；左膝部杉树皮夹板外固定在位，松紧适度，左膝肿胀轻微，末梢血运及感觉正常。予更换伤膏，调整杉树皮夹板外固定，中医内治按筋伤三期辨证论治。李有娟医师认为：现患者属筋伤中期，筋肉经络受损，气血耗伤，瘀血消而未尽散，故肿胀基本消退，疼痛渐消；筋肉渐复，虽续而未坚，故膝关节仍需固定制动；气血伤而未大损，则舌淡红，苔薄白；气血亏虚，脉道不充，气血运行不利，则脉细弱稍弦。辨证为络阻营损，治以和营生新，接骨续筋，佐以补肝肾，养气血，予詹氏续筋接骨汤加减。

处方： 炙黄芪30克，丹参15克，当归12克，怀牛膝15克，元胡10克，炒白芍20克，地龙10克，土鳖虫10克，续断15克，骨碎补15克，熟地20克，制萸肉20克，杜仲15克，神曲15克，炙甘草6克。7剂，水煎服，每日一剂。方中熟地、制萸肉、杜仲、怀牛膝，补肝肾、强筋骨，且怀牛膝引药入膝；土鳖虫、续断、骨碎补，补肝肾、行血脉、接骨续筋；当归、熟地、炒白芍、丹参，补血和血；黄芪，补气生血，使气旺血行；地龙，通经活络，合丹参、元胡，行气活血，使补而不滞；神曲，健脾和胃；炙甘草，调和诸药。

嘱患者继续保持膝关节微屈曲10度~15度中立位，杉树皮小夹板外固定制动左膝关节，并加强股四头肌收缩、舒张锻炼，加强踝关节和足趾屈伸功能锻炼。

2017-05-06四诊　患者一般情况良好，诉伤处轻微疼痛，无足趾麻木。查体：舌红润，苔薄白，脉沉弱；左膝部杉树皮夹板外固定在位，松紧适度，左膝轻微肿胀，末梢血运及感觉正常。予更换伤膏，调整杉树皮夹板外固定，继续中药内服，予前方去土鳖虫，加炙龟板15克(先煎)，补肝肾、强筋骨，再7剂，水煎服，每日一剂。嘱患者继续保持膝关节伸直中立位，稍抬高下肢以利于消肿和保持膝关节伸直位，制动左膝关节，轻度屈伸活动左踝关节，加强左足趾屈伸功能锻炼。

2017-05-13五诊　患者一般情况良好，诉伤处无明显疼痛，无足趾麻木。查体：舌红润，苔薄白，脉沉缓有力；左膝部杉树皮夹板外固定在位，松紧适度，左膝无明显肿胀，无明显压痛及叩击痛，末梢血运及感觉正常。患者半月板损伤达到临床愈合，予去除杉树皮夹板外固定，检查患者左膝关节活动可，左踝关节及左足活动可，无明显肌肉萎缩、关节僵硬及创伤性关节炎等骨折并发症及后遗症，半月板愈合良好。予詹氏舒筋活血汤内服外洗，舒筋活血，巩固疗效。

处方：炙黄芪30克，当归12克，炒白芍15克，地龙10克，续断15克，骨碎补15克，五加皮15克，狗脊20克，桑寄生15克，怀牛膝15克，木瓜15克，鸡血藤15克，海桐皮15克，伸筋草15克，透骨草15克，土茯苓15克。14剂，水煎服，药渣熏洗左膝关节，每日一剂。方中怀牛膝、五加皮、狗脊、桑寄生，补肝肾、强筋骨；海桐皮、木瓜、鸡血藤、伸筋草、透骨草，祛风湿、通经络、利关节；续断、骨碎补，补肝肾、强筋骨，接骨续筋；地龙、土茯苓，通经络、利关节；当归、白芍，补血养筋，舒筋柔筋；黄芪，补气行血。

嘱患者适当下地行走，逐步进行不负重下左膝关节屈伸功能锻炼，1个月内禁止负重活动；并嘱患者慎起居，避风寒，远房帏，畅情志，节饮食，戒烟酒，平时注意劳逸结合，避免劳累，尽量避免膝关节负重下屈伸活动，如蹲着干活，少做下蹲、上下楼梯或上下坡动作，防止半月板磨损。

半年后随访，患者左膝无明显畸形，无疼痛不适，左膝关节屈伸、旋转活动正常，活动灵活，动作有力，功能恢复良好，生活、劳动正常。

五、踝关节扭挫伤

踝关节扭挫伤是指踝关节遭受内翻、外翻和扭转牵拉等间接外力而引起踝关节囊、软骨及周围肌肉、韧带等软组织的损伤，以踝关节疼痛、肿胀、行走及活动时疼痛加重为临床表现特征，严重者韧带断裂，可合并踝关节骨折及脱位，约占全身关节软组织损伤的80%以上，可发生于任何年龄，以青壮年多见。踝关节扭挫伤根据病因、病机常分为内侧韧带损伤、外侧韧带损伤和下胫腓韧带损伤，属于中医"筋伤病"范畴，按照筋伤三期辨证论治。

踝关节扭挫伤治疗不及时或不彻底，可引起踝关节不稳定，踝关节容易发生反复扭挫伤，从而导致创伤性踝关节炎、习惯性踝关节扭挫伤、踝关节退行性改变等并发症的发生，迁延缠绵，日久难愈，严重影响患者的日常生活和劳动，严重者可发生关节骨性坏死而致残，还可影响下肢的稳定性和关节功能，容易引起足部关节、膝关节、髋关节损伤。詹氏骨伤擅长手法理筋，杉树皮小夹板外固定，中药辨证论治，内外兼治，动静结合，治养并重，保守治疗踝关节扭挫伤，踝关节功能康复快，后遗症少，临床效果良好。

（一）临床表现与诊断

踝关节是由腓骨、胫骨、距骨及踝关节周围韧带组成，是全身负重最多的关节，经常处于负重下活动，尤其是踝关节处于跖屈位时，距骨可向两侧轻微活动而使踝关节不稳定，容易引起扭挫伤，当行走或跑步时突然踏着不平地面或上下楼梯、走坡路不慎踏空，如果足踝部来不及协调位置，踝关节的翻转活动超出了踝关节的正常活动度及韧带的维系能力时，则可导致踝关节韧带撕裂甚至完全断裂，严重者可合并踝关节骨折、脱位。踝关节周围韧带是维持踝关节稳定的重要结构，主要由内侧韧带、外侧韧带和下胫腓韧带构成，外侧韧带较为薄弱，外踝比内踝长，距骨的前宽后窄，踝关节跖屈时距骨最窄的部分位于踝穴内，致使骨性稳定性降低，而且控制踝关节内翻的肌肉力量大于外翻肌肉力量，踝关节容易在跖屈内翻位发生扭伤，因此下楼梯时最容易发生踝关节扭挫伤，踝关节外侧韧带损伤最为常见。

踝关节扭挫伤临床表现为踝关节疼痛，肿胀，皮肤青紫瘀斑，跛行，踝关节活动受限，内翻、外翻及行走时疼痛加重，韧带损伤部位压痛明显，踝关节活动受限，一侧韧带完全断裂常合并踝关节脱位，注意检查有无韧带断裂。X线片一般无明显异常，但可排除骨折及骨质病变，部分患者可见踝关节间隙变窄或增宽；MRI检查可明确诊断，并可检查诊断关节囊、关节软骨和韧带损伤程度，为首选检查方法。

踝关节扭挫伤通常分为内侧韧带损伤、外侧韧带损伤和下胫腓韧带损伤。

1. 外侧韧带损伤

为踝关节处于内翻位时受伤所致。表现为外踝前下方肿胀，疼痛剧烈，跛行或不能行走，外踝外侧、下方及前下方压痛明显，足内翻时疼痛加剧，足外翻时则疼痛减轻，足内翻试验阳性，踝关节活动受限；若外侧韧带完全断裂时则伴有脱位，呈足内翻畸形，在韧带断裂处可触及沟状凹陷，甚至摸到移位的关节面，足被动内翻活动加大，踝关节抽屉试验阳性，内翻位X线片示踝关节外侧关节间隙增宽；合并内、外踝骨折时纵轴叩击痛阳性，可触及骨擦感。

（1）足内翻试验。将足做内翻动作时，外踝前下方有明显疼痛，即为阳性，检查踝关节外侧韧带有无损伤。

（2）踝关节抽屉试验。一手抬伤肢足跟向上，一手向下压伤肢小腿下部，与健侧比较，活动度大者为阳性，检查踝关节外侧韧带有无断裂。

2. 内侧韧带损伤

为踝关节处于外翻位时受伤所致。表现为内踝前下方肿胀，疼痛剧烈，跛行或不能行走，内踝前下方压痛明显，足外翻时疼痛加剧，足内翻时则疼痛减轻，足外翻试验阳性，踝关节活动受限；若内侧韧带完全断裂时则伴有脱位，呈足外翻畸形，在韧带断裂处可触及沟状凹陷，足被动外翻活动加大，外翻位X线片示踝关节内侧关节间隙增宽；伴有内、外踝骨折时纵轴叩击痛阳性，可触及骨擦感。

足外翻试验。将足做外翻动作时，内踝前下方有明显疼痛，即为阳性，检查踝关节内侧韧带有无损伤。

3. 下胫腓韧带损伤

主要为踝关节处于外旋位时受伤所致，其次踝关节过度内翻、外翻、背伸也可导致下胫腓韧带损伤。表现为踝关节前下方肿胀，疼痛剧烈，踝关节前下方压痛明显，足外旋时疼痛加重，足内旋时则疼痛减轻，足外旋试验阳性，交叉腿试验阳性，挤压试验阳性，背伸试验阳性，踝关节不稳，跛行或不能行走，踝关节活动受限，X线片示下胫腓间隙增宽；伴有内、外踝骨折时纵轴叩击痛阳性，可触及骨擦感。

（1）外旋试验。将膝关节及踝关节屈曲90度，固定小腿，外旋足踝部，疼痛加重即为阳性。

（2）挤压试验。挤压胫骨和腓骨近端，若下胫腓韧带损伤，则远端胫腓骨间距变大，疼痛加重即为阳性。

（3）交叉腿试验。患者坐位，将伤足交叉放置于健侧下肢上，在伤肢膝关节向下施加轻度压力，疼痛加重即为阳性。

（4）背伸试验。将踝关节有力背伸，然后挤压胫腓骨远端，疼痛减轻即为阳性。

4. 合并踝关节骨折、脱位

X线片可确诊，见踝关节骨折治疗。

（二）中医辨证论治

詹氏骨伤认为，踝关节扭挫伤由外伤所致，主张治疗踝关节扭挫伤分新、久虚实论治。跌打损伤，伤及气血肌肉筋脉，初则气血两伤，筋裂肉损，气滞血瘀，不通则痛；瘀血不去，新血不生，久则耗伤气血，伤及筋骨，损及肝肾，不荣不通则痛。

辨证要点：一是辨新伤、陈伤。踝关节扭挫伤初期，新伤突发，伤在气血；凡伤则瘀，踝关节突然遭受闪挫、扭转或强力牵拉等外力，肌肉筋脉损伤，气血两伤，基本病机为气滞血瘀，为标急之证；血伤则肿，气伤则痛，故踝关节肿胀、疼痛剧烈，压痛明显；筋裂肉伤，筋伤不能束骨屈节，故踝关节屈伸活动受限。踝关节扭挫伤中期和后期，陈伤日久，伤在筋骨；久伤则虚，陈伤、筋伤日久，或新伤失治、失养，迁延不愈，久则肌肉筋骨劳损，耗伤精气血，损伤肝脾肾，肌肉筋骨失养，经络空虚，正虚邪留，不荣不通，证见踝关节疼痛绵绵，足踝不稳，酸软无力，劳则加重，基本病机为气血亏虚和肝肾亏虚，兼以瘀血阻络，为本虚标痹之证。若失治误治，继之痰湿内阻，风寒湿热外袭，痰瘀互结，合邪为痹，痹阻经络气血，不通则痛，证见踝关节或刺痛、或酸痛、或麻痛、或冷痛、或热痛、或窜痛、或着痛、或隐痛，局部漫肿，行走疼痛，动则加重，常见有痰瘀互结、寒湿阻络、湿热阻络之证。二是辨虚实。肝脾肾亏虚，精气血不足，不荣为本虚；气滞血瘀、痰湿寒热，痹阻气血经络，不通为标实。

治疗原则：新伤多实，治宜行气活血，消肿止痛，佐以补气养血，使气旺血行。久伤多虚，治以补肝肾、强筋骨、健脾胃、益气血为主，佐以活血化瘀、通络止痛，兼以清热、散寒、祛湿、化痰，通经除痹；虚实夹杂者，则辨标本虚实，治以扶正祛邪，标本并治，攻补兼施。

詹氏骨伤治疗踝关节扭挫伤按筋伤三期辨证论治，临床用药时常在基础方上加牛膝、木瓜、独活等引经药；肿胀明显者，可加地龙、泽兰、琥珀，活血化瘀，利水消肿。三期用药皆须时时顾护胃气，脾胃虚弱纳差者则佐以炒白术、茯苓、陈皮、砂仁、焦三仙，健脾开胃。

1. 初期（气滞血瘀证）

筋伤初期，踝关节突然受伤，筋裂肉伤，气血经络受损，气滞血瘀。血伤则肿，气伤则痛，故踝关节肿胀，疼痛剧烈；筋伤不能束骨屈节，则踝关节屈伸活动受限；新伤正气未损，故舌淡红、苔薄白；气滞血瘀，疼痛剧烈，脉气紧张，则脉弦或弦紧。

治法： 活血化瘀，消肿止痛。

方药：詹氏下肢骨折筋伤方加减。

处方：炙黄芪30克，桃仁10克，红花10克，丹参15克，当归12克，炒白芍15克，元胡10克，赤芍10克，香附10克，川牛膝10克，地龙10克，泽兰10克，三七6克，玄参15克，神曲10克，炙甘草3克。

用法：水煎服，每日一剂，早、晚各一次顿服。

方解：方中桃仁、红花、丹参、三七、赤芍，活血化瘀，消肿止痛；元胡、香附，活血化瘀，行气止痛；炙黄芪，补气行血，使气旺血行；当归、炒白芍，养血和血；炒白芍，缓急止痛；玄参，凉血活血，清热解毒；川牛膝、地龙、泽兰，通经活血，利水消肿，且川牛膝引药入下肢；神曲，健脾和胃；炙甘草，调和诸药。

2. 中期（气虚血瘀证）

筋伤中期，筋肉经络受损，气血耗伤。瘀血消而未尽散，故肿胀渐消，疼痛较轻；筋肉渐复，虽续而未坚，故行走疼痛，足踝失稳；动则愈伤，故疼痛加重；瘀血阻络，气血不能上荣舌面，则舌质暗红或淡黯，苔薄白；气血亏虚，瘀血阻络，脉道不充，气血运行滞涩，则脉弦细或弦涩或细涩。

治法：补气养血，舒筋活血，通络止痛。

方药：詹氏关节伤痛方加减。

处方：炙黄芪30克，丹参15克，当归12克，炒白芍30克，怀牛膝15克，元胡10克，地龙10克，土鳖虫10克，续断15克，骨碎补15克，熟地20克，木瓜15克，鸡血藤15克，神曲15克，炙甘草6克。

用法：水煎服，每日一剂，早、晚各一次顿服。

方解：方中当归、熟地、炒白芍、丹参、鸡血藤，补血养筋；黄芪，补气生血，使气旺血行；土鳖虫、续断、骨碎补，补肝肾、行血脉、疗筋伤；怀牛膝，补肝肾、强筋骨，活血化瘀，引药入下肢；地龙，活血化瘀，通经活络，合丹参、元胡，行气活血，使补而不滞；木瓜、鸡血藤，舒筋活血；神曲，健脾和胃；炙甘草，调和诸药，合炒白芍舒筋柔筋，缓急止痛。

加减：踝关节屈伸不利，加伸筋草15克、透骨草15克、土茯苓15克，舒筋活络，通利关节；瘀血重者，踝关节刺痛，舌紫黯，加桃仁12克、红花10克，活血化瘀；兼痰瘀互结者，加炒白芥子15克、天麻10克，化痰散结；踝关节积液、肿胀者，加土茯苓15克，泽兰10克、草薢15克，利水消肿。

3. 后期（肝肾亏虚证）

损伤后期，筋伤基本愈合，但久伤则虚，凡伤则瘀，筋伤日久，损及肝脾肾，正虚邪恋；或筋伤日久，失治失养，瘀血留恋未尽，则疼痛轻微，微肿或不肿；肝脾肾不足，精气血亏虚，不通则痛，故酸痛隐隐；筋肉失养，虽续而未强壮，则肌肉萎缩，足踝酸软无力，步态不稳易伤；动则易伤，劳则愈虚，故疼痛加重或发作；精气血亏虚，不能荣养头面、肢体，则少气懒言、神疲乏力，腰膝酸软，舌淡白，苔薄白；气血亏虚，运行无力，脉道不充，则脉细弱。

治法： 补肝肾，益气血，强筋壮骨，舒筋活络。

方药： 詹氏强筋壮骨加减。

处方： 炙黄芪30克，丹参15克，当归12克，炒白芍20克，续断15克，骨碎补15克，怀牛膝15克，熟地20克，制萸肉20克，狗脊15克，鹿角胶15克（烊），龟板胶15克（烊），地龙10克，鸡血藤15克，神曲15克，炙甘草6克。

用法： 水煎服，每日一剂，早、晚各一次顿服。

方解： 方中熟地、制萸肉、狗脊、鹿角胶、龟板胶，补肝肾、强筋骨，且怀牛膝活血化瘀、引药入下肢；续断、骨碎补，补肝肾、行血脉、接骨续筋；当归、熟地、炒白芍、丹参、鸡血藤，补血和血；炙黄芪，补气生血，使气旺血行；鸡血藤、地龙，舒筋活络；神曲，健脾和胃；炙甘草，调和诸药。

加减： 踝关节屈伸不利，加伸筋草15克、透骨草15克、木瓜15克，舒筋活络，通利关节；瘀血重者，踝关节刺痛，舌紫黯，加桃仁12克、红花10克、土鳖虫10克，活血化瘀；踝关节积液、肿胀者，加土茯苓15克、泽兰10克、萆薢15克，利水消肿；兼痰瘀互结者，加炒白芥子15克、天麻10克，化痰散结；偏阳虚者，畏寒肢冷，腰膝冷痛，加肉桂10克、补骨脂15克、仙灵脾15克，温阳散寒；偏阴虚者，五心烦热，易炒白芍为生白芍20克，易熟地为生地20克，加石斛15克、盐知母15克、墨旱莲15克，滋阴清热。

（三）中医外治

治疗原则：韧带未完全断裂者，手法理筋后，用"8"字绷带或踝关节护具固定制动，必要时可用超踝杉树皮小夹板外固定制动。韧带完全断裂者，应早期手术治疗。合并有骨折、脱位者，按踝关节骨折及脱位治疗。

1.手法理筋

可舒筋活血，疏通经络，整复错缝，理肌顺筋，滑利关节，使骨归其位，筋归其槽，骨正筋柔，关节滑利。适用于单纯韧带损伤或韧带部分撕裂者，瘀肿严重者禁用。注意新伤手法宜轻宜少，不宜过重过多，以免加重损伤；陈伤手法力量宜稍重，以解除肌肉痉挛，松解韧带粘连。

（1）外侧韧带损伤。患者仰卧位，双下肢自然伸直，全身放松。助手双手抱握固定伤肢小腿下端，术者一手由外侧握住足跟，拇指压在外侧韧带损伤处，另一手握住足跖部，先轻轻拔伸牵引踝关节，再用摇法摇转踝关节数下，接着轻轻用力将伤足跖屈、内翻，在牵引下将伤足稍用力背伸、外翻，同时按在外侧韧带损伤部位的拇指按压外踝前下方，最后拇指在韧带损伤部位上下捋顺数下即可。

（2）内侧韧带损伤。患者仰卧位，双下肢自然伸直，全身放松。助手双手抱握固定伤肢小腿下端，术者一手由内侧握住足跟，拇指压在内侧韧带损伤处，另一手握住足跖部，先轻轻拔伸牵引踝关节，再用摇法摇转踝关节数下，接着轻轻用力将伤足跖屈、外翻，在牵引下将伤足稍用力背伸、内翻，同时按在内侧韧带损伤部位的拇指按压内踝前下方，最后拇指在韧带损伤部位上下捋顺数下即可。

（3）下胫腓韧带损伤。患者仰卧位，双下肢自然伸直，全身放松。助手双手抱握固定伤肢小腿下端，术者一手握住足跟，拇指压在踝前下胫腓韧带损伤处，另一手握住足跖部，先轻轻拔伸牵引踝关节，再用摇法摇转踝关节数下，接着轻轻用力将伤足跖屈、外旋，在牵引下将伤足稍用力背伸、内旋，同时按在下胫腓韧带损伤部位的拇指按压踝前下方，然后双手分别抱握内踝、外踝，并用两掌心稍用力相对推挤，最后拇指在韧带损伤部位上下捋顺数下即可。

（4）陈旧性韧带损伤。患者仰卧位，双下肢自然伸直，全身放松。术者先按压点揉踝关节周围的太溪、昆仑、商丘、中封、解溪、丘墟、申脉、照海、阿是穴等穴位，使之"得气"，以舒筋活血，疏通经络；再用舒筋活血手法和理肌顺筋手法，如按、摩、推、拿、滚、揉、搓、散、摆、抖、弹筋、拨络等推拿按摩踝关节周围肌肉韧带，使局部有发热感，解除肌肉疼挛，放松肌肉韧带；助手双手抱握固定伤肢小腿下端，术者一手握住足跟，另一手握住足跖部，先稍用力拔伸牵引踝关节，再用摇法摇转踝关节数下，接着将踝关节分别背伸、跖屈、内翻、外翻、内旋、外旋，然后用两掌心相对抱握内、外踝，并轻轻用力相对按压推挤，最后将伤侧下肢伸直，用放松手法揉散踝关节周围肌肉筋脉，摇摆、搓抖、捋顺踝关节结束。

2. 外固定制动

适用于损伤严重、韧带撕裂甚至断裂者。

一般使用"8"字绷带、踝关节护具、杉树皮小夹板等外固定器材进行外固定制动；外侧韧带损伤踝关节固定于外翻位，内侧韧带损伤踝关节固定于内翻位。下胫腓韧带损伤，踝关节固定于中立位，并适当抬高患肢，以利消肿。韧带撕裂伤通常固定3～4周，韧带断裂则用石膏绷带固定4～6周，若韧带完全断裂则需尽早手术修补治疗。

若膝关节积血或积液较多，应先在无菌操作下行穿刺抽液，抽除关节腔内积血和积液，抽血后针孔用创可贴覆盖，再进行外固定。

3. 针灸治疗

舒筋活络，通经止痛。

常用阳陵泉、足三里、绝骨、三阴交、太溪、昆仑、商丘、中封、解溪、丘墟、申脉、照海、阿是穴等穴位，关节积血加血海穴，关节积液加阴陵泉穴。

在伤肢单侧或双肢取穴，毫针刺用平补平泻法，不留针或留针15分钟；可加电针，行针得气后，用疏密波留针；艾灸每穴3~5分钟，以穴位灼痛能耐受为度。每日一次，7日一疗程。

4.中药熏洗

可舒筋活血，消肿止痛，通经活络，通利关节。中药煎好后倒入加厚塑料盆中，将伤肢置于盆上并用毛巾覆盖，先用药液蒸气熏蒸10~15分钟，待药液自然凉至不烫后，趁热用药液搓洗伤肢，每日2次，每次30分钟。常用詹氏舒筋活血洗剂，以舒筋活血，通利关节。

处方： 炙黄芪30克，当归12克，炒白芍15克，地龙10克，续断15克，骨碎补15克，五加皮15克，狗脊20克，桑寄生15克，怀牛膝15克，木瓜15克，鸡血藤15克，海桐皮15克，伸筋草15克，透骨草15克，土茯苓15克。

用法： 水煎熏洗，每日一剂。

方解： 方中怀牛膝、五加皮、狗脊、桑寄生，补肝肾、强筋骨；海桐皮、木瓜、鸡血藤、伸筋草、透骨草，祛风湿，通经络，利关节；续断、骨碎补，补肝肾、强筋骨，接骨续筋；地龙、土茯苓，通经络，利关节；当归、白芍，补血养筋，舒筋柔筋；黄芪，补气行血。

加减： 关节积血积液，加泽兰15克、防己10克，活血利水；寒湿，加川乌15克、苍术15克、艾叶15克，散寒祛湿；湿热加土茯苓15克、忍冬藤15克、络石藤15克，清热利湿。

5.理疗

伤肢常用红外线热疗，舒筋活血，温通经络。每日1~2次，每次15~30分钟，7日一疗程。

6.外用药物

新伤外敷詹氏金黄膏，清热凉血、活血消肿；陈伤外敷詹氏秘制黑膏药，舒筋活血，通络止痛；每日一次；皮肤破损及过敏者禁用。

（四）功能锻炼与康复指导

詹庄锡医师曰："动则强壮。动则气血自行，肌肉自养，筋脉坚而骨髓壮。"詹氏骨伤医师说：适当的功能锻炼，能够加速筋伤愈合，预防肌肉、韧带萎缩、粘连，降低关节僵硬及创伤性关节炎的风险。"锻炼贵有恒"，功能锻炼应持之以恒，动作柔和，循序渐进，逐渐加大动作幅度、运动强度和运动量，以疼痛能够耐受为度。

踝关节扭挫伤应治养并重，动静结合。早期应尽早固定制动，固定期间应尽早进行足趾屈伸活动，禁止踝关节内翻、外翻、内旋、外旋，可适当逐步进行轻度背伸及跖屈活动，促进血液循环，防止关节僵硬。外固定去除后，2～4周内不能负重活动，应先进行不负重下踝关节主动屈伸功能锻炼，可做屈伸绕膝、前弓后虚、马步蹲站、八方摆踢、金丝缠腿、摇踝转足、旱地拔葱、立定跳远等动作，轻度屈伸、旋转踝关节，也可配合器械锻炼，增加踝关节的灵活性和稳定性；2～4周后再逐步进行下地行走锻炼，负重锻炼宜晚不宜早，注意活动强度宜小不宜大，活动量宜少不宜多，动作宜轻柔缓和，由轻到重，循序渐进，增加踝关节和大、小腿的力量，以促进踝关节功能恢复，直至能够正常劳动。功能锻炼前可局部推拿按摩及理疗熏洗，以放松肌肉韧带，有利于关节活动，减少再次损伤风险。

（五）康复护理

（1）伤后禁止冰敷，以免冻伤组织，延缓软组织损伤的修复、愈合，影响踝关节功能的康复；伤后24小时内禁止热敷，以免加速出血；伤后24小时内可冷敷，以减少出血；伤后24小时后应禁止冷敷，避免影响软组织损伤的修复、愈合。

（2）固定期间应禁止踝关节内翻、外翻、内旋、外旋活动，避免牵拉韧带，加重韧带损伤。

（3）进行健康宣教，使患者了解踝关节扭挫伤有关知识，掌握有关康复的方法。

（4）指导患者适当进行伤肢功能锻炼，应循序渐进，忌动作粗暴猛烈，以防再次损伤，必要时佩戴踝关节护具。

（5）病症一般"三分治七分养"，踝关节扭挫伤后必须充分休养至少1个月，以使损伤的关节囊、软骨、肌肉、韧带等软组织充分修复，预防创伤性踝关节炎、习惯性踝关节扭挫伤、踝关节退行性改变。伤后1个月内禁止踝关节负重活动，若过早进行负重活动，软组织未充分修复，容易造成踝关节再次损伤。

（6）做好心理护理，对患者及其家属做好安慰、解释工作，使其积极配合治疗，早日康复。

（7）慎起居，避风寒，远房帏，畅情志，节饮食，戒烟酒，忌过食生冷、酸辣刺激性食物，加强营养及饮食调配，增强机体抵抗力。

 典型病例：患者，男，38岁

2019-06-21初诊　患者自诉于1天前打球时不慎扭伤左踝，致左踝部肿胀、疼痛剧烈，活动受限，现来我院就诊，摄X线片示：左踝关节未见明显骨折、脱位征象。查体：左踝部外前侧及足背肿胀明显，左踝前方下胫腓联合处及外踝前下方压痛阳性，无纵轴叩击痛，踝关节屈伸活动受限，内翻时疼痛加剧，外翻时则疼痛减轻，跖屈时疼痛加重，背伸时疼痛减轻，外旋时疼痛加重，内旋时则疼痛减轻，足内翻试验阳性，足外旋试验阳性，挤压试验阳性，左足趾活动可，足背动脉搏动良好，末梢血运及感觉正常。其余肢体及脊柱未见明显异常。患者平素体健，伤后神志清，精神可，胃纳可、睡眠可，二便如常，舌淡红，苔薄白，脉弦。结合病史、查体及 X 线片、MR 检查，诊断为：左踝关节扭挫伤（左踝外侧韧带损伤、下胫腓韧带损伤）。辨证分析：患者扭伤，突受外力，卒然身受，由外及内，气血俱伤；"血伤肿，气伤痛"，血溢脉外，恶血留于肌腠不散，则为肿胀；气机阻滞，流通不畅，不通则痛；筋裂肉伤，不能束骨屈节，则活动受限；脉弦主痛甚，气滞血瘀，脉气紧张，则脉象弦；舌淡红，苔薄白为新伤正气未损之象。故辨病为筋伤，辨证为气滞血瘀，其病位在筋、肉，病性属急、实证。

治疗方法 根据患者筋伤类型和体质，经患者及其家属同意，采取保守治疗方案。

局部外治治疗 首先，予手法理筋，患者仰卧位，双下肢自然伸直，全身放松。助手双手抱握固定伤肢小腿下端，李有娟医师一手由外侧握住足跟，拇指压在外侧韧带损伤处，另一手握住足跖部，先轻轻拔伸牵引踝关节，再用摇法摇转踝关节数下，以解除肌肉痉挛，放松踝关节；其次，轻轻用力将伤足跖屈、内翻，在牵引下将伤足稍用力背伸、外翻，同时按在外侧韧带损伤部位的拇指按压外踝前下方，整复外侧韧带损伤；再轻轻用力将伤足跖屈、外旋，在牵引下将伤足稍用力背伸、内旋，同时按在下胫腓韧带损伤部位的拇指按压踝前下方，然后双手分别抱握内踝、外踝，并用两掌心稍用力相对推挤，整复下胫腓韧带损伤。最后，拇指在韧带损伤部位上下将顺数下即可。助手和李有娟医师维持左踝关节外翻位，由第二助手在前踝及外踝薄贴詹氏金黄膏，再用桃花纸包裹，用超踝杉树皮小夹板固定左踝关节于外翻位。抬高下肢以利于消肿，保持左小腿中立位，制动左踝关节，禁止踝关节内翻、外翻、内旋、外旋、背伸及跖屈活动，嘱患者轻轻活动左足趾，促进血液循环，以利活血消肿。

全身整体中医内治按筋伤三期辨证论治 李有娟医师认为：目前属筋伤早期，治疗以活血化瘀、消肿止痛，方剂予詹氏下肢骨折筋伤方加减。处方：桃仁10克，红花10克，丹参15克，当归12克，炙黄芪30克，炒白芍15克，元胡10克，赤芍10克，香附10克，川牛膝10克，地龙10克，泽兰10克，三七6克，玄参15克，神曲10克，炙甘草3克。7剂，水煎服，每日一剂。方中桃仁、红花、丹参、三七、赤芍，活血化瘀，消肿止痛；元胡、香附，活血化瘀，行气止痛；炙黄芪，补气行血，使气旺血行；当归、炒白芍，养血和血，炒白芍缓急止痛；玄参，凉血活血，清热解毒；川牛膝、地龙、泽兰，通经活血，利水消肿，且川牛膝引药入下肢；神曲，健脾和胃；炙甘草，调和诸药。

2019-06-28二诊　患者一般情况可，诉伤处疼痛明显减轻，无足趾麻木。查体：舌淡红，苔薄白，脉弦。左踝部杉树皮夹板外固定稍松，左踝肿胀明显减轻，末梢血运及感觉正常。李有娟医师吩咐予更换伤膏，调整杉树皮夹板外固定，继续中药内服，前方7剂，水煎服，每日一剂。嘱患者继续保持左小腿中立位，抬高下肢以利于消肿，制动左踝关节，禁止踝关节内翻、外翻、内旋、外旋、背伸及跖屈活动，继续活动左足趾进行适度功能锻炼。

2019-07-05三诊　患者一般情况可，诉伤处轻度疼痛，无足趾麻木。查体：舌淡红，苔薄白，脉弱稍弦；左踝部杉树皮夹板外固定稍松动，左踝肿胀明显消退，末梢血运及感觉正常。予调整杉树皮夹板外固定，中医内治仍按筋伤三期辨证论治。李有娟医师认为现属筋伤中期，筋肉经络受损，气血耗伤，瘀血消而未尽散，故肿胀基本消退，疼痛渐消。筋肉渐复，虽续而未坚，故踝关节仍需固定制动；气血伤而未大损，则舌淡红，苔薄白；气血亏虚，脉道不充，气血运行不利，则脉弱稍弦。辨证为：气虚血瘀，治以补气养血，舒筋活血，通络止痛，予詹氏关节伤痛方加减。处方：丹参15克，当归12克，炒白芍30克，怀牛膝15克，元胡10克，地龙10克，土鳖虫10克，炙黄芪30克，续断15克，骨碎补15克，熟地20克，木瓜15克，鸡血藤15克，神曲15克，炙甘草6克。7剂，水煎服，每日一剂。方中当归、熟地、炒白芍、丹参、鸡血藤，补血养筋；黄芪，补气生血，使气旺血行；土鳖虫、续断、骨碎补，补肝肾、行血脉、疗筋伤；怀牛膝，补肝肾、强筋骨，活血化瘀，引药入下肢；地龙，活血化瘀，通经活络，合丹参、元胡，行气活血，使补而不滞；木瓜、鸡血藤，舒筋活血；神曲，健脾和胃；炙甘草，调和诸药，合炒白芍舒筋柔筋，缓急止痛。嘱患者继续保持左小腿中立位，抬高下肢以利于消肿，制动左踝关节，禁止踝关节内翻、外翻、内旋、外旋活动，适当轻轻进行踝关节屈伸活动，加强左足趾功能锻炼。

2019-07-12四诊　患者一般情况良好，诉伤处轻微疼痛，无足趾麻木。查体：舌红润，苔薄白，脉稍弱；左踝部杉树皮夹板外固定良好，松紧适度，左踝轻微肿胀，末梢血运及感觉正常。予去除杉树皮夹板外固定，继续中药内服，予前方7剂，水煎服，药渣熏洗踝关节，每日一剂。嘱患者循序渐进进行踝关节背伸、外翻及内旋活动，并暂时禁止跖屈、内翻、外旋，2周内禁止下地行走。

2019-07-12五诊　患者一般情况良好，诉伤处无疼痛，无足趾麻木。查体：舌红润，苔薄白，脉沉缓有力；左踝无明显肿胀，无明显压痛及叩击痛，末梢血运及感觉正常。检查患者左踝关节及左足活动可，无明显肌肉萎缩、关节粘连及创伤性关节炎等筋伤并发症及后遗症，筋伤愈合良好。前方14剂，内服外洗，巩固疗效，水煎服，药渣熏洗左踝关节，每日一剂。吩咐患者循序渐进下地行走，不可负重，并逐步加强左踝关节屈伸、翻转及旋转功能锻炼。

6个月后电话随访，患者左踝无明显畸形，无疼痛不适，左踝关节背伸、跖屈、内翻、外翻、旋转活动正常，活动灵活，动作有力，功能恢复良好，生活、劳动正常。

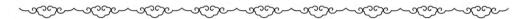

六、周围神经损伤

人体的运动和感觉都是由中枢神经系统所支配，而周围神经联系中枢神经系统和肢体，支配肢体的正常功能活动。直接暴力和间接暴力造成周围神经损伤后，不能正常支配四肢的感觉和运动，可导致四肢的感觉功能和运动功能障碍，甚至完全丧失，而且肌肉瘫痪，发生失用性肌肉萎缩和营养性肌肉萎缩，临床表现为肢体畸形，感觉麻木，肌肉萎缩，活动障碍，少数患者可感觉疼痛。周围神经损伤为中医筋脉经络损伤，根据临床表现，感觉麻木或疼痛属于中医"肉痹"范畴，肌肉萎缩、四肢痿软无力属于中医"肉痿"范畴。

周围神经损伤不愈，轻则感觉麻木、疼痛，重则肢体萎缩、畸形、废用，治疗起效缓慢，病程较长，致残率高，影响正常生活，患者痛苦不堪，常常情志抑郁，悲观失望，甚至放弃康复治疗，因此，对于周围神经损伤，应积极进行康复治疗。詹氏骨伤擅长使用中药、针灸辨证论治，配合手法理疗和患者功能锻炼刺激，动静结合，内外兼治，综合治疗周围神经损伤，安全、速效，患者痛苦小，费用少，具有肢体功能恢复快、临床效果良好的优点，有效避免了伤后致残的不良后果。

詹氏骨伤治疗周围神经损伤，宗《素问·异法方宜论》："圣人杂合以治，各得其所宜"之意，主张内外兼治，外治筋骨皮肉，内调脏腑经络、气血阴阳，多种治疗方法综合运用，全面恢复患者的伤病。对于外伤引起的周围神经损伤，应在治疗骨折、脱位或开放性损伤的同时，早期积极治疗神经损伤，以使周围神经损伤早日康复。

詹氏骨伤认为，神经损伤为筋脉经络损伤而致肌肉废用，损伤初期，气血俱伤，必然气血瘀滞，经络痹阻不通，肢体局部营卫亏虚，不能荣养肌肉筋骨，为标痹为急，兼以本虚为缓之证；损伤后期，瘀血散而未尽，阻痹经络，损伤日久，耗伤气血，气血两虚，不能荣养肌肉筋脉，肉痿筋弛骨枯，为本虚标痿或本虚标痹之证；故肢体感觉麻木或疼痛，萎废失用。詹氏骨伤在治疗时，内服中药以补肝肾、健脾胃、益气血、强筋骨，通经络、利关节，针对病因病机调整体质，直指病本，从根本上治疗周围神经损伤的内在病因，标本同治，使肌肉满壮，筋柔骨正，此"治病必求于本"之意，是治疗周围神经损伤的主要方法；同时用针灸理疗疏通经络，补虚泻实，调整阴阳，兴奋神经，促进神经的恢复，标本兼顾，也是治疗周围神经损伤的主要方法；此外，中药熏洗伤肢，以舒筋活血、通经活络，局部外用药可使药物直达病所，取其治标以迅速起效之意，是治疗周围神经损伤的重要辅助方法；手法理筋治标，舒筋活血、通经活络、兴奋神经、复壮肌肉，促进神经的恢复，是治疗周围神经损伤的重要辅助方法；主动功能锻炼，能够强壮肌肉筋骨，活动关节，增强肢体肌肉力量和协调性，治标为主，兼以固本，可有效刺激、兴奋神经，促进神经的恢复，并可防止肌肉失用性萎缩及关节囊挛缩，也是治疗周围神经损伤的主要方法；诸法合用，疏通经络气血，强壮肌肉筋骨，以使周围神经损伤康复，恢复伤肢的正常功能。

周围神经损伤，治疗病程长，起效较慢，患者常常缺乏耐心，临床应综合治疗，首先患者要树立治疗信心，坚定治疗耐心，积极主动配合治疗；治疗时应内外兼治，一般先在伤肢单侧或双肢取穴针灸，行气活血，疏通经络，调整阴阳；再中药熏洗伤肢，舒筋活血、通经活络；然后伤肢手法理筋，舒筋活血、通经活络，刺激肌肉、神经；接着进行积极主动的功能锻炼，强壮肌肉筋骨，活动关节，增强肢体肌肉力量和协调性；治疗期间中药内服，补肝肾、健脾胃，益气血、强筋骨，通经络、利关节，治疗病本，巩固疗效。

（一）临床表现与诊断

周围神经损伤，神经未完全断裂者，肢体感觉麻木，生理反射减弱或消失，自主活动肌减弱或消失，可出现畸形，神经不完全损伤者还可出现灼痛；神经完全断裂者，损伤平面以下的相应肢体畸形，感觉完全消失，生理反射完全消失，自主运动完全消失。对于动脉损伤、挤压综合征、筋膜间隔区综合征等造成神经缺血性营养不良也会出现肢体感觉麻木、生理反射减弱失、自主活动肌减弱等周围神经损伤表现，一般改善血供后自然恢复，但长时间缺少血供会造成永久性损伤。肌电图检查可确诊神经损伤，并可为神经损伤进行定位和定性诊断，早期神经损伤通常可在受伤2周后进行肌电图检查确诊。

常见的周围神经损伤表现：

1.臂丛神经损伤

因上肢活动性比较大，而臂丛神经比较固定，易遭受牵拉性损伤，同时臂丛神经位置较为表浅，易受直接力损伤，因此臂丛神经损伤在临床上比较多见。

（1）上臂型损伤。伤肩和上肢的运动功能丧失，上肢外侧麻木，肱二头肌反射消失，上肢维持在内旋、内收、前臂旋前位，伤肩不能外展、外旋，肘关节不能主动屈伸，前臂在旋前位，腕和掌指关节不能主动背伸，大鱼际肌和桡侧屈腕肌有麻痹现象。

（2）下臂型损伤。伤肢的小指和无名指的屈伸功能丧失，手内在肌、屈指肌及屈腕肌麻痹瘫痪，腕和前臂运动功能部分或完全丧失，上肢内侧麻木。

（3）全臂型损伤。伤肢上肢和肩胛部肌肉萎缩，呈弛缓性下垂，上肢不能自主活动，随躯干的运动而摇摆，肩关节因周围肌肉瘫痪而呈向下半脱位，整个上肢感觉麻木，可出现"垂腕""猿手"或"爪形手"等畸形；因长期下垂而血液回流不畅，伤肢可出现浮肿，皮肤有脱毛、变薄、发亮等萎缩现象。

2.腋神经损伤

伤肢肩部肌肉萎缩，可出现"方肩"畸形。

3.桡神经损伤

多发生于肱骨中下段1/3处骨折或髁上骨折和腕部切割伤，伤肢桡侧三指感觉麻木，所有伸指肌及拇指外展功能丧失，手腕下垂不能背伸，拇指不能背伸和外展，可出现"垂腕""垂指"畸形。

4.正中神经损伤

多发生于肱骨髁上骨折与月骨脱位和腕部切割伤，伤肢桡侧3个半手指感觉麻木，伤肢拇指及手指不能弯曲，拇指对掌、对指功能丧失，大鱼际肌萎缩，可出现"猿手"畸形。

5.尺神经损伤

多发生于肘部骨折脱位和腕部切割伤，伤肢尺侧两指感觉麻木，拇指不能内收，其余四指不能作内收和外展运动，第四、五掌指关节过伸不能屈曲，指间关节屈曲不能伸直，骨间肌及小鱼际肌萎缩，可出现"爪形手"畸形。

6.股神经损伤

伤肢大腿前侧、小腿内侧和足部感觉麻木，膝腱反射减弱或丧失，股四头肌萎缩，可出现"足下垂"畸形，膝关节伸直不能屈曲，踝关节与足趾不能屈伸，行走时呈跨越步态。

7.坐骨神经损伤

多发生于髋关节后脱位及髋臼后缘骨折，伤肢小腿后外侧、足背部感觉麻木，不全损伤时常有疼痛，股后部肌肉及小腿和足部所有肌肉全部瘫痪，屈膝无力，足踝背伸无力而足下垂，可出现"马蹄内翻足"畸形，患者行走困难，呈特殊的"跨阈步态"。

8.胫神经损伤

多发生于胫骨平台骨折，伤肢足底区域感觉麻木，足不能跖屈、内收及内翻，足趾不能屈曲、外展或内收，可后出现"钩状足"畸形。

9.腓总神经损伤

多发生于腓骨头骨折及膝关节外脱位，伤肢小腿前外侧及足背区域感觉麻木，足及足趾不能背屈，足不能外翻，可出现"足下垂""内翻"畸形。

10. 腰骶神经损伤

单侧或双侧下肢感觉麻木，可出现"足下垂""马蹄内翻足""钩状足"等畸形。

（二）中医辨证论治

詹氏骨伤认为，周围神经损伤为筋脉经络损伤而致肌肉废用，主要从肝脾论治，肝主筋，肝主气机，调节气血运行，脾主四肢肌肉，脾胃化生气血津液，气血津液濡养筋骨关节；肝气不调则气机郁滞，瘀血阻络，感觉疼痛麻木或疼痛；肝虚则筋脉失养而萎软失约，脾虚则气不化生而不能统摄充养，肌肉萎缩废用，肢体活动无力；故治疗周围神经损伤，宜调肝以行气活血、通经活络，补肝以养筋、强筋，健脾以补气生血、强壮肌肉。詹氏骨伤临床治疗周围神经损伤，根据损伤病机变化分为初期和后期辨证论治。损伤初期，气血俱伤，必然气血瘀滞，经络痹阻不通，《灵枢·刺节真邪》："卫气不行，则为不仁。"《素问·痹论》："其不痛不仁者，病久入深，荣卫之行涩，经络时疏，故不通，皮肤不营，故为不仁。""痹在于筋则屈不伸，在于肉则不仁。""虚邪之中人也，搏于肉，与卫气相搏，留而不去，则痹，卫气不行，则为不仁。"因此肢体感觉麻木或疼痛；筋脉经络损伤，痹阻不通，气血不行，则肢体局部营卫亏虚，不能荣养肌肉筋骨，因此感觉麻木不仁，不知寒热痛痒，肢体不能自主活动。损伤后期，"凡伤必瘀，凡伤则虚，久伤成痹"，损伤日久，耗伤气血，《素问·逆调论》："荣气虚则不仁，卫气虚则不用，荣卫俱虚，则不仁且不用，肉如故也。"气血两虚，不能荣养筋脉，则感觉麻木不仁；肌肉筋骨失养，则肉萎筋弛骨枯，肢体萎废失用；瘀血散而未尽，阻痹经络，不通则痛，故感觉疼痛。

詹氏骨伤认为，周围神经的分布走向，很多地方和十二正经重合，如臂丛神经和手三阴经、手三阳经相合，桡神经和手太阴肺经、手阳明大肠经相合，正中神经和手厥阴心包经、手少阳三焦经相合，尺神经和手少阴心经、手太阳小肠经相合，股神经和足阳明胃经、足三阴经相合，坐骨神经和足阳明胃经、足少阳胆经、足太阳膀胱经、足少阴肾经相合，胫神经和足太阳膀胱经、足少阴肾经、足太阴脾经相合，腓总神经和足阳明胃经、足少阳胆经相合。詹氏骨伤治疗周围神经损伤时，常在辨证论治的基础上，针对不同的周围神经加相应的引经药，引药直达病所，提高疗效。常用的十二经引经药：手太阴肺经：桔梗、陈皮；手阳明大肠经：升麻、枳实；足阳明胃经：白芷、升麻；足太阴脾经：苍术、砂仁；手少阴心经：桂枝、丹参；手太阳小肠经：木通、灯芯草；足太阳膀胱经：羌活、防风；足少阴肾经：独活、细辛；手厥阴心包经：柴胡、丹参；手少阳三焦经：柴胡、栀子；足少阳胆经：柴胡、川芎；足厥阴肝经：柴胡、川芎。詹氏骨伤治疗周围神经损伤时，多用地龙、全虫、蜈蚣、乌梢蛇、炮山甲等虫类药，脾胃虚弱者可伤脾碍胃，临床用药注意时时顾护胃气，加焦三仙以健脾和胃，脾胃虚弱纳差者则佐以炒白术、陈皮、鸡内金等健脾开胃，以壮后天之本，使气血生化有源。

1. 损伤初期

伤后1个月内，气血两伤，气滞血瘀，经络不通，而正气损伤而未大虚，证见伤处肿胀，感觉麻木或疼痛，肢体失用。神经损伤初期基本病机为标痹为急，兼以本虚为缓，气滞血瘀，兼以气血亏虚，基本治法为活血化瘀、行气止痛，佐以补气养血。通常分为瘀血阻络型和气虚血瘀型两种证候。

（1）瘀血阻络型。瘀血阻滞，经络不通，为标痹之证，证见伤处肿胀，肢体麻木、疼痛，舌紫黯，脉弦或涩。

治法：活血化瘀，通络止痛。

方药：詹氏地龙全虫汤加减。

处方：地龙12克，全虫3克（研末吞服），乌梢蛇12克，炮山甲6克（先煎），豨莶草10克。

用法：水煎服，每日一剂。

方解：方中地龙、炮山甲，活血化瘀，通经活络；全虫、乌梢蛇、豨莶草，通经活络；诸药合用共奏活血通络之效。

加减：上肢损伤，加桂枝10克；下肢损伤，加川牛膝12克；腰骶损伤，加狗脊12克；肿胀较重，加泽兰15克、川牛膝15克，活血化瘀，利水消肿。

（2）气虚血瘀型。瘀血阻络，气血耗伤，筋脉失养，气虚则麻，血虚则木，为标痹本虚之证，证见肢体麻木、失用，伴面色不华，少气懒言，四肢乏力，舌质淡或淡黯，脉细弱或细涩无力。

治法：补气活血，通经活络。

方药：詹氏神经损伤方加减。

处方：炙黄芪30克，炒白芍15克，当归15克，川芎10克，丹参15克，桃仁12克，红花10克，桂枝10克，地龙12克，乌梢蛇12克，神曲15克。

用法：水煎服，每日一剂，分两次饭后温服。

方解：气主温煦推动濡养，方中炙黄芪，补气生血、使气旺血行；白芍、当归、丹参，养血和血；川芎、丹参、桃仁、红花，活血化瘀；桂枝，温通血脉；地龙、乌梢蛇，通经活络；神曲，健脾和胃。

加减：下肢损伤，加川牛膝12克；腰骶损伤，加狗脊12克；肿胀明显，加泽兰12克、川牛膝12克，活血化瘀，利水消肿。

2. 损伤后期

受伤1个月后，筋脉损伤日久，伤及肝脾肾，气血亏虚，瘀血散而未尽，挟瘀挟痰，阻痹经络，不能荣养肌肉筋骨经络；脾主四肢肌肉，脾胃虚弱，生化乏源，气血不足，肌肉不充，复因少于运动，精气不行而瘀滞，用进废退；证见感觉麻木不仁或疼痛，肌肉萎缩瘦弱，筋软骨枯，关节失于约束而萎软松弛，屈伸无力，肢体萎废失用。基本病机为本萎标缓，气血亏虚，兼以瘀血阻络，基本治法为益气补血、通经活络，兼以活血化瘀。通常分为肉痹型（本虚标痹型）和肉痿型（本虚标痿型）两种证候。

（1）肉痹型。气血亏虚，不能荣养筋脉经络，气虚则麻，血虚则木；瘀血未尽，挟瘀挟痰，经络不通，不通则痛，基本病机为本虚标痹。证见肢体麻木不仁，或疼痛，肌肉轻度萎缩，肢体废用，伴面色不华，头晕目眩，少气懒言，神疲乏力，动则加重，舌质淡或淡黯，脉细弱或细涩无力。

治法：补气养血，通经活络。

方药：詹氏神经损伤后遗症方加减。

处方：炙黄芪60克，炒白芍30克，当归15克，熟地20克，丹参15克，桂枝10克，鸡血藤15克，白芥子10克，地龙12克，乌梢蛇12克，全虫6克，皂角刺15克，天麻10克，神曲15克，炙甘草10克。

用法：水煎服，每日一剂，分两次饭后温服。

方解：气主温煦推动濡养，方中大剂黄芪，补气生血，使气旺血行；炒白芍、熟地、当归、丹参，补血养脉；桂枝，温通血脉；鸡血藤，补血通络；地龙、乌梢蛇、全虫，通经活络；白芥子、皂角刺、天麻，化痰通络；神曲，健脾和胃，以免虫药伤胃；炙甘草，益气和中，调和诸药。

加减：上肢损伤，加川芎10克、桑枝12克；下肢损伤，加怀牛膝12克、木瓜12克；腰骶损伤，加狗脊12克；虚寒者，加细辛3克、附子10～15克；虚热者，易熟地为生地；痰湿盛者，加炒白术10克、半夏10克、茯苓15克；瘀血重者，加桃仁12克、红花10克，土鳖虫10克。

（2）肉痿型。肝肾不足，气血亏虚，不能荣养肌肉筋骨经络，脾胃虚弱，不能充养、约束肌肉筋骨，气虚则麻，血虚则木，"荣气虚则不仁，卫气虚则不用"，用进废退；基本病机为本虚标痿。证见感觉麻木不仁，肌肉萎缩明显，筋骨软弱松弛，肢体纤细，萎废失用，伴精神不振，面色不华，头晕目眩，少气懒言，食少便溏，四肢乏力，动则加重，舌质淡或淡黯，脉细弱无力。

治法：补肾健脾，补气养血、通经起痿。

方药：詹氏益气起痿汤加减。

处方：炙黄芪60克，党参20克，炒白术15克，炒白芍30克，当归15克，熟地20克，制萸肉20克，骨碎补15克，续断15克，炙升麻3克，炙麻黄3克，枳实10克，地龙10克，蜈蚣3条，炮马钱子0.5克，炙甘草15克。

用法： 水煎服，每日一剂，分两次饭后温服。

方解： 气主温煦推动濡养，方中大剂黄芪，补气生血，使气旺血行；炙黄芪、党参、白术、炙甘草，补气健脾；熟地、制萸肉、续断、骨碎补，补肝肾、强筋骨；当归、白芍，补血养筋；炙升麻，升举清阳；麻黄，发越阳气，合参芪升阳起痿；枳实，行气散结；地龙，活血通络，使补而不滞；蜈蚣、炮马钱子，通络起痿。

加减： 上肢肌肉萎缩，加川芎10克、桂枝10克；下肢肌肉萎缩，加怀牛膝15克、狗脊15克；虚寒者，加肉桂10克、附子10～15克；虚热者，易熟地为生地，加丹皮12克；兼痰湿者，加陈皮10克、半夏10克、茯苓15克；兼瘀血者，加桃川芎10克、丹参15克、红花10克。

注意： 炮马钱子一定要炮制合格，从0.1克开始逐渐增加至0.5克，以服后无口麻、肢麻的最大量为度，取其峻药缓投、毒药渐加之意。

3. 西药治疗

各期可口服维生素 B_{12} 片和维生素 B_1 片，或肌肉注射维生素 B_{12} 针和维生素 B_1 针，营养神经，促进神经损伤的恢复。

（三）中医外治

1. 手术治疗

对于神经受压或粘连者，应先减压、松解；对于神经断裂者，应先尽早行神经吻合修复术，连接神经。

2. 手法理筋

可舒筋活血、通经活络、兴奋神经、复壮肌肉，促进神经的恢复，是治疗周围神经损伤的重要辅助方法，手法宜重不宜轻，宜用重手法操作。

一般先点按穴位，上肢通常取肩井、肩髃、臂臑、曲池、尺泽、曲泽、手三里、内关、外关、合谷等穴位，下肢通常取环跳、承扶、殷门、血海、委中、阳陵泉、阴陵泉、足三里、承山、三阴交、悬钟、昆仑、太溪、解溪、丘墟等穴位，用指尖重手法点按，每穴1～3分钟，以得气为佳；再用舒筋活血手法和理肌顺筋手法，如按、摩、推、拿、擦、揉、搓、散、摆、抖、弹筋、拨络等推拿按摩伤肢肌肉，以舒筋活血，通经活络，兴奋肌肉，促进肌肉筋脉复壮；然后，用活络关节手法如拔牵、屈伸展收、摇转等，活动关节、理肌顺筋、增强应力刺激作用，刺激神经、兴奋肌肉，强壮肌肉筋骨；最后，用放松手法揉散、拍击伤肢关节周围肌肉筋脉，摇摆、搓抖、捋顺伤肢结束。

3. 针灸治疗

可疏通经络，兴奋神经，提高神经再生的速度，促进神经的恢复，是治疗周围神经损伤的重要方法，行针时手法宜重，刺激宜强。

（1）臂丛神经损伤。取手三阴经、手三阳经穴位，常用肩井、肩髃、臂臑、曲池、尺泽、曲泽、手三里、内关、外关、合谷等穴位。

（2）桡神经损伤。取手太阴肺经、手阳明大肠经穴位，常用尺泽、孔最、列缺、鱼际、肩髃、臂臑、曲池、手三里、合谷等穴位。

（3）正中神经损伤。取手厥阴心包经、手少阳三焦经穴位，常用曲泽、间使、内关、大陵、劳宫、支沟、外关、阳池等穴位。

（4）尺神经损伤。取手少阴心经、手太阳小肠经穴位，常用少海、通里、神门、少府、小海、支正、阳谷、后溪等穴位。

（5）股神经损伤。取足阳明胃经、足三阴经穴位，常用髀关、伏兔、足三里、条口、丰隆、解溪、血海、阴陵泉、曲泉、阴谷、地机、三阴交、太溪、照海、商丘、公孙、太冲等穴位。

（6）坐骨神经损伤。取足阳明胃经、足少阳胆经、足太阳膀胱经、足少阴肾经穴位，常用髀关、伏兔、足三里、丰隆、解溪、环跳、风市、阳陵泉、悬钟、丘墟、足临泣、承扶、殷门、委中、承山、昆仑、申脉、阴谷、三阴交、太溪、照海等穴位。

（7）胫神经损伤。取足太阳膀胱经穴、足少阴肾经和足太阴脾经穴，如委中、委阳、承山、昆仑、申脉、阴谷、太溪、照海、阴陵泉、地机、三阴交、商丘、公孙等穴位。

（8）腓总神经损伤。取足少阳胆经穴和足阳明胃经穴，如阳陵泉、外丘、悬钟、丘墟、足临泣、足三里、条口、丰隆、解溪、冲阳等穴位。

取伤肢单侧或双肢取穴，每次5～10个穴位，粗毫针刺用重手法平补平泻，行针得气后，留针30～60分钟；宜加用电针，行针得气后，先用密波5分钟，然后改为疏密波，通电时间为15～30分钟；损伤后期可用当归针、维生素B12针、维生素B1针等药物穴位注射，每次5个穴位，每穴注射2～3毫升；艾灸每次3～5分钟，以穴位灼痛能耐受为度；每日一次，或隔日1次，10天1个疗程，疗程结束后休息3天再继续。

4. 中药熏洗

可舒筋活血，消肿止痛，通经活络，通利关节，常用詹氏舒筋活血洗剂熏洗。

詹氏舒筋活血洗剂： 生黄芪30克，当归12克，炒白芍15克，川芎10克，地龙10克，桂枝15克，桑枝15克，威灵仙12克，五加皮15克，海桐皮15克，狗脊20克，怀牛膝15克，木瓜15克，鸡血藤15克，伸筋草15克，透骨草15克。

加减： 寒湿，加川乌15克、苍术15克、细辛6克，散寒祛湿；湿热，加土茯苓15

克、忍冬藤15克、络石藤15克，清热利湿。

用法： 水煎熏洗，每日一剂。上药煎好后倒入加厚塑料盆中，将伤肢置于盆上并用毛巾覆盖，先用药液蒸气熏蒸10~15分钟，待药液自然凉至不烫后，趁热用药液搓洗伤肢，每日2次，每次30分钟。

方解： 桂枝、桑枝、五加皮、海桐皮、狗脊、木瓜、鸡血藤、伸筋草、透骨草、威灵仙，祛风湿，通经络，利关节；地龙、怀牛膝，活血通络，通利关节；当归、白芍，补血养筋，舒筋柔筋；黄芪，补气行血；川芎，行气活血。

5.理疗

伤肢常用红外线热疗，可舒筋活血，温通经络，刺激神经，兴奋肌肉。每日2次，每次15~30分钟，7日一疗程。

（四）功能锻炼

詹庄锡医师曰："动则强壮。动则气血自行，肌肉自养，筋脉坚而骨髓壮。"积极主动的功能锻炼，能够强壮肌肉筋骨，活动关节，巩固疗效，增强肢体肌肉力量和协调性，并可有效刺激、兴奋神经，提高神经再生的速度，促进神经的恢复，并可防止肌肉失用性萎缩及关节囊挛缩，是治疗周围神经损伤的重要方法。上肢可做颈肩环绕、托天按地、野马分鬃、转臂摇肩、轮转轱辘、四面伸臂、六合冲拳、举铃推掌、拧臂转肘、转臂摇肘、勾翘劈挑、随风摆柳、抓拳拧腕、老鹰抓鸡、俯卧抓撑、旱地游泳等动作；下肢可做悬空摆腿、空中蹬车、屈伸绕膝、前弓后虚、马步蹲站、八方摆踢、举腿摇摆、钟摆摇髋、金丝缠腿、摇踝转足、点地转足等动作。

因为周围神经损伤患者常伴肢体萎缩、软弱，活动无力，站立、步态不稳，容易摔倒受伤，因此詹氏骨伤治疗周围神经损伤非常重视功能锻炼的必要性和安全性，强调早期锻炼，安全第一。锻炼贵有恒，功能锻炼应持之以恒，动作柔和，循序渐进，逐渐加大动作幅度、运动强度和运动量，锻炼次数每日3~4次为宜，局部锻炼每次约15~30分钟，全身锻炼每次为30~60分钟，每个动作次数不拘多少，少可重复3~5次，多可重复数十次，以身体能够耐受或感到疲劳为度。功能锻炼应早期开始进行，对于肢体废用瘫痪者，可在医师协助下先被动活动肢体，并进行肌肉收缩和舒张练习，待肢体肌力逐步恢复可自主活动后，应尽早进行主动功能锻炼活动。

（五）预防护理

（1）伤后应注意检查肢体活动及末梢感觉，早期发现和诊断周围神经损伤，怀疑周围神经损伤者，应及时进行肌电图检查，必要时手术探查，以免漏诊、误诊，迁延失治。

（2）神经受压、卡顿或粘连者应早期松解，解除压迫；神经断裂者应尽早进行手术吻合、修复，及时连接神经，以早期进行治疗，治疗越早恢复越快，治疗越晚恢复越慢。

（3）根据患者个人情况制定合理的功能锻炼康复计划，并向患者说明功能锻炼的必要性和过程中可能发生的情况及注意事项，坚定患者信心与耐心，减少患者的紧张和顾虑，争取患者的密切配合。

（4）功能锻炼应在医师的指导下进行，患者应正确掌握锻炼方式和动作要领，积极配合，并在陪护的防护下主动锻炼，不得随意动作、盲目锻炼，防止由于功能锻炼不当而产生新的损伤，并定期随访，根据患者的病情变化及功能恢复情况，及时调整功能锻炼的方式、运动强度和运动量。

（5）功能锻炼应动静结合，锻炼结束后应充分休息，巩固锻炼效果。忌贪功冒进，急于求成，随意加大运动量和运动强度，以免再次损伤，以身体能够耐受而不加重疼痛或感到疲劳为度。

（6）进行健康宣教，使患者了解周围神经损伤的有关知识，指导患者进行功能锻炼，并向患者说明功能锻炼的必要性和过程中可能发生的情况及注意事项，坚定患者的信心与耐心，减少患者的紧张和顾虑，争取患者的密切配合。

（7）做好心理护理，对患者及其家属做好安慰、解释工作，使其积极配合治疗，早日康复。

（8）慎起居，避风寒，远房帏，畅情志，调饮食，戒烟酒，忌过食生冷、辛辣刺激性食物，可多食用富含维生素B、卵磷脂的带皮水果、绿叶蔬菜、奶类、蛋类、谷类、豆类、动物肝脏食物，加强饮食调配，增强机体抵抗力。

典型病例：患者，男，53岁

2018-01-09初诊　患者自诉于2017年12月14日工作时不慎被重物砸伤左肩部，致左肩关节脱位、左锁骨骨折、左喙突骨折、左肩关节盂骨折、左臂丛神经损伤，在当地医院予手法复位后左上肢悬挂胸前制动。现因左肩疼痛，左上肢感觉麻木，左肘、腕、手活动受限，遂来我院找詹庄锡医师就诊。摄X线片示：左肩关节在位，左锁骨陈旧性骨折，对线可，对位较差，左肩关节盂陈旧性骨折，左喙突陈旧性骨折，骨痂生成，骨折线稍模糊。查体：左肩部肿胀，左锁骨、喙突、肩关节盂压痛阳性，轴向叩击痛阳性，未触及明显骨擦感，左肩关节活动受限，搭肩试验阴性，左肘、左腕、左手指间关节自主活动受限，被动活动无疼痛感，左腕关节背伸试验阳性，左手夹纸试验阳性，左前臂肌力Ⅳ级，左肘部、左前臂及左手指感觉麻木，左尺、桡动脉搏动正常，末梢血运正常。患者平素体健，现神志清，精神可，胃纳可，睡眠可，二便如常，四肢乏力，舌淡红，苔薄白，脉沉弱细涩。詹庄锡医师结合病史、查体及X线片，诊断为：左锁骨陈旧性骨折，左肩关节盂陈旧性骨折，左喙突陈旧性骨折，左臂丛神经损伤。中医辨证分析：骨折筋伤日久，伤及肝脾肾，气血亏虚，瘀血散而未尽，阻痹经络，不能荣养肌肉筋骨经络，则四肢乏力；不通则痛，则伤处感觉疼痛；气虚则麻，血虚则木，故伤肢感觉麻木；脾主四肢肌肉，脾胃虚弱，生化乏源，气血不足，肌肉不充，复因少于运动，精气不行而瘀滞，用进废退，肢体萎废失用，关节屈伸无力；气血亏虚，脉道不充，舌体失荣，故舌质淡，苔薄白，脉沉细弱；气血瘀滞，脉道不利，脉来艰涩，故脉涩。四诊合参，辨病为骨折病、肉痹病（左锁骨陈旧性骨折、左肩关节盂陈旧性骨折、左喙突陈旧性骨折、左臂丛神经损伤）。辨证为气血亏虚、瘀血阻络证。病位在左上肢，属标本俱缓之虚中夹实证。詹庄锡医师指出：此病需内外兼治。

外治保守治疗　一是骨折部位外贴詹氏金黄膏，双"8"字绷带外固定左锁骨，超肩杉树皮小夹板外固定左肩臂，屈肘用前臂吊带悬挂在胸前制动。二是电针舒筋活血、通经活络，刺激兴奋神经。三是功能锻炼，强壮肌肉筋骨，促进骨折愈合，预防关节僵硬。

针灸治疗　毫针刺健侧肩井穴、肩髃穴、曲池穴、尺泽穴、曲泽穴、手三里穴、内关穴、外关穴、合谷穴，用重手法平补平泻，行针得气后，加用电针，先用密波5分钟；然后改为疏密波，通电时间为15～30分钟；每日一次，7日一疗程。

功能锻炼　可轻轻屈伸摆动左肩关节，但禁止抬肩活动；加强左肘、腕、手主动屈伸活动，做举铃推掌、拧臂转肘、勾翘劈挑、随风摆柳、抓拳拧腕、老鹰抓鸡等动作，增强左伤肢的肌肉力量，刺激、兴奋臂丛神经，促进骨折愈合和臂丛神经损伤的恢复，并预防肩关节僵硬。每日3次，每次15～30分钟，以身体能够耐受而不加重疼痛或感到疲劳为度。

中医辨证论治内治　本病为筋痹病，属于骨折并发症，现在处于骨折中期，证属气血亏虚、瘀血阻络证，治法　补气养血、通经活络。方剂予詹氏神经损伤方加减：炙黄芪30克，炒白芍20克，当归15克，丹参15克，川芎10克，片姜黄10克，桂枝10克，鸡血藤15克，地龙12克，乌梢蛇12克，全虫6克，土鳖虫10克，续断15克，骨碎补15克，熟地20克，制萸肉20克，神曲15克，炙甘草10克。7剂，水煎服，每日一剂。气主温煦推动濡养，方中炙黄芪，补气生血，使气旺血行；炒白芍、熟地、当归、丹参，补血养脉；续断、骨碎补、熟地、制萸肉，补肝肾、强筋骨；川芎、丹参、片姜黄，活血化瘀，祛瘀生新，且片姜黄引药入肩；桂枝，温通血脉；鸡血藤，补血通络；地龙、乌梢蛇、全虫，通经活络；土鳖虫、续断、骨碎补，活血化瘀，接骨续筋；神曲，健脾和胃，以免虫药伤胃；炙甘草，益气和中，调和诸药。

2018-01-16 二诊　患者一般情况可，诉左肩轻微疼痛，左上肢感觉麻木稍减轻。查体：舌质淡，苔薄白，脉沉细弱稍涩；左肩部轻微肿胀，局部轻度压痛及轴向叩击痛，左前臂肌力Ⅳ级，左肘、腕、手自主活动较前稍有力，尺动脉和桡动脉搏动正常，左前臂及手感觉麻木，末梢血运正常。詹庄锡医师予更换伤膏，调整杉树皮小夹板及"8"字绷带外固定，前方7剂续服，水煎服，每日一剂。嘱患者继续轻轻屈伸摆动左肩关节，但禁止抬肩活动；加强左肘、腕、手主动屈伸功能锻炼。

2018-01-23 三诊　患者一般情况可，诉左肩无明显疼痛，左上肢感觉麻木较前减轻。查体：舌淡红，苔薄白，脉沉细弱；左膝关节轻微肿胀，局部轻微压痛及轴向叩击痛，左前臂肌力Ⅳ级，左肘、腕、手自主活动较前有力，左前臂及手感觉轻度麻木，末梢血运正常。予更换伤膏，调整杉树皮小夹板及"8"字绷带外固定，前方7剂，水煎服，每日一剂。吩咐患者继续轻轻屈伸、摆动左肩关节，适当增加运动幅度，但禁止抬肩活动。加强左侧肘、腕、手主动屈伸功能锻炼。

2018-01-30 四诊　患者一般情况良好，诉左肩无疼痛，左上肢感觉轻度麻木。查体：舌淡红，苔薄白，脉沉缓弱；左肩部无明显肿胀，局部无明显压痛及轴向叩击痛，左前臂肌力Ⅳ级，左肘、腕、手自主活动较前有力，左前臂及手感觉轻度麻木，末梢血运正常。复查X线片示：左肩关节在位，左锁骨陈旧性骨折，对线可，对位较差，左肩关节盂陈旧性骨折，左喙突陈旧性骨折，骨折线模糊。结合查体和X线片，詹庄锡医师认为：患者骨折达到临床愈合标准，予去除左肩杉树皮夹板外固定和"8"字绷带外固定。检查患者左肩关节活动可，无明显肌肉萎缩、关节僵硬及创伤性关节炎等骨折并发症及后遗症，骨折愈合良好；左前臂肌力Ⅳ级，左肘、腕、手自主活动较前明显有力。左前臂及手仍感觉轻度麻木，臂丛神经损伤较前明显恢复。予继续中药内服，外治改为伤肢电针治疗，加艾灸3～5分钟，以穴位灼痛能耐受为度；加用红外线热疗，每日两次，每次15～30分钟，7日一疗程；伤肢进行手法理筋，先点按肩井、肩髃、臂臑、曲池、尺泽、曲泽、手三里、内关、外关、合谷等穴位，每穴1～3分钟，得气后再用按、摩、推、拿、搓、揉、搓、散、摆、抖、弹筋、拨络等推拿按摩伤肢肌肉，以舒筋活血，通经活络，兴奋肌肉，促进肌肉筋脉复壮；然后用拔牵、屈伸展收、摇转等，活动关节，理肌顺筋、增强应力刺激作用，刺激神经，兴奋肌肉，强壮肌肉筋骨；最后用放松手法揉散、拍击伤肢关节周围肌肉筋脉，摇摆、搓抖、将顺伤肢结束。

现骨折已临床愈合，而臂丛神经损伤未愈，詹庄锡医师指出："中医内治按

440

周围神经损伤二期辨证论治：现属周围神经损伤后期，为肉痹型，治以补气养血、通经活络，佐以补肝肾，强筋骨。予詹氏神经损伤后遗症方加减：炙黄芪60克，炒白芍30克，当归15克，丹参15克，川芎10克，桂枝10克，鸡血藤15克，地龙12克，乌梢蛇12克，全虫6克，天麻10克，续断15克，骨碎补15克，熟地20克，制萸肉20克，神曲15克，炙甘草10克。14剂，水煎服，每日一剂。方中炙黄芪，补气生血，使气旺血行；炒白芍、熟地、当归、丹参、鸡血藤，补血养脉；续断、骨碎补、熟地、制萸肉，补肝肾、强筋骨；川芎、丹参，活血化瘀，祛瘀生新；桂枝，温通血脉，与川芎引药入上肢；地龙、乌梢蛇、全虫、天麻、鸡血藤，通经活络；神曲，健脾和胃，以防虫药伤胃；炙甘草，益气和中，调和诸药。气主温煦推动濡养，大剂量黄芪，补气生血，使气旺血行；炒白芍、熟地、当归、丹参，补血养脉；桂枝，温通血脉；鸡血藤，补血通络；地龙、乌梢蛇、全虫，通经活络；白芥子、皂角刺、天麻，化痰通络；神曲，健脾和胃，以免虫药伤胃；炙甘草，益气和中，调和诸药。嘱患者继续加强左上肢功能锻炼。

2018-02-14五诊 患者一般情况良好，诉左肩无疼痛，左上肢感觉轻微麻木。查体：舌淡红，苔薄白，脉沉缓有力；左肩部无明显肿胀，活动正常，左前臂肌力Ⅴ级，左肘、腕、手自主活动比较有力，左前臂及手感觉轻微麻木，末梢血运正常。予继续中药内服，前方14剂，水煎服，每日一剂；外治继续手法理筋，红外线热疗，针灸治疗改为水针治疗，取穴同前，用维生素 B_{12} 针和维生素B1针穴位注射，每次5个穴位，每穴注射2~3毫升；嘱患者继续循序渐进进行左肩关节屈伸、展收及抬肩活动，半个月内禁止左上肢负重、上举，加强左上肢功能锻炼。

2018-03-01六诊 患者一般情况良好，诉左肩无疼痛，左上肢感觉无麻木。查体：舌淡红，苔薄白，脉沉缓有力；左肩部无明显肿胀，活动正常，左前臂肌力Ⅴ级，左肘、腕、手活动正常，自主活动有力，左前臂及手无麻木感觉，末梢血运正常。外治予停止手法理筋及红外线热疗，继续水针治疗；继续中药内服巩固疗效，予前方14剂，水煎服，每日一剂；嘱患者加强左肩关节屈伸、展收活动，循序渐进加大运动范围。可以进行左上肢负重、上举活动。

半年后复诊随访，患者左肩无肿胀，无疼痛不适，屈伸、展收、上举、旋转活动正常，左上肢感觉正常，活动灵活，动作有力，功能恢复良好，生活、劳动正常。

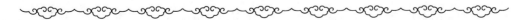

第四节　骨病治疗经验

一、关节僵硬

关节僵硬指正常关节的屈伸、展收、旋转等功能发生不同程度的障碍，表现为关节活动范围减小，严重者甚至功能完全丧失而关节强直，常伴关节畸形，肌肉萎缩，属于中医"筋痹病"范畴。关节僵硬常见于骨折筋断以及手术后长期固定制动，或患者伤后怯痛，缺少功能锻炼，引起关节周围软组织粘连、挛缩，或关节损伤引起关节内和关节周围组织瘢痕增生、粘连，从而致关节活动障碍，是骨折筋伤常见的并发症。另外，其他的骨关节病变，如关节炎症可造成关节内和周围组织的瘢痕增生及粘连，肌肉疼痛可造成临近关节周围软组织挛缩，从而导致关节僵硬。关节僵硬多见于四肢关节，膝关节、肩关节、肘关节僵硬最常见。

关节僵硬给患者带来很多的不良影响，如膝关节僵硬，不能伸直则影响站立、行走和上下楼梯功能，不能屈曲则影响下蹲、如厕和生产劳动；肘关节僵硬，不能弯曲则影响洗脸、吃饭功能，不能伸直则影响提拉重物功能；髋关节僵硬，不能屈曲则影响坐、蹲功能，不能伸直则影响站立、行走功能。关节僵硬致残率高，患者痛苦不堪，治疗过程中避免不了疼痛，因为恐惧和疼痛，生活不能自理，常常情志抑郁，悲观失望，放弃康复治疗，有的甚至厌世轻生，造成了终身无法改变的功能缺失和遗憾，因此，对于关节僵硬，应积极进行康复治疗。詹氏骨伤擅长手法理筋松解，中药辨证论治，动静结合，内外兼治，配合患者主动功能锻炼，医患合作，治养并重，因人制宜，个体化制订康复治疗方案，保守治疗关节僵硬，无需手术进行关节松动，安全、速效，患者痛苦小，易于接受，具有关节功能恢复快、临床效果良好的优点，既病防残，瘥后防复，避免了伤后致残的不良后果。

詹氏骨伤治疗关节僵硬，宗《素问·异法方宜论》："圣人杂合以治，各得其所宜"之意，主张内外兼治，外治筋骨皮肉，内调脏腑经络、气血阴阳，多种治疗方法综合运用，全面恢复患者的伤病。对于骨关节损伤或手术引起的关节僵硬，应等骨折或软组织愈合后再治疗，原发病未愈者应先治疗原发病，原发病缓解控制后再同时进行关节僵硬治疗。

詹氏骨伤认为，关节僵硬是因骨折筋伤日久耗伤正气，体虚未复，肝肾不足，气血亏虚，不能充养筋骨肌肉，且伤肢缺少活动日久，筋骨关节萎废不用，则筋骨失约，关节屈伸不利，发为标痹本萎之证。因此詹氏骨伤在治疗时，内服中药以补肝肾、强筋骨、通经络、利关节，针对病因病机调整体质，直指病本，从根本上治疗关节僵硬的内在病因，标本同治，使筋柔骨正、关节通利，此"治病必求于本"之意；同时用中药熏洗伤肢关节，以舒筋活血、消肿止痛、通经活络、通利关节，局部外用药可使药物直达病所，取其治标以迅速起效之意，是治疗关节僵硬的重要方法；手法理筋治标，舒筋活血、松解粘连、理肌顺筋、松动关节，使僵硬的关节柔和软化，便于进行功能锻炼；主动功能锻炼，强壮肌肉、松解粘连、滑利关节，治标为主，兼以固本，增强关节的活动度、灵活性和稳定性，增强肢体肌肉力量和协调性，以利于伤肢功能的恢复；手法理筋和功能锻炼，是治疗关节僵硬的两个主要方法；针灸理疗，行气活血，补虚泻实，疏通经络，解痉止痛，标本兼顾，是治疗关节僵硬的辅助方法；平时可贴敷詹氏活络消痛贴膏以舒筋活血、通络止痛。巩固疗效；诸法合用，滑利关节，以使关节僵硬康复，恢复伤肢的正常功能。

临床应综合治疗，首先患者要克服怯痛怕动和急于求成心理，树立治疗信心，坚定治疗耐心，积极主动配合治疗；治疗时一般以外治为主，先在关节远处或对侧取穴针灸，行气活血，疏通经络，解痉止痛；再在关节局部中药熏洗，舒筋活血、通经活络；然后，关节部位手法理筋，舒筋活血、通经活络、解痉散结、松解粘连、理肌顺筋、通利关节；关节活动开后稍作休息，接着进行积极主动的功能锻炼，改善伤肢血液循环，促进损伤组织修复，缓解肌肉韧带痉挛，松解肌肉韧带粘连，通利关节，增强肢体肌肉力量和协调性，恢复关节的正常屈伸、展收和旋转功能；治疗期间中药内服，补肝肾，强筋骨，益气血，舒筋活血，通络止痛，巩固疗效。

（一）中医外治

1. 手法理筋

舒筋活血、通经活络、解痉散结、松解粘连、理肌顺筋、通利关节，是治疗关节僵硬的主要方法之一。

一般先点按关节周围穴位，使之"得气"，以舒筋活血，疏通经络；再用舒筋活血手法和理肌顺筋手法，如按、摩、推、拿、搿、揉、搓、散、摆、抖、弹筋、拨络等推拿按摩关节周围肌肉韧带，使局部有发热感，解除肌肉痉挛，放松肌肉韧带；接着用关节松动手法如分离、滑动、摆动等，解除肌肉筋络粘连，松动关节，增加关节活动度；然后用活络关节手法如拔牵、屈伸展收、摇转等，活动关节，理肌顺筋、滑利关节，增强关节的活动度和灵活性；最后用放松手法揉散、拍击伤肢关节周围的肌肉筋脉，摇摆、搓抖、捋顺伤肢结束。

理筋手法中的某些手法如扳法、屈伸展收、摆动法等，力量较大，操作不当可造成关节损伤，骨质疏松严重者、骨刺严重者、年老体弱者，骨骼脆弱易折，应慎用；疼痛剧烈、骨折未愈合、急性关节炎症、骨结核、骨肿瘤、人工关节置换、孕妇、高血压、心脏病者，治疗部位皮肤破损感染，全身性急慢性炎症者，凝血功能障碍者，易发生意外风险，应慎用或禁用；操作时应手法轻柔，小心谨慎，以免用力过大，使肌肉、韧带及骨骼断裂而损伤关节。

2.针灸治疗

行气活血，疏通经络，解痉止痛。

（1）上肢常用大杼、阳陵泉、肩井、肩髃、肩髎、肘髎、曲池、尺泽、曲泽、天井、少海、小海、手三里、内关、支沟、外关、太渊、神门、大陵、阳溪、阳池、阳谷、合谷等穴位。

（2）下肢常用大杼、环跳、髀关、承扶、委中、血海、梁丘、曲泉、阴谷、膝阳关、内外膝眼、阴陵泉、阳陵泉、足三里、三阴交、悬钟、太溪、昆仑、中封、解溪、照海、申脉、丘墟、商丘、太冲等穴位。

在伤肢关节远处或对侧取穴，毫针刺用泻法，不留针或留针5分钟；艾灸每穴3~5分钟，以穴位灼痛能耐受为度。每日一次，7日一疗程。

3.中药熏洗

常用詹氏舒筋活血洗剂熏洗，以舒筋活血，消肿止痛，通经活络，通利关节。

詹氏舒筋活血洗剂： 生黄芪30克，当归12克，炒白芍15克，川芎10克，地龙10克，桂枝15克，桑枝15克，五加皮15克，海桐皮15克，狗脊20克，怀牛膝15克，木瓜15克，鸡血藤15克，伸筋草15克，透骨草15克。

加减： 寒湿，加川乌15克、苍术15克、细辛6克，散寒祛湿；湿热，加土茯苓15克、忍冬藤15克、络石藤15克，清热利湿。

用法： 水煎熏洗，每日一剂。上药煎好后倒入加厚塑料盆中，将伤肢置于盆上并用毛巾覆盖，先用药液蒸气熏蒸10~15分钟，待药液自然凉至不烫后，趁热用药液搓洗伤肢，每日2次，每次30分钟。

方解： 桂枝、桑枝、五加皮、海桐皮、狗脊、木瓜、鸡血藤、伸筋草、透骨草，祛风湿，通经络，利关节；地龙、怀牛膝，活血通络，通利关节；当归、白芍，补血养筋，舒筋柔筋；黄芪，补气行血；川芎，行气活血。

4.理疗

伤肢常用红外线热疗，可舒筋活血，温通经络。每日两次，每次15~30分钟，7日一疗程。

（二）中医辨证论治

关节僵硬是筋骨损伤，主要表现在关节屈伸不利。《素问·宣明五气》："肾主骨，肝主筋。"《灵枢·经脉》："骨为干，筋为刚。"《素问·五脏生成论》："诸筋者，皆属于节。"筋具有连接骨骼、关节，支配肢体活动的作用。人体杠杆系统中，骨骼为运动的杠杆，肌腱、韧带为铰链，关节为杠杆的支点，肌肉是杠杆的动力，也是铰链的一部分，筋（主要是肌肉、肌腱、韧带、筋膜）骨（骨骼）共同组成了完整的杠杆系统。詹氏骨伤认为，筋束骨屈节，清代沈金鳌《杂病源流犀烛》："筋附着于骨上，联络关节，主司关节运动。"肌肉、韧带粘连、挛缩，肢体关节僵硬，则伤肢功能废用。骨折筋伤日久，则必损及肝脾肾，而致肝肾不足，气血俱虚，筋骨萎弱，挟瘀挟痰，合邪为痹，因此患者多有肝肾不足、气血亏虚的本虚之证；复因经络气血痹阻不通，筋骨、肌肉拘挛失用，而致肢体疼痛、关节屈伸不利，发为标痹之证，即《素问·痹论》："痹在于筋则屈不伸。"故关节僵硬为标痹本虚、标急本缓之证。《灵枢·本藏》："经脉者，所以行血气而营阴阳、濡筋骨，利关节者也。是故血和则经脉流行，营复阴阳，筋骨劲强，关节清利矣。"因此治疗关节僵硬，以治标为主，重在治筋，筋柔才能骨正，首先予行气活血，舒筋活络，通痹止痛以治标，兼以补肝肾，强筋骨，益气血、壮肌肉而固本，使筋柔骨正，关节通利。

詹氏骨伤临床治疗时常以詹氏舒筋活络汤作为基本方，根据病情辨证论治，兼寒湿者散寒除湿，兼湿热者清利湿热，痰瘀互结者化痰通络，用药时可在基础方上加引经药引药入位，上肢关节常用川芎、羌活、片姜黄、桂枝、桑枝、威灵仙，下肢关节常用独活、牛膝、木瓜，使药力直达病所；关节痛常用乳香、松节、炮马钱子，肌肉痛常用白芍、木瓜、萆薢，关节屈伸不利常用桑枝、土茯苓、牛膝、木瓜、鸡血藤、伸筋草，对症治疗，提高疗效，并时时顾护胃气，加焦三仙以健脾和胃，脾胃虚弱纳差者则佐以炒白术、陈皮、鸡内金等健脾开胃，以壮后天之本，使气血生化有源。

詹氏舒筋活络汤：

方药：炙黄芪30克，当归12克，炒白芍30克，地龙12克，续断15克，骨碎补15克，五加皮15克，桑枝15克，土茯苓15克，怀牛膝15克，狗脊20克，木瓜15克，鸡血藤15克，伸筋草15克，透骨草15克，炙甘草10克。

功效：舒筋活血，通利关节。

主治：骨折筋伤后期，解除固定及牵引后，肌肉萎缩，筋骨失养，关节僵硬，屈伸不利。

用法：水煎服，每日一剂。

方解：续断、骨碎补、怀牛膝，补肝肾，强筋骨，行血脉；五加皮、狗脊，补肝肾，强筋骨，祛风湿；当归、鸡血藤，养血和血；炒白芍，滋阴补血，合炙甘草，养筋柔筋，缓急止痛；炙黄芪，补气行血；桑枝、怀牛膝、土茯苓，通经络，利关节；木瓜、五加皮、鸡血藤、伸筋草、透骨草，舒筋活络；炙甘草，调和诸药。

加减：兼寒湿者，加制川乌15克、细辛3克、苍术15克，散寒除湿；兼湿热者，加萆薢15克、防己10克、生薏苡仁30克，清热利湿；兼痰瘀互结者，加炒白芥子15克、天麻10克、远志10克，化痰散结。

引经药：颈项部，加羌活10克、葛根15克；肩背部，加羌活10克、片姜黄10克；

腰部，加狗脊15克、大茴香6克；上肢，加川芎10克、桂枝10克；下肢，加桑寄生15克、独活10克。

（三）功能锻炼

詹庄锡医师曰："动则强壮。动则气血自行，肌肉自养，筋脉坚而骨髓壮。"积极主动进行功能锻炼，能够强壮肌肉，松解肌腱韧带粘连，活动关节，巩固疗效，增强关节的活动度、灵活性和稳定性，增强肢体肌肉力量和协调性，是治疗关节僵硬的主要方法之一。

詹氏骨伤治疗关节僵硬非常重视功能锻炼的必要性和安全性，强调锻炼宜早，负重宜晚，安全第一。锻炼贵有恒，功能锻炼应持之以恒，动作柔和，循序渐进，逐渐加大动作幅度、运动强度和运动量，以疼痛能够耐受为度。功能锻炼前可局部推拿按摩及理疗熏洗，以放松肌肉韧带，有利于关节活动，减少再次损伤风险。欲速则不达，功能锻炼结束后应充分休息，以巩固锻炼效果；若贪功冒进，急于求成，随意加大运动量和运动强度，锻炼不当反而容易导致再次损伤。锻炼次数每日3~4次为宜，局部锻炼每次15~30分钟，全身锻炼每次30~60分钟，每个动作次数不拘多少，少可重复3~5次，多可重复数十次，以身体能够耐受而不加重疼痛或感到疲劳为度。

颈项部关节功能锻炼法常用的动作有：天地相望、左顾右盼、左右侧摆、伸缩头颈、四方环顾、头颈环绕；腰背部关节功能锻炼法常用的动作有：钟摆侧拉、展翅旋转、弓步倒走、前推后压、平底拱桥、飞燕翔空、抱膝侧滚、平卧旋腰、拔背伸腰、按摩摇腰、环转腰背、拾金不昧；上肢关节功能锻炼法常用的动作有：颈肩环绕、双手反背、托天按地、野马分鬃、转臂摇肩、苏秦背剑、轮转辘轳、四面伸臂、六合冲拳、举铃推掌、拧臂转肘、转臂摇肘、勾翘劈挑、随风摆柳、抓拳拧腕、老鹰抓鸡、俯卧抓撑、旱地游泳；下肢关节功能锻炼法常用的动作有：悬空摆腿、空中蹬车、环揉髌骨、屈伸绕膝、前弓后虚、马步蹲站、八方摆踢、举腿摇摆、钟摆摇髋、金丝缠腿、摇踝转足、点地转足、旱地拔葱、立定跳远。

（四）康复治疗的常见问题

（1）手法理筋和功能锻炼是治疗关节僵硬的两个主要方法，手法理筋松动关节时，因为挛缩、粘连的肌肉韧带在松解时会撕裂疼痛，周围组织可发生炎性反应而充血肿胀，出现病情反复的现象，这是关节松解过程中必然发生的正常现象，随着治疗会慢慢消除，医师用理筋手法活动开关节后，帮助患者克服怯痛、恐惧而不敢活动的心理，树立治疗信心，坚定治疗耐心，积极主动地及时进行功能锻炼，巩固和增强关节活动度；同时也不能急于求成，随意加大功能锻炼强度，以免造成关节再次损伤；疼痛剧烈及肿胀明显时可暂停休息，缓解后再继续治疗，以免肌肉韧带挛缩，关节活动度回缩，事倍而功半，增加了治疗难度。

（2）功能锻炼应注意活动量和活动强度，关节活动量和活动强度过小，则难以巩固关节松解效果，容易出现病情反复，功能锻炼效果比较差；关节活动量和活动强度过大，则容易造成关节损伤，反而起到反作用而贻误病情，甚至增加患者恐惧、怯痛心理，不利于患者配合治疗。因此功能锻炼应根据患者的体质、疼痛忍耐力和情志情况，个体化制订功能锻炼计划，功能锻炼与休养交替进行，动静结合，治养并重，积极主动进行功能锻炼，以利于早日康复。

（五）预防护理

（1）骨折、脱位或筋伤复位固定后，应早期积极进行功能锻炼，避免关节粘连，预防关节僵直。

（2）根据患者个人情况制定合理的功能锻炼康复计划，并向患者说明功能锻炼的必要性和过程中可能发生的情况及注意事项，坚定患者信心与耐心，减少患者的紧张和顾虑，争取患者的密切配合。

（3）功能锻炼场地应安全、舒适、宽敞、安静、清洁、保暖，空气新鲜，辅助设备齐全，过饱、过饥、酒后及情绪激动时应禁止进行功能锻炼活动。

（4）功能锻炼应在医生的指导下进行，患者应正确掌握锻炼方式和动作要领，积极配合，主动锻炼，不得随意动作、盲目锻炼，防止由于功能锻炼不当而产生新的损伤，并定期随访，根据患者的病情变化及功能恢复情况，及时调整功能锻炼的方式、运动强度和运动量。

（5）功能锻炼应以患者能够耐受疼痛为度，停止锻炼后疼痛应随即减轻，24小时内疼痛应消失。如果出现疼痛、肿胀加重，伤情恶化时，说明运动量或运动强度过大，或者锻炼方式不当，应立即停止锻炼，充分休息，或改变功能锻炼方式。

（6）功能锻炼应动静结合，锻炼结束后应充分休息，巩固锻炼效果。忌贪功冒进，急于求成，随意加大运动量和运动强度，以免再次损伤，以身体能够耐受而不加重疼痛或感到疲劳为度。

（7）功能锻炼时要全神贯注，思想集中，以免发生意外。要注意配合呼吸调节，调身、调息、调心相结合，从容和缓，弛张有度，有利于提高功能锻炼的效果。

（8）进行健康宣教，使患者了解关节僵硬的有关知识，指导患者进行功能锻炼，并向患者说明功能锻炼的必要性和过程中可能发生的情况及注意事项，坚定患者的信心与耐心，减少患者的紧张和顾虑，争取患者的密切配合。

（9）做好心理护理，对患者及其家属做好安慰、解释工作，使其积极配合治疗，早日康复。

（10）慎起居，避风寒，远房帏，畅情志，调饮食，戒烟酒，忌过食生冷、辛辣刺激性食物，加强饮食调配，增强机体抵抗力。

典型病例：患者，男，30岁

2019-06-17初诊 患者自诉于2019年2月15日骑电动车时不慎摔伤致左髌骨骨折，在当地医院行切开复位内固定术，术后予以石膏外固定治疗。现左膝关节僵硬，不能屈曲、下蹲，左下肢肌肉萎缩，遂来我院就诊，摄X线片示：左髌骨骨折内固定术后征象，对位、对线良好，骨折线消失，内固定在位。查体：左膝关节肿胀，前侧可见一约10厘米纵行手术切口疤痕，疤痕增生明显，切口愈合良好，无明显红肿，局部轻度压痛，无叩击痛，左膝关节屈曲功能受限，活动范围约0度～20度，左下肢萎缩，肌力Ⅲ级，左踝关节活动正常，末梢感觉及血运正常。患者平素体健，神志清，精神可，胃纳可，睡眠可，二便如常，舌质淡，苔薄白，脉沉弱细涩。詹庄锡医师结合病史、查体及X线片，诊断为：左膝关节僵硬。辨证分析：骨折筋伤日久，伤及气血，损及肝肾，而致肝肾不足，气血亏虚，肌肉筋骨失养而萎弱，故肌肉萎缩；术后长期固定，缺少活动，"形不动则精不流"，筋骨萎废失用，气血瘀滞，经络痹阻不通，筋骨肌肉拘挛粘连，故关节僵硬、肿胀，屈伸不能；肝肾不足，气血亏虚，脉道不充，舌体失荣，故舌质淡，苔薄白，脉沉细弱；气血瘀滞，脉道不利，脉来艰涩，故脉涩。四诊合参，辨病为筋痹病(左膝关节僵硬)，辨证为肝肾亏虚、气虚血瘀证，病位在膝关节，属标急本缓之实中夹虚证。

外治保守治疗 手法理筋，松解粘连，滑利关节；针灸行气活血，疏通经络，解痉止痛；中药局部熏洗，舒筋活血，消肿止痛，通利关节；功能锻炼，活动关节，巩固疗效。

(1)手法理筋。先点按血海穴、委中穴、阳陵泉穴、阴陵泉穴、膝关穴、膝眼穴、足三里穴、三阴交穴等穴位，使之"得气"，以舒筋活血，疏通经络；再用推、拿、按、摩、擦、揉、弹筋、拨络等手法推拿按摩左侧膝关节和大腿、小腿，使局部有发热感，解除肌肉痉挛，放松左膝关节和大、小腿肌肉韧带；然后用膝关节松动手法松弛左膝关节，接着再分别拔牵、屈伸和摇转左膝关节数分钟，以理肌顺筋，滑利关节；最后用放松手法揉散、拍击左侧大腿、膝关节、小腿部，摇摆、搓抖、捋顺左下肢结束。

(2)针灸治疗。毫针刺健侧血海穴、委中穴、阳陵泉穴、阴陵泉穴、膝关穴、膝眼穴、足三里穴、三阴交穴，用泻法，得气后不留针；同时轻轻活动患侧膝关节。每日一次，7日一疗程。

(3)中药熏洗。用詹氏舒筋活血洗剂：生黄芪30克，当归12克，炒白芍20

克，川牛膝15克，地龙12克，桂枝15克，桑枝15克，五加皮15克，海桐皮15克，乳香10克，松节15克，木瓜15克，鸡血藤15克，伸筋草15克，透骨草15克。水煎熏洗，每日一剂。方中桂枝、桑枝、五加皮、海桐皮、松节、木瓜、鸡血藤、伸筋草、透骨草，祛风湿，通经络，利关节；乳香、地龙、川牛膝活血通络，通利关节；当归、白芍，补血养筋，舒筋柔筋；黄芪，补气行血。

（4）功能锻炼。加强膝关节主动屈伸活动，可做悬空摆腿、空中蹬车、环揉髌骨、屈伸绕膝、前弓后虚、马步蹲站、八方摆踢、金丝缠腿等动作，增强左膝关节的活动度、灵活性和稳定性。每日2~3次，每次10~15分钟，以身体能够耐受而不加重疼痛或感到疲劳为度。

中医辨证论治 本病为筋痹病，属于骨折晚期并发症，现在处于骨折康复期，证属肝肾亏虚、气虚血瘀证，治法：补肝肾，益气血，舒筋活血，通利关节。方剂予詹氏舒筋活络汤加减：炙黄芪30克，当归12克，炒白芍30克，地龙12克，续断15克，骨碎补15克，五加皮15克，土茯苓15克，怀牛膝15克，狗脊20克，木瓜15克，鸡血藤15克，伸筋草15克，透骨草15克，炒白芥子15克，炙甘草10克。14剂，水煎服，每日一剂。方中续断、骨碎补、怀牛膝，补肝肾，强筋骨，行血脉；五加皮、狗脊，补肝肾，强筋骨，祛风湿；当归、鸡血藤，养血和血；炒白芍，滋阴补血，合炙甘草养筋柔筋，缓急止痛；炙黄芪，补气行血；怀牛膝、土茯苓，活血消肿，通利关节；木瓜、五加皮、鸡血藤、伸筋草、透骨草，舒筋活络；白芥子，化痰散结，通络止痛；炙甘草，调和诸药。

2019-07-01二诊 患者一般情况可，诉左膝关节轻度疼痛，余无明显不适。查体：舌淡红，苔薄白，脉沉细弱；左膝关节轻度肿胀，局部轻微压痛，无叩击痛，左膝关节活动范围约0度~50度，左小腿肌力Ⅳ级，左踝关节活动正常，末梢感觉及血运正常。效不更方，治疗同前，予前方14剂，水煎服，每日一剂。嘱患者加强功能锻炼，增加为每日3~4次，每次15~30分钟，以身体能够耐受而不加重疼痛或感到疲劳为度。

2019-07-15三诊 患者一般情况良好，诉左膝关节轻微疼痛，余无明显不适。查体：舌淡红，苔薄白，脉沉缓；左膝关节轻微肿胀，局部轻微压痛，无叩击痛，左膝关节活动范围约0度~90度，左小腿肌力Ⅴ级，左踝关节活动正常，末梢感觉及血运正常。效不更方，治疗同前，予前方14剂，水煎服，每日一剂。嘱患者继续加强功能锻炼，坚持每日3~4次，每次15~30分钟，以身体能够耐受而不加重疼痛或感到疲劳为度。

2019-07-30四诊 患者一般情况良好，诉左膝关节无疼痛，余无明显不适。查体：舌红润，苔薄白，脉平有力；左膝关节无明显肿胀，局部无明显压痛，无叩击痛，左膝关节活动范围约0度~130度，左小腿肌力Ⅴ级，左踝关节活动正常，末梢感觉及血运正常。检查患者左膝关节活动正常，功能恢复良好，嘱患者循序渐进进行负重功能锻炼，早期恢复正常劳动。

1个月后随访，患者左膝无肿胀，无疼痛不适，活动灵活，动作有力，功能恢复良好，生活、劳动正常。

二、创伤性关节炎

创伤性关节炎是指关节损伤后引起的以关节软骨的退化变性和继发的软骨增生、骨化为主要病理变化，以关节疼痛、活动功能障碍为主要临床表现的创伤后期关节炎性改变的继发性疾病，常见于青壮年，多发于负重较大或经常遭到磨损的关节，负重关节，如髋关节、膝关节、踝关节、肩关节、肘关节、腕关节以及下腰骶关节，多见于膝关节和踝关节。

关节损伤后，关节内的软骨挫伤、剥脱；或者关节内骨折引起关节面出现台阶分离、塌陷，或碎骨块游离于关节内，导致关节面不平整光滑；或者关节内出血，形成关节内粘连；或者骨折畸形愈合而致关节承重失衡，长期活动磨损导致关节软骨损伤、退变，发生炎症反应，刺激关节滑膜增生，关节软骨软化、剥脱，软骨下骨质增生、硬化，关节面缺损、消失，导致关节面的骨性结构直接摩擦而引起关节错动、疼痛，骨性增生严重。创伤性关节炎临床表现及病理改变与退行性骨关节病极为相似，早期关节疼痛和僵硬，刚开始活动时疼痛明显，稍活动后疼痛减轻，再活动多时疼痛又加重，休息后症状缓解；后期关节持续疼痛并逐渐加重，可出现关节反复肿胀，活动受限，关节积液、畸形和关节内游离体，关节活动时出现粗糙摩擦音，下肢创伤性关节炎常出现抗痛性步态，可伴有膝内翻或膝外翻畸形。X线片早期可无明显改变，后期可见关节间隙狭窄或关节间隙不对称，骨端硬化，关节负重点有骨性增生发生，关节边缘有骨刺形成，关节内出现游离体。

创伤性关节炎发生后，因为关节活动时摩擦刺激，加重关节面的磨损，以致创伤性关节炎迁延缠绵，日久难愈，严重影响患者的生活和劳动，更甚者可发生关节骨性粘连而致残，因此，对于创伤性关节炎，应积极进行康复治疗。詹氏骨伤擅长中药辨证论治，舒筋活血，通络止痛，手法理筋舒筋活络，配合患者主动功能锻炼强筋壮骨，内外兼治，动静结合，医患合作，治养并重，保守治疗创伤性关节炎，具有关节功能康复快、临床效果良好的优点，既病防残，瘥后防复，避免了伤后致残的不良后果。

詹氏骨伤治疗创伤性关节炎，主张内外兼治，外治筋骨皮肉，内调脏腑经络、气血阴阳，多种治疗方法综合运用，杂合以治，治养并重，全面恢复患者的伤病。詹氏骨伤认为，"凡伤则虚，久伤成痹"，创伤性关节炎，筋骨损伤，瘀血阻络，不通则痛，损伤处活动则伤上加伤，故见关节疼痛，动则加重；复因关节损伤日久耗伤正气，体虚未复，肝肾不足，气血亏虚，不能充养筋骨肌肉，则筋骨肌肉失约，关节屈伸不利，发为标痹本痿之证。因此詹氏骨伤在治疗时，内服中药以补肝肾、强筋骨、通经络、利关节，针对病因病机调整体质，直指病本，从根本上治疗创伤性关节炎的内在病因，标本同治，使筋柔骨正，关节滑利，此"治病必求于本"之意，是治疗创伤性关节炎的主要方法；同时用中药熏洗伤肢关节，以舒筋活血、消肿止痛、通经活络、滑利关节，局部外用药可使药物直达病所，取其治标以迅速起效之意，是治疗关节僵硬的重要方法；手法理筋治标，舒筋活血、松解粘连、理肌顺筋、滑利关节，使损伤的关节面平滑；主动功能锻炼，强壮肌肉、松解粘连、滑利关节，治标为主，兼以固本，增强关节的灵活性和稳定性，增强肢体肌肉力量和协调性，以利于伤肢功能的恢复；手法理筋和功能锻炼，也是治疗创伤性关节炎的两个重要方法；针灸理疗，行气活血，疏通经络，解痉止痛，是治疗创伤性关节炎的辅助方法；平时注意休养，可贴敷詹氏活络消痛贴膏以舒筋活血、通络止痛，巩固疗效；诸法合用，滑利关节，以使创伤性关节炎康复，恢复伤肢的正常功能。

临床应综合治疗，首先患者要克服怯痛怕动和急于求成心理，树立治疗信心，坚定治疗耐心，积极主动配合治疗；治疗时一般以内治为主，中药内服，补肝肾，强筋骨，益气血，通经络，止痹痛，利关节，标本同治；外治先在关节局部中药熏洗，舒筋活血、通络止痛；再在关节部位手法理筋，舒筋活血、通经活络、解痉散结、松解粘连、理肌顺筋、滑利关节；然后关节远处或对侧取穴针灸，疏通经络，解痉止痛；平时应注意休养，并适当进行功能锻炼，改善伤肢血液循环，促进损伤组织修复，缓解肌肉韧带痉挛，松解肌肉韧带粘连，通利关节，增强肢体肌肉力量和协调性，恢复关节的正常活动功能。

（一）中医辨证论治

《素问·宣明五气》："肾主骨，肝主筋，脾主肉。"《灵枢·本藏》："经脉者，所以行气血而营阴阳、濡筋骨，利关节者也。是故血和则经脉流行，营复阴阳，筋骨劲强，关节清利矣。"创伤性关节炎主要是肌肉筋骨损伤，"凡伤则瘀"，筋骨关节损伤，瘀血阻滞气血经络，不通则痛，肌肉、韧带粘连，关节面粗糙不平滑，活动不当则易伤，故见关节疼痛，屈伸不利，动则加重。"凡伤则虚"，筋骨关节损伤日久，则必损及肝脾肾，耗伤正气，而致气血亏虚，筋骨痿弱，因此患者多有肝肾不足，气血亏虚的本虚之证；《素问·痹论》："痹在于骨则重，在于筋则屈不伸，在于肉则不仁。"《灵枢·百病始生》："虚邪之中人也，搏于肉，与卫气相搏，留而不去，则痹。""久伤成痹"，复感风寒湿热杂邪，挟瘀挟痰，合邪为痹，留滞于筋骨、关节、经络之间，经络气血痹阻不通，而致关节疼痛，屈伸不利，发为本痿标痹、标急本缓之证，基本病机为肝肾不足、气血亏虚、经络痹阻。因此治疗创伤性关节炎,应标本同治,以通法为主,攻补兼施,重在治筋骨,补肝肾、强筋骨、健脾胃、益气血以补虚固本,舒筋活血、通经活络、通痹止痛以除痹治标,使筋柔骨正,关节滑利,通则不痛。

詹氏骨伤临床治疗创伤性关节炎,根据损伤病机变化分为筋伤劳损型和筋伤骨损型辨证论治。筋伤劳损型常见于膝关节骨折筋伤中期或后期,"凡伤必瘀,凡伤则虚",筋伤日久,气血两伤,必然气血瘀滞,伴有气血亏虚。筋骨关节损伤,经络痹阻不通,肌肉筋脉失养,则关节肿胀、疼痛、屈伸不利;动则磨损筋骨关节,故活动后关节疼痛、肿胀加重。筋伤骨损型常见于膝关节骨折筋伤康复期或晚期,"久伤成痹",筋骨损伤日久,瘀血留恋未尽,耗伤气血,损及肝肾,肝肾不足,气血两虚,不能荣养筋骨关节,复感风寒湿热杂邪,挟瘀挟痰,合邪为痹,留滞于筋骨、关节、经络之间,阻痹经络,不通则痛,而致关节疼痛,屈伸不利,关节退变,骨质增生;甚则关节粘连、肿胀、畸形,肌肉萎缩,屈伸无力;劳则气血俱耗,五脏俱损,故劳累后关节肿痛发作或加重。

詹氏骨伤临床治疗时常在辨证论治的基础上加引经药引药入位,上肢关节常用川芎、羌活、片姜黄、桂枝、桑枝、威灵仙,下肢关节常用独活、牛膝、木瓜,腰骶关节常用狗脊、牛膝、桑寄生,使药力直达病所;关节痛常用乳香、松节、炮马钱子,肌肉痛常用白芍、木瓜、萆薢,关节屈伸不利常用桑枝、土茯苓、牛膝、木瓜、鸡血藤、伸筋草,对症治疗,提高疗效,并时时顾护胃气,加焦三仙以健脾和胃,脾胃虚弱纳差者则佐以炒白术、陈皮、鸡内金等健脾开胃,以壮后天之本,使气血生化有源。

1.筋伤劳损型

气血亏虚,瘀血阻络,肌肉筋脉失养,证见关节疼痛、肿胀,屈伸不利,动则加重,舌淡红,苔薄白,脉弦或弦细弱或细涩无力。

治法: 补气养血,养筋舒筋,活血通络,滑利关节。

方药: 詹氏关节伤痛方加减。

处方: 炙黄芪30克,当归15克,炒白芍30克,川芎10克,丹参15克,地龙10克,续断15克,骨碎补15克,桂枝10克,威灵仙12克,怀牛膝15克,鸡血藤15克,伸筋草15克,透骨草15克,炙甘草10克。

用法: 水煎服,每日一剂,早、晚各一次顿服。

方解: 炙黄芪,补气生血,使气旺血行;当归、白芍,补血养筋,白芍合甘草舒筋柔筋,缓急止痛;丹参、川芎、当归、地龙,活血通络;怀牛膝、续断、骨碎补,补肝肾、强筋骨、行血脉、利关节;桂枝、威灵仙,祛风通络;鸡血藤、伸筋草和透骨草,舒筋活络;炙甘草,调和诸药。

加减: 上肢,加羌活6克、桑枝15克;下肢,加独活6克、木瓜15克;瘀血重者,关节刺痛，舌紫暗，加桃仁12克、红花10克、土鳖虫10克，活血化瘀；兼寒湿者，关节冷痛、重着，加制川乌10克、苍术10克、细辛3克，散寒除湿；兼湿热者，关节红肿热痛，易炒白芍为生白芍，地龙12克、加生薏苡仁30克、土茯苓15克、玄参15克，清热利湿；关节积液、肿胀者，加防己10克、泽兰10克、萆薢15克，利水消肿。

2.筋伤骨损型

肝肾不足，气血两虚，瘀血阻络，筋骨关节失养，证见关节疼痛，肿胀、畸形、骨质增生，屈伸不利，腰膝酸软，劳则发作或加重，舌质淡红或淡黯，苔薄白，脉细弱或弦细无力或细涩无力。

治法： 补肝肾，益气血，强筋骨，通经络，利关节，止痹痛。

方药： 詹氏补肾除痹汤加减。

处方： 炙黄芪30克，当归15克，炒白芍30克，怀牛膝15克，丹参15克，地龙10克，熟地20克，杜仲15克，狗脊15克，续断15克，骨碎补15克，桑寄生15克，五加皮15克，鸡血藤15克，桂枝10克，千年健12克，炙甘草10克。

用法： 水煎服，每日一剂，早、晚各一次顿服。

方解： 方中熟地，填精补髓，补血养筋，补肾壮骨；炙黄芪，补气生血，使气旺血行；狗脊、杜仲、桑寄生、五加皮、千年健，补肝肾、强筋骨、止痹痛；怀牛膝、续断、骨碎补，补肝肾、强筋骨、行血脉；当归、炒白芍、鸡血藤，补血养筋，炒白芍合炙甘草，舒筋柔筋、缓急止痛；桂枝，祛风通脉；鸡血藤、丹参、地龙，活血通络；炙甘草，调和诸药。

加减： 上肢，加羌活6克、桑枝15克；下肢，加独活6克、木瓜15克；瘀血重者，关节刺痛，舌紫暗，加桃仁12克、红花10克、土鳖虫10克，活血化瘀；兼寒湿者，关节冷痛、重着，加制川乌10克、苍术10克、细辛3克，散寒除湿；兼湿热者，关节红肿热痛，去杜仲、狗脊，易炒白芍为生白芍，地龙12克、加生薏苡仁30克、土茯苓15克、草薢15克，清热利湿；关节积液、肿胀者，加防己10克、泽兰10克、草薢15克，利水消肿；关节僵硬者，加木瓜15克、伸筋草15克、透骨草15克，舒筋活络；兼痰瘀互结者，加炒白芥子15克、天麻10克、远志10克，化痰散结；虚寒者，畏寒肢冷，腰膝冷痛，易桂枝为肉桂10克，加附子10克、仙灵脾15克，温阳散寒；虚热者，五心烦热，去桂枝，易炒白芍为生白芍30克，易熟地为生地20克，加制黄肉20克、豨签草15克、炙龟板15克，滋阴清热。

（二）中医外治

1.手法理筋

舒筋活血、通经活络、理肌顺筋、滑利关节。

首先，点按关节周围穴位，使之"得气"，以舒筋活血，疏通经络；其次，用舒筋活血手法和理肌顺筋手法，如按、摩、推、拿、擦、揉、搓、散、摆、抖、弹筋、拨络等推拿按摩关节周围肌肉韧带，使局部有发热感，解除肌肉痉挛，放松肌肉韧带；再次，用活络关节手法如拔牵、屈伸展收、摇转等，活动关节，理肌顺筋、滑利关节，增强关节的活动度和灵活性；最后，用放松手法揉散、拍击伤肢关节周围肌肉筋脉，摇摆、搓抖、捋顺伤肢结束。

2. 针灸治疗

舒筋活络，通经止痛。

（1）上肢常用大杼、阳陵泉、肩井、肩髃、肩髎、肘髎、曲池、尺泽、曲泽、天井、少海、小海、手三里、内关、支沟、外关、太渊、神门、大陵、阳溪、阳池、阳谷、合谷、阿是穴等穴位。

（2）下肢常用大杼、环跳、髀关、承扶、委中、血海、梁丘、曲泉、阴谷、膝阳关、内外膝眼、阴陵泉、阳陵泉、足三里、三阴交、悬钟、太溪、昆仑、中封、解溪、照海、申脉、丘墟、商丘、太冲、阿是穴等穴位。

在伤肢单侧或双肢取穴，毫针刺用平补平泻法，不留针或留针15分钟；可加电针，行针得气后，用疏密波留针；艾灸每穴3~5分钟，以穴位灼痛能耐受为度。每日一次，7日一疗程。

3. 中药熏洗

可舒筋活血，消肿止痛，通经活络，通利关节。中药煎好后倒入加厚塑料盆中，将伤肢置于盆上并用毛巾覆盖，先用药液蒸气熏蒸10~15分钟，待药液自然凉至不烫后，趁热用药液搓洗伤肢，每日2次，每次30分钟。

（1）詹氏舒筋活血洗剂。生黄芪30克，当归12克，炒白芍15克，川芎10克，地龙10克，桂枝15克，桑枝15克，五加皮15克，海桐皮15克，狗脊20克，怀牛膝15克，木瓜15克，鸡血藤15克，伸筋草15克，透骨草15克。

功效：舒筋活血，通利关节。

主治：关节肿痛，屈伸不利，动则加重。

用法：水煎熏洗，每日一剂。

方解：桂枝、桑枝、五加皮、海桐皮、狗脊、木瓜、鸡血藤、伸筋草、透骨草，祛风湿，通经络，利关节；地龙、怀牛膝，活血通络，通利关节；当归、白芍，补血养筋，舒筋柔筋；黄芪，补气行血；川芎，行气活血。

加减：风寒，加羌活10克、独活10克、防风10克，祛风散寒；寒湿，加川乌15克、苍术15克、艾叶15克，散寒祛湿；湿热，加土茯苓15克、忍冬藤15克、络石藤15克，清热利湿。

（2）詹氏温经通络洗剂。

方药： 桂枝30克，生草乌30克，透骨草30克，羌活30克，独活30克，海桐皮30克，制没药40克，制乳香40克，川芎30克。

功效： 舒筋活血，温经通络。

主治： 关节冷痛，拒按，屈伸不利，得温痛减，受凉痛剧。

用法： 水煎熏洗，每日一剂。

方解： 桂枝、草乌，散寒除湿，温经止痛；羌活、独活，祛风湿、止痹痛；川芎、乳香、没药，行气活血，通络止痛；透骨草、海桐皮，舒筋活血，通络止痛。

4. 理疗

伤肢常用红外线热疗，舒筋活血，温通经络。每日1～2次，每次15～30分钟，7日一疗程。

（三）功能锻炼

詹庄锡医师曰："动则强壮。动则气血自行，肌肉自养，筋脉坚而骨髓壮。"功能锻炼能够强壮肌肉，松解肌腱韧带粘连，舒筋活血，滑利关节，增强关节的灵活性和稳定性，恢复关节功能，能够适当研磨关节面，使关节面平整光滑，是治疗创伤性关节炎的重要方法。上肢关节功能锻炼法常用的动作有：颈肩环绕、双手反背、托天按地、野马分鬃、转臂摇肩、苏秦背剑、轮转辘轳、四面伸臂、六合冲拳、举铃推掌、拧臂转肘、转臂摇肘、勾翘劈挑、随风摆柳、抓拳拧腕、老鹰抓鸡、俯卧抓撑、旱地游泳；下肢关节功能锻炼法常用的动作有：悬空摆腿、空中蹬车、环揉髌骨、屈伸绕膝、前弓后虚、马步蹲站、八方摆踢、举腿摇摆、钟摆摇髋、金丝缠腿、摇踝转足、点地转足、旱地拔葱、立定跳远。

詹氏骨伤非常重视功能锻炼的安全性，强调锻炼宜早、负重宜晚，安全第一。锻炼贵有恒，功能锻炼应持之以恒，动作轻柔舒缓，循序渐进，宜轻不宜重，宜少不宜多，以活动后不加重疼痛为度。功能锻炼前可局部推拿按摩及理疗熏洗，以放松肌肉韧带，有利于关节活动，减少再次损伤风险。欲速则不达，功能锻炼结束后应充分休息，动静结合，巩固锻炼效果，贪功冒进、急于求成、随意加大运动量和运动强度、锻炼不当反而容易导致再次损伤。锻炼次数每日2～3次为宜，局部锻炼每次10～15分钟，全身锻炼每次20～30分钟，每个动作次数不拘多少，少可重复3～5次，多可重复数十次，以身体能够耐受而不加重疼痛或感到疲劳为度。

（四）康复治疗的常见问题

（1）关节筋伤后半个月内为新伤，虽气滞血瘀，死血未形成，伤根浅，虽重易治；但组织器官损伤的修复是需要一定时间的，首先要充分休养，再辅以活血化瘀，消肿止痛中药治疗；若治疗得当，充分休养，一般愈后很少发生创伤性关节炎。关节内骨折应尽量解剖复位，恢复关节面的平整光滑；脱位或关节损伤较重者应充分固定制动，以使关节损伤的组织充分愈合；调养宜静不宜动，损伤关节忌活动、磨损，远端可轻动，不能牵拉伤处，否则伤上加伤就难治了。

（2）创伤性关节炎是伤后失治、误治，损伤日久，死血留着筋骨、关节之间所形成，伤根深，虽轻难治，治宜养筋舒筋、活血通络；应避免劳累和再次受伤，注意休养；调养宜动静结合，多轻柔、舒缓活动损伤关节，结合充分休养；忌劳累、剧烈活动、运动量过大及不活动，避免反复损伤，以致关节退变。

（3）常言道"三分治七分养"，损伤非养不能好，组织损伤的修复需要一定时间的调养休息才能康复，创伤性关节炎的发生和缠绵不愈，主要是伤后没有及时、充分休养，以致损伤的组织没有充分修复，又过早、过量活动而致伤上加伤所致，复因感受风寒湿热杂邪为痹，发为风湿性关节病，以致病情复杂难治。因此，创伤性关节炎应治、养并重，综合治疗，避免因饮食不节、劳逸失度、外感六淫、内伤七情而复发或加重。

（4）功能锻炼能够适当研磨关节面，使关节面平整光滑，是治疗创伤性关节炎的重要方法，应注意活动量和活动强度，关节活动量和活动强度宜小不宜大。创伤性关节炎因为关节面不平整光滑，关节活动时摩擦刺激而疼痛，不进行功能锻炼，则关节面难以研磨光滑；关节活动量和活动强度过大，则容易造成关节反复损伤，而加重病情。因此功能锻炼应根据患者的体质、疼痛忍耐力和情志情况，个体化制订功能锻炼计划，宜低强度、少量、多次进行锻炼，与充分休养相结合，功能锻炼与休养交替进行，治养并重，动静结合，积极进行功能锻炼，以利于早日康复。

（五）预防护理

（1）关节内骨折应尽量解剖复位，恢复关节面的平整；脱位或关节损伤较重者应充分固定制动，以使关节损伤的组织充分愈合；关节畸形者应早期矫正，恢复关节的生理轴线和承重力面；预防创伤性关节炎。

（2）关节损伤早期宜静养少动，不宜大动多动，以利于损伤修复；忌劳累和剧烈活动，以防加重损伤。

（3）损伤关节宜晚动而不宜早动，筋伤轻者静养半个月，损伤的软组织修复后进行功能锻炼为宜；筋伤较重和脱位者宜静养1个月，损伤的肌肉韧带充分修复后再进行功能锻炼为宜；关节骨折宜静养6～8周，骨折临床愈合后再进行功能锻炼；避免关节再次损伤而发生创伤性关节炎。损伤关节的临近关节应早期积极进行功能锻炼，促进血液循环，有利于损伤恢复，预防创伤性关节炎的发生，并可避免关节粘连，预防关节僵直。

（4）功能锻炼应在医师的指导下进行，患者应正确掌握锻炼方式和动作要领，积极配合，主动锻炼，不得随意动作、盲目锻炼，防止由于功能锻炼不当而产生新的损伤，并定期随访，根据患者的病情变化及功能恢复情况，及时调整功能锻炼的方式、运动强度和运动量。

（5）功能锻炼应以患者活动后不加重疼痛为度，宜轻不宜重，宜少不宜多，如果出现疼痛、肿胀加重，伤情恶化时，说明运动量或运动强度过大，或者锻炼方式不当，应立即停止锻炼，充分休息，或改变功能锻炼方式。

（6）功能锻炼应动静结合，锻炼结束后应充分休息，巩固锻炼效果。忌贪功冒进，急于求成，随意加大运动量和运动强度，以免再次损伤，以身体能够耐受而不加重疼痛或感到疲劳为度。

（7）进行健康宣教，使患者了解创伤性关节炎的有关知识，指导患者进行功能锻炼，并向患者说明功能锻炼的必要性和过程中可能发生的情况及注意事项，坚定患者的信心与耐心，减少患者的紧张和顾虑，争取患者的密切配合。

（8）做好心理护理，对患者及其家属做好安慰、解释工作，使其积极配合治疗，早日康复。

（9）慎起居，避风寒，远房帏，畅情志，调饮食，戒烟酒，忌过食生冷、辛辣刺激性食物，加强饮食调配，增强机体抵抗力。

典型病例：患者，男，58岁

2018-05-05初诊 患者自诉于3个月前因外伤致右胫骨平台骨折，在当地医院予石膏托外固定保守治疗，1个半月后骨折愈合，去除外固定。1个月前右膝关节无明显外伤出现疼痛，活动受限，活动后疼痛加重，遂来杭州詹氏中医骨伤医院找李有娟医师就诊，CT示：右胫骨平台骨折复查，骨折对位、对线良好，骨折线模糊。查体：右膝关节稍肿胀，局部轻度压痛，无纵轴叩击痛，右膝关节屈伸活动稍受限，活动范围0度~120度，下肢肌力Ⅴ级，右踝及右足活动正常，末梢血运及感觉正常。患者平素体健，神志清，精神可，胃纳可，睡眠可，二便如常，腰膝酸软，舌淡红，苔薄白，脉弦涩细弱。结合病史、查体及X线片，李有娟医师诊断为：右膝创伤性关节炎。辨证分析：患者膝关节骨折后期，"凡伤必瘀，凡伤则虚，久伤成痹"，骨折筋伤日久，耗伤气血，损及肝肾，而致肝肾不足，气血亏虚，不能荣养筋骨关节，瘀血留滞于筋骨、关节、经络之间，阻痹经络，不通则痛，而致关节肿胀、疼痛，屈伸不利；损伤处活动则伤上加伤，故动则疼痛加重；肾主腰腿，肝肾不足，故见腰膝酸软；气血亏虚，脉道不充，故舌淡红，苔薄白，脉细弱；气血瘀滞，脉道不利，脉气紧张，脉来艰涩，故脉弦涩。四诊合参，辨病为骨痹病（筋伤骨损型），辨证为肝肾不足、气血两虚、瘀血阻络证，病位在膝关节，属标急本缓之实中夹虚证。为此，李有娟医师给出治疗计划如下：

外治保守治疗 手法理筋，松解粘连，滑利关节；针灸行气活血，通经止痛；中药局部熏洗，舒筋活血，消肿止痛；功能锻炼，滑利关节，巩固疗效。

（1）手法理筋。先点按血海穴、委中穴、阳陵泉穴、阴陵泉穴、膝关穴、膝眼穴、足三里穴、三阴交穴等穴位，使之"得气"，以舒筋活血，疏通经络；再用推、拿、按、摩、搓、揉、弹筋、拨络等手法推拿按摩右侧膝关节和大腿、小腿，使局部有发热感，解除肌肉痉挛，放松右膝关节和大、小腿肌肉韧带；然后用关节活络手法分别拔牵、屈伸和摇转右膝关节数分钟，以理肌顺筋，滑利关节；最后用放松手法揉散、拍击右侧大腿、膝关节、小腿部，摇摆、搓抖、捋顺右下肢结束。

（2）针灸治疗。毫针刺伤侧血海穴、委中穴、阳陵泉穴、阴陵泉穴、内外膝眼穴、足三里穴、三阴交穴、悬钟穴、太溪穴，用平补平泻法，得气后留针15分钟；艾灸足三里穴、三阴交穴、悬钟穴、太溪穴，每穴3~5分钟，以穴位灼痛能耐受为度。每日一次，7日一疗程。

（3）中药熏洗。用詹氏舒筋活血洗剂：生黄芪30克，当归12克，炒白芍15克，川芎10克，地龙10克，桂枝15克，桑枝15克，五加皮15克，海桐皮15克，狗脊20克，怀牛膝15克，木瓜15克，鸡血藤15克，伸筋草15克，透骨草15克。水煎熏洗，每日一剂。方中桂枝、桑枝、五加皮、海桐皮、狗脊、木瓜、鸡血藤、伸筋草、透骨草，祛风湿，通经络，利关节；地龙、怀牛膝，活血通络，通利关节；当归、白芍，补血养筋，舒筋柔筋；黄芪，补气行血；川芎，行气活血。

（4）功能锻炼。膝关节轻柔屈伸、旋转活动，可做悬空摆腿、空中蹬车、屈伸绕膝、前弓后虚、八方摆踢、金丝缠腿等动作，滑利膝关节，增强右膝关节的活动度、灵活性和稳定性。每日2次，每次5~10分钟，以身体能够耐受而不加重疼痛为度，禁止患者负重活动。

中医辨证论治 本病为骨痹病（筋伤骨损型），属于骨折晚期并发症，现在处于骨折康复期，证属肝肾不足、气血两虚、瘀血阻络证，治法 补肝肾，益气血，强筋骨，通经络，利关节，止痹痛。方剂予詹氏补肾除痹汤加减。

处方 炙黄芪30克，当归15克，炒白芍30克，怀牛膝15克，丹参15克，地龙10克，熟地20克，杜仲15克，狗脊15克，土鳖虫10克，续断15克，骨碎补15克，木瓜15克，五加皮15克，鸡血藤15克，千年健12克，炙甘草10克。7剂，水煎服，每日一剂。方中熟地，填精补髓，补血养筋，补肾壮骨；炙黄芪，补气生血，使气旺血行；狗脊、杜仲、桑寄生、五加皮，补肝肾、强筋骨、止痹痛；怀牛膝、续断、骨碎补，补肝肾、强筋骨、行血脉；当归、炒白芍、鸡血藤，补血养筋，炒白芍合炙甘草舒筋柔筋，缓急止痛；鸡血藤、木瓜，舒筋活络；土鳖虫、丹参、地龙，活血化瘀；炙甘草，调和诸药。

嘱患者慎起居，避风寒，远房帏，畅情志，调饮食，戒烟酒，注意休养，避免劳累。

2018-05-12二诊 患者一般情况可，诉右膝关节轻度疼痛，活动时疼痛较前明显减轻。查体：舌淡红，苔薄白，脉细弱稍弦涩；右膝关节轻微肿胀，局部轻微压痛，无叩击痛，右膝关节活动可，末梢感觉及血运正常。效不更方，治疗同前，予前方7剂续服。

嘱患者稍加强功能锻炼，增加为每日3次，每次5～10分钟，以身体能够耐受而不加重疼痛为度。

2018-05-19三诊 患者一般情况良好，诉右膝关节无明显疼痛，活动时轻微疼痛，腰酸腿软减轻。查体：舌淡红，苔薄白，脉虚弱较前有力；右膝关节无明显肿胀，无明显压痛及叩击痛，右膝关节活动正常，范围0度～130度，末梢感觉及血运正常。李有娟医师认为：患者瘀血已去，本虚未复，予前方去丹参、土鳖虫、地龙，加制萸肉20克，炙龟板15克，补肾壮骨，滋阴潜阳，以制温补太过，14剂，水煎服，每日一剂。嘱患者继续加强功能锻炼，每日3次，每次10～15分钟，以身体能够耐受而不加重疼痛或感到疲劳为度。

2019-06-03四诊 患者一般情况良好，诉右膝关节无疼痛，活动时无疼痛，余无明显不适。查体：舌红润，苔薄白，脉平有力；右膝关节无明显肿胀，无明显压痛和叩击痛，右膝关节活动正常，末梢感觉及血运正常。检查患者右膝关节活动正常，功能恢复良好，停止中医外治，予前方14剂继服，药渣熏洗右膝关节，巩固疗效。嘱患者循序渐进进行负重功能锻炼，早期恢复正常劳动。

半年后电话随访，患者右膝无肿胀，无疼痛不适，活动灵活，动作有力，功能恢复良好，生活、劳动正常。

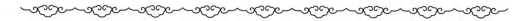

三、骨质疏松症

骨质疏松症是以全身性骨量减少、骨强度降低、骨组织微结构损坏，导致骨脆性增加、易发生骨折为特征的全身性骨骼病变，X线片可见骨密度减低，骨皮质变薄，骨小梁减少、变细，甚至吸收消失，胸腰椎椎体塌陷为双凹形或楔形变，甚至完全压扁，骨密度T值≤ -2.5。好发于长期卧床缺少活动的骨折筋伤患者及老年患者，是一种常见的骨折并发症。骨质疏松临床可有腰膝酸软、腰背隐痛等表现，严重者可出现四肢骨折及驼背、鸡胸等畸形。骨质疏松是骨组织的代谢性病理改变，出现临床症状者则为骨质疏松症，以腰酸腿软无力为主要表现的属中医"骨痿"范畴，以腰背或周身疼痛为主要表现的属中医"骨痹"范畴；有胸背畸形者归为"佝偻病"范畴，发生骨折者则归为"骨折病"范畴，部分严重者可出现骨质空洞则归为"骨蚀病"范畴，佝偻病、骨折病和骨蚀病不在本文讨论范围。

骨质疏松患者腰痛酸软无力或疼痛，影响生活、劳动，严重者可发生畸形、骨折，可导致肢体残废，治疗起效缓慢，病程较长，病情反复，容易致残。詹氏骨伤擅长使用中药辨证论治，配合饮食调养和功能锻炼，筋骨并重，动静结合，内外兼治，综合治疗骨质疏松，具有临床疗效好、康复快，不易复发的优点，可有效预防病后致残和愈后复发的不良后果。

（一）中医辨证论治

詹氏骨伤认为，骨质疏松为五脏虚衰所致。心主血脉，心虚则行血无力而血脉瘀滞；肺主治节，肺虚则气血津液不能布散全身；肝主疏泄，肝虚则气机不畅而瘀滞；脾主运化，脾虚则气血生化乏源，后天失养；肾藏精，主骨生髓，精生髓，髓充养骨，肾虚则精亏，不能生髓充骨；《素问·脉要精微论》："腰者肾之府，转摇不能，肾将惫矣。膝者筋之府，屈伸不能，行则偻附，筋将惫矣。骨者髓之府，不能久立，行则振掉，骨将惫矣。"《素问·痿论》："肾主身之骨髓。肾气热，则腰脊不举，骨枯而髓减，发为骨痿。"精血元气亏损，骨骼失于滋润充养，骨髓空虚，骨枯髓减，发为本萎。年老体衰，脏腑虚损，元气虚衰，精血亏损，无力鼓动血脉；或久伤久病，长期卧床少动，"形不动则精不流，精不流则气郁"，气血瘀滞，经络痹阻不通，不通则痛，发为标痹。肾精不足，气血亏虚，筋骨失养，髓枯筋痿，则发为骨痿，证见腰膝酸软无力，骨脆易折；气血亏虚，运行无力，气滞血瘀，经络痹阻不通，则发为骨痹，证见腰背或周身酸痛隐隐，骨骼畸形。

从营养代谢来看，脾主消化吸收，脾虚则消化吸收不良，构成骨质的钙、磷等无机盐类和骨胶纤维、胶原蛋白等有机物的成分不能有效消化吸收，补钙、补磷、补蛋白质也是无用；肝肾主代谢，肝肾亏虚则内分泌功能紊乱，构成骨质的钙、磷等无机盐类和骨胶纤维、胶原蛋白等有机物的成分不能有效合成利用，补钙、补磷过多反而容易引起血钙、血磷过高，补充蛋白质过多也可引起肥胖症和三高症。

詹氏骨伤认为，骨质疏松的发生、发展主要和肝、脾、肾关系密切。肾为先天之本，主骨生髓，肾藏精，精生髓，髓充养骨；肾精充盛则生髓充骨，骨骼生长发育旺盛，骨质强壮坚固。《素问·上古天真论》："肾气盛，筋骨坚，肌肉满壮。"脾胃后天之本，化生气血津液，充养五脏六腑、筋骨肌肉；脾健则气血充盛，筋骨得养，关节清利，筋强骨壮。《脾胃论》曰："元气之充足，皆由脾胃之气无所伤，而后能滋养元气；若脾胃之气既伤，而元气亦不能充，而诸病之所由生也。"肝主疏泄，调畅气血，束骨屈节，肝盛则气血调和，筋骨有力，关节通利。《灵枢·本藏》："血和则经脉流行，营复阴阳，筋骨劲强，关节清利矣。"脾肾为本，本不荣则枝必枯，饮食劳倦则伤脾，脾虚则生化乏源，气血亏虚，五脏六腑失于充养，筋骨肌肉失于濡养，日久则肝脾肾俞虚，正虚邪留，病痛日甚痊愈茫茫；年老久病、房劳强力则伤肾，肾虚则精亏，精亏则髓少，髓少则骨枯，骨枯则骨不濡，骨不濡则骨肉不著，骨脆筋弱，骨质疏松；情志不遂则伤肝，肝虚则疏泄失常，气机郁滞，瘀血阻络，不通则痛；肝不藏血则血亏，血亏则不化精，筋骨失养而萎弱废用。年老体衰，或骨折筋伤卧床日久，气血俱虚，筋骨萎弱，挟瘀挟痰，合邪而为痹，发为骨质疏松症。因此治疗骨质疏松，重在健脾补肾养肝，兼以活血通络，和营止痛。脾气旺盛，则生化有源，气血充盛，能够充养五脏六腑，濡养筋骨肌肉；肾精充盛，则水旺而木生，肝的精气亦充盛，骨充而不萎，筋充而不枯，筋骨劲强，关节清利，骨萎与骨痹亦不易发生。詹氏骨伤临床治疗骨质疏松，肝、脾、肾同治，筋、骨并重，标本兼治，以使筋柔骨正，关节清利，此即"正盛邪自却"之意。

詹氏骨伤认为，骨质疏松的基本病机为本萎标痹，临床常分为骨萎型和骨痹型两种主要证候论治。

1. 骨萎型

基本病机为肝脾肾亏虚，精血不足，元气虚衰。证见腰膝酸软，肢体纤细，萎软无力，骨脆易折，伴有精神萎靡，面色不华，眩晕耳鸣，倦怠嗜卧，少气懒言，四肢乏力，食少便溏，舌质淡，苔薄白，脉细弱无力。

治法： 健脾胃，补肝肾，养气血，壮筋骨。

方药： 詹氏健脾补肾汤加减。

处方： 炙黄芪30克，党参15克，炒白术10克，茯苓15克，当归12克，炒白芍15克，熟地15克，制萸肉20克，杜仲15克，狗脊15克，怀牛膝15克，枸杞子15克，续断15克，骨碎补15克，炙龟板（先煎）15克，陈皮10克，炙甘草10克。

用法： 每日一剂，水煎2次合汁，分3次饭后温服。

方解： 方中炙黄芪、党参、炒白术、炙甘草，补气健脾；茯苓、陈皮、神曲，消食化湿、行气健脾，使补而不滞、滋而不腻；熟地、制萸肉、狗脊、杜仲、续断、骨碎补、怀牛膝、枸杞子，补肝肾、强筋骨；当归、炒白芍、熟地，滋阴补血；龟板，补肾壮骨，滋阴潜阳，既有阴中求阳之意，又能制补阳太过；炙甘草，调和诸药。

加减： 纳呆者，加炒鸡内金10克、焦三仙15克，健脾开胃。

脘腹胀满者，加炒枳实10克、厚朴10克，行气除胀。

痰湿盛者，胸脘满闷，苔厚腻，去炙黄芪，减炙甘草为6克，易陈皮为橘红15克，加半夏10克、厚朴10克、砂仁6克，健脾燥湿。

虚寒者，畏寒肢冷，舌淡苔白脉沉迟细，加干姜6克、附子10克、肉桂6克，温阳散寒。

虚热者，五心烦热，舌红脉细数，去炙黄芪、杜仲、陈皮，易熟地为生地20克，加沙参12克、麦冬10克、山药30克，滋阴清热。

2. 骨痹型

基本病机为肝脾肾亏虚，气血不足，瘀血阻络。证见腰脊或周身酸痛隐隐，绵绵不休，腰膝酸软，肢体纤细，萎软无力，动则加重，甚者骨骼变形或骨折，伴有面色不华，神疲乏力，少气懒言，舌质淡或淡黯，苔薄白，脉细弱或细涩无力。

治法：补肾健脾养肝，补气养血益精，活血通络止痛。

方药：詹氏补肾活血汤加减。

处方：炙黄芪30克，炒白术10克，丹参15克，当归12克，炒白芍15克，元胡10克，红花10克，续断15克，骨碎补15克，熟地15克，制萸肉15克，狗脊15克，怀牛膝15克，炙龟板(先煎)15克，鸡血藤15克，桂枝10克，炙甘草10克。

用法：每日一剂，水煎2次合汁，分3次饭后温服。

方解：方中熟地、制萸肉、狗脊、续断、骨碎补、怀牛膝，补肝肾、强筋骨；续断、骨碎补，祛瘀生新，接骨续筋；炙黄芪、炒白术，补气健脾，黄芪，补气生血，使气旺血行；当归、炒白芍、熟地、丹参、鸡血藤，滋阴补血；丹参、红花、鸡血藤、元胡，行气活血，通络止痛，使补而不滞；桂枝，温通血脉，合炒白芍调和营卫；龟板，补肾壮骨，滋阴潜阳，既有阴中求阳之意，又能制桂枝温阳太过；炙甘草，调和诸药。

加减：纳呆者，加炒鸡内金10克、焦三仙15克，健脾开胃；

脘腹胀满者，加炒枳实10克、厚朴10克，行气除胀；

痰湿盛者，胸脘满闷，苔厚腻，去炙黄芪，减炙甘草为6克，易陈皮为橘红15克，加半夏10克、厚朴10克、茯苓15克、砂仁6克，健脾燥湿。

瘀血较重者，舌紫暗，舌下脉络瘀曲，疼痛明显，加土鳖虫10克、地龙10克，祛瘀生新。

虚寒者，畏寒肢冷，腰脊冷痛，舌淡苔白脉沉迟细，加干姜6克、附子10克、仙灵脾15克，温阳散寒止痛。

虚热者，五心烦热，腰脊灼痛隐隐，舌红脉细数，去炙黄芪、桂枝，易熟地为生地20克，加墨旱莲12克、地龙10克、山药30克，滋阴清热凉血。

3. 西药治疗

补充钙质，可口服碳酸钙或磷酸钙，每日2.5克；口服维生素D，每日1000国际单位(IU)。

按：骨质疏松不等于缺钙，治疗骨质疏松症不等于补钙。血钙正常值为2.25~

2.75毫摩尔/升，骨密度正常 T值≥ -1；缺钙是血钙浓度降低，小于2.25毫摩尔/升，是钙离子代谢的异常造成的；骨质疏松是骨密度降低，T值≤ -2.5，骨脆易折，是钙、磷、胶原蛋白等骨组织代谢的异常造成的。补钙是补充血钙，提高血钙浓度，补钙过量反而会造成高血钙症，因此骨质疏松症的治疗不是单纯补钙、盲目补钙，而是综合治疗，不能只补钙，还要适当补充磷和胶原蛋白，以及锌、铜、铁、锰等微量元素，提高骨组织含量、增强骨密度和骨强度，预防骨折。

（二）中医外治

1.针灸治疗

可强壮气血，疏通经络，调整脏腑，平衡阴阳，补虚泻实，扶正祛邪，行针时手法宜轻，刺激宜弱。

常用穴位：大杼、绝骨、关元、足三里、肝俞、脾俞、肾俞、膈俞、命门等穴位，每次选取3~5个穴位艾灸，每穴灸3~5分钟，以穴位灼痛能耐受为度。

加减：腰背痛，毫针刺，补太溪，平补平泻委中；瘀血阻络，毫针刺，泻血海、三阴交穴；阴虚，去灸命门，毫针刺，补太溪、三阴交穴；留针15~20分钟。

每日一次，或隔日1次，7~10日1个疗程，疗程结束后休息3天再继续。

2.中药熏洗

可舒筋活血，消肿止痛，通经活络，通利关节，常用詹氏舒筋活血洗剂或詹氏温经通络洗剂药浴。

（1）詹氏舒筋活血洗剂：适用于腰背或周身酸痛，无明显寒热者。

处方： 炙黄芪30克，当归12克，炒白芍15克，川芎10克，地龙10克，桂枝15克，桑枝15克，威灵仙12克，五加皮15克，海桐皮15克，狗脊20克，怀牛膝15克，木瓜15克，鸡血藤15克，伸筋草15克，透骨草15克。

用法： 水煎药浴，每日一剂。每日2次，每次30分钟。

方解： 桂枝、桑枝、五加皮、海桐皮、狗脊、木瓜、鸡血藤、伸筋草、透骨草、威灵仙，祛风湿，通经络，利关节；地龙、怀牛膝，活血通络，通利关节；当归、白芍，补血养筋，舒筋柔筋；黄芪，补气行血；川芎，行气活血。

（2）詹氏温经通络洗剂：适用于腰背或周身酸痛，伴畏寒肢冷、腰膝冷痛者。

方药： 桂枝30克，生草乌30克，透骨草30克，羌活30克，独活30克，海桐皮30克，制没药40克，制乳香40克，川芎30克。

用法： 水煎药浴，每日一剂。每日2次，每次30分钟。

方解： 桂枝、草乌，散寒除湿，温经止痛；羌活、独活，祛风湿、止痹痛；川芎、乳香、没药，行气活血，通络止痛；透骨草、海桐皮，舒筋活血，通络止痛。

3.理疗

伤肢常用红外线热疗，可舒筋活血，温通经络。每日2次，每次15~30分钟，10日一疗程。

（三）功能锻炼

骨折或骨病长期固定或卧床少动，骨骼受到的应力刺激过小，成骨活动减弱，破骨活动增强，发生自适应性骨组织吸收，导致骨质疏松，临床常见。詹庄锡医师曰："动则强壮。动则气血自行，肌肉自养，筋脉坚而骨髓壮。"适当的应力刺激，能够增强成骨细胞的活性，促进骨组织的新陈代谢，加强骨骼的成骨活动，积极主动的功能锻炼，能够强壮肌肉，坚筋壮骨，增强骨骼的密度和强度，并能够增强肢体肌肉力量和协调性，是治疗骨质疏松的重要方法。

骨质疏松常用的功能锻炼动作可选用：钟摆侧拉、展翅旋转、弓步倒走、前推后压、平底拱桥、飞燕翔空、拔背伸腰、按摩摇腰、环转腰背、托天按地、野马分鬃、四面伸臂、六合冲拳、俯卧抓撑、旱地游泳、悬空摆腿、前弓后虚、八方摆踢、举腿摇摆、钟摆摇髋、旱地拔葱。

詹氏骨伤治疗骨质疏松非常重视功能锻炼的必要性和安全性，强调锻炼宜早、负重宜晚，安全第一。因为骨质疏松患者容易发生骨折，尤其是胸腰椎体弯腰时容易发生压缩性骨折，常伴肢体萎软无力，站立、步态不稳，容易摔倒受伤，因此功能锻炼要尽量少做弯腰活动，禁止动作剧烈，活动强度过大。锻炼贵有恒，功能锻炼应持之以恒，动作柔和，循序渐进，逐渐加大动作幅度、运动强度和运动量，锻炼次数每日3~4次为宜，局部锻炼每次15~30分钟，全身锻炼每次为30~60分钟，每个动作次数不拘多少，少可重复3~5次，多可重复数十次，以身体能够耐受而不加重疼痛或感到疲劳为度。如果出现疼痛、肿胀加重，伤情恶化时，说明运动量或运动强度过大，或者锻炼方式不当，应立即停止锻炼，充分休息，或改变功能锻炼方式，以保证安全。

（四）预防护理

（1）根据患者个人情况制定合理的功能锻炼康复计划，并向患者说明功能锻炼的必要性和过程中可能发生的情况及注意事项，坚定患者的信心与耐心，减少患者的紧张和顾虑，争取患者的密切配合。

（2）功能锻炼应在医师的指导下进行，患者应正确掌握锻炼方式和动作要领，积极配合，并在陪护的防护下主动锻炼，不得随意动作、盲目锻炼，防止由于功能锻炼不当而产生新的损伤，并定期随访，根据患者的病情变化及功能恢复情况，及时调整功能锻炼的方式、运动强度和运动量。

（3）功能锻炼应动静结合，锻炼结束后应充分休息，巩固锻炼效果。忌贪功冒进，急于求成，随意加大运动量和运动强度，以免再次损伤，以身体能够耐受而不加重疼痛或感到疲劳为度。

（4）进行健康宣教，使患者了解骨质疏松的有关知识，指导患者进行功能锻炼，并向患者说明功能锻炼的必要性和过程中可能发生的情况及注意事项，坚定患者的信心与耐心，减少患者的紧张和顾虑，争取患者的密切配合。

（5）做好心理护理，对患者及其家属做好安慰、解释工作，使其积极配合治疗，早日康复。

（6）慎起居，避风寒，远房帏，畅情志，调饮食，戒烟酒，少饮咖啡和碳酸饮料，慎用影响骨代谢的药物，低盐饮食，改变不良的生活方式，规律作息，避免跌倒、碰撞，预防骨折的发生。

（7）每日充足日照，增加户外活动，充分暴露皮肤，在阳光下晒20～30分钟，以利于钙的吸收和利用。

（8）加强营养，均衡膳食，可多食用富含钙、磷、锌、铜、铁、锰、维生素、胶原蛋白的食物，如奶类、肉类、鱼类、虾类、螃蟹、鸡蛋、豆类及海产品等，加强饮食调配，增强机体抵抗力；忌过食生冷、辛辣刺激性食物，避免不合理配餐，如避免菠菜与豆腐、牛奶及高脂食物同餐，避免以未发酵而制成的面包为主食。

 典型病例：患者，女，77岁

2017-08-13初诊　患者自诉于1个月前无明显原因腰背部酸困疼痛，动则加重，未做检查治疗，自行在家休养，现因疼痛未缓解，慕名来我院找李有娟医师就诊。摄X线片示：胸腰椎椎体密度减低，骨皮质变薄，T11、T12椎体呈楔形改变，T9、T10、L1～L4椎体变扁，呈双凹形改变，腰椎退行性改变。骨密度检查，T值为-3.6。查体：脊柱居中，轻度驼背畸形，未见明显侧弯，生理曲度存在，T11、T12椎体棘突处轻度压痛，无明显叩击痛，胸腰椎转侧及仰俯活动轻度受限，直腿抬高试验阴性，骨盆挤压分离试验阴性，双下肢活动及感觉正常，肌力正常，生理反射存在，病理反射未引出。余肢未见明显异常。患者体型偏瘦，平素身体一般，现神志清，精神一般，胃纳较差，睡眠一般，二便如常，面色不华，声低气怯，腰膝酸软，四肢乏力，舌淡白，苔薄白，脉细弱涩。结合病史、查体及X线片、骨密度，李有娟医师诊断为：重度骨质疏松症。辨证分析：因患者年老体衰，脏腑虚损，精血元气亏虚。脾虚则运化失司，故纳差，肾虚则不能生髓充骨，骨骼失于滋润充养，骨髓空虚，骨枯髓减，骨质疏松，故骨脆易折，骨骼变形。肝虚则疏泄失常，又兼气血亏虚，无力鼓动血脉运行，气血瘀滞，经络痹阻不通，不通则痛，故腰背酸痛；肝肾亏虚，髓

465

枯筋痿，腰脊失养，则腰膝酸软无力；气血亏虚，脉道不充，舌体失荣，故舌质淡，苔薄白，脉细弱；气血瘀滞，脉道不利，脉来艰涩，故脉涩。四诊合参，辨病为骨痹病(骨质疏松症)，辨证为肝脾肾亏虚、精气血不足、瘀血阻络证，病位在腰脊，属本萎标痹之证。

外治保守治疗 李有娟医师强调，患者必须平卧硬板床，腰围固定带固定腰部，在T11、T12椎体部加较软垫枕，宽度4厘米，高度为6厘米，予针灸治疗，疏通经络，调整脏腑，强壮气血，平衡阴阳。中药药浴，舒筋活血，通络止痛。红外线热疗，舒筋活血，温通经络。功能锻炼，促进骨质生成，强壮肌肉筋骨。嘱患者禁止下地、禁止弯腰，可挺直腰背侧卧，适当进行腰背肌及双下肢功能锻炼，以促进血液循环，利于骨质生成。李有娟医师给予外治疗法：

（1）针灸治疗。毫针刺补太溪，平补平泻委中，泻血海、三阴交，留针15～20分钟；艾灸大杼、绝骨、关元、足三里、肾俞、脾俞、命门等穴位，每次艾灸3～5个穴位，每穴3～5分钟，以穴位灼痛能耐受为度；每日1次，7日一疗程。

（2）中药药浴。詹氏舒筋活血洗剂，7剂，每日一剂，水煎药浴，每日2次，每次30分钟。

（3）功能锻炼。适当进行五点支撑式锻炼方法，进行腰背肌锻炼，并多活动四肢，每日2～3次，每次15～30分钟，以身体能够耐受而不加重疼痛或感到疲劳为度。

中医辨证论治 李有娟医师认为：本病为重度骨质疏松症，属于骨痹病，证属肝脾肾亏虚、精气血不足、瘀血阻络证，治法 补肾健脾养肝，补气养血益精，活血通络止痛。方剂予詹氏补肾活血汤加减。处方：炙黄芪30克，党参15克，炒白术10克，丹参15克，当归12克，炒白芍20克，元胡10克，红花10克，续断15克，骨碎补15克，熟地15克，制萸肉15克，狗脊15克，怀牛膝15克，鸡血藤15克，陈皮10克，焦三仙15克，炙甘草10克。7剂，水煎服，每日一剂，分3次饭后温服。方中熟地、制萸肉、狗脊、续断、骨碎补、怀牛膝，补肝肾、强筋骨；续断、骨碎补，祛瘀生新，接骨续筋；炙黄芪、党参、炒白术，补气健脾，使气旺血行；当归、炒白芍、熟地、丹参、鸡血藤，滋阴补血；丹参、红花、鸡血藤、元胡，行气活血，通络止痛，使补而不滞；炙甘草，调和诸药，合炒白芍缓急止痛。

2017-08-20二诊 患者一般情况可，胃纳较前稍好转，诉腰背疼痛明显减轻，余症同前。查体：舌质淡，苔薄白，脉细弱涩；腰围固定在位，腰部垫枕在位，双下肢感觉及血运正常。予继续腰围固定，腰部垫枕，中药内服，辅以中医外治。前方加鸡内金10克，增强健脾开胃，续服14剂，水煎继服，每日一剂。嘱患者继续平卧硬板床，禁止下地，继续进行腰背肌及双下肢功能锻炼。

2017-09-03三诊　患者一般情况可，胃纳明显好转，面色较前红润，声音较前有力，诉腰背轻度疼痛，腰膝酸软、四肢乏力较前减轻。查体：舌淡红，苔薄白，脉细弱微涩；腰围固定在位，腰部垫枕在位，双下肢感觉及血运正常。予继续腰围固定，腰部垫枕，中药内服，辅以中医外治。前方去元胡、鸡内金，续服14剂，水煎继服，每日一剂。嘱患者继续平卧硬板床，大、小便可以下地，禁止弯腰，继续加强腰背肌及双下肢功能锻炼。

2017-09-17四诊　患者一般情况良好，胃纳及睡眠佳，饮食香，面色较红润，声音较洪亮。诉腰背轻微疼痛，无明显腰膝酸软、四肢乏力。查体：舌淡红，苔薄白，脉沉弱。腰围固定在位，腰部垫枕在位，双下肢感觉及血运正常。复查X线片示胸腰椎椎体密度较前增高，椎体高度较前增加，骨密度T值为 −3.3。予继续腰围固定，腰部垫枕，中药内服，辅以中医外治。前方去党参、红花、陈皮，加桂枝温通血脉、龟板补肾壮骨。方剂：炙黄芪30克，炒白术10克，丹参15克，当归12克，炒白芍20克，续断15克，骨碎补15克，熟地15克，制萸肉15克，狗脊15克，怀牛膝15克，鸡血藤15克，桂枝10克，炙龟板（先煎）15克，焦三仙15克，炙甘草10克。14剂，水煎继服，每日一剂。针灸去毫针刺太溪、委中、血海、三阴交等穴，改为艾灸大杼、绝骨、关元、足三里、肾俞、脾俞、命门等穴，每次艾灸3~5个穴位，每穴3~5分钟，以穴位灼痛能耐受为度，每日1次，7日一疗程。嘱患者继续以平卧硬板床为主，可以起床，禁止弯腰，加强腰背肌及双下肢功能锻炼。

2017-10-01五诊　患者一般情况良好，面色红润，声音洪亮，诉腰背无明显疼痛，四肢有力。查体：舌质红润，苔薄白，脉沉稍弱；腰围固定在位，腰部垫枕在位，T9~L4棘突无明显压痛及叩击痛，双下肢感觉及血运正常。复查骨密度T值为 −2.7。予继续腰围固定，腰部垫枕，中药内服，辅以中医外治。前方14剂，水煎继服，每日一剂。嘱患者适当卧床，可以室内活动，禁止弯腰，可以坐立。仍需加强腰背肌功能锻炼。

2017-10-15六诊　患者一般情况良好，面色红润，声音洪亮，诉腰背无疼痛，四肢有力。查体：舌质红润，苔薄白，脉沉稍弱；腰围固定在位，腰部垫枕在位，双下肢感觉及血运正常。复查X线片示胸腰椎椎体密度较前明显增高，椎体高度接近正常；骨密度T值为 −1.9。予去除腰围固定、腰部垫枕，停止中医外治，前方14剂继服，巩固疗效。嘱患者下床活动，循序渐进进行全身功能锻炼，但3个月内禁止负重，禁止跑跳。可做钟摆侧拉、展翅旋转、弓步倒走、前推后压、平底拱桥、飞燕翔空、拔背伸腰、按摩摇腰、环转腰背、托天按地、野马分鬃、四面伸臂、六合冲拳、俯卧抓撑、旱地游泳、悬空摆腿、前弓后虚、八方摆踢、举腿摇摆、钟摆摇髋、旱地拔葱等功能锻炼动作。

半年后电话随访，患者精神良好，面色红润，腰背四肢活动正常，动作有力，无疼痛不适，恢复良好，生活正常。

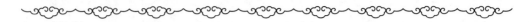

四、项痹病

项痹病，是指颈项部感受外邪，或因劳伤，或由肝肾、气血亏虚而引起的颈项部筋骨肌肉经脉病变所致的以颈项部反复发作疼痛、麻木，连及头、肩、上肢，颈项部活动则发作或加重，并常伴有眩晕等为主要表现的一类病证。项痹病是由于年老体弱、肝肾不足，或久病体虚、气血亏虚，不能荣养筋骨肌肉经络，颈项部筋脉失养，不荣则痛；或先天不足、颈项部发育不良而易伤，或因外伤、劳损伤及颈项部筋脉，或风寒湿热杂邪闭阻颈项部气血经络，不通则痛。以颈项部反复发作疼痛、麻木，或疼痛、麻木向头、肩、上肢放射，或头痛、眩晕，颈项部活动则发作或加重，有颈项部外伤、劳损或感受外邪等病史为诊断要点。包含颈项扭挫伤、落枕、颈椎病、颈椎间盘突出症、颈椎小关节紊乱症、颈椎管狭窄、颈椎后项韧带钙化、颈椎后纵韧带骨化、颈肋综合征、颈肌筋膜炎等病变，但应注意鉴别排除肩周炎、雷诺病、眼科病与心脏病、神经官能症、高血压、梅尼埃病、脑血管病及头颈部肿瘤、结核、感染性炎症等内科病。

项痹病好发于40岁以上中老年人，但有年轻化趋势，30岁左右的年轻人也常可见，多见于长期低头者。临床表现常见有：颈肩部疼痛、麻木、僵硬，严重者疼痛向头部及上肢走窜，手指发凉或灼热，手足麻木、萎软无力，走路不稳，头痛、头昏、头沉，眩晕，呕恶，耳鸣，视力异常，心悸，失眠，头面烘热，血压不稳，颈动则加重，甚则猝倒、四肢瘫痪等。体格检查可见：颈项部肌肉韧带痉挛、僵硬，触之有条索状硬结，棘突、横突、棘间、颈项韧带、肌肉常有明显压痛点，颈椎错位性压痛明显，臂丛神经牵拉试验及颈丛神经牵拉试验阳性，椎间孔压迫（屈颈、压顶）试验阳性，四肢腱反射异常。X线片常见颈椎退行性改变，骨刺明显，颈椎生理弯曲平直甚至反张，颈椎间隙及椎间孔狭窄，软组织钙化斑点等。注意摄X线片检查时，除了常规拍摄颈椎四位片，正位片了解椎体排列有无异常、椎间隙是否均匀及钩椎关节有无增生、异常，侧位片了解颈椎曲度有无异常、有无椎体增生及软组织钙化，双斜位片了解及钩椎关节有无增生、狭窄，还应加摄张口位以了解环枢椎有无异常。CT与MRI可检查颈椎间盘突出、椎管狭窄及脊髓受压部位及程度。脑彩超可检查椎–基底动脉狭窄与供血不足。詹氏在长期的临床诊治中，对于项痹病的治疗积累了丰富的经验，西医辨病和中医辨证相结合，在中医药辨证施治的基础上，结合小针刀治疗，取得了满意的疗效。

（一）中医辨证论治

《素问》："肾藏精，主骨生髓，肝藏血，主筋。""五八，肾气衰，发堕齿槁"。詹氏骨伤认为，随着年龄增大，肝肾衰惫，气血亏虚，或久病耗伤气血，损及肝肾，或房劳伤肾，不能充养肌肉筋骨，筋肉萎弱，骨枯而髓减，故不荣则痛，证见颈肩部酸痛、麻木，时轻时重，时发时止，神疲乏力，颈项背脊腰膝酸软无力，手足麻木、萎软，走路不稳，劳则发作，颈动则加重；肝肾气血亏虚，不能上荣头目，心神失养，则头晕耳鸣，视物昏花，心悸失眠；肝肾亏虚，阴不制阳，肝阳上亢动风，则眩晕欲仆，筋脉痉挛，甚则猝倒、四肢瘫痪。兼之长期低头或仰头劳作，劳损过度，伤及筋脉，耗伤气血，损及肝肾，颈项部气血瘀滞，久之则筋脉失养，颈椎骨骼变形，关节紊乱；或饮食劳倦伤脾，脾虚痰湿内生，痹阻经络；或久居湿冷，劳汗当风，感受风寒，冒受湿热，风寒湿热杂邪侵袭，留滞肌肉筋骨经络，经络气血痹阻不通，颈脊筋脉失养，故不通则痛。证见颈项强痛，连及肩背手足，肢体麻木，颈项僵硬，关节活动不利，颈动则加重；痰湿阻络，留着于颈项部筋骨关节，痹阻经络气血，清窍失养，则头晕目眩，头重昏沉，四肢麻木不仁，泛恶欲吐或呕恶痰涎，脘闷纳呆，重则昏厥猝倒；情志不遂，五志化火，炼津为痰，上扰心神，则头目胀痛，眩晕呕恶，胸脘痞闷，心悸心烦，失眠多梦，躁动易怒，口干口苦，甚则言语失常。久痛入络，项痹日久，则痰瘀互结，虚邪相兼，故项痹病以肝肾亏虚为本，兼以气血不足，以气滞血瘀及风寒湿热为标，兼以痰火、阳亢，基本病机为正虚劳损，颈项经络痹阻，为"本虚标痹"之证。

辨证要点：一是辨外感内伤。有久居湿冷，劳汗当风，感受风寒，冒受湿热，或颈项部过度劳累，跌扑损伤病史，起病急骤，或颈项部僵硬、不能转侧，表现为风寒湿热痹阻、气滞血瘀征象者，为外感项痹病；年老、久病体虚，先天不足，或劳累过度，七情内伤，气血亏虚病史，起病缓慢，疼痛绵绵，时作时止，表现为肝肾气血亏虚证候者，属内伤项痹病。二是辨标本虚实。肝肾亏虚，气血不足为本；气滞血瘀风寒湿热痰火阳亢，经络气血痹阻不通为标。

治疗原则：项痹病分虚实论治，虚者治以补肝肾、益气血、强筋骨为主，兼以通经活络；实者治以祛邪除痹、通络止痛为主，针对病因，施之以行气活血、祛风散寒、除湿清热等法，兼以补肝肾、强筋骨；虚实兼杂者，则辨标本虚实，治以扶正祛邪、标本并治。

詹氏骨伤临床治疗项痹病，根据病因、病机，通常分为7种证候。临证用葛根引药入颈项，用之效良。

1. 风寒痹阻证

风寒湿邪侵袭颈项部，留着于筋骨关节，痹阻经络气血，证见颈肩臂窜痛麻木或冷痛困重，头痛喜温，颈部僵硬，活动不利，恶寒畏风。舌淡，苔薄白，脉浮紧。

治法：祛风散寒，化湿通络。

方药：桂枝加葛根汤加减。

处方：生黄芪20克，桂枝10克，炒芍药15克，葛根15克，川芎10克，羌活10克，细辛3克，狗脊15克，炒苍术10克，鸡血藤15克，生薏苡仁30克，威灵仙10克，伸筋草10克，透骨草15克，青风藤15克。

方中黄芪，补气扶正祛邪；桂枝、羌活、细辛、狗脊、苍术、鸡血藤、威灵仙、透骨草、伸筋草、青风藤，祛风湿、散风寒、通经络、止痹痛；葛根，解肌止痛；薏苡仁，利湿除痹；白芍，益阴敛营、防发散太过。

用法：水煎服，每日一剂，早、晚各一次顿服。

加减：风盛者，走窜疼痛、麻木，加乌梢蛇10克、防风10克，祛风通络。寒盛者，冷痛喜暖，得温则减，加制川乌10克、制草乌10克，散寒止痛。湿盛者，肢体困重，加制橘红15克、茯苓15克，祛湿除痹。

2. 气滞血瘀证

劳累损伤颈项部，伤及筋骨关节，气滞血瘀，经络痹阻不通，证见颈肩部刺痛拒按，痛处固定，夜间痛甚，伴肢体麻木。舌质暗紫或有瘀斑，脉弦细涩。

治法：行气活血，通络止痛。

方药：身痛逐瘀汤加减。

处方：炙黄芪20克，当归12克，川芎10克，丹参15克，炒白芍15克，地龙12克，葛根15克，秦艽10克，桃仁12克，红花10克，羌活10克，桂枝10克，延胡索10克，鸡内金10克，炙甘草3克。

方中黄芪，补气使气旺血行；当归、白芍、丹参、红花，补血和血；川芎、丹参、地龙、桃仁、红花、元胡，活血化瘀；秦艽、羌活、桂枝、葛根，祛风湿、通经络；鸡内金，健脾化瘀；炙甘草，调和诸药。

用法：水煎服，每日一剂，早、晚各一次顿服。

加减：麻木甚者，加蜈蚣3条、全蝎6克，通经活络。瘀血甚者，加炮山甲6克，增强活血化瘀。

3. 痰湿阻络证

饮食劳倦伤脾，脾虚痰湿内生，留着于颈项部筋骨关节，痹阻经络气血。证见头晕目眩，头重昏沉，四肢麻木不仁，泛恶欲吐或呕恶痰涎，脘闷纳呆，重则昏厥猝倒。舌淡，苔白腻，脉弦滑。

治法：燥湿化痰，祛风通络。

方药：半夏白术天麻汤加减。

处方：半夏10克，天麻10克，茯苓15克，陈皮15克，炒白术12克，川芎10克，炒白芥子10克，葛根15克，威灵仙10克，制厚朴10克，远志10克，乌梢蛇12克，神曲15克，桂枝6克，生姜15克，炙甘草3克。

方中半夏、茯苓、白术，燥湿健脾化痰；陈皮、厚朴，行气健脾化痰；远志，化痰开窍；生姜合半夏，和胃止呕；天麻，祛风化痰；白芥子，通络化痰；川芎，行气活血；葛根、威灵仙、乌梢蛇，祛风湿通经络；桂枝，祛风通脉；神曲合白术，健脾和胃；炙甘草，调和诸药。

用法： 水煎服，每日一剂，早、晚各一次顿服。

加减： 湿郁化热或偏湿热者，苔黄腻，去桂枝，加络石藤15克、土茯苓15克，清热利湿。痰涎壅盛者，呕恶严重，苔厚腻，服药效果较差，先用瓜蒂3克或藜芦0.6克研末冲服取吐，再服前方。服药即吐者，生姜汁滴舌上；不效，生大黄4克、生甘草1克，水煎小口频服。

4. 痰火内扰证

素体多痰多热，或情志不遂，五志化火，炼津为痰，上扰心神；证见头目胀痛，眩晕呕恶，胸脘痞闷，心悸心烦，失眠多梦，躁动易怒，口干口苦，甚则言语失常，颈动则发作或加重。舌红，苔黄腻，脉弦滑数。

治法： 清热化痰、宁心除烦。

方药： 黄连温胆汤加减。

处方： 黄连6克，天麻10克，半夏6克，茯苓12克，陈皮10克，炒白术10克，胆南星6克，枳实12克，竹茹12克，百合15克，丹参15克，琥珀3克(研末冲服)，远志10克，夜交藤30克，地龙12克，生甘草3克。

方中半夏、茯苓、陈皮、白术，燥湿健脾化痰；天麻，祛风化痰；枳实，行气消痰；黄连、胆南星、竹茹，清热化痰、止呕除烦；远志，化痰开窍、宁心安神；百合，养阴清心安神；地龙，清热化痰、活血通络；琥珀，安神定惊、活血开窍；丹参，养血安神、活血化瘀；夜交藤，养血安神、交通阴阳；炙甘草，调和诸药。

用法： 水煎服，每日一剂，早、晚各一次顿服。

加减： 热盛者，苔黄厚，脉弦数，烦热易怒严重，加栀子10克，泻火除烦。服药即吐者，生姜汁滴舌上；不效，生大黄4克、生甘草1克，水煎小口频服。

5. 肝肾亏虚证

年老、久病，肝肾亏虚，颈项部经络不充，筋骨失养，证见颈项酸痛不适，时轻时重，颈项背脊腰膝酸软无力，头晕目眩，耳鸣耳聋，肢体麻木，劳则发作或加重。偏阳虚者，畏寒肢冷，手足不温，舌淡白，体胖大，苔白，脉沉细迟；偏阴虚者，五心烦热，口干渴，舌红少津，苔薄，脉沉细数。

治法： 补肝肾、强筋骨，通经络、止痹痛。

方药： 詹氏补肾除痹汤加减。

处方： 黄芪30克，当归12克，炒白芍20克，川芎10克，乌梢蛇12克，狗脊15克，续断15克，骨碎补15克，熟地20克，葛根15克，威灵仙12克，鸡血藤15克，桂枝10克，薏苡仁30克，炙甘草6克。

方中熟地、狗脊、续断、骨碎补，补肝肾、强筋骨；川芎、续断、骨碎补，行血脉；黄芪、当归、熟地、炒白芍、鸡血藤、炙甘草，补气血；葛根，解肌除痹、引药入颈项；桂枝，温阳通脉；薏苡仁，利湿除痹；威灵仙、鸡血藤、乌梢蛇，舒筋活络、通络止痛；炒白芍合炙甘草，养筋柔筋、缓急止痛；炙甘草，调和诸药。

用法： 水煎服，每日一剂，早、晚各一次顿服。

加减： 兼寒湿者，舌淡胖苔白腻，加制川乌10克、苍术10克，散寒除湿。兼湿热者，舌红苔黄腻，桂枝易为桑枝15克，加土茯苓15克、地龙12克，清热利湿。风盛者，游走性关节痛，加防风10克、羌活6克，祛风除湿。关节僵硬者，加木瓜15克、伸筋草15克、透骨草15克，舒筋活络。虚寒甚者，桂枝易为肉桂10克，加附子10克，温阳散寒。偏阴虚者，去桂枝，炒白芍易为生白芍20克，熟地易为生地20克，加豨莶草15克、炙龟板(先煎)15克，滋阴清热。

6. 气血亏虚证

年老体弱、久病体虚或脾胃虚弱，生化乏源，气虚血亏，不能荣养颈项部肌肉筋骨关节，证见颈项隐痛喜按，时发时止，头晕目眩，面色苍白不华，心悸气短，四肢麻木，神疲乏力，动则加剧，甚则肌肉萎缩，瘫软无力。舌淡苔薄白或少，脉细弱。

治法： 补气养血、通经活络。

方药： 黄芪桂枝五物汤加减。

处方： 炙黄芪30克，桂枝10克，炒白术15克，当归12克，熟地20克，炒白芍20克，丹参15克，陈皮10克，川芎10克，葛根15克，狗脊20克，鸡血藤15克，地龙10克，乌梢蛇12克，炙甘草6克。

方中黄芪、炒白术、炙甘草，补气，当归、熟地、炒白芍、丹参、鸡血藤，养血；丹参、川芎、鸡血藤、地龙，活血化瘀；陈皮，行气健脾，使补而不滞；狗脊，补肝肾、强筋骨，地龙、鸡血藤、乌梢蛇，舒筋活络、通络止痛；葛根，解肌除痹、引药入颈项；桂枝，温阳通脉，合白芍调和营卫；炙甘草，调和诸药。

用法： 水煎服，每日一剂，早、晚各一次顿服。

加减： 脾虚纳差者，加陈皮15克、焦三仙各15克，健脾开胃。兼瘀血者，舌质淡暗或有瘀斑，脉细涩，加桃仁10克、红花10克，活血化瘀。

7. 肝阳上亢证

肝肾阴虚，水不涵木，阴不制阳，肝阳上亢，生风动火，或肝郁化火，阳亢风动，损及颈项部肌肉筋骨关节，痹阻经络气血，证见颈项强痛，掣引肢臂，连及头耳肩手，颈项活动不利，头重脚轻，肢体麻木，头摇肢颤，步履不稳，动则加重，头目胀痛，眩晕欲仆，健忘耳鸣，失眠多梦，急躁易怒，五心烦热，头面烘热，腰膝酸软，甚则突然昏仆，口眼歪斜，半身不遂。舌红少津，脉弦细或弦细数。

治法： 平肝潜阳，舒筋通络。

方药： 天麻钩藤汤加减。

处方： 天麻10克，钩藤15克，菊花10克，怀牛膝15克，夜交藤30克，丹参15克，生白芍20克，生龟板20克，生地黄20克，山萸肉20克，磁石15克，生龙骨20克，生牡蛎20克，地龙12克，葛根15克，炙甘草3克。

方中天麻、钩藤、菊花，平肝潜阳、息风止痉；磁石、龙骨、牡蛎，平肝潜阳，镇静安神；夜交藤，养血安神、交通阴阳；丹参，养血安神、活血化瘀；生白芍、生地黄、生龟板、山萸肉，补益肝肾、滋阴潜阳；葛根，清热解肌；怀牛膝，补肝肾、强筋骨，引热下行；地龙，清热息风、活血通络；炙甘草，调和诸药。

用法： 水煎服，每日一剂，早、晚各一次顿服。

加减： 挟痰火胸闷心烦者，加胆南星6克、栀子10克，清热化痰、泻火除烦。阳亢化风痉挛者，加全虫5克、蜈蚣3克，息风止痉。

（二）中医外治

1. 颈椎牵引

可纠正颈椎生理曲度，解除神经、血管压迫，减轻椎间盘内的压力，有利于髓核的回纳。

患者靠坐位，年老体弱者可用仰卧位，颈部加适当垫枕，颈部向前曲约10度～30度（病变椎体由上到下前屈角度逐渐增大，颈椎平直前曲5度～10度，椎动脉型颈椎病前曲10度～15度，脊髓型颈椎病宜垂直位牵引，忌前屈牵引），用颈枕牵引带牵引，固定于患者枕部和下颌部，牵引重量为自身体重的1/8，可从3～4千克开始，逐渐适应，以能忍受为宜，每天1～2次，每次持续牵引20～30分钟，7～10天一疗程，休息1～2天。牵引时注意颈肩背部放松，如果坐位牵引时或牵引后症状反而加重，应及时停止牵引，改为仰卧位牵引。颈椎平直、生理曲度消失者，可用大的塑料饮水瓶（直径约10厘米）装满水做枕头，自身牵引，直至恢复颈椎生理曲度。症状严重者可加颈托固定。

2. 小针刀

俯坐位或俯卧位，定点：取颈3至颈7棘间及横突尖处、颈项部压痛点，根据病变部位，选取3～4个松解点操作。松解点常规消毒后予2%利多卡因注射局部麻醉，每个点约注射1毫升。针刀操作：

（1）棘间点。严格按照四步进针法，刀口线与脊柱纵轴平行，刀体与皮肤垂直，快速刺入皮肤，匀速推进穿过棘上韧带，到达棘间韧带部位。然后将刀柄向头侧倾斜约30度~45度，向下位棘突的上缘推进，达骨面。调转刀口线90度，沿下位棘突的上缘骨面铲切2~3刀，纵行疏通、横行剥离，刀下松动感后出刀。

（2）横突点。刀口线与脊柱纵轴平行，刀体与皮肤垂直，快速刺入皮肤，匀速推进直达横突骨面。到达横突后面调转刀口线90度，沿横突下缘骨面，切开横突间韧带3~5刀。

（3）颈项部压痛点。同上方法进针刀后，到达硬结点后予纵行疏通，横行剥离2~3次，刀下有松动感后出刀。治疗完毕后按压止血3分钟，予创可贴覆盖。手法治疗：松解完毕后予患者腰部斜扳，左、右侧卧各一次。术程顺利，测生命体征示平稳无头晕、头痛，无恶心、呕吐，无明显瘙痒不适。治疗完毕后，可注射曲安奈德针、维生素 B_1 针、维生素 B_{12} 针混合液1毫升，一周一次。嘱患者卧床休息，针刀处避水3天，避风寒，调饮食，忌食辛辣刺激食物。

3. 针灸

调整脏腑阴阳，疏通气血经络。经络辨证与脏腑辨证相结合。颈型、神经根型和脊髓型颈椎病，以经络辨证为主；椎动脉和交感神经型颈椎病，以脏腑辨证为主。

常用穴位：双侧肾俞穴、命门穴、三阴交穴、太溪穴，每次选2~3穴，针刺用补法；颈夹脊穴、风府穴、风池穴、天柱穴、大椎穴、大杼穴、天宗穴、肩中俞、肩井穴、肩髃穴、外关穴、列缺穴、合谷穴、后溪穴、阳陵泉穴、悬钟穴、局部阿是穴，每次选3~5穴，针刺用平补平泻法；落枕穴、局部阿是穴，针刺用泻法。颈夹脊穴，针尖向椎体方向斜刺0.3~0.5寸，注意针尖不宜向外或过深，以免损伤椎动脉。先刺阿是穴不留针，再刺落枕穴5分钟，同时轻轻活动颈项部；其余穴位每次选5穴左右，进针得气后行补泻法，留针15~30分钟；可加电针，连续波和疏密波结合使用；也可用当归注射液或丹参注射液进行穴位注射。艾灸每次3~5分钟，以穴位灼痛能耐受为度。每日一次，7日1个疗程，疗程结束后休息1日再继续。

头痛明显者加取太阳穴，眩晕、呕恶、心悸、失眠者加取内关穴、外关穴、神门穴、太冲穴；上肢疼痛、麻木者，加取肩髃穴、曲池穴、合谷穴，针刺平补平泻法；下肢疼痛、麻木者，加取环跳穴、委中穴、昆仑穴，针刺用平补平泻法。风寒痹阻：加取患侧风门穴、外关穴，针刺用泻法。气滞血瘀，加血海穴、太冲穴、行间穴，针刺用泻法。痰湿阻络：加百会穴、内关穴、足三里穴、丰隆穴，针刺用泻法。痰火内扰：加内关穴、太冲穴、百会穴、神庭穴、心俞穴，针刺用平补平泻法。气血亏虚：加膈俞穴、气海穴、足三里穴、脾俞穴，针刺加灸用补法。肝肾不足：加百会穴、关元穴，针刺用补法。肝阳上亢：加风池穴、百会穴、内关穴、太冲穴、行间穴，针刺用泻法。

4.手法理筋

舒筋活血，理肌顺筋，松解粘连，解除痉挛，整复错缝，通利关节。"理筋喜柔不喜刚"，注意手法应轻柔，不宜用暴力。骨质疏松、颈椎滑脱、骨刺严重者慎用。

先点按颈项肩背周围风池、风府、大椎、大杼、天宗、肩中俞、肩井、肩髃、肩髎等穴位，使之"得气"，以舒筋活血，疏通经络；再用舒筋活血手法和理肌顺筋手法，如按、摩、推、拿、搓、揉、搓、散、摆、抖、弹筋、拨络等推拿按摩颈项肩背周围肌肉韧带，使局部有发热感，解除肌肉痉挛，放松肌肉韧带；然后颈项摇法、牵引法、侧向搬按法、旋转复位法等手法正骨理筋，理肌顺筋、整复错缝；最后用放松手法揉散、拍击颈项肩背周围肌肉筋脉，摇摆、搓抖、捋顺上肢结束。

5.中药熏洗

中药两次煎服后的药渣布包趁热熏熨项背部20～30分钟。

6.理疗

常用红外线热疗，舒筋活血，温通经络。每日两次，每次15～30分钟，7日一疗程。

7.拔罐

双侧肾俞穴、命门穴、大椎穴、天宗穴、肩井穴，火罐5～10分钟，以皮肤变紫红色为度。

8.中药外敷

詹氏秘制黑膏药、百草膏贴敷，每日一次，7日一疗程。

(三)功能锻炼

詹庄锡医师曰："动则强壮。动则气血自行，肌肉自养，筋脉坚而骨髓壮。"急性发作期应以休息为主，好转后及缓解期适当活动颈肩部，能够放松局部肌肉、韧带，缓解软组织疲劳，增加骨骼强度，预防骨质疏松及骨质增生的发生，有利于颈椎病的康复。可交替做低头、抬头、左转、右转、环转等动作，或做"詹氏骨保健操"进行功能锻炼。

(四)注意事项

(1)平时注意卧硬板床休息，宜用高8～10厘米，有弹性、稍硬的圆弧状枕头，放在枕骨与大椎之间。忌卧位、半卧位看书、看电视、玩手机，忌长时间低头或仰头活动，避免劳累。

(2)慎起居，避风寒，远房帏，畅情志，节饮食，忌过食生冷、酸辣刺激性食物。

(3)进行健康教育宣教，使患者了解颈椎病的有关知识，提高预防意识，增强治疗信心，掌握康复的方法。

（4）适当进行颈肩部功能锻炼，促进筋骨的新陈代谢，可以避免肌肉萎缩，并能减轻颈椎退行性改变。

（5）饮食方面，可食用富含钙、磷、胶原蛋白等的食品，补充蛋白质、钙、磷，预防骨质疏松，促进软骨修复及关节润滑液分泌，增强机体抵抗力，有利于颈椎病的康复。

 典型病例：患者，男，67岁

2019-06-18初诊 自诉于3个月前无明显诱因出现双下肢乏力，步态不稳，有踩棉花感，颈肩部酸痛，时有头晕目眩，双手轻度麻木。曾在慈溪某医院诊断为"颈椎病"，行2次针灸治疗，症状稍好转。今来本院找詹新宇医师就诊。患者退休前曾长期从事文案工作，平时身体较弱，1年前发现有腔隙性脑梗。詹新宇医师查体：颈椎生理曲度存在，颈3/4、颈4/5、颈5/6、颈6/7棘间及双侧棘旁压痛阳性，颈椎活动范围未见明显受限，双上肢臂丛神经牵拉试验阳性，头顶叩击试验弱阳性，双肩关节活动范围未见受限，双侧霍夫曼征阳性，双手握力减弱，双上肢肌力Ⅳ级，双手骨间肌、大小鱼际肌未见明显萎缩，双手感觉轻度麻木，步态欠稳，双膝反射、踝反射正常，髌阵挛阴性，双巴宾斯基征阴性，双足感觉可，末梢血运正常。MR检查示：颈椎生理曲度存在，顺列正常，各椎体、附件边缘骨质增生，颈5/6、颈6/7椎间隙变窄，颈4/5、颈5/6、颈6/7椎间盘信号减低并向后突出，硬膜囊受压，颈5/6椎管狭窄。脊髓形态、信号未见异常，椎管内未见其他异常，椎旁软组织正常。患者神志清，精神欠佳，胃纳及睡眠较差，二便如常，舌淡白，苔薄白，脉沉细。结合病史、查体及MR检查，詹新宇医师诊断为：混合型颈椎病，颈椎管狭窄，颈4/5、5/6、6/7椎间盘突出症，颈椎退行性改变。中医诊断：项痹病。辨证分析：患者年老体弱，久病体虚，加之长期低头劳作，劳累过度，耗伤气血，损及肝肾；气血亏虚，运行无力，痹阻经络，不通则痛，故颈肩部酸痛；肾精亏虚，肝血不足，筋脉失于濡养，则双手麻木，双下肢乏力，步态不稳，有踩棉花感；髓海不足，清窍失养，则头晕目眩；肝肾亏虚、气血不足，不能鼓舞血脉，脉道不充，则脉象沉细；舌淡白、苔薄白为肝肾亏虚，气血不足之象。詹新宇医师四诊合参，认为辨病为项痹病（混合型颈椎病），辨证为肝肾亏虚。病位在颈项，属里证、本虚标实证。

治疗方法 根据患者病情，经患者及其家属要求并同意，采取保守治疗方案。

中医内治以补肝肾，强筋骨，通经络，除痹痛。考虑患者年龄较大，胃纳

詹氏骨伤 Zhanshi Gushang

及睡眠较差，佐以补气养血，健脾安神，予詹氏补肾除痹汤加减：炙黄芪30克，丹参15克，当归12克，炒白芍30克，葛根30克，威灵仙12克，合欢皮30克，狗脊20克，炙龟板15克，续断15克，骨碎补15克，天麻10克，熟地20克，制萸肉20克，炒白术10克，茯苓15克，桂枝6克，炙甘草6克。7剂，水煎服，每日一剂。方中熟地、制萸肉，填精补髓，补益肝肾；狗脊、炙龟板、续断、骨碎补，补肝肾、强筋骨，且狗脊引药入脊柱、督脉；龟板，滋阴潜阳，能制补阳太过；黄芪、炒白术、当归、熟地、炒白芍、炙甘草补气血；丹参、合欢皮，活血安神；天麻、葛根、威灵仙、桂枝，通经络、止痹痛，且葛根引药入颈项，桂枝引药入肩臂；炒白术、茯苓、炙甘草，健脾和胃；炒白芍合炙甘草，养筋柔筋；炙甘草，调和诸药。

外治保守治疗　颈项部小针刀软组织松解术，针灸推拿火罐及红外线照射治疗，中药伤膏局部外贴。

（1）小针刀治疗。患者俯卧位，定点：颈3/4、颈4/5、颈5/6、颈6/7棘间定1点，颈3、颈4、颈5、颈6左侧横突尖处各定1点。共8个松解点，先选取4个松解点操作，1周后操作另外4个松解点。松解点常规消毒后予2%利多卡因注射局部麻醉，每个点约注射1毫升。针刀操作：

①棘间点：严格按照四步进针法，刀口线与脊柱纵轴平行，刀体与皮肤垂直，快速刺入皮肤，匀速推进穿过棘上韧带，到达棘间韧带部位。然后将刀柄向头侧倾斜约30度~45度，向下位棘突的上缘推进，达骨面。调转刀口线90度，沿下位棘突的上缘骨面铲切2~3刀，纵行疏通、横行剥离，刀下松动感后出刀。

②横突点：刀口线与脊柱纵轴平行，刀体与皮肤垂直，快速刺入皮肤，匀速推进直达横突骨面。到达横突后面调转刀口线90度，沿横突下缘骨面，切开横突间韧带3~5刀。刀下有松动感后出刀。治疗完毕后按压止血3分钟，予创可贴覆盖。术程顺利，测生命体征示平稳无头晕、头痛，无恶心、呕吐，无明显瘙痒不适。嘱患者卧床休息3天，避风寒，调饮食，忌食辛辣、刺激食物。

（2）针灸推拿拔罐治疗。调整阴阳，疏经通络。取穴：双侧肾俞、命门穴、三阴交穴、太溪穴，用补法；风府、风池、列缺、大椎、肩髃、后溪、外关、合谷、局部阿是穴，针刺用平补平泻法。进针得气后提插捻转补泻法，留针接电针治疗30分钟。推拿火罐及红外线照射疗法以缓解肌肉紧张。推、拿、按、摩、点、揉、捏、滚、弹、拨、拍、击、抖、颈椎扳、颈椎摇等手法推拿腰部30分钟，以舒筋活血，通络止痛。双侧肾俞穴、命门穴、大椎穴、天宗穴、肩井穴，火罐5~10分钟。

（3）伤膏外贴。詹氏活络消痛贴膏贴敷颈肩部，每日一次，7日一疗程。

（4）适当活动颈肩部，可交替做低头、抬头、左转、右转、环转等动作，或做"詹氏骨保健操"进行功能锻炼。忌卧位、半卧位看书、电视、玩手机，忌长时间低头或仰头活动，避免劳累。

2019-06-25二诊 患者诉眩晕明显减轻，晨起时颈项部酸困，疼痛减轻，行走时欠稳，仍感头晕，双手麻木及双下肢乏力稍好转，胃纳及睡眠好转，二便正常。查体：患者神志清，精神可，舌淡红，苔薄白，脉沉细。颈项部轻度压痛，颈椎活动可，头顶叩击试验弱阳性，双上肢臂丛神经牵拉试验弱阳性，双侧霍夫曼征弱阳性。双手握力可，双上肢肌力Ⅳ级，步态较前稳当，双膝反射、踝反射正常，髌阵挛阴性，双巴彬斯基征阴性。四肢活动可，末梢血运正常。前方加乌梢蛇以增强通经活络之效：炙黄芪30克，丹参15克，当归12克，炒白芍30克，葛根30克，威灵仙12克，合欢皮30克，狗脊20克，炙龟板15克，续断15克，骨碎补9克，天麻10克，熟地20克，制萸肉20克，炒白术10克，茯苓15克，桂枝6克，乌梢蛇12克，炙甘草6克。7剂，水煎服，每日一剂。外治予中药伤膏局部外贴、针灸推拿拔罐治疗同前。

2019-07-02三诊 患者诉眩晕轻微，颈项部轻微酸痛，双手麻木轻微，双下肢乏力明显好转，行走较稳，胃纳可，睡眠如前，二便正常。查体：患者神志清，精神可，舌淡红，苔薄白，脉沉弱。颈项部轻微压痛，颈椎活动可，头顶叩击试验弱阳性，双上肢臂丛神经牵拉试验弱阳性，双侧霍夫曼征弱阳性。双手握力可，双上肢肌力Ⅳ级，步态较前稳当，双膝反射、踝反射正常，髌阵挛阴性，双巴彬斯基征阴性。四肢活动可，末梢血运正常。效不更方，前方7剂继服。外治予中药伤膏局部外贴、针灸推拿拔罐治疗同前。

2019-07-10四诊 患者诉无眩晕及双手麻木，颈项部无明显疼痛，双下肢无明显乏力，行走稳当，胃纳佳，睡眠安，二便正常。查体：患者神志清，精神可，舌淡红，苔薄白，脉沉。颈项部无明显压痛，颈椎活动可，头顶叩击试验阴性，双上肢臂丛神经牵拉试验阴性，双侧霍夫曼征阴性。双手握力正常，双上肢肌力Ⅴ级，步态稳当，双膝反射、踝反射正常，髌阵挛阴性，双巴彬斯基征阴性。四肢活动正常，末梢血运及感觉正常。予前方7剂继服巩固疗效，外治予中药伤膏局部外贴。嘱患者加强颈肩部功能锻炼。可交替做低头、抬头、左转、右转、环转等动作，活动颈肩部，多做"詹氏骨保健操"进行功能锻炼。平时注意枕头合适，坐姿正直，忌卧位、半卧位看书、看电视、玩手机，忌长时间低头或仰头活动，避免劳累。

3个月及一年后多次随访，患者自述颈项部无明显不适，生活正常，恢复良好，未再有复发。

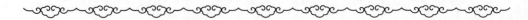

五、肩周炎

肩关节周围炎简称"肩周炎"，是一种因肩关节及其周围的肌腱、韧带、腱鞘、滑囊等软组织退行性改变及炎症性变而引起肩关节疼痛和活动受限为特征的肩部非感染性炎症疾病，广义的肩周炎包括肩峰下滑囊炎、冈上肌腱炎、肩袖损伤、肱二头肌长头腱鞘炎、喙突炎、冻结肩、肩锁关节病变等多种肩部疾患，中医称为"肩痹病"，常因肩部受凉、劳损或外伤后而发作，好发于50岁左右中老年体力劳动者，又称"五十肩"；因其睡觉时肩部露于被外受风受凉易发或感受风寒诱发，又称为"漏肩风""肩凝风"；由于肩周炎发作时具有肩关节僵硬和遇热痛减、遇冷痛甚等特点，又称为"冻结肩""肩凝症"，属中医"痹证"范畴。

肩周炎具有缓慢发病，逐渐加重，病程长至数月到数年，有一定自愈倾向，经数月或更长时间可自行减轻以至自愈，受凉或劳累、损伤后容易复发，部分患者遗留不同程度的永久性肩关节活动障碍，可致残，影响生活劳动，积极治疗可有效缩短病程，减少患者痛苦，恢复肩关节功能，詹氏骨伤擅长使用中药辨证论治，配合功能锻炼和针灸理疗，动静结合，内外兼治，综合治疗，具有临床疗效良好、快速康复、不易复发的优点，可有效预防病后致残和愈后复发的不良后果。

肩关节周围炎患者及时就诊，积极治疗可缩短病程、加速痊愈，减少患者痛苦，恢复肩部功能。

（一）病因病机

《素问·上古天真论》："五八肾气衰，发堕齿槁；六八阳气衰竭于上，面焦，发鬓斑白；七八肝气衰，筋不能动，天癸竭，精少，肾藏衰，形体皆极。"詹氏骨伤认为，肩周炎的发生主要是因年老体虚或劳累损伤、复又感受风寒湿热杂邪所致，和肝脾肾亏虚有关。肾为先天之本，主骨藏精，生髓充骨；脾为后天之本，主四肢肌肉，运化水湿；肝为罢极之本，主筋，筋能束骨屈节；五脏六腑精气充盛，则肌肉筋骨得养，关节清利，不易感邪，或虽感邪易自除而不易发病。肝主风，肝虚易受风；肾主寒，肾虚易受寒；脾主湿，脾虚易受湿；肝脾肾亏虚，则容易感受风寒湿杂邪为痹；《素问·评热病论》："邪之所凑，其气必虚。"《灵枢·百病始生》："风雨寒热不得虚，邪不能独伤人。"50岁左右的中老年人脏腑功能衰退，肝脾肾日渐亏虚，肌肉筋骨失养，劳则易伤，气血瘀滞，痹阻经络，不通则痛；而且中老年人正气亏虚，不足以防御邪气，故感受风寒湿热杂邪后，容易痹阻气血经络而发为痹病；凡伤必瘀，久伤则虚，劳累损伤耗伤气血，气滞血瘀，日久则必伤及肌肉筋骨，损及肝脾肾，复因感受风寒湿热杂邪，痹阻气血经络而发为痹病。正如《素问·经脉别论》所云："勇者气行则已，怯者则着而为病也。"肩周炎日久不愈，又必损及肝脾肾，而致肝脾肾俱虚，气血不足，筋骨萎弱，挟瘀挟痰，合风寒湿热杂邪为痹，因此肩周炎患者多有肝脾肾不足、气血亏虚的本虚之证，复因经络气血痹阻不通，筋骨肌肉拘挛失用，而致肢体疼痛，关节屈伸不利，发为本虚标痹之证。

（二）中医辨证论治

病程长至数月到数年，病情容易反复，詹氏骨伤临床治疗肩周炎时，根据肩周炎的不同病理发生、发展过程，分为急性发作期、慢性缓解期和关节粘连期三期辨证论治。

1. 急性发作期

劳累损伤或感受风寒湿热杂邪，肩周炎急性发作或加重，临床表现为疼痛比较剧烈，静息痛明显，可向肩胛部、前臂及手部放射，肩关节肿胀，周围肌肉痉挛，韧带、关节囊挛缩，肩关节周围压痛点广泛、明显，以结节间沟、肱骨大结节、喙突、三角肌止点、肱二头肌肌腱等几处最为多见，肩胛骨冈下窝正中天宗穴处压痛明显，前屈、后伸、内收、外展、内旋、外旋、旋转、上举等自主活动因疼痛而受限，尤其是外展、外旋、上举困难，严重者不能做穿衣、梳头、洗脸等动作，被动活动基本正常。急性发作期根据病因病机分为风寒湿痹证、湿热痹阻证、气滞血瘀证三种证候。

（1）风寒湿痹证。感受风寒湿邪所致。风寒湿邪侵袭肩部，留注于筋骨关节，痹阻经络气血，不通则痛，证见肩关节冷痛重着，痛如刀割，微肿或不肿，拒按，得寒痛剧，得暖则减，阴雨天加重，肩关节拘急，屈伸不利，喜暖不渴，恶寒畏风，舌淡白，苔白或腻，脉浮紧或弦紧或濡缓。

治法：祛风除湿，散寒止痛。

方药：蠲痹汤加减。

处方：生黄芪20克，羌活10克，片姜黄10克，桂枝10克，川芎10克，炒白芍15克，生薏苡仁30克，威灵仙12克，青风藤15克，海风藤15克，麻黄6克，细辛3克，炙甘草6克。

用法：每日一剂，水煎服。

方解：方中黄芪，补气固表，扶正祛邪；羌活、桂枝、麻黄、细辛、威灵仙、青风藤祛风湿、散风寒、通经络、止痹痛；片姜黄、川芎，活血祛风，引药入肩臂；薏苡仁，利湿除痹；白芍，益阴敛营，缓急止痛，防辛温发散太过；炙甘草，调和诸药。

加减：风盛窜痛者，加防风10克、桑枝15克，祛风通络；寒盛痛甚者，加制川乌10克、制草乌10克，散寒止痛；湿盛肢体困重者，加制苍术15克、半夏10克，祛湿除痹。

（2）湿热痹阻证。感受风湿热邪，或风寒湿及瘀血化热所致。风湿热邪侵袭肩部，留注于筋骨、关节，痹阻经络气血，不通则痛，证见肩关节红肿热痛，拒按；得寒痛减，得暖则剧，阴雨天加重，肩关节拘挛，屈伸不利，恶热口干，舌质红，苔黄腻，脉滑数或弦数或濡数。

治法：清热利湿，通络止痛。

方药：桂枝芍药知母汤加减。

处方：桂枝10克，知母12克，生白芍15克，麻黄6克，生薏苡仁30克，土茯苓15克，秦艽12克，络石藤15克，忍冬藤15克，地龙12克，虎杖12克，丹参15克，生甘草6克。

用法：每日一剂，水煎服。

方解：方中地龙、虎杖、丹参，活血化瘀，清热利湿；薏苡仁、土茯苓，清热利湿除痹；秦艽、络石藤、忍冬藤，清热利湿，通络止痛；桂枝、麻黄，祛风通络，火郁发之，制寒凉太过，桂枝引药入肩臂；白芍、知母，滋阴清热，制发散太过；生甘草，清热解毒，调和诸药。

加减：湿重者，头身困重，苔黄厚腻，加苍术10克、防己10克，利水化湿；热重者，身热口渴，苔薄黄，加栀子15克、石膏15克、玄参15克，清热泻火。

（3）气滞血瘀证。扭挫、劳累损伤所致。扭挫、劳累损伤肩部，伤及肌肉、筋骨、关节，气滞血瘀，经络痹阻不通，不通则痛，证见肩部痛如针刺，痛有定处，痛处拒按，日轻夜重，动则痛甚，或有上肢麻木，肩关节痉挛，屈伸不利，舌紫黯，或有瘀斑瘀点，苔薄白，脉弦紧或弦涩。

治法：行气活血，通络止痛。

方药：身痛逐瘀汤加减。

处方：炙黄芪30克，当归12克，川芎10克，丹参15克，炒白芍15克，地龙12克，片姜黄10克，桃仁12克，红花10克，羌活10克，桂枝10克，秦艽10克，元胡10克，鸡血藤15克，炙甘草3克。

用法：每日一剂，水煎服。

方解：方中黄芪，补气行血，使气旺血行；当归、白芍、丹参、鸡血藤，补血和血；川芎、元胡、片姜黄，活血化瘀，行气止痛，片姜黄引药入肩臂；丹参、地龙、桃仁、红花、鸡血藤，活血化瘀，通络止痛；羌活、桂枝、秦艽，祛风湿、通经络；炙甘草，调和诸药。

加减：瘀血停着刺痛甚者，加炮山甲6克、三七6克，增强活血化瘀；瘀血阻络麻木甚者，加乌梢蛇12克、全蝎6克，通经活络；兼气滞胀痛者，加香附10克、青皮10克，行气止痛。

2.慢性缓解期

劳损、感邪轻微，肩周炎慢性发作，或肩周炎缓解恢复期，临床表现为疼痛较轻，受凉或劳累加重，肩关节无明显肿胀，周围肌肉痉挛，韧带、关节囊挛缩，肩关节周围压痛轻微或无明显压痛，肩胛骨冈下窝正中天宗穴处压痛明显，自主活动基本正常，肩关节上举时有疼痛弧存在。慢性缓解期根据病因、病机分为气血亏虚证、肝肾亏虚证两种证候。

（1）气血亏虚证。多由年老体虚或肩痹日久耗伤气血所致。年老体弱、久病体虚，或久痹耗伤气血，或脾胃虚弱生化乏源，气血亏虚，经络不充，肩部肌肉、筋脉、关节失养，不荣则痛；正虚邪恋，痹阻经络气血，不通则痛；证见肩部酸痛不剧，不肿不热，喜揉喜按，劳累加重，休息减轻，肩部肌肉消瘦，筋腱松弛，伴有面色苍白、头晕目眩、心悸气短、四肢乏力、舌质淡，苔薄白或少苔，脉虚弱或细弱。

治法：补气养血，通经活络。

方药：黄芪桂枝五物汤加减。

处方：炙黄芪60克，党参15克，炒白术15克，桂枝10克，当归12克，熟地20克，炒白芍20克，丹参15克，川芎10克，片姜黄10克，羌活10克、鸡血藤15克，续断15克，骨碎补15克，陈皮10克，炙甘草15克。

用法：每日一剂，水煎服。

方解：方中黄芪、党参、炒白术、炙甘草，补气健脾；熟地、炒白芍，滋阴补血；当归、丹参、鸡血藤，养血活血；川芎、片姜黄，行气活血，引药入肩臂；续断、骨碎补，补肝肾、行血脉、强筋骨；陈皮，理气健脾，使补而不滞；桂枝，温阳通脉，合白芍调和营卫；炙甘草，调和诸药。

加减：纳差者，加炒鸡内金10克、焦三仙各15克，健脾开胃；兼瘀血者，舌质淡暗或有瘀斑，脉细涩，加桃仁12克、红花10克，活血化瘀。

（2）肝肾亏虚证。多由年老体虚或肩痹日久损及肝肾所致。年老、久病，肝肾亏虚，或久痹、劳累过度伤及筋骨，损及肝肾，肩部筋骨关节失养，不荣则痛；正虚邪恋，痹阻经络气血，不通则痛；证见肩部酸痛隐隐，绵绵不休，喜暖喜按，劳累加重，休息减轻，肩部肌肉筋腱松弛，活动无力，伴有腰膝酸软、眩晕耳鸣、舌质淡、苔薄白，脉沉细无力。

治法：补肝肾、强筋骨，通经络、止痹痛。

方药：詹氏补肾除痹汤加减。

处方：黄芪30克，当归12克，炒白芍20克，川芎10克，熟地20克，制萸肉20克，杜仲15克，狗脊15克，续断15克，骨碎补15克，炙龟板（先煎）15克，片姜黄10克，桂枝10克，威灵仙12克，鸡血藤15克，炙甘草6克。

用法：每日一剂，水煎服。

方解：方中熟地、制萸肉、狗脊、杜仲、续断、骨碎补，补肝肾、强筋骨；川芎、片姜黄，行气活血，引药入肩臂；黄芪、当归、炒白芍、鸡血藤、炙甘草，补气养血；桂枝，温通血脉；威灵仙、鸡血藤，舒筋活络、通络止痛；龟板，补肾壮骨，滋阴潜阳；炒白芍合炙甘草，养筋柔筋，缓急止痛；炙甘草，调和诸药。

加减: 偏阳虚者,桂枝易为肉桂10克,加仙灵脾15克、补骨脂15克,温阳散寒;偏阴虚者,去桂枝,炒白芍易为生白芍20克,熟地易为生地20克,加豨莶草15克、炙龟板(先煎)15克,滋阴清热。

3.关节粘连期

肩周炎日久,气血痹阻,肌肉筋脉粘连,关节屈伸不利,临床表现为肩关节僵硬、疼痛或轻或重,肩关节轻度肿胀或萎缩,肩关节囊及周围肌肉、韧带挛缩,肩关节周围广泛压痛,肩胛骨冈下窝正中天宗穴处压痛明显,前屈、后伸、内收、外展、内旋、外旋、旋转、上举等自主活动及被动活动均受限,肩臂不能抬举。关节粘连期根据病因、病机分为气虚血瘀证、痰瘀阻络证两种证候。

(1)气虚血瘀证。多由年老体虚或肩痹日久耗伤气血,气血运行无力所致。年老体虚,或久痹耗伤气血,气血亏虚,运行无力,气血瘀滞,痹阻经络气血,不通则痛;证见肩部酸痛或刺痛,肿胀轻微,重按加重,轻揉减轻,劳累加重,休息减轻,肩关节僵硬,屈伸不利,或有上肢麻木,伴有面色不华,头晕气短,神疲乏力,舌质淡黯,苔薄白或少苔,脉细涩无力。

治法: 舒筋活血,通利关节。

方药: 詹氏舒筋活络汤加减。

处方: 炙黄芪30克,当归12克,炒白芍30克,川芎10克,片姜黄10克,桂枝10克,桑枝15克,土茯苓15克,川牛膝15克,地龙12克,木瓜15克,鸡血藤15克,续断15克,骨碎补15克,伸筋草15克,透骨草15克,炙甘草6克。

用法: 水煎服,每日一剂。

方解: 方中炙黄芪,补气行血;当归、鸡血藤,养血活血;炒白芍,滋阴补血,舒筋柔筋,合炙甘草缓急止痛;川芎、片姜黄,行气活血,引药入肩臂;续断、骨碎补,强筋骨、行血脉;桂枝、桑枝、川牛膝、土茯苓、地龙,通经络,利关节;木瓜、鸡血藤、伸筋草、透骨草,舒筋活络;炙甘草,调和诸药。

加减: 畏寒肢冷者,加附子10克、细辛3克,温阳散寒。

(2)痰瘀阻络证。多因素体痰湿内盛,或肩痹日久,聚湿生痰,阻闭经络所致。素体脾虚,痰湿内生,或肩痹日久,经络痹阻不通,气滞血瘀,津液不行,聚湿生痰,痰瘀互结,留滞于肩部肌肉、筋骨、关节,复又阻闭气血经络,证见肩部困痛重着,或有刺痛,日轻夜重,肩部漫肿或有结节,重按加重,轻柔减轻,稍动则痛减,多动则痛甚,肩关节僵硬,屈伸不利,伴有脘闷纳呆,头身困重,肢体麻木,舌质紫黯或淡黯,或有瘀斑瘀点,舌体胖大,苔白腻或厚腻,脉弦滑或沉涩。

治法: 燥湿化痰,祛风通络。

方药: 半夏白术天麻汤合黄芪桂枝五物汤加减。

处方： 生黄芪20克，半夏10克，天麻10克，炒白术12克，茯苓15克，陈皮15克，炒白芥子15克，桂枝10克，桑枝15克，川芎10克，片姜黄10克，土茯苓15克，地龙12克，鸡血藤15克，伸筋草15克，透骨草15克，炙甘草3克。

用法： 水煎服，每日一剂。

方解： 方中半夏、茯苓、白术、陈皮，燥湿健脾化痰；天麻，祛风化痰；白芥子，通络化痰；川芎、片姜黄，行气活血，引药入肩臂；桂枝、桑枝、土茯苓、地龙，通经络，利关节；鸡血藤、伸筋草、透骨草，舒筋活络；黄芪，补气扶正，使气旺血行痰化；炙甘草，调和诸药。

加减： 兼寒湿者，肩部冷痛，加制川乌10克、苍术10克，散寒除湿；痰瘀化热或兼湿热者，苔黄腻，去桂枝，加络石藤15克、忍冬藤15克，清热祛湿。

（三）中医外治

1.手法理筋

舒筋活血、理肌顺筋、松解粘连、通利关节。

先点按肩关节周围天宗、肩井、肩髃、肩髎等穴位，使之"得气"，以舒筋活血，疏通经络；再用舒筋活血手法和理肌顺筋手法，如按、摩、推、拿、擦、揉、搓、散、摆、抖、弹筋、拨络等推拿按摩肩关节周围肌肉韧带，使局部有发热感，解除肌肉痉挛，放松肌肉韧带；若有肩关节粘连僵硬，接着用关节松动手法如牵引、分离、滑动、摆动等，解除肌肉筋络粘连，松动肩关节，增加肩关节活动度；然后用活络关节手法如拔牵、屈伸、展收、摇转等手法，将患肢前屈、后伸、内收、外展、内旋、外旋、上举、旋转，被动活动肩关节、理肌顺筋、滑利关节，增强肩关节的活动度和灵活性；最后用放松手法揉散、拍击肩关节周围肌肉筋脉，摇摆、搓抖、捋顺患肢结束。

2.针灸治疗

可行气活血，通经止痛。

常用穴位：天宗、肩井、肩髃、肩髎、肩贞、臂臑、曲池、外关、合谷、阳陵泉、阿是穴等穴位，毫针刺，用泻法不留针，或平补平泻留针15～20分钟；可加电针，连续波和疏密波结合使用；也可用当归注射液或丹参注射液进行穴位注射。

气滞血瘀者，泻血海、三阴交等穴；风盛者，泻风池、风府；寒盛者，平补平泻肾俞、关元；湿盛兼痰，泻足三里、阴陵泉等穴；痰盛者，泻足三里、丰隆等穴；热盛者，泻大椎、曲池等穴；气血亏虚者，补脾俞、膈俞、足三里等穴，或加灸；肝肾亏虚者，补肝俞、肾俞、命门等穴。艾灸每穴3～5分钟，以穴位灼痛能耐受为度。每日一次，7日1个疗程，疗程结束后休息1天再继续。

3. 小针刀治疗

适用于肩关节粘连、钙化、结节者及痛点明显而局限者。

第1次使用"C"形针刀松解术；第2次使用针刀松解冈上肌、冈下肌止点的粘连和瘢痕；第3次使用针刀松解三角肌的粘连和瘢痕；第4次使用针刀松解顽固性压痛点。治疗完毕后按压止血3分钟，予创可贴覆盖。嘱患者卧床休息，针刀处避水3天，避风寒，调饮食，忌食辛辣刺激食物。

4. 中药熏洗

舒筋活血，消肿止痛，通经活络，通利关节。常用詹氏舒筋活血洗剂或詹氏温经通络洗剂熏洗。

（1）詹氏舒筋活血洗剂。通用于肩臂疼痛，肿胀，屈伸不利。

处方： 生黄芪30克，当归12克，炒白芍15克，川芎10克，地龙10克，桂枝15克，桑枝15克，五加皮15克，海桐皮15克，羌活10克，威灵仙15克，木瓜15克，鸡血藤15克，伸筋草15克，透骨草15克。

用法： 水煎熏洗，每日一剂。上药煎好后倒入加厚塑料盆中，将伤肢置于盆上并用毛巾覆盖，先用药液蒸气熏蒸10～15分钟，待药液自然凉至不烫后，趁热用药液搓洗伤肢，每日2次，每次30分钟。

方解： 桂枝、桑枝、五加皮、海桐皮、羌活、威灵仙、伸筋草、透骨草，祛风湿，通经络，利关节；地龙、鸡血藤，活血通络，通利关节；当归、白芍，补血养筋，舒筋柔筋；黄芪，补气行血；川芎，行气活血。

加减： 寒湿，加川乌15克、苍术15克、细辛6克，散寒祛湿；湿热，加土茯苓15克、忍冬藤15克、络石藤15克，清热利湿。

（2）詹氏温经通络洗剂。适用于肩臂冷痛、重着，四肢不温者。

方药： 桂枝30克，生草乌30克，透骨草30克，羌活30克，独活30克，海桐皮30克，制没药40克，制乳香40克，川芎30克。

用法： 水煎熏洗，每日一剂。上药煎好后倒入加厚塑料盆中，将伤肢置于盆上并用毛巾覆盖，先用药液蒸气熏蒸10～15分钟，待药液自然凉至不烫后，趁热用药液搓洗伤肢，每日2次，每次30分钟。

方解： 桂枝、草乌，散寒除湿，温经止痛；羌活、独活，祛风湿、止痹痛；川芎、乳香、没药，行气活血，通络止痛；透骨草、海桐皮，舒筋活血，通络止痛。

5. 拔罐

火罐或真空罐，每次3～5个，拔罐5～10分钟，以皮肤变紫红色为度。

6. 理疗

常用红外线热疗，舒筋活血，温通经络。每日两次，每次15～30分钟，7日一疗程。

7. 中药外敷

詹氏秘制黑膏药贴敷，每日一次，7日一疗程。

（四）功能锻炼

肩周炎容易发生肩关节粘连僵硬，影响肩关节的活动功能，积极主动进行功能锻炼，能够强壮肌肉，松解肌腱韧带粘连，活动关节，巩固疗效，增强关节的活动度、灵活性和稳定性，增强肢体肌肉力量和协调性，预防肩关节粘连，也是治疗肩关节僵硬的主要方法。

詹氏骨伤治疗肩周炎非常重视功能锻炼的必要性和安全性，强调早期锻炼，安全第一。急性发作期炎性反应明显，疼痛、肿胀比较严重，应以休息静养为主，宜静不宜动，应少动、轻动，疼痛剧烈则不宜活动；关节粘连期应以功能锻炼为主，宜多动、大动，松解粘连可做手指爬墙、摇摆甩手、手拉滑车等动作；慢性缓解期应注意动静结合，宜多轻柔活动，可做颈肩环绕、双手反背、托天按地、野马分鬃、转臂摇肩、苏秦背剑、轮转轴辘、四面伸臂、六合冲拳、旱地游泳等动作，防治肩关节粘连僵硬。锻炼贵有恒，功能锻炼应持之以恒，动作柔和，循序渐进，逐渐加大动作幅度、运动强度和运动量，以疼痛能够耐受为度；功能锻炼前可局部推拿按摩及针灸理疗、中药熏洗，以放松肌肉韧带，有利于关节活动，减少再次损伤风险。欲速则不达，功能锻炼结束后应充分休息，以巩固锻炼效果；若贪功冒进，急于求成，随意加大运动量和运动强度，锻炼不当反而容易导致再次损伤。锻炼次数每日3～4次为宜，每次15～30分钟，每个动作次数不拘多少，少可重复3～5次，多可重复数十次，以身体能够耐受而不加重疼痛或感到疲劳为度。如果出现疼痛、肿胀加重，伤情恶化时，说明运动量或运动强度过大，或者锻炼方式不当，应立即停止锻炼，充分休息，或改变功能锻炼方式，以保证安全。

1. 手指爬墙法

患者两足分开，与肩等宽，面朝墙壁或患肩侧向墙壁站在距墙20～30厘米处，双手掌紧贴于墙壁，用双手手指用力做爬墙动作，带动手臂逐渐向上移动上举，爬升到疼痛最大耐受高度后，保持30～60秒，然后双手手指慢慢向下爬行复原，每天2～3次，每次5～10分钟，循序渐进，逐渐提升爬墙的高度，直至正常。

2. 摆肩甩手法

患者自然站立，两足分开，与肩等宽，患肢以最大的动作幅度分别做前后摆动、左右摆动、上下前后的顺时针和逆时针圆周摆动、上下左右的顺时针和逆时针圆周摆动，摆动的同时甩手甩肩，每天2～3次，每次5～10分钟，动作的最大幅度以疼痛的最大耐受程度为度。

3. 手拉滑车法

在高处安装一个简易滑车，用绳穿过，两手分别拉绳的两头，用健侧手臂用力拉起患侧上肢进行锻炼，每天2～3次，每次5～10分钟，拉伸的最大高度以疼痛的最大耐受程度为度。

（五）预防护理

（1）急性发作期由于疼痛剧烈和肌肉痉挛，患肩活动障碍，宜卧床休息1周左右，并适当制动肩关节，屈肘90度用前臂吊带悬吊患肢于胸前，一旦疼痛缓解，即可进行肩关节功能锻炼活动，预防肩关节粘连僵硬。

（2）居住环境应干爽，注意肩部保暖，纠正不良姿势，避免劳累损伤，预防肩周炎的发生。

（3）进行健康宣教，使患者了解肩周炎的有关知识，指导患者进行功能锻炼，并向患者说明功能锻炼的必要性和过程中可能发生的情况及注意事项，坚定患者的信心与耐心，减少患者的紧张和顾虑，争取患者的密切配合。

（4）做好心理护理，对患者及其家属做好安慰、解释工作，使其积极配合治疗，早日康复。

（5）慎起居，避风寒，远房帏，畅情志，调饮食，戒烟酒，忌过食生冷、辛辣刺激性食物，加强饮食调配，增强机体抵抗力。

 典型病例：患者，女，52岁

2019-08-23初诊 自诉1年前干活时左肩拉伤，未做治疗，休息后自行缓解，后因劳累疼痛发作，自服止痛药后缓解，于5天前晚上睡觉时左肩部受凉，晨起后出现左肩部酸困冷痛，受凉则疼痛加重，得暖则疼痛减轻，左肩屈伸不利，左上肢无明显麻木。现因左肩疼痛明显，遂来我院找李有娟医师就诊。查体：左肩轻度肿胀，肩关节周围压痛点广泛，左侧肩峰、喙突、结节间沟、肱骨大结节、天宗穴压痛阳性，无叩击痛，左肩关节活动轻度受限，上举困难，手指活动正常，末梢血运和感觉正常。MR检查示：左肩关节周围炎，左肩袖损伤。患者平素体健，精神可，食纳可，睡眠可，二便如常，喜暖不渴，舌质淡红，舌体可见瘀点，舌苔薄白，脉弦紧。李有娟医师结合病史、查体及MR检查，西医诊断为：左肩关节周围炎，左肩袖损伤；中医诊断为：肩痹病（风寒湿痹证）。辨证分析：患者年过五十，身体渐衰，又劳作损伤，耗伤气血，瘀血留滞，现因感受风寒湿邪，痹阻经络，不通则痛，故肩部酸困冷痛；寒主收引，寒性凝滞，故关节屈伸不利；血得寒则凝，故受凉疼痛加重；血得热则行，故得暖则疼痛减轻；津液未伤，故二便如常，喜暖不渴；瘀血留着，血脉瘀滞，故舌见瘀点；风寒湿邪痹阻，气血经络不通，疼痛剧烈，脉气紧张，则脉弦紧；舌淡红、苔薄白为风寒湿邪侵袭之象。四诊合参，故辨病为肩痹病（左肩关节周围炎），辨证为风寒湿痹证，病位在肩关节，属标急之实证。

治疗方法 根据患者发病经过及病情发展，结合患者平素体质，李有娟医师决定采取中医传统保守治疗方案。

中医内治以祛风除湿，散寒止痛。考虑患者年龄较大，佐以补气养血，扶正以祛邪，予詹氏蠲痹汤加减：炙黄芪30克，羌活10克，片姜黄10克，桂枝10克，川芎10克，炒白芍15克，威灵仙12克，青风藤15克，海风藤15克，鸡血藤15克，透骨草15克，麻黄6克，细辛3克，苍术10克，制川乌10克，炙甘草6克。7剂，水煎服，每日一剂。方中黄芪，补气固表，扶正祛邪；制川乌、羌活、桂枝、麻黄、细辛、威灵仙、青风藤，祛风湿、散风寒、通经络、止痹痛；片姜黄、川芎、鸡血藤、透骨草，活血化瘀，片姜黄引药入肩臂；白芍，益阴敛营，缓急止痛，防辛温发散太过；炙甘草，调和诸药。

外治保守治疗 火罐及红外线照射治疗，中药伤膏局部外贴。

（1）拔罐。取天宗、臑俞、肩髃、臑会、臂臑、抬肩等穴，火罐拔罐5~10分钟，每日一次。

（2）理疗。红外线热疗，每日1次，每次15~30分钟。

（3）伤膏外贴。詹氏秘制黑膏药贴敷肩部，每日一次。

李有娟医师同时嘱患者用三角巾悬吊左前臂于胸前，临时制动，肩部避风保暖，注意休息。

2019-08-30二诊 患者一般情况可，诉左肩冷痛较前明显减轻。查体：舌淡红，瘀点减少，苔薄白，脉弦微涩；左肩部轻度压痛，无叩击痛，左肩关节活动可，末梢血运及感觉正常。前方去制川乌、麻黄，易苍术为炒白术，健脾燥湿；加当归、红花，养血活血。处方：炙黄芪30克，羌活10克，片姜黄10克，桂枝10克，川芎10克，当归12克，炒白芍15克，红花10克，威灵仙12克，青风藤15克，海风藤15克，鸡血藤15克，透骨草15克，细辛3克，炒白术10克，炙甘草6克。7剂，水煎服，每日一剂。外治同前，嘱患者适当活动左肩关节，继续肩部避风保暖，注意休息。

2019-09-06三诊 患者一般情况良好，诉左肩无明显疼痛。查体：舌淡红，无明显瘀点，苔薄白，脉沉缓有力；左肩部无明显压痛和叩击痛，无明显怕凉感，左肩关节活动正常，末梢血运及感觉正常。前方去制羌活、青风藤、红花，加续断、骨碎补，补肝肾、行血脉、强筋骨，巩固疗效。处方：炙黄芪30克，片姜黄10克，桂枝10克，川芎10克，当归12克，炒白芍15克，续断15克，骨碎补15克，威灵仙12克，海风藤15克，鸡血藤15克，透骨草15克，细辛3克，炒白术10克，炙甘草6克。7剂，水煎服，每日一剂。中医外治予停止拔罐、红外线热疗，继续詹氏秘制黑膏药贴敷，嘱患者继续进行左肩关节功能锻炼，肩部避风保暖，注意休息。

3个月后随访，左肩无疼痛不适，活动自如，生活、劳动正常，患者恢复良好。1年后再次随访未复发。

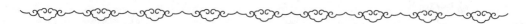

六、腰痛病

腰痛病是指腰骶部感受外邪，或因劳伤，或由肾虚而引起的腰部筋骨肌肉经脉病变所致的以腰部反复发作疼痛、麻木，连及臀部、下肢，劳累则发作或加重，并常伴有外感或内伤症状为主要表现的一类病证。是由于年老体弱、肝肾不足，或久病体虚、气血亏虚，不能荣养筋骨、肌肉、经络，腰部筋脉失养，不荣则痛；或因强力举重、跌扑闪挫、劳损伤及腰部筋脉，或先天不足、腰部发育不良而动作易伤，或风寒湿热杂邪闭阻腰部气血经络，不通则痛。以腰部反复发作疼痛、麻木，或疼痛、麻木向臀部、下肢放射，弯腰、劳累则发作或加重，有腰部外伤、劳损或感受外邪等病史为诊断要点。包含腰肌劳损、肌纤维组织炎、急慢性腰扭挫伤、腰椎退行性改变、骨质疏松症、腰椎间盘突出症、腰椎管狭窄、第3腰椎横突综合征、第5腰椎横突肥大、腰椎骶化、骶椎腰化、腰椎滑脱、腰椎小关节紊乱症、脊柱炎、椎间盘炎、脊髓炎、神经根炎、强直性脊柱炎、脊椎骨骺骨软骨病、腰臀筋膜炎、风湿性腰痛、先天性脊椎裂、椎弓峡部裂、半椎体畸形、脊柱侧凸、坐骨神经痛、骶髂关节损伤、骶髂关节炎等病变，詹氏骨伤把妇女伴随月经、怀孕、产后的腰痛也归属为腰痛病论治，但应注意鉴别排除腰骶部与腹腔、盆腔内结石、感染性炎症、肿瘤、结核等内科病。

腰痛病为临床常见疾病，青壮年、中老年人皆常见，多见于长期弯腰者。临床表现常见有：腰骶部疼痛、麻木、僵硬，反复发作，平卧或休息后则缓解，弯腰、劳累则加重或发作，严重者向臀部及下肢走窜，腰部屈伸、转侧不利，足趾发凉或灼热，下肢麻木、萎软无力，走路不稳或跛行，甚至大、小便困难或失禁。体格检查可见：腰椎生理曲度改变，可表现为平直、反张、侧凸、前凸等，腰臀部肌肉韧带痉挛、僵硬，触之有条索状硬结，棘突、横突、棘间、椎旁韧带、肌肉常有明显压痛点，腰椎错位性压痛明显，直腿抬高试验及屈颈试验阳性，股神经牵拉试验阳性，腰椎过伸试验阳性，小腿及足部肌肉萎缩，下肢腱反射异常。重点应检查棘突、棘突间、第3腰椎横突、腰骶关节、骶髂关节有无异常。X线片常见腰椎退行性改变，骨刺明显，骨质疏松，腰椎骶化或骶椎腰化，腰椎滑脱，椎体楔形改变，腰椎侧凸，腰椎间隙及椎间孔狭窄，钩椎关节紊乱或骨桥形成，椎弓根增粗等表现。CT与MRI检查可显示腰椎间盘突出及椎管狭窄部位及程度，椎间孔和横突孔狭小部位及程度，硬脊膜囊、脊髓、神经根受压部位及程度，以及有无静脉回流受阻、受压，局部脊髓内有无囊性病变等情况。强直性脊柱炎则有脊柱竹节样改变、人白细胞抗原B27（HLA—B27）阳性及骶髂关节紊乱等表现。詹氏骨伤在长期的临床诊治中，对于腰痛病的治疗积累了丰富的经验，西医辨病和中医辨证相结合，在中医药辨证施治的基础上，结合小针刀治疗，取得了满意的疗效。

（一）中医辨证论治

《素问》："肾藏精，主骨生髓，肝藏血，主筋"，"五八，肾气衰，发堕齿槁"，"腰者，肾之府，转摇不能，肾将惫矣"。《证治准绳》："腰痛之病，有风，有寒，有湿，有热，有挫闪，有瘀合血，有滞气，有痰积，皆标也，肾虚其本也。"詹氏骨伤认为，随着年龄增大，肝肾衰惫，气血亏虚，或久病耗伤气血，损及肝肾，或房劳过度，肾精亏损，或先天不足，骨枯髓少，经络空虚，气血不充，不能荣养肌肉筋骨，筋肉萎弱，腰府失养，故不荣则痛，证见腰痛隐隐，喜按喜揉，时轻时重，缠绵不休，膝酸软无力，手足麻木、萎软，神疲乏力，劳则加重，甚则二便失常，下肢瘫痪。又或强力负重、腰部损伤、久坐或长期弯腰劳作，劳损过度，伤及筋脉，耗伤气血，损及肝肾，腰脊筋脉失养，腰部气血瘀滞，久之腰脊骨骼变形，关节紊乱；或饮食劳倦伤脾，脾虚痰湿内生，痹阻经络；或久居湿冷，劳汗当风，感受风寒，冒受湿热，风寒湿热杂邪侵袭，留滞肌肉筋骨经络，腰府经络气血痹阻不通，故不通则痛，证见腰骶强痛，连及下肢，腿足麻木，腰部活动不利，劳则发作，动则加重。妇女经期瘀血内阻，气机郁滞，腰部气血不和，筋脉经络痹阻，不通则痛，证见经行则腰腹疼痛发作，经后则腰痛休止；妇女孕期气血妊养胎儿，或产后失血，气随血脱，气血亏虚，腰部筋脉经络失养，不荣则痛，证见腰痛隐隐缠绵，喜按喜揉，休息则减轻，活动则加重，腰膝酸软，四肢乏力。久痛入络，腰痛日久，则痰瘀互结，虚邪相兼。腰者肾之府，督脉贯脊属肾，足太阳膀胱经夹脊过腰络于肾，故腰痛病病位在腰，主要责之于肾、督脉和膀胱经，以肾精不足为本，兼以气血亏虚，以气滞血瘀及风寒湿热为标，兼以痰湿相杂，基本病机为正虚劳损，腰部经络痹阻，为"本虚标痹"之证。

辨证要点：一是辨外感内伤。有久居湿冷、劳汗当风、感受风寒、冒受湿热，或强力负重、腰部损伤、久坐或长期弯腰劳作、劳损过度病史，或腰骶部疼痛、僵硬、不能转侧，起病急骤，表现为风寒湿热痹阻，气滞血瘀征象者，为外感腰痛病；年老、久病体虚，房劳或劳累过度，先天不足，气血亏虚病史，起病缓慢，疼痛绵绵，时作时止，表现为肝肾气血亏虚证候者，属内伤腰痛病。二是辨标本虚实。肾精不足，气血亏虚为本；风寒湿热痰瘀气滞，经络气血痹阻不通为标。

治疗原则：腰痛病分虚实论治，虚者治以补肾壮骨、益气养血为主，兼以通经活络；实者治以祛邪除痹、通络止痛为主，针对病因，施之以行气活血、祛风散寒、除湿清热等法，兼以补肾壮骨；虚实兼杂者，则辨标本虚实，治以扶正祛邪、标本并治、攻补兼施。

詹氏骨伤临床治疗腰痛病，根据病因、病机，通常分为5种证候。临证用狗脊引药入腰脊，用之效良。

1. 寒湿痹阻型

寒湿邪侵袭腰部，留注于筋骨关节，痹阻经络气血，证见腰腿冷痛重着，转侧不利，静卧痛不减，受寒及阴雨加重，得暖则减，下肢麻木重着。舌淡白，苔白或腻，脉沉紧或弦紧或濡缓。

治法： 散寒化湿，温经止痛。

方药： 独活寄生汤加减。

处方： 生黄芪20克，炒白芍15克，怀牛膝15克，桑寄生15克，杜仲15克，狗脊15克，独活15克，苍术15克，薏苡仁30克，仙灵脾15克，鸡血藤15克，伸筋草15克，透骨草15克，青风藤15克，炙甘草3克。

用法： 水煎服，每日一剂，早、晚各一次顿服。

方解： 方中黄芪，补气扶正祛邪；独活、狗脊、杜仲、苍术、仙灵脾、鸡血藤、桑寄生、透骨草、伸筋草、青风藤，祛风湿、散风寒、通经络、止痹痛；怀牛膝，补肝肾、强筋骨、行血脉、利关节；薏苡仁，利湿除痹；白芍，益阴敛营、防发散太过；炙甘草，调和诸药。

加减： 寒盛者，腰脊冷痛僵硬如折，加制川乌10克、桂枝10克，散寒止痛。湿盛者，腰脊困痛重着，加防己10克、萆薢15克，祛风除湿。兼风者，腰腿走窜疼痛、麻木，加乌梢蛇10克、防风10克，祛风通络。痰湿阻络者，腰腿困痛重着，麻木不仁，加茯苓15克、半夏10克、炒白芥子15克。

2. 湿热痹阻型

湿热侵袭腰部，留注于筋骨关节，痹阻经络气血，证见腰部疼痛，腿软无力，痛处伴有灼热感，遇热或雨天痛增，活动后痛减，恶热口渴，小便短赤。苔黄腻，脉濡数或滑数。

治法： 清热利湿，通络止痛。

方药： 四妙丸加味。

处方： 川牛膝15克，地龙12克，生薏苡仁30克，黄柏6克，豨莶草10克，土茯苓15克，萆薢15克，防己10克，秦艽12克，络石藤15克，忍冬藤15克，虎杖12克，丹参15克，生地15克，神曲15克。

用法： 水煎服，每日一剂，早、晚各一次顿服。

方解： 方中川牛膝、地龙、虎杖、丹参，活血化瘀、清热利湿；薏苡仁、土茯苓、萆薢，清热利水渗湿；豨莶草、防己、秦艽、络石藤、忍冬藤，清热利湿、通络止痛；生地，养阴清热、防利湿太过伤阴；神曲，健脾和胃。

加减： 湿重于热者，加苍术10克，泽泻10克，利水化湿。热重于湿者，加栀子15克、木通10克，清利湿热。

3. 气滞血瘀型

闪挫、劳累及强力负重损伤腰部，伤及筋骨关节，气滞血瘀，经络痹阻不通，证见腰痛如刺，痛有定处，痛处拒按，日轻夜重，腰部板硬，俯仰转侧不能，动则痛甚。舌质暗紫，或有瘀斑瘀点，脉弦紧或涩。

治法： 行气活血，通络止痛。

方药： 身痛逐瘀汤加减。

处方： 炙黄芪30克，当归12克，川芎10克，丹参15克，炒白芍15克，地龙10克，川牛膝15克，秦艽10克，桃仁10克，红花6克，独活10克，元胡10克，狗脊15克，鸡内金10克，炙甘草3克。

用法： 水煎服，每日一剂，早、晚各一次顿服。

方解： 方中黄芪，补气使气旺血行；当归、白芍、丹参、红花，补血和血；川芎、丹参、地龙、桃仁、红花、元胡、川牛膝，活血化瘀；秦艽、独活、狗脊，祛风湿、止痹痛；鸡内金，健脾化瘀；炙甘草，调和诸药。

加减： 气滞胀痛甚者，加香附10克、青皮10克，行气止痛。瘀血停着刺痛甚者，加炮山甲6克、三七6克，增强活血化瘀。瘀血阻络麻木甚者，加乌梢蛇12克、全蝎6克，通经活络。气虚少气懒言，神疲乏力，下肢麻木者，加炙党参20克、炙升麻3克。兼寒湿者，加制川乌10克、炒苍术15克、生薏苡仁30克，散寒除湿。兼湿热者，加萆薢15克、土茯苓15克，清热利湿。

4. 肝肾亏虚型

多有长期慢性劳损史，肝肾亏虚，腰部经络不充，筋骨失养，证见腰部虚痛绵绵，喜按喜揉，腰膝酸软无力，遇劳更甚，卧则减轻。偏阳虚者，面色㿠白，腰膝冷痛、手足不温，神疲乏力，舌淡白，苔薄白，脉沉细迟。偏阴虚者，面色潮红，咽干口渴，倦怠乏力，失眠多梦，五心烦热，舌红少苔，脉沉细数。

治法： 补肝肾，强筋骨，通经络，止痹痛。

方药：詹氏补肾除痹汤加减。

处方：炙黄芪30克，当归12克，炒白芍20克，怀牛膝15克，乌梢蛇12克，狗脊15克，续断15克，骨碎补15克，熟地20克，杜仲15克，桑寄生15克，鸡血藤15克，仙灵脾15克，薏苡仁30克，炙甘草6克。

用法：水煎服，每日一剂，早、晚各一次顿服。

方解：方中熟地、狗脊、杜仲、桑寄生，补肝肾、强筋骨、止痹痛；怀牛膝、续断、骨碎补，补肝肾、行血脉；黄芪、当归、熟地、炒白芍、鸡血藤、炙甘草，补气血；桂枝，祛风通脉；薏苡仁，利湿除痹；鸡血藤，舒筋活络；乌梢蛇，通络止痛；炒白芍合炙甘草，养筋柔筋，缓急止痛；炙甘草，调和诸药。

加减：兼寒湿者，舌淡胖苔白腻，加制川乌10克、苍术10克，散寒除湿。兼湿热者，舌红苔黄腻，去仙灵脾、杜仲，加萆薢15克、土茯苓15克、地龙12克、黄柏6克，清热利湿。风盛者，游走性关节痛，加防风10克、独活6克，祛风除湿。关节僵硬者，加木瓜15克、伸筋草15克、透骨草15克，舒筋活络。阳虚甚者，易桂枝为肉桂15克、加附子10克，温阳散寒。偏阴虚者，去桂枝、仙灵脾，易炒白芍为生白芍20克，易熟地为生地20克，易乌梢蛇为地龙12克，加制萸肉15克、豨莶草15克、炙龟板15克，滋阴清热。

5.气血亏虚型

年老体弱、久病体虚或脾胃虚弱，生化乏源，气虚血亏，不能荣养腰脊肌肉筋骨关节，证见腰痛隐隐，面色苍白，心悸气短，四肢麻木，神疲乏力，遇劳则发，休息缓解，动则加剧。舌淡苔薄白，脉细弱。

治法：补气养血、通经活络。

方药：詹氏补肾益气汤加减。

处方：炙黄芪30克，炙党参15克，炒白术15克，当归12克，熟地20克，炒白芍20克，丹参15克，陈皮10克，骨碎补15克，续断15克，杜仲15克，狗脊20克，怀牛膝15克，肉桂3克，炙甘草6克。

方中黄芪、白术、党参、炙甘草，补气；当归、熟地、炒白芍、丹参，补血；陈皮，行气健脾；丹参，活血化瘀，使补而不滞；骨碎补、续断、杜仲、怀牛膝、狗脊，补肝肾、强筋骨，且狗脊引药入腰脊；肉桂，温通血脉，鼓舞血气化生；炙甘草，调和诸药。

用法：水煎服，每日一剂，早、晚各一次顿服。

加减：纳差者，加炒白术10克、神曲15克，健脾和胃。兼瘀血者，舌质淡暗或有瘀斑，脉细涩，加桃仁10克、红花10克，活血化瘀。

（二）中医外治

绝对平卧硬板床休息。

1. 腰椎牵引

进一步减轻椎间盘内的压力，提高疗效。牵引时注意腰背臀部放松。可减轻椎间盘内的压力，有利于髓核的回纳，解除神经、血管压迫。

（1）腰椎持续牵引法。患者平卧硬板床或牵引床，双下肢自然伸直，全身放松，床脚抬高2～3厘米，用腰椎牵引带绑扎固定，牵引重量从体重的1/8开始逐渐增加以使患者适应，最大不超过体重的1/4，24小时不间断牵引，一般牵引1～2周，最长不超过4周。进餐和大、小便时可松开牵引，但禁止坐起、弯腰，身体虚弱和老年患者不耐受牵引者，牵引重量应适当减轻，每天可持续牵引12小时。

（2）腰椎间断牵引法。患者平卧硬板床或牵引床，双下肢屈髋屈膝，全身放松，用腰椎牵引带绑扎固定，牵引重量从体重的1/2作为起始牵引重量，根据情况逐步增加，最大可加至相当于患者体重。每次牵引持续30分钟，每日牵引1～2次，10～15日为一疗程。身体虚弱和老年患者，牵引时间可适当缩短，牵引重量也应适当减轻。

（3）腰椎快速牵引法。患者平卧于电动控制牵引床上，分别固定胸部和骨盆，以超过体重10千克的牵引力快速牵引15～30分钟。牵引后平卧硬板床休息1～2周，必要时在1～2周内可重复牵引3次。

2. 小针刀

俯卧位，腹下垫薄枕，定点：取腰1至骶1棘间及双侧横突尖处、腰臀部压痛点，根据病变部位，选取3～4个松解点操作。松解点常规消毒后予2%利多卡因注射局部麻醉，每个点约注射1毫升。针刀操作：

（1）棘间点。严格按照四步进针法，刀口线与脊柱纵轴平行，刀体与皮肤垂直，快速刺入皮肤，匀速推进穿过棘上韧带，到达棘间韧带部位。然后将刀柄向头侧倾斜约30度～45度，向下位棘突的上缘推进，达骨面。调转刀口线90度，沿下位棘突的上缘骨面铲切2～3刀，纵行疏通、横行剥离，刀下松动感后出刀。

（2）横突点。刀口线与脊柱纵轴平行，刀体与皮肤垂直，快速刺入皮肤，匀速推进直达横突骨面。到达横突后面调转刀口线90度，沿横突下缘骨面，切开横突间韧带3～5刀。

（3）腰臀部压痛点。同上方法进针刀后，到达硬结点后予纵行疏通，横行剥离2～3次，刀下有松动感后出刀。治疗完毕后按压止血3分钟，予创可贴覆盖。手法治疗：松解完毕后予患者腰部斜扳，左、右侧卧各一次。术程顺利，测生命体征示平稳无头晕、头痛，无恶心、呕吐，无明显瘙痒不适。治疗完毕后，可注射曲安奈德针、

维生素 B_1 针、维生素 B_{12} 针混合液 1 毫升，一周一次。嘱患者卧床休息，针刀处避水 3 天，避风寒，调饮食，忌食辛辣刺激食物。

3. 针灸

调整脏腑阴阳，疏通气血经络。

常用穴位：双侧肾俞穴、命门穴、三阴交穴、太溪穴，用补法；腰阳关穴、腰眼穴、腰俞穴、秩边穴、环跳穴、委中穴、阳陵泉穴、悬钟穴、昆仑穴、腰痛穴，局部阿是穴，毫针刺，先刺阿是穴不留针，再刺腰痛穴 5 分钟，同时轻柔活动腰腿部；其余穴位每次选 5 个穴左右，进针得气后行补泻手法，留针 15 ~ 30 分钟；可加电针，连续波和疏密波结合使用；也可用当归注射液或丹参注射液进行穴位注射。艾灸每次选取 3 ~ 5 个穴位，每穴 3 ~ 5 分钟，以穴位灼痛能耐受为度。每日一次，7 日 1 个疗程，疗程结束后休息 1 日再继续。

寒湿痹阻，加取患侧阴陵泉穴、足三里穴，针刺用泻法；湿热痹阻，加阴陵泉穴、太冲穴、足三里穴，针刺用泻法；痰湿阻络，加足三里穴、丰隆穴，针刺用泻法；气滞血瘀，加血海穴、太冲穴、行间穴，针刺用泻法；气血亏虚，加脾俞穴、膈俞穴、气海穴、足三里穴，针刺加灸用补法；肝肾不足，加肝俞、关元穴、足三里穴，针刺加灸用补法。

4. 手法理筋

舒筋活血，理肌顺筋，松解粘连，解除痉挛，整复错缝，通利关节。

先点按腰骶周围及下肢大杼、肾俞、腰阳关、腰眼、腰俞、环跳、委中等穴位，使之"得气"，以舒筋活血，疏通经络；再用舒筋活血手法和理肌顺筋手法，如按、摩、推、拿、搓、揉、搓、散、摆、抖、弹筋、拨络等推拿按摩腰骶部周围肌肉韧带，使局部有发热感，解除肌肉痉挛，放松肌肉韧带；然后用腰椎五扳法及腰部牵抖法正骨理筋，理肌顺筋，整复错缝；最后用放松手法揉散、拍击腰背、骶臀周围及下肢肌肉筋脉，摇摆、搓抖、捋顺腰骶及下肢结束。"理筋喜柔不喜刚"，注意手法应轻柔，不宜用暴力。骨质疏松、腰椎滑脱、骨刺严重者慎用。

5. 中药熏洗

中药两次煎服后的药渣布包趁热熏熨腰骶部 20 ~ 30 分钟。

6. 理疗

常用红外线热疗，舒筋活血，温通经络。每日 1 ~ 2 次，每次 15 ~ 30 分钟，7 日一疗程。

7. 拔罐

双侧肾俞穴、命门穴、腰阳关穴、腰俞穴，火罐5～10分钟，以皮肤变紫红色为度。双侧肾俞穴、腰俞穴、命门穴、腰阳关穴、秩边穴、环跳穴，火罐5~10分钟。

8. 中药外敷

詹氏秘制黑膏药、百草膏贴敷，每日一次，7日一疗程。

（三）功能锻炼

詹庄锡医师曰："动则强壮。动则气血自行，肌肉自养，筋脉坚而骨髓壮。"急性发作期应制动，绝对平卧硬板床休息、静养。好转后适当活动腰背部，能够放松局部肌肉、韧带，缓解软组织疲劳，增加骨骼强度，预防骨质疏松及骨质增生的发生，有利于腰椎间盘突出症的康复。缓解期可交替做挺腰（腰背后伸）、左转、右转、环转等动作，活动双下肢，或做"詹氏骨保健操"进行功能锻炼。

（四）注意事项

（1）平时注意平卧硬板床休息，站立或坐时要腰背挺直，含胸拔背。忌久坐、久立、久弯腰，忌坐矮凳，忌强力负重，忌长期弯腰劳作，避免劳累。弯腰提取重物时应屈髋屈膝，直腰取物，避免腰部扭曲。治疗期间尽量避免坐起、弯腰，可挺直腰背侧卧，适当进行双下肢屈伸锻炼。

（2）适当进行腰背骶腹肌功能锻炼，促进筋骨的新陈代谢，增强脊柱强度及稳定性，可预防骨质疏松，避免肌肉萎缩，并能减轻腰椎退行性改变。

（3）进行健康教育宣教，使患者了解腰痛病的有关知识，提高预防意识，增强治疗信心，掌握康复的方法，并指导患者进行功能锻炼，并向患者说明功能锻炼的必要性和过程中可能发生的情况及注意事项，坚定患者的信心与耐心，减少患者的紧张和顾虑，争取患者的密切配合。

（4）做好心理护理，对患者及其家属做好安慰、解释工作，使其积极配合治疗，早日康复。

（5）慎起居，避风寒，远房帏，畅情志，调饮食，戒烟酒，忌坐卧湿地，忌劳欲太过，忌过食生冷、辛辣刺激性食物，加强饮食调配，增强机体抵抗力。若涉水、淋雨或身劳汗出后应及时换衣擦身，暑天湿热郁蒸时应避免夜宿室外或贪冷喜水。

（6）饮食方面，可食用富含钙、磷、胶原蛋白等的食品，补充蛋白质、钙、磷，预防骨质疏松，促进软骨修复及关节润滑液分泌，增强机体抵抗力，有利于腰痛病的康复。

典型病例：患者，男，62岁，腰椎间盘突出症

2019-07-06初诊 主诉腰痛伴右下肢放射痛3年余，加重1周。患者自诉3年来反复腰痛连及右下肢，于1周前无明显诱因下出现腰部酸痛不适，以右侧疼痛为甚，右臀部酸胀明显，右下肢麻木、疼痛。现腰痛及右下肢麻木、疼痛加重，遂来我院找詹新宇医师就诊。查体：脊柱居中，生理弯曲存在，未见明显侧弯、驼背畸形。腰骶部肌肉紧张，L3-S1棘间及右侧棘旁压痛阳性，叩击痛阳性；腰段活动范围轻度受限，右侧腰骶部压痛明显，右侧臀部约秩边穴、环跳穴压痛阳性，右下肢直腿抬高试验阳性，约30度，加强试验阳性；左下肢直腿抬高试验及加强试验阴性。双下肢"4"字征阴性，骨盆挤压分离试验阴性，双侧梨状肌紧张试验阴性，双侧股神经牵拉试验阴性。膝反射正常，跟腱反射正常，双巴彬斯基征阴性，踝阵挛阴性。右下肢感觉麻木，双下肢活动正常，末梢血运正常。腰椎CT检查示：L3/4、L4/5、L5/S1椎间盘膨隆，超出椎体外缘，相应神经根及硬脊膜囊略受压变形，第3~5腰椎椎体边缘及小关节突可见骨质增生、硬化、退变，腰段椎管无狭窄。患者神志清，精神欠佳，胃纳及睡眠较差，二便如常。舌淡白，苔薄白，脉沉细。结合病史、查体及CT检查，西医诊断为腰椎间盘突出症；中医诊断为腰痛病（肝肾亏虚）。辨证分析：患者年龄较大，年老体虚，加之长期劳作，劳累过度，耗伤气血，损及肝肾；气血亏虚，运行无力，痹阻经络，不通则痛；肾精亏虚，肝血不足，筋脉失于濡养，不荣则痛，故腰痛伴右下肢麻痛；肝肾亏虚、气血不足，不能鼓舞血脉，脉道不充，则脉象沉细；舌淡白、苔薄白为肝肾亏虚，气血不足之象。四诊合参，故辨病为腰痛病（腰椎间盘突出症），辨证为肝肾亏虚。病位在腰脊，属里证、本虚标实。

治疗方法 根据患者的病情，经患者及其家属要求并同意，采取保守治疗方案。

中医内治以补肝肾，强筋骨，通经络，除痹痛。詹新宇医师考虑患者年龄较大，胃纳及睡眠较差，佐以补气养血，健脾安神，予詹氏补肾除痹汤加减：黄芪30克，当归12克，炒白芍15克，怀牛膝15克，乌梢蛇12克，狗脊15克，续断15克，骨碎补15克，熟地15克，杜仲15克，桑寄生15克，鸡血藤15克，炒白术10克，茯苓15克，丹参15克，炙甘草3克。7剂，水煎服，每日一剂。方中熟地、狗脊、杜仲、桑寄生，补肝肾、强筋骨、止痹痛，且狗脊引药入腰脊；怀牛膝、续断、骨碎补，补肝肾、行血脉，且怀牛膝引药入腰膝；黄芪、炒白术、当归、熟地、炒白芍、鸡血藤、炙甘草，补气血；丹参，养血活血又能安神；鸡血藤，舒筋活络；乌梢蛇，通络止痛；炒白术、茯苓、炙甘草，健脾和胃；炒白芍合炙甘草，养筋柔筋；炙甘草，调和诸药。

外治保守治疗　腰部小针刀软组织松解术，针灸推拿火罐及红外线照射治疗，中药伤膏局部外贴。

（1）小针刀治疗　俯卧位，腹下垫薄枕，定点：腰3/4、腰4/5、腰5/骶1棘间各定1点，腰4、腰5双侧横突尖处各定1点，左侧臀部压痛点约环跳穴处定1点，共8个松解点，詹新宇医师先选取4个松解点操作，1周后操作另外4个松解点。松解点常规消毒后予2%利多卡因注射局部麻醉，每个点约注射1毫升。针刀操作：

①棘间点：严格按照四步进针法，刀口线与脊柱纵轴平行，刀体与皮肤垂直，快速刺入皮肤，匀速推进穿过棘上韧带，到达棘间韧带部位。然后将刀柄向头侧倾斜约30度～45度，向下位棘突的上缘推进，达骨面。调转刀口线90度，沿下位棘突的上缘骨面铲切2～3刀，纵行疏通、横行剥离，刀下松动感后出刀。

②横突点：刀口线与脊柱纵轴平行，刀体与皮肤垂直，快速刺入皮肤，匀速推进直达横突骨面。到达横突后面调转刀口线90度，沿横突下缘骨面，切开横突间韧带3～5刀。

③臀部压痛点。同上方法进针刀后，到达硬结点后予纵行疏通，横行剥离2～3次，刀下有松动感后出刀。治疗完毕后按压止血3分钟，予创可贴覆盖。手法治疗　松解完毕后予患者腰部斜扳，左、右侧卧各一次。术程顺利，测生命体征示平稳无头晕、头痛，无恶心、呕吐，无明显瘙痒不适。詹新宇医师嘱患者卧床休息，针刀处避水3日，避风寒，调饮食，忌食辛辣刺激食物。

（2）针灸推拿拔罐治疗　调整阴阳，疏经通络。取穴：双侧肾俞穴、命门穴、三阴交穴、太溪穴，用补法；双侧腰俞穴、腰阳关穴、秩边穴、环跳穴、委中穴、阳陵泉穴、局部阿是穴，针刺用平补平泻法。进针得气后提插捻转补泻法，留针接电针治疗30分钟，同时红外线照射。推、拿、按、摩、点、揉、捏、滚、弹、拨、拍、击、抖等手法推拿腰部30分钟，以舒筋活血，通络止痛。双侧肾俞穴、腰俞穴、命门穴、腰阳关穴、秩边穴、环跳穴，火罐5～10分钟。

（3）伤膏外贴：詹氏秘制黑膏药贴敷腰臀部，每日一次，7日一疗程。

（4）嘱患者平卧硬板床休息，尽量避免坐起、弯腰，可挺直腰背侧卧，适当进行双下肢屈伸锻炼，以促进血液循环，利于活血消肿。慎起居，避风寒，节饮食，忌劳欲太过，忌过食生冷、酸辣刺激性食物。注意站或坐姿要腰背挺直，忌久坐，忌强力负重，忌长期弯腰劳作，避免劳累。

2019-07-13二诊　患者诉腰痛及右下肢麻木、疼痛明显缓解，胃纳及睡眠较前好转，二便正常。查体：患者神志清楚，精神良好，舌质淡红，苔薄白，脉沉弱；腰部肌肉稍紧张，局部轻度压痛，无明显叩击痛，腰段活动可，左侧腰骶部轻度压痛，左侧臀部约秩边穴、环跳穴轻微压痛，骨盆挤压分离试验阴性，双下肢直腿抬高试验及加强试验阴性，双下肢"4"字征阴性，双侧梨状肌紧张试验阴性，双侧股神经牵拉试验阴性，膝反射正常，跟腱反射正常，双巴彬斯基征阴性，踝阵挛阴性，双下肢活动正常，末梢血运正常。效不更方，前方7剂继服。外治予中药伤膏局部外贴、针灸推拿拔罐治疗同前。嘱患者少坐、少弯腰，适当活动腰背部，可交替做轻柔挺腰（腰背后伸）、左转、右转、环转等动作，活动双下肢。

2019-07-20三诊 患者诉腰痛及右下肢麻木、疼痛消失，胃纳佳，睡眠安，二便正常。查体：腰部无明显压痛及叩击痛，腰段活动正常，左侧腰骶部无明显压痛，左侧臀部无明显压痛。双下肢直腿抬高试验及加强试验阴性，双下肢"4"字征阴性，双侧梨状肌紧张试验阴性，双侧股神经牵拉试验阴性，双下肢活动正常，末梢血运正常。予前方7剂继服巩固疗效，外治予中药伤膏局部外贴。詹新宇医师嘱患者加强腰背部功能锻炼，可交替做挺腰（腰背后伸）、左转、右转、环转等动作，活动双下肢，多做"詹氏骨保健操"进行功能锻炼。注意少坐、少弯腰，忌久坐，忌负重。

3个月后复诊随访，患者腰部无不适，生活、劳动正常，恢复良好。1年后电话随访，患者未再复发。

典型病例：患者，女，34岁，记者，产后腰痛

因生产后时感腰部酸痛不适半年而来我院就诊。患者半年前腰部酸痛不适，时轻时重，曾在外院摄腰椎正、侧位片检查未见明显异常，未作特殊治疗，近日因劳累后酸痛尤甚，慕名而来我院找詹新宇医师就诊。追问病史，患者是记者，平常工作比较忙，在去年生产一子，满月后马上投入繁忙的工作中，劳累一天下来，睡前即感腰部酸痛不适，夜卧后晨起后症状消失，第二天工作后又复如此，曾在外院摄腰椎正、侧位片提示未见明显异常，今因腰部酸痛加剧，遂来我院就诊。查体：神疲乏力，精神不振，少气懒言，四肢乏力，纳可，眠可，二便如常；脊柱居中，外观无畸形，局部无明显压痛，双下肢直腿抬高试验及加强试验阴性，提臀试验阴性，末梢感觉及活动良好。舌淡，苔薄白，脉细。诊断为：产后腰痛病（气血亏虚、肾精不足证）。分析：患者是记者，工作繁忙，长期劳累，耗伤气血，损及肝肾；气血亏虚，脏腑失养，四肢失荣，则神疲乏力，精神不振，少气懒言，四肢乏力；腰者肾之府，肾精亏虚，腰府不充，筋脉失养，不荣则痛，故腰部酸痛不适；气血亏虚，不能鼓舞血脉，脉道不充，则脉象细；舌淡、苔薄白为气血亏虚、肾精不足之象。四诊合参，故辨病为产后腰痛病，辨证为气血亏虚、肾精不足证。病位在腰脊，属里虚证。治疗以补益气血，强腰补肾，予中药归脾汤合六味地黄汤加减：淮山药10克，山萸肉10克，炒杜仲15克，金狗脊10克，茯苓12克，泽泻10克，牡丹皮10克，熟地15克，细辛3克，炙黄芪30克，党参15克，炙龟板（先煎）20克，川牛膝、怀牛膝各10克，7剂。经服7剂后复诊，诉腰部酸痛大减，仍有不适，原方继服7剂巩固疗效。嘱平时不可过于劳累，保证睡眠时间。病愈，未再就诊。

按：该女子年过三十生产，又为记者，工作劳累，产后复出早，既要喂养小儿，又要工作，气血精津消耗过大，表现在腰酸、舌淡、脉细，而无明显的阳性体征，气血不足以兼顾，故需先补益气血，佐以补肾益精，从而达到强腰健肾的作用，故以归脾汤结合六味地黄汤加减，药到病除。

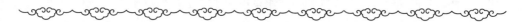

典型病例：患者，女，29岁，工人，经行腰痛

经期腰痛伴痛经10余年。患者自来月经后，每次腰腹剧痛，痛甚时要打杜冷丁针才能缓解，曾做妇科检查，诊断为"痛经"，予药物内服，当时缓解，经期仍痛不欲生，今因腰痛慕名而来我院找詹新宇医师就诊。追问病史，每次月经期腰腹痛甚，畏寒，经色暗红，挟有瘀血块。查体：一般情况良可，脊柱正中，外观无畸形、红肿，腰部无明显压痛，两侧腰肌略紧张，双下肢直腿抬高试验及加强试验阴性，提臀试验阴性，末梢感觉及活动良好。舌暗紫，苔薄，脉弦。诊断：经行腰痛（阳虚血瘀证）。分析：患者阳虚不能温通血脉，经行不畅，瘀血阻滞，经气壅滞，气机不通，故腰腹剧痛；阳虚不能温煦，故畏寒；痛引气机，脉气紧张，则脉象弦；舌暗紫、苔薄为瘀血之象。治以活血化瘀，温经止痛。予桃红四物汤加减：当归10克，川芎15克，桃仁泥10克，炙甘草6克，炮姜10克，杜红花5克，丹参15克，赤芍、白芍各10克，延胡索10克，广地龙10克，川牛膝、怀牛膝各10克，炙黄芪30克，益母草15克，土鳖虫6克，7剂，水煎服，药渣睡前半小时泡脚。经服7剂后，腰部症状缓解。二诊继服，经期停服，次月月经期痛经症状较前缓解，虽仍感腹痛，但腹痛能够忍受，腰痛亦减轻。经后再来复诊，予原方基础上，去土鳖虫，加熟地15克、细辛3克以温阳，7剂，服用3周，经期停服。再月复诊，诉月经期腰腹部症状大有缓解，隐痛不适，予原方去益母草、桃仁泥，加淮山药10克、山萸肉10克、炙龟板（先煎）24克，再加服半个月，病愈。嘱平时注意腰腹部保暖，月经前1周及经期忌食生冷寒凉之物。

按：该患者腰痛是伴随月经期的，并有痛经表现，所以治疗上应从治痛经着手。血行不畅，不通则痛，故腹痛腰酸相连，腹痛伴腰痛，畏寒喜暖，经血暗红有瘀血块，舌暗紫脉弦皆为血瘀之象。故方中重用桃仁泥、杜红花之类活血化瘀，通经止痛，以"破"为主；此为寒凝所致血瘀，故中期加以温通药物，祛寒止痛，温通经脉，以"和"为主；后期久病亏虚，加补益药物以补肾养血，以"补"为主，佐以行气活血，使补而不滞。

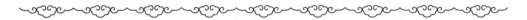

七、股骨头缺血性坏死

股骨头缺血性坏死是由于各种不同的病因，破坏了股骨头的血供导致股骨头缺血、坏死、塌陷，常导致严重髋关节功能障碍，多由外伤、酗酒、过用激素等引起，骨伤科则股骨颈骨折所致最为常见，常发生于青壮年。股骨头缺血性坏死属于中医"骨蚀病"范畴，即《灵枢·刺节真邪第七十五》所云："虚邪之入于身也深，寒与热相搏，久留而内着，寒胜其热，则骨疼肉枯；热胜其寒，则烂肉腐肌为脓，内伤骨，内伤骨为骨蚀。"临床表现：髋部持续痛或静息痛，夜间重，可放射至膝部，呈进行性加重，跛行，环跳部压痛阳性，内收肌压痛阳性，"4"字征阳性，髋关节活动受限，大腿肌肉萎缩，患肢短缩。早期 MRI 检查可见多样信号改变。中期 X 线片有新月状征表现，股骨头表面毛糙，密度不均匀，轮廓正常或稍扁平。晚期 X 线片可见股骨头塌陷变形，半脱位，关节间隙狭窄，髋臼硬化。

对于股骨头缺血性坏死的治疗，通常采用手术植骨或股骨头置换术。詹氏骨伤根据股骨头缺血性坏死的病理变化过程结合中医临床治疗阶段，把股骨头缺血性坏死简化为股骨头坏死未明显塌陷变形期和股骨头坏死明显塌陷变形期两个治疗分期，采用中医中药辨证保守治疗股骨头坏死未明显塌陷变形者，取得了很好的临床疗效。

（一）中医辨证论治

詹氏骨伤认为，肾主骨生髓，肾藏精，精生髓，髓充养骨。肾为本，本不荣则枝必枯，肾虚则精亏，精亏则髓少，髓少则骨枯髓空。《素问·上古天真论》："肾气盛，筋骨坚，肌肉满壮。"肾精充盛，骨充而不萎，筋充而不枯，筋强骨壮，肌肉丰满，关节清利。肾虚则骨髓不充，筋骨失养，复因跌打损伤，饮食劳倦，情志药害，耗伤气血，损及肝肾，伤及经络，气血亏虚，日久瘀血内停，痰湿内生，痹阻经络，不荣不通，骨枯筋萎，骨质坏死，发为骨蚀；复感风寒湿热杂邪，挟痰挟瘀，痹阻经络，合邪而兼痹。因此骨蚀为"本萎标痹"，本萎则迁延不愈，标痹则疼痛不已，重在治骨，治骨即治肾，治肾则重在补肾。骨蚀日久，痰瘀互结，虚实夹杂，故治疗以补为要，以通为辅，宜补肾壮骨与活血化瘀并用，攻补兼施，标本同治。詹氏骨伤治疗股骨头缺血性坏死，从肾着眼，在补肾壮骨的基础上结合活血化瘀之法，每获良效，对于股骨头坏死未明显塌陷变形者多可治愈，对于股骨头坏死已明显塌陷变形者多可缓解症状。

詹氏骨伤治疗股骨头缺血性坏死，根据病因、病机分为4种证候类型：肾虚骨萎型、肾虚血亏型、肾虚血瘀型、肾虚痹阻型。

1. 肾虚骨萎型

先天不足，或素体肾虚精亏，骨枯髓空，不荣不通，证见髋部虚痛隐隐，喜静喜按，腰膝酸软，劳则加重。舌淡白，苔薄白，脉沉细弱。

治法： 补肾壮骨，填精补髓。

方药： 詹氏补肾壮骨汤加减。

处方： 杜仲15克，狗脊15克，续断15克，补骨脂15克，骨碎补15克，枸杞子15克，熟地20克，制萸肉15克，炒白芍20克，炙龟板（先煎）15克，怀牛膝15克，当归12克，茯苓12克，神曲10克，炙甘草3克。

方中熟地、制萸肉，填精补髓；狗脊、杜仲、补骨脂、怀牛膝、续断、骨碎补、枸杞子，补肝肾、强筋骨；龟板，补肾壮骨，滋阴潜阳，既有阴中求阳之意，又能制补阳太过；当归、炒白芍，补血养筋；茯苓、神曲，健脾和胃，使滋而不腻；炙甘草，调和诸药。

阳虚寒盛者，腰膝冷痛，舌淡白体胖大脉沉迟弱，加肉桂10克、淫羊藿15克、鹿角霜15克，温阳散寒。

阴虚者，五心烦热，舌红苔薄黄脉沉细数，去补骨脂、杜仲，易熟地为生地20克，加螃蟹15克、制首乌15克、女贞子15克，滋阴清热，补肾生髓。

脾胃虚弱者，纳差，加炒白术10克、神曲15克、陈皮10克，健脾和胃。

2. 肾虚血亏型

饮食劳倦，耗伤气血，损及脾肾，肾精不足，气血两虚，骨枯髓空，筋骨失养，不荣不通，证见髋部空痛绵绵，四肢无力，静卧痛减，动则加重。舌淡白，苔薄白，脉沉细弱。

治法： 补肾壮骨，益气养血。

方药： 詹氏补肾益气汤加减。

处方： 炙黄芪30克，炒白芍20克，红花10克，当归12克，熟地20克，制萸肉15克，丹参15克，杜仲15克，狗脊15克，骨碎补15克，续断15克，炙龟板（先煎）15克，香附10克，枸杞子12克，炙甘草3克。

方中熟地、制萸肉、狗脊、杜仲、续断、骨碎补、枸杞子，补肝肾、强筋骨；龟板，补肾壮骨，滋阴潜阳，既有阴中求阳之意，又能制补阳太过；黄芪、红花、当归、熟地、炒白芍、丹参、炙甘草，补气血；红花、丹参、香附，行气活血，使补而不滞；炙甘草，调和诸药。

纳差者，加炒白术15克、神曲15克、陈皮10克，健脾和胃。

3.肾虚血瘀型

跌打损伤，伤及经络，损及肝肾，气滞血瘀，不荣不通，证见髋痛如刺，痛有定处，夜间加重，痛处拒按。舌质暗紫，或有瘀斑瘀点，脉沉细涩。

治法： 补肾活血，祛瘀生新。

方药： 詹氏补肾活血汤加减。

处方： 炙黄芪30克，丹参15克，当归12克，川芎10克，红花10克，炒白芍20克，香附10克，续断15克，骨碎补15克，土鳖虫10克，熟地20克，狗脊15克，制萸肉15克，怀牛膝15克，炙甘草3克。

方中熟地、制萸肉、狗脊、杜仲、续断、骨碎补、怀牛膝，补肝肾、强筋骨；当归、熟地、炒白芍、红花、丹参，补血和血；黄芪，补气生血，使气旺血行；续断、骨碎补、土鳖虫，祛瘀生新；川芎、丹参、红花、香附、怀牛膝，行气活血，使补而不滞；炙甘草，调和诸药。

刺痛甚者，加炮山甲6克、地龙10克，增强活血化瘀。

胀痛者，加香附10克、元胡10克，行气止痛。

麻木者，加乌梢蛇12克、全蝎6克，通经活络。

纳差者，加炒白术10克、神曲15克，健脾和胃。

4.肾虚痹阻型

恣食辛热、油腻、肥甘厚味，酿湿生痰；或嗜烟酗酒，药害过度，伤及肝肾；或情志不遂，五脏失和，生痰化火，损及肾阴肾阳，肾虚精亏，骨枯髓空，挟痰挟瘀，经络痹阻，不荣不通，证见髋部酸痛，腰膝酸软，腿足麻木，日轻夜重，静卧不减，劳累更甚。偏阳虚者，面色㿠白，腰膝冷痛，手足不温，神疲乏力，舌淡白，苔薄白，脉沉细迟。偏阴虚者，面色潮红，咽干口渴，倦怠乏力，失眠多梦，五心烦热，舌红少苔，脉沉细数。

治法： 补肾壮骨，通络止痛。

方药： 詹氏补肾除痹汤加减。

处方： 黄芪30克，当归12克，炒白芍20克，怀牛膝15克，乌梢蛇12克，狗脊15克，炙龟板（先煎）15克，全虫6克，熟地20克，杜仲15克，桑寄生15克，鸡血藤15克，仙灵脾15克，薏苡仁30克，炙甘草6克。

方中熟地、狗脊、杜仲、怀牛膝、桑寄生，补肝肾、强筋骨、止痹痛；黄芪，扶正祛邪，合当归、熟地、炒白芍、鸡血藤、炙甘草，补气血；桂枝，祛风通脉；龟板，补肾壮骨，滋阴潜阳，既有阴中求阳之意，又能制补阳太过；薏苡仁，利湿除痹；鸡血藤，舒筋活络；乌梢蛇、全虫，通络止痛；炒白芍合炙甘草，养筋柔筋，缓急止痛；炙甘草，调和诸药。

兼寒湿者，加制川乌10克，炒苍术15克，散寒除湿。

兼湿热者，去仙灵脾、杜仲，加草薢15克、土茯苓15克、地龙12克、秦艽12克，清热利湿。

风盛放射性疼痛者，加防风10克、独活6克，祛风除湿。

关节僵硬者，加木瓜15克、伸筋草15克、透骨草15克，舒筋活络。

阳虚甚者，易桂枝为肉桂15克，加附子10克，温阳散寒。

偏阴虚者，去桂枝、仙灵脾，易炒白芍为生白芍20克，易熟地为生地20克，加制萸肉15克、豨莶草15克、炙龟板（先煎）15克，滋阴清热。

（二）中医外治

卧床休息，避免劳累。

1.推拿按摩

推、拿、按、摩、点、揉、捏、滚、弹、拨、屈伸、摇、拍、击、捋等手法推拿髋关节、臀部及大腿部30分钟，以舒筋活血，通络止痛。手法应轻柔，不宜用暴力。

2.针灸调整脏腑阴阳，疏通气血经络

取穴：双侧肾俞、命门穴、三阴交穴、太溪穴，用补法；环跳穴、髀关穴、大杼穴、阳陵泉穴、悬钟穴，针刺用平补平泻法。进针得气后提插捻转补泻法，留针接电针治疗30分钟，同时进行红外线照射，以调整阴阳，疏通经络。

3.中药熏洗

中药两次煎服后的药渣布包趁热熏熨患处20～30分钟。

4.伤膏外贴

詹氏活络消痛贴膏贴敷腰臀部，每日一次，7日一疗程。

（三）功能锻炼

詹庄锡医师曰："动则强壮。动则气血自行，肌肉自养，筋脉坚而骨髓壮。"急性发作期应以休息为主，好转后及缓解期适当活动髋关节，能够放松局部肌肉、韧带，缓解软组织疲劳，增加骨骼强度，预防骨质疏松及骨质增生的发生，有利于股骨头缺血性坏死的康复。注意动作轻柔缓慢，循序渐进，运动量和运动强度不宜过大。可做"詹氏骨保健操"进行功能锻炼。

（四）注意事项

（1）股骨颈骨折、脱位及髋部创伤及时治疗，以免股骨头缺血坏死。

（2）忌久行、久立、久蹲，忌剧烈活动，忌强力负重，忌长期下蹲劳作，避免髋部劳累。

（3）慎起居，避风寒，远房帏，畅情志，节饮食，戒烟酒，慎用激素，忌坐卧湿地，忌劳欲太过，忌过食油腻、肥甘、烧烤、辛辣刺激性食物。

（4）进行健康教育宣教，使患者了解股骨头坏死的有关知识，提高预防意识，增强治疗信心，掌握康复的方法。

（5）适当进行轻柔的髋关节功能锻炼，促进筋骨的新陈代谢，可以避免肌肉萎缩，关节粘连，并能减轻髋关节退行性改变。

（6）饮食方面，可食用富含钙、磷、锌、铜、铁、锰、维生素、胶原蛋白等的食品，平衡饮食调配，增强机体抵抗力。

 典型病例：患者，男，42岁

2017-03-07初诊　自诉于1年前无明显诱因下出现双髋疼痛，半个月前双髋疼痛加重，活动不利，时有跛行，下蹲困难，左侧较重，劳累加重。在当地医院给予针灸中药等治疗无好转，遂来我院就诊。詹新宇医师接诊后予摄X线片示：左侧股骨头较扁平，表面毛糙，密度增高，关节面皮质下可见多个小囊状及新月形透光区，边缘硬化，股骨颈变短，髋关节间隙狭窄，髋臼缘可见高密度硬化及低密度不规则囊性改变；右侧股骨头稍扁平，表面毛糙，密度不均匀，髋关节间隙变窄，股骨颈未见变短（见图2-2-4-1）。查体：脊柱居中，生理弯曲存在，未见明显畸形，腰部无明显压痛及叩击痛，活动可。双髋部无明显肿胀，约环跳穴处压痛阳性，双侧腹股沟中点处压痛阳性，双下肢"4"字征阳性，左侧明显，右侧较轻，骨盆挤压分离试验阴性，屈膝屈髋试验阴性，双下肢直腿抬高及加强试验阴性，双侧梨状肌紧张试验阴性，双侧股神经牵拉试验阴性，双下肢无明显纵轴叩击痛，左髋关节活动明显受限，右髋关节活动稍受限，末梢血运及感觉正常。其余肢体未见明显异常。患者神志清，精神可，胃纳及睡眠可，二便如常，舌黯红，苔稍黄腻，脉细涩。患者平素嗜烟酒，无髋关节外伤史。结合病史、查体及X线片，詹新宇医师诊断为：骨蚀病（双侧股骨头坏死）。辨证分析：《顾氏医案》："烟为辛热之魁，酒为湿热之最。"患者恣嗜烟酒，酿湿生热，侵袭髋部，痹阻经络，关节不利，不通则痛，久则成瘀；肾主骨生髓，烟酒皆毒，腐蚀骨骼，则筋萎骨痹，骨枯髓空，发为骨蚀；骨合肾，骨病日久不愈，内含于肾，则肾虚。舌黯红为瘀血之象，苔稍黄腻为湿热之象，脉细涩为肾精亏虚，湿热瘀血痹阻，脉道不充，脉气不利之象。故辨病为骨蚀病，辨证为肾虚血瘀、湿热痹阻。本病属本萎标痹之证。

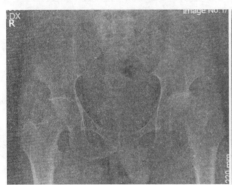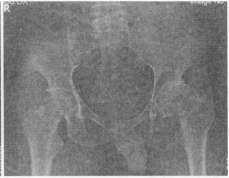

图2-2-4-1　治疗前　　　　　　　　　　　图2-2-4-2　治疗后

治疗方法　患者股骨头毛糙稍扁平，密度不均匀，但未明显塌陷变形，属中期，詹新宇医师分析，保守治疗有治愈希望。根据患者目前病情，和患者及其家属言明病情及治疗方案、可能的愈合等，经患者要求及其家属同意，采取保守治疗方案。

中医内治詹新宇医师首先以补肾活血，祛瘀生新，通络止痛。詹氏补肾活血汤加减：生黄芪30克，丹参15克，当归12克，全虫4克，土鳖虫10克，生白芍15克，续断15克，骨碎补9克，土茯苓15克，地龙12克，秦艽12克，熟地20克，炙龟板(先煎)15克，制萸肉15克，怀牛膝15克，生薏苡仁30克，炙甘草3克。处方7剂，水煎服，每日一剂。方中熟地、制萸肉，填精补髓；骨碎补、续断、土鳖虫、怀牛膝，补肾壮骨，祛瘀生新，且怀牛膝引药入髓；黄芪，扶正祛邪，合当归、熟地、白芍、丹参、炙甘草，补气血；地龙、丹参，活血化瘀，清热凉血；全虫，通络止痛；龟板，补肾壮骨，滋阴潜阳；秦艽、土茯苓、薏苡仁，清热利湿除痹；白芍合甘草，养筋柔筋；炙甘草，调和诸药。

外治保守治疗　詹新宇医师注重针灸推拿按摩，中药熏熨，中药伤膏局部外贴等等中医适宜技术辅助治疗。

（1）针灸推拿按摩。调整阴阳，疏经通络。取穴：双侧肾俞、命门穴、三阴交穴、太溪穴，用补法；环跳穴、髀关穴、大杼穴、阳陵泉穴、悬钟穴，针刺用平补平泻法。进针得气后提插捻转补泻法，留针接电针治疗30分钟。推拿按摩髋关节、臀部及大腿部，红外线照射20分钟，以缓解肌肉紧张，促进局部血液循环。

（2）中药两次煎服后的药渣布包趁热熏熨患处20～30分钟。

（3）伤膏外贴。秘制黑膏药贴敷髋部，每日一次，7日一疗程。

（4）嘱患者多休息，适当活动髋关节，可做"詹氏骨保健操"进行功能锻炼，动作轻柔缓慢，循序渐进，运动量和运动强度不宜过大。平时注意慎起居，节饮食，远房帏，畅情志，忌烟酒，忌劳欲太过，忌过食生冷、酸辣刺激性食物，忌久行、久立、久蹲，忌剧烈活动，忌强力负重，忌长期下蹲劳作，避免髋部劳累。

2017-03-14二诊 患者诉双髋部疼痛减轻，双髋活动不利较前好转。查体：患者一般情况良好，舌黯红及苔稍黄腻稍减，脉细涩。效不更方，治疗同前，前方7剂继服。

2017-03-21三诊 患者诉双髋部疼痛明显减轻，双髋活动明显好转。查体：患者一般情况良好，舌淡黯，苔微黄腻，脉细涩无力；双髋局部压痛减轻，右下肢"4"字征阳性，左下肢"4"字征弱阳性。结合舌脉症，患者湿热大减而余邪未尽，瘀血稍缓，肾虚如故，前方去土茯苓、秦艽、全虫，加桃仁12克、红花10克，以增强活血化瘀之效：生黄芪30克，丹参15克，当归12克，土鳖虫10克，生白芍15克，续断15克，骨碎补9克，桃仁12克，红花10克，地龙12克，熟地20克，炙龟板（先煎）15克，制萸肉15克，怀牛膝15克，生薏苡仁30克，炙甘草3克。予14剂继服，外治同前。

2017-04-04四诊 患者诉双髋部疼痛轻微，其余症状同前，原方继服半个月。

2017-04-19五诊 患者诉双髋部无明显疼痛，左髋关节活动稍受限，右髋活动如常。查体：患者一般情况良好，舌淡稍黯，苔薄白，脉细弱；左侧环跳穴处压痛弱阳性，左侧腹股沟中点处压痛弱阳性，左下肢"4"字征弱阳性；右侧环跳穴处压痛阴性，右侧腹股沟中点处压痛阴性，右下肢"4"字征阴性。复查X线片示：左侧股骨头轮廓较前恢复，表面毛糙，密度不均匀，髋白缘密度不均匀，股骨颈变短，髋关节间隙较窄；右侧股骨头轮廓基本恢复，表面稍毛糙，密度基本均匀，髋关节间隙稍窄。患者股骨头坏死明显改善。结合舌脉症，患者湿热已去，瘀血稍存，肾虚如好转，前方去桃仁、红花、土鳖虫，生白芍易为炒白芍，加狗脊、枸杞子、杜仲，以增强补肾壮骨之效：生黄芪30克，丹参15克，当归12克，狗脊15克，炒白芍15克，续断15克，骨碎补9克，杜仲15克，枸杞子15克，地龙12克，熟地20克，炙龟板（先煎）15克，制萸肉15克，怀牛膝15克，生薏苡仁30克，炙甘草3克。予14剂继服，外治去掉针灸推拿按摩，仍以药渣熏熨患处及詹氏活络消痛贴膏贴敷髋部。

2017-05-04六诊 诸症同前，无明显变化，原方继服半个月。

2017-05-19七诊 患者诉双髋部无疼痛，双髋活动如常。查体：患者一般情况良好，舌淡红，苔薄白，脉沉弱；双髋局部无明显压痛及叩击痛，双髋关节活动较前灵活。复查X线片、CT示：左侧股骨头轮廓稍扁平，表面毛糙，密度基本均匀，髋臼缘密度基本均匀，髋关节间隙稍窄；右侧股骨头轮廓基本正常，表面光滑，密度均匀，左髋关节未见明显异常。患者股骨头坏死明显好转，基本恢复，结合舌脉症，詹新宇医师考虑：患者湿热及瘀血余邪已去，肾精仍虚。故前方去地龙、薏苡仁，加炒白术、神曲，以健脾和胃，功专补肾壮骨：生黄芪30克，丹参15克，当归12克，狗脊15克，炒白芍15克，续断15克，骨碎补9克，杜仲15克，枸杞子15克，炒白术10克，熟地20克，炙龟板（先煎）15克，制萸肉15克，怀牛膝15克，神曲15克，炙甘草6克。予14剂继服。外治去掉膏药贴敷，以药渣熏洗患处。

2017-06-03八诊　诸症同前，无明显不适，原方继服半个月。

2017-06-18九诊　患者诉双髋部无明显疼痛，双髋活动如常。查体：患者一般情况良好，舌淡红，苔薄白，脉沉缓有力。双髋局部无明显压痛及叩击痛，双下肢"4"字征阴性。复查X线片示：左侧股骨头轮廓稍扁平，表面稍毛糙，密度基本均匀，髋臼缘密度基本均匀，股骨颈稍短，髋关节间隙稍窄；右侧股骨头轮廓正常，表面光滑，密度均匀，左髋关节未见明显异常（见图2-2-4-2）。患者股骨头坏死明显改善。结合舌脉症X线片，患者坏死的股骨头已基本复壮，肾精充盈，患者痊愈。予前方继服半个月，巩固疗效。

2年后复诊随访，临床检查：双髋关节无畸形，无疼痛不适，活动灵活，动作有力。患者感觉恢复良好，生活、工作正常，未再复发。

按：本例患者久嗜烟酒，酿湿生热，流注髋部，痹阻经络，瘀结成毒，腐蚀骨骼，损及肝肾，导致股骨头缺血性坏死，发为骨蚀；既有肾虚精亏之本虚为缓，又有湿热瘀血痹阻之标实为急；标实以瘀血阻络为缓，湿热内阻为急。精亏不能速生，肾虚不能急补，治本宜缓；活血祛瘀可稍缓，以免行散太过耗伤气血；清利湿热当先行，邪去正自安，治标宜急。故治疗先以清热利湿为主，兼以活血化瘀，辅以补肾壮骨；湿热去则以活血化瘀为主，祛瘀生新，兼以补肾壮骨；瘀血去脉道通，则补肾益精，生髓养骨，主次分明，次第治疗而获良效。治疗后右侧股骨头基本恢复正常，虽然左侧股骨头仍未完全复原，但轮廓基本恢复，而且双髋关节疼痛消失，功能基本恢复正常，生活完全自理，保守治疗效果满意。

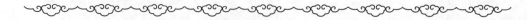

八、退行性膝关节病

退行性膝关节病，又名老年性膝关节炎、肥大性膝关节炎、畸形性膝关节炎、骨性膝关节炎、退行性膝关节炎、增生性膝关节炎、骨关节病，是一种常见的慢性、进展性骨关节病，临床主要表现为膝关节疼痛、肿胀、活动受限。主要是因创伤、劳累、过度运动、药物、感染或炎症等，导致膝关节反复磨损，关节骨质破坏而发生退行性改变。其病理特点为关节软骨出现原发性或继发性退行改变，软骨变性、破坏，软骨下骨硬化，伴有关节边缘和软骨下骨骨质增生，骨赘形成，从而使关节逐渐被破坏及产生畸形，影响膝关节功能的一种退行性疾病。多见于45岁以上的中老年，其发病随着年龄的增大而不断升高,65岁以上老年人发病率高达85%。属中医"痹证""骨痹""膝痛""膝痹病"等范畴。

（一）病因病机

中医学认为，退行性膝关节病的病因、病机为"本萎标痹"，《素问》："肾藏精，主骨生髓，肝藏血，主筋。"肝肾亏虚则"筋骨解堕""转摇不能""不能久立""行则振掉"。《张氏医通》云："膝为筋之府，膝痛无有不因肝肾虚者，虚则风寒湿气袭之。"《素问·上古天真论》："五八，肾气衰，发堕齿槁。"随着年龄增大，肝肾衰惫，难以充盈筋骨，筋骨萎弱，骨枯而髓减，骨质因而疏松，长期负荷负重，骨骼进而变形，筋不得滋润则不利关节活动。又因肝肾不足，日久必累及气血亏虚。《灵枢》云："经脉者，所以行气血而营阴阳，濡筋骨，利关节者也。""血和则经脉流行，营复阴阳，筋骨劲强，关节清利矣。"故退行性膝关节病其病本为肝肾亏损、气血不足所致。此外，还与劳损、创伤、饮食、气候变化、工作及居住环境等因素有关，创伤、劳损则瘀血内停，饮食劳倦则痰湿内生，又兼风寒湿痹邪外侵阻于经络，痹阻不通，发而为病，正如："风寒湿三气杂至，合而为痹。"因此，退行性膝关节病为"本虚标实""本萎标痹"。本萎则迁延不愈，标痹则疼痛不已。痹证日久，痰瘀互结，寒热错杂，虚实夹杂，故治宜寒温并用，攻补兼施，标本同治。根据病因病机，中医临床通常分为4种证候：湿热下注型，风寒湿痹型，肝肾亏损、气血不足型，肝肾不足、脉络瘀阻型。

（二）症状与诊断

本病起病缓慢，呈进行性加重，亦有急性发作，可发生于单侧或双侧，主要表现为：疼痛、功能受限、肿胀。

1.关节疼痛

膝关节疼痛是退行性膝关节病的主要症状，主要为钝痛，多有晨僵，静息痛，局部明显压痛，早期为发作性疼痛，晚期为持续性疼痛。表现为晨起或关节处于某一位置过久后，疼痛最为明显，稍活动后减轻，但活动过多、负重、剧烈活动、上下台阶、久坐、久站、久行时，疼痛又会加重，休息后缓解，可伴有弹响征。常因损伤或动作猛烈、劳累及气候变化诱发而急性发作。

2.关节功能受限

晨起、剧烈运动或活动过多、上下台阶、久行、久站或久坐起立开始行走时膝关节僵硬，疼痛明显，稍活动后好转；上下楼困难，下楼时膝关节发软（膝软，又称叫打软腿），易摔倒；下蹲困难，勉强蹲下则站起困难，蹲起时疼痛，不能坐低凳子，甚则跛行；后期关节僵硬加重，甚至关节骨性粘连，不能屈伸活动。

3.关节肿胀、畸形

患侧膝关节肿胀常见，常伴有关节积液，关节活动时有摩擦感或弹响声。后期骨质破坏，关节变形，周围软组织增生，常为持续性肿胀，膝关节变粗大，出现内翻或外翻畸形，如"O"形腿及"X"形腿等，常伴有肌肉萎缩；软骨退化、萎缩，局部坏死，关节软骨剥脱、关节内骨刺掉落及半月板破裂，关节内出现游离体，多表现出膝关节交锁征（指在行走等运动过程中，膝关节突然被锁在某一位置上不能运动，像有东西将关节"卡住"一样，常需要试探着将关节摇摆屈伸，往往在感到"咯噔"响后，关节才恢复原先的活动）。

（三）临床检查

急性发作期，关节内积液，患膝肿胀，局部有压痛点，膝关节研磨或推压髌骨时有骨性摩擦弹响、酸痛，膝关节屈伸受限，严重的患者膝关节并发不同程度膝内、外翻畸形，膝关节屈伸肌群肌力也受影响。

1.体格检查

髌骨深面及膝关节周围压痛，股四头肌萎缩，而膝关节粗大，关节活动轻度或中度受限，但纤维性或骨性强直少见，严重病例可见膝内翻或外翻畸形。

2.X线平片

早期X线片大多无明显异常，中晚期可见膝关节间隙不对称性狭窄，关节面下骨硬化和变形，关节边缘骨赘形成，胫骨隆突变尖、变形，关节面下囊性变和关节腔游离体等，甚者可见膝关节变形或膝关节半脱位。

3.MR提示

滑膜增生，关节囊积液，软骨退变，软骨下骨损伤，半月板损伤、变性，关节畸形变窄，关节边缘骨赘形成。

4.生化检查

一般无明显异常。

（四）中医治疗

1. 内治法

（1）肝肾亏损，气血不足型。

主症：膝关节酸痛反复发作，无力，关节变形，或有膝内翻，或髌骨外移，伴有耳鸣、腰酸，舌质淡，苔白，脉细或弱。

治则：补气血，益肝肾，温经通络。

方药：熟附八珍汤或右归饮加减。

鹿角胶12克，熟地黄30克，当归12克，锁阳12克，巴戟15克，牛膝18克，炒杜仲18克，白术15克，乌梢蛇12克，制山萸肉10克，桑寄生30克，制附子15克(先煎)，骨碎补15克，黄芪30克。

（2）肝肾不足，脉络瘀阻型。

主症：腰膝酸软无力，步态不稳，静息痛，有夜间痛醒史，刺痛，久站或久行及上、下楼梯痛甚，舌质淡，苔薄白，脉细涩。

治则：补肝肾，强筋骨，活血通络。

方药：补肾活血汤加减。

补骨脂15克，炒杜仲20克，骨碎补20克，血竭5克，熟地20克，牛膝10克，川断10克，独活10克，虎杖10克，鹿筋6克，木瓜10克，防己10克。

（3）湿热下注型。

主症：膝痛，红肿，觉热感，得冷则舒，得热痛剧，痛不可近，关节不能活动，小便黄溺，舌质红，苔黄腻，脉滑数。

治则：清热利湿，通络止痛。

方药：四妙丸加减。

黄柏10克，苍术10克，生薏苡仁30克，牛膝18克，海桐皮30克，知母12克，茵陈蒿30克，蚕砂15克，防风18克，生姜皮12克，猫人参30克，土茯苓30克，重楼10克，樉木15克。

（4）风寒湿痹型。

主症：膝关节肿胀，膝部内有积液，膝关节酸重沉着，活动不便，疼痛缠绵，阴雨寒湿天气加重，舌淡红，苔薄白，脉濡缓。

方药：独活寄生汤加减。

桑寄生30克，独活12克，牛膝12克，当归12克，熟地黄24克，白芍15克，桂枝12克，乌梢蛇15克，川芎12克，制附子15克(先煎)，狗脊20克，淫羊藿15克，防风6克，防己10克，细辛3克，海风藤10克。

2．外治法

（1）熏洗疗法。

①温经通络洗方：桂枝30克，生草乌30克，透骨草30克，羌活30克，独活30克，海桐皮30克，制没药40克，制乳香40克，川芎30克。

②詹氏舒筋活血洗剂：炙黄芪30克，当归12克，炒白芍15克，地龙10克，续断15克，骨碎补15克，五加皮15克，狗脊20克，桑寄生15克，怀牛膝15克，木瓜15克，鸡血藤15克，海桐皮15克，伸筋草15克，透骨草15克，土茯苓15克。

（2）局部外贴。一是詹氏秘制黑膏药，二是詹氏金黄膏。

3．理疗、针灸、推拿

（1）理疗。可选用频谱治疗仪、红外线、超短波等照射患部，中药离子导入则疗效更佳，中药熏洗。

（2）推拿。推拿按摩治疗关节退行性病变引起的关节炎有不错的效果。手法可归纳为解除软组织紧张与痉挛手法，止痛手法，松解粘连手法，增加髌骨活动度手法，消除膝关节肿胀手法等，可明显缓解关节退行性病变引起的疼痛及关节功能障碍。重点在膝关节周围施术，手法以滚、揉、点、按、擦为主，能舒筋散寒，活血通络，加速局部血液循环，改善关节腔内压力平衡，促进关节腔内容物组织的修复。

其他手法：一是拿捏股四头肌法，先用云南白药气雾剂或红花油擦局部，再用手指拿捏股四头肌30~50次；二是拨络法，弹拨或推拨股四头肌及髌韧带；三是膝关节屈伸扳法；四是抱膝搓揉法。以上动作能起到疏通经络，松解粘连，滑利关节，使膝关节的功能得以改善。

（3）针灸。针灸疗法也有一定的效果。针灸治疗基本以病痛局部穴为主，结合循经及辨证选穴。主穴：阿是穴、局部经穴；配穴：行痹者，加膈俞穴、血海穴；痛痹者，加肾俞穴、关元穴；着痹者，加阴陵泉穴、足三里穴。

（4）穴位推拿。

①患者仰卧位，先以滚法施于大腿股四头肌部，重点在髌骨上缘。

②以按揉法和弹拨法交替施于髌韧带、内外侧副韧带，重点取穴于犊鼻、鹤顶、阳陵泉、梁丘等穴。

③提拿髌骨，点委中及承山穴。

④患者俯卧位，以滚法施于大腿后侧腘窝与小腿后侧，约5分钟，以委中穴为主。

⑤仰卧位，作屈膝摇法，配合膝关节的伸屈、内外旋等被动活动。

⑥搓揉膝关节，透热为度。

（五）功能锻炼

功能锻炼要循序渐进，不能随意加大幅度进行。积极鼓励患者做股四头肌功能锻炼，可选择不负重形式进行，如仰卧床上作双下肢踩自行车运动，疼痛基本消失后，可作站立下蹲起立练功。对膝关节屈伸功能受限严重者，可结合下肢功能助动器协助练功。

功能锻炼与注意事项：

（1）限制活动。尽量减少膝关节的负重，限制某项运动，如登高、爬坡等。

（2）股四头肌训练。最初进行等长训练，第一步是训练股四头肌收缩，患肢伸直，收缩股四头肌，使髌骨上提，持续5秒，放松10秒，30~50次/组，2~3组/天；2~3周后进行直腿抬高锻炼，先收缩股四头肌，抬高足跟离床15厘米，肌肉有所恢复后，可逐渐增加负荷。

（六）预防

（1）避免劳累、长期、过度、剧烈的活动，避免长时间一个动作或姿势，如久站、久行、久坐、久蹲等，减少膝关节磨损。

（2）适当进行体育锻炼，促进筋骨的新陈代谢，可用避免肌肉萎缩，并能减轻膝关节退行性改变。

（3）及时治疗膝关节损伤，避免创伤性膝关节炎和膝关节退行性病变的发生。

（4）肥胖者应减轻体重，降低膝关节的负重，可以预防脊柱和关节的退行性病变。

（5）平时不要穿高跟鞋，最好穿松软、鞋底有弹性的休闲鞋或平底鞋。运动时注意保护膝关节，可佩带护膝，穿运动鞋。

（6）饮食方面，应多吃含蛋白质、钙质、胶原蛋白、异黄酮的食物，如牛奶、奶制品、大豆、豆制品、鸡蛋、鱼虾、海带、黑木耳、鸡爪、猪蹄、羊腿、牛蹄筋等，这些既能补充蛋白质、钙质，防止骨质疏松，又能生长软骨及关节的润滑液，还能补充雌激素，使骨骼、关节更好地进行钙质的代谢，减轻膝关节炎症状。

典型病例：患者，女，68岁

2019-07-14 初诊 患者自诉半年前无明显诱因出现双膝关节酸困疼痛，未做治疗，自服止痛药后缓解，此后上下楼梯及劳累则疼痛加重、发作，休息后自行缓解，5天前疼痛发作，右膝较重，自购膏药外贴，现因疼痛未见缓解，遂来我院就诊。李有娟医师接诊后查体发现：双膝关节轻度肿胀，双膝内外侧、内外膝眼及髌韧带压痛明显，无叩击痛，研磨试验弱阳性，浮髌试验阴性，抽屉试验阴性，双膝关节活动稍受限，双足、踝活动正常，末梢血运及感觉正常。

MR检查示：右膝关节各骨骨质增生，关节间隙变窄，临近关节面可见小斑片状长T1、长T2信号影，髌下脂肪垫信号增高，关节内、外侧半月板后角内可见线样异常信号影，未达关节面，外侧半月板前角可见条状长T2信号影，直达关节面，前后交叉韧带及内、外侧副韧带未见异常信号；关节腔可见异常增多积液信号影，周围软组织肿胀。患者平素身体一般，自觉腰酸腿软，现精神可，食纳可，睡眠可，二便如常，舌质淡红，舌体可见瘀点，舌苔薄白，脉沉细无力。李有娟医师结合病史、查体及MR检查，给出诊断。西医诊断为：双膝退行性关节炎，右膝关节半月板变性。中医诊断为：骨痹病（肝肾亏虚、脉络瘀阻证）。辨证分析：患者年老体衰，肝肾不足，又长期劳作，膝关节磨损，耗伤气血，瘀血留滞，痹阻经络，不荣不通则痛，故双膝酸痛、肿胀，屈伸不利；肝肾亏虚，腰膝失养，则腰酸腿软；瘀血留着，血脉瘀滞，故舌见瘀点；肝肾亏虚，气血不足，脉道不充，则脉沉细无力；舌淡红、苔薄白为肝肾亏虚之象。四诊合参，故辨病为骨痹病（双膝退行性关节炎），辨证为肝肾亏虚、脉络瘀阻证，病位在膝关节，属本萎标痹之虚实夹杂证。

治疗方法　根据患者病情和目前核磁共振报告，结合患者体质，李有娟医师觉得保守治疗会有很好的效果，故和患者沟通后开始治疗。

中医内治以补肝肾，强筋骨，活血通络。予补肾活血汤加减：补骨脂15克，炒杜仲20克，骨碎补20克，血竭5克，熟地20克，制萸肉20克，怀牛膝10克，川断10克，独活10克，虎杖10克，鹿筋6克，木瓜10克，防己10克。7剂，水煎服，每日一剂。

外治保守治疗　中药熏洗，伤膏局部外贴。

（1）温经通络洗方。桂枝30克，生草乌30克，透骨草30克，羌活30克，独活30克，海桐皮30克，制没药40克，制乳香40克，川芎30克。水煎熏洗，每日一剂。

（2）伤膏外贴。詹氏秘制黑膏药贴敷双膝关节，每日一次。

嘱患者注意避风保暖防潮，注意休养，减少膝关节活动，避免劳累，尽量少上下楼梯、下蹲。

2019-07-21二诊　患者一般情况可，诉双膝疼痛明显减轻。查体：舌淡红，瘀点减少，苔薄白，脉细弱；双膝无明显肿胀，轻度压痛，无叩击痛，双膝关节活动可，末梢血运及感觉正常。前方去防己，加狗脊补肝肾、强筋骨，7剂，水煎服，每日一剂。外治同前，嘱患者适当活动双膝关节，但应避免劳累及膝关节磨损。

2019-07-28三诊　患者一般情况良好，诉双膝无明显疼痛。查体：舌淡红，无明显瘀点，苔薄白，脉缓若；双膝无明显肿胀，无明显压痛和叩击痛，双膝关节活动正常，末梢血运及感觉正常。予前方7剂继服，巩固疗效。中医外治予药渣熏洗，继续詹氏秘制黑膏药贴敷，嘱患者继续进行双膝关节功能锻炼，注意避免劳累损伤。

三诊后患者自觉症状基本消失，又因工作等其他因素，未再来复诊。

3个月后电话随访，患者双膝无疼痛不适，活动自如，行走、上下楼梯时无疼痛，生活正常，患者恢复良好。一年后再次电话随访未有复发。

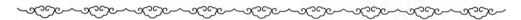

九、痛风性关节炎

痛风性关节炎是由于嘌呤代谢紊乱致使尿酸盐沉积在关节周围组织而引起炎性反应的一种关节疾病，属代谢性风湿病范畴。其临床特征为高尿酸血症伴急性痛风性关节炎反复发作，关节红肿，剧痛难忍，活动受限，严重者局部溃烂，病程迁延则表现为慢性痛风性关节炎和痛风石沉积、关节畸形，中医有"痛风""痛痹""历节""历节风"等名称，因痛如虎噬，变化如风，又称为"白虎风""白虎历节风"。痛风性关节炎好发于青、中年男性嗜酒、嗜肉者，多发作于夜间，足部多发，以蹞趾的跖趾关节最常见，属中医"痹证"范畴。

痛风性关节炎，嗜食高嘌呤的海鲜及动物内脏等辛辣发物、饮酒、受凉、劳累或损伤后容易复发，痛风迁延日久，反复发作，疼痛越来越难以忍受，痛风石沉积，皮肤破溃、关节畸形，可致残，部分患者遗留不同程度的永久性关节活动障碍，影响生活劳动，严重者可发生尿路结石、间质性肾炎、急性梗阻性肾病、缺血性心脏病，甚至发生肾衰竭，危及生命。痛风患者及时就诊，积极治疗可有效缩短病程，减少患者痛苦，恢复关节功能，詹氏骨伤擅长使用中药辨证论治，配合功能锻炼和针灸理疗，动静结合，内外兼治，综合治疗，具有临床疗效好、康复快、不易复发的优点，可有效预防病后致残和愈后复发的不良后果。

（一）病因病机

《素问·本病论》："人饮食劳倦即伤脾。"《素问·五运行大论》："思伤脾，甘伤脾。"《何氏虚劳心传》："烟为辛热之魁，酒为湿热之最。"詹氏骨伤认为，痛风多由患者过嗜烟酒、过食肥甘厚味、辛辣发物，易酿湿生热；或饮食不节，过度劳逸，忧思伤脾，导致脾失健运，痰浊内生；痰湿留着，阻滞气血运行，气滞血瘀，湿瘀互结，留注筋骨关节经络，复又感受风寒湿热杂邪，湿浊瘀阻，痹阻气血经络关节所致，证见手足关节肿胀，疼痛，关节屈伸不利；风盛者疼痛游走不定；湿盛者关节漫肿，困痛重着，肌肤麻木；寒盛者关节冷痛剧烈，痛有定处，肢体拘挛；热盛者关节红肿灼痛，或有发热；瘀血阻络者关节暗红，痛如针刺，痛有定处。日久不愈则痰瘀互结，留滞关节，耗伤气血，损伤肝肾，筋骨失养，寒热错杂，虚实夹杂，证见关节畸形、结节，可触及痛风石，感染寒湿、饮酒、劳累或损伤发作；湿浊瘀血郁而发热生毒，热盛则肉腐，湿毒侵渍，腐蚀筋骨，则筋腐骨蚀，皮肤溃烂，久不收口。

（二）中医辨证论治

詹氏骨伤认为，痛风的发生为脾虚酿湿生痰缊毒，湿浊淤毒流注筋骨关节，复感风寒湿热杂邪，痹阻气血经络筋骨关节所致，基本病机为湿浊瘀阻，肝脾肾虚为本，风寒湿热痰瘀阻痹筋骨关节为标，以活血化湿、通络止痛为治疗大法。詹氏骨伤临床常把痛风分为急性发作期和慢性缓解期，根据虚实寒热辨证论治，用药时常在辨证论治的基础上加上引经药，上肢常加羌活、桂枝，下肢常加牛膝、独活，引药直达病所，提高疗效。

1. 急性发作期

病发突然，关节肿胀，疼痛剧烈难忍，夜间加重，关节屈伸不利。通常分为风寒湿痹、风湿热痹、寒热瘀痹3种证候论治。

（1）风寒湿痹。脾虚湿生，湿浊流注筋骨关节，风寒湿邪乘虚侵袭，相互搏结，痹阻关节经络，不通则痛，证见关节肿胀，局部皮肤微红或发白，冷痛剧烈，遇寒痛剧，得温痛减，关节屈伸不利，或有结节、痛风石，舌淡白或淡红，苔薄白或白腻，脉弦紧或濡缓。

治法：温经散寒，祛风除湿。

方药：桂枝乌头汤加减。

处方：生黄芪20克，桂枝15克，炒白芍15克，制川乌10克，麻黄10克，当归12克，川芎10克，川牛膝10克，苍术10克，羌活10克，独活10克，生薏苡仁30克，细辛3克，草薢15克，炙甘草6克。

用法：水煎服，每日一剂。

方解：方中羌活、独活，祛风胜湿；川乌、麻黄、桂枝、细辛，温经散寒；薏苡仁、草薢，利湿除痹；苍术，健脾燥湿；生黄芪，补气除痹；当归、川芎、川牛膝，养血活血；炒白芍，缓急止痛；炙甘草，健脾和中。

加减：风偏胜者，则关节游走疼痛，或恶风发热，苔薄白，脉弦，加防风10克、白芷10克，祛风通络；寒偏胜者，关节冷痛剧烈，痛有定处，苔白，脉紧或沉迟，加附子10克、干姜6克，散寒止痛；湿偏胜者，关节肿胀困痛，肢体重着，肌肤麻木，苔白腻，脉濡缓或濡滑，加陈皮10克、半夏10克、土茯苓15克，祛湿消肿；瘀血停着，皮肤紫暗，疼痛如刺者，加制元胡10克、乳香10克，活血化瘀。

（2）风湿热痹。脾虚湿生，湿浊流注筋骨关节，风湿热邪乘虚侵袭，或素体阳盛，风寒湿邪从阳化热，风湿热交蒸蕴结，痹阻关节经络，不通则痛，证见关节红肿热痛，剧痛拒按，遇热痛剧，得凉痛减，关节屈伸不利，或有结节、痛风石，或有发热口渴，舌质红，苔黄或黄腻，脉弦数或濡数或滑数。

治法： 清热利湿，祛风通络。

方药： 白虎加桂枝汤合四妙散加减。

处方： 桂枝15克，石膏15克，生白芍15克，当归12克，丹参15克，苍术10克，豨莶草15克，防风10克，地龙12克，川牛膝10克，土茯苓15克，玄参15克，生薏苡仁30克，萆薢15克，生甘草6克。

用法： 水煎服，每日一剂。

方解： 方中桂枝、防风，疏风通络；生石膏、甘草，清热除烦；生白芍，养阴清热；当归、丹参，养血活血；玄参、丹参，活血化瘀，清热解毒；苍术，健脾燥湿；萆薢、薏苡仁，利湿除痹；地龙、豨莶草，清热通络；土茯苓、川牛膝，利水消肿，通利关节。

加减： 风偏胜者，则关节游走疼痛，或发热恶风，口干，苔薄黄，脉弦，秦艽10克、葛根15克，祛风解肌；湿偏胜者，关节肿胀，头昏身困，肢体重着，肌肤麻木，口干不渴或渴不欲饮，苔厚腻，脉濡滑，加防己10克、泽兰15克，利水消肿；热偏胜者，关节灼痛剧烈，身热汗出，口干口渴喜冷饮，小便短赤，苔黄或黄厚，脉数或滑数，加黄柏10克、栀子10克，清热泻火；瘀血发热，皮肤紫红，或有瘀斑者，加丹皮12克、虎杖15克，清热凉血，活血通络。

（3）寒热瘀痹。素体脾虚湿盛，湿阻血瘀，流注筋骨关节，风寒湿邪乘虚侵袭，郁而发热，或素体阳盛，湿热内蕴，瘀血内生，流注筋骨关节，复感风寒湿邪，风湿相搏，寒热错杂，瘀血停着，痹阻关节经络，不通则痛，证见关节红肿热痛，剧痛拒按，痛不可忍，畏寒肢冷，关节僵硬、变形，屈伸不利，或有结节、痛风石，或有发热口渴，舌淡或红，苔白或黄，脉弦紧或弦数。

治法： 祛风除湿，散寒止痛，清热通络。

方药： 桂枝芍药知母汤加减。

处方： 炙黄芪30克，桂枝15克，麻黄10克，生白芍15克，苍术10克，生知母12克，防风10克，附子10克，地龙12克，丹参15克，川牛膝10克，土茯苓15克，玄参15克，生薏苡仁30克，萆薢15克，炙甘草6克。

用法： 水煎服，每日一剂。

方解： 方中桂枝、防风，疏风通络；知母，清热除烦；生白芍，养阴清热；炙黄芪，补气固本；附子、麻黄，温经散寒；苍术，健脾燥湿；萆薢、薏苡仁，利湿除痹；地龙、玄参、丹参，活血化瘀、清热通络；土茯苓、川牛膝，利水消肿，通利关节；炙甘草，调和诸药。

517

加减： 寒偏胜者，畏恶风寒，腰膝冷痛，手足不温，渴喜热饮，小便清长，苔白腻，脉沉紧，加附子15克、干姜10克、细辛3克，温阳散寒；热偏胜者，关节灼痛剧烈，身热汗出，渴喜冷饮，小便短赤，苔黄或黄厚，脉滑数，加黄柏10克、防己10克、秦艽10克，清热泻火；瘀血重者，疼痛如刺，舌黯紫，瘀斑瘀点，加桃仁10克、红花10克、土鳖虫10克，活血化瘀。

2.慢性缓解期

病发缓慢或急性期缓解，关节肿胀轻微或不肿，疼痛轻微或不同，关节僵硬，结节、畸形，可触及痛风石，或有皮肤溃烂，久不收口。通常分为脾虚湿盛、痰浊瘀阻，阳虚寒凝、痰湿瘀阻，阴虚郁热、痰瘀互结3种证候论治。

(1)脾虚湿盛，痰浊瘀阻。素体脾虚肥胖，或痛风反复发作，耗伤气血，损伤脾胃，或饮食劳倦，损伤脾胃，水湿不化，痰浊内生，阻滞气血运行，气滞血瘀，痰湿瘀血胶结于筋骨关节，痹阻关节经络，不通则痛，证见关节肿大，皮肤色暗，刺痛、困痛，喜按喜揉，肢体困重，肌肤麻木，四肢乏力，关节僵硬、畸形，不能屈伸，皮下结节、痛风石，劳则发作，伴有面色不华，头昏身困，神疲气怯，四肢乏力，食少便溏，舌紫黯或淡黯，瘀斑瘀点，苔腻或白腻，脉弦涩或细涩或濡缓。

治法： 健脾化痰，活血通络。

方药： 桃红饮合六君子汤加减。

处方： 党参15克，炒白术15克，茯苓15克，陈皮10克，半夏10克，桃仁10克，红花10克，川芎10克，当归12克，地龙10克，川牛膝12克，生薏苡仁30克，威灵仙12克，白芥子15克，桂枝6克，萆薢15克，炙甘草6克。

用法： 水煎服，每日一剂。

方解： 方中六君子汤补气健脾，燥湿化痰；桃仁、红花、川芎、当归，活血化瘀；川牛膝、地龙，活血化瘀，通经活络；威灵仙、桂枝，祛风湿、通经络；萆薢、薏苡仁，利湿除痹；白芥子，燥湿化痰，利气散结；炙甘草，调和诸药。

加减： 脾气虚者，神疲气怯，四肢乏力，食少便溏，舌淡，苔薄白，脉细弱，加炙黄芪30克、砂仁6克、焦三仙15克，补气健脾开胃；痰湿盛者，关节漫肿，困痛重着，胸脘痞闷，苔厚腻，脉弦滑或濡滑，加苍术10克、蜈蚣2条、天南星6克，燥湿化痰，通络散结；瘀血重者，皮肤紫暗，刺痛固定，脉涩或细涩，加土鳖虫10克、制乳香10克、制没药10克，活血化瘀；偏寒者，关节冷痛，局部皮肤发白，遇寒痛剧，得温痛减，舌淡苔白，脉沉缓或沉迟，加附子15克、干姜10克、细辛3克，温阳散寒；偏热者，关节热痛，局部皮肤发红，遇热痛剧，得凉痛减，口干口渴，舌红苔黄，脉濡数或滑数，加玄参15克、豨莶草15克、知母12克，清热泻火。

(2)阳虚寒凝，痰湿瘀阻。痛风反复发作，耗伤阳气，损伤肝脾肾，或素体脾肾阳虚，寒湿内生，气滞血瘀，聚湿生痰，寒湿痰瘀流注筋骨关节，痹阻关节经络，不通则痛，证见关节轻痛发凉，微肿或不肿，皮肤淡白，喜暖喜按，得温痛减，肢体困重，肌肤麻木，关节僵硬、畸形，屈伸不利，皮下结节、痛风石，劳则发作，伴有神疲乏力，面色㿠白，眩晕耳鸣，畏寒自汗，手足不温，腰膝冷痛，口淡不渴，小便清长，舌淡白或淡暗，体胖大，瘀斑瘀点，苔白或白腻，脉沉迟细或沉细涩或沉滑。

治法：温阳散寒，活血化痰。

方药：附子理中汤合阳和汤加减。

处方：炙黄芪30克，党参15克，炒白术10克，制附子10克，干姜6克，怀牛膝15克，仙灵脾15克，续断15克，骨碎补15克，川芎10克，萆薢15克，麻黄6克，白芥子15克，陈皮10克，半夏10克，炙甘草6克。

用法：水煎服，每日一剂。

方解：方中附子、干姜，补火助阳，散寒止痛；炙黄芪、党参、炒白术，补气健脾；川芎，活血化瘀；仙灵脾，补肾壮阳，散寒除湿；怀牛膝、续断、骨碎补，补肝肾、活血化瘀；陈皮、半夏、白芥子，燥湿化痰，利气散结；麻黄，发越阳气，温经散寒；炙甘草，调和诸药。

加减：胸闷纳差，腹胀便溏者，舌淡少苔，脉虚弱，加砂仁6克、厚朴10克、焦三仙15克，健脾开胃；痰湿盛者，关节漫肿，困痛重着，胸脘痞闷，苔厚腻，脉弦滑或濡滑，加苍术10克、茯苓15克、天南星6克，燥湿化痰，通络散结；瘀血重者，皮肤紫暗，刺痛固定，脉涩或细涩，加桃仁10克、红花10克、土鳖虫10克，活血化瘀；阴寒内盛者，关节冷痛，局部皮肤发白，遇寒痛剧，得温痛减，形寒肢冷，筋脉拘挛，舌淡苔白，脉沉紧或沉迟，加制附子15克、肉桂10克、细辛3克，温阳散寒。

（3）阴虚郁热，痰瘀互结。痛风反复发作，耗伤阴血津液，损伤肝脾肾，或素体脾肾阴虚，虚热内生，炼液成痰，煎血成瘀，津停湿生，湿热痰瘀胶结流注筋骨关节，痹阻关节经络，不通则痛，证见关节隐痛，微肿或不肿，皮肤暗红或暗紫，喜凉喜按，得凉痛减，肢体酸软，肌肤麻木，关节畸形，屈伸不利，皮下结节、痛风石，伴有神疲乏力，眩晕耳鸣，面红盗汗，五心烦热，腰膝酸软，口干咽燥，小便短赤，舌红或暗红，瘀斑瘀点，苔薄黄或少苔或黄腻，脉细数或细涩或弦细。

治法：滋阴清热，活血化痰。

方药：知柏地黄丸加减。

处方：熟地20克，制萸肉15克，山药30克，炒白芍15克，炙龟板15克（先煎），鳖甲15克（先煎），丹参15克，丹皮12克，知母15克，地龙10克，秦艽12克，萆薢15克，生薏苡仁30克，贝母10克，胆南星10克，炙甘草6克。

用法：水煎服，每日一剂。

方解：方中熟地、制萸肉，填精补髓，滋阴补血；山药，补气养阴；丹参、丹皮、地龙，活血化瘀；炒白芍，滋阴养血；炙龟板、鳖甲、知母，滋阴潜阳，清热降火；胆南星、贝母，化痰散结；秦艽、地龙，清热通络；薏苡仁、草薢，利湿除痹；炙甘草，调和诸药。

加减：兼气虚者，气短乏力，加党参20克、黄精20克，补气养阴；瘀血重者，皮肤紫暗，刺痛固定，脉涩或细涩，加桃仁10克、红花10克、土鳖虫10克，活血化瘀；阴虚火旺者，关节灼痛，局部皮肤发红，遇热痛剧，得凉痛减，口干渴喜冷饮，舌干红苔黄燥，脉细数，加玄参15克、青蒿15克、地骨皮12克，滋阴降火。

（三）中医外治

1.手法理筋

舒筋活血、理肌顺筋、松解粘连、通利关节。手法理筋适用于慢性缓解期，急性发作期不宜进行手法操作，以免刺激加重疼痛。

一般先点按关节周围穴位，使之"得气"，以舒筋活血，疏通经络；再用舒筋活血手法和理肌顺筋手法，如按、摩、推、拿、滚、揉、搓、散、摆、抖、弹筋、拨络等推拿按摩关节周围肌肉韧带，使局部有发热感，解除肌肉痉挛，放松肌肉韧带；然后用活络关节手法如拔牵、屈伸展收、摇转等，活动关节，理肌顺筋、滑利关节，增强关节活动度和灵活性；最后用放松手法揉散、拍击伤肢关节周围肌肉筋脉，摇摆、搓抖、捋顺伤肢结束。

2.针灸治疗

可行气活血，通经止痛。

（1）上肢常用大杼、阳陵泉、肩井、肩髃、肩髎、肘髎、曲池、尺泽、曲泽、天井、少海、小海、手三里、内关、支沟、外关、太渊、神门、大陵、阳溪、阳池、阳谷、合谷等穴位。

（2）下肢常用大杼、环跳、髀关、承扶、委中、血海、梁丘、曲泉、阴谷、膝阳关、内外膝眼、阴陵泉、阳陵泉、足三里、三阴交、悬钟、太溪、昆仑、中封、解溪、照海、申脉、丘墟、商丘、太冲等穴位。

气滞血瘀者，泻血海、三阴交穴；风盛者，泻风池、风府穴；寒盛者，平补平泻肾俞、关元穴；湿盛者痰，泻足三里、阴陵泉穴；痰盛者，泻足三里、丰隆穴；热盛者，泻大椎、曲池穴；气血亏虚者，补脾俞、膈俞、足三里穴，或加灸；肝肾亏虚者，补肝俞、肾俞、命门穴。

毫针刺，急性发作期用泻法不留针，慢性缓解期平补平泻留针15～20分钟；风寒湿痹、虚证宜加艾灸，热痹、瘀血痹宜三棱针点刺放血。艾灸每穴3～5分钟，以穴位灼痛能耐受为度。三棱针点刺放血，每次选取2～3个穴位。每日一次，7日1个疗程，疗程结束后休息1日再继续。

3. 中药熏洗

可舒筋活血，消肿止痛，通经活络，通利关节。中药煎好后倒入加厚塑料盆中，将伤肢置于盆上并用毛巾覆盖，先用药液蒸气熏蒸10～15分钟，待药液自然凉至不烫后，趁热用药液搓洗伤肢，每日2次，每次30分钟。

（1）詹氏舒筋活血洗剂。生黄芪30克，当归12克，炒白芍15克，川芎10克，地龙10克，桂枝15克，桑枝15克，五加皮15克，海桐皮15克，狗脊20克，怀牛膝15克，木瓜15克，鸡血藤15克，伸筋草15克，透骨草15克。

功效： 舒筋活血，通利关节。

主治： 关节肿痛，屈伸不利，动则加重。

用法： 水煎熏洗，每日一剂。

方解： 桂枝、桑枝、五加皮、海桐皮、狗脊、木瓜、鸡血藤、伸筋草、透骨草，祛风湿，通经络，利关节；地龙、怀牛膝，活血通络，通利关节；当归、白芍，补血养筋，舒筋柔筋；黄芪，补气行血；川芎，行气活血。

加减： 风寒，加羌活10克、独活10克、防风10克，祛风散寒；寒湿，加川乌15克、苍术15克、艾叶15克，散寒祛湿；湿热，加土茯苓15克、忍冬藤15克、络石藤15克，清热利湿。

（2）詹氏温经通络洗剂。

方药： 桂枝30克，生草乌30克，透骨草30克，羌活30克，独活30克，海桐皮30克，制没药40克，制乳香40克，川芎30克。

功效： 舒筋活血，温经通络。

主治： 关节冷痛，拒按，屈伸不利，得温痛减，受凉痛剧。

用法： 水煎熏洗，每日一剂。

方解： 桂枝、草乌，散寒除湿，温经止痛；羌活、独活，祛风湿、止痹痛；川芎、乳香、没药，行气活血，通络止痛；透骨草、海桐皮，舒筋活血，通络止痛。

4. 理疗

风寒湿痹用红外线热疗，可舒筋活血，温通经络。每日两次，每次15～30分钟，7日一疗程。

5. 中药外敷

寒痹用詹氏秘制黑膏药贴敷，热痹用詹氏金黄膏用醋调敷，每日一次，7日一疗程。

痛风石过大，超过1厘米者，药物难以消散，可进行手术摘除。局部皮肤溃烂者，可按一般外科处理。

（四）功能锻炼

痛风迁延日久容易发生关节粘连僵硬，影响关节的活动功能，积极主动进行功能锻炼，能够活动关节，松解肌腱韧带粘连，预防肩关节粘连，可作为慢性缓解期预防、治疗关节僵硬的辅助方法。

詹氏骨伤治疗痛风非常重视功能锻炼的必要性和安全性，强调早期锻炼，安全第一。急性发作期炎性反应明显，疼痛、肿胀比较严重，应以休息静养为主，宜静不宜动，应少动、轻动，疼痛剧烈则不宜活动；慢性缓解期关节粘连、变形，应注意动静结合，宜多轻柔活动，不宜大动、剧动，以免刺激发作。上肢关节功能锻炼法常用的动作有：颈肩环绕、双手反背、托天按地、野马分鬃、转臂摇肩、苏秦背剑、轮转辘轳、四面伸臂、六合冲拳、举铃推掌、拧臂转肘、转臂摇肘、勾翘劈挑、随风摆柳、抓拳拧腕、老鹰抓鸡、俯卧抓撑、旱地游泳；下肢关节功能锻炼法常用的动作有：悬空摆腿、空中蹬车、环揉髌骨、屈伸绕膝、前弓后虚、马步蹲站、八方摆踢、举腿摇摆、钟摆摇髋、金丝缠腿、摇踝转足、点地转足、旱地拔葱、立定跳远。锻炼贵有恒，功能锻炼应持之以恒，动作柔和，循序渐进，逐渐加大动作幅度、运动强度和运动量，以身体能够耐受而不加重疼痛或感到疲劳为度。如果出现疼痛、肿胀加重，伤情恶化时，说明运动量或运动强度过大，或者锻炼方式不当，应立即停止锻炼，充分休息，以保证安全。

（五）预防护理

（1）急性发作期由于疼痛剧烈，活动时疼痛加重，宜卧床休息5~7日左右，必要时固定制动，待疼痛缓解后，即可进行关节功能锻炼活动，预防关节粘连僵硬。

（2）居住环境应干燥温暖，注意避风防潮保暖，注意劳逸结合，不宜剧烈活动，避免劳累损伤，预防痛风发作。

（3）有痛风家族史者应经常检查血尿酸，肥胖者应积极减肥，平时可喝咖啡，多喝碱性水，以利于尿酸排泄，降低血尿酸浓度，预防痛风发作。

（4）进行健康宣教，使患者了解痛风的有关知识，指导患者进行饮食调理和功能锻炼，并向患者说明治疗过程中可能发生的情况及注意事项，坚定患者信心与耐心，减少患者的紧张和顾虑，争取患者的密切配合。

（5）做好心理护理，对患者及其家属做好安慰、解释工作，使其积极配合治疗，早日康复。

（6）慎起居，避风寒，远房帏，畅情志，调饮食，戒烟酒，忌食海鲜、豆制品、动物内脏、甜食、果糖饮料，忌过食肥甘厚味、辛辣刺激性食物，加强饮食调配，增强机体抵抗力。

（7）积极锻炼身体，增强抗病能力。

典型病例：患者，男，27岁

2019-06-13初诊 自诉1年前左足曾患痛风，服用秋水仙碱后缓解（具体不详），昨晚饮酒后左足疼痛发作，红肿热痛，剧痛难忍，行走时疼痛加重，遂来我院就诊，检查示患者血尿酸：563umol/L。查体：左足背肿胀明显，踇趾肿大，皮肤发红，局部皮温略升高，第1跖趾关节部压痛明显，无轴向叩击痛，得凉痛减，未触及痛风石及皮下结节，足趾活动可，末梢血循感觉正常。手指活动正常，末梢血运和感觉正常。患者平素体质一般，嗜烟酒，每日1包烟，白酒4两，现精神可，食纳可，睡眠可，大便如常，小便黄赤，口干口渴，喜冷饮而不多，舌质红，舌下脉络紫暗瘀曲，舌苔黄腻，脉滑数。李有娟医师结合病史、查体及生化检测，西医诊断为：左足痛风性关节炎；中医诊断为：痛风病（湿热瘀痹）。辨证分析：患者素嗜烟酒，酿湿生热，伤脾留瘀，日久耗伤气血，湿瘀互结，留注于筋骨关节经络，现因饮酒而受湿热，湿热瘀血交蒸蕴结，痹阻关节经络，不通则痛，故足部红肿热痛，得凉痛减；热盛伤津，故小便黄赤，口干口渴喜冷饮；湿为水邪，湿瘀内阻，故渴不多饮；动则易伤关节筋脉，故行走活动时疼痛加重；瘀血留着，血脉瘀滞，故舌下脉络紫暗瘀曲；湿热熏蒸，则舌红、苔黄腻；湿热熏蒸，气血涌盛，脉来流利迅速，脉道充盛，则脉滑数。四诊合参，故辨病为痛风病（左足痛风性关节炎急性期），辨证为湿热瘀痹证，病位在足，属标急之实证。

治疗方法 根据患者目前病情和平素体质，现在的治疗方法，宜采取保守治疗方案。

现为痛风急性发作期，急则治其标，李有娟医师认为：中医内治以清热利湿，活血通络，佐以健脾化湿，扶正以祛邪，因此予白虎加桂枝汤合四妙散加减：桂枝15克，石膏15克，生白芍15克，当归12克，丹参15克，苍术10克，豨签草15克，地龙12克，川牛膝10克，土茯苓15克，玄参15克，生薏苡仁30克，萆薢15克，虎杖15克，防己10克，生甘草6克。7剂，水煎服，每日一剂。方中桂枝，疏风通络；生石膏、甘草，清热除烦；生白芍，养阴清热；当归、丹参，养血活血；玄参、丹参、虎杖、地龙，活血化瘀；苍术，健脾燥湿；萆薢、薏苡仁、防己，利湿除痹；地龙、豨签草，清热通络；土茯苓、川牛膝，利水消肿，通利关节，且川牛膝引药入下肢；甘草，调和诸药。

外治保守治疗 詹氏金黄膏局部外贴。每日一次。

嘱患者卧床休息，制动左足，注意防潮保暖，注意休息，禁止足部剧烈活动，避免劳累损伤；嘱患者戒烟酒，忌食海鲜、豆制品、动物内脏、甜食、果糖饮料，忌过食肥甘厚味、辛辣刺激性食物，避免诱发痛风。

2019-06-30二诊　患者一般情况可，诉左足灼痛明显减轻。查体：舌红稍淡，舌下脉络紫暗瘀曲减轻，苔薄黄稍腻，脉滑稍数；左足部红肿热痛明显减轻，局部轻度压痛，无叩击痛，左足活动可，行走无碍，末梢血运及感觉正常。效不更方，予前方7剂继服，每日一剂。外治同前，嘱患者适当活动左足，继续足部防潮保暖，注意休息，饮食宜忌同前。

2019-07-07三诊　患者一般情况良好，诉左足无明显疼痛。查体：舌淡红，舌下脉络正常，苔薄白，脉沉缓有力；左足无红肿，无压痛和叩击痛，无灼热感，左足活动正常，末梢血运及感觉正常。患者痛风痊愈，嘱患者积极锻炼身体，增强抗病能力，注意足部防潮保暖，注意休息，饮食宜忌同前，预防痛风发作。

一年后随访，患者左足无疼痛不适，行走活动正常，恢复良好，未再复发。

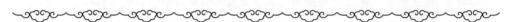

第五节　杂病治疗经验

一、脑震荡

脑震荡是指头部受暴力伤害后而引起短暂的脑神经功能障碍所产生的临床症候群，临床表现为短暂性昏迷、近事遗忘以及头痛、眩晕、恶心和呕吐等症状，神经系统检查通常无阳性体征，是头部内伤中最轻的脑损伤，又名脑震伤、脑海震动、脑气震动，根据临床表现和恢复过程，通常分为昏迷期、清醒期、恢复期、后遗症期，属中医"脑内伤病"范畴，按照内伤三期辨证论治。

脑震荡多数可治愈，但常有部分患者脑组织损伤恢复后遗留有头痛、眩晕、耳鸣、失眠、多梦、健忘、神经过敏等脑神经功能失调的脑外伤后综合征症状，影响日常生活劳动，詹氏骨伤擅长使用中药辨证论治，配合针灸治疗和情志康复，身心并治，综合治疗，具有临床疗效好、康复快、后遗症少的优点，可有效预防脑震荡后遗症的不良后果。

（一）临床表现与诊断

头部受暴力伤害发生脑震荡，脑组织和脑脊液受到冲击、震荡，可有脑干网状结构受损，脑组织轻度充血、水肿，甚至点状出血，颅内压升高，脑脊液渗漏，脑血管和脑神经功能紊乱，出现短暂的脑神经功能障碍，一般无脑组织的器质性损害。临床表现为短暂性昏迷、近事遗忘以及头痛、眩晕、恶心和呕吐等症状，神经系统检查通常无阳性体征，部分患者恢复期后出现反复发作的头痛、眩晕、耳鸣、失眠、多梦、健忘、精神紧张、神经过敏、反应迟钝、注意力不集中、疲劳等后遗症症候群。

脑震荡根据临床表现和恢复过程，通常分为昏迷期、清醒期、恢复期、后遗症期。

1. 昏迷期

头部受撞击、暴力或跌倒触地后突然昏迷，短则数秒，长则数个小时，多数数分钟到半小时内即可清醒。也有个别患者出现长期昏迷，甚至休克、死亡。

2. 清醒期

通常为伤后3～7天，清醒后多有近事遗忘现象，患者忘记伤害发生过程，通常昏迷时间越长，近事遗忘现象越显著；轻者仅头昏、头晕，重者出现头痛、恶心、呕吐，记忆力减退，反应迟钝，畏光、恶声，小便失禁等症状，神经系统检查通常无阳性体征。

3. 恢复期

常有头痛、眩晕、耳鸣、失眠、多梦、记忆力减退、反应迟钝、精神紧张、易疲劳等症状，轻微者2～4周内即可恢复，一般多在1个月至半年逐渐消失痊愈。

4. 后遗症期

受伤半年后仍未完全康复，出现反复发作或长期头痛、眩晕、耳鸣、失眠、多梦、健忘、烦躁、精神紧张、神经过敏、注意力不集中、疲劳等后遗症症候群。

（二）中医辨证论治

《素问·脉要精微论》："头者精明之府。"李时珍《本草纲目·辛夷·发明》曰："脑为元神之府。"詹氏骨伤认为，脑震荡为脑髓受外力冲击震荡所伤，《素问·举痛论》："惊则气乱。惊则心无所依，神无所归，虑无所定，故气乱矣。"脑髓受伤，其人必惊，心无所依，神无所归，气机逆乱，脑气壅聚，清窍闭塞，神明失司，则昏迷不省人事；待清窍渐通，神气渐定，则移时自醒；醒后神伤未复，则逆行健忘；气血俱伤，气滞血瘀，清气不升，浊气不降，神失所养，神明被扰，则头昏、头痛、头晕、目眩、反应迟钝；升降失常，扰动胃气上逆，则恶心、呕吐；气机逆乱，开阖失司，则小便失禁；强光、噪声扰乱心神，故畏恶强光、噪声。凡伤必瘀，凡伤则虚，脑髓损伤日久不愈，则积瘀留滞，耗伤精神气血，损及心肝脾肾，《灵枢·口问》："故上气不足，脑为之不满，耳为之苦鸣，头为之苦倾，目为之眩。"《灵枢·决气》："精脱者，耳聋；气脱者，目不明；液脱者，骨属屈伸不利，色夭，脑髓消，胫瘹，耳数鸣。"《灵枢·海论》："脑为髓之海，髓海不足，则脑转耳鸣，胫酸眩冒，目无所见，懈怠安卧。"心主神志，肾藏精生髓，脾化生气血，肝主情志，心肝脾肾亏虚，精神气血不足，脑髓、心神失养，故见眩晕、耳鸣、恶心、反应迟钝、意力不集中、疲劳；瘀血阻络，脑络不通，则见头痛、失眠、多梦、健忘、烦躁、精神紧张、神经过敏。

詹氏骨伤根据脑震荡的病因病机和康复过程，把脑震荡分为初期、中期、后期三期，分虚实辨证论治。脑震荡初期相当于昏迷期和清醒期，病机为脑气逆乱，证多属实；中期相当于恢复期，病机为瘀阻脑络，证多虚实夹杂；后期相当于后遗症期，病机为脑髓失养，证多属虚。

1. 初期

脑震荡初期基本病机为脑气逆乱。脑髓震荡，气血两伤，气滞血瘀，升降失司，心神被扰，证见短暂昏迷，移时自醒，醒后逆行健忘，头昏，头痛，眩晕，恶心、呕吐，记忆力减退，反应迟钝，畏光、恶声，小便失禁，脉弦或弦紧。脑震荡初期短暂性昏迷，通常移时自醒，治疗时已经清醒，一般无需处理。

治法： 理气活血，开窍安神。

方药： 詹氏颅脑损伤一号方加减。

处方： 川芎10克，丹参15克，当归12克，郁金10克，节菖蒲10克，桃仁10克，红花10克，三七6克，制乳香6克，制没药6克，柴胡10克，细辛3克，地龙12克，泽兰15克，琥珀粉6克（冲服），老葱白3根。

用法： 水煎服，每日一剂。

方解： 川芎、丹参、桃仁、红花、三七、泽兰，活血化瘀、消肿止痛；郁金、乳香、没药，行气活血；当归养血和血；菖蒲、柴胡、细辛，行气开窍；地龙、琥珀，活血散瘀，开窍醒神；老葱白，通阳开窍，引药上行入头。

加减： 眩晕重者加天麻10克、钩藤12克；呕吐，加制半夏10克、丁香6克；昏迷不醒加麝香粉0.1克（冲服），梅片粉0.3克（冲服），或黄酒送服云南白药保险子1粒。

2. 中期

脑震荡中期基本病机为瘀阻脑络。脑髓损伤，瘀血阻络，耗伤气血，脑髓失养，心神不宁，证见头痛如刺、眩晕、恶心、耳鸣、失眠、多梦、记忆力减退、反应迟钝、精神紧张、易疲劳，舌黯紫，瘀斑瘀点，脉弦涩或细涩。

治法： 补气活血，通络安神。

方药： 詹氏颅脑损伤二号方加减。

处方： 炙黄芪30克，丹参15克，当归12克，节菖蒲10克，郁金10克，细辛3克，炒白芍15克，远志10克，地龙12克，桃仁10克，红花10克，三七6克，炒白术10克，天麻10克，琥珀粉6克（冲服），老葱白3根。

用法： 水煎服，每日一剂。

方解：桃仁、红花、丹参、三七，活血化瘀；郁金、菖蒲，行气开窍；当归、白芍，补血活血；地龙、琥珀，活血散瘀，开窍醒神；黄芪、白术、炙甘草，补气健脾，气旺则血行；远志，化痰开窍，安神定志；天麻，平肝熄风；老葱白，通阳开窍，引药上行入头。

加减：气虚甚者，神疲乏力，气短自汗，脉虚弱，加炙党参30克、大枣30克、炙升麻6克，补气升阳；兼痰湿者，头脑昏沉，伴胸闷纳差，恶心呕吐，苔厚腻，脉弦滑或濡滑，加茯苓15克、半夏10克、陈皮10克，燥湿化痰；兼肝风内动者，头胀头痛，眩晕欲仆，耳鸣泛恶，烦躁失眠，舌偏红，苔薄黄，脉弦滑数，加钩藤15克、菊花10克、夜交藤30克，平肝熄风。

3. 后期

脑震荡后期基本病机为脑髓失养。脑髓损伤日久，积瘀留滞未尽，耗伤精神气血，损及心肝脾肾，虚风内动，脑络瘀阻，脑髓、心神失养，证见头痛、眩晕、耳鸣、失眠、多梦、健忘、烦躁、反应迟钝、意力不集中、精神紧张、神经过敏、疲劳；舌质淡，苔薄白，脉细弱。

治法：填精补髓，安神定志。

方药：詹氏颅脑损伤三号方加减。

处方：炙黄芪30克，丹参15克，当归12克，炒白芍20克，节菖蒲10克，细辛3克，红花10克，炒白术15克，天麻10克，熟地30克，制萸肉20克，制首乌20克，炙龟板15克（先煎），远志10克，珍珠粉0.6～1克冲服，炙甘草10克。

用法：水煎服，每日一剂。

方解：熟地、制萸肉、制首乌，填精补髓；当归、白芍，补血和血；红花、丹参、地龙，活血化瘀；黄芪、白术、炙甘草，补气健脾，气旺则血行；龟板，补肾壮骨，滋阴潜阳，既有阴中求阳之意，又能制补阳太过；珍珠粉、远志，安神定志；天麻，平肝通络。

加减：肝风内动，头痛、眩晕，加菊花10克、白蒺藜10克，平肝熄风；肝气郁结，情志抑郁、急躁易怒、头痛，加香附10克、郁金10克、白蒺藜10克，疏肝解郁；痰湿上泛，恶心欲呕，加半夏10克、茯苓15克，燥湿化痰，降逆止呕；血虚、血瘀、失眠、多梦、健忘、烦躁，加琥珀粉6克（冲服）、合欢皮30克、人参6～10克，养心安神；耳鸣，加磁石30克、柴胡6克，安神聪耳；纳差，加陈皮10克、焦三仙15克，健脾开胃。

（三）中医外治

1. 针灸治疗

可开窍醒神，安神定志，行气活血，通经止痛。

（1）初期。昏迷期可用毫针泻人中穴或涌泉穴，或指压人中穴，使其苏醒。若为休克昏迷，可灸百会穴或神阙穴，直至苏醒。清醒期选取百会、头维、太阳、印堂、内关、神门、合谷、三阴交、悬钟、太冲等穴位，毫针刺平补平泻，留针15～30分钟，每日1次，10日为一疗程，疗程结束后休息1～3天再继续。

（2）中期。选取百会、四神聪、头维、太阳、印堂、内关、神门、合谷、血海、足三里、丰隆、三阴交、悬钟、太溪、太冲等穴位，毫针刺平补平泻，留针15～30分钟，每日1次，10日为一疗程，疗程结束后休息1～3日再继续。艾灸可选取百会、气海、关元、足三里、心俞、脾俞、肝俞、肾俞等穴，每穴3～5分钟，以穴位灼痛能耐受为度。

（3）后期。可选用百会、内关、神门、合谷、足三里、三阴交、悬钟、太溪、太冲等穴位，毫针刺平补平泻，留针15～30分钟，每日1次，10天为一疗程，疗程结束后休息1～3日再继续。艾灸可选取百会、气海、关元、足三里、心俞、脾俞、肝俞、肾俞等穴，每穴3～5分钟，以穴位灼痛能耐受为度。

（4）头皮针。取额中线，顶中线，颞后线，枕下旁线，毫针平刺，用捻转法平补平泻，得气后留针30分钟。每日或隔日1次，10日为一疗程，疗程结束后休息1～3日再继续。昏迷期禁用。

2.中药外治

用于昏迷期，开窍醒神。

（1）用牙皂、细辛少许研细吹鼻。

（2）用麝香、冰片少许研细吹鼻，孕妇禁用。

（四）功能锻炼

脑震荡初期宜静不宜动，应卧床静养，尽量减少大脑活动和体力活动。

脑震荡中期宜多静少动，适当卧床休养，减少脑力劳动和体力劳动，可进行轻柔舒缓的活动，如散步、太极拳等。

脑震荡后遗症的出现是脑损伤的病理因素与患者的心理因素相互作用的结果，因此脑震荡后期宜动静结合，应适当进行体育锻炼以增强体质，适当参加娱乐活动，以陶冶情操，促进脑震荡后遗症的身心康复。

（五）预防护理

（1）头部受伤后应及时进行颅脑MRI或CT检查，必要时进行腰脊穿刺，排除脑挫裂伤或颅内血肿。

（2）头部外伤可出现慢性渗血，引起迟发性颅内血肿，导致生命危险，因此伤后应密切观察生命体征24～72小时，确定生命安全。

（3）居住环境应安静温暖，无强光噪声，注意避风保暖，减少脑力活动，避免外界不良刺激，以利于静卧休养，促进脑震荡康复。

（4）进行健康宣教，使患者了解脑震荡的有关知识，指导患者进行饮食调理和功能锻炼，并向患者说明治疗过程中可能发生的情况及注意事项，坚定患者的信心与耐心，减少患者的紧张和顾虑，争取患者的密切配合。

（5）做好心理护理，对患者及其家属做好安慰、解释工作，使其积极配合治疗，早日康复。

（6）慎起居，避风寒，远房帏，畅情志，调饮食，戒烟酒；宜食富含磷和卵磷脂、低脂肪、低胆固醇的食物，如鱼、鸡蛋等；忌兴奋性饮食，如酒、咖啡、浓茶；忌食高脂肪、高胆固醇食物，忌过食肥甘厚味、辛辣刺激性食物，加强饮食调配，增强机体抵抗力。

（7）积极锻炼身体，增强抗病能力，以利脑震荡康复。

典型病例：患者，女，58岁

2015-08-16初诊 自诉于1小时前行走时摔伤头部，伤后昏迷约10分钟左右，有逆行性遗忘，醒后头部肿胀，疼痛剧烈，头晕、恶心、胸闷，无发热，无呕吐，无腹痛、腹胀，无大小便失禁，无四肢麻木。现来我院就诊，头颅CT检查示：颅骨未见明显骨折征象；颅脑CT扫描未见明显出血灶，顶前头皮下血肿。查体：体温36.8℃，脉搏78次/分，呼吸21次/分，血压140/86mmHg；头颅大小正常，无明显畸形，右侧头顶部可见一约3厘米×4厘米大小血肿，触之波动感轻微，局部压痛阳性，无叩击痛，头颅挤压试验阴性，脊柱及四肢未见明显异常，生理反射存在，病理反射未引出。患者平素体健，食纳可，睡眠可，二便正常，现神志清，精神可，舌质淡红，苔薄白，脉弦。詹庄锡医师结合病史、查体及生化检测，西医诊断为：脑震荡；中医诊断为：脑内伤病(脑震伤)。辨证分析：头为神明之腑，患者摔伤头部，由外及内，气血俱伤，辛然受惊，脑髓受伤震荡，心无所依，神无所归，气机逆乱，脑气壅聚，清窍闭塞，神失所养，神明失司，则昏迷不省人事；待清窍渐通，神气渐定，则移时自醒；醒后神伤未复，逆行健忘；气滞血瘀，清气不升，浊气不降，神明被扰，则头痛、头晕；升降失常，扰动胃气上逆，胸气不舒，则胸闷、恶心；血溢脉外，恶血留内，则为肿胀；损伤初起，正气未损，则舌淡红，苔薄白；气滞血瘀，脉气紧张，则脉弦。四诊合参，故辨病为脑内伤，辨证为脑气逆乱，病位在头脑，属标急之实证。

治疗方法 根据患者病情和体质，经患者及其家属要求并同意，采取保守治疗方案。

全身整体中医内治按脑内伤三期辨证论治　现为脑震荡初期，急则治其标，中医内治以理气活血、开窍安神，予詹氏颅脑损伤一号方加减：川芎10克，丹参15克，当归12克，郁金10克，节菖蒲10克，桃仁10克，红花10克，三七6克，制乳香6克，制没药6克，天麻10克，柴胡10克，细辛3克，地龙12克，泽兰15克，琥珀粉6克(冲服)。7剂，水煎服，每日一剂。方中川芎、丹参、桃仁、红花、三七、泽兰，活血化瘀、消肿止痛；郁金、乳香、没药，行气活血；当归，养血和血；菖蒲、柴胡、细辛，行气开窍；天麻，平肝熄风；地龙、琥珀，活血散瘀，开窍醒神。

嘱患者卧床静养，尽量减少大脑活动和体力活动，并密切观察生命体征24小时，确定生命安全；慎起居，避风寒，远房帏，畅情志，调饮食，戒烟酒；宜食富含磷和卵磷脂、低脂肪、低胆固醇的食物，如鱼、鸡蛋等；忌兴奋性饮食，如酒、咖啡、浓茶；忌食高脂肪、高胆固醇食物，忌过食肥甘厚味、辛辣刺激性食物，加强饮食调配，增强机体抵抗力。

2015-08-23二诊　患者一般情况可，诉头痛、头晕明显减轻，无胸闷、恶心。查体：舌淡红，苔薄白，脉稍弦；头部血肿明显消退，局部压痛减轻，余无明显变化。效不更方，予前方7剂继服，每日一剂。嘱患者适当下床散步活动，注意头部避风保暖，注意休息，饮食宜忌同前，预防脑震荡后遗症。

2015-08-30三诊　患者一般情况良好，诉无明显头痛、头晕，无胸闷、恶心。查体：舌红润，苔薄白，脉沉缓有力；头部血肿已经消退，局无明显压痛和叩击痛，记忆、思考正常。予前方去天麻、泽兰，加炙黄芪30克、炒白术10克，补气健脾，使气旺血行。7剂，每日一剂，巩固疗效。患者脑震荡痊愈，嘱患者积极锻炼身体，增强抗病能力，注意头部避风保暖，注意休息，饮食宜忌同前，积极治疗脑震荡，预防脑震荡后遗症。

半年后随访，患者头部无疼痛不适，无眩晕、耳鸣、失眠、健忘等后遗症，生活、劳动正常，恢复良好。

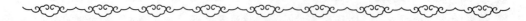

二、健忘

健忘是指记忆力减退或丧失，遇事善忘，尽力思索追忆不来的一种病证，亦称"喜忘""善忘""多忘"等。西医称暂时性记忆障碍，可见于神经衰弱、神经官能症、脑外伤、脑炎、脑动脉硬化等疾病出现健忘症状者。

健忘和痴呆都有记忆力减退或丧失、容易遗忘的症状，但健忘是指后天失养，脑力渐衰，记忆力减退，善忘前事，常伴有头脑昏沉、眩晕、耳鸣、失眠、多梦等症状，而精神智力和思维意识正常，不伴有神志障碍，辨证要点是记性差；痴呆则是指先天愚钝、年老脑萎或脑髓损伤，智力减退，不明事理，精神呆滞，反应迟钝，动作笨拙，伴有神志障碍，辨证要点是智力差，二者注意鉴别。

詹氏骨伤认为，健忘总由脑气不足、心神失养所致，病位在脑，主要是精气血亏虚和痰凝血瘀引起，和心、脾、肾关系密切。《素问·大惑论》："黄帝曰：'人之善忘者，何气使然？'岐伯曰：'上气不足，下气有余，肠胃实而心肺虚。虚则营卫留于下，久之不以时上，故善忘也。'"清代林佩琴《类证治裁·健忘》："人之神宅于心，心之精依于肾，而脑为元神之府，精髓之海，实记性所凭也。"清代汪昂《本草备要》："人之记性皆在脑中。"脑气不足，则心神失养，遇事善忘。《素问·灵兰秘典论》："心者，君主之官，神明出焉。"饮食劳倦则伤气血，情志过极则伤精气神，房劳过度则伤肾精，劳神过度则伤神，久病体虚或年老体弱则精气血亏虚。心藏神，主神明，心虚则心神失养，记忆减退，多遗善忘；《素问·灵兰秘典论》："肾者，作强之官，技巧出焉。"肾藏精生髓，主神智，肾虚不能生髓充脑，则脑髓空虚，脑气不足，心神失养，喜忘前言；《灵枢·本神》："心有所忆谓之意。"意者记所往事，脾藏意，主升清，脾虚意舍不清，气血生化不足，不能上荣脑髓，荣养心神，心神失养，则思维迟钝，记忆减退；《素问·调经论》："血并于下，气并于上，乱而喜忘。"情志内伤，气机阻滞，痰凝血瘀，脑络不通，心窍闭塞，则脑气不得与脏气相接，心神失养，遇事善忘。精气血亏虚，则易痰凝血瘀，阻塞心窍；痰凝血瘀，耗伤精气血，则易精气血亏虚，心神失养；因此健忘的基本病机为脑气不足，心窍闭塞，为虚多实少、虚实杂之本虚标实证，二者互为因果，可相互加重病情。治疗应标本兼顾，心脾肾同治，治宜补虚通脑，开心益智，方用詹氏开心益智散。

詹氏开心益智散： 人参10克，茯神15克，远志15克，石菖蒲12克，郁金10克，琥珀15克，龙齿15克，龟板15克，天麻10克，桂心3克，预知子15克。

用法： 上药共为细末，温开水或黄酒送服，一次3克，一日3次。本病治疗缓慢，用丸散剂方便长期服药，一般服药1个月后方有明显效果，应坚持服药半年到一年为佳。

加减： 心气心血虚者，心悸气短，失眠多梦，舌淡，苔薄或少苔，脉细弱，合归脾丸同服；脾气虚者，食少便溏，气短乏力，舌淡，苔薄或少苔，脉虚弱，合补中益气丸或归脾丸同服；脾虚湿盛，纳差便溏，脘腹胀满，舌淡胖，苔白腻，脉濡滑，合香砂六君丸同服；肾气肾精虚者，眩晕耳鸣，腰膝酸软，合六味地黄丸或金匮肾气丸同服；痰凝血瘀者，头昏头沉，精神呆滞，烦躁多梦，舌黯淡，苔白腻，脉细涩，加服大黄䗪虫丸合香砂六君丸或通窍活血汤合半夏白术天麻汤。

方解： 人参，大补元气，补五脏，疗虚损，补气养血，安神益智，为君药；茯神，健脾化痰、养心安神，远志，化痰开窍、安神定志、益智强记，石菖蒲，开窍醒脑、化痰安神；琥珀，活血开窍、安神定惊，共为臣药；龙齿，安神定志；龟板，滋阴补血、补心益智；郁金，行气活血、开窍解郁；预知子，理气散结、安神益智；天麻，熄风开窍、通络化痰；小量桂心，引火归元、交通心肾、温通阳气，共为佐药；琥珀、天麻，引药入脑，共为使药。

注意事项： 宜食富含蛋白质、维生素以及微量元素的食物，如核桃仁、葵花子、芝麻、黄豆、胡萝卜、海带、沙丁鱼、动物大脑等，可补充脑力，增强记忆；忌葱、姜、蒜、香菜、烟酒、浓茶、咖啡、皮蛋、爆米花、辣椒、辛香料等刺激性食物和动物脂肪以及含重金属食物。平时多听如高山流水、春江花月夜等节奏舒缓的古典音乐，或望江南、百鸟朝凤等节奏欢快的喜庆音乐，调畅情志，保持良好的心情；多运动健身或体力游戏活动，适当的脑力游戏活动如象棋、围棋，但应避免用脑过度。

典型病例：患者，28岁

　　记忆力减退，遇事善忘1年余。患者2年前曾摔伤头部，后发生记忆力逐渐减退，遇事善忘，詹振宇医师查其舌脉正常，余无明显不适，予詹氏开心益智散，嘱其常服核桃仁，忌葱、姜、蒜、香菜、烟酒、浓茶、咖啡、皮蛋、辛辣香料，服药1个月后记忆力明显改善，连服3月而愈，记忆力正常。

三、褥疮

　　褥疮又称压疮，即压力性溃疡，是由于局部组织长期受压，继而发生持续性缺血、缺氧、营养不良而致皮肤损伤、组织溃烂坏死的一种病症，好发于骨折、截瘫、慢性消耗性疾患、大面积烧伤及深度昏迷等长期卧床、体质虚弱的老年患者，骨伤科常见，多发生在受压和缺乏脂肪组织保护、无肌肉包裹或肌层较薄骨骼隆突部位，如肩胛部、骶尾部、髋部、内外踝、足跟部等。褥疮根据病理过程和临床表现，通常分为瘀血红润期、炎性浸润期、浅表溃疡期、坏死溃疡期，属中医"疮疡病"范畴。

　　褥疮不仅增加患者痛苦，加重病情，延长病程，直接影响患者的日常生活和活动，而且难以愈合，容易继发感染，引起骨髓炎、蜂窝织炎、败血症，危及生命；褥疮日久不愈，容易导致患者发生焦虑、沮丧、忧郁等心理障碍，影响康复治疗，还可引起皮肤癌变。詹氏骨伤擅长使用中医辨证论治，中药内服外敷，配合饮食调养和情志康复，内外兼治，综合治疗，具有未病先防、已病防变、既病防残、瘥后防复的优点，临床疗效好，患者康复快，可有效防治褥疮。

（一）临床表现与诊断

褥疮主要是由于长期卧床缺少活动，骨骼隆突部位皮肤组织长期受压，血液循环比较差，局部血供障碍，组织缺血，患者身体又虚弱，局部组织营养不良，而且受压的皮肤组织透气性比较差，局部潮湿，容易受到汗液、尿液、粪便等的浸渍而发生溃烂，再加上受压的皮肤容易受摩擦损伤，皮肤组织破损、溃烂、坏死，从而导致褥疮的发生。

褥疮根据病理过程和临床表现，通常分为瘀血红润期、炎性浸润期、浅度溃疡期、坏死溃疡期。

1. Ⅰ期，即瘀血红润期

受压的局部皮肤潮湿，出现红、肿、热、麻木或触痛，皮肤深红色，表面无破损，出现指压不褪色的局限性红斑，可有充血的水疱。此期为可逆性改变，通过翻身、减压、按摩可自愈。

2. Ⅱ期，即炎性浸润期

局部皮肤组织继续受压，皮肤紫红或紫暗，皮下组织硬结，表皮出现水泡，水泡破溃后表皮和部分真皮受损，可见潮湿红润的疮面，无腐肉，部分患者有局部红、肿、热、痛的炎症及发热症状，患者有明显疼痛感。此期通过翻身、减压，按摩疮面周围皮肤组织，保护疮面，保持皮肤干洁，疮面容易愈合。

3. Ⅲ期，即浅度溃疡期

皮肤完全破损溃烂，深达皮下组织，但骨骼、肌腱、肌肉未外露，浅层组织坏死，形成浅表性溃疡，有黄色渗出液，感染后表面有脓液覆盖，患者疼痛比较剧烈。此期应翻身、减压，按摩疮面周围皮肤组织，保持皮肤干洁，保护疮面，定期换药，必要时抗感染治疗，褥疮治疗难度增大，治疗得当疮面较易愈合。

4. Ⅳ期，即坏死溃疡期

坏死组织侵入真皮下层和肌层，感染向周边扩展，可深达至筋膜、肌肉和骨骼，骨骼、肌腱、肌肉外露，脓性分泌物增多，溃疡底部有黄色、黄褐色、灰色、绿色或褐色腐肉覆盖，或有碳色、褐色或黑色焦痂附着在伤口表面，坏死组织发黑，有腐臭味，严重者细菌入血易引起脓毒败血症。此期褥疮治疗困难，疮面难以愈合，且有生命危险。

（二）中医辨证论治

詹氏骨伤认为，褥疮皆由气血亏虚，脉络瘀阻，湿浊侵渍，腐烂肌肤所致。《灵枢·本藏》："卫气者，所以温分肉，充皮肤，肥腠理，司开阖者也。卫气和则分肉解利，皮肤调柔，腠理致密矣。"素体虚弱，或久病体虚，或年老体衰，或脾虚气血生化乏源，气血亏虚，运行无力，气滞血瘀，不能荣养肌肤脉络，肌肤不能御邪，则肌肤容易溃烂、坏死，疮面久不收口。《吕氏春秋·尽数》曰："形不动则精不流，精不流则气郁。"卧床日久不动，肌肤受压损伤，气血瘀滞，肌肤脉络失养，则皮肤深红或暗红，或有瘀斑，皮下硬结，肌肤易溃烂坏死，疮面疼痛明显。《灵枢·痈疽》："热胜则腐肉，肉腐则为脓。脓不泻则烂筋，筋烂则伤骨，骨伤则髓消，不当骨空，不得泄泻，血枯空虚，则筋骨肌肉不相荣，经脉败漏，熏于五脏，藏伤故死矣。"护理不当，肌肤潮湿、污染，或嗜烟，湿浊污秽蕴结生毒，侵渍肌肤，则皮肤潮湿、起水泡、血泡、肌肤破溃，肉腐筋烂，骨伤髓消；湿浊秽毒郁而发热，热盛肉腐，则筋肉腐烂化脓，脓多腐臭；久则瘀毒胶结成岩，腐肉紫暗或色黑，秽浊腥臭，触之坚硬不动；甚者毒热内陷，发热、神昏、危及生命。因此褥疮的基本病机为气血亏虚，湿浊瘀阻，为本虚标溃之证，治宜大补气血，使正盛邪自却，辅以活血化瘀、祛湿化浊，兼以去腐生肌、解毒散结，使邪去正自安。

詹氏骨伤根据褥疮的病因病机和康复过程，参考疮疡的初起、成脓、溃后三期辨证论治，把褥疮分为初期、中期和后期三期，分虚实辨证论治。褥疮初期相当于瘀血红润期和皮肤未破损的炎性浸润期，病机为气血亏虚、脉络瘀阻；中期相当于皮肤破损的炎性浸润期和浅度溃疡期，病机为气虚血瘀、湿浊侵渍；后期相当于坏死溃疡期，病机为气血亏虚，湿瘀毒结。

1. 初期

褥疮初期基本病机为气血亏虚、脉络瘀阻。气血亏虚，津血运行无力，瘀血湿浊内生，阻滞脉络，肌肤不荣，则见皮肤潮湿，紫红或紫暗，水泡或充血，肌肤疼痛或麻木，舌质淡或淡黯，苔薄白，脉虚弱或细涩无力；湿瘀郁而发热，可见局部皮肤红肿热痛，脉数。

治法： 补气养血，活血祛湿。

方药： 补阳还五汤和五苓散加减。

处方： 炙黄芪60克，当归12克，炒白芍15克，川芎10克，丹参15克，丹皮12克，地龙10克，红花10克，桃仁10克，炒白术10克，茯苓15克，陈皮10克，桂枝10克，白芷10克，炙甘草6克。

用法： 水煎服，每日一剂。

方解： 炙黄芪、炒白术，补气生血，使气旺血行；当归、炒白芍、丹参，补血和血；桃仁、红花、川芎、丹参、地龙，活血化瘀、通经活络；茯苓、地龙，利水祛湿；陈皮、炒白术，健脾燥湿；桂枝，通阳化气、温化水湿；白芷，祛风燥湿、消肿排脓；炙甘草，调和诸药。

加减： 局部红肿热痛，去桂枝，加玄参15克、蒲公英15克，清热解毒，消肿止痛；纳差，加炒鸡内金10克、焦三仙15克，健脾开胃。

外用药： 蛋黄油调敷，营养皮肤；每日一次。

2. 中期

褥疮中期基本病机为气虚血瘀、湿浊侵渍。气血亏虚，津血运行无力，瘀血湿浊内生，或湿浊外袭，阻滞脉络，肌肤脉络失于濡养，湿浊侵渍、腐蚀肌肤，则见皮肤破损、溃疡，疮面渗出液清稀，肉芽淡白、水肿，疼痛明显，舌质淡或淡黯，苔白或白腻，脉虚弱或细弱或细涩无力或濡缓；湿瘀郁而发热，热盛肉腐化脓，可见脓液黄稠，舌红脉细数。

治法： 补气养血，活血祛湿，消肿排脓。

方药： 中和汤合八珍汤加减。

处方： 生黄芪30克，党参15克，炒白术10克，丹参15克，川芎10克，当归12克，炒白芍15克，桂枝10克，陈皮10克，茯苓15克，白芷10克，白芨10克，皂角刺15克，远志10克，炙甘草6克。

用法： 水煎服，每日一剂。

方解： 生黄芪，补气托毒，扶正祛邪；党参、炒白术，补气健脾，化生气血，使气旺血行；当归、炒白芍、丹参，补血和血；桃仁、红花、川芎、丹参，活血化瘀、通经活络；茯苓、陈皮、炒白术，健脾祛湿；桂枝，温通血脉、温化水湿；白芨、白芷、皂角刺、远志，托毒排脓；炙甘草，调和诸药。

加减： 气虚甚者，神疲乏力，气短自汗，脉虚弱，加人参10克、大枣30克、炙升麻6克，补气升阳；瘀血甚者，疮部刺痛，疮面及周围紫黯或紫黑，舌紫黯，脉细涩，加桃仁10克、红花10克，活血化瘀；阳虚寒盛，疮面淡暗、发凉，伴畏寒肢冷，舌淡苔白脉迟缓，易桂枝为肉桂10克，加附子10克，温阳散寒；湿浊盛者，疮面水肿苍白，脓液清稀较多，苔厚腻，脉濡滑，易陈皮为橘红15克，加厚朴15克、半夏10克，燥湿化痰；热盛肉腐，脓液黄稠，舌红脉数，去桂枝，加蒲公英15克、连翘15克，清热解毒，消痈排脓；纳差，加炒鸡内金10克、焦三仙15克，健脾开胃。

外用药： 云南白药加珍珠粉用蛋黄油调敷以生肌敛疮；阳虚寒盛，云南白药加桂心粉用蛋黄油调敷；热盛肉腐，脓液黄稠，云南白药加黄连粉用蛋黄油调敷，或如意金黄散用蛋黄油调敷；或加用凤凰衣(鸡蛋壳内膜)贴敷覆盖，每日一次。仅表皮破损者，也可只用凤凰衣(鸡蛋壳内膜)贴敷。

3. 后期

褥疮后期基本病机为气血亏虚，湿瘀毒结。褥疮日久，湿浊瘀血蕴结生毒，腐蚀肌肉筋骨，则溃疡渐深，筋骨外露，筋肉腐烂化脓，骨髓消烁，肉芽紫暗或淡暗，脓多腐臭，疼痛或轻或重，舌淡白或淡黯，苔薄白或白腻，脉沉细弱或沉细涩；瘀毒胶结，日久成岩，腐肉高凸，紫暗或色黑，秽浊腥臭，触之坚硬不动，舌黯紫，脉细微或弦细涩；毒热走黄，走散入血，则疮顶陷黑无脓、漫肿色暗，毒热内陷，内攻脏腑，则发热、神昏，舌红，脉细微或细数。

治法： 大补气血，活血祛湿，解毒散结。

方药： 内补黄芪汤合托里透脓汤加减。

处方： 炙黄芪30克，党参20克，炒白术15克，丹参15克，川芎10克，当归12克，炒白芍15克，熟地30克，肉桂10克，远志10克，皂角刺30克，全虫6克，白芷10克，桔梗10克，陈皮10克，炙甘草10克。

用法： 水煎服，每日一剂。

方解： 炙黄芪、党参、炒白术，补气生血，使气旺血行；当归、炒白芍、丹参，补血活血；陈皮、炒白术，健脾燥湿；肉桂，温通血脉、鼓舞气血；白芷、桔梗、皂角刺、远志，托毒排脓；全虫，解毒散结，通络止痛；炙甘草，调和诸药。

加减： 气虚甚者，神疲乏力，气短自汗，脉虚弱，加人参10克、大枣30克、炙升麻6克，补气升阳；痰瘀互结者，疮面及周围紫黯或紫黑，肉芽水肿，皮下硬结，脓液清稀较多，舌紫黯，苔厚腻，脉细涩或濡滑，加炮山甲6克、白芥子15克、半夏10克、蜈蚣3条，活血化痰；阳虚寒盛，疮面淡暗、发凉，伴畏寒肢冷，舌淡苔白脉迟缓，加附子10克、干姜6克，温阳散寒；热盛肉腐，脓液黄稠，舌红脉数，去桂枝，加蒲公英15克、连翘15克、贝母10克，清热解毒，消痈散结；纳差，加炒鸡内金10克、焦三仙15克，健脾开胃。

外用药： 先用露蜂房粉或白胡椒粉外敷疮面以提脓拔腐，再将云南白药用蛋黄油调敷以生肌敛疮；阳虚寒盛，云南白药加桂心粉用蛋黄油调敷；热盛肉腐，脓液黄稠，云南白药加黄连粉用蛋黄油调敷；每日一次。

4.西药治疗

疮面感染，必要时可合理应用抗生素进行抗感染治疗。

（三）中医外治

1.清创

（1）褥疮初期处理原则为保护疮面。一般无需处理，也可予碘伏涂擦消毒，然后外敷中药如褥疮初期。

（2）褥疮中期处理原则为保护疮面和预防疮面感染。先予碘伏消毒，小水泡不予处理，大水泡不宜揭去表皮，宜无菌穿刺抽液，再用生理盐水清洗，然后外敷中药如中期。

（3）褥疮后期处理原则为清洁疮面，去除坏死组织和促进肉芽组织生长。先予碘伏消毒，再用生理盐水清洗，疮面较深者加用过氧化氢冲洗，清除坏死组织，必要时可予缝合创口或植皮，最后外敷中药如后期。

2. 针灸治疗

可强壮气血，疏通经络，调整脏腑，平衡阴阳，补虚泻实，扶正祛邪。

常用穴位：关元、气海、足三里、三阴交、脾俞、肾俞、膈俞、命门等穴位，每次选取3~5个穴位艾灸，每穴灸3~5分钟，以穴位灼痛能耐受为度。疮面隔蒜灸，每次灸5~10分钟，以穴位灼痛能耐受为度，疮面红肿热痛禁灸。每日一次，或隔日1次，7~10日1个疗程，疗程结束后休息3日再继续。

3. 中药外治

见"中医辨证论治"。

4. 理疗

常用紫外线照射和红外线热疗，一般上午进行紫外线照射，下午进行红外线热疗。

（1）紫外线照射可消炎杀菌、燥湿解毒，治疗前应先行清洁疮面，消毒纱布覆盖，然后再进行紫外线照射，理疗完毕，再外敷药物，每日1次或隔日1次，每次30~60分钟，7日一疗程。

（2）红外线热疗可温通经络、鼓舞气血，促进生肌敛疮，每日1次，每次15~30分钟，7日一疗程。

（四）功能锻炼

褥疮皆因长期卧床少动，局部皮肤组织长期受压而溃烂所致。适当的功能锻炼活动，能够舒筋活血，疏通经络，改善血液循环，并能够改变体位，解除局部皮肤组织长期受压，预防褥疮的发生，促进褥疮的愈合，并可防止肌肉失用性萎缩及骨质疏松，是治疗褥疮的一个重要治疗方法。

锻炼贵有恒，功能锻炼应持之以恒，动作柔和，循序渐进，逐渐加大动作幅度、运动强度和运动量，锻炼次数每日3~4次为宜，局部锻炼每次15~30分钟，全身锻炼每次为30~60分钟，每个动作次数不拘多少，少可重复3~5次，多可重复数十次，以身体能够耐受或感到疲劳为度。功能锻炼应早期开始进行，对于肢体废用瘫痪者，可在医师协助下先被动活动肢体，并进行肌肉收缩和舒张练习，待肢体肌力逐步恢复可自主活动后，应尽早进行主动功能锻炼活动。

（五）预防护理

（1）避免局部长期受压。勤翻身，卧床患者应经常更换卧位，每2~3小时翻身一次，左、右侧卧位或平卧位交替，对翻身困难者，用三角翻身垫使身体侧翻30度即可；保护骨隆突处，应用软枕、气枕、水枕、海绵垫圈等垫在骨突出部位。

（2）避免潮湿、摩擦及排泄物刺激。勤换洗被褥、内衣，应保持衣被、床铺清洁、干燥、柔软、透气、平整、无碎屑；勤擦洗身体，保持皮肤清洁；及时更换敷料，清洁疮面；便器须完好无破损，使用便器时禁止强塞、硬拉，避免擦伤皮肤；大、小便失禁的患者每次排便后，应及时清洗会阴部，避免尿液、粪便对皮肤的刺激、腐蚀；搬运患者时，禁止拖动患者，应抬起患者再移动，避免摩擦损伤皮肤。

（3）增进血液循环。可用温水擦浴，用红花油等局部按摩，使用电动按摩器、智能按摩床垫，勤按摩受压部位，促进局部血液循环。

（4）加强营养，可应给予高蛋白、足热量、高维生素膳食，如鸡蛋、牛奶、鱼类等，适当补充脂肪和矿物质，忌过食油腻、肥甘厚味、辛辣刺激性食物，加强饮食调配，以增强机体抵抗力和组织修复能力，促进褥疮的愈合。

（5）进行健康宣教，使患者了解褥疮的有关知识，指导患者进行饮食调理和功能锻炼，并向患者说明治疗过程中可能发生的情况及注意事项，坚定患者的信心与耐心，减少患者的紧张和顾虑，争取患者的密切配合。

（6）做好心理护理，对患者及其家属做好安慰、解释工作，及时进行心理疏导，使其积极配合治疗，早日康复。

（7）慎起居，避风寒，远房帏，畅情志，调饮食，戒烟酒。

（8）积极锻炼身体，增强抗病能力，以利褥疮康复。

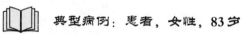
典型病例：患者，女性，83岁

2016-01-16初诊　患者自诉于2016年1月2日在家解手时不慎摔伤，致左髋部肿胀，疼痛剧烈，伴活动受限，在当地医院摄X线片示：左股骨粗隆间骨折。未做处理，自行回家休养，先因腰骶部溃疡，遂来我院就诊。查体：脊柱生理弧度存，未见明显侧弯畸形，局部无压痛。腰骶部可见一约5厘米×6厘米皮肤损伤和溃疡，深达皮下，肌肉外露，疮面有较多清稀脓性渗出，肉芽暗淡、轻度水肿，局部压痛明显，溃疡周围可见大片尿渍，局部轻度肿胀，皮肤潮湿、暗红。左下肢呈外旋、短缩畸形，左髋肿胀明显，股骨近端压痛及纵轴叩击痛阳性，可触及明显骨擦感，骨盆挤压分离试验阴性，"4"字征阳性，左髋关节活动受限，患肢较健侧短缩约3厘米，末梢感觉及血运可。余肢未见明显异常。患者老年痴呆10余年，平素体弱，轻度贫血，现神志清，精神较差，反应迟钝，面色萎黄，气短声低，神疲乏力，纳差，睡眠一般，二便正常，舌质淡黯，苔白稍腻，脉弦细涩无力。李有娟医师结合病史、查体及X线片，西医诊断为：褥疮，左股骨粗隆间骨折，老年痴呆，贫血；中医诊断为：褥疮中期(气虚血瘀、湿浊侵渍)，骨折病，痴呆病。辨证分析：患者年老体虚，五脏虚衰，气血不足，津血运行无力，则瘀血湿浊内生，阻滞脉络，肌肤脉络失于濡养，复因尿液浸渍，皮肤潮湿，湿浊侵渍、腐蚀肌肤，故见皮肤破损、溃疡，疮面渗出液清稀，肉芽淡白、水肿；瘀血湿浊阻滞脉络，不通则痛，故局部压痛明显；气血亏虚，瘀血阻络，不能上荣头面，则面色萎黄，气短声低，神疲乏力；脾胃虚弱，运化失司，则湿盛、纳差，苔白稍腻；气血亏虚，脉道不充，行血无力，则脉细弱无力；气滞血瘀，脉气紧张，脉道不利，则脉弦涩。四诊合参，故辨病为褥疮，辨证为气虚血瘀、湿浊侵渍，病位在肌肤，属本虚标实之虚实夹杂证。

治疗方法 根据患者的病情和体质，经患者及其家属要求并同意，褥疮采取保守治疗方案，左股骨粗隆骨折姑息治疗，暂不处理。

局部外治

(1)清理疮面。先予碘伏消毒，再用生理盐水清洗。

(2)中药外敷。云南白药加珍珠粉、桂心粉，用蛋黄油调敷疮面，以生肌敛疮，再用无菌纱布敷料覆盖。

(3)艾灸足三里、三阴交、脾俞、膈俞等穴，每穴灸3~5分钟，每日一次。

(4)红外线热疗，每日1次，每次15~30分钟。

全身整体中医内治按褥疮三期辨证论治 现为褥疮中期，宜标本兼治，中医内治以补气养血，活血祛湿，消肿排脓，予中和汤合八珍汤加减：生黄芪30克，党参15克，炒白术10克，丹参15克，川芎10克，当归12克，炒白芍15克，桂枝10克，陈皮10克，茯苓15克，焦三仙15克，白芷10克，白芨10克，皂角刺15克，远志10克，炙甘草6克。7剂，水煎服，每日一剂。方中生黄芪，补气托毒，扶正祛邪；党参、炒白术，补气健脾，化生气血，使气旺血行；当归、炒白芍、丹参，补血和血；桃仁、红花、川芎、丹参，活血化瘀、通经活络；茯苓、陈皮、炒白术，健脾祛湿；焦三仙，健脾开胃；桂枝，温通血脉、温化水湿；白芨、白芷、皂角刺、远志，托毒排脓；炙甘草，调和诸药。

嘱患者避风保暖，戒烟酒，加强营养，积极锻炼身体，增强机体抵抗力。嘱陪护勤换洗，勤擦洗，勤翻身，勤按摩，保持衣被、床铺清洁、干燥、柔软、透气、平整，多帮助患者活动肢体。

2016-01-23二诊 患者一般情况可，精神及胃纳较前好转，气力渐增，诉褥疮部位轻度疼痛，左足趾无麻木。查体：腰骶部轻微潮红，无明显肿胀，褥疮半结痂，疮面有少量清稀脓性渗出，肉芽组织较红活，局部压痛减轻，足趾感觉及血运正常。效不更方，予前方7剂继服，每日一剂。外治和医嘱同前。

2016-01-30三诊 患者一般情况可，精神可，胃纳可，诉褥疮部位无明显疼痛，左足趾无麻木。查体：舌淡红，苔薄白，脉沉缓细弱；腰骶部无明显潮红，无明显肿胀，褥疮结痂，疮面无渗出，肉芽组织红活，局部轻微压痛，足趾感觉及血运正常。予前方去白芷、皂角刺，7剂，每日一剂，继续内服。外治和医嘱同前。

2016-02-06四诊　患者一般情况可，精神及胃纳良好，诉褥疮部位无疼痛。查体：舌淡红，苔薄白，脉沉弱；腰骶部无潮红，无肿胀，褥疮结痂自行脱落，疮面愈合良好，局部无压痛，足趾感觉及血运正常。予前方7剂继服以巩固疗效，每日一剂。停外治，预防护理同前。

半年后随访，患者左股骨粗隆骨折畸形愈合，姑息治疗，褥疮未再复发。

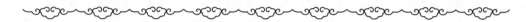

四、顽固性复发性口腔溃疡治验

口腔溃疡俗称"口疮"，是一种常见的发生于口腔黏膜的溃疡性损伤病症，多见于唇内侧、舌头、舌腹、颊黏膜、前庭沟、软腭或齿龈等部位的黏膜，可发生单个或者多个大小不等的圆形或椭圆形溃疡，表面覆盖灰白或黄色假膜，中央凹陷，边界清楚，周围黏膜红而微肿，局部灼痛。顽固性复发性口腔溃疡好发于各年龄段的成年人，发作时疼痛剧烈，严重者还会影响饮食、说话，反复发作，迁延难愈，对日常生活造成极大不便；可并发口臭、慢性咽炎、便秘、头痛、头晕、恶心、乏力、烦躁、发热、淋巴结肿大等全身症状。

口腔溃疡的发生机制复杂，是多种因素综合作用的结果，其包括局部创伤、精神紧张、饮食刺激、药物、营养不良、免疫功能紊乱、内分泌失调、激素水平改变及维生素或微量元素缺乏。中医认为，五脏功能失调，虚实寒热皆可引起口腔溃疡，顽固性复发性口腔溃疡病机复杂，往往虚实夹杂，寒热错杂，愈后容易反复发作，病情顽固，难以彻底治愈。

李有娟医师采用中药泡茶含漱外治法，自拟詹氏口疮必效方治疗顽固性复发性口腔溃疡，起效迅速，临床效果明显，未发现不良反应。

詹氏口疮必效方： 大黄15克，黄芩15克，黄连15克，黄柏15克，栀子15克。虚寒明显，舌淡嫩体胖大，加肉桂6～15克。

方解： 大黄、黄芩、黄连、黄柏、栀子，内服清热泻火，外用解毒敛疮；肉桂，引火归元，可反佐以制苦寒太过；泡茶含漱，药力直达病所，功专力宏。

用法： 泡茶含漱。上药共捣碎，每次一大撮（10～15克），50～100毫升滚开水泡茶，可连续泡2～3次，药汁颜色深红有效，变成淡黄红色则无效，换药继续泡茶。药茶温度适中时含口中漱口，待苦味淡后吐出。含漱不拘时，有空就喝，3天内一剂药用完，口疮即可愈合。

注意事项： 饮食宜清淡，忌烟酒、生葱、生蒜、生姜、辣椒、过热、过冷等辛辣刺激发物，避免诱发溃疡。

按：

（1）此药泡茶含漱，不可煎服，此轻煎取其气之法。

（2）此药大苦大寒，易伤脾败胃，不可内服，确实实火炽盛者，可少量内服。

（3）此方为治标之法，通常3天内一料药用完口疮即愈，虽不治本，但愈后可延长复发间隔。数十例只有一人3天内只减轻而没有愈合，可称必效。

典型病例：患者，男，59岁

　　自述口疮溃疡20余年，时发时止，最近几年口疮此伏彼起，一直未愈，多方医治不效，痛苦不堪。3年后随访未再复发。李有娟医师查其舌淡嫩体胖大，平素畏寒，予处方：大黄15克，黄芩15克，黄连15克，黄柏15克，栀子15克，肉桂10克。1剂药3天服用完后口疮即愈；半个月后复发，自购前方1剂服完即愈；又过1个多月后复发，如前法而愈；随后间隔半年后才复发，还如前方而愈。

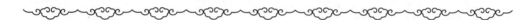

五、乳腺增生

　　乳腺增生症，中医称为乳癖，是一种妇女乳房常见的慢性良性肿块，好发于20～50岁中青年女性，西医认为内分泌失调所致，以乳房肿块、结节和胀痛为主症，常随月经而发止作休，每因情志喜怒而消长，有一定的癌变危险。

　　詹新宇医师认为，本病皆由忧思郁怒、情志内伤而痰凝气结所致。足阳明胃经过乳房，足厥阴肝经至乳下，足太阴脾经行乳外，因此本病与肝、脾、胃关系密切。郁怒伤肝则肝失疏泄，肝郁气滞，血瘀津停，凝聚成痰；忧思伤脾则脾失健运，复因肝木克土，致脾不升清，胃不降浊，水湿不化，痰浊内生；痰凝气结，阻于乳络，发为乳癖，为肿为痛。因此本病基本病机为痰凝气结，兼以肝郁脾虚，为实中夹虚之证。治以理气化痰，辅以疏肝健脾，软坚散结。中药方剂用自拟詹氏消癖散结汤为基本方加减。

　　詹氏消癖散结汤： 醋柴胡6克，川芎15克，当归15克，炒白芍20克，元胡10克，丝瓜络20克，八月札20克，白芥子10克，青皮10克，香附10克，贝母10克，制半夏10克，炒白术10克，昆布30克，甘草6克。

　　方解： 醋柴胡，疏肝解郁，理气止痛，引药入肝；川芎、元胡、香附、青皮，行气活血，疏肝解郁；肝为刚脏，体阴而用阳，阳常有余而阴常不足，当归补血、炒白芍滋阴补血，柔肝养肝，又防行散太过；炒白术，补脾健脾，绝痰之本；制半夏、白芥子、贝母，化痰散结，治痰之标；丝瓜络、八月札，理气通络，化痰散结；昆布，软坚散结；甘草，健脾和中，调和诸药。诸药合用，共奏疏肝健脾，理气化痰，软坚散结之功，气行而痰化，结散而癖消。

加减： 肝气郁结明显，急躁易怒，加川楝子10克、郁金10克；气虚，少气懒言，神疲乏力，加炙黄芪30克、党参20克；血虚，面色不华，月经量少色淡，加熟地20克、阿胶15克、丹参15克；痛甚，加全虫10克；痰湿盛，头身困重，苔白腻，加茯苓15克、佛手10克、陈皮15克；阴虚，五心烦热，月经量少色深红，加生地20克，炒白芍易为生白芍30克；肝火盛，面红目赤，加栀子15克、丹皮12克、黄芩10克；肿块硬结，加夏枯草15克、牡蛎30克；瘀血，舌紫黯，月经色暗有血块，加桃仁15克、红花10克，甚则加炮山甲6克；虚寒，冷痛，喜暖喜按，加桂枝10克，甚则桂枝易为肉桂10克，制附子10克；月经前调，加益母草20克、川牛膝15克；月经后调，加熟地20克、制首乌20克。

用法： 水煎服，每日一剂，分2~3次，空腹或饭后温服。

预防调养： 慎起居，避风寒，远房帏，畅情志，节饮食，平时注意少思少怒，戒急戒躁，忌食辛辣发物，多社交散心，多看笑话喜剧，自我调节心情，保持良好心态。

 典型病例1：患者，女，36岁，性格要强

8年前生气后两侧乳房出现肿块，疼痛，心情差加重，心情好时减轻甚至消散，B超示乳腺增生。多方治疗不佳，遂来就诊。詹新宇医师诊其纳差，睡眠较差，月经不调，肿块较硬，压痛明显，舌淡红，苔薄微黄，脉弦，辨为肝郁脾虚，痰凝气结，予詹氏消癖散结汤加川楝子10克，郁金10克，党参15克，7剂肿块即消，嘱患者再服7剂巩固，嘱其平时多喜少怒，戒急戒躁。1年后患者因郁怒复发，自行继服原方而愈。

按： 本例患者痰凝气结俱重，标实为急，治以攻邪为主，药量较重，取其实则峻治之意。

典型病例2：患者，女，28岁，性格内向，多愁善感

3年前无明显诱因出现两侧乳房肿块，疼痛，时发时止，常伴随月经而休作，B超示乳腺增生，詹新宇医师诊其纳差，眠可，神疲乏力，月经后期，量少色淡，肿块柔软，轻度压痛，舌质淡白，苔薄白，脉细弱稍弦，辨为肝郁脾虚，气结痰凝，气血两亏，予詹氏消癖散结汤加减：醋柴胡6克，川芎10克，当归15克，炒白芍20克，元胡10克，丝瓜络15克，八月札15克，青皮10克，香附10克，制半夏10克，炒白术15克，炙黄芪30克，党参15克，熟地20克，制首乌20克，陈皮10克，昆布30克，甘草6克。连服1个月而愈。嘱其平时多户外散心，社交活动，保持良好心态，多年来未再复发。

按：本例患者素体气血虚弱，复因肝郁气滞，本虚而标缓，攻补兼施，标本同治，药量较轻，取其虚则缓治之意。

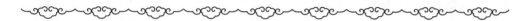

六、痛经

痛经，又称经行腹痛，是在妇女月经期间或经行前后，伴随月经出现的周期性小腹疼痛，或痛引腰骶，甚至剧痛晕厥的妇科疾病，常伴有精神不振、烦躁易怒等症状。詹新宇医师临床数十年，从"虚、瘀、寒"论治痛经，取得了良好的治疗效果。

（一）中医辨证论治

詹新宇医师认为，痛经总由阴阳失调，气血不和所致，多见于青春期女性。其人常见素体阳虚，气虚血弱，冲任空虚，胞宫失养，挟寒挟瘀，胞宫脉络不荣不通，发为痛经，尤以身体柔弱、敏感、怯痛者多见。正如《景岳全书·妇人规》所云："凡妇人经行作痛，夹虚者多，全实者少。"先天不足，或久病、房劳伤肾，肾阳虚则不能温养、温通胞宫，肾阴虚则不能濡养胞宫；饮食劳倦或久病伤脾，脾虚则不能化生气血，荣养胞宫；忧思郁怒则伤肝，肝失疏泄，胞宫气机不通，血行不畅，气滞血瘀，胞宫脉络闭阻；《素问·评热病论》："邪之所凑，其气必虚。"阳虚则生内寒，又易感外寒，受凉食冷则感寒，寒性凝滞、收引，寒则气机阻滞，瘀血内停，胞宫不温，脉络不通；胞宫位于腰前小腹，冲任空虚，寒凝瘀阻，胞宫脉络不荣不通，则经行腹痛，痛引腰骶。也有少部分人素体湿热内蕴，或经期、产后感受湿热之邪，留滞于冲任、胞宫，湿热与经血相搏结，气血凝滞不畅，"不通则痛"，故经行腹痛。故痛经临床虚人多见，壮人少见，纯虚无邪亦少见。因此痛经病位在胞宫，主要责之于肾、肝、脾和冲、任二脉，以肝肾亏虚为本，兼以气血亏虚，胞宫脉络失养，不荣则痛；以气滞血瘀寒凝为标，胞脉瘀滞，不通则痛；基本病机为胞宫虚寒、冲任失调，气滞血瘀，病机特点为"虚、瘀、寒"，为寒多热少、多虚多瘀的本虚标寒瘀之证。

1.辨证要点

主要根据疼痛的性质（包括疼痛发生的时间、部位、性质、程度、喜按或拒按等不同情况），结合月经情况（月经的经期、色、质、量）和舌脉等兼证，辨其虚实寒热，在气在血。

（1）辨虚实。痛在经前及经期，证多属实；痛在经后及经期，证多属虚。痛胀俱甚、拒按，小腹痛连少腹或腰骶，经色暗红或鲜红或有血块，证多属实；腹痛隐隐、腰腹并痛，喜揉喜按，月经色淡、质稀，证多属虚。

（2）并寒热。绞痛、冷痛，得热痛减，经色暗红，多属寒；灼痛，得热痛增，经色鲜红，多属热。

（3）辨气血。胀痛、坠痛，经前痛作，郁怒则痛增，多为气滞；刺痛、剧痛，经期痛作，经色暗紫，挟有血块，排出痛减，多为血瘀；隐痛、空痛，月经色淡、质稀，经后痛作多为气血亏虚；疼痛阵作，胀甚于痛者为气滞；痛无休止，痛甚于胀者为血瘀。

（4）辨脏腑。小腹痛连腰际，病多在肾；小腹痛连两侧少腹，病多在肝；小腹痛连大腹或全腹作痛，病多在脾。

2.治疗原则

痛经的基本治疗原则为调冲任，和气血，通经止痛。根据痛经的虚实寒热，在气在血，所在脏腑，辨证论治。虚者治以补肝肾，益气血为主，兼以行气活血，温经散寒；实证治以行气活血，散寒止痛；虚实兼杂者，则辨标本虚实，治以扶正祛邪，标本并治，攻补兼施。詹新宇医师临床治疗痛经，分为发作期和平时分期论治，月经来潮痛经发作期疼痛标急为主，治以调经止痛治标为要，兼以补虚以助祛邪，通自不痛；平时本虚标缓，治以扶正固本为主，兼以祛邪以安正，荣自不痛。

3.发作治标

月经期间痛经发作，属于标急本缓之证，治以通经止痛治标，兼以补虚以助祛邪。詹新宇医师根据痛经的病因病机，通常分为4种证候。

（1）寒凝血瘀。

病因病机： 经期产后，冒雨涉水，贪凉冷浴，感受寒邪，或过食寒凉生冷，寒客冲任、胞中，与血搏结，气血凝滞不畅；或素体阳虚，阴寒内盛，冲任虚寒，血得寒则凝，寒凝则血瘀，致使经血运行迟滞；经前及经期气血下注冲任，胞脉气血更加壅滞，"不通则痛"，故经行腹痛。

主要证候： 经前两三日或经期小腹冷痛拒按，遇冷痛剧，得热痛减，经血量少，色黯有块，形寒肢冷，手足不温，面色青白，舌黯淡，苔白，脉沉紧或沉迟。

证候分析： 寒客冲任，胞宫脉络失于温养，血为寒凝，瘀滞冲任，气血运行不畅，经行之际，气血下注冲任，胞脉气血壅滞，"不通则痛"，故小腹冷痛；寒客冲任，血为寒凝，经行不畅，故经血量少，色黯有块，舌黯淡；遇冷则寒凝血瘀更甚，故腹痛加剧；得热则寒凝血瘀暂通，故腹痛减轻；寒伤阳气，阳气不能敷布全身，故形寒肢冷，手足不温，面色青白，苔白。寒凝血瘀，血行不畅，脉气不利，脉沉紧或沉迟。

治法： 温经散寒，活血止痛。

方药： 当归四逆汤加减。

处方： 炙黄芪30克，当归15克，川芎10克，炒白芍15克，香附10克，元胡10克，红花10克，刘寄奴10克，桂枝10克，吴茱萸6克，乌药10克，小茴香6克，炙甘草6克。

方解： 方中桂枝、吴茱萸、乌药、小茴香，温里散寒，行气止痛；当归、炒白芍，养血和血；川芎、小腹、元胡、红花、刘寄奴，行气活血，通经止痛；炙黄芪，补气升阳，气旺则寒散血行；桂枝，温通血脉；炙甘草，调和诸药，合炒白芍缓急止痛。

加减： 阳虚寒盛者，加制附子10克、干姜6克；气虚者，重用炙黄芪60克；挟湿者，肢体困重，舌苔白腻，加苍术10克、陈皮15克；瘀血重者，小腹刺痛，经血血块较多，加桃仁12克、蒲黄15克、川牛膝15克。

（2）气滞血瘀。

病因病机： 素性抑郁，或愤怒伤肝，肝气郁结，气滞血瘀；或跌扑损伤，瘀血内停；或经期产后，余血内留，蓄而成瘀，瘀滞冲任，血行不畅，经前及经时气血下注冲任，胞脉气血更加壅滞，"不通则痛"，故经行腹痛。

主要证候： 经前一两日或经期小腹胀痛或刺痛拒按，经行不畅，经色紫黯有块，血块排出后痛减，经净疼痛消失。舌质紫黯，瘀斑瘀点，脉弦或涩。

证候分析： 肝郁气滞，瘀血内停，气血运行不畅，冲任气血瘀滞，经前及经时，气血下注冲任，胞脉气血更加壅滞，"不通则痛"，故经前一两日或经期小腹胀痛或刺痛拒按；冲任气滞血瘀，故经行不畅，经色紫黯有块；血块排出后，瘀滞减轻，胞宫气血暂通，故疼痛减轻；瘀滞随经血而外泄，故经后疼痛自消；瘀血阻滞脉络，脉道不通，脉气不利，故舌质紫黯，瘀斑瘀点，故脉涩；气滞脉道，则脉气紧张，故脉弦。

治法： 行气活血，调经止痛。

方药： 桃红四物汤加味。

处方： 桃仁12克，红花10克，川芎10克，当归12克，炒白芍15克，益母草15克，丹皮10克，丹参15克，香附10克，元胡10克，蒲黄15克，五灵脂15克，川牛膝12克，木香6克，小茴香6克。

方解： 方中桃仁、红花、川芎、益母草、丹皮、丹参、川牛膝，活血化瘀；当归、炒白芍、熟地，养血和血；元胡、香附，行气活血止痛；木香、小茴香，行气止痛；气顺血调则通则不痛。

加减： 气滞重者，急躁易怒，胀痛明显，加川楝子10克、郁金10克；瘀血重者，刺痛明显，月经血块较多，加炮山甲3克（冲服）、王不留行15克；挟寒小腹冷痛者，加桂枝10克、乌药10克；挟热小腹灼痛，易熟地为生地，加地龙12克、栀子10克；气虚者，加炙黄芪30～60克；阳虚者，加肉桂10克、制附子10克；阴虚者，易熟地为生地20克，易炒白芍为生白芍20克，加制萸肉15克。

（3）肝郁气滞。

病因病机： 素性抑郁，或愤怒伤肝，肝气不舒，稍有抑郁悲怒，则肝失调达，气机不畅，经前或经期复伤于情志，肝气郁结，气滞则血瘀，冲任失调，血海气机不利，经血运行不畅，"不通则痛"，故经行腹痛。

主要证候： 平素忧郁愁思，或急躁易怒，经前或经期少腹胀痛拒按，胸胁、乳房胀痛，月经不调，经行不畅，经泄痛减，经后痛止，口干口苦，脉弦或弦滑。

证候分析： 忧郁愁思，或急躁易怒，则肝气不舒，肝郁气滞，冲任失调，气血运行不畅，经前或经期，气血下注冲任，胞脉气血更加壅滞，"不通则痛"，故经行少腹胀痛拒按；肝气郁滞，故胸胁、乳房胀痛；肝失疏泄，冲任失调，故月经不调，经行不畅；经血排出后，瘀滞减轻，胞宫气血暂通，故疼痛减轻；瘀滞随经血而外泄，故经后疼痛自止；气滞则脉道壅滞，脉气紧张，故脉弦或弦滑。

治法： 疏肝解郁，行气止痛。

方药： 柴胡疏肝散加减。

处方： 醋柴胡6克，川芎10克，当归12克，炒白芍15克，香附10克，元胡10克，郁金10克，川楝子10克，青皮10克，丹皮10克，炙甘草6克。

方解： 方中川芎、元胡、香附、郁金、川楝子、青皮、丹皮，行气活血，疏肝解郁；当归、炒白芍，养血和血，养肝柔肝；醋柴胡，疏肝解郁，引药入肝；炙甘草，调和诸药。

加减： 脾虚纳差者，加炒白术10克、茯苓12克、陈皮10克；血虚者，头晕眼花，经少色淡，熟地15克、炒枣仁30克、制首乌15克；阴虚者，五心烦热，加生地15克、制萸肉15克，枸杞子15克；兼瘀血者，经色紫黯有块，舌质紫黯，加丹参15克、红花10克、川牛膝10克；肝郁化火者，烦躁易怒，面红目赤，易炒白芍为生白芍，加栀子10克、生地15克、黄芩6克；失眠者，加炒枣仁30克、夜交藤30克、合欢皮30克。

（4）湿热蕴结。

病因病机： 素体湿热内蕴，流注冲任，阻滞气血；或经期、产后，感受湿热之邪，留滞于冲任、胞宫，湿热与经血相搏结，以致气血凝滞不畅，经行之际，气血下注冲任，胞脉气血更加壅滞，"不通则痛"，故经行腹痛。

主要证候： 经前一两日或经期小腹灼痛拒按，痛连腰骶，或平时小腹时痛，经来疼痛加剧，经量多或经期长，经色紫红质稠，或有血块，平素带下量多黄稠，或伴肢体困重，低热起伏，口干口渴，小便黄赤，舌质红，苔黄腻，脉滑数或濡数。

证候分析： 湿热蕴结冲任、胞宫，气血运行不畅，经行之际气血下注冲任，胞脉气血壅滞，湿热与血胶结，"不通则痛"，故小腹灼痛拒按；胞脉系于肾，湿热蕴结胞脉，故时小腹时痛，至经前疼痛加剧；胞脉系于肾，湿热阻滞腰府，故痛连腰骶；湿热伤于冲任，迫血妄行，故经量多，或经期长；湿热与经血相搏结，血为热灼，故经色紫红质稠，或有血块；湿热下注，伤于带脉，带脉失约，故带下量多黄稠；湿阻气机，气血不荣肢体，故肢体困重；热盛伤津，湿阻气机，津气不能上承于口，故口干口渴；湿热熏蒸，故低热起伏，小便黄赤，舌质红，苔黄腻；湿热熏蒸，脉来流利，故脉滑数或濡数。

治法： 清热除湿，活血止痛。

方药： 清热调血汤加减。

处方： 当归12克，赤芍12克，川芎10克，丹参15克，玄参15克，丹皮12克，黄柏10克，薏苡仁30克，香附10克，郁金10克，地龙12克，川牛膝12克，茯苓15克，泽泻15克，草薢15克。

方解： 方中黄柏、薏苡仁、茯苓、泽泻、草薢，清热除湿；当归、川芎、赤芍、丹参、丹皮，凉血活血；川牛膝、地龙，活血利湿；香附、郁金，行气活血，通经止痛；玄参，凉血活血，清热解毒，又可养阴生津，以防除湿太过伤阴。

加减： 脾虚者，纳差，四肢乏力，加炒白术15克、山药20克、陈皮15克；阴虚者，五心烦热，加生地15克、生白芍15克；挟瘀血者，舌黯紫，月经血块较多，加桃仁12克、红花10克、虎杖15克；湿重于热者，苔厚腻，头身困重，胸闷泛恶，便溏，加苍术10克、制半夏10克、厚朴10克、车前子15克；热重于湿者，身热起伏，口干口苦，小便短赤，加大黄6克、黄芩6克、黄连6克、龙胆草6克；湿毒蕴结，带下黄绿如脓，或赤白相兼，或五色杂下，臭秽难闻，加苦参15克、土茯苓15克、野菊花15克。

4. 平时固本

月经平时一般不痛或少痛，属于本虚标缓之证，治以扶正固本为主，兼以祛邪以安正。詹新宇医师根据患者体质，通常分为3种证候。

（1）肾阳亏虚。

病因病机： 先天肾气不足，或房劳多产，或久病虚损，伤及肾阳，肾阳虚则不能温养胞宫，冲任虚寒，经行血泄，阳随血脱，胞脉愈虚，失于温养，"不荣则痛"；阳虚则内寒，寒凝血脉，胞脉瘀滞，"不通则痛"；故经行腹痛。

主要证候： 平素面色淡白，腰酸腿软，畏寒肢冷，小便清长，舌淡嫩，苔薄白润，脉沉细而迟。经期或经后一两日小腹隐隐冷痛，喜暖喜按，得热则舒，遇冷痛剧，月经量少质稀，经色黯淡。

证候分析： 患者平素阳气亏虚，阳虚则生内寒，不能温养形体，故面色淡白，腰酸腿软，畏寒肢冷，舌淡嫩，苔薄白润；阳虚不能温化水湿，故小便清长；阳虚不能温运血脉，故脉沉细而迟。肾为冲任之本，胞脉系于肾而络于胞中，阳虚则冲任、胞宫失于温煦，不能温运血脉，血得寒则凝，气血运行不畅，经行之际，气血下注冲任，胞脉气血壅滞，"不通则痛"，故痛经发作，经期或经后一两日小腹冷痛，喜暖喜按，得热则舒，遇冷痛剧，月经量少质稀，经色黯淡。

治法：温阳补肾，暖宫止痛。

方药：右归饮加减。

处方：熟地20克，制萸肉15克，当归15克，炒白芍15克，怀牛膝15克，补骨脂15克，仙灵脾15克，续断15克，骨碎补15克，杜仲15克，狗脊15克，小茴香6克，炙黄芪20克，桂枝10克，制附子10克。

方解：方中熟地、制萸肉，填精补髓，既有阴中求阳之意，又能制温阳太过；当归、炒白芍，养血和血；狗脊、杜仲、补骨脂、仙灵脾，温补肾阳；怀牛膝、续断、骨碎补，补肝肾、行血脉，补而不滞；炙黄芪，补气，使气旺血行；桂枝，温通血脉；小茴香，温中散寒，行气止痛；制附子，补火助阳，益火之源以消荫翳；诸药合用，共奏温阳补虚，暖宫止痛之效。

加减：纳差，加炒白术10克、神曲15克，健脾和胃。

（2）肝肾阴虚。

病因病机：先天肾气不足，或房劳多产，或久病虚损，伤及肾阴，肾阴虚则精亏血少，冲任不足，经行血泄，胞脉愈虚，失于濡养，"不荣则痛"；阴虚则内热，热煎血成瘀，肾阴虚则水不涵木，肝郁气滞，胞脉瘀滞，"不通则痛"；故经行腹痛。

主要证候：平素头晕目眩，耳鸣健忘，失眠多梦，腰膝酸软，五心烦热，舌质红，苔薄黄，脉沉细而数。经期或经后一两日小腹疼痛隐隐，绵绵不休，喜按喜揉，月经量少，经色深红质稠。

证候分析：患者平素肝肾亏虚，精血不足，不能上荣清窍，髓海空虚，脑失所养，故头晕目眩、耳鸣健忘；肾虚则腰腿失养，故腰酸腿软；阴虚则生内热，故见五心烦热、潮热颧红，舌质红、苔薄黄；热扰心神，故失眠多梦；精血不足，脉道不充，故脉见沉细；血得热则行，故脉来而数。肝肾本虚，精血不足，冲任空虚，经血外泄，经期或经后，精血更虚，胞宫胞脉更失濡养，故小腹疼痛隐隐，绵绵不休，喜按喜揉；冲任空虚，血海满溢不多，故月经量少；热煎血液，故经色深红质稠。

治法：滋阴补血，调经止痛。

方药：左归饮加减。

处方：熟地20克，生地15克，当归15克，炒白芍15克，制萸肉15克，山药30克，制首乌20克，枸杞子15克，怀牛膝15克，龟板15克，百合20克，黄精15克，丹参15克，香附10克，陈皮15克。

方解：方中熟地、制萸肉，补益肝肾，填精补髓；当归、炒白芍、丹参，补血和血；制首乌、枸杞子，补益精血；怀牛膝，补肝肾；续断，行血脉；山药、黄精，补气养阴健脾；生地、百合，滋阴清热；丹参、百合，清心安神；龟板，补肾强腰，滋阴潜阳；香附，行气活血，调经止痛；陈皮，行气健脾，使滋而不腻，补而不滞。

加减：阴虚火旺，潮热颧红，加盐知母12克、地骨皮12克；失眠多梦，加琥珀6克(冲服)、夜交藤30克；急躁易怒，加郁金10克、川楝子10克。

（3）气血亏虚。

病因病机：素体虚弱，气血不足，或大病久病，耗伤气血，或脾胃虚弱，化源不足，气虚血亏，经行血泄，冲任气血更虚，血海空虚，胞脉失于濡养，"不荣则痛"；更兼气虚则气血运行无力，脉络瘀滞，"不通则痛"，故经行腹痛。

主要证候：平素形体瘦弱，神疲乏力，面色苍白或萎黄不华，少气懒言，心悸失眠，头晕目眩，食少便溏，唇甲淡白，舌质淡嫩，苔薄白，脉细弱。经期或经后一两日小腹隐痛或空痛，劳则痛甚，喜揉喜按，月经量少，色淡质稀。

证候分析：患者平素气血亏虚，气虚则中阳不振，清窍失养，故神疲乏力，头晕目眩，少气懒言，食少便溏；血虚不养心神，故心悸失眠；气血亏虚，不能上荣头面，故面色苍白或萎黄不华，舌质淡嫩，苔薄白；血虚不能充盈脉络，故唇甲淡白，脉细弱；气血亏虚，不能荣养肌肉，故形体瘦弱。气血本虚，经血外泄，气血更虚，胞宫、胞脉失于濡养，"不荣则痛"，故经期或经后小腹隐痛或空痛，喜揉喜按；气血亏虚，冲任不足，血海空虚，满溢不多，故月经量少，色淡质稀。

治法：补气养血，调经止痛。

方药：十全大补汤加减。

处方：炙黄芪30克，党参15克，炒白术10克，当归15克，川芎10克，炒白芍15克，熟地15克，桂圆肉10克，桂枝10克，香附10克，炙甘草10克，大枣5枚。

方解：欲补气血先建中州，方中炙黄芪、党参、炒白术、大枣、炙甘草，补气健脾，化生气血；当归、炒白芍、熟地、桂圆肉、大枣，养血和血；桂枝，温通血脉；川芎、香附，行气活血，调经止痛，使补而不滞；诸药合用，共奏补气养血，调经止痛之效。

加减：腹痛明显者，重用炒白芍为30克，加小茴香6克、元胡10克；纳差者，加陈皮10克、焦三仙各15克；兼瘀血者，舌质黯紫，瘀斑瘀点，或经有血块，加元胡10克、桃仁10克、红花6克。

（二）中医外治

（1）点穴。足三里穴、三阴交穴，点揉3~5分钟。

（2）针灸。虚证，补足三里穴、三阴交穴、太溪穴；实证，泻三阴交穴、地机穴、太冲穴。

（三）注意事项

（1）进行健康教育宣教，使患者了解痛经的有关知识和经期卫生，提高预防意识，增强治疗信心，掌握康复的方法。

（2）慎起居，避风寒，节饮食，远房帏，畅情志。

（3）忌坐卧湿地，忌劳欲太过，忌过食生冷、酸辣刺激性食物。

（4）经期注意卫生、保暖，禁游泳、盆浴、冷水浴，禁食冷饮及寒凉食物，可服红糖水及姜汤。

（5）适当进行运动锻炼，增强体质，可减少痛经的发作，并能提高疼痛的耐受力。

（6）经期尽量避免做不必要的妇科检查及手术，防止感染。

（7）患有妇科疾病者，应积极治疗，以解除引起痛经的隐患。

 典型病例：患者，女，24岁

患者平素身体一般，心急易怒，半年前月经期间生气，随后月经先后不定期，经行小腹疼痛，淋漓不净，经期常达10天左右，甚者可延至半个月。初诊时现经行1天，小腹剧痛，两胁及乳房胀痛，月经量少色淡暗，有少量黑紫色血块，伴随面色不华，体倦乏力，食少便溏，口干口苦，烦躁眠差，舌淡黯，苔薄白，脉弦细。

詹新宇医师分析：患者肝郁则气滞，日久则瘀阻胞络，故经行腹痛，月经量少色淡暗，有少量黑紫色血块，淋漓不净；肝主疏泄，肝气郁结，疏泄失常，则月经不调，先后不定期；肝主情志，肝郁则烦躁易怒；肝经布两胁，肝郁气滞，则经行两胁及乳房胀痛；脾虚运化失司，则食少便溏；脾虚气血生化乏源，则面色不华、体倦乏力；肝失疏泄，则胆气上溢于口，故口干口苦；肝藏魂，肝郁则神魂不宁，故眠差；气滞则脉气紧张，故脉弦；瘀血阻络，则舌黯；气血亏虚，舌体失荣，则舌淡、苔薄白；气血亏虚，脉道不充，则脉细弱。故辨证为肝郁脾虚，气滞血瘀，气血两亏，予柴胡疏肝散加减：炙黄芪30克，炒白术15克，醋柴胡6克，丹参15克，红花10克，川芎10克，当归15克，炒白芍20克，熟地20克，香附10克，元胡10克，郁金10克，陈皮10克，合欢皮30克，夜交藤30克，炙甘草6克。7剂，每日一剂，水煎温服。方中川芎、元胡、香附、郁金，行气活血，疏肝解郁；当归、炒白芍、熟地，补血和血，养肝柔肝；丹参、红花，活血化瘀；醋柴胡，疏肝解郁，引药入肝；炙黄芪、炒白术，补气健脾，气旺则气血自行；合欢皮，活血解郁安神；夜交藤，交通阴阳安神；陈皮，理气健脾；炙甘草，调和诸药。嘱其自行点揉足三里穴和三阴交穴，每次点揉3~5分钟，不拘次数。

二诊服药7剂后腹痛轻微，经期结束，口干口苦、两胁及乳房胀痛自消，烦躁易怒不显，心情比较平和，食纳和睡眠明显好转，舌淡黯，苔薄白，脉细弱稍弦。前方继服1周后腹痛消失，食纳佳，睡眠香，面色不华、体倦乏力明显减轻，二便正常，舌质淡，苔薄白，脉细弱。嘱其常服浓缩逍遥丸和浓缩归脾丸，一日3次，每次15粒。

三诊月经来潮，小腹轻度疼痛，经色鲜红，无血块，无两胁及乳房胀痛，无口干口苦、急躁易怒，面色正常，轻度体倦乏力，食纳和睡眠均可，二便正常，舌淡红，苔薄白，脉细弱稍弦。予前方去红花、郁金、夜交藤，加党参、茯苓增强补气健脾。处方：炙黄芪30克，党参15克，炒白术10克，茯苓15克，醋柴胡6克，川芎10克，丹参15克，当归15克，炒白芍20克，熟地20克，香附10克，元胡10克，陈皮10克，合欢皮30克，炙甘草6克。7剂，每日一剂，水煎温服。

四诊服药1周后腹痛自消，月经第5天结束，仍有轻度体倦乏力，舌淡红，苔薄白，脉细弱。嘱其常服浓缩逍遥丸和浓缩归脾丸，一日3次，每次15粒，连服1个月。

半年后随访，患者身体健康，月经正常，痛经未再发作。

按：本例患者素体肝郁脾虚，气血亏虚，肝郁则气滞，日久则瘀阻胞络，故经行腹痛，属本缓标急之虚实夹杂证。"汤者荡也，丸者缓也。"先用汤药以治标急，兼以固本，随后以丸药缓图固本，次第收功。

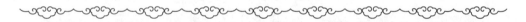

七、卵巢囊肿

卵巢囊肿是一种妇科常见的囊性肿瘤，小者如米，大者如瓜，内容物为水样，多为良性，有一定的恶化倾向。卵巢囊肿轻者无明显表现，B超检查时发现，重者有疼痛、压痛、肿块，甚至出现腹膜刺激症状、腹水等临床表现。卵巢囊肿的发病，和内分泌失调关系密切，多因不良饮食生活习惯或情志失调引起。常规治疗为手术切除，常常会造成两次伤害。

詹新宇医师认为，卵巢囊肿类同腹水，是素体阳气亏虚，气血津液无力通行，水与血结所致，本虚标实并见，应标本并治，治疗宜补气温阳，行气活血，利水消肿，方用自拟詹氏消癥除痞方。

詹氏消癥除痞方：生黄芪60克，生白芍30克，桃仁12克，红花10克，当归15克，川芎15克，地龙12克，琥珀15克，川牛膝15克，桂枝10克，生槟榔12克，大黄6克，枳实12克，泽兰15克，炙甘草6克。

方中生黄芪，补气利水，气旺则气血津液自行，瘀血散而水肿消；生白芍，养阴利水而不伤阴；桂枝，通阳化气行水；槟榔，行气利水消肿；地龙、琥珀、川牛膝、泽兰，活血化瘀，利水消肿；桃仁、红花、当归、川芎、大黄，活血化瘀；枳实，行气散结；炙甘草合黄芪，补气，调和诸药。诸药合用，共奏行气活血，利水消肿之效。

加减：阳虚寒甚者，加制附子15克，桂枝易为肉桂10克，温阳散寒；兼阴虚者，桂枝3～6克或去桂枝，加生地20克，滋阴补血。

用法：水煎服，每日一剂，分2次空腹温服。服药后小便多或大便稀均属正常反应。

詹新宇医师用此方治疗卵巢囊肿，最大的直径超过10厘米，采用中药内服保守治疗，均治愈。通常囊肿小者2～4周可消，大者4～8周可消。直径超过10厘米的一例患者，服药6周消退。多发性卵巢囊肿，单个囊肿比较小，手术难以切除彻底，中医保守治疗效果很好。对于直径超过10厘米的卵巢囊肿，中药消除难度比较大而慢，可以结合手术治疗，中药善后。

 典型病例：患者，女，25岁

　　2年前无明显诱因出现小腹疼痛，发作无时，B超示卵巢囊肿，直径约6厘米。詹新宇医师诊其纳眠可，神疲乏力，小腹冷痛，得暖则减，月经后期，经色黯淡，夹杂少量血块，舌质淡黯，苔薄白，脉沉细涩，辨为阳气亏虚，血瘀水结，予詹氏消癥除痞方加减：生黄芪60克，生白芍30克，桃仁12克，红花10克，当归15克，川芎15克，地龙12克，琥珀15克，川牛膝15克，肉桂15克，生槟榔12克，大黄6克，枳实12克，泽兰15克，炙甘草6克。服药7剂后症状明显减轻，14剂后症状基本消失，B超示卵巢囊肿直径约2厘米。连服1个月而愈，B超示卵巢囊肿消失。嘱其节饮食，调情志，3年后随访未再复发。

　　按：本例患者素体阳气亏虚为本，卵巢囊肿水血互结为标，标本俱重，治宜扶正与祛邪并用，药量较重，取其标本同治之意。

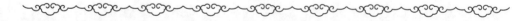

八、尿路结石

　　尿路结石即泌尿系结石，是泌尿系统各部位结石病的总称，亦称尿石症，是泌尿系统的常见病，急性发作时又是外科急腹症，主要是尿路梗阻和感染所致。尿路结石在肾和膀胱内形成，可见于肾、膀胱、输尿管和尿道的任何部位。尿路结石的形成与环境因素、全身性病变及泌尿系统疾病等多种因素有密切关系。根据结石所在部位的不同，分为肾结石、输尿管结石、膀胱结石、尿道结石。泌尿系结石的大小差别很大，大者可如鸡蛋黄，直径达5～6厘米，小者可如细沙。结石静止时，一般没有明显临床表现，常在体检时发现。肾与输尿管结石活动或下移时在尿路狭窄处易发生嵌顿，致单侧或双侧肾积水，并造成输尿管损伤，可引起尿路结石急性发作，临床表现为突然发作肾绞痛，腰腹部绞痛，难以忍受，疼痛可呈持续性或间歇性，并沿输尿管向髂窝、会阴及阴囊等处放射，常伴恶心、呕吐、小腹坠胀、血尿等尿路梗阻症状，或伴有尿频、尿急、尿痛等尿路感染症状，腰部肾区叩击痛明显，沿输尿管路线常有叩击痛。膀胱结石和尿道结石主要表现是尿频、尿急、尿痛等排尿困难与疼痛或尿流中断症状。尿路结石一般 B 超检查即可确诊。结石长期嵌顿，尿液排泄不能畅通，日久不愈，堵塞尿路，损伤尿路器官，诱发尿路感染，可致不可逆性肾功能损害，甚者肾功能衰竭。

尿路结石临床常用的治疗方案有中医药保守治疗、体外冲击波碎石、手术切开取石。手术治疗适用于结石巨大而无体外冲击波碎石条件者或急性发作而保守治疗无效者，但费用较高，患者再次创伤，易有并发症。体外冲击波碎石，适用于结石较大不易排除者，但结石小于6毫米难于定位及身患其他禁忌证者无法应用，单纯碎石后很多不能自行排石，仍需中药排石治疗。而且单纯手术取石及体外碎石，结石复发率比较高。而中药排石，对于结石直径小于2厘米者都可单独应用，结石直径大于1厘米排石较困难者可先体外碎石再中药排石，效果良好。詹振宇医师自拟詹氏排石利尿汤治疗尿路结石近数十例，结石直径大于1厘米者辅以体外碎石，均取得满意疗效，最大直径1.0厘米未碎石单服詹氏排石利尿汤1个多月排出。而且中药排石治疗，因中药对身体的调节作用，结石不易复发。

（一）病因病机

詹振宇医师认为，尿路结石的形成，是由于素体湿热内蕴，复因肾主水功能失调，气化失司，尿液的生成和排泄障碍，代谢废物积聚，日久煎熬而成结石，主要责之于肾。结石停聚，水热互结，阻滞气机，脏腑气机壅塞不通，而发为结石病，疼痛为其基本特征，水热互结为其基本病机，临床上结石多表现为湿热证。

（二）中医治疗

尿路结石属于标实之证，基本病机为结石停聚、水热互结，急则治其标，邪去正自安，治以清热通淋，利尿排石，方用詹氏排石利尿汤。

詹氏排石利尿汤：金钱草60克，海金沙30克，生鸡内金30克，郁金30克，滑石30克，泽泻30克，车前子30克，白茅根30克，川牛膝30克，琥珀15克，地龙15克，石苇15克，萹蓄15克，瞿麦15克，炙甘草10克。水煎2次共两大碗，混合药汁备用。

方解：方中金钱草、海金沙、生鸡内金、郁金，清热利尿排石，鸡内金能消石，郁金能行气活血共为君药；滑石、泽泻、车前子、白茅根，清热利水通淋；川牛膝、琥珀、地龙，既能利水通淋，又能通经活血，取"治水先行血，血行水自消"之意，共为臣药；石苇、萹蓄、瞿麦，利水通淋，共为佐药；炙甘草，调和诸药，为使药。

加减： 胀痛甚，加元胡15克、枳实15克，白芍30克，行气活血，缓急止痛；血尿，加蒲黄15~30克、小蓟15克，止血；热盛，加大黄15克、栀子15克，虎杖15克，清热泻火；大便干，加大黄15克、芒硝15克，清热通便；感染明显，尿道灼热，淋漓涩痛，白细胞增高，加蒲公英30克、玄参30克、鱼腥草30克，车前子易为车前草，清热解毒；阴虚，加生白芍30克、生地30克，滋阴；气虚，加炙黄芪30~60克，补气扶正；虚寒，加肉桂15克，甚者加制附子15克，温里散寒；纳差，加白术15克、砂仁8克、焦三仙各15克，健脾开胃。

服药方法： 采用按时间段冲击疗法，其他时间服药或其他方法服药效果差些，一定要按下面方法服药。晨起先不要活动，

8:30　　　饮水500毫升，口服双氢克尿噻片，25毫克×3片；

8:45　　　口服詹氏排石利尿汤两大碗（1剂药一次性全部喝完）；

9:00　　　饮水500毫升，口服山莨菪碱（654-2）片，5毫克×2片

9:30~10:00　　　起床活动、蹦跳。

泥沙样结石通常2周即可排出；结石直径1厘米以内，单服中药排石即可，一般在3~6周内排出；结石直径小于2厘米，中药排石效果良好，一般在2~3个月内排出；结石直径大于2厘米单纯中药排石很难排出，需要长期服药，消磨软化结石才可能排出。结石直径大于1厘米，可先体外碎石，再中药排石，能明显缩短疗程，碎石后一般在2~4周内排出。结石急性发作，绞痛剧烈难忍者，可注射杜冷丁镇痛。

（三）预防调养

（1）多饮水。平时多喝软水及纯净水以增加尿量，有利于体内多余盐类、矿物质的排出。

（2）多活动。平时要多活动，如散步、慢跑、体操、跳跃等，有利于预防泌尿系结石复发。

（3）发现有腰痛、腹痛，尿液混浊或偶见血尿等情况，应及时就诊检查。

（4）饮食宜忌。饮食多样化，以清淡、低蛋白、低脂肪饮食为主，宜食用富含营养和维生素的食物，如黄瓜、绿豆芽等新鲜蔬菜，苹果、梨、西瓜等新鲜水果。禁饮硬水及含钙等矿物质过高的矿泉水；禁食含胆固醇高的动物肝脏、肾脏、脑、海虾、蛤蟹等；少食含草酸、钙高的食品，如菠菜、西红柿、马铃薯、油菜、海带、甜菜、草莓、核桃、巧克力、代乳粉、芝麻酱、腌带鱼等；忌饮酒、浓茶、浓咖啡。

 典型病例：患者，男性，32

无明显诱因突发腰痛，詹振宇医师查体腰部叩击痛明显，考虑尿路结石，B

超示多发性肾及输尿管结石，一侧输尿管上段有一直径1.6厘米结石阻塞，轻微肾积水。当时体外碎石还未普及，以詹氏排石利尿汤连服40余剂，结石排出而愈，至今十余年未复发。

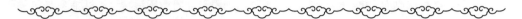

九、急性肠梗阻

急性肠梗阻中医称为"关格""肠结"，是由于肠麻痹、肠痉挛、肠扭转、肠套叠、肠粘连、肠缺血、肠寄生虫等肠内及肠外各种原因导致的肠道机械性堵塞，肠内容物通过障碍，常分为机械性肠梗阻、动力性肠梗阻、缺血性肠梗阻等类型。急性肠梗阻临床症状为剧烈腹痛、腹胀，停止排气排便，伴恶心、呕吐等，以"痛、吐、胀、闭"四大症为特征，为外科常见急腹症，若未及时合理治疗，可危及患者生命。西医保守治疗一般多用持续胃肠减压、禁食或灌肠，起效慢，疗效不太理想，严重者常需外科手术治疗。

詹振宇医师认为，急性肠梗阻皆为实邪阻滞肠道，腑气闭塞不通所致，基本病机气机闭阻、腑气不通，为标急之实证。关键在闭，一般少见明显大便干燥及寒、热表现，机械性肠梗阻可兼有积滞、水停，缺血性肠梗阻兼有血瘀。因此急性肠梗阻治则以开闭通腑以治标急为首要，治法以行气通腑为先，臣以活血化瘀，佐以利水消积。詹振宇医师自拟詹氏肠梗阻方治疗急性肠梗阻，起效迅速，临床效果显著。铅中毒有表现为腹痛腹胀、大便秘结，类似肠梗阻者，可同法治疗。

詹氏肠梗阻方：生大黄15～30克（后下），芒硝15～30克（冲服），炙黄芪20～30克，炒枳实30～60克，制厚朴30～60克，生槟榔15～30克，生白芍20～30克，桃仁10～15克，红花10～15克，制甘遂1克。

功效：行气通腑，活血化瘀，利水消积。

加减：大便干结，倍用大黄、芒硝；胀甚倍用枳实、厚朴；痛甚重用白芍、槟榔；缺血性重用桃仁、红花，加五灵脂15克、蒲黄15克；虚者重用黄芪。

方解：枳实、厚朴，下气除胀、通腑导滞，为君药；大黄，通腑泄热、攻下逐瘀、荡涤积滞，芒硝泻热通便，为臣药；黄芪，补气以助通腑行血，又能防消散太过耗气以免攻邪伤正；白芍，缓急止痛养阴，又能防泻下伤津；槟榔，行气通便、利水杀虫消积；桃仁、红花，活血化瘀；甘遂，攻逐水饮，共为佐药。

用法：上药除大黄、芒硝外，常规煎两次，混合药汁，加入大黄武火急煎5～6分钟（不能超过10分钟），再加入芒硝溶化，温服。先服一半，半小时后大便不通，继服剩余一半；若服药2小时后大便仍旧不通，上方如前煎取，一次性顿服。不效连服，以便通、吐止，胀痛大减为愈。吐甚，药入即吐不下者，可先胃肠减压后再服药或胃管给药。若大便仍不通,上方除甘遂外加倍,顿服,以大便通为度。下后若胀、痛明显或兼吐者,次日如前法再下一次。通常大多数2~3剂即愈,少数4~5剂即愈。

按:

(1)急性肠梗阻的"痛、吐、胀、闭",为气机闭阻,腑气不通所致,既非实热积滞互结肠内、燥屎干结之阳明腑实证,也非单纯瘀血内停之蓄血证,故不单用大承气汤峻下热结,也不单用桃核承气汤攻下逐瘀,而用厚朴三物汤下气通腑为主,佐以攻下逐瘀之药,腑气通则大便自下,气血行则胀痛自消,此即"痛随利减,病去如归"之意。

(2)急性肠梗阻为急腹症,标实为急,急则治其标,攻邪为要,服药应攻不厌顿,不效连服,不可拘泥于普通疾病每日一剂,分次服用,则病重药轻,药不胜病而无效。

(3)本方药力峻猛,祛邪应中病即止,不可过服。大便通则弃余药,不可再服,以免过下伤正。下后便通吐止,而腹痛或腹胀未完全消除,乃余邪未尽,糜粥自养,或用木香顺气丸及枳实导滞丸之类方剂另方调养,不可过下。

 典型病例1:患者,男,30岁

急性肠梗阻胀痛不可忍,外科医生建议急诊手术治疗,患者要求保守治疗,詹振宇医师予詹氏肠梗阻方,药入即吐,再次建议手术治疗,患者坚持要求保守治疗,予胃肠减压后再服药,2剂而愈,免除手术。

 典型病例2:患者,男,40余岁,铅厂工作

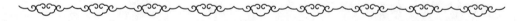

有肠梗阻史,急性肠梗阻发作,詹振宇医师予詹氏肠梗阻方2剂治愈。随后介绍多个工友,症状相同,结合职业,考虑铅中毒,依上法治疗,皆2~4剂皆愈。

十、小腿抽筋

小腿抽筋,医学上又称为腿痛性痉挛,是小腿部和足趾肌肉突然、不自主的痉挛强直、剧烈收缩的现象,发作时会造成肌肉僵硬、疼痛难忍,半夜抽筋时往往把人痛醒,可持续数秒钟到数分钟之久,极少数也有持续长至十几分钟的,发作过后肌肉的疼痛不适感或触痛可以持续数十分钟至几个小时。小腿抽筋常见原因主要有寒冷刺激,如水太凉时下水游泳容易发生小腿抽筋;小腿肌肉连续收缩过快,如运动员田径运动前未充分活动,运动时容易发生小腿抽筋;疲劳过度,如爬山劳累容易发生小腿抽筋;

小腿局部神经血管受压如血管栓塞以及低钙血症也会引起小腿抽筋，常发生于夜间熟睡时。

李有娟医师认为，小腿抽筋皆由血虚感寒所致。寒性凝滞，收引主痛，血虚则筋脉失养，受寒则血脉凝滞，筋脉收缩牵引，拘急挛痛，因此小腿抽筋的基本病机为血虚感寒，为本虚标实、标本俱急之证，当标本同治，治宜养血柔筋，温经散寒，缓急止痛。李有娟医师自拟詹氏抽筋缓急方治疗小腿抽筋，临床效果显著。

詹氏抽筋缓急方： 炙黄芪30克，熟地20克，当归12克，炒白芍30～60克，怀牛膝15克，木瓜15克，续断15克，骨碎补15克，制附子15～30克，伸筋草15克，透骨草15克，炙甘草15～30克。

用法： 每日一剂，水煎2次合汁，分2次饭后温服。

加减： 寒痛甚，抽筋频作，黄芪、白芍、甘草、附子用量加倍。

方解： 白芍合甘草，养筋柔筋、缓急止痛；附子，温阳散寒，共为君药；黄芪，补气养血；当归、熟地，补血养筋，共为臣药；续断和骨碎，补温通血脉、养筋强筋；伸筋草和透骨草，舒筋活络；怀牛膝，通行血脉；木瓜，舒筋活络，共为佐药；甘草，调和诸药，为使药。

发作时，可点按承山穴缓解，或掰足趾至背伸位亦可缓解。

注意事项： 平时应注意保暖，避免劳累、受凉，预防小腿抽筋发作。

按： 本方轻者两三剂，重者五六剂即愈，愈后一般很少复发。

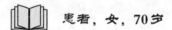

患者，女，70岁

小腿抽筋10余年，多方医治无效。平素畏寒肢冷，近年来夜夜抽筋频作，每多半夜痛醒，受凉容易发作，血钙正常，李有娟医师予处方：炙黄芪30克，熟地20克，当归12克，炒白芍60克，怀牛膝15克，木瓜15克，续断15克，骨碎补15克，制附子30克，伸筋草15克，透骨草15克，炙甘草30克。三剂而愈，至今十年未复发。

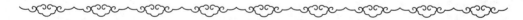

第 三 编

詹氏中医骨伤特色技术

詹氏骨伤

第一章　詹氏中医骨伤骨折正骨手法

中国骨伤科手法历史悠久，加之我国幅员辽阔，中医骨伤流派众多，故手法的种类繁多。但其治疗目的是一致的——接骨续断、纠错复位、理顺经脉。中医的骨伤手法按其作用，可分为正骨手法和理筋手法两大类。正骨手法：也称整骨手法、接骨手法，其目的是运用手法将断骨接正，其中也包括脱位复位手法，即运用手法将脱位之骨关节回复到原位。理筋手法：也称治筋手法，主要是利用按摩、推拿等对损伤筋脉、经络进行"筋归槽"矫治，它包括整复错位、舒筋镇痛、梳理气机与活络关节等方面。可纠正筋络的翻转、扭曲、错异、滑脱、痉挛及粘连，使筋脉疏通、经络通畅。粘连得以松解，关节舒展滑利。早在清代《医宗金鉴·正骨心法要旨》系统地总结了清代以前的骨伤科正骨经验，把正骨手法归纳为：摸、接、端、提、推、拿、按、摩八法。这其中包括了骨折正骨、脱位复位以及伤筋理筋手法。这些方法迄今依然指导着临床。

我们知道，骨折的治疗方案主要分为两大类：保守治疗（非手术治疗）与手术治疗。保守治疗简、便、验、廉，绝大部分的骨伤患者都希望能够通过保守治疗而痊愈。而保守治疗的关键点是手法整复技术（将骨折整复到解剖位或功能位）和骨折固定方法（将骨位维持在整复后的位置直到愈合）。手法复位主要是让骨折恢复到原来的位置，临床上的复位标准有两种：第一种是解剖复位，即手法复位成功后，原来的骨折部位恢复到骨折前的位置，达到解剖学上的标准，临床上称作"解剖复位"。第二种是功能复位，由于局部损伤严重，骨折断端粉碎、分离明显，周围软组织损伤严重，局部肿胀严重等原因，手法复位完成后，原来的骨折部位不能恢复到骨折前的位置，不能达到解剖学上的标准。但原来的骨折部位经过复位手法整复，使得骨折断端恢复了骨折力线的要求，符合骨骼生物力学要求，即骨折愈合以后不会影响肢体的运动功能，临床上称为"功能复位"。

詹氏骨伤在长期的临床工作中，摸索、总结出了一套行之有效的治疗骨折的手法正骨方法和特色的杉树皮固定技术。有理论有经验，临床上治愈了无数的患者。骨伤正骨手法是治疗骨折的重要手段，顾名思义就是将断裂、移位的骨折通过手法使其回正、复位，恢复正常骨骼形态，故名"正骨"。詹氏骨伤的传承人詹庄锡老先生长期临床实践中，在传承、学习的基础上，创建了比较完整的"詹氏骨伤正骨手法"。詹氏骨伤正骨手法是在传承中医基本理论与技法的基础上，结合自己的临床经验，对手法进行深入研究与创新，总结出来的。詹氏骨伤正骨手法包括骨折的正骨手法、脱位的复位手法、伤筋的理筋手法3个部分。

一、詹氏正骨复位理筋手法的功用

（一）整复畸形、接骨续筋

骨折脱位和筋伤后，往往使骨骼、肌腱等组织处在一种解剖位置失常的状态，如：骨折错位、关节脱位、肌肉痉挛，手法可使移位的组织恢复到正常解剖位置。如关节得以复位、骨折力线恢复正常、肌腱滑脱整复归位，等等。

（二）行气活血、消肿止痛

肢体各部损伤之后，其损伤部位血脉破裂，血溢于脉外，而致瘀血阻滞于筋络肌肤，或流注于四肢关节，产生肿痛。施行正骨理伤手法可以纠正骨骼移位，理顺经脉，缓解血管、筋肉痉挛。也可以增加局部血液循环，加快瘀血吸收，从而使损伤肢体消除肿痛。

（三）宣通散结、剥离粘连

筋骨肌肉损伤或病变日久，局部组织气血凝滞或血肿机化，产生局部关节、肌腱、组织粘连，关节活动障碍。正骨理筋手法可消肿散结，疏通经络，打通狭窄，剥离粘连，使关节、肌腱等功能恢复。

（四）舒筋活络、解除痉挛

手法既能正骨理筋、疏通气血，又能起到舒展与放松肌肉、筋脉、经络的作用，从而解除由损伤疼痛引起的反射性筋肉痉挛，达到解痉止痛的目的。

詹氏骨伤的正骨手法就是在继承祖传手法的基础上，博采众长，结合临床实践创建起来的。临床实用性强，可操作性强，容易学习掌握，便于推广应用。

二、詹氏"正骨九法"

詹氏骨伤治疗骨折在省内具有较高的知名度，在当地老百姓的心中有较高的地位，这与其高超的骨折整复手法有很大的关系。詹氏正骨手法是詹氏骨伤医院的治伤绝学之一。詹氏骨伤治疗骨折手法正骨手法是其中最为重要的步骤之一。在长期的临床骨折整复实践中，从几代人的努力、拓展与传承中，詹氏总结出了一整套有理论基础、有实践操作、便于临床推广应用的中医正骨手法，我们称为"詹氏正骨九法"。具体手法有：触摸法、拔牵法、端提法、按压法、夹挤法、折顶法、叩击法、回旋法、屈伸法等。

（一）触摸法

通过触摸可以了解骨折断端的基本情况，了解骨折周围软组织的肿胀、瘀血情况，了解血管、神经损伤情况，了解骨折端出血量的大小、肌肉的压力大小等（见图3-1-1-1），即《正骨心法要旨》所说："摸者，用手细细摸其所伤之处，或骨断、骨碎、骨歪、筋歪、筋断、筋翻…"触摸手法是詹氏骨伤正骨手法的第一步，了解了病情，骨折局部的具体情况，做到心中有数，为后面正骨打下基础。

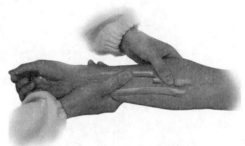

图3-1-1-1　触摸法示意图

（二）拔牵法

术者与助手作对抗牵引，稳定持续用力，将骨折断端的重叠移位慢慢地拔牵复位。拔牵是正骨手法中最常用的方法之一，通过放松肌肉，牵开断端重叠，对抗骨折附着点肌肉、韧带的张力，在持续的力线拔牵中使得移位的骨折断端逐渐归位（见图3-1-1-2）。詹氏骨伤强调：拔牵方法简单，操作不难，但是讲究的是"持续用力，均匀平衡"。避免新手一上来就用蛮力，一般整复骨折时往往需要持续稳定的对抗牵引数分钟之久，这样才可以达到整复的目的，同时避免了暴力、蛮力造成肌肉痉挛或组织两次损伤。

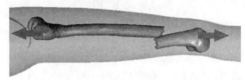

图3-1-1-2　拔牵法示意图

（三）端提法

主要用于纠正骨折端向下移位，特别是骨折断端有软组织嵌入者。两助手在骨折两端作对抗牵引的基础上，术者双手按住患者骨折断端向下移位端，同时用力进行向上端提（见图3-1-1-3）。詹氏骨伤说："该手法的关键在于两助手的对抗牵引一定要充分，保证骨折断端的重叠、嵌入得以松动，术者才能向上端提，完成手法整复。"

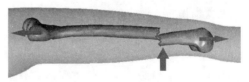

图3-1-1-3　端提法示意图

（四）按压法

主要用于纠正骨折端向上移位。助手拔牵骨折远端肢体，术者拔牵骨折近端，在充分拔牵的基础上，术者用双手拇指在骨折向上移位的近端侧用力向下按压，达到复位的目的（见图3-1-1-4）。詹氏骨伤说："此手法实施时，有时候碰到肌肉发达的患者时，拔牵不一定理想，这时候术者和助手需要相互配合，在拔牵的情况下，利用杠杆原理，通过一定的角度按压，然后反折，反复摇摆，达到理想的复位。"

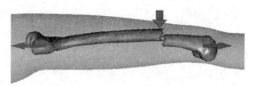

图3-1-1-4　按压法示意图

（五）夹挤法

主要用于纠正骨折端分离移位较大，或粉碎性骨折，骨碎片较多者。术者用双手掌对合夹挤使骨折碎片靠拢，减少骨折断端分离移位（见图3-1-1-5）。詹氏骨伤夹挤法的要点是：开始前先进行适当的牵引，在拔牵力作用下，让骨折断端有一定松动，然后术者开始操作。术者双手掌夹挤时要一起用力，形成一个环抱的力，使得骨折碎片回归正常位置。

（六）折顶法

主要用于纠正横断形骨折重叠、成角移位及骨折肌肉痉

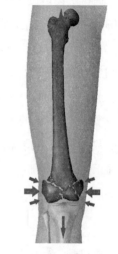

图3-1-1-5　夹挤法示意图

挛难以拔牵复位者。由于肌肉痉挛，患者疼痛明显，往往拒绝任何人的触碰，给手法整复带来困难。詹氏骨伤用此手法时强调：首先缓缓拔牵患肢，让肌肉慢慢放松，骨折端的嵌入、重叠骨部分出现松开。然后朝骨折端背侧（背离血管神经侧）加大成角，利用背侧骨皮质的接触点作为支点进行反向折顶，恢复骨骼的正常位置（见图3-1-1-6）。术者在施行该手法时，双手拇指应该顶住支点位置，其余四指握住患肢远端进行折顶。拇指用力切忌过度，整个动作切忌过猛，以免造成血管、神经以及软组织的两次损伤。

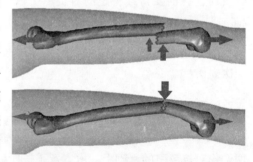

图3-1-1-6　折顶法示意图

（七）叩击法

主要用于横断骨折，骨折断端有分离，断端间没有软组织嵌顿。尤其在老年、肌肉力量不强的患者中较为多见。叩击法也可运用于短斜形不稳定性骨折，但骨折断端要呈锯齿状，叩击对位后两断端可以扣紧而无侧方与短缩移位。叩击法的操作：助手

固定患者肢体的近端，术者一手固定患者肢体的远端，另一手按照骨骼力线的方向进行纵向叩击，用力适当、均匀，连续叩击5~10次（见图3-1-1-7）。叩击法的作用：使骨折两端靠拢，增加骨折稳定性，减少骨折迟缓愈合或不愈合的可能性。

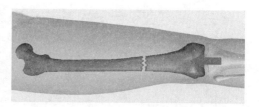

图3-1-1-7　叩击法示意图

（八）回旋法

适应于骨折断端之间有软组织嵌卡其中，影响骨折复位的患者。具体操作：在助手拔牵患肢的辅助下，术者两手按住骨折两端，先用触摸法，了解骨折移位的路径。然后，一手固定骨折近端，另一手按照骨折的原始移位路径进行回旋复位，绕开卡在骨折断端的软组织，使得骨折两端断面对应而复位（见图3-1-1-8）。回旋法的作用：绕开卡在骨折断端的软组织，使背靠背的骨折断面，回旋后变成面对面，让两断端骨骼对合复位，避免可能出现的迟缓愈合与不愈合现象。

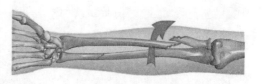

图3-1-1-8　回旋法示意图

（九）屈伸法

骨折损伤，尤以关节内骨折及关节周围骨折的手法整复难度最高，一旦骨折对位、对线不理想，后期关节功能必受影响，带来严重的后遗症。屈伸法的作用：通过对关节的屈曲伸展活动，利用关节囊、韧带的张力，肌肉的牵拉作用，按关节的运动轨迹，让骨折断端对齐、复位。具体操作：助手轻轻地拔牵患肢关节两端，先以伸展为主，拔牵后使关节囊、关节周围韧带拉紧，牵拉骨折块发生移动。术者双手握住损伤关节，一手按照骨折块移位的方向，对骨折块进行反方向推挤。同时另一手进行关节屈伸活动。经过反复的关节屈伸、推挤动作，使得关节内的骨折块渐渐靠拢、复位（见图3-1-1-9）。

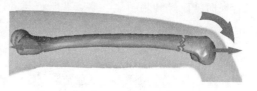

图3-1-1-9　屈伸法示意图

"詹氏正骨九法"临床手法特色为因势利导、巧用外力，准确定位、稳健有效，尽早操作、快速复位。当然，詹氏骨伤正骨手法并不局限于"九法"，另有摇摆、夹挤、推顶、折骨等，临床中根据骨折类型与病情，灵活选择运用。同样，临床中也并非选择一、两种手法机械运用，而是根据骨折类型，在"手摸心会、心中了然"的情况下，多种手法有机组合，正骨步骤明确、操作序贯稳准、一气呵成。

三、詹氏正骨手法的临床运用技巧

詹氏骨伤正骨手法临床操作的技巧讲究"早、准、稳、巧、快"，此亦即詹氏骨伤正骨手法特色。同时，詹氏骨伤也强调，临床正骨整复首先要"手摸心会"，才能"法从手出"。正骨前必须对骨折断端的移位情况非常了解，认真阅读 X 线片、CT 检查及 MRI 检查等影像学资料，制定好正骨方案，做到心中有数，才可以进行临床正骨、复位，古人云"心手相应"就是这个道理。只有这样，才能"使断者复续，陷者复起，碎者复完，突者复平"，达到良好的正骨效果。

（一）早

即早复位、早固定，就是骨折以后尽可能早地进行手法正骨与固定。詹氏骨伤治疗骨折脱位，讲究兵贵神速，强调骨折脱位的复位要及时，尽量早期整复，越早越好，尤其是骨折，最好在伤后 2 小时内进行手法正骨、固定为佳。因为，损伤初期，骨折断端会缓慢地出血，人体也会出现一系列应激反应，局部软组织会出现出血肿胀、瘀血等情况，时间越长出血越多，瘀血肿胀会越严重。一旦出现明显的肿胀、瘀血，甚至皮肤出现张力性水泡，会对手法正骨带来很大的不便。所以，詹氏骨伤强调，骨折正骨尽可能要早，在局部软组织出现肿胀等反应之前，快速地将骨折整复到位。将骨折断端力线对好，位置恢复正常，不仅让患者减轻痛苦，而且可以稳定骨折断端，减少出血，防止出现继发性损伤。有利于后期骨折的康复，减少创伤并发症和后遗症的发生。

因此，詹氏骨伤正骨手法中的"早"是非常重要的。如果拖延时间过长，骨折周围软组织出血较多，肿胀明显，肌肉韧带紧张，张力大，手法正骨的难度就会加大，常常不能一次性复位成功。而反复多次手法操作，容易导致再次损伤，增加创伤并发症和后遗症的风险，影响骨折愈合和功能恢复。当然，对于严重、粉碎的骨折或者患者来时就已经肿胀明显、瘀青非常严重，已经错过了早期最佳正骨时间，如何来体现这个"早"？詹氏骨伤常用的方法：一是配合局部麻醉，在麻醉下复位，可以松弛肌肉，减轻复位难度。二是把早整复改为早期牵引等其他有助于骨折复位的方法进行处理。詹氏骨伤正骨治疗始终遵循早复位、早治疗、早康复的原则。

（二）准

就是手法复位时，精准病位，对局部解剖、伤病的性质及病理特点要熟悉准确，动作精准有效，用力轻重适当。骨折以后，由于外力的关系，骨折断端会出现各种不同的移位情况，这时候需要根据每个人的实际情况制定个体化的正骨方案，同时仔细研究骨折的 X 线片、CT 检查等影像学资料，做到在整复前，骨伤医师已经对骨折情况"了然于心"，这样一旦开始操作，就可以迅速、准确让骨折复位。

詹氏骨伤强调骨折脱位的手法复位前，要对创伤部位的局部解剖、创伤性质及病理特点熟识准确，"手摸心会，知其体相"，四诊合参，做到胸有成竹，并据此选用合适的整复手法，准确操作。《医宗金鉴·正骨心法要旨》曰"一旦临证，机触于外，巧生于内，手随心转，法从手出"就是最好的写照。

詹氏骨伤主张正骨注重理筋，筋复其位，才能骨归其位。善用理筋手法治疗关节损伤，关节错缝，关节分离。如桡骨远端骨折，常伴有下尺桡关节分离，如果不纠正下尺桡关节分离而仅仅整复桡骨远端骨折，往往复位效果不理想，在整复桡骨远端骨折的同时，纠正下尺桡关节分离，则会取得满意的复位效果。所以临床手法整复时，尽可能做到骨折断端准确、解剖复位。

詹氏骨伤非常重视骨折后期关节功能的恢复，要做到这一点，必须保证关节内和关节周围骨折手法正骨时尽可能解剖复位，这是保证以后关节功能良好的前提条件，也是精准复位的关键。

(三)稳

就是手法稳健，从容有序，操作恰当，稳稳地牵引、稳稳地旋转、稳定而有力量，不能粗暴。稳健的手法对于患者的紧张情绪也有非常大的安慰作用。

骨折损伤以后，患者往往情绪比较紧张，由于疼痛和恐惧，触碰患者肢体、肌肉易造成肌肉痉挛疼痛加重，这些因素都不利于手法复位，易造成手法复位失败。因此，复位时要让患者伤肢摆放在舒适、合适的体位，利于患者放松，便于手法操作。詹氏骨伤复位时往往先轻柔按摩，或和患者对话互动，转移患者注意力，使患肢肌肉放松，患者心情放松，这样可以减少手法实施过程中的阻力，有利于成功地复位。

手法复位时詹氏骨伤讲究稳健有力，复位时首先牵引要稳，缓缓用力，持续用力，切忌粗暴、蛮力。牵引需要一定的时间，一般先拔牵数分钟，这样才可以对抗患者紧张、痉挛的肌肉，纠正重叠、侧方等移位。其次，复位操作时，手法要稳妥，不能粗暴用力，强拉硬推，宜柔不宜刚，动作要轻柔灵活，以免骨折部位造成两次损伤。

(四)巧

就是手法轻巧有力，整复过程中运用巧力，用四两拨千斤的巧劲复位。这样，患者痛苦会少，整复过程中不容易造成两次损伤。

詹氏骨伤认为，接骨喜刚不喜柔，理筋喜柔不喜刚，正骨手法讲究"刚柔并济，轻重适宜，轻巧灵活，善用巧力"，正如《伤科汇纂》所言："宜轻宜重为高手，兼吓兼骗是上工；法使骤然人不觉，患如知也骨已拢。"所以在临床骨折脱位的手法复位时，采用刚柔并济，轻重适宜的灵巧手法，才能取得较好的复位效果。

詹氏骨伤强调：复位手法要轻巧灵活，而不僵硬笨拙，要善于运用寸劲(刚力)、巧力(柔力)，刚柔相济，相辅相成，运用杠杆的力量，四两拨千斤，巧力收骨入位，达到快速复位的效果。如《医宗金鉴·正骨心法要旨》所言："法之所施，使患者不知其苦。"这样既省力又有效，又可减轻患者痛苦。

临床上，我们经常可以看到，有些医生复位时动作鲁莽粗暴，强拉硬推，这非但不易复位，且易造成筋骨两次损伤。动作粗暴复位的后果往往是伤上加伤，致肢体更加肿胀，更难复位。詹氏骨伤临床经验告诉我们，为肌肉发达的患者进行复位时，在非麻醉情况下只有借助巧力，才能成功进行骨折或脱位的复位，否则复位时使用暴力、蛮力，不仅复位难以成功，往往还会造成继发损伤。

例如：临床常见的手腕部桡骨远端伸直型骨折的手法正骨，詹氏骨伤的医师一般先用拔牵法，徐徐用力，整复骨折重叠移位。不能粗暴用力，强拉硬拔，以免再次损伤。拔牵时宜用柔力，徐徐加力，持久牵引，以纠正重叠移位。等到听到响动，重叠移位纠正后，就要用寸劲、巧力，在维持牵引状态下快速用力掌屈尺偏，使向背侧、桡侧移位的骨折远端一次性复位。这时如果用力轻柔，慢慢来的话，复位效果就差了，往往不能一次性复位成功。

又如：詹氏骨伤独创的肱骨外科颈骨折"詹氏推顶法"，即利用杠杆作用、巧力复位治疗有重叠成角移位的肱骨外科颈骨折，临床效果非常好。具体操作如下：患者取正坐位或仰卧位，第一助手环抱患者伤肢腋窝做对抗牵引，第二助手环抱伤肢肘关节上方，先轻轻旋转摇晃上臂，理肌顺筋，松解肌肉紧张，解除软组织嵌顿；再用拔牵法沿着肱骨轴线顺势拔伸牵引3～5分钟，纠正重叠移位及部分成角移位；然后第二助手在牵引下徐徐上举伤肢肩关节，医师同时双手环抱骨折远端，根据成角移位方向，双拇指推动骨折远端向相反方向做折顶动作，有明显骨擦感后，医师手摸骨折断端比较平整即复位成功；第二助手在维持牵引下徐徐放下肩关节置于中立位，予杉树皮小夹板外固定。

（五）快

就是正骨手法要熟练迅速，不拖泥带水，手法熟练才能"手随心转，法从手出"，动作灵活，快速复位。詹氏骨伤要求，要做到正骨时快速复位，首先，要对患者的疾患熟悉，复位前对骨折断端的分离、错位有明确的认识，准备采用的复位手法、治疗方案制定完整；其次，要熟练掌握解剖学知识，对于局部解剖了如指掌。最后，各种正骨手法熟练掌握，有机组合，运用自如。就如古人所云："法使骤然人不觉，患者知痛骨已拢。"让患者在不知不觉中，已经完成复位。所以，尽早尽快地手法复位，既能减少患者的痛苦，还能避免长时间操作而加重组织损伤，有利于骨折的愈合及功能的恢复。

第二章　詹氏中医骨伤脱位复位手法

　　骨伤关节脱位，是指构成关节上下两个骨端失去正常位置，发生了错位。多为外力作用所致。临床常见：一是关节及其周围明显肿胀，关节畸形、失去正常形态，关节窝空虚。二是关节局部疼痛明显，正常关节活动丧失。X线检查可明确脱位的部位、程度、方向，也可以知道有无骨折及移位。不同的关节脱位还有其特有的症状。关节脱位后，关节囊、韧带、关节软骨及肌肉等都会受到损伤，局部肿胀出血，如果不及时复位，血肿肌化，关节粘连，不仅会造成运动功能障碍，严重者可引起肌肉萎缩，关节废用。故手法整复是非常重要的治疗手段。詹氏中医骨伤关节脱位复位手法是长期临床实践经验的积累，是中医传统治疗方法的传承与发扬，是中医宝库的精华内容之一。

　　手法复位就是运用手法使脱臼的骨端关节面到恢复关节的正常解剖位置，具有理顺经络、整复错位、通利关节、调理气血等作用，可使骨归其槽，筋归其位，理肌顺筋，滑利关节，从而达到恢复肢体关节正常功能的目的。

　　中医手法整复脱位具有悠久的历史，清代钱潢著《伤科补要》记载："接骨入骱者，所赖其手法也。两手安置其筋骨，仍复于旧位也……人身有十二经，筋脉罗列，必知其体，识其部位，机触于外，巧生于内，手随心转，法从手出，或拽之离而复合，或推之就而复位，或正其斜，或完其阙……法之所施，不知其苦，方为手法也。"如治疗肩关节脱位，"其骱若脱，手不能举。使患人低坐，一人抱住其身，将手拔直，用推拿法，酌其重轻，待其筋舒，一手捏其肩，抵住骱头，齐力拔出，骱内有响声者，乃复其位矣。"清代胡廷光著《伤科汇纂·上骱歌诀》记载："上骱不与接骨同，全凭手法及身功。宜轻宜重为高手，兼吓兼骗是上工。法使骤然人不觉，患如知也骨已拢。兹将手法为歌诀，一法能通万法通。"说明了整复关节脱位和整复骨折技巧的不同。中医脱位复位手法历史悠久，流派众多，手法的种类也繁多，詹氏中医骨伤属于浙江流派的富阳正骨流派。詹氏中医骨伤手法是詹庄锡先生传承于富阳张绍富先生，又勤求古训，博采众长，在长期骨伤诊治工作中总结优化，创立了富阳詹氏中医骨伤学派，丰富了脱位复位手法和杉树皮小夹板外固定技术，易于学习掌握，脱位复位成功率高，功能恢复良好，形成了自己的特色。

一、詹氏中医骨伤脱位复位手法运用原则

（一）掌握病情、明确诊断

詹氏中医骨伤强调：在施行手法前术者必须要全面掌握病情，认真询问病史，了解损伤原因、暴力机制；认真进行临床体格检查，认真阅读X线片、CT等医疗辅助检查结果，明确诊断，做到心中有数。要了解脱位的性质：是全脱位，还是半脱位；了解脱出的方向，是前脱位还是后脱位；注意脱位的同时有无并发症的存在，如有无周围骨折及神经血管损伤等。此外，必须了解患者的年龄、体质、平时健康情况，有无高血压、糖尿病等基础疾病情况，有无影响复位手法操作的其他因素。最后要关注受伤的时间，局部组织肿胀、瘀血情况等，所有一切均应详细掌握。

（二）准备工作、精心细致

詹氏中医骨伤在手法复位以前，十分重视准备工作的完善与否。强调良好的术前准备是手法复位成功的关键，仔细、认真是詹氏人的工作作风。复位前的常规准备工作有：根据需要安排助手、做好分工；准备好复位与固定需要的医疗用具；根据病情采取有效的麻醉止痛措施；指导患者选取有利于复位的体位，使肌肉能够充分放松；在复位的全过程中，要密切注意患者的全身反应及局部变化，对于老年、体弱、基础疾病较多、容易晕厥的患者，要做好相应的抢救准备工作。

（三）加强沟通、医患合作

手法复位会给患者带来一定的心理压力，大部分患者会紧张、焦虑。詹氏中医骨伤说：手法整复前，首先和患者进行沟通，告诉患者病情的大致情况，我们要采取的治疗方法。要做好患者的思想工作，让患者心中有数，减少患者的紧张和顾虑。实施手法复位时要分散患者的注意力，积极争取患者密切配合，这样才能取得满意效果。

（四）实际操作、精准到位

原则上要求术者集中精力，实施手法熟练、灵活、轻巧，安全有效，力争一次整复成功。严格掌握用力大小和方向，切忌施用暴力或反复整复，以免增加新的损伤。再者要根据患者损伤的具体情况，根据脱位的不同部位及伤情来选择正确、有效的复位方法，确定施术程序。如脱位伴有骨折时，应先整复脱位，后整复骨折。有些撕脱骨折，在整复脱位时，撕脱骨折往往可以一并复位。

二、詹氏中医骨伤关节脱位复位手法功用

詹氏脱位复位手法具有：理顺经络，整复错位，通利关节，调理气血等作用，可使骨归其位，筋归其槽，理肌顺筋，滑利关节，从而达到恢复肢体关节功能的目的。其特点是：手法稳健、复位准确、巧用外力、动作迅速，尤其善于利用杠杆原理巧力复位。正如《伤科汇纂·上髎歌诀》所说："上髎不与接骨同，全凭手法及身功；宜轻宜重为高手，兼吓兼骗是上工；法使骤然人不觉，患如知也骨已拢。"詹氏中医骨伤复位手法在长期的临床实践中，传承古人的经验，博览各家所长，归纳、总结出自己的关节脱位——手法复位六类十五法。临床实用性强，容易学习，适合基础推广运用。

三、詹氏中医骨伤脱位复位手法临床操作特点

詹氏中医骨伤关节脱位复位手法具有四大临床操作特点：手法稳健、复位准确、巧用外力、动作迅速。

（一）手法稳健

复位手法的选择与操作要稳妥可靠，安全第一。如《医宗金鉴·正骨心法要旨》所云："但伤有重轻，而手法各有所宜，其痊可之迟速，及遗留残疾与否，皆关乎手法之所施得宜，或失其宜，或未尽其法也。"手法复位操作前术者要详查伤情，明确诊断，作到心中有数；要了解是全脱位，还是半脱位，以及脱出的方向；注意有无并发症的存在，如骨折及神经血管损伤等；此外，患者的健康情况以及受伤的时间等，亦应详细掌握；根据患者脱位的部位及伤情来选择有效的复位方法。

术者、助手做好分工，准备好复位与固定的用具，指导患者选取有利于复位的体位。可配合按摩推拿手法以舒展放松脱位关节及其周围软组织，必要时采取有效的麻醉止痛措施，使肌肉能够充分放松。同时注意医患合作，复位前做好患者的思想工作，减少患者的紧张和顾虑，分散患者的注意力，争取患者密切配合，才能取得满意效果。在复位的全过程中，要密切注意患者的反应，根据局部变化调整复位手法的用力大小和方向。复位操作时手法要轻柔，用力要稳缓，逐渐加大牵引力，避免因手法粗暴而引起关节囊或肌腱的撕裂及血管神经损伤，甚至骨折。

（二）复位准确

手法复位操作时，应先顺畸形方向进行牵拉，再运用旋转、屈伸、端提挤按等复位手法将脱位的关节骨端轻巧地送回原位。关节脱位如伴有局部骨折时，仍应先整复脱位的关节，然后再整复骨折。有些撕脱骨折，在关节脱位整复完成时，撕脱骨折可一并复位。关节脱位，中医称："关节脱臼"，属于骨错缝、筋出槽范畴。准确迅速地复位，让骨归位、筋回序，肢体恢复正常功能。

（三）巧用外力

詹氏中医骨伤强调复位手法的运用要熟练灵活，用力大小要轻重适宜，避免使用蛮力、暴力。整个复位动作要轻巧，严格掌握用力的尺度，充分利用杠杆原理，采用四两拨千斤的方法巧力复位。正如古人所云："法之所施，使患者不知其苦，方称为手法也。"

（四）动作迅速

手法复位要求既有效又安全，力争一次整复成功，切忌施用暴力或反复整复，以免增加新的损伤。因为每整复一次，都会造成脱位关节局部组织新的损伤，给患者带来更多的痛苦。詹氏中医骨伤强调：手法的掌握靠平时的经验积累，一旦临证，即可见效。詹氏讲究实际效果，所以特别强调整复脱位时必须动作迅速，让患者在不知不觉中快速复位。

四、詹氏脱位复位"六类十四法"

詹氏中医骨伤临床关节脱位常用的复位手法：手摸心会法、拔伸牵引法、屈伸收展法、回旋摇转法、端提捺正法、杠杆支撑法等六类，每一类手法下面都有几种实践操作方法，共14种方法。我们称为"詹氏关节脱位手法复位六类十四法"。具体手法及操作如下：

（一）手摸心会法

用手轻摸触碰体表，仔细摸按损伤部位，以明辨关节脱位程度及方向，做到心中有数。《医宗金鉴·正骨心法要旨》："摸者，用手细摸其所伤之处，先摸其或为跌仆，或为错闪，或为打撞，然后依法治之。"手摸心会法在临床实践操作时通常分为触摸法、按压法、挤捏法、叩击法、活动法与对比法6种。

1.手法操作

受术者坐位或卧位，术者用单手或双手附着于伤病部位进行摸按。

（1）触摸法。用手指置于伤处轻轻触碰，细心抚摸，范围先由远端开始，逐渐移向伤处，通过对伤处的触摸，辨明损伤的局部情况，了解损伤和病变的确切部位，有无畸形、摩擦征，及皮肤温度、有无波动感等。

（2）按压法。用手指或手掌向下方轻轻按压伤病部位，根据压痛、变形及有无骨擦感等，判断是否骨折筋伤情况。如有骨擦感说明有骨折；关节肿胀柔软、有波动感说明有血肿；肩锁关节脱位按压时往往有琴键感。

（3）挤捏法。用手轻轻挤捏按压推动伤病部位的上下、前后、左右，来了解骨折筋伤情况，若有骨擦感或骨骼异常活动则说明伴有骨折。如检查肘关节损伤时，常用手指挤压两侧肱骨髁部，此法有助于判断有无骨折。按压法在检查骨肿瘤或感染患者，不宜在局部大力挤压。

（4）叩击法。脱位常伴有骨折发生，可用拳头对肢体远端的纵向叩击所产生的冲击力来了解有无骨折。如检查上肢关节损伤，可采用屈肘叩击鹰嘴或握拳叩击拳面的方法；检查下肢关节损伤，可采用叩击足跟的方法；检查脊椎损伤时可采用叩击头顶的方法。

（5）活动法。一手握住伤肢近端，另一手握伤肢远端，作轻轻地摇摆、屈伸、旋转活动，观察伤处有无疼痛、活动障碍及特殊的响声。若有弹性固定则可判断有关节脱位；屈伸、展收、旋转活动受限，疼痛加剧，则考虑关节脱位及肌腱、韧带断裂可能。

（6）对比法。分别摸按伤侧和健侧肢体并进行对比，了解伤侧有无异常。比如伤肢的长短：下肢骨折、脱位后伤肢的长短会发生改变；局部的异常：脱位以后关节往往处于弹性固定形态，等等。

2. 操作要领

操作时应先轻渐重，从远到近，由浅及深，顺乎肌肉自然，两头相对，尽量避免患者紧张、恐惧，以保持肌肉松弛，达到密切的配合，动作一定要轻巧，切忌粗暴操作和草率行事，以免增加患者痛苦。

3. 临床运用

手摸心会法主要用于关节脱位的诊断，了解脱位的内在实际情况，使脱位关节内部情况在术者大脑中形成一个立体形象，做到心中有数，胸有成竹，才能根据脱位关节的实际情况选用合适的复位手法。正如《医宗金鉴·正骨心法要旨》所云："必素知其体向，识其部位，一旦临证，机触于外，巧生于内，手随心转，法从手出。"手摸心会法是关节脱位复位前的必要步骤，术者手法复位治疗的第一步。现在随着医学科技的发展，临床辅助检查已经是骨伤诊断的必要手段，临床可结合 X 线片、CT、核磁共振等影像学检查明确诊断。

（二）拔伸牵引法

常用于大关节脱位的复位。助手固定脱位关节肢体的近端，术者握住关节远端肢体，按照"欲合先离，离而复合"的原则，对脱位关节沿其轴线向远端持续用力进行拔伸牵引，可使向关节近端上方移位的关节头复归其位，或克服关节周围肌肉因解剖异常与疼痛而引起的痉挛性收缩，使关节伸展或肌肉筋脉松动舒展以利于复位。通常分为直接拔伸法、手拉足蹬法两种。

1.手法操作

根据不同的复位方法，患者取不同的体位。

（1）直接拔伸法。患者坐位或仰卧位，全身放松。一助手固定脱位关节的近端肢体，另一助手握住伤肢远端沿纵轴方向进行用力对抗牵引，术者在牵引的过程中可根据脱位情况施以顶托、端提、屈曲、伸直、内收、外展及旋转等手法（见图3-2-1-1）。牵引力量和方向根据病情而定，可配合使用宽布带协助引以增大牵引力度。

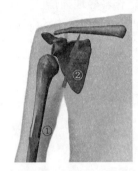

①拔伸牵引　②布带对抗牵引
图3-2-1-1　直接拔伸法示意图

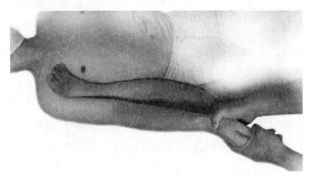

图3-2-1-2　手拉足蹬法示意图

（2）手拉足蹬法。患者仰卧位，全身放松。术者立于患侧，双手握住伤肢远端并轻度外展，脱鞋换袜，用近伤侧的足跟蹬顶脱位关节内侧，足蹬手拉，沿其轴线向远端持续用力拔伸牵引，使关节松动，然后在牵引的基础上内收、外展或外旋伤肢，同时足跟轻轻用力向外顶推关节头，即可使关节复位（见图3-2-1-2）。适用于肩关节脱位及髋关节脱位。

2.操作要领

拔伸时用力要均匀而持久，应由轻到重逐渐增大，沿伤肢轴线方向向远端持续牵引，切忌生拉硬拽，粗暴操作，以免造成再次损伤；同时用力不宜偏斜或晃动，固定患部要稳妥可靠，不能使受术者整体移动。一般需要持续拔伸数分钟至关节伸展或肌肉筋脉松动舒展。

3.临床运用

拔伸牵引法是整复脱位的基本手法，多配合其他手法应用。直接拔伸法适用于所有关节，手拉足蹬法一人即可操作，方法简单，效果稳妥可靠，适用于肩关节、肘关节及髋关节脱位，重物悬吊法适用于髋关节脱位。

（三）屈伸收展法

常用于肩、肘、髋等关节脱位的复位。助手固定脱位关节的近端肢体，术者使脱位关节做屈曲、伸直或内收、外展活动，以放松关节周围紧张痉挛的软组织，解除关

574

节内软组织嵌顿，并使脱位关节的关节头循脱位的原路复位。通常分为直接屈伸收展法和膝顶屈伸法两种。

1.手法操作

（1）直接屈伸收展法。助手固定脱位关节的近端肢体，术者双手并握脱位关节远侧端或双手对握脱位关节两端，在适当牵引配合下屈曲、伸直或内收、外展脱位关节数次，突然用力作过度的伸展、屈曲或内收、外展使关节复位（见图3-2-1-3）。

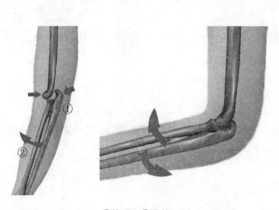

①推顶　②屈伸
图3-2-1-3　直接屈伸法示意图

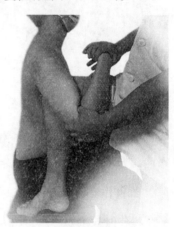

图3-2-1-4　膝顶屈伸法示意图

（2）膝顶屈伸法。患者坐位，伤肢肩关节稍外展，屈肘，术者立于伤侧，足踏患者座位，屈膝顶于脱位关节窝，抵顶肱骨上端或下端，双手持握肘关节上下两端，以膝顶为支点逐渐用力向下牵引按压，数分钟后适当加大按压力量并屈曲脱位关节，术者膝用力上顶，可听到关节头滑纳入关节盂的响声，证明复位成功（见图3-2-1-4）。

2.操作要领

操作前须先拔伸牵引使患者关节放松；操作时用力应持续缓慢，由轻而重，宜渐不宜猛，宜缓不宜急，以能使受术部充分屈曲为宜，屈伸幅度应由小渐大，逐渐加大活动幅度；过度伸展、屈曲或内收、外展时可结合按压或摇晃，骤然发力，动作快速，但忌暴力蛮力生拉硬顶。

3.临床运用

屈伸收展法是整复脱位的常用手法，常结合拔伸牵引法操作，适用于四肢大关节脱位，尤其对髋关节脱位的复位效果明显。膝顶屈伸法也适用于肩关节及肘关节脱位。

（四）回旋摇转法

助手固定脱位关节近端肢体，术者握住关节远端肢体，以关节为轴心摇动，使关节做被动回环及旋转摇晃运动，以放松关节周围紧张痉挛的软组织，解除关节内软组织嵌顿，并使脱位关节的关节头循脱位的原路复位（见图3-2-1-5）。

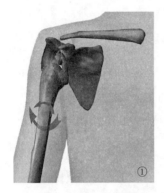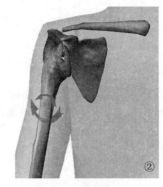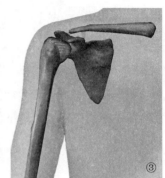

①关节囊嵌顿　②回旋解除嵌顿　③关节复位
图3-2-1-5　回旋摇转法

1.手法操作

助手固定脱位关节的近端肢体，术者双手并握脱位关节远侧端或双手对握脱位关节两端，在适当牵引配合下旋转摇晃脱位关节。

2.操作要领

操作时双手要协调，用力宜均匀持续、顺势旋转，动作要灵活轻柔，最好在配合牵引下进行，忌僵猛暴力、生摇硬转，频率宜缓不宜快。《推拿捷径》："摇者，活动之谓也，手法宜轻不宜重。"

3.临床运用

回旋摇转法是整复脱位的常用手法，常结合拔伸牵引法操作，适用于脊柱及四肢关节绝大多数关节。尤其是肩关节脱位与髋关节脱位，脱位的肱骨头或股骨头常被关节周围的关节囊、肌腱、韧带等软组织卡住或锁住，越拉越紧，必须应用屈伸收展与回旋摇转两法，使脱位的肱骨头或股骨头关节面循脱位的原路复位。

（五）端提捺正法

用双手握持脱位关节一端用力端托、提顶、推挤、按压，使脱位关节的关节头复位（见图3-2-1-6）。《医宗金鉴》："端者，擒定应端之处，耐其重轻，或从下往上端，或从外经内端，或直端、斜端也。"

1.手法操作

术者双手对握脱位关节两端或并握脱位关节远侧端，骤然用力向中心推挤、按压或使远端向近端相对端托、提顶。

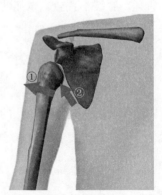

①端提　②推顶
图3-2-1-6　端提捺正法

2.操作要领

操作时要用"寸劲"，骤然发力，动作快速，但忌暴力蛮力生拉硬顶。

3.临床运用

端提捺正法是端托、提顶、推挤、按压等法的综合应用，适用于各种关节脱位，且常与拔伸牵引配合使用。如颞颌关节脱位，需用两手四指端持下颌骨，先下压，再向外拉，再向上托提，同时内顶推才能使其复位；小儿桡骨头半脱位，需在牵引下用拇指向内按压桡骨头，才能使其复位，等等。

（六）杠杆支撑法

以椅背等器具作为支撑点，利用杠杆原理，通过术者运用屈伸收展、回旋摇转、端提捺正等手法使脱位关节复位。詹氏中医骨伤临床常用的有抬杠复位法和椅背复位法两种（见图3-2-1-7）。

1.手法操作

（1）抬杠复位法。两助手用长1米左右、直径5厘米左右的圆木棒，中间部位裹以棉垫，置于伤侧腋窝，分别持木棒两端向上抬起，术者双手握伤肢腕部，使肩关节外展40度并向下徐徐用力牵引，解除肌肉痉挛，使肱骨头摆脱关节盂下方的阻挡而使之复位。

（2）椅背复位法。患者侧坐在靠背椅子上，椅背上加厚垫，伤肢绕过椅背，腋窝部紧贴椅背。助手扶住患者和椅背，术者双手握住伤肢腕部，先外展、外旋拔伸牵引，同时患者慢慢站起，再慢慢将患肢内收、内旋、屈肘复位，肱骨头有回纳感觉即复位成功。

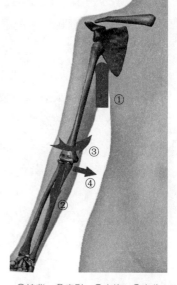

①椅背　②牵引　③内旋　④内收
图3-2-1-7　椅背复位法

2.操作要领

杠杆支撑法因支点与牵引力量较大，操作时应注意充分保护好软组织，防止损伤神经血管。

3.临床运用

杠杆支撑法以杠杆为支撑点，利于自身重量牵引，牵引力量比较大，活动范围也比较大，适用于难以整复的肩关节脱位或陈旧性脱位。对老年患者或骨质疏松、骨肿瘤、骨结核、骨髓炎等骨骼病变者应慎用。

第三章 詹氏中医骨伤杉树皮夹板外固定技术

杉树皮小夹板固定具有悠久的历史，历代各大医家对此都有叙述，如唐代蔺道人著《仙授理伤续断秘方》记载："凡夹缚用杉木皮数片，周回紧夹缚，留开皆一缝，夹缚必三度，缚必要紧。"又云："凡用杉皮，漫约如指大片，疏排令周匝，用小绳三度紧缚。"而元代危亦林著《世医得效方》记载："凡锉脊骨，不可用手整顿，须用软绳从脚吊起，坠下身直，其骨使自归案。未直则未归宾，须要坠下，待其骨直归宾。然后用大桑皮一片，放在背皮上，杉树皮两三片，安在桑皮上，用软物缠夹定，莫令足，用药治之。"明代王肯堂著《证治准绳》中记载："凡夹缚，春三日，夏二日，秋三日，冬四日，缚处用药水泡洗去旧药，不可惊动损处，洗了仍用前膏敷缚。"清代吴谦著《正骨心法要旨》记载："跌仆损伤，虽用手法调治，恐未尽得其宜，以致有治如未治之苦，则未可云医理之周详也。因身体上下、正侧之象，制器以正之，用辅手法之所不逮，以冀分者复合，欹者复正，高者就其平，陷者升其位，则危证可转于安，重伤可就于轻。再施以药饵之功，更示以调养之善，则正骨之道全矣。"等等，各代医学大家的记载论述都说明了手法复位后固定的必要性。杉树皮作为骨折的固定材料得到临床的肯定。

骨折即骨的完整性破坏或连续性中断，骨折筋伤后不论有无移位，均需要妥善固定，否则难以愈合。骨折正常愈合是伤肢功能恢复的前提，恢复伤肢的生理功能就是治疗骨折的最终目的；而固定目的是促进骨折愈合，活动目的是恢复伤肢生理功能。固定一是为了维持损伤整复后的良好位置，防止骨折再移位；二是能够矫正残余移位；三是为骨折愈合和软组织修复创造有利条件，保证损伤组织正常愈合。是治疗骨折的复位、固定、药物治疗、功能锻炼4个环节中的重要环节，是动静结合中静的部分，也是治疗骨折的必要治疗方法，因此骨折在复位后必须予以稳妥、可靠、合适的固定。

良好的固定方法应具有以下原则：一是固定牢靠，能有效地固定骨折，临近骨折断端的关节要超关节固定，消除不利于骨折愈合的旋转力、剪切力和弯曲力，使骨折断端保持绝对稳定而不相对移动，为骨折愈合创造有利的条件，对骨折整复后的残余移位有矫正作用。二是固定合理，能达到良好的固定作用，对被固定的肢体周围软组织无损伤，保持损伤肢体正常血运，不影响正常愈合，临近骨折断端的关节保持相对稳定，对伤肢关节约束小，有利于早期功能活动。三是固定松紧适宜，患者感觉舒适，能积极配合治疗，主动功能锻炼，有利于骨折愈合。四是固定外观美观整洁，能够增强患者的依从性，发挥患者的主观能动性。

詹氏中医骨伤杉树皮小夹板外固定具有固定稳妥可靠、便于功能锻炼、骨折愈合快、功能恢复好、并发症少、无创伤、操作简便、易学易用、费用低廉、患者痛苦少等优点，并可以预防关节僵硬、肌肉萎缩、骨质疏松的发生。

一、詹氏骨伤为什么选用杉树皮作为固定材料

詹氏中医骨伤认为，主要是因为杉树皮材料的本身特点和用作骨折固定的小夹板所具有的优势：

（一）良好的坚韧性

杉树皮用作夹板在弯曲时不易折断，具有良好的韧性，不易劈裂和折断，固定牢固，且具有足够的支持力，有良好的外部支撑框架作用。

（二）良好的可塑性

杉树皮材质松软适度，易于切削，可根据损伤部位，量身随形，灵活裁剪塑形，进行个体化制作，按照外伤肢体的自然轮廓塑形，随心所欲，变化无穷，可切削塑成所需要的各种形状，以适应不同损伤部位肢体的生理弧度，尤其对关节间和近关节骨折的固定，既能起到牢固的固定作用，又不影响关节活动，而且能够根据伤情的变化再次裁剪塑形，充分利用。即《医宗金鉴》所云："可以'依形制器'，按需制作。"

（三）良好的弹性

杉树皮夹板能够承受肌肉的舒缩压力，随肌肉舒缩所产生的变化形成弹性变形，可适应肌肉收缩和舒张时所产生的肢体内部纵向和横向压力变化，用其弹性来维持复位，利于后期调整、矫正骨折断端残余移位，符合生物力学固定原理，有利于骨折的稳定。这种弹性变形的反作用力同固定的束缚力构成了矫正骨折断端残余移位的矫形力和维持对位的固定力，能够有效维持固定并能进行功能锻炼。

（四）良好的通透性和吸附性

杉树皮材质轻便透气，对皮肤无刺激，易于散热、散湿；又不妨碍 X 线的透过，患者复查时方便在固定状态下使用 X 线检查。

（五）可超关节固定

杉树皮夹板可以近骨折断端固定一个关节，并可灵活控制关节活动，既能加强固定的稳定性，又便于早期功能锻炼，动静结合，促进骨折愈合。

（六）轻便灵活

杉树皮材质轻巧，固定时不加重肢体负荷，减少对骨折断端的剪切力及应力。固定后影响骨折愈合的剪切力小，有利于骨折愈合。固定轻便灵活，便于适时调整。有利于肢体进行功能锻炼，患者接受度高。

（七）护理方便

杉树皮夹板固定后，便于观察伤肢血运情况。当肢体肿胀加剧或消退时，可及时调整固定的松紧度，减少因固定过紧而引起的循环障碍。杉树皮固定后肿胀消退快，疼痛缓解早，并发症也少。

（八）杉树皮夹板的优点

杉树皮夹板具有"效、简、廉、轻、便"等优点。取材方便，制作简单，可随时塑形加工，固定效果确切可靠，治疗费用低廉，适合基层医院推广使用。

二、杉树皮夹板外固定的原理

杉树皮夹板外固定是从肢体生理功能出发，利用肢体生物运动力学原理，通过扎带或绷带对夹板的约束力、夹板对骨干的外固定力来抵消骨折断端的移位倾向；通过压垫对骨折断端的杠杆效应力来防止及矫正成角畸形和侧方移位；把肢体肌肉收缩活动所产生使骨折移位的内在动力转变为维持固定、矫正残余移位的积极作用力，从而达到固定骨折断端的目的，使肢体内部肌肉动力因骨折所致的不平衡重新恢复到平衡状态。

（一）扎带、夹板、压垫的外部作用力

扎带或绷带的侧周约束力是局部外固定力的基础，通过扎带或绷带对夹板的捆扎，加压约束，使侧周约束力、作用力通过夹板、压垫和软组织传导到骨折段或骨折端。通过扎带、夹板、压垫的综合作用，能控制造成骨折端成角、旋转、分离等再移位的活动，又保留纵向相对挤压以利骨折愈合的活动，可以有效对抗骨折发生再移位，并能纠正复位后的残余移位。如三垫固定的挤压杠杆力可防止骨折发生成角移位；二垫固定的挤压剪切力可防止骨折发生侧方移位；配合持续骨牵引能防止骨折端发生重叠移位。

（二）肌肉收缩的内在动力

肌肉的纵向收缩活动一方面可使骨折两端产生纵向挤压力，以加强骨折断端的紧密接触；另一方面，由于肌肉收缩时体积膨大，肢体的周径随之增大，可对夹板、压垫产生一定的挤压作用力，而骨折端亦承受了由夹板、压垫产生同样大小的反作用力，这样不仅加强了骨折断端的稳定性，并可起到矫正骨折断端残余移位的作用。因此，按照骨折不同类型和移位情况，在相应部位放置适当的压垫，并保持扎带适当的松紧度，可把肌肉收缩的不利因素转化为对骨折愈合的有利因素。而且夹板固定一般不超过上、下关节，因此不影响关节屈伸活动，可早期进行功能锻炼，以利于骨折愈合及伤肢功能的恢复。

（三）置伤肢于与移位倾向相反的位置

因受到暴力作用的方向、肌肉牵拉和远端肢体的重力等因素影响，骨折复位后会发生再移位，由于骨骼在折断并移位时，骨骼折断的形状已有向移位方向移位的倾向，移位侧骨膜撕裂，移位路径上的软组织遭受损伤，就形成了一系列不稳定的因素，因此复位后的骨骼依然存在着通过这些薄弱环节循原有移位路径再移位的倾向，并且伤侧远端肢体的重量和肌肉牵拉促使发生再移位。因此将肢体置于逆损伤机制方向的位置，有利于维持骨折端的稳定性，防止骨折再移位。

三、杉树皮小夹板外固定的选材与制作

固定材料：塑形的杉树皮小夹板，固定垫，绷带，胶布，桃花纸，伤膏，前臂吊带或三角巾。

（一）杉树皮小夹板

1. 杉树皮小夹板选材

詹氏中医骨伤杉树皮小夹板用生长十年以上的干燥老杉树皮，色泽黄润，纹理平直粗厚而结实的二层皮为佳，根据伤肢的粗细、长短、需要固定骨折的长度进行初步取材，裁剪成合适的长度。此即《医宗金鉴》所云："依形制器。"

2. 杉树皮小夹板制作

夹板的长度应视骨折部位的不同而异，一般分不超关节固定和超关节固定两种。不超关节固定夹板适用于骨干骨折，其长度应等于或接近骨折段肢体的长度，不得超过骨折处上、下两个关节，以不妨碍关节活动为度；超关节固定夹板适用于关节内或近关节处骨折，其长度通常为超出该关节5~10厘米，以能捆住扎带为度。肢体上下粗细不同，量身裁形，粗壮肢体夹板应稍宽，纤细肢体夹板可稍窄。夹板应有足够的

长度和宽度，以能够充分固定骨折断端不使其移位为宜，夹板过长不便于活动，易引起患者不适；长度不足则固定力不足，固定不牢靠，骨折断端容易再次移位，发生骨痂松动脱落，影响骨痂的生长和连接，易致骨折不愈合或延期愈合，临床常见问题是夹板长度不足多见。夹板固定一般为2~5块，总宽度相当于所需固定肢体周径的4/5或5/6左右，可按肢体形状分为大致相等的4块或两宽两窄的4块，包扎时夹板间要留有0.5~2厘米间隙，夹板宽度以伤肢周径的1/4或1/5减0.5~2厘米为宜，夹板上段应稍宽，夹板下段应稍窄，随形裁剪，以和肢体粗细相适应。夹板宽窄应适应肢体粗细，过宽则夹板之间互相支撑，包扎后夹板不能贴紧皮肤，侧周压力较小，固定力不足，固定容易松动；过窄则包扎后夹板容易陷入软组织，固定容易过紧，局部压力过大，易影响伤肢血运及损伤局部软组织，引起患者不适。先削除外层粗皮，留取色泽黄润、纤维纹理严密、平直粗厚而结实的二层皮为宜，表层和内层削平整，根据四肢骨折不同部位而具体裁剪。厚度根据固定的肢体粗细来选择，一般在2~6毫米，肢体粗壮则夹板应稍厚，肢体纤细则夹板应稍薄，下肢较上肢略厚，大腿较小腿厚，上臂较前臂略厚。夹板厚度应随长度相应增加，夹板长则稍厚，夹板短则稍薄。夹板应厚薄适度，不宜过厚或太薄，过厚则过硬较重，容易引起患者不适；过薄则过软易折，固定不牢固。必要时大腿外、后侧板，膝关节后侧板，小腿后侧板，足底板等肌肉丰厚或应力比较大的部位可用双层夹板固定。修整夹板周缘毛刺，四边削齐刨光，两端棱角修圆成小弧形，以免刺伤、硌伤肢体，再翘边，两端压软1~2厘米，防止夹板末端对皮肤的挤压从而预防压疮，可铺垫薄棉花以增加患者的舒适度。制作合格的杉树皮小夹板，内面应平整光滑，边缘无毛刺棱角；直板应四边平直，两端微翘，近端稍宽，远端稍窄；不规则板则弧形斜边过渡自然。最后根据需要压软塑形成合适的形状，注意不可压制过软、断裂。

通常手指与足趾夹板宽度以伤肢周径的1/4减0.5厘米，2~3毫米厚度为宜，掌侧及背侧长至掌心，两侧长度比手指与足趾长度稍短（拇指与踇趾除外）；拇指宽、厚同手指，尺侧板长度比拇指稍短，桡侧板、掌侧板、背侧板长过腕横纹2~3厘米；踇趾宽、厚同足趾，外侧板长度比踇趾稍短，内侧板、掌侧板、背侧板长至足心，约为足掌长度的1/2；前臂夹板宽度以伤肢周径的1/4减1厘米，3~4毫米厚度为宜，背侧与桡侧长度从掌指关节至肘关节，掌侧与尺侧长度从腕关节至肘关节；上臂夹板宽度以伤肢周径的1/4减1.5厘米，4~5毫米厚度为宜；小腿夹板宽度以伤肢周径的1/4减2厘米，4~5毫米厚度为宜；大腿夹板宽度以伤肢周径的1/4减3厘米，5~6毫米厚度为宜；手掌夹板宽度以手掌的宽度减0.5厘米，3~4毫米厚度为宜，长度比手掌长度短0.5厘米；足掌夹板宽度比足掌宽度略小，5~6毫米厚度为宜，长度和足掌等长；手掌夹板和足掌夹板要修整成和肢体形状相适应。髌骨部及足背夹板通常可用胶布筒剪取而成，随剪随用，既便于塑形，有利于随时调整生理弧度，又减轻患者重负和不便（见表

3-3-1）。

表3-3-1　詹氏中医骨伤四肢骨折部位杉树皮小夹板长度表

骨折部位	前侧板（掌侧）	后侧板（背侧）	内侧板（尺侧）	外侧板（桡侧）
肱骨上1/3处以上及近端骨折	上过肱骨大节结，下至肱骨内上髁上1厘米左右	上过肱骨大节结，下至肱骨外上髁上1厘米左右	上至腋下1厘米，下至肘横纹上1.5~2厘米	上过肩峰，下至尺骨鹰嘴上1~2厘米
肱骨上1/3处以下及远端骨折	上至肱骨大节结下1厘米左右，下过肱骨内上髁	上至肱骨大节结下1厘米左右，下过肱骨外上髁	上至腋下1厘米，下至肘横纹上0.5~1厘米	上至肩峰下，下超尺骨鹰嘴下5~6厘米
尺、桡骨上1/3处以上及近端骨折	上至肘横纹下0.5~1厘米，下至掌侧腕横纹上2厘米左右	上过肱骨髁上2~3厘米，下至背侧腕横纹上0.5~1厘米	上过肱骨内侧髁，下至尺骨茎突上	上过肱骨外侧髁，下至桡骨茎突上
尺、桡骨上1/3以下及远端骨折、腕骨骨折	上至肘横纹下1~2厘米，下至掌侧腕横纹（史密斯骨折前后侧板长互换）	上至尺骨鹰嘴下3~4厘米，下至掌指关节	上至肱骨内侧髁下2~3厘米，下至尺侧腕横纹	上至肱骨外侧髁下2~3厘米，下至拇指掌指关节
掌骨基底部骨折（拇指除外）	上至掌侧腕横纹，下至掌指关节，宽为手掌横径减0.5厘米	上至背侧腕横纹下1厘米左右，下至掌指关节，宽为手掌横径减1~2厘米	上至尺侧腕横纹下，下至掌指关节	
掌骨干骨折（拇指除外）	上至掌侧腕横纹下1~2厘米，下至掌指关节，宽为手掌横径减0.5厘米	上至背侧腕横纹下1~2厘米，下至掌指关节，宽为手掌横径减1~2厘米	上至尺侧腕横纹下1厘米左右，下至掌指关节	
掌骨头、颈骨折（拇指除外）	上至掌侧腕横纹下1~2厘米，下过掌指关节1~2厘米，宽为手掌横径减0.5厘米	上至背侧腕横纹下1~2厘米，下过掌指关节1~2厘米，宽为手掌横径减1~2厘米	上至尺侧腕横纹下1~2厘米，下过掌指关节1~2厘米	
近节指骨1/2以上骨折（拇指除外）	上至掌指关节至掌骨中点，下至指端	上过掌指关节至掌骨中点，下至指端	上至指蹼下，下至指端（小指长同背侧板）	上至指蹼下，下至指端
近节指骨下1/2处以下及中节指骨骨折（拇指除外）	上至掌指关节，下至指端	上至掌指关节，下至指端	上至指蹼下，下至指端（小指长同背侧板）	上至指蹼下，下至指端（食指上过掌指关节）
远节指骨骨折	上至掌指横纹下0.5厘米，下至指端	上至掌指关节下0.5~1厘米，下至指端	上至指蹼下，下至指端（小指长同背侧板）	上至指蹼下，下至指端（食指上至掌指关节）
第1掌骨上1/2处以上骨折	上过掌侧腕横纹上3~4厘米，下至拇指指端	上过背侧腕横纹上3~4厘米，下至拇指指端	上至指蹼下，下至拇指指端（可无）	上过桡侧腕横纹上3~4厘米，下至拇指指端
第1掌骨下1/2处以下骨折	上过掌侧腕横纹上1~2厘米，下至拇指指端	上过背侧腕横纹上1~2厘米，下至拇指指端	上至指蹼下，下至拇指指端（可无）	上过桡侧腕横纹上1~2厘米，下至拇指指端
拇指近节指骨上1/2处以上骨折	上至腕横纹，下至指端	上至腕横纹，下至指端	上至指蹼下，下至指端	上至腕横纹，下至指端
拇指近节指骨下1/2处以下骨折	上至掌根，下至指端	上至掌骨基底部，下至指端	上至指蹼下，下至指端	上至掌骨基底部，下至指端
股骨下1/3处以上及近端骨折	上至腹股沟横纹下，下至髌骨上2厘米左右	上至髂后上棘，长绑下至小腿下1/3处，配合骨牵引短绑下至腘窝横纹上3~4厘米	上至腹股沟横纹下0.5厘米左右，长绑下至小腿下1/3处，配合骨牵引短绑下至牵引针上2厘米左右	上至髂峰，长绑下至小腿下1/3处，配合骨牵引短绑下至牵引针上2厘米左右
股骨下1/3处以下骨折	上至腹股沟横纹下，长绑下至小腿下1/3处，配合骨牵引短绑下至髌骨上1厘米左右	上至髂后上棘，长绑下至小腿下1/3处，配合骨牵引短绑下至腘窝横纹上2厘米左右	上至腹股沟横纹下2厘米，长绑下至小腿下1/3处，配合骨牵引短绑下至牵引针上1.5厘米左右	上至髂前上棘，长绑下至小腿下1/3处，配合骨牵引短绑下至牵引针上1.5厘米左右
髌骨及胫骨平台骨折	上至大腿中点处，下至小腿中点处（可无）	上至大腿上1/3处，下至小腿1/3处	上至大腿1/3处，下至小腿1/3处	上至大腿1/3处，下至小腿下1/3处

骨折部位	前侧板（掌侧）	后侧板（背侧）	内侧板（尺侧）	外侧板（桡侧）
胫骨平台下~胫腓骨上1/3处骨折	上至髌骨下，下至小腿中下1/3处	上至大腿下1/3处，下至跟骨结节上2~3厘米	上至大腿下1/3处，下至内踝上	上至大腿下1/3处，下至外踝上
胫腓骨上1/3处~下1/3处骨折	上至胫骨结节下，下至前踝上	上至腘窝横纹下2厘米左右，下至跟骨结节上1~2厘米	上至胫骨平台，下至内踝下	上至腓骨小头上，下至外踝下
胫腓骨下1/3处以下及踝部、跟骨骨折	双踝骨折及跟骨骨折可加用足底板，长同足底，或足长的3/4	上至小腿上1/3处，下至足底	上至小腿上1/3处，下至足底	上至小腿上1/3处，下至足底
足舟骨、骰骨、楔骨、距骨骨折	上至足背横纹下0.5~1厘米，下至跖趾关节，宽同足底（常用双层橡皮膏胶布筒纸板裁剪制作）	长、宽同足底	长、宽同足底	
趾骨骨折（踇趾移位骨折除外）	上至足舟骨前，下至趾甲上，宽同足底（常用橡皮膏胶布筒纸板裁剪制作）	长、宽同足底		
踇趾移位骨折	上至足舟骨前，下至趾端	上至足弓凹点，下至趾端	上至足舟骨前，下至趾端	上至趾蹼，下至趾端

注：
①肢体上下粗细不同，随形裁剪，粗壮肢体夹板应稍长，纤细肢体夹板可稍短，夹板应有足够的长度，长度不足则固定力不足，固定不牢靠，骨折断端容易再次移位；夹板上端应稍宽，夹板下端应稍窄，量身塑形，以和肢体粗细相适应。
②因上臂较短、大腿肌肉力量较大、前臂容易旋转，不超关节固定骨折不稳定，断端容易移位，影响骨痂的生长和连接，易致骨折不愈合或延期愈合，故以超关节固定为佳。可在固定3~4周后，骨痂生成，骨折断端连接稳定，改为不超关节固定，以便于功能锻炼，促进肢体生理功能的恢复。

3.杉树皮小夹板的使用

詹氏中医骨伤杉树皮小夹板因应用部位不同而有不同的规格和形状，常用特色杉树皮小夹板为肱骨中上段骨折夹板、肱骨下段骨折夹板，尺、桡骨上段骨折夹板、桡尺骨中下段与腕部骨折夹板、掌骨骨折夹板、指骨骨折夹板、股骨中上段骨折夹板、股骨下段骨折夹板、髌骨与胫腓骨上段骨折夹板、胫腓骨中段骨折夹板、胫腓骨下段与踝关节骨折夹板、跟距骨骨折夹板、足掌部骨折夹板及趾骨骨折夹板等。

（1）肱骨中上段骨折夹板：4块小夹板，内、外侧夹板稍宽，前、后侧夹板稍窄，外侧夹板上端修剪成钝圆弧形，压软塑形成"7"形，内侧板用长棉花片衬垫，前、后侧夹板应将上端修成向内侧的弧形斜角，避免夹板压迫肩腋部，导致患者感觉不适或损伤软组织（见图3-3-1-1）。

包扎固定时先予以外敷膏药，桃花纸包裹，长棉花片放置于肩峰及前、后侧，根据需要放置好固定垫，4块小夹板固定，两条胶布条从下向上螺旋绕扎固定至肩关节，两条宽胶布条从前侧板过肩峰至后侧板绕扎肩关节紧缩固定，外用10厘米宽纱布绷带同胶布条法包裹紧固2~3层，夹板、桃花纸、棉花包裹严实，不能外露，外观整洁美观，再用胶布条绕扎。肩关节一般固定于中立位，上肢用前臂吊带或三角巾悬挂，需内收者可用长绷带将上臂经对侧腋下紧缩固定，需外展者可用外展支架固定（见图3-3-1-2）。

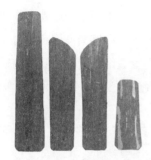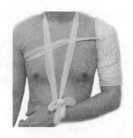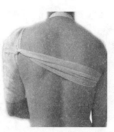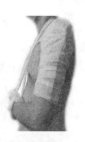

图3-3-1-1　肱骨中上段夹板示意图　　　　　图3-3-1-2　肩关节上臂夹板固定示意图

（2）肱骨下段骨折夹板：外形与肱骨中上段骨折夹板相似，内侧板用长棉花片衬垫，但前、后侧夹板应将下端修成向内侧的弧形斜角，外侧夹板下端修剪成锐角弧形，压软塑形成"L"形（见图3-3-1-3）。

包扎固定时先予以外敷膏药，桃花纸包裹，长棉花片放置于尺骨鹰嘴及肘关节内外侧，根据需要放置好固定垫，4块小夹板固定，两条胶布条从上向下螺旋绕扎固定中上段，一条宽胶布条从前侧板垂直过鹰嘴至后侧板绕扎至肘关节紧缩固定，另一条宽胶布条从前侧板斜拉过肘横纹至后侧板绕扎肘关节紧缩固定，外用8厘米宽纱布绷带同胶布条法包裹紧固2~3层，夹板、桃花纸、棉花包裹严实，不能外露，外观整洁美观，再用胶布条绕扎。肘关节一般固定于屈曲位或半屈曲位，可用长绷带将肘关节"8"字紧缩固定，上肢用前臂吊带或三角巾悬挂，前臂一般放置于中立位（见图3-3-1-4）。

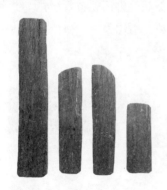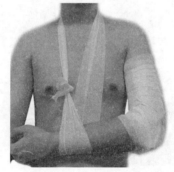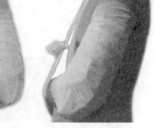

图3-3-1-3　肱骨下段夹板示意图　　　　　图3-3-1-4　肘关节上臂夹板固定示意图

（3）尺、桡骨上段骨折夹板：外形与肱骨下段骨折夹板相似，内侧板用长棉花片衬垫，但前、后侧夹板稍宽，内、外侧夹板稍窄，内、外侧夹板应将上端修成向内侧的弧形斜角，后侧夹板上端修剪成钝圆弧形，压软塑形成"7"形（见图3-3-1-5）。

包扎固定时先予以外敷膏药，桃花纸包裹，长棉花片放置于尺骨鹰嘴及肘关节内外侧，根据需要放置好固定垫，4块小夹板固定，两条胶布条从下向上螺旋绕扎固定至肘关节，一条宽胶布条从外侧板垂直过肱骨髁至内侧板绕扎肘关节紧缩固定，另一条宽胶布条从外侧板斜拉过肘横纹至后侧板绕扎肘关节紧缩固定，外用8厘米宽纱布绷带同胶布条法包裹紧固2～3层，夹板、桃花纸、棉花包裹严实，不能外露，外观整洁美观，再用胶布条绕扎。肘关节需屈曲者可用长绷带将肘关节"8"字紧缩固定。肘关节一般固定于屈曲位或半屈曲位，可用长绷带将肘关节"8"字紧缩固定，上肢用前臂吊带或三角巾悬挂，前臂一般放置于中立位或轻度旋后位（见图3-3-1-6）。

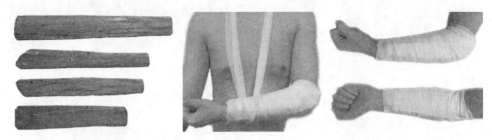

图3-3-1-5　尺、桡骨上段骨折夹板示意图　　　　图3-3-1-6　肘关节前臂夹板固定示意图

（4）桡尺骨中下段及腕部骨折夹板：4块小夹板，前、后侧夹板稍宽，内、外侧夹板稍窄，外侧夹板下端压软塑形成"亅"形（见图3-3-1-7）。

包扎固定时先予以外敷膏药，桃花纸包裹，根据需要放置好固定垫，4块小夹板固定，一条胶布条在外侧从上向下由桡侧向尺侧螺旋绕扎固定至腕关节，另一条胶布条从前侧板斜过腕横纹至后侧板末端绕扎，再斜过内侧板下端至前侧板绕扎一周，使腕关节掌屈尺偏紧缩固定，外用8厘米宽纱布绷带同胶布条法但过掌心包裹紧固2～3层，夹板、桃花纸、棉花包裹严实，不能外露，外观整洁美观，再用胶布条绕扎。史密斯骨折前侧板短，后侧板长，塑形及包扎同上相似，但腕关节固定于背伸位。上肢用前臂吊带悬挂，前臂一般放置于中立位或轻度旋后位（见图3-3-1-8）。

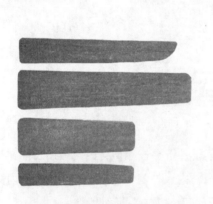
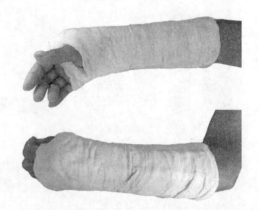

图3-3-1-7　桡尺骨中下段夹板示意图　　　　图3-3-1-8　腕关节前臂夹板固定示意图

（5）掌骨骨折夹板：2～3块小夹板，背侧夹板长方形，塑形成"瓦"状，掌侧夹板近拇指端裁剪去角成缺月状弧形。第5掌骨骨折，可加1块尺侧夹板。掌骨头、颈骨折者，掌侧及背侧夹板相应指端裁剪修成长1～2厘米嘟头（见图3-3-1-9）。

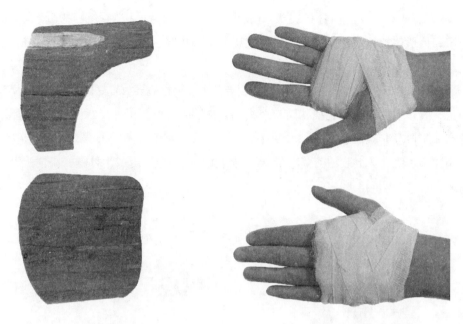

图3-3-1-9　掌骨骨折夹板示意图　　　　　　　3-3-1-10　掌骨夹板固定示意图

　　包扎固定时先予以外敷膏药，纱布绷带包裹，根据需要放置好固定垫，2～3块小夹板固定，两条胶布条"8"字交叉固定，外用5厘米宽纱布绷带同胶布条法包裹2～3层，夹板、棉花包裹严实，不能外露，外观整洁美观，再用胶布条绕扎。上肢用前臂吊带悬挂（见图3-3-1-10）。

　　（6）指骨骨折夹板：4块小夹板，前、后侧夹板掌端较宽、指端较窄，内、外侧夹板稍窄，指蹼端修成向掌侧的弧形斜角（见图3-3-1-11）。

　　包扎固定时先予以外敷膏药，纱布绷带包裹，根据需要放置好固定垫，4块小夹板固定，胶布条从指根螺旋绕扎固定至指端，外用5厘米宽纱布绷带同胶布条法包裹2～3层，夹板、棉花包裹严实，不能外露，外观整洁美观，再用胶布条绕扎。上肢用前臂吊带悬挂，包扎后指甲应外露或半外露，以便观察末梢血运（见图3-3-1-12）。

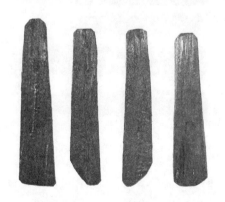

图3-3-1-11　指骨骨折夹板示意图

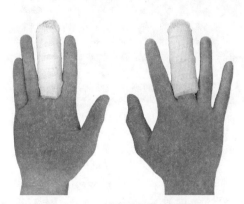

图3-3-1-12　指骨夹板固定示意图

（7）第1掌骨及拇指骨折夹板：4块小夹板，掌、背、桡侧夹板掌端较宽、指端较窄，依形体塑形成相应弧形，尺侧夹板稍窄，指蹼端修成向掌侧的弧形斜角（见图3-3-1-13）。

包扎固定时先予以外敷膏药，纱布绷带包裹，根据需要放置好固定垫，4块小夹板固定，胶布条从腕侧螺旋绕扎固定至指端，紧缩固定拇指于外展背伸，外用5厘米宽纱布绷带同胶布条法包裹2～3层，夹板、棉花包裹严实，不能外露，外观整洁美观，再用胶布条绕扎。上肢用前臂吊带悬挂，包扎后指甲应外露或半外露，以便观察末梢血运（见图3-3-1-14）。

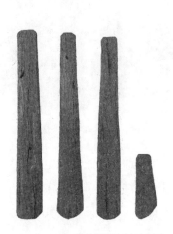

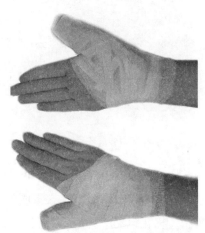

图3-3-1-13　拇指骨折夹板示意图　　　　图3-3-1-14　拇指夹板固定示意图

（8）股骨中上段及下段骨折夹板：4块小夹板，后外侧夹板稍宽，前内侧夹板稍窄，上段稍宽，下段稍窄，前内侧夹板应将上端修成向内侧的弧形斜角，避免夹板压迫腹股沟，导致患者感觉不适或损伤软组织，4块夹板皆用棉毛巾折叠衬垫（见图3-3-1-15、图3-3-1-16）。

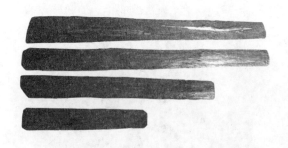

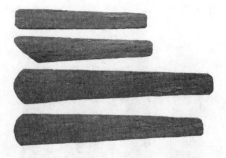

图3-3-1-15　股骨骨折长夹板示意图　　　　图3-3-1-16　股骨骨折短夹板示意图

包扎固定时先予以外敷膏药，桃花纸包裹，根据需要放置好固定垫，4块小夹板固定，胶布条从下向上螺旋绕扎固定至髋关节，再用宽胶布条从内侧板斜向上过髂部至后侧板斜向下绕扎髋关节固定，外用10厘米宽纱布绷带从下向上法包裹，在髋部从内侧斜向上过骶部至后侧，绕腹部过髋关节斜向下包裹绕扎2～3层，夹板、桃花纸、棉花包裹严实，不能外露，外观整洁美观，再用胶布条绕扎。固定后抬高下肢放置于中立位（见图3-3-1-17）。

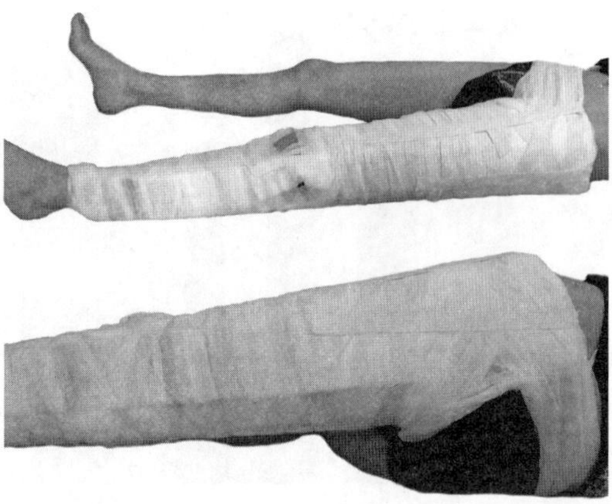

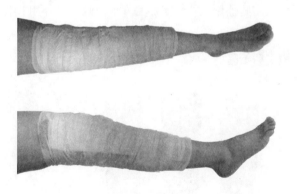

图3-3-1-17　股骨骨折夹板固定示意图

（9）髌骨及胫腓骨上段骨折夹板：4块小夹板，内、外、后侧夹板稍宽，前侧夹板稍窄，上段稍宽，下段稍窄，依形体塑形成相应弧形，前侧用长棉花片衬垫，后侧夹板中间腘窝部用棉毛巾折叠垫实（见图3-3-1-18）。

包扎固定时先予以外敷膏药，桃花纸包裹，根据需要放置好固定垫，髌骨骨折用抱膝垫固定，膝关节内、外、后侧用棉毛巾折叠衬垫，4块小夹板固定，胶布条从下向上螺旋绕扎固定，再用宽胶布条绕扎膝关节加固，外用10厘米宽纱布绷带同胶布条法包裹2～3层，夹板、桃花纸、棉花包裹严实，不能外露，外观整洁美观，再用胶布条绕扎。固定后抬高下肢放置于中立位（见图3-3-1-19）。

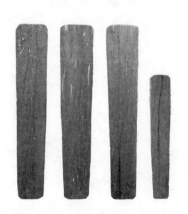

图3-3-1-18　髌骨骨折夹板示意图

图3-3-1-19　膝关节夹板固定示意图

（10）胫腓骨中段骨折夹板：4块小夹板，内、外、后侧夹板稍宽，前侧夹板较窄，上段稍宽，下段稍窄，依形体塑形成相应弧形，前侧用长棉花片衬垫，后侧板下端跟腱部用棉毛巾折叠垫实（见图3-3-1-20）。

包扎固定时先予以外敷膏药，桃花纸包裹，根据需要放置好固定垫，踝关节内、外、后侧用棉毛巾折叠衬垫，4块小夹板固定，胶布条从上向下螺旋绕扎固定，外用10厘米宽纱布绷带同胶布条法包裹2～3层，夹板、桃花纸、棉花包裹严实，不能外露，外观整洁美观，再用胶布条绕扎。固定后抬高下肢放置于中立位（见图3-3-1-21）。

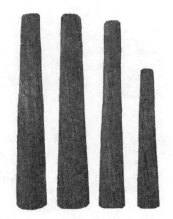 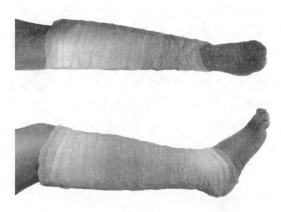

图3-3-1-20　胫腓骨干中段骨折夹板示意图　　　　图3-3-1-21　胫腓骨干夹板固定示意图

（11）胫腓骨下段及踝关节骨折夹板：3～4块小夹板，内、外侧夹板稍宽，后侧及足底夹板稍窄，上段稍宽，下段稍窄，依形体塑形成相应弧形，后侧板下端跟腱部用棉毛巾折叠垫实（见图3-3-1-22）。

包扎固定时先予以外敷膏药，桃花纸包裹，根据需要放置好固定垫，踝关节内、外、后侧用棉毛巾折叠衬垫，3块小夹板固定，双踝骨折及三踝骨折可加足底板，胶布条从上向下螺旋扎固定至踝关节，再用胶布条从小腿内侧向外斜过外踝绕足跟过内踝向小腿外侧绕扎紧固踝关节，内踝骨折用两条宽胶布从小腿内侧向外斜过足背绕足掌向小腿外侧绕扎紧固踝关节于内翻位，外用10厘米宽纱布绷带同胶布条法包裹加固2～3层，夹板、桃花纸、棉花包裹严实，不能外露，外观整洁美观，再用胶布条绕扎。固定后抬高下肢放置于中立位（见图3-3-1-23）。

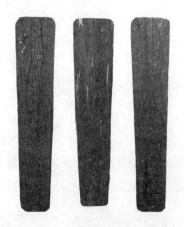 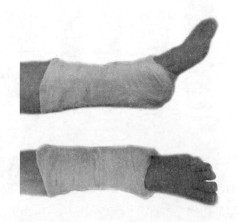

图3-3-1-22　胫腓骨下段及踝部骨折夹板　　　　图3-3-1-23　踝关节夹板固定示意图

（12）跟距骨骨折夹板：3～4块小夹板，内、外侧夹板稍宽，后侧及足底夹板稍窄，上段稍宽，下段稍窄，依形体塑形成相应弧形，后侧板下端跟腱部用棉毛巾折叠垫实（见图3-3-1-24）。

包扎固定时先予以外敷膏药，桃花纸包裹，根据需要放置好固定垫，踝关节内、外、后侧用棉毛巾折叠衬垫，跟骨骨折则用棉毛巾折叠衬垫跟骨两侧，3块小夹板固定，跟骨骨折可加足底板，胶布条从上向下螺旋绕扎固定至踝关节，再用胶布条从小腿内侧向外斜过外踝绕足跟过内踝向小腿外侧绕扎紧固踝关节，跟骨骨折用两条宽胶布从小腿外侧横行绕过足跟向小腿内侧"U"形绕扎紧固跟骨，外用10厘米宽纱布绷带同胶布条法包裹2~3层，夹板、桃花纸、棉花包裹严实，不能外露，外观整洁美观，再用胶布条绕扎。固定后抬高下肢放置于中立位（见图3-3-1-25）。

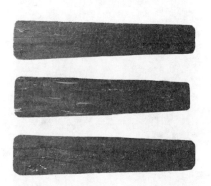

图3-3-1-24　跟骨骨折夹板示意图

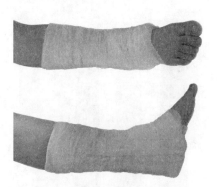

图3-3-1-25　跟骨夹板固定示意图

（13）足掌部及足趾骨折夹板：2~3块小夹板，掌侧夹板依足形裁剪成足跟稍窄钝圆弧形、足掌稍宽向外侧的斜弧形，背侧夹板或纸板足背端内侧裁剪去角成缺月状弧形，塑形成瓦状。第5跖骨基底部骨折，可加一块外侧夹板（见图3-3-1-26）。

包扎固定时先予以外敷膏药，纱布绷带包裹，根据需要放置好固定垫，2~3块小夹板固定，两条胶布条"8"字交叉固定，外用5厘米或8厘米宽纱布绷带同胶布条法包裹2~3层，夹板、棉花包裹严实，不能外露，外观整洁美观，再用胶布条绕扎。固定后抬高下肢放置于中立位，包扎后趾甲应外露或半外露，以便观察末梢血运（见图3-3-1-27）。

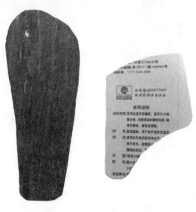

图3-3-1-26　足掌骨折夹板示意图

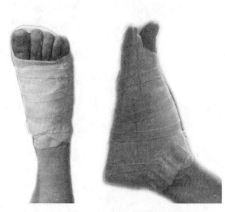

图3-3-1-27　足掌夹板固定示意图

（14）蹬趾骨折夹板：4块小夹板，掌、背、内侧夹板掌端较宽、趾端较窄，依形体塑形成相应弧形，尺侧夹板稍窄，指蹼端修成向足掌侧的弧形斜角（见图3-3-1-28）。

包扎固定时先予以外敷膏药，纱布绷带包裹，根据需要放置好固定垫，4块小夹板固定，胶布条从足掌侧螺旋绕扎固定至趾端紧缩固定蹬趾，外用5厘米宽纱布绷带同胶布条法包裹2~3层，夹板、棉花包裹严实，不能外露，外观整洁美观，再用胶布条绕扎。固定后抬高下肢放置于中立位，包扎后趾甲应外露或半外露，以便观察末梢血运（见图3-3-1-29）。

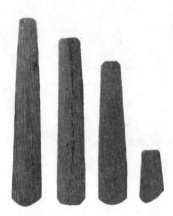
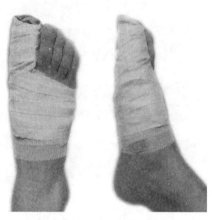

图3-3-1-28　蹬趾骨折夹板示意图　　　　图3-3-1-29　蹬趾夹板固定示意图

（二）固定垫

固定垫一般放在夹板与皮肤之间，利用固定所产生的压力或杠杆力，增加局部的固定力量，作用于骨折部，或补充夹板塑形上的不足，用以纠正骨折移位或维持骨折断端在复位后的良好位置。

1.固定垫制作

詹氏中医骨伤杉树皮小夹板外固定所用的固定垫选用质地柔软、能吸潮、透气并具有一定的韧性和弹性，能维持一定的形态，对皮肤无刺激性的棉花制作，按需要折叠或剪裁成不同形状和大小的棉垫或棉垫圈、棉垫条备用。常用固定垫的种类有平垫、梯形垫、塔形垫、空心垫、合骨垫、分骨垫等。固定垫的面积要足够大，过小易在局部形成压迫性溃疡。固定垫的形态、厚薄、大小应根据骨折的部位、类型、移位情况而定，其形态必须与肢体外形相吻合，以维持压力平衡。

（1）平垫：呈方形或长方形，其宽度可稍宽于该侧夹板，以扩大与肢体的接触面，其长度根据部位而定，一般4~8厘米，其厚度根据局部软组织厚薄而定，为1~4厘米。适用于肢体平坦部位，多用于骨干骨折。

（2）横垫：为长条形厚薄一致的固定垫，长6~8厘米、宽1.5~2厘米，厚0.3~0.5厘米。适用于肩、肘、腕、膝、踝等关节骨突部位。

（3）塔形垫：中间厚，两边薄，状如塔形。适用于肢体关节凹陷处，如肘、膝、踝关节。

（4）梯形垫：一边厚，一边薄，形似阶梯状。多用于肢体有斜坡处，如肘后、踝关节等。

（5）高低垫：一边厚一边薄的固定垫。适用于锁骨骨折或复位后固定不稳的尺、桡骨骨折。

（6）葫芦垫：厚薄一致，两头大，中间小，形似葫芦状。适用于桡骨小头骨折或脱位。

（7）抱骨垫：呈半月状。适用于髌骨骨折及尺骨鹰嘴骨折。

（8）合骨垫：为中间薄两边厚的固定垫。适用于下尺桡关节分离。

（9）分骨垫：用一根铅线为中心，外用棉花纱布卷成(不宜过紧)，其直径为0.5~1.5厘米，长4~10厘米。适用于锁骨骨折、尺、桡骨骨折、掌骨骨折、跖骨骨折等。

（10）大头垫：用棉花或棉毡包扎于夹板的一头，呈蘑菇状。适用于肱骨外科颈骨折。

2．固定垫的使用

使用固定垫时，应根据骨折类型、移位情况在适当的位置放置固定垫，固定垫安放的位置必须准确，以矫正骨折残余移位，否则会起相反作用，使骨折端发生再移位，必要时固定垫用胶布固定，以免滑动。常用的固定垫放置法有一垫固定法、两垫固定法及三垫固定法。

（1）一垫固定法：用于骨折部位有分离移位的骨折。骨折复位后，用固定垫直接压迫骨折部位骨折块，纠正骨折分离移位，多用于肱骨内外上髁骨折、肩峰骨折、锁骨远端骨折、第5跖骨基底部骨折、内外踝骨折、桡骨头骨折及脱位、肩锁关节脱位等。如第5跖骨基底部骨折伴有移位时，基底部骨折块受周围韧带、肌腱的牵拉、撕脱而分离移位，复位后用杉树皮小夹板外固定时，基底部加用固定垫可矫正分离移位，并维持骨折断端的对位。

（2）两垫固定法：用于有侧方移位的骨折。骨折复位后，将两垫分别置于两骨端原有移位的一侧，以骨折线为界，两垫不能超过骨折线，利用杠杆作用压迫骨折端，以防止骨折再次发生移位，并能纠正骨折残余的侧方移位，多用于尺、桡骨骨折、肱骨骨折、股骨骨折、胫腓骨骨折、双踝骨折、跟骨骨折等。如双踝骨折伴有移位时，内、外踝骨折块受周围韧带、肌腱的牵拉而向内或外侧方移位，复位后用杉树皮小夹板外固定时，内、外踝部分别加用固定垫可矫正侧方移位，并维持骨折断端的对位。

（3）三垫固定法：用于骨折部位有成角畸形的骨折。骨折复位后，将一垫置于骨折成角突出部位，另两垫分别置于靠近骨干两端的对侧，三垫形成杠杆力，利用杠杆作用压迫骨折端，以防止骨折再次发生成角移位，并能纠正骨折残余的成角移位，多用于尺、桡骨干骨折、肱骨干骨折、股骨干骨折、胫腓骨干骨折、三踝骨折、跟骨骨折等。如肱骨干横形骨折或短斜形骨折，两骨折断端受周围韧带、肌腱的牵拉而常伴有成角移位，复位后用杉树皮小夹板外固定时，骨折线部与骨折两端分别加用固定垫可矫正成角移位，并维持骨折断端的对位。

（4）四垫固定法：用于骨折部位有多个骨骼多方向移位畸形的骨折。骨折复位后，将四垫分别置于骨折部位四周，四垫形成向内的合力，利用向心合力压迫骨折端，以防止骨折再次发生移位，并能纠正骨折残余移位，多用于尺、桡骨双骨折、胫腓骨双骨折等。如尺、桡骨远端骨折，骨折断端受周围韧带、肌腱的牵拉，桡骨远端向桡侧、背侧移位，尺骨茎突向尺侧移位，复位后用杉树皮小夹板外固定时，桡骨远端的桡侧、掌侧、背侧和尺骨茎突的尺侧分别加用固定垫可矫正侧方移位，并维持骨折断端的对位。

（三）胶布条

1. 胶布条的制作

詹氏中医骨伤杉树皮小夹板外固定常用整筒的橡皮膏胶布裁剪成长80～100厘米的胶布片，再撕成宽1厘米左右胶布条作扎带，螺旋包绕捆扎夹板，使夹板包扎的压力均匀受力，可减少扎带对血液循环的影响。肢体粗壮部位胶布条稍宽些，肢体纤细部位胶布条稍窄些，手指可用宽0.6～0.8厘米胶布条，大腿及肩部常用宽约2厘米胶布条，锁骨部位固定需要3～4厘米宽胶布条。

2. 胶布条的使用方法

（1）捆扎夹板：扎带的约束力是小夹板外固定力的来源。詹氏中医骨伤临床常用1～2厘米宽的胶布条，从骨折远端开始包绕一周匝，压住胶布条头部向前螺旋环绕，中间骨折部位稍加压包扎，以夹板和皮肤之间不滑动且患者感觉不太紧为度，末端同样包绕一周匝，两端不要加压包扎。通常胶布条间距约两指宽，手指及足趾部位胶布条间距约1指宽。胶布条的包扎松紧度要适度，过松则固定力不够，夹板松动，骨折断端容易再移位；过紧则肢体血运障碍，引起肢体肿胀，压伤皮肤，严重者发生肢体缺血坏死。外用纱布绷带包裹加固夹板1～3层，开始与结束部位连续包裹3匝，无需加压，以纱布绷带和夹板之间不滑动为度。胶布及绷带环绕包扎时，注意合力方向要能维持骨折整复后的固定位，并能纠正残余移位，典型的如桡骨远端骨折包扎固定。

（2）固定骨折：指骨骨折需要屈曲固定时，不适合夹板固定，可用胶布条固定，同样要松紧适度。外敷药膏，再用纱布绷带包裹。

（3）皮肤牵引：根据不同的骨折部位用合适宽窄的胶布条紧贴皮肤进行皮肤牵引。

（四）绷带

詹氏中医骨伤杉树皮小夹板外固定常用宽5厘米、8厘米、10厘米的纱布绷带，既可做扎带固定骨折，又可外包夹板。

1.纱布绷带的包扎方法

一般应从远端向近端包扎，开始处作环形2~3圈包绕固定绷带头，包扎时绷带展开平贴肢体，每圈包绕用力都要均匀适度，并压过上圈绷带的1/2，压力要均匀，两手轻巧相互传递，循环往复，直到包扎部位全部敷盖，包扎完毕，要环形包绕2~3圈并用胶布固定，或将绷带端撕剪开打结包扎，但注意打结处不应在伤处及发炎部、骨突起处、四肢内侧面、患者坐卧受压部位及易受摩擦部位。纱布绷带包扎要牢固、舒适、松紧适度，太松易滑脱，太紧易致血运障碍，以纱布绷带紧贴皮肤不容易滑动而患者有轻微压紧感为度；外观应整齐、紧实、美观、洁净，赏心悦目，不能臃肿、松散、脏乱，不堪入目；指、趾端尽量暴露在外面，以便于观察肢体血运情况。

（1）环形包扎法：适用于上臂、肘部、前臂、腕部、手、足、踝上部、膝部、大腿等粗细近似均等的较短肢体部位，以及各种包扎起始与结束时。

包扎时绷带卷向上，用右手握住，将绷带展开8~10厘米，左拇指将绷带头端固定需包扎部位，右手连续环形包扎局部，首先将绷带作环形重叠缠绕，第一圈环绕稍作斜状；第二、第三圈作环形，并将第一圈之斜出一角压于环形圈内，其卷数按需要而定，绷带末端用胶布固定，或将绷带末端撕剪成两个头，然后打结。

（2）螺旋形包扎法：适用于上臂、瘦前臂、瘦大腿、手指等粗细近似均等的较长肢体部位。

包扎时从开始端先环形包绕2~3圈，再向结束端呈30度角螺旋形缠绕，每圈重叠压住前一圈的1/2，最后环形包绕2~3圈，绷带末端用胶布固定，或将绷带末端撕剪成两个头，然后打结。

（3）蛇形包扎法：适用于急救缺乏绷带或暂时固定夹板时。

操作和螺旋形包扎法相同，但每圈绷带不互相掩盖，如蛇行包绕。

（4）螺旋反折包扎法：适用于小腿、胖大腿、胖前臂等粗细不均匀的较长肢体部位。

包扎时开始先环形包扎2~3圈，再做螺旋包扎，然后以一手拇指按住卷带上面正中处，另一手将卷带自该点反折向下，盖过前周的1/3~2/3，每一次反折须整齐排列成一直线，但每次反折不应在伤口与骨突处，最后环形包绕2~3圈，绷带末端用胶布固定，或将绷带末端撕剪成两个头，然后打结。

（5）"8"字形包扎法：适用于肩、肘、腕、踝等关节部位的屈曲位包扎、超关节固定和固定肩、锁骨骨折及脱位。

包扎时先在关节中部环形包扎2~3圈，然后绷带绕至关节上方，再斜过屈侧绕到关节下方，经肢体后侧绕至肢体屈侧后再斜绕到关节上方，如此反复，呈"8"字连续在关节上下包扎，每卷与前一卷重叠2/3，最后在关节上方环形包扎2~3圈，绷带末端用胶布固定，或将绷带末端撕剪成两个头，然后打结。

（6）回返包扎法：适用于头顶、指端和肢体残端等粗细不均匀的短粗肢体部位。

包扎时先左右或前后回返包扎2~3圈，将被包扎部位全部遮盖后，再作环形包扎2~3圈，绷带末端用胶布固定，或将绷带末端撕剪成两个头，然后打结。

2.纱布绷带的使用方法

（1）包扎创口或膏药：出血伤口的用纱布绷带加压包扎压迫止血，清创后及换药后用纱布绷带包扎固定保护敷料，贴敷膏药后用纱布绷带包扎固定保护，上肢固定后用纱布绷带支持与悬吊肢体，如维持肩关节内收位时用纱布绷带绕胸包扎紧贴固定。

（2）外包夹板：胶布条包扎固定夹板后，外用纱布绷带包裹加固夹板，以增加整洁感与规范性，肩臂、大腿、膝部用10厘米宽绷带，肘部、前臂、小腿、足掌用8厘米宽绷带，手掌、手指、足趾用5厘米宽绷带。外固定器材应用纱布绷带包裹严实，不得外露，包扎后外观应美观整洁。夹板外周包绕的外包绷带容易变脏，应及时更换。

（3）固定骨折筋伤：锁骨骨折、肩胛骨骨折及肩锁关节脱位不适合夹板或石膏外固定，以及韧带、肌腱损伤不需要夹板或石膏外固定者，常用10厘米宽纱布绷带"8"字外固定，再用胶布条包扎加固。如踝关节扭伤常用纱布绷带"8"字外固定，锁骨远端骨折与肩胛骨骨折可用单"8"字外固定，锁骨干骨折容易发生重叠移位或成角移位，应使用双"8"字外固定法为佳。

包扎前准备腋窝垫、分骨垫、锁骨压垫、宽胶布条、10厘米宽纱布绷带。腋窝垫：棉毛巾纵向三叠，纱布绷带放于一端，以纱布绷带为轴线虚松卷起，用纸胶布条绕扎紧固。分骨垫：用棉花条搓紧实，长8~10厘米，直径1厘米。锁骨压垫：棉花折叠为平垫，长、宽各5~6厘米，厚2~3厘米。宽胶布条：宽3~4厘米，长80~100厘米。

包扎固定时注意拉力方向要能维持骨折整复后的固定位，并能纠正残余移位，先予以分骨垫斜压在锁骨上窝，纸胶带固定，外敷膏药，腋窝垫放置于患侧腋窝，纱布绷带绕过颈肩胸在健侧腋前打结，放好锁骨压垫，在健侧腋下放厚棉垫，先单"8"字绕3匝，绷带从胸前绕过来，固定好压垫，然后改为双"8"字外固定法，由胸前经对侧腋下，向后上经后肩背，过患侧肩上，向前下绕腋窝到肩后，再向后上经后肩背，过对侧肩上，向前下绕腋窝到肩后，向后上经后肩背，到患侧肩上，重复绕扎8~12层，约3卷绷带，最后两三层用单"8"字法外固定，绷带从胸前绕过来，绷带头留到患侧，用宽胶布条3~4条顺胶布固定方向绕肩固定。包扎固定后患者双手拇指向后叉腰，保持抬头挺腰、扩胸拔背姿势，禁止低头弯腰、含胸缩肩（见图3-3-1-30、图3-3-1-31、图3-3-1-32、图3-3-1-33）。

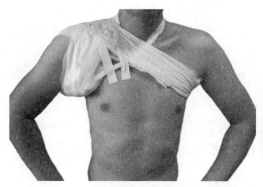

图3-3-1-30 绷带单"8"字包扎示意图（正面）

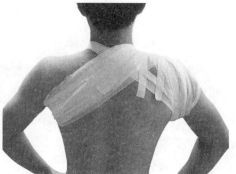

图3-3-1-31 绷带单"8"字包扎示意图（背面）

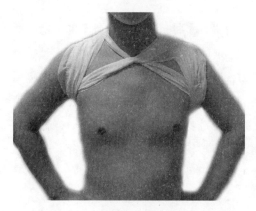

图3-3-1-32 绷带双"8"字包扎示意图（正面）

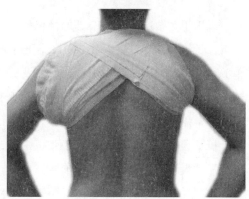

图3-3-1-33 绷带双"8"字包扎示意图（背面）

按：使用双"8"字外固定法，绷带的拉力使两侧肩部向后、向上、向外扩展，拉力正好过锁骨轴线向外侧牵拉锁骨远骨折端，正好纠正锁骨的重叠移位，同时压垫的侧方压力可纠正侧方移位。同时，患者平时保持抬头挺腰、扩胸拔背姿势，既可利于维持轴向拉力，又可避免上肢重力产生的侧向的剪力，从而使骨折断端维持在正常位置。如果使用双"8"字外固定法时，绷带反方向包绕，则拉力向内、向前、向下收缩肩部，易使锁骨再次发生重叠移位。患者不保持抬头挺腰、扩胸拔背姿势，则上肢重力产生的侧向的剪力又可使骨折断端再次发生侧方移位。

（五）伤膏

詹氏中医骨伤在骨折初期常用詹氏金黄膏外敷，活血化瘀、消肿止痛。对于皮肤破损及过敏者禁用。

（六）桃花纸

桃花纸通过性良好，不易过敏，有吸汗透气作用，能够保护皮肤，詹氏中医骨伤杉树皮小夹板外固定常用桃花纸来包裹固定伤膏，通常包裹1～3层。

四、杉树皮小夹板外固定的形式

(一)不超关节小夹板外固定

适用于四肢的肱骨、尺、桡骨、股骨、胫腓骨等长骨干中段稳定型骨折。骨折断端距离临近关节长度大于骨骼长度的1/3的远关节端骨折，尽量不用超关节固定，动静结合，既便于功能锻炼，避免关节僵硬，又可在肌肉收缩和舒张作用下，增加环周的侧向压力，纠正侧方残余移位。如胫腓骨中段骨折、尺、桡骨中段骨折常用不超关节杉树皮小夹板外固定治疗。

(二)超关节小夹板外固定

适用于关节部及近关节部的稳定型骨折、短骨骨干骨折或某些长骨干的不稳定型骨折。骨折断端距离临近关节长度小于骨骼长度的1/3的近关节端骨折，可超近骨折端单关节固定，以减少弯曲力、扭转力及剪切力，避免骨折再移位，但非必要时忌两端超关节固定。如肱骨外科颈骨折、肱骨髁上骨折、桡骨远端骨折、踝关节骨折、髌骨骨折等常用超单关节杉树皮小夹板外固定；指骨、趾骨等短骨干骨折或尺、桡骨远近端骨折、胫骨远近端骨折等多段骨折常用超双关节杉树皮小夹板外固定治疗。由于上臂较短、大腿肌肉力量较大、前臂容易旋转，肱骨干骨折、股骨干骨折、尺、桡骨干骨折不超关节固定骨折不稳定，断端容易移位，影响骨痂的生长和连接，易致骨折不愈合或延期愈合，故前期以超关节固定为佳，固定3~4周后，骨痂生成，骨折断端连接稳定，再改为不超关节固定，以便于功能锻炼，促进肢体生理功能的恢复。

(三)小夹板外固定加持续牵引

适用于四肢肱骨、股骨、胫腓骨等长骨的不稳定型骨折或某些关节部的不稳定型骨折以及某些开放性骨折不适于用单纯局部夹板外固定者，可用皮肤牵引或骨牵引配合杉树皮小夹板外固定，并维持持续牵引。如股骨颈骨折、股骨粗隆间骨折、股骨干骨折、股骨髁上骨折、胫骨螺旋骨折等容易成角、旋转移位，常用杉树皮小夹板外固定加持续皮肤牵引或骨牵引治疗。一般持续牵引3~4周后，骨痂生成，骨折断端连接稳定，去除持续牵引，改为单纯杉树皮小夹板外固定。

五、杉树皮小夹板外固定操作

(一)固定前准备

(1)手法复位前准备好所需的塑形杉树皮小夹板、棉花压垫、胶布条、纱布绷带、伤膏、桃花纸、剪刀等，检查杉树皮小夹板和棉花压垫的大小形状、长宽、厚薄及塑形合适，伤膏应摊薄平整并裁剪成适合骨折部位的大小，桃花纸展平皱褶并裁剪成合适的大小。

（2）固定部位应保持清洁干燥，有创口及水泡应先清创处理。

（3）手法操作室内应安全、舒适、宽敞、安静、清洁、保暖，空气新鲜，辅助设备齐全。

（4）骨折整复成功后，由助手维持伤肢的固定位置。

（5）患者经手法复位后，往往疼痛难忍，心理紧张、恐惧、忧虑，应及时向患者及其家属说明固定小夹板的目的、作用、固定后可能发生的情况和变化及注意事项，关心安慰患者，以取得患者的主动配合。

（二）固定操作步骤

詹氏中医骨伤杉树皮小夹板外固定的特点为"轻、巧、稳、准"，操作动作轻快，包扎层次分明，压力均匀，内松外紧，松紧适宜，固定稳妥牢靠，外观美观整洁，患者感觉轻便舒适。要求术者应熟悉人体解剖结构，平时加强夹板固定操作基本功的训练，"熟能生巧"，才能得心应手，灵活运用，熟练操作，准确固定。

（1）贴敷伤膏：在骨折及肿胀明显部位贴敷伤膏，敷药范围要大些，应包含骨折断端两端肢体，关节附近骨折应包括关节远、近端部分肢体在内。

（2）桃花纸包裹：伤膏贴敷后，用桃花纸1～3层包裹伤膏及整个固定部位的伤肢。

（3）放置固定垫：将准备好的固定垫稳妥放置于相应部位，必要时胶布条固定，骨突处应用棉花垫保护，凹陷处可用棉花垫充实。

（4）安放夹板：准备好伤肢的固定体位，将塑形的杉树皮小夹板安放于适当的部位，小夹板之间应留有0.5～2厘米的空隙，助手托按固定，必要时先用胶布条固定两块主要夹板，然后再放置其余的夹板。手指与足趾骨折夹板固定时应尽量外露指甲或趾甲（有创口除外），以便于观察血运。

（5）胶布条绕扎夹板：安放妥当夹板后，用胶布条从骨折远端开始绕扎，先包绕一圈压住胶布条头部，再向前螺旋环绕，中间骨折部位稍加压收紧，以夹板和皮肤之间不滑动且患者感觉轻微压迫约束而不太紧为度，末端同样包绕一圈，两端包扎应稍松，不要加压收紧。通常胶布条间距约两指宽，手指及足趾部位胶布条间距约1指宽。胶布条的包扎要压力均匀，衔接严密，松紧适度，过松则固定力不够，夹板松动，骨折断端容易再移位；过紧则肢体血运障碍，引起肢体肿胀，压伤皮肤，严重者发生肢体缺血坏死。胶布包扎时，应注意合力方向要能维持骨折整复后的固定位，并能纠正残余移位，典型的如桡骨远端骨折包扎。

（6）纱布绷带外包夹板：胶布条包扎固定夹板后，外用纱布绷带包裹加固夹板1～3层，开始与结束部位连续包裹3匝，无需加压，以纱布绷带和夹板之间不滑动为度。外固定器材应用纱布绷带包裹严实，不得外露，但指甲及趾甲应外露，纱布绷带应平直展开，包扎平整，压力均匀，衔接严密，包扎后外观应美观整洁。

（7）悬挂或妥当放置伤肢：包扎固定完毕，上肢用前臂吊带或三角巾悬挂，也可用宽纱布绷带或长围巾简易悬挂；下肢应抬高放置或放置于牵引支架上。

（8）观察末梢血运：包扎固定后应认真观察伤肢的血液循环情况，若伤肢血运较差，说明包扎固定过紧或体位不当，应及时调整，以免影响伤肢血液循环。

（9）X线复查：包扎固定完成后，要及时进行X线检查，观察骨折复位情况，如果对位、对线不满意，应再次进行整复，或调整夹板及固定垫位置，重新包扎固定，尽量使骨折解剖复位，至少要功能复位。

（10）指导患者：指导患者进行合理适当的功能锻炼，指导患者饮食宜忌及日常注意事项，指导患者家属正确家庭护理，取得患者及其家属的合作。指导患者应定期按时复诊，患者病情变化应随时复诊或及时报告主治医师，不得擅自处理，以免加重病情或发生意外。

六、詹氏中医骨伤杉树皮外固定的临床特点

（一）依形制器，量身裁剪，随体塑形

詹氏中医骨伤杉树皮小夹板根据骨折固定部位的情况，量身随形，灵活裁剪切削，按照外伤肢体的自然轮廓塑形，进行个体化制作，随心所欲，变化无穷，塑成所需要的各种形状，以适应不同损伤部位肢体的生理弧度，便于采用不同的固定方式及体位，尤其是近关节骨折，使用超关节固定，能够尽量贴合伤肢的生理解剖形体，固定严丝合缝，尽可能地避免扭转力及剪力和弯曲力，并给予适当的侧周压力及轴向的拉力及压力，防止骨折再移位，还能有效地纠正残余移位，并且固定灵活、轻便，既能起到牢固的固定作用，又不影响关节活动，患者感觉舒适，便于功能锻炼。而且杉树皮夹板价格低廉，取材方便，制作简易，固定轻便，患者痛苦少，易于接受，具有良好的实用性。

（二）环绕包扎，固定牢靠，操作简便

传统夹板用扎带三点固定，夹板容易相对肢体滑动偏移，出现固定松动，詹庄锡继承张绍富恩师的杉树皮小夹板外固定方法，创造性地改三点固定为胶布和纱布绷带环绕包扎、全面固定，外观整齐，美观整洁，内部夹板及固定垫不易偏移。并且在胶布及绷带环绕包扎时，使合力方向要既能维持骨折整复后的固定位，又能纠正残余移位，增强了固定的牢靠性。而且操作简便易行，无需每天调整扎带。如桡骨远端克雷氏骨折的固定包扎，在胶布及绷带环绕包扎时，从近肘端向腕端在外侧由桡侧向尺侧绕扎，到腕关节时胶布及绷带的拉力正好使腕关节维持在掌屈尺偏位，这既是桡骨远端克雷氏骨折的固定位，也是腕关节的功能位。如果由尺侧向桡侧绕扎，到腕关节时

胶布及绷带的拉力就会使腕关节向桡侧偏移，造成骨折再移位。

（三）超关节固定，轻便灵活

詹氏中医骨伤杉树皮小夹板外固定对于骨干骨折只固定骨折部位骨骼而不固定上、下两个关节，有利于功能锻炼，防止关节僵直或关节功能减退；对于关节内骨折或近关节骨折只超过近骨折端关节固定，有利于骨折的稳定，可有效地控制住骨骼的旋转活动及屈伸活动，防止成角和侧向移位；对于难以稳定固定的骨折结合持续牵引，既维持了复位后骨折断端的稳定性，又不妨碍伤肢的功能锻炼，不需手术，保守治疗效果好。固定轻便灵活，观察方便，可随时发现和避免血液循环障碍、神经受压等并发症，适时调整小夹板外固定，又易于发挥患者的主观能动作用，充分发挥肌肉协调活动对骨折的维持固定作用，能够使骨折断端对向挤压，紧密接触，有利于骨折愈合，减少或防止了骨折的迟缓愈合或不愈合的发生。

（四）及时复查，松紧有度

临床常见因复诊及夹板调整不及时，导致骨折再移位。詹氏中医骨伤杉树皮小夹板外固定后，要求患者按时复诊，不适随时就诊，定期复查，固定后2～3周内骨痂未生，断端不稳定，应3～5天复诊一次，复查夹板固定的松紧以及病情变化情况，结合X线检查，根据骨折断端移位情况及时调整固定垫及杉树皮小夹板外固定；固定3周后骨痂生成，断端连接，骨折稳定，可1周复诊一次，间隔2周X线检查一次。要密切观察患者的伤肢血运，根据伤肢肿胀消退情况以及骨折愈合程度，及时调整夹板松紧。在复位固定后的3～7天内，损伤部位肿胀逐渐加重，包扎固定过紧则易致局部供血不足，容易发生缺血性坏死，或压迫损伤软组织发生压迫性溃疡，因此包扎宜松以免影响血液循环，但不能太松以免骨折断端再次移位，应每天检查固定的松紧，防止有过紧现象发生，必要时可适当放松扎带，改善血液循环，然后重新包扎固定；5～7天后肿胀逐渐消退，固定逐渐松动而失效，骨折断端容易发生移位，因此固定宜紧，但不能太紧以免影响血液循环，一般间隔3～5天左右调整包扎固定一次；2～3周后骨痂生成，断端连接，骨折稳定，固定应松紧适度，1周复查调整包扎固定一次；1个月后骨痂生长较为牢固，可7～10天左右复查调整包扎固定一次，包扎可稍紧以免锻炼后容易松动，但不能太紧以免影响功能锻炼活动。

（五）动静结合，骨折愈合快，功能恢复好

詹氏中医骨伤杉树皮小夹板外固定突出的优点是兼顾了"静"和"动""局部"和"整体"的关系，既能保持骨折部位的固定以利于功能锻炼，又能使骨折两端的关节适当地活动而不影响有效固定，比较合理地解决了"固定与活动"这一对矛盾，使固定不妨碍肢体一定限度内的活动，而一定限度的活动又有利于固定，动静结合，既能促进

骨折愈合又有利于伤肢功能的恢复，并且可以有效预防骨质疏松、肌肉萎缩、肌肉韧带粘连、关节僵硬、骨折延迟愈合或不愈合等骨折并发症的发生，从而使骨折愈合快、功能恢复好、后遗症和并发症少。

七、杉树皮小夹板固定后的注意事项

（1）检查包扎固定松紧度。包扎完毕，应及时询问患者舒适情况，检查包扎固定是否过紧或过松，同时检查小夹板的位置有无移动，是否影响关节活动，要及时进行必要的调整。夹板包扎固定的松紧取决于胶布条及纱布绷带的捆扎情况，检查方法一般以夹板和皮肤不滑动，能塞进两个手指为标准。若夹板滑动，说明包扎固定松弛；若不能塞进两个手指，说明包扎固定过紧。包扎固定后以夹板和肢体是一个整体，夹板无滑动，但可伸进两个指，患者感觉轻微压迫束紧而又不太紧为度。包扎固定松紧适度，既能固定骨折，又不易发生不良反应或并发症，使骨折顺利愈合；固定太松则起不到固定作用，骨折不稳定，断端容易再次移位，骨痂生成后也容易断裂、脱落，易致骨折不愈合或延迟愈合；固定太紧则压迫肢体、影响气血运行，容易发生肢端血运障碍及压迫性溃疡，严重者可导致缺血性坏死。临床常见有些患者感觉比较敏感，包扎固定稍紧就难以忍受，应向患者说明解释固定的必要性，固定松动是无效固定，感觉过紧应及时报告医师予以调整，严谨擅自折断、裁剪或拆除小夹板外固定。

（2）搬动患者时，要维持有效固定，应平移或平托固定部位，防止骨折移位。

（3）适当抬高伤肢，可用软枕垫高，以利肢体肿胀消退。

（4）密切观察伤肢血运、感觉及运动功能，特别是固定后1~4天更应重点注意肢端动脉的搏动情况以及肢体末梢的温度、颜色、感觉、肿胀程度、手指或足趾主动活动情况，以及加垫部位有无剧痛等，严防小夹板外固定的并发症。若发现有异常，应立即放松夹板并及时就医，拆开夹板固定重新包扎。切勿误认是骨折引起的疼痛，否则有发生缺血坏死的危险。

（5）根据伤肢肿胀消退情况，及时调整夹板松紧。应每天检查固定的松紧，防止有过紧现象发生，必要时可适当放松扎带，改善血液循环；肿胀消退以后组织间隙内压下降，血循环改善，固定松弛时，应适当紧缩固定，以防骨折断端移位。通常在复位固定后3~7天，损伤部位因局部软组织损伤，静脉回流受阻，肿胀加重，夹板内压力增大，血运较差，可能发生组织变性或坏死，包扎宜松但不能太松，必要时随时复查调整，重新包扎固定，尤其在夹板内固定垫处、夹板两端或骨骼隆突部位出现固定的疼痛点时，应及时拆开夹板进行检查，以防发生压迫性溃疡；5~7天后肿胀逐渐消退，固定逐渐松动而失效，骨折断端容易发生移位，固定宜紧但不能太紧，一般间隔3~5天调整包扎固定一次，若调整间隔时间短可不用拆开杉树皮小夹板，直接用胶布条及纱布绷带在外层包扎加固即可；2~3周后骨痂生成，断端连接，骨折稳定，固定应松紧适度，1周复查调整包扎固定一次；1个月后骨痂生长较为牢固，若复诊不方便可7~10天复查调整包扎固定一次，包扎可稍紧但不能太紧，避免锻炼后容易松动。

（6）嘱患者按时复诊，定期复查更换伤膏，若有不适随时复诊，重点是固定后2~3周内骨痂未生，断端不稳定，应3~5天复查一次，每次更换伤膏前必须X线检查，若有骨折断端再移位，应根据断端移位情况及时调整固定垫或重新整复固定。固定3周后骨痂生成，断端连接，骨折稳定，可2周X线检查一次。因复诊及夹板调整不及时，则可能导致骨折再移位，临床常见。复查调整夹板固定时，发现有压疮、水泡或皮肤破损及感染应及时清创包扎再夹板固定，必要时可更换石膏托外固定，创口愈合后再换回夹板固定；若夹板过长，影响活动或过于压迫肢体，可适当修剪去掉1~2厘米；夹板过短，固定效果不理想，可予以调换，但禁止患者擅自裁剪、更换。

（7）指导协助患者积极主动进行适度的早期功能锻炼，动静结合，促进骨折愈合，但应注意肢体活动不能影响有效固定，并根据骨折愈合情况制订骨折各期的功能锻炼计划。

（8）长期卧床患者，应加强生活护理，预防褥疮及下肢静脉血栓形成，坠积性肺炎、尿路感染等并发症的发生。

（9）杉树皮小夹板外固定时间应充分，在骨折达到临床愈合标准后适时拆除，固定时间不可过短或过长，避免"轻病重治"或"重病轻治"，拆除前应作X线检查。夹板拆除过早，固定时间过短，骨折未愈合牢固，容易再次断裂、移位，反而贻误治疗，易致畸形愈合及功能障碍，增加患者的痛苦，临床多见；夹板拆除过晚，固定时间过长，不利于积极主动功能锻炼，易有骨质疏松、肌肉萎缩、关节僵硬等并发症发生，延长治疗时间，影响伤肢功能恢复，易致功能障碍，增添患者不必要的痛苦，临床也常见到。

（10）拆除夹板后应积极主动加强功能锻炼，但不可过早负重，可用熏洗、按摩等方法促进伤肢恢复肌力和关节运动。

八、杉树皮夹板外固定的适应证、禁忌证、并发症

（一）杉树皮夹板外固定的适应证

杉树皮小夹板轻便灵活，常用于四肢闭合性骨折的外固定；或四肢开放性骨折，创面小或经处理后创口已愈合者；以及陈旧性四肢骨折适合于手法复位者，在复位后能用小夹板固定、维持对位者，如肱骨、尺、桡骨、胫腓骨、桡骨远端以及踝关节等部位的骨折，对一些关节骨折、关节附近骨折及股骨骨折等多部适宜小夹板固定治疗。下肢长骨骨折或某些不稳定的骨折，因大腿肌肉有较大的收缩力，使用夹板固定的同时常加用牵引、支架等其他外固定方法。

（1）用于骨干骨折（不包括股骨）的单纯夹板固定。

（2）用于部分近关节骨折及关节内骨折的超关节夹板固定；某些关节附近骨折或关节内骨折，如股骨颈骨折、肱骨内上髁骨折等，因夹板不易固定，可用其他方法。

（3）用于股骨骨折和胫骨、腓骨不稳定性骨折的夹板固定，结合持续皮牵引或骨牵引或外固定支架。

（4）用于关节面已破坏的超关节夹板固定并结合骨牵引。

（5）用于有分离移位的肱骨干骨折和不稳定肱骨外科颈内收型骨折的夹板固定并结合支架等。

（二）杉树皮夹板外固定的禁忌证

（1）创口较大的开放性骨折。

（2）伴有较严重的软组织损伤、感染及伤肢严重肿胀、血循环障碍的骨折。

（3）错位明显、固定不易稳定的骨折，难以整复的关节内骨折，躯干骨折。

（4）昏迷或肢体失去感觉功能者。

（三）杉树皮夹板外固定的并发症

（1）骨筋膜室综合征。是夹板外固定治疗最容易发生，危害最严重的并发症，发生的主要原因：一是夹板包扎过紧，未认真观察、及时调整。二是骨折复位不良，血管受压未解除。三是局部软组织损伤严重，或骨折后又反复粗暴整复，由于组织内出血较多，肿胀严重，骨筋膜室内压力增高，导致组织缺血坏死，甚至造成肢体坏疽。四是注意事项未向患者及其家属作必要的交代或交代不清，未能取得患者及其家属的主动配合。

（2）压迫性溃疡。多发生在夹板两端或骨骼隆突部位，由于夹板边缘粗糙坚硬，未修整平整光滑而摩擦挤压皮肤，或夹板过紧、衬垫不当、压力垫硬厚等，使肢体局部皮肤组织长时间受压缺血而发生坏死、溃疡。

（3）骨折断端移位。骨折在未愈合之前都有发生再移位的可能，发生的主要原因：一是夹板包扎固定松动，未及时紧固。二是固定垫放置不当，不能有效纠正残余移位反而加重移位。三是伤肢体位姿势摆放不当。四是功能锻炼方式不正确，动作生硬粗暴，活动度及活动量过大。五是骨折未达到临床愈合标准，过早去除夹板固定。六是没有按时复诊，未能及时复查X线检查，调整夹板固定。

九、詹氏中医骨伤杉树皮小夹板外固定的健康教育

对患者及其家属进行固定后的健康教育，是詹氏中医骨伤临床经验的体现。对患者回家以后的治疗过程极其重要。发生问题患者和家属会第一时间联系医生，避免严

重并发症的产生。

（1）告知患者及其家属有关骨折小夹板外固定必要的治疗及康复知识、饮食服药宜忌、骨折愈合标准及预计时间、注意事项、并发症的预防以及正确的功能锻炼方式等各项事宜，消除思想顾虑和紧张情绪，医患合作，为患者树立信心，使患者积极主动配合治疗，并指导家属积极主动进行正确的家庭护理。

（2）告知患者在固定期间伤肢应保持所需的功能位或特殊体位，以维持有效固定或牵引，禁止患者随意改变体位，导致骨折断端再移位。

（3）嘱患者按时复诊，定期复查，初期3～5天复查一次，病情稳定后一般1周复查一次，病情明显变化或特殊意外情况如过敏、疼痛突然加重、感觉异常、固定松动等随时复诊。

（4）告知患者禁止伤肢过早负重，上肢骨折下床活动时可用吊带悬吊于胸前，稍高于心脏水平面；下肢骨折禁止下床活动，宜抬高患肢15～20厘米，可用棉枕垫高患肢，以利消肿及对抗牵引。

（5）告知患者及其家属伤肢肿胀高峰时间为伤后3～7天，要密切观察伤肢末梢血液循环，如发现手指或足趾皮肤青紫或苍白，皮肤温度较健侧下降甚至冰凉、肿胀加重、剧烈疼痛、感觉麻木等异常现象时，应立即告知医生或护士及时处理，或随时到医院复诊，必要时可先放松夹板固定。

（6）鼓励患者积极主动进行适当合理的功能锻炼，同时鼓励家属积极参与。指导患者掌握适当的深呼吸、挺腰抬臀、抬腿、握拳、举臂、屈伸手指及足趾、踝关节屈伸等功能锻炼的方法，促进血液循环以利消肿止痛，预防骨质疏松、肌肉萎缩、关节僵硬，有利于伤肢功能的恢复。功能锻炼要积极主动，循序渐进，动静结合，由轻到重，由小到大，逐步适应，以不感到疲劳及疼痛加重为度，忌动作随意、生硬粗暴、急于求成、盲目锻炼，以免锻炼不当反而再次损伤。

（7）告知患者及其家属保持小夹板外固定清洁干燥，禁止擅自松动、去除夹板固定，禁止擅自折断、修剪或调换夹板，禁止擅自调整包扎固定夹板，禁止弄湿或弄脏绷带、夹板。

（8）指导患者饮食服药宜忌，嘱患者按医嘱服药，饮食宜清淡、易消化而富含钙、磷、锌、铜、铁、锰、维生素、胶原蛋白等的食物为主，多食水果、蔬菜、高蛋白、高热量、高维生素饮食，忌偏食，忌过食生冷、油腻、肥甘、辛辣刺激性食物，骨折早期宜清淡饮食，中后期可适当进补，但补钙不宜过早过量，应在骨折中期后适量调补。加强饮食调配，增强机体抵抗力，以利骨折愈合。

（9）长期卧床患者，指导家属应加强生活护理，勤翻身、勤擦洗、勤按摩，保持伤部及被褥干燥、透气，预防褥疮及下肢静脉血栓形成，坠积性肺炎、尿路感染、结石、肠梗阻等并发症的发生。

（10）慎起居，避风寒，远房帏，畅情志，节饮食，戒烟酒，环境应安静、舒适，空气新鲜，要注意避风保暖，预防外感兼证。

十、詹氏中医骨伤在骨折固定方法上的创新与贡献

骨折的固定，对于保证骨折断端的稳定，保证骨折的如期愈合有重要的意义。临床上常用的固定材料：石膏与小夹板有着同等重要的地位。但对于关节周围骨折，以往的固定一般以石膏为主。因为小夹板有一定的局限性，在关节周围固定起来有一定难度。四肢骨干骨折用小夹板已经是临床公认的固定方法，有利于固定后早期功能康复。而用小夹板来固定关节周围骨折的医生少之又少。詹氏中医骨伤在长期的临床骨折诊治中，突破小夹板固定骨折常规只能用于四肢普通骨干骨折，很早就已经把它作为临床固定关节周围骨折的常用方法。

固定应以肢体功能活动为目标，而活动又以不影响骨折部固定为限度，有效的固定是以肢体能进行活动为基础，而有节制的活动又是加强固定的必要措施。因此外固定应尽可能地不固定关节或少固定关节，最大限度地发挥患者的主观能动性，早期进行功能锻炼，才能取得骨折愈合和功能恢复同步进行的效果，并可以防止骨折并发症如关节僵硬、肌肉萎缩、肌腱粘连、骨质疏松、骨折延迟愈合和不愈合的发生。骨折筋伤后的固定，能够维持手法复位后的有效位置，防止骨骼及软组织再次损伤，能够消肿止痛，祛瘀生新，为骨折的愈合和软组织的修复创造稳定、有利的条件，减少或避免损伤并发症发生的风险，有利于伤肢功能的恢复。

詹氏中医骨伤的特色固定方法是詹氏中医骨伤医院的金字招牌。詹氏中医骨伤治疗骨折，手法整复是其中最为重要的步骤之一，而骨折复位以后，杉树皮夹板固定是其重要特色。詹氏中医骨伤的骨折固定方法是詹氏人在长期的临床骨折治疗实践中，在几代人的摸索、创新、拓展与传承中，总结出的一整套有理论基础、有实践操作、便于临床推广应用的中医正骨手法及杉树皮夹板特色固定方法，我们称为——詹氏中医骨伤九法及詹氏特色骨折固定法。

詹氏中医骨伤选用杉树皮夹板，用超关节固定的方法来固定关节周围骨折，而且固定有自己一套独特的方法。是固定杉树皮夹板的捆扎带松紧有度，根据骨折的早、中、晚期，或宁松勿紧、或宁紧勿松、或先松后紧、或先紧后松，最后阶段需要不松不紧，松紧适宜。杉树皮夹板下放置加压垫的方法动态中纠正骨折断端的剩余移位。加压垫的放置很有讲究，一般放在骨折断端。通过夹板及固定绳的压力持续在骨折断端产生一个复位的力，一定时间以后，骨折断端的移位会逐渐靠拢，使复位效果更好。

用杉树皮夹板实现超关节固定，也是有一定的技巧的，以肘关节骨折固定举例：首先，选有一定厚度、弹性好、没有树结、长度足够的杉树皮，修整的时候两端需要适当圆角，这样不会有尖角刺到皮肤。其次，在关节转弯的部位，杉树皮夹板两侧需

要各剪一个三角形切口，便于夹板形成角度。当然，三角形切口处需要处理，否则这里应力集中容易折断。詹氏中医骨伤的方法是内层用绵纸打底，再用布胶固定住转弯的角度。这样做好的夹板轻巧，韧性强，容易后面的固定操作。

总结詹氏中医骨伤在固定方法上的贡献，主要体现在以下3个方面，其一，提出了固定应该按照骨折分期，在动静结合理论指导下，运用骨折断端周围放置加压垫的方法，在动态中进一步纠正骨折移位。其二，是按时间段调整固定杉树皮夹板捆扎带的松紧度来保证骨折断端稳定，这种在动态条件下的固定方法，充分体现了中医"动静结合"理论在临床的实际应用，达到了骨折早期愈合的目的。其三，针对关节周围骨折因人而异地应用杉树皮小夹板进行超关节固定，实现了杉树皮夹板在关节周围骨折固定中的应用。相比传统的石膏固定方法，这种固定方法对关节周围骨折的愈合以及后期关节功能的康复具有重要意义。

重视关节周围骨折对关节功能的影响，关注骨折后期关节功能的彻底康复。关节周围骨折一般比较复杂，治疗难度要高一些，很容易遗留后遗症，影响关节功能。在大医院，西医技术力量强的基本以手术为主，坚强内固定后也主张早期功能锻炼，因为只有早期活动关节，关节功能在骨折愈合以后才不会发生粘连、活动受限等后遗症。但是，临床上碰到的关节周围骨折，一般都是严重的暴力损伤，骨折粉碎程度严重，一般手术中很难做到坚强内固定。有些严重粉碎骨折，甚至有骨缺损，所以更难做到坚强内固定。像这些患者只能做一般固定或者桥接固定。这样的固定只起到桥接框架作用，给骨折愈合提供一定的保护。但是，手术后要早期关节活动就很有难度，稍有运动锻炼不当，或者运动幅度过大，都会造成内固定松动或失效，影响骨折愈合。所以，治疗关节周围骨折，治愈后不遗留后遗症是很有挑战性的临床课题。

詹氏中医骨伤治疗关节周围骨折非常注重后期关节功能的恢复，其主要创新及贡献在以下几个方面：

（1）明确诊断，关注骨折类型，不同的骨折类型采用不同的整复手法及不同的超关节固定方法。

（2）复位手法高超，一般骨折整复以后基本可以达到90%以上的对位、对线准确率。一半以上患者可以获得接近解剖复位。詹氏中医骨伤认为，良好的复位是骨折愈合的首要条件，复位越好，治疗效果越好。准确的复位为骨折愈合以后的功能康复创造良好的条件。

（3）固定方法独特有效。詹氏中医骨伤选用杉树皮夹板，用超关节固定的方法来固定关节周围骨折，而且固定有自己一套独特的控制杉树皮夹板松紧度的方法。前面讲到，即松紧有度，根据骨折的早、中、晚期，或宁松勿紧、或宁紧勿松、或先松后紧、或先紧后松，最后阶段需要不松不紧，松紧适宜。

（4）固定的同时在杉树皮夹板下放置加压垫，该方法能在动态中纠正骨折断端的剩余移位。加压垫的放置很有讲究，詹氏中医骨伤认为，一般加压垫放在骨折断端。通过夹板及固定绳的压力持续在骨折断端产生一个复位的力，一定时间以后，骨折断端的移位会逐渐靠拢，使复位效果更好。

（5）杉树皮夹板稳定的固定以后，在保证固定充分的情况下，早期开始活动肢体，逐渐开始活动关节。詹氏中医骨伤认为，关节周围骨折超关节固定以后，不是说就一点都动不了了，早期可以活动没有进行固定的肢体部分，适当活动，不影响稳定性，又可以改善局部的血液循环。中后期，一点一点加大活动范围。真正做到"动静结合"。

第四章　詹氏中医骨伤筋伤理筋手法

"筋"是指人体皮肤、皮下浅筋膜、深筋膜、肌肉、肌腱、腱鞘、韧带、关节囊、滑膜囊、椎间盘、周围神经及血管等软组织的统称。"筋伤"则是因各种急性外伤或慢性劳损，以及风寒湿热杂邪侵袭等造成的筋的损伤，也就是现代医学的软组织损伤，有筋断、筋转、筋歪、筋走、筋翻、筋柔、筋强、筋粗、筋结、筋缩、筋痿、骨错缝等表现名称。筋伤与骨折、脱位有着密切关系，筋伤不一定伴有骨折、脱位，但骨折必有筋伤。骨折、脱位通常都伴有不同程度的筋伤，而且骨折、脱位愈合后也常后遗有各种筋伤病。

中医理筋手法历史悠久，流派众多，手法的种类也繁多，詹氏中医骨伤正骨、理筋手法隶属于浙江流派的富阳张氏正骨流派。詹氏中医骨伤理筋手法是詹庄锡先生传承于富阳张绍富先生，又勤求古训，博采众长，在长期骨伤诊治工作中总结优化，逐渐创立起来的。不断丰富、完善，最终形成完整的富阳詹氏中医骨伤学派。詹氏中医骨伤丰富了理筋手法，临床易于学习掌握，操作简便，疗效良好，形成了自己的特色。

中医手法理筋具有悠久的历史，《黄帝内经》记载了"按、摩、推、扪、循、切、抓、猎、弹、夹、卷"等11种理筋手法。《金匮要略》记载"摩、捋、屈伸、按、揉、踩、牵引"等7种按摩理筋手法。詹氏中医骨伤正骨手法临床实施时非常强调"正骨必先理筋"。因为，骨伤必先筋伤，筋为表，骨为里。只有将筋理顺，才能将骨纳正。《医宗金鉴·正骨心法要旨》云："因跌扑闪失，以致骨缝开错，气血凝滞，为肿为痛，宜用按摩法。按其经络，以通瘀闭之气，摩其壅聚，以散瘀结之肿，其患可愈。"詹氏中医骨伤正骨、理筋手法从理论上认为：推拿按摩，理筋手法能疏理经络、放松肌肉，解除肌肉痉挛，改善局部血液循环，有利于下一步骨折的整复，这是其一。另一个原因，詹氏中医骨伤的医师说：骨折的同时，局部软组织一起受损、出血、肿胀，非常不利于骨折整复。出血、肿胀越厉害，整复越困难。而理筋手法在先，可以改善局部瘀血状况，促进局部血液循环，促进瘀血炎性物质的吸收，有利于消退肿胀状态，为整复骨折打下基础。

詹氏中医骨伤有"正骨九法"，詹氏中医骨伤手法技巧讲究"早、准、稳、巧、快"。同样，詹氏理筋也有"理筋九法"。詹氏中医骨伤强调：中医伤筋的理筋手法讲究"筋骨并重"，在正骨的同时，必须兼顾理筋治筋。这在治疗骨伤疾病中有非常重要的临床意义。

一、詹氏中医骨伤临床理筋手法功用

手法是指运用指、掌、腕、臂、足等肢体的劲力，结合身功或辅以器械，随症运用各种技巧作用于患者体表不同部位，通过经络、穴位、肌肉、筋脉，由表入里，透达筋骨，以整复疗伤、祛病强身的一种治疗方法。理筋手法，就是运用推拿按摩手法理肌顺筋，治疗筋伤的方法。理筋手法是治疗筋伤的主要手段之一，手法的作用也是多方面的，詹氏中医骨伤把理筋手法的主要作用进行了归纳，其主要功效有以下几点。

（一）活血散瘀，消肿止痛

肢体损伤后，由于有不同程度的血管破裂出血，组织液渗出，离经之血液积聚而成血肿，壅塞气血循行通道，导致气滞血瘀，经脉阻塞，不通则痛。手法按摩能解除血管、筋肉的痉挛，增进血液循环和淋巴回流，加速瘀血的吸收，通则不痛，为此达到活血散瘀、消肿止痛的目的，有利于损伤的修复。

（二）舒筋活络，解除痉挛

因损伤或慢性劳损，人体肌肉、筋络功能将受到不同程度的影响，轻则痉挛萎缩，重则功能丧失。通过推拿按摩等理筋手法，能起到舒展和放松肌肉、筋络的效果，使患部脉络通畅，痉挛缓解，疼痛减轻，从而能解除由损伤所引起的反射性软组织痉挛、疼痛。

（三）理顺筋络，整复错位

理筋手法能使跌扑闪失所造成"筋出槽，骨错缝"得到整复。临床上常用于外伤所造成的局部经络堵塞，气血瘀阻，以及血溢脉外，造成肢体严重肿胀、疼痛等。这些临床表现，通过手法可以梳理气机、理顺经络，减轻疼痛；梳理脉管、理顺脉道，消除瘀血，减轻肿胀。还有因为外伤造成肌肉、肌腱、韧带、筋膜等组织的损伤破裂、滑脱及关节半脱位，如伸指肌腱的滑脱、腰椎小关节滑膜嵌顿症、骶髂关节错缝等。通过理筋手法也可以取得不错的疗效。总之，理筋手法对软组织的破裂、滑脱、关节错缝具有疏通、理顺、整复等作用，可纠正筋络的翻转、扭曲、错异、滑脱，解除筋络痉挛、卡压、结节、粘连，使筋归其位，关节舒展滑利。

（四）松解粘连，通利关节

当软组织损伤后，局部出血，长久不消，血肿机化，致使组织间形成粘连，关节功能活动障碍。理筋手法能驱散瘀血、松解粘连、滑利关节，可使紧张僵硬的组织恢复正常。临床上对组织粘连、关节功能障碍者，可用弹拨和活络关节手法，再配合练功活动，使粘连松解，关节功能逐步得以恢复正常。

（五）通经活络，祛风散寒

肢体损伤后，用点穴按摩法，循经取穴，具有镇痛、消痛、止痛之功效。医者在痛处用按法减轻疼痛，谓之镇痛法。在伤处邻近取穴，"得气"后伤处疼痛减轻，称之移痛法。对陈旧性损伤所致的局部疼痛，反复用强刺激手法治疗后，局部疼痛逐渐消失，谓之消痛法。风寒侵袭肌体，以致经络不通，气血不和，产生肢体麻木、疼痛等症状。采用理筋手法可以温经通络，祛风散寒，调和气血，从而达到调整机体内阴阳平衡失调、恢复肢体功能的目的。

（六）平衡阴阳、扶正祛邪

肢体损伤不仅是局部气滞血瘀的问题，而且全身的阴阳平衡会受到破坏。气血失调，血不荣筋，又反过来影响局部损伤的修复。所以，后期，詹氏中医骨伤会运用理筋手法治疗局部骨折筋伤的同时，调理气血，激发正气，调整阴阳平衡，达到扶正祛邪的治疗目的。

二、詹氏中医骨伤理筋手法操作的临床特点

第一，术者施行手法操作前，必须对患者的病情十分了解，明确需要实施的手法。和患者充分沟通，让患者了解自己的病情、治疗方法以及预后。

第二，手法实施时，术者要全神贯注，整套手法要干净利落，一气呵成。动作幅度、频率、轻重适度，动作柔和有力，先轻后重，先慢后快，手法用力深透、持久、连贯、均匀，轻而不浮，重而不滞，柔中带刚，刚柔相济，以施术部位出现发热为度。

第三，理筋手法操作时着力处应时时紧贴患者的治疗部位，施术者用力一定要适中，柔和均匀，动作轻快骤然。有些需要用力的手法，也忌用暴力、蛮力生拉硬顶，而应该慢慢增大力度，循序渐进，逐渐加大范围，避免造成不必要的损伤。詹氏中医骨伤强调：手法用力的范围不得超越人体生理极限，以患者能耐受而不感到剧痛为度。

第四，理筋手法操作前须使患者放松情绪，缓解精神的心理压力。术者运用理筋手法不仅让局部软组织舒筋活血，理顺筋脉。而且也能让关节恢复错位，通利关节。詹氏指出：操作要点就是用力应持续缓慢，由轻而重，宜渐不宜猛，宜缓不宜急；理筋操作手法临床常常需要多个方法合并使用，这样才能取得良好的临床效果。

第五，有些手法动作幅度比较大，手法强度比较重，临床对年老体弱者及小儿，詹氏中医骨伤指出：手法运用对于特殊人群必须十分谨慎，点到为止，见效即收。

三、詹氏中医骨伤理筋手法的临床适应证

临床上，詹氏理筋手法常常与正骨手法、复位手法等配合运用。首先，对于跌打损伤、骨折脱位这类疾病，常在正骨或复位以后，作为梳理经络、缓解软组织痉挛等手段应用。其次，詹氏中医骨伤理筋手法也常用来治疗各种软组织损伤，如：扭挫伤、撕拉伤、努伤、震伤、劳损、陈伤、创伤并发症和后遗症等。再者，詹氏中医骨伤理筋手法对于椎间盘突出症、膝关节骨关节炎、风湿骨痛等筋伤病和风湿病，有非常独到的功效。我们在临床上常常可以看到：詹氏中医骨伤的医师在运用理筋手法治疗如腰扭伤、腰肌劳损、梨状肌综合征、肩臂拉伤、落枕、陈旧性踝关节扭伤、骨化性肌炎、创伤性膝关节炎、关节僵硬、肩周炎、颈椎病等许许多多此类软组织筋伤骨病。

四、詹氏中医骨伤理筋手法操作的注意事项

詹氏中医骨伤强调："理筋手法喜柔不喜刚"，术者操作时应注意手法轻柔，用力轻巧，要用"寸劲"巧力抜动，不宜用暴力。

对于老人骨质疏松严重者、骨骼脆弱易折，操作时应手法轻柔，小心谨慎，避免造成意外骨折。

骨结核、骨肿瘤、治疗部位皮肤病者易破损感染，全身有急慢性炎症者，俱应慎用或禁用手法操作。

身体瘦弱、头晕目眩者或气血不足、身体较差不能坐位操作者，可仰卧位操作。

孕妇、精神病者、传染病者以及有严重心脏病、肝病患者原则上禁用。

五、詹氏"理筋九法"

(一)点穴理筋法

点穴理筋法：是根据经络循行路线，选择适当穴位，用手指在经络穴位上点穴、理筋、按摩，又称穴位理筋法、穴位按摩法，是詹氏中医骨伤理筋特色手法之一。因用手指点压、刺激经络穴位，与针刺疗法颇为相似，故临床又称指针疗法。近年来临床研究发现：点穴理筋、点穴按摩的手法，对于患者疼痛有明显的止痛效果。从古到今都有点穴麻醉的记载，詹氏中医骨伤在临床正骨的同时，运用点穴理筋手法有助于减少患者在手法整复过程中的疼痛，也有助于手法正骨以后的固定、锻炼、康复。

1.操作要领

指点穴法：用大拇指、中指为主的一指点法；或用拇指、食指、中指三指点法；

或用五点捏在一起，组成梅花状五指点法。术者应用点压法治疗时，应将自己的气力运于指尖上，以增强指力。指与患者的皮肤成一定的角度。用力大小可分为轻、中、重3种。所谓轻点压法，是以腕关节为活动中心，主要利用腕部的力量，与肘、肩关节活动协调配合。其力轻而有弹性，是一种轻刺激手法，多用于小儿及老年体弱患者。中点压法，是以肘关节为活动中心，主要用前臂的力量，腕关节固定，肩关节协调配合，是一种中等刺激手法。重点压法是以膝关节为活动中心，主要利用下肢的力量，踝关节固定，髋关节协调配合，刺激较重，多用于青壮年及肌肉丰厚的部位。

2.功能效用

点穴理筋法具有舒筋活血、散寒止痛、通经活络、解痉散结的作用。本法是一种较强的刺激手法，具有疏通经络、宣通气血、调和脏腑、平衡阴阳的作用。主要针对四肢躯干部位，对重要脏器的部位应慎用，如必须用时力量要适当减轻。

3.适应证

多用于四肢、躯干经络痹阻，腰部劳损、风寒瘀阻、疼痛等症。

4.临床运用

点穴理筋法接触面小，刺激强度可轻可重，且易控制调节，具有通经活络，解痉散结、散寒止痛作用，临床可用于全身各经络穴位及痛点。点穴理筋法也可用掌按的方法，这样接触面大，能舒筋活血、通络止痛，解痉散结，适用于下肢及胸、腹、腰、背部软组织丰满部位或较深部位，作用较为缓和。当然，点穴理筋法也可用肘部，肘部按力量最强，具有疏松筋脉、消肿破结、合骨复筋作用，多用于腰背部和臀部。

(二)抖晃理筋法(包括搓抖法和摇晃法)

1.搓揉理筋法

术者用双手掌面相对、放置患部两侧，用力做快速的搓揉，并同时作上下或前后往返移动的手法，称为搓揉理筋法。

(1)操作要领：双手用力要对称，搓动要快，移动要慢，动作要轻快、协调、连贯。

(2)功用：具有调和气血、舒筋活络、放松肌肉的作用，能消除肌肉的疲劳。

(3)适应证：多用于四肢、肩、肘、膝关节，也可用于背腰、胁肋部的伤筋。

2.抖动理筋法

术者用双手握住患者肢体的远端，稍微用力做连续的小幅度的上下快速地抖动，使关节有松动感，称为抖动理筋法。

(1)操作要领：抖动幅度要小，频率要快，轻巧舒适，嘱患者充分放松肌肉。

（2）功用：本法能松肌肉关节，缓解外伤所引起的关节功能障碍，并能减轻施行重手法的反应，增加患肢的舒适感。

（3）适应证：多用于四肢关节，以上肢常用，常配合按摩和搓法，用于理筋手法的结束阶段。

3.摇晃理筋法

本法是针对关节旋转功能障碍，作被动旋转摇晃活动的一种手法，临床常与屈伸法配合作用。

（1）动作要领：一手握住关节的近端，另一手握肢体远端，作来回旋转摇晃动作。要按关节功能活动的范围，掌握旋转及摇晃的幅度。操作时动作应轻柔，活动范围应由小到大，以不引起剧痛为原则。

（2）功用：具有松解关节滑膜、韧带及关节囊的粘连，促进与恢复关节功能的作用。

（3）适应证：多用于腰部僵硬、粘连及小关节滑膜嵌顿和错位等。

（三）揉推理筋法

揉推理筋法是詹氏中医骨伤理筋疗伤常用的手法之一，临床一般分揉法和推法两种。

1.揉法

用手指的指腹，手掌的掌面、掌根或肘尖部着力于治疗部位体表上，适当用力回旋揉按的手法。根据不同部位分为指揉法、掌揉法、拳揉法和肘揉法4种。

（1）手法操作。

①指揉法：用拇指的指腹紧贴治疗部位的皮肤，使局部皮肤、皮下组织随指的揉力进行回旋运动。部位较大者亦可使用食指、中指、环指指腹同时对治疗部位进行揉动。

②掌揉法：用手掌的掌面或掌根着力于治疗部位皮肤上进行回旋揉动。揉动时需带动该处的皮下组织，揉动范围由小至大，力量也要由轻而重。

③拳揉法：握实拳或虚拳着力于治疗部位皮肤上，作旋转揉动。

④肘揉法：以肘尖部着力于治疗部位皮肤上，进行深部组织的回旋揉动。

（2）操作要领：施法部位应紧贴治疗部位皮肤，使治疗部位深部组织有一定的揉按压力，要求治疗部位的皮肤、皮下组织随同揉力做合理地回旋运动，而不能离开皮肤或摩擦皮肤。詹氏理筋技术要求：术者用力要均匀，力度掌握应根据病灶的深浅适当用力，动作应协调柔韧而有节律，即使深层组织有感应，又要使皮肤无不适感，具体方法应根据病情调整。肿胀、瘀血、疼痛明显者所施手法、用力应柔和，揉动频率宜快；若局部疼痛、瘀肿不明显者则应加大压力，揉动频率宜慢。一般操作频率在每分钟60~70次，持续4~5分钟，使治疗部位微热，患者有舒适轻快感为度。

（3）功用：詹氏揉法具有放松肌肉、缓解疲劳、舒筋活血、通经活络、温经散寒、解痉散结、松解粘连、活血散瘀、消肿止痛、宽胸理气、消食导滞的作用。

（4）临床运用：揉法比较柔和，能消散外伤引起的肿胀和气血凝滞，并能缓和强手法后疼痛刺激，适应于身体各部位的伤筋及穴位按揉，尤宜解除肌肉疲劳。指揉法与肘揉法作用较强，揉力深入，适用于狭小部位或穴位治疗；掌揉法较柔和，揉力较浅，适用于面积较大部位，如肩、背、腰、臀部；拳揉法适用于肌肉相对丰满部位，如腰背部；肘揉法作用力最强，主要适用于腰、臀部肌肉发达部位的病症。詹氏中医骨伤强调：临床应根据病灶范围的大小及深度选用不同的揉法，灵活运用。比如临床也可以将该手法用于脘腹胀痛、胸胁胀闷、便秘泄泻等胸腹疾病的放松、理筋、舒缓治疗。

2. 推法

用手指、鱼际、掌根或肘尖部着力于治疗部位体表上用力均匀单方向的直线或弧形向前纵向推挤肌肉，沿经络走向或肌纤维走向直线顺势往返推动的手法。通常分为指推法、掌推法、拳推法和肘推法4种。

（1）手法操作。

①指推法：以拇指指腹或桡侧面着力于治疗部位体表上，余四指微曲助力，沿经络走向或肌纤维走向向前推进。

②掌推法：手掌放于治疗部位体表上，以掌根为着力点向一定方向直线推动。如需加大压力时，可两手相叠推动。

③拳推法：以手握拳，拳眼向上或横置于治疗部位体表上，以小鱼际肌或第2、3、4、5指的近侧指关节屈曲部作着力部位，向一定方向直线推动。

④肘推法：屈肘，以尺骨鹰嘴着力于治疗部位体表上，向一定方向直线推动。

（2）操作要领：用力要稳，速度要缓慢而均匀，推力能达到的深度随所用力的大小而定，可浮于皮，亦可深及筋骨和脏腑，推力须由轻渐重，用力大小应当依疾病和患者体质而定，必要时可在局部涂适量润滑剂，防止推破皮肤。频率一般每分钟50~60次，持续3~5分钟，应紧贴皮肤并稍用力，不可跳跃，使深部组织产生感应，甚至循经络传导到远处，使治疗部位有微热感，患者有舒畅轻快感。

（3）功用：詹氏推法具有通经活络、活血散瘀、理肌顺筋、解痉散结、祛风散寒、解痉止痛的作用。

（4）临床运用：推法适用于四肢及胸、肩背、腰臀部的等部位扭挫伤，撕拉伤，陈旧伤，慢性劳损，以及筋脉拘挛、肢体瘫痪、疼痛麻木等病证治疗。指推法作用面积小，动作灵活，尤其适用于肌肉瘦薄、面积较小的头项、四肢部位。掌推法轻柔缓和，适用于面积较大的上臂、胸胁、肩背、腰臀、大腿、小腿部位。肘推法刚劲有力，刺激量大，主要适用于体形肥胖者及脊背部、腰臀部和大腿肌肉丰厚部位。

（四）揉擦理筋法

揉擦理筋法是詹氏中医骨伤理筋疗伤常用的手法，临床一般分揉法和擦法两种。

1.揉法

揉法是用拇指或手掌在患者的肢体或腹部皮肤上摩擦、按揉来达到理筋舒筋的一种手法。

（1）操作要领：詹氏临床操作要领强调，术者要用拇指或手掌在皮肤上作轻轻回旋揉动的动作。也可用拇指与四指成相对方向进行揉动，揉的手指或手掌一般不移开接触的皮肤，仅使该处的皮下组织随手指或手掌的揉动而滑动。

（2）功用：揉法比较柔和，具有放松肌肉、缓解症状、活血祛瘀、消肿止痛的作用。

（3）适应证：适应于肢体各部位慢性损伤、慢性劳损、风湿痹痛；也适用腹部内脏器官的气机梳理，肠胃功能的调理，等等。

2.擦法

擦法是用手掌、大小鱼际、掌根或手指在皮肤上摩擦进行舒筋、理筋的一种手法。

（1）操作要领：术者用上臂带动手掌，力量大而均匀，动作要灵活而连续不断，使皮肤有红热舒适感。詹氏临床实践操作、施行手法时强调要用润滑剂，这样擦起来的作用更强、效果更好，也可以防止擦伤皮肤。

（2）功用：具有活血散瘀、消肿止痛、温经通络之功效，并具有松解粘连、软化瘢痕的作用。

（3）适应证：适用于腰背部及肌肉丰厚部位的慢性劳损和风湿痹痛；也适用于肌肉痉挛、板结疼痛、筋脉挛缩等病症。

（五）背滚理筋法

背滚法是用手掌尺侧面的背部或掌指关节背侧突起处，在操作部位做来回翻掌、旋转动作的手法。通常分为侧滚法和直滚法两种。

侧滚法：以手掌背部小指侧部分及小鱼际贴于治疗部位体表上，掌指关节略为屈曲，然后进行桡腕关节最大限度地屈伸及前臂旋转的协调动作，使滚动的力作用于治疗部位。

直滚法：将手握空掌，以食指、中指、环指、小指四指的第1指骨间关节突出部分着力于治疗部位体表上，腕部放松并作前后往返均匀摆动，带动拳作小幅度地来回滚动。

（1）操作要领：滚法操作时，用手的小鱼际尺侧缘及第3、4、5掌指关节的背侧，按于体表，着力部位应紧贴治疗部位皮肤，不可离开或摩擦。手法熟练、柔和而有一定力度，使治疗部位深部感到有一定压力。手呈半握拳状，手腕放松，利用腕力和前臂的前后旋转，反复滚动，滚动时腕部应放松，摆动应均匀一致，腕关节屈伸幅度要小，压力均匀，动作要协调而有节律。一般持续5分钟左右，使深部肌肉自觉有节律性压力和滚动，而体表不觉痛甚，患部微微发热为宜。詹氏中医骨伤强调：实施滚法时要顺其肌肉走行方向，自上而下或自左而右，按部位顺序操作。所施压力要均匀，动作要协调而有节律。

（2）功用：具有调节营卫、疏通经络、祛风散寒、解痉止痛的作用。

（3）临床运用：滚法接触面积大，压力大而柔和，具有疏通经络、活血化瘀、松解粘连、理顺筋脉、祛风散寒、解痉止痛的作用。适用于颈、肩、腰、背、臀部和四肢关节等部位扭挫伤、撕拉伤、陈旧伤、慢性劳损，以及筋脉拘挛、关节强直、肢体瘫痪、疼痛麻木等病证治疗。也适用于陈旧伤及慢性劳损，颈、肩、腰背、四肢肌肉丰厚部位的筋骨酸痛、麻木不仁、肢体瘫痪等。两种手法比较：侧滚法用力较小而柔和，体表各部皆可应用。直滚法着力较大，感应较强，适用于腰、背、臀部的筋伤。

（六）击打理筋法

用空心拳捶击肢体的手法称作"锤击法"，用空心状手掌拍打患处的手法叫"拍打法"，两法并用合称"击打法"。詹氏击打法还包括用手掌侧向击打，用指尖及指间关节叩击、击打，拳背击打等等。詹氏击打法通常分为敲击法、弹击法、啄击法、叩击法、拍击法、劈击法与拳击法7种。击打法：用手指、手掌、治疗部位体表的手法。

击打时要求术者用拳头击打时拳头握成空心状，用手掌击打时手掌收拢屈起，这样击打时局部的受力会直接向深部传导，起治疗作用。不会由于实心拳头、实心手掌击打力直接作用于局部反而造成损伤。詹氏强调：第一，运用"击打法"时术者手法要蓄劲收提，即用力均匀、轻巧而又有反弹感，避免产生局部浅表组织震痛。第二，动作要有节奏，快慢要适中，击打范围要固定。第三，还有术者运用击打手法时腕关节活动范围不宜过大，以免手掌接触皮肤时用力不均，影响疗效，而且术者容易疲劳。第四，可循经络拍打，也可针对患处拍打。

1.詹氏击打法的具体手法操作

（1）敲击法：用食指、中指、无名指、小指的指端或尺侧着力，或用食指、中指第二指节关节着力，垂直击打治疗部位或穴位；敲击穴位。

（2）弹击法：用大拇指紧压扣住食指或中指指甲蓄力，然后将食指或中指迅速稍用力弹出，连续弹击治疗部位或穴位。

（3）啄击法：五指聚拢，指端并齐，用指端为着力点，如鸡啄米状快速垂直叩击治疗部位。

（4）叩击法：五指自然并拢，掌指关节稍屈曲，使掌心空虚，拇指抵于食指桡，手腕放松，用诸指指腹、大小鱼际及掌根部组成圆形空掌着力，垂直叩击治疗部位。

（5）拍击法：五指自然并拢，用手掌或食指、中指、无名指、小指的掌面，沿经络循行走向，从近侧向远侧密排往返垂直拍打治疗部位。

（6）劈击法：五指自然伸直，微并拢，用小鱼际侧和小指着力切击治疗部位，垂直纵劈击打或斜削滑动击打。

（7）拳击法：手握空拳，用拳面或拳根着力轻轻垂直叩击治疗部位；或一手平放紧贴治疗部位，另一手握实拳用掌根着力垂直叩击手掌背面，间接叩击治疗部位。

2.操作要领

击法操作时用力应果断、快速，击打后将术手立即抬起，击打的时间要短。击打时，手腕既要保持一定的姿势，又要放松，有节奏有控制地进行弹性击打，使手法既有一定的力度，又使受术者感觉缓和舒适，切忌用暴力打击，以免给受术者造成不应有的伤痛，一般弹击频率为每分钟120～160次，反复操作3～5个来回。

（1）敲击法：手指自然屈曲，要与体表垂直，以腕部自然的上下屈伸的摆动带动手指并着力于治疗部位，用力要均匀有节奏，用力轻、透力深，敲之有声，轻松自如。

（2）弹击法：弹出的时候，要注意弹到正确的部位，弹击力要均匀而连续，头面部弹击力量宜轻巧，四肢关节处则可略重，弹击的强度应由轻到重，力度以患者感到轻微疼痛为度，动作要轻巧灵活而又节奏，不可时断时续。

（3）啄击法：腕部与手指均要放松，通过腕关节的屈伸摆动，以腕力为主带动各指端同时叩击，动作要轻快灵活而有节律，双手配合自如。

（4）叩击法：要以腕关节的自然屈伸带动空掌，指实掌虚，利用气体的振荡，虚实结合，用力要均匀，动作轻快灵活而有节奏，要做到拍击声而无疼痛。

（5）拍击法：以腕力为主，灵活自如，双手操作时，要有节奏地一起一落拍打，同时一起移动，要做到拍击有声，声声清脆而不甚疼痛，对肌肤感觉迟钝麻木者，可拍打至表皮微红充血为度。

（6）劈击法：五指虚并，在腕部带动下自然摆动，以指间相互撞击及相互之间缓冲贯力而发生的振动着力而刚中有柔，又因以腕部的自然摆动作用力带动下的尺侧掌指着力而柔中有刚，形成刚柔相济的舒适感觉，动作要轻快而有节奏，手腕要灵活而不僵硬，着力宜虚不宜实，用力要均匀，由轻到重，不可用力过猛。

（7）拳击法：在臂力的带动下叩击，间接叩击时下面平放的手应根据患痛的部位而不断地移动，叩击点也随时移动。

3.功用

活血化瘀、消除外伤瘀滞；疏通气血，缓解组织酸胀、疲劳；打通经络、解除软组织肌肉痉挛；消散积聚、拍散寒凝痞块；祛风散寒、舒展筋脉阳气。

4.临床运用

因为击打法具有活血散瘀、祛风散寒、舒筋通络、点穴开筋、消散积聚、通经活络、舒展筋脉、调理气血、平衡阴阳、放松肌肉、缓解疲劳的作用，临床常作为放松肌肉或理筋结束手法，多以配合或辅助其他按摩手法时应用。敲击法、弹击法适用于面积小、肌肉瘦薄的头面、四肢及穴位。啄击法、叩击法、拍击法、劈击法适用于面积较大的颈肩背、胸腹、腰臀及四肢部位。拳击法适用于面积大、肌肉丰厚的肩背、腰臀及大腿部位，但拳击法用力较大，刺激较重，严重的心脏病患者及体虚者慎用。

（七）按摩理筋法

按摩理筋手法各家门派都是常用方法，詹氏中医骨伤根据临床手法的轻重将该理筋手法可分为浅表按摩理筋法和深度按摩理筋法两种。

1.浅表按摩理筋法

（1）适应证：一般在理筋手法开始和结束时应用，适合全身各部位，以胸腹背部损伤较为常用。在整脊手法结束时，也用于放松局部的肌肉，梳理脏腑器官的气血等。

（2）功用：有消瘀退肿、镇静止痛的功效，并能缓解因手法整复造成的肌肉紧张、痉挛、疼痛等。有疏通气机、调理五脏器官、恢复肠道功能的作用。

（3）操作要领：用单手或双手交叉的手掌或指腹，放在患处的皮肤上，顺着经络的方向轻柔用力、持续而缓慢地进行按摩理筋。在腹部，可以用手指反复做直线的理气、理筋动作，以及沿腹部肠道的走向作圆形的梳理动作。

2.深部按摩理筋法

（1）适应证：本法在理筋手法开始后由浅表按摩法转入，经常结合其他手法一起应用，如要让手法的力量深入穴道，就可以加用点穴手法合并进行。詹氏中医骨伤认为：深部按摩理筋法可运用在各个手法中，是治疗软组织损伤最基本的手法之一。对肢体各部位的损伤、各种慢性劳损、风湿痹证以及腹部脏腑器官的梳理等均可采用。也常用于整脊手法、腹部手法后的梳理肠胃、大便不通的梳理气机等。

（2）功用：深部按摩理筋法能舒筋活血、祛瘀生新，对消除软组织肿胀及缓解局部瘀血伤痛非常有效。可以解除组织、肌肉痉挛，使粘连的肌腱、韧带、瘢痕组织软化分离。詹氏深部按摩理筋法也能调理脏腑气机，疏通肠道，改善胃肠功能。

（3）操作要领：用手指及全掌对患处进行按压、推摩，该理筋手法也可用双手重叠在一起操作。詹氏中医骨伤提醒：深部按摩理筋法按摩力量较大，要求力的作用直达深部软组织。要求术者把握尺度。再者，该手法推摩运动的频率快慢可根据患者的病情、体质而决定，动作要协调均匀。

（八）牵拉伸展法

理筋手法的牵拉手法类似正骨手法中的拔伸牵引法，操作方法：是由术者和助手分别握住患肢远端和近端，作持续、缓慢的对抗牵拉。

（1）适应证：多用于肢体关节扭伤、肌肉韧带挛缩以及小关节错位等。

（2）功用：本法有行气活血、疏通筋脉、缓解痉挛的作用。能使瘀滞的经络疏通，痉挛的肌肉缓解，缩短的肌腱、韧带牵伸，僵硬的筋脉松弛，挛缩的关节囊松解。

（3）操作要领：手法开始时，先按肢体原来体位顺势牵引，用力均匀持续，然后再沿肢体纵轴对抗牵引，用力轻重得宜，持续稳准，让肢体得以缓慢伸展。

（九）拨正理筋法

拨正理筋法包含拿捏拨正法和拨络拨正法两种理筋手法。

1. 拿捏拨正法

术者用拇指与食指、中指或拇指与其他四指相对形成钳形，捏住患者患处皮肤、皮下组织，或对称用力，或循肌肉、经络走向连续不断地捏挤推进的一组手法。也是通过挤捏肌肉、韧带等软组织，用来拨正理筋的一种手法。本法在临床上有很多变化，可与揉捏理筋法结合在一起，使其兼有揉筋、捏筋两种拨正作用。

2. 拨络拨正法

术者同样用拇指加大劲力与筋络循行方向垂直、横向拨动患处，也可以拇指不动，其余四指按照与肌束、肌腱、韧带的垂直方向，单向或反复揉拨患处，可以起到类似拨动琴弦一样的拨动筋脉、经络的作用。拨络拨正理筋手法的力量与频率快慢，可根据具体伤情而定。

（1）适应证：适应于急慢性伤筋、劳损，长期感受病邪而致肌肉韧带痉挛或粘连者。

（2）功用：拨正理筋法具有松解粘连、缓解肌肉痉挛的作用，也有活血消肿、祛瘀止痛的效果，更能够通过拨正理筋，让筋脉、经络回归正常循序。

（3）操作要领：术者腕关节要放松，手指弛缓有力，动作开始时术者用指面着力，逐渐用力内收、放松，由此产生连续不断地揉捏动作。詹氏中医骨伤指出：整个手法用力由轻到重，再由重到轻，不可突然用力。本法应指端用力而不可用指甲掐，须将治疗部位的皮肤提起，提起越高则刺激度越大，所以施法时应根据患者的情况、耐受程度，适当提捏肌肉、皮肤和皮下组织，操作时间不宜过长，频率不宜过快，以局部温热舒适或皮肤红润为度。

（4）临床运用：拨正理筋法具有疏通经络、舒筋活血、行气活血、调整阴阳、缓解痉挛、松解粘连、放松肌肉、缓解疲劳等作用。本手法刺激量小，作用部位较浅，动作较轻，适用于全身各处浅表肌肤组织，临床常用于各种慢性损伤、劳损等的治疗。

第五章　詹氏中医骨伤整脊手法

第一节　詹氏整脊手法总论

中医整脊疗法运用中医思维方法研究人体脊柱系统的解剖结构、生理病理、运动力学、生物力学以及康复方法，依照以整脊手法为主的中医疗法调整脊柱的生理功能、运动方式，调理脊柱气血、经络，来恢复正常的气血经络运行、改善脊柱力学平衡达到治疗的目的。詹氏中医骨伤整脊手法是根据人体生物力学的结构，应用詹氏中医骨伤祖传经验手法，并结合针刺、温灸、刮痧、拔罐、小针刀、点穴按摩以及理疗等传统中医治疗手段，对颈椎、椎胸、腰椎和骶、尾椎的相邻骨关节、椎间盘以及脊柱相关软组织肌肉的劳损、韧带的紧张僵硬或关节囊的退化性改变进行手法调整，以恢复整个脊柱系统的生物力学平衡关系；解除脊柱周围软组织包括肌肉、韧带、筋膜、神经、血管等的急慢性损伤的病理改变，如局部的无菌性炎症等，来达到调节脊柱外在生物力学平衡和人体内在的整体阴阳、气血平衡。以此来治疗颈椎间盘突出症、腰椎间盘突出症、脊柱侧弯等脊柱错位，脊柱周围软组织痉挛以及脊柱相关疾病。詹氏中医骨伤整脊疗法的最终目的是："达到调节平衡脊柱，治疗病因根本。"

中医整脊疗法，是以分筋弹拨、按压疏理等整复手法作用于脊椎背膂，以促进督脉气血和畅，使病椎恢复正常，从而治疗脊椎伤损等疾病的一种方法。整脊疗法很早就为医家所应用。清代《医宗金鉴·正骨心法要旨》称："背者，自后身大椎骨以下，腰以上之通称也，其骨一名脊骨，一名膂骨，俗呼脊梁骨……先受风寒，后被跌打损伤者，瘀聚凝结，若脊筋陇起，骨缝必错，则成伛偻之形。当先揉筋，令其和软；再按其骨，徐徐合缝，背膂始直。"可见早在我国古代就对损伤性脊椎病变的病因、临床表现及整复手法等已有较明确的载述。

现代医学也有整脊疗法，西医整脊医学认为，脊柱骨矢状面上正常的生理弯曲以及水平面上正常的垂直状态，是提供自主神经发挥功能的基本条件。人体所有软绵绵的组织与器官能"挂"得起来，全靠骨骼系统的帮忙。而骨骼系统的支架，主要在脊椎骨。脊椎骨上头顶着头颅，下面吊着骶骨，中间还保护着脊髓，脊髓是周围神经的主轴，周围神经成对的从脊椎骨体中间分出来，向左、右再往前及上、下分布。除周围神经外还关联自主神经系统的交感及副交感神经，因此可以说神经网络的原发点在脊椎开始。脊椎是由7个颈椎体、12个胸椎体、5个腰椎体及一块大骶椎骨体组成，神经即从由脊髓通过椎体间的空隙走出来，一旦脊椎体发生移位，或产生压迫或甚至周围肌肉、韧带组织紧张，都会直接影响通过的神经，间接引起神经供应的末端器官，肌肉或分泌腺体，从而导致整个人体的疾病丛生。多数慢性病患者，也都显示有脊柱骨骼解剖位置紊乱或脊柱排列的异常，从现代医学神经、解剖、运动、生理等的种种现象显示，治疗某些运动障碍疾病或慢性内脏病，从脊柱骨骼入手往往会取得意想不到的效果。

詹氏中医骨伤的整脊疗法是以现代中医整脊的筋骨经络、气血阴阳、动静平衡等中医理论和脊柱系统的解剖生理及运动力学为基础，结合了现代整脊的脊柱解剖学、神经学和生物力学，从生物力学的角度，运用理筋手法为主，结合针灸、针刀、拔罐、中药内服外敷等综合治疗方法，通过调整筋骨、气血，改善气血运行，恢复脊柱力学平衡，对脊柱疾病进行辨证论治和整体调整的一种矫正和调理的治疗方法。通过詹氏中医骨伤手法整复，通过理筋调整脊柱、恢复其静态平衡。配合针灸中药调理筋骨、气血、阴阳，功能锻炼强壮气血、阴阳，恢复动态平衡。从而达到全面平衡阴阳，扶正祛邪，祛病健身的目的。

詹氏中医骨伤中医整脊技术是运用中医思维来研究人体脊柱系统的解剖生理、运动力学，依照以手法为主的中医疗法调整气血、筋骨，来恢复气血运行、改善脊柱力学平衡，达到治疗腰椎间盘突出、椎管狭窄等颈、腰脊柱力学失衡所引起的疼痛。詹氏中医骨伤指出：脊柱椎骨（也就是督脉经循经路线）是人体的第二条生命线，在人体躯干中占据着中枢位置，大脑与身体其他部位的主要连接部位就是脊椎，当脊椎压迫到神经，就会产生各种疼痛问题。许多病症直接或间接与脊椎相关联，詹氏临床整脊以脊椎解剖学、生物力学、X线放射学为基础，寻求一种修复脊椎、纠正失衡，达到自然生理平衡与物理平衡的方法。

詹氏中医骨伤长期以来通过临床经验的积累，对手法的传承与发掘，创建整套完整的詹氏中医骨伤整脊手法，称为"詹氏整脊手法"。颈椎间盘突出症、腰椎间盘突出症等这些疾病造成脊柱长期不正，脊旁肌肉一直处于痉挛状态，由此引发颈、腰腿疼痛等一系列症状。临床上詹氏中医骨伤常用"詹氏整脊手法"进行治疗。通过对脊椎某些固定点位，使用詹氏脊柱旋转复位手法的治疗，可促使患椎椎间隙及纤维环、椎间韧带发生旋转、牵拉，从而对突出的髓核产生周边压力，使突出物易于回纳或发生位置移动；通过拨正偏歪棘突，椎体关节、椎旁小关节等，使得脊柱得以缓解代偿性侧弯，恢复正常的解剖位置，使之与脊柱周围肌肉群相适应（即古医籍所称"骨合缝""筋入槽"），从而解除关节囊、黄韧带对神经根的压迫，改善椎旁动脉血液循环。此外，对合并小关节僵凝者施以旋转手法，还能松解粘连，增加活动范围，缓解疼痛。

一、詹氏整脊手法的功用

詹氏整脊手法是通过对脊椎某个定点位置施以旋转复位手法，定点施力、纠正脊柱失衡的一种治疗手段。詹氏中医骨伤整脊手法的功用主要有以下几个方面：

一是纠正脊柱曲度、中正度，恢复椎间盘、小关节、椎旁韧带的平衡，恢复脊柱整体的内在平衡。

二是舒筋活络，通过按摩脊柱两侧肌肉、经络，使脊柱经络通畅，肌肉放松，缓解肌肉痉挛状态。

三是可促使患椎椎间隙及纤维环、椎间韧带发生旋转、牵拉，从而对突出的髓核产生周边压力，使突出物易于脱离原来位置，减少对神经根的压迫。

四是通过拨正偏歪棘突，椎体关节得以恢复正常的解剖位置，使之与周围肌肉群相适应（即古医籍所称"骨合缝""筋入槽"），解除关节囊、黄韧带对神经根的压迫，改善脊柱血液循环。

此外，詹氏中医骨伤通过对脊柱小关节僵凝者施以旋转手法，还能松解小关节粘连，增加其活动范围，解除痉挛、缓解疼痛。

二、詹氏整脊手法的临床应用

（1）单纯胸腰椎压缩性骨折的充气复位整脊治疗。

（2）颈椎间盘突出症的整脊手法治疗。

（3）腰椎间盘突出症的整脊手法治疗。

三、詹氏整脊手法的适应证与禁忌证

詹氏整脊手法优势明显，应用范围广泛，具有自身的优点，能够应用于很多病症的不同阶段，疗效确切，安全可靠。但是，詹氏中医骨伤整脊疗法也有一定的局限，也不能包治百病，有其严格的适应证与禁忌证。

（一）适应证

（1）各类劳损性脊椎病变。如颈椎病变（颈椎病、寰枢关节错位、钩椎关节紊乱症、颈椎椎间盘突出症、颈椎椎间盘退变、椎曲紊乱综合征、颈椎椎管狭窄症、颈胸枢纽交锁症等）。

（2）胸椎病变（胸背痛、胸椎错缝、胸椎间盘突出症、胸椎滑脱等）。

（3）腰椎病变（腰椎小关节错缝、腰椎管狭窄症、腰椎间盘突出症、腰椎椎弓裂椎体滑脱症、腰骶小关节病、颈腰综合征等）。

（4）青少年脊柱侧凸症、斜颈、斜肩、翘臀、内外八字脚以及由于脊柱病变引起的头晕、高血压、胸闷气短、心律失常、脑外伤后综合征、失眠、健忘、嗜睡、视力减弱或失明、耳聋等。

（5）还有如肋间神经痛、胃痛、腹泻、湿疹、癣、性功能障碍、月经病、带下病等内、外科病和妇科病。

（二）禁忌证

（1）骨质疏松严重者、骨刺严重者，儿童、老人与身体瘦弱者、骨骼脆弱易折者。

（2）伴有脊髓损伤或脊椎滑脱严重易伤脊髓者。

（3）脊柱骨折、骨髓炎、骨结核及骨肿瘤患者。

（4）脊髓型颈椎病脊髓受压、腰椎间盘突出症中央型大块突出造成压迫者。

（5）高血压、心脏病患者易发生意外风险。

（6）治疗部位皮肤损伤或皮肤病易破损感染者。

（7）全身有急、慢性炎症者，凝血功能障碍者。

（8）对手法有恐惧心理而不愿意合作者，孕妇、婴幼儿，病情危重或极度衰弱者。

（9）精神病患者及神志不清者，传染病患者，过饱、过饥、过劳、酒后及情绪激动时禁用。

四、詹氏整脊手法临床应用注意事项

（1）严格掌握整脊手法的适应证和禁忌证。

（2）医患合作，手法操作前应向患者说明手法治疗过程中可能发生的情况及注意事项，减少患者的紧张和顾虑，分散患者的注意力，争取患者的密切配合。

（3）手法操作室内应辅助设备齐全，室内舒适、宽敞、安静、清洁、明亮。

（4）准确定位是手法整脊治疗的前提，手法操作前必须进行详细体格检查，并结合必要的影像学检查，以明确诊断，准确定位，避免误诊漏诊。

（5）熟练的手法是提高疗效的关键，手法合适、准确、可靠才能保证疗效。应根据患者的病情和体质选择适宜的操作手法，操作应熟练准确。以操作最简单、操作次数最少、患者痛苦最小的手法为佳。

（6）"理筋喜柔不喜刚"，注意手法应轻柔，用力轻巧，轻重适宜，用"寸劲"巧力扳动，忌手法僵硬，暴力操作，以免发生意外。

（7）因人而异，个体化地施行整脊手法，不同人对于手法的耐受程度不同，手法用力也应因人而异，个体化操作。体格壮实的青壮年手法可用力大些，予以适当的刺激强度；体质瘦弱者、老年人、妇女、儿童手法用力应较小些，以免刺激强度过大。在操作过程中注意观察患者反应，手法操作后疼痛短暂加重，休息后疼痛减轻，感觉轻快舒适，属于正常反应；如疼痛不减反而加重，考虑手法不当，应根据患者的疼痛变化调整手法的强度、操作次数、操作方式，及时给予改进或停止手法操作。

（8）选择合适的治疗体位，以患者感到舒适安全、不增加患者痛苦，脊柱能够充分放松，并能维持完成手法操作为原则。既要便于术者进行手法操作，又要避免造成周围软组织损伤。病情严重或身体较差不能坐位或立位操作者，可选择卧位操作。

（9）手法整脊一次不能成功者，不宜连续操作，可用轻柔的理筋手法舒筋活络，解除痉挛，等待机会再进行手法整脊，或间隔数日后再施行整脊手法。个别患者可能需要多次手法操作，治疗才能完全成功，不可急于求成。

（10）手法整脊后要注意调养，积极主动进行适当的脊柱功能锻炼，以促进腰背功能恢复。

五、詹氏中医骨伤整脊疗法特色

詹氏中医骨伤的整脊疗法具有诊断明确、定位精确；手法精准、筋骨并重；手法为主、综合治疗；动静结合、医患合作；辨证论治、整体调整等诸多优点。

（一）诊断明确，定位精确

詹氏整脊的诊断，以病史、体格检查为基础，重视影像学检查，结合临床整脊的诊断方式，通过动态和静态触诊检查，综合病史和检查，整体评判脊椎问题。明确诊断，弥补传统单纯摸诊不精确的不足，同时精确定位病变的椎体。结合传统整脊的手法，中西结合，有利于精准手法治疗的实施。詹氏整脊手法以病史和体格检查为主，先进行精确诊断，再参考影像学检查椎体错位情况，通过动态和静态触诊检查脊椎偏歪情况，结合脊髓神经的分布和症状，确定每一块脊柱病变椎体的具体位置，进行精确定位。有利于诊断与手法的实施。

（二）手法精准，筋骨并重

詹氏整脊手法讲究手法精准，筋骨并重。伤骨必伤筋，伤筋易伤骨，筋柔才能骨正，使骨归其位，筋归其槽。詹氏整脊手法具有整复错位、理肌顺筋、舒筋活血、通经活络、通利关节、解痉散结、调和气血、平衡阴阳等作用。可矫正脊柱椎体的错缝、偏歪，解除神经血管卡压，松解肌肉韧带痉挛、结节、粘连，纠正脊柱的变形。调整脊柱的弯曲、恢复脊柱的力学平衡和正常的生理功能，改变和消除因脊柱的结构改变所产生的致病因素。詹氏整脊手法不但能矫正脊椎的错位，还能治疗软组织损伤。柔筋正骨，筋骨并治，从而达到脊柱、肌肉、韧带、小关节同步整治的目的。

（三）手法为主，综合治疗

詹氏中医骨伤整脊疗法认为：躯干是人体的中心，居于主导地位，头颈、四肢都依附于躯干；而脊柱又是躯干的中心，是支撑人体骨架的中心，是人体的中枢，五脏六腑皆附挂于其上，大脑也是通过连接居于脊椎中心的脊髓神经而与身体其他部位进行间接连络，从而支配全身的感觉与运动。当脊椎病变，卡压神经血管，刺激周围软组织，首先就会产生疼痛，影响四肢的感觉和活动，还容易导致眩晕、心悸、呕恶、月经不调等内、外科和妇科病等相关疾病的发生。詹氏整脊通过旋转扳法、侧扳法、屈伸法、拔牵法、摇转法等整脊手法结合推拿按摩等理筋手法整复脊柱椎体的错位，理顺脊柱周围的肌肉筋脉，调整脊柱的变形，使骨正筋柔，快速恢复脊柱的力学平衡，消除因脊柱的结构改变所产生的致病因素；再配合针灸、针刀、理疗、拔罐、中药内服外敷及熏熨等综合治疗方法，以舒筋活络、理气活血、温经散寒、祛风除湿、化痰散结、除痹止痛、调和阴阳、扶正祛邪，手法、针刀、理疗、拔罐、中药外敷、熏熨治其外，针灸、药物内服治其内，内外兼治，对脊柱疾病进行辨证论治、整体调整和多样性治疗。

（四）医患合作，动静结合

扁鹊曰："骄恣不论于理，一不治也；轻身重财，二不治也；衣食不能抄适，三不治也；阴阳并，藏气不定袭，四不治也；形羸不能服药，五不治也；信巫不信医，六不治也。"病不许治者，病必不治。治疗疾病是医患双方互动的，不是医生单方面起作用，医生起到主导作用，还需要患者积极主动配合治疗，药物需要患者自己按医嘱服用，治疗后的日常生活宜忌以消除致病因素都需要患者自己注意，需要功能锻炼的也要患者自己主动练习才能起作用。因此医患需要合作，才能治好疾病。在整脊手法操作前要告知患者必要的病情和操作过程中的注意事项，消除患者的恐惧紧张心理，使施术部位充分放松，有利于手法的操作，也是医患合作的重要环节和必要条件。

脊柱本身的结构处于静力平衡中，脊柱活动时又处于动力平衡中。脊柱伤病，多由患者长期劳累，造成脊柱周围肌肉韧带骨关节劳损，治疗时需要充分必要的休养，以消除导致脊柱病变的不利因素，并为受损的组织修复创造有利的条件，以恢复脊柱的静力平衡。正常脊柱是动态平衡的，长期劳累造成脊柱周围肌肉韧带劳损，导致椎体错位，脊柱失去正常的生理力学平衡，影响脊柱及四肢的活动，需要患者在手法整脊和药物治疗的基础上进行适当的功能锻炼，以调理筋骨肌肉，恢复脊柱的动力平衡和肢体的正常活动。因此治疗要动静结合，以促进疾病的康复和功能的恢复。

（五）辨证论治，整体调整

整体观是詹氏整脊的一大特色，詹氏整脊就是从整体上调整脊柱。脊柱是人体的中轴，是中枢神经、脊髓通过的地方，脊神经控制着全身的感觉和运动，协调着脏器的功能。脊柱结构异常可引起内脏的疾病，所以调整脊柱也可以治疗许多内脏的疾病。在调整脊柱时，不仅要调整病变的脊柱，还要调整人体脊柱的力线，整体调整脊柱，才能取得满意的疗效。人体是一个统一的整体，人体各结构之间互相联系、密不可分。脊柱虽然在解剖学上分为颈椎、胸椎、腰椎和骶尾椎，具体到一个一个的椎体，但从运动力学、结构力学来讲，它不仅是一个整体，也是一个动态平衡的系统，骨关节错位，肌肉韧带劳损，神经血管卡压，都会影响到脊柱的平衡，三者也是相互影响的。詹氏整脊从整体上系统、动态地全方位解决整个脊柱的问题，具有疗效确切、安全可靠、复发率低等优点，而且采用保守治疗不开刀，费用低，具有明显的优势，深受患者的欢迎。

辨证论治是詹氏整脊的另一大特色，整脊手法治疗也讲究辨证论治。脊柱病变主要是筋与骨病变，有急性损伤和慢性劳损之别，病情有虚实寒热区分，因此整脊手法和针灸药物治疗一样也要辨证论治，精准治疗。如急性损伤伤筋错缝，气滞血瘀，为实证，伤筋治疗以柔和的推拿按摩手法活血散瘀、行气止痛，错缝则需要用摇转扳动、屈伸拔牵等理肌顺筋、整复错位；慢性劳损则软组织与骨关节损伤与退行性改变并见，虚实夹杂，以肌肉韧带紧张、痉挛僵硬为主宜用柔和的推拿按摩手法舒筋活络、解痉散结，以椎体错位偏歪则摇用扳法、摇法、屈伸法等手法整复错位、通利关节。根据病情差异采用不同的整脊手法治疗，这些都是辨证论治的体现。

六、詹氏中医骨伤整脊疗法临床运用技巧

詹氏整脊手法具有整复错位、理肌顺筋、舒筋活血、通经活络、通利关节、解痉散结、调和气血、平衡阴阳等作用，可矫正脊柱椎体的错缝、偏歪，解除神经血管卡压，松解肌肉韧带痉挛、结节、粘连。消除脊柱的变形，调整脊柱的弯曲、结构，恢复脊柱的力学平衡和正常的生理功能。改变和消除因脊柱的结构改变所产生的致病因素，柔筋正骨，筋骨并治，从而达到治病防病、祛病健身的目的。适用于急、慢性损伤引起的如颈椎病、钩椎关节紊乱症、腰椎间盘突出症、腰椎小关节错缝、椎体稳定结构错位等脊柱结构性、功能性病变，以及脊柱病变引起的眩晕、耳鸣、心悸、气喘、便秘、腹泻、湿疹、干癣、月经不调、不孕不育等内科、外科和妇科病等其他疾病。配合詹氏骨保健操自主功能锻炼，能够有效地缓解软组织劳损，预防关节退行性改变及颈椎病、腰椎病等脊柱疾病。詹氏整脊手法安全可靠，易于学习掌握，操作简便易行，其特点是"稳、准、轻、巧"，对于脊柱伤病的治疗效果良好，是脊柱伤病的重要

治疗方法。

稳：詹氏整脊手法的选择与操作要稳妥可靠，安全第一，即如《医宗金鉴·正骨心法要旨》所云："但伤有重轻，而手法各有所宜，其痊可之迟速，及遗留残疾与否，皆关乎手法之所施得宜，或失其宜，或未尽其法也。"手法整脊操作前，术者要详查病情，明确诊断，准确定位，施法操作心中有数；要严格掌握整脊手法的适应证和禁忌证，注意患者的健康情况；根据病变的椎体部位和病情来选择有效的整脊手法。同时，注意医患合作，操作前做好患者的思想工作，减少患者的紧张和顾虑，分散患者的注意力，争取患者密切配合，才能取得满意效果；在操作的全过程中，要密切注意患者的反应，根据局部变化调整整脊手法。操作时手法要轻柔，用力要稳缓，轻重适宜，避免因手法粗暴，用力过大而加重筋伤或增加新的损伤，甚至骨折、脱位或脊髓损伤。

准：手法整脊时，要对脊柱的解剖特点熟识准确，结合影像学检查，明确诊断，"手摸心会，知其体相，识其部位，手随心转，法从手出"，四诊合参，做到胸有成竹，选用合适的整脊手法，准确操作，用力要轻重适宜，动作要柔和有力，刚柔相济。正如《伤科补要》所曰："其伤有轻重，而手法有所宜、失宜。其痊可之迟速及遗留之生理残障，皆关乎手法之所施也。"

轻：整脊手法用力要轻柔，宜轻不宜重，动作要轻巧柔和，轻快自然，患者感觉舒适，容易接受配合治疗，避免因手法用力过度而发生意外损伤甚至截瘫，使患者对手法恐惧，影响医患合作。

巧："熟能生巧"，整脊手法运用要熟练掌握，用力大小轻重适宜，动作要轻巧灵活，善于运用杠杆的力量，四两拨千斤，运用巧劲，利用"寸劲"扳动，同时可转移患者的注意力，以使施术放松，以便于手法操作，既可减轻患者痛苦，又能避免肌肉紧张痉挛而使手法操作困难，甚至造成再次损伤。即《医宗金鉴·正骨心法要旨》所曰："法之所施，使患者不知其苦，方称为手法也。"

总之，詹氏中医骨伤在长期的临床实践中，摸索、传承、总结出了一套行之有效的、具有鲜明特色的整脊手法。治疗临床常见病颈椎病、胸椎病、腰椎间盘突出症、脊柱侧弯等疾病名声在外，在浙江省内外具有较高的知名度。

第二节　詹氏中医骨伤颈椎病整脊手法

詹氏中医骨伤治疗颈椎病的整脊手法以扳法为常用，所谓扳法，即术者用双手向同一方向或相反方向用力，用"寸劲"扳动肢体，使关节屈伸、展收或旋转的手法。也就是术者手法时使关节瞬间突然受力，做被动的旋转或屈伸、展收等运动，称为扳法。简单地说，即扳动肢体，使关节伸展或旋转活动的方法。扳法为推拿常用手法之一，也是许多正骨推拿流派的主要手法。詹氏中医骨伤治疗颈椎病的整脊方法临床称作"詹氏颈部整脊五扳法"或"三位五(扳)法"。所谓三位，即三种体位：站位、坐位、躺位。所谓五(扳)法，即五组整脊扳正手法。

詹氏颈部整脊五扳法是具有疏通经络、调整滑利颈部关节、纠正解剖位置的正骨理筋复合手法，常用于治疗颈部扭挫伤、落枕、颈椎关节错移、颈椎间盘突出、颈椎小关节紊乱或嵌顿、颈椎增生、颈肌紧张、颈椎劳损等病症。根据施术操作主要分为旋转扳法、侧扳法、斜扳法、拔颈法、拨颈法5种类型手法。

准备手法：先用推、拿、按、摩、点、揉、捏、滚、弹、拨等手法推拿按摩颈项部及肩部肌肉韧带，点按风府穴、风池穴、大椎穴、肩中俞、肩井穴、天宗穴、大杼穴、肩髃穴、曲池穴、手三里穴、合谷穴等穴位，以舒筋活血、疏通经络，并松解软组织粘连，退散肌痉挛及结节，放松颈项部周围软组织。

一、旋转扳法

(一)穿颈低头旋转复位法

受术者坐在椅子上，颈部放松，勿用力对抗，施术者站立于受术者身后。向受术者右侧旋转复位时，施术者左手拇指与其余四指分开，拇指按住受术者向右偏歪的颈椎棘突右侧，其余四指轻扶对侧颈部皮肤；右手从受术者下颌部穿过，轻扶受术者左侧面部，令受术者低头到最大限度，施术者用自己的头按住患者的头部(起稳定患者头部的作用)。在受术者放松的情况下，施术者右手轻轻摇动受术者头部，使受术者的头部向右侧旋转到最大程度，并使力传到要扳动的颈椎关节处，然后施术者双手向不同的方向用"寸劲"(左手向受术者的左侧按右偏的棘突，右手向受术者的右侧旋扳其头部)，使受术者的头部右转，会听到一声或几声"咔嗒"响，证明患椎的关节已被调整。向受术者左侧旋转复位时，施术者右手拇指顶住受术者向左侧偏歪的棘突左侧，左手轻扶受术者右侧面部，操作方法同"右侧旋转复位"，但方向相反。

(二)托颈低头旋转复位法

受术者坐在椅子上，颈部放松，勿用力对抗，施术者站立于患者身后。向受术者右侧旋转复位时，施术者左手拇指与其余四指分开，拇指按住受术者向右偏歪的颈椎棘突右侧，其余四指轻扶对侧颈部皮肤；右前臂前段轻压受术者右锁骨部，右手拇指与余四指分开，夹住受术者下颌部。令受术者低头到最大限度。在受术者放松的情况下，施术者右手轻轻摇动受术者头部，使受术者的头部向右侧旋转到最大程度，并使力传到要扳动的颈椎关节处，然后施术者双手向不同的方向用"寸劲"(左手向受术者的左侧按右偏的棘突；右臂以受术者右锁骨部为支点，右肘部下压，通过杠杆原理，使右前臂上翘带动右手向受术者的右侧扳其下颌部)，使受术者的头部右转，会听到一声或几声"咔嗒"响，证明患椎的关节已被调整。向受术者左侧旋转复位时，施术者右手拇指顶住受术者向左侧偏歪的棘突左侧，左手夹住受术者下颌部，操作方法同"右侧旋转复位"，但方向相反。

（三）托颈仰头旋转复位法

受术者坐在椅子上，颈部放松，勿用力对抗，施术者站立于受术者身前正面。向受术者右侧旋转复位时，施术者双手全掌轻扶受术者双侧下颌部，令受术者仰头。在受术者放松的情况下，施术者双手全掌轻轻摇动受术者的头部，使受术者的头部向右旋转到最大程度，并使力传到要扳动的关节处，然后施术者用双手先向上一抬受术者的头，紧接着用"寸劲"右旋受术者的头部，会听到一声或几声"咔嗒"响，证明关节已被调整。向受术者左侧旋转复位时，操作方法同"右侧旋转复位"，但方向相反。

（四）扶颌仰头旋转复位法

受术者坐在椅子上，颈部放松，勿用力对抗，施术者站立于受术者身体右侧。向受术者右侧旋转复位时，施术者右手轻扶受术者左侧下颌部，左手按住受术者右侧枕部，令受术者仰头。在受术者放松的情况下，施术者双手轻轻摇动受术者的头部，使受术者的头部向右侧旋转到最大程度，并使力传到要扳动的颈椎关节处，然后施术者双手向不同的方向用"寸劲"（左手向受术者左侧按其右侧枕部，右手向受术者右侧扳其左下颌部）使受术者的头部右旋，会听到一声或几声"咔嗒"响，证明关节已被调整。向受术者左侧旋转复位时，施术者右手按住受术者左侧枕部，左手轻扶受术者右侧下颌部，操作方法同"右侧旋转复位"，但方向相反。

（五）扶颌低头旋转复位法

受术者坐在椅子上，颈部放松，勿用力对抗，施术者站立于受术者身后。向受术者右侧旋转复位时，施术者右手从受术者颈前穿过，轻扶受术者左侧下颌部，左手掌根按住受术者右侧枕部，令受术者低头。在受术者放松的情况下，施术者双手轻轻摇动受术者的头部，使受术者的头部向右侧旋转到最大程度，并使力传到要扳动的颈椎关节处，然后施术者双手向不同的方向用"寸劲"（左手向受术者左侧按其右侧枕部，右手向受术者右侧旋扳其左侧下颌部），使受术者的头部向右侧旋转，会听到一声或几声"咔嗒"响，证明关节已被调整。向受术者左侧旋转复位时，施术者右手掌根按住受术者左侧枕部，左手轻扶受术者右侧下颌部，操作方法同"右侧旋转复位"，但方向相反。

二、侧扳法

（一）扶颈侧扳法

受术者坐在椅子上，颈部放松，勿用力对抗，施术者站立于受术者身后。向受术者右侧侧扳时，先将受术者的头向左侧旋转10度左右，然后最大幅度向左侧倾斜，施术者右手拇指与其他四指分开，右手拇指按住患椎右侧的椎弓根处，其他四指轻贴受术者右侧下颌部；左手掌根按住受术者左侧颞部。在受术者放松的情况下，施术者左手向受术者右侧推按其左侧颞部，右手拇指向受术者左侧顶住患椎右侧椎弓根部，双手同时向不同的方向用"寸劲"推按扳颈，使受术者头部向右侧倾斜，可听到一声或几声"咔嗒"响，证明颈部关节已被调整。向受术者左侧侧扳时，施术者右手掌根按住受术者右侧颞部，左手拇指顶住患椎的左侧椎弓根处。方法同"右侧侧扳法"，但方向相反。

（二）扶肩侧扳法

受术者坐在椅子上，颈部放松，勿用力对抗，施术者站立于受术者身前。向受术者右侧侧扳时，先将受术者的头向左侧旋转10度左右，然后最大幅度向左侧倾斜，施术者左手拇指与其他四指分开，左手拇指按住患椎左侧的椎弓根处，其他四指向下轻贴受术者颈背部；右手按在受术者右侧颞部，施术者双手同时向不同的方向用"寸劲"（左手向受术者右侧推按其左侧颞部，右手拇指向受术者左侧顶住患椎右侧椎弓根部），使受术者头部向右侧倾斜，可听到一声或几声"咔嗒"响，证明颈部用力，可听到一声或几声"咔嗒"响，证明颈部关节已被整复。向受术者右侧扳时，施术者左手按在患者左侧枕部，右手拇指顶住患椎的右侧椎弓根处。方法同"左侧扳法"，但方向相反。

三、斜扳法

（一）压顶斜扳法

受术者坐在椅子上，颈部放松，勿用力对抗，施术者站立于受术者身后。向受术者右侧侧扳时，施术者左掌压受术者头顶（向左扳时右掌压于头顶），右手拇指按压、推捏受术者颈后患处，其余四指并拢扣颈托颌，以保护椎关节和制约扳颈力量，使之适度。施术者左手向右扳，右手向左扳，双手同时用"寸劲"向不同的方向使受术者头部向右侧旋转扳动，可听到一声或几声"咔嗒"响。

（二）扶头斜扳法

受术者坐在椅子上，稍低头，颈部放松，勿用力对抗，施术者站立于受术者身后。向受术者右侧斜扳时，施术者右掌扶按受术者头顶后脑部（向左扳时左掌扶按头顶后脑部），右手扶托受术者下颌部，两手同时徐徐用力，使头向右侧慢慢旋转，当旋转到一定幅度（即有阻力时）稍为停顿片刻，随即用"寸劲"再作一个有控制的、稍增大幅度（5度～10度）的快速扳动，听到一声"咔嗒"响即可。向受术者左侧斜扳时，操作相反。

四、扳颈法

（一）托颌扳颈法

受术者坐在椅子上，闭嘴合齿，颈部放松，勿用力对抗，施术者站立于受术者右侧。施术者右手掌放于受术者下颌下，使受术者头颈稍前屈侧屈，左手拇指放在突出的颈椎间盘或偏歪的棘突部位，右手用力向上牵引，并向左旋转，左手拇指自右侧棘突向左推，使之复位，可听到一声"咔嗒"响。向受术者右侧扳时，施术者站立于受术者左侧，操作相反。

（二）扳颈扳颈法

受术者坐在椅子上，闭嘴合齿，颈部放松，勿用力对抗，施术者站立于受术者身后。施术者右手扶托受术者下颌部，前胸贴靠受术者后头部，右手拇指按压突出的颈椎间盘或偏歪的棘突部位，前胸及左手用柔力向上轻提受术者颈部，并缓缓向右旋转，右手拇指自左向右推按，使之复位。向受术者左侧扳时，操作相反。

（三）摇扳法

受术者坐在椅子上，闭嘴合齿，颈部放松，勿用力对抗，施术者站立于受术者身后。施术者双手拇指托按受术者耳后乳突下方，余指托住受术者下颌，双肘压在受术者肩上固定，双手徐徐稳力向上均衡扳牵颈部，同时轻轻旋转摇晃5～6次，徐徐放下。

五、拨颈法

受术者坐在椅子上，颈部放松，勿用力对抗，施术者站立于受术者身后。向受术者右侧拨颈时，施术者左手轻压受术者头顶，右手轻托受术者下颌部，双手用柔力轻轻上下左右旋转摇晃头颈部5～6次，再同时发力用"寸劲"向右侧拨动受术者颈部，听到一声"咔嗒"响即可。向受术者左侧拨颈时，操作相反。

放松手法：推、拿、揉、摩、轻拍、捋顺颈、肩、臂部，搓、抖上肢结束。

手法结束后，患者应静坐休息15分钟，尽量不要转动、屈伸头颈部。

注意事项：

（1）"理筋喜柔不喜刚"，注意手法应轻柔，用力轻巧，用"寸劲"巧力扳动，不宜用暴力。

（2）病变在颈椎上半段宜用颈椎前屈位（低头）扳法，病变在颈椎下半段宜用颈椎后伸位（仰头）扳法。

（3）骨质疏松严重者、骨刺严重者、颈椎滑脱严重者、孕妇慎用。

（4）病情严重或身体较差不能坐位操作者，可仰卧位操作。

（5）儿童、老人骨骼脆弱易折，操作时应小心谨慎。

第三节 詹氏腰椎整脊手法

一、詹氏腰椎（腰椎间盘突出症）整脊复位法

詹氏中医骨伤治疗腰椎间盘突出症的整脊、推拿、复位手法，称作"三位十二法"。即三种体位，十二种腰椎整脊手法。整套手法的实施需要3位医师（术者、助手甲、助手乙）共同配合完成。手法实施时，术者站在患者的侧面，助手甲位于患者头顶部，助手乙位于患者脚底部。不同的体位，2个助手可以适当改变位置，保证患者稳定、安全。整套手法动作连贯，必须一气呵成。

（一）仰卧位整脊手法（在仰卧位，有5组手法）

1. 对抗牵引法

助手甲在患者头顶部，用布带条固定、拉住患者腋下，使其上半身相对稳定，容易被牵引拉开；助手乙在患者脚底部握住患者两踝部，作对抗牵引，维持时间一般2～3分钟。术者站在患者一侧，协助助手完成牵引手法。此为整套手法的第一步，作用：通过牵引动作，首先让患者适应手法，放松心情；其次，通过牵伸脊柱旁边肌肉，牵开椎间隙，解放受压的神经根。最终牵拉全身十四经络，畅通气血，舒筋活络。

2. 旋腿拔伸法

助手甲位于患者头顶部，双手固定患者双肩。助手乙位于患者脚底部，双手固定患者一侧下肢。术者站于患侧，一手握在患肢小腿脚踝处，另一手按在患腿膝部外侧，先将髋、膝关节充分屈曲，然后将患腿从外向内、由下向上旋转推运患腿，腿部的旋转范围尽可能大，要带动腰椎间关节转动。然后双手握住患腿踝上部，在充分屈髋、屈膝姿势时，用力向下拔伸牵拉患腿。如此反复作5～6次。作用：通过脊柱运动、椎间盘的活动，可以松解神经根的粘连，解除脱出椎间盘的压迫。

3. 直腿抬高法

助手甲位于患者头顶部，双手固定患者双肩。助手乙位于患者侧面，术者的对面，双手固定患者骨盆。术者位于患者侧面，将患肢下肢缓慢直腿抬高与躯干成90度角，并将足背加强按压3次。两下肢交替进行。作用：通过牵拉坐骨神经，松解神经根粘连。

4. 屈髋屈膝法

助手甲位于患者头顶部，双手固定患者双肩。助手乙位于患者侧面，术者的对面，双手固定患者骨盆。术者用右前臂抬起患者双小腿，让其做屈髋、屈膝动作，然后术

634

者双手捂住患者双膝，做极度屈髋、屈膝动作。用力下压3~5次。每次维持时间1~2分钟。作用：通过屈髋屈膝使得脊柱放直，松解粘连。腰骶关节、骶髂关节紊乱得以松解。整个脊旁肌肉痉挛得以改善，脊柱生理曲度得以纠正。

5.屈膝抬拉法

助手甲位于患者头顶部，双手固定患者双肩。患者仰卧，双膝屈曲。术者位于患者的侧面，坐在床边，臀部压住患者的双脚脚趾，右手屈肘抱住患者的双膝，持续做抬拉动作。维持时间5分钟左右。每分钟抬拉40~50次。这组手法通过抬拉双膝，进而抬拉脊柱，可以放松腰骶关节、腰椎小关节、椎间盘及脊旁肌肉群，缓解肌肉痉挛，梳理关节关系。

(二)侧卧位整脊手法(在侧卧位，有两组手法)

1.旋转侧扳法

患者侧卧，健侧腿在下自然伸直，患腿在上，使髋、膝关节呈半屈曲。助手甲站于患者背面，以两手固定肩胸部；助手乙站于患者脚底部，固定患者下肢；术者站于患者前侧，用双手按压髂臀部向前转动，使椎间关节旋转，可听到"咯哒"声。作用：通过双向用力，使上、下椎间关节产生扭力，可以增宽椎间孔，松解局部粘连。纠正腰椎小关节的错乱。

2.抬伸按压法

患者侧卧，健侧腿在下自然伸直，患腿在上，髋、膝关节也呈自然伸直状。两助手在患者两端，进行适当的对抗牵引，并维持患者在整复中的稳定。术者一手按压在与腰椎间盘突出节段相对应的腰部，另一手屈肘托握住患肢膝部。操作时将患肢后伸上抬，同时按压腰椎，使脊柱后伸。作用：过伸腰椎，利用腰椎后纵韧带的张力使突出压迫神经根的髓核改变位置，解除神经根受压、侧突的腰椎矫正的作用。

(三)俯卧位整脊手法(在俯卧位，有5组手法)

1.弹拨松解法

腰椎间盘突出症，老百姓也叫"坐骨神经痛"，临床检查在臀区可以摸到有条索状物，患者往往在此点位置酸痛等症状明显。詹氏中医骨伤运用"弹拨松解手法"，用拇指在此点位进行按揉、分筋、弹筋、拨筋等手法，让条索状物柔软，使肌肉、筋膜得以松解，局部气血畅流、经络畅通。

2.空心拍打法

术者右手手指伸直并拢作空心状(也称屋顶状)，首先在腰椎间盘突出节段的脊旁进行空心拍打，手法均匀有力，空心而有穿透力，直接将拍打力作用于腰椎间盘突出部位。每次拍打6次，间隔5秒，继续拍打，连续拍打5组。整个手法过程干净利索。目的：冲击突出的椎间盘，松解对腰神经根的压迫。

3. 脊柱弹压法

患者俯卧，在患者的胸部及骨盆处各垫一高枕，高度为20厘米左右。助手甲位于患者头部，助手乙位于患者脚底部，两助手作对抗牵伸。术者站于患者侧面，双手重叠，右手掌按住患者腰段脊柱（腰椎间盘突出节段处），左手掌在右手掌上面，进行按压。一压一松，用力要均匀，手法要稳健。每20次为一个单位，稍停顿一会，连续3~5个单位。总弹压次数在60~100次。作用：通过弹压产生的脊柱运动，让突出的椎间盘髓核与神经根的粘连分离，通过腰部椎间隙前后开合运动，使得椎间隙产生一定的负压，使突出的髓核有一定的回纳作用。

4. 分筋理经法

完成弹压手法以后，术者在患者腰背部用拇指和手掌在脊柱两侧作梳理动作。理顺经络、放松肌肉，使得两侧肌肉松软平衡。同时运用詹氏推拿手法作滚、推、拿、提等分筋理经动作，通过一系列分筋理经手法，作用：缓解由于脊柱弹压手法以后的肌肉痉挛、肌肉的不平衡。使得脊柱两侧经络、血脉得以畅通。

5. 梳理气机法

这是整复手法后的一个辅助手法。临床上，整套手法完成后，由于有的患者经过脊柱的弹压等幅度较大的动作以后，往往会产生腹痛、腹胀等临床症状，影响手法疗效。所以，全部整脊手法完成以后，我们加上一组梳理气机的手法，会有很好的效果。具体操作：患者恢复仰卧体位，术者在患者胸腹部用手掌揉摩、手指沿任脉经络梳理，在中脘、天枢、足三里等穴位用拇指进行点穴按压，维持时间3~5分钟。使脏腑气机通顺，络脉畅通，肠胃功能正常。此组手法可以明显改善整脊手法后常见的腹胀、腹痛情况。作用：舒经理气、调理脏腑、改善胃肠功能。

二、詹氏腰椎（腰扭伤、小关节紊乱）复位五扳法

詹氏腰椎复位五扳法是詹氏中医骨伤长期临床的经验积累，具有疏通经络、调整脊柱平衡、滑利关节、纠正小关节紊乱的一整套中医理筋、按摩、整脊复合手法。常用于治疗急慢性腰扭伤、腰肌劳损、腰椎间盘突出症、腰椎小关节错位等脊柱病症。根据治疗时患者的体位分为仰扳法、侧扳法、俯扳法、坐扳法、立扳法5种手法。准备手法：推、揉、按、拨脊柱两侧竖脊肌及臀腿部肌肉；点按肾俞、命门、腰俞、腰阳关、环跳、阳陵泉、委中、承山、三阴交、悬钟、昆仑、太溪等穴位。

（一）仰扳法

1.扳腰法

患者仰卧位，腰部放松。术者一手按压其腰部痛处，一手从患者双膝关节前上方托起下肢，双手同时用力扳伸按压。

2.摇腰法

患者仰卧位，腰部放松，双膝屈曲。术者用左手抱住患者大腿前面，右手放在弯曲腰部下方，然后左右扭转，带动腰部转动。

3.滚扳法

患者仰卧位，腰部放松，双膝、双髋尽量屈曲，双手交叉相扣，抱住小腿上部，头也成前屈位，使身体尽量成圆形。术者站立于患者一侧的治疗床边，一手按住患者小腿部；另一手托住患者颈部或肩部，使患者做缓慢地往返滚动。

（二）侧扳法

1.斜扳法

患者侧卧位，腰部放松，双下肢在上者髋膝关节屈曲，在下者伸直。术者一手（或肘）推按住患者肩前部或肩后部，另一手（或肘）抵住患者臀部或髂前上棘（或者肘部和前臂部按在患者左侧臀部，拇指按在患椎棘突旁，其余四指助力），将患者腰部旋转至最大限度后，两手同时用力，做相反方向扳动。左、右侧扳各一次，以调整后关节紊乱，从而相对扩大神经根管和椎间孔，可逐渐松解突出物与神经根粘连。

2.扳腿法

患者侧卧，腰部放松，患侧在上，双膝跪屈曲，术者立于患者背后，一手用大拇指按在痛点．另一手从小腿下方穿过，用前臂托扶伤肢，手扶膝前部，进行环转摇晃，按在伤处的大拇指用力点按痛点。

（三）俯扳法

1.扳肩法

患者俯卧位，腰部放松。术者站于患者一侧，一手推压腰部痛处，一手扳起患者对侧肩前部至最大限度时，双手同时用力扳推。

2.扳髋法

患者俯卧位，腰部放松。术者站于患者一侧，一手推压腰部痛处，一手从患者对侧腰骶关节前上方将其下肢搬起到最大限度时，双手同时扳推。

3.扳腿法

患者俯卧位，腰部放松。术者一手托住患者单侧膝部或双膝，缓缓向上提起，另一手(肥胖或强壮者可用膝)紧压在腰部患处，当腰后伸到最大限度时，两手同时用力做相反方向扳动，听到响声，说明腰椎已被整复，左、右各扳一次。

4.牵引法

患者俯卧位，腰部放松，双手握住床前边。术者用双手分别握住患者两下肢踝部后伸牵引。可使椎间隙增宽，从而降低椎间盘内压力，甚至出现负压，使突出物回纳，同时可扩大椎间孔和神经根管，减轻突出物对神经根的压迫。

(四)坐扳法

患者前屈(按需要角度)坐位，腰部放松，一助手按住其下肢及骨盆。术者坐于患者后侧方，用一手拇指按住需要扳动的棘突，另一手从患者健侧腋下伸出，钩扶住其颈项部，将患者腰部从前屈位向健侧旋转。当旋转至最大限度时，一手用力扳动腰部，一手拇指同时用力推按其棘突。

(五)立扳法

术者和患者背靠背站立，患者腰部放松。术者用双肘与患者双臂或双肘交叉相扣，术者臀部抵住患者腰骶部，缓缓背起，使患者双足离地，腰部后伸，颠三颠，晃三晃，然后轻轻放下。

放松手法：推、揉、拿，轻拍腰、臀、腿部结束。

三、詹氏中医骨伤其他腰部整脊手法单录

(一)詹氏腰部背伸法

1.操作要领(分立位、卧位两种方法)

(1)立位法，又称背法。医者略屈膝，背部紧贴患者背部，医者骶部抵于患者下腰部，医、患双肘屈曲反扣，将患者背起，使其双足离地，同时以臀部着力晃动牵引患者腰部。詹氏中医骨伤强调：臀部的上下晃动要和两膝屈伸相协调。

(2)卧位法，又称扳腿法。患者俯卧或侧卧均可，术者一手扳腿，一手推按患者腰部，迅速向后拉腿而达到使患者腰部过伸的目的。

2.功用

詹氏腰部背伸法能使腰部脊柱及两侧腰背肌过伸，松弛痉挛的肌肉紧张，能使错位的腰椎小关节复位，有助于腰椎间盘突出症的症状缓解，还可以使压缩性椎体骨折的楔形变得到复位。

3.适应证

用于急性腰扭伤、腰肌劳损、腰部肌肉痉挛，腰椎间盘突出症及腰椎小关节紊乱症，等等。

（二）詹氏按压踩跷法

本法是以拇指、手掌或掌根部，或双手重叠在一起向下按压，用力作用于患部。必要时术者可前倾身体，用上半身的体重加强按压力，在腰臀部肌肉丰厚处可用肘尖按压。如需更大的按压力，可用足部踩跷法。

1.操作要领

术者拇指按压时应握拳，拇指伸直，用指端或指腹进行按压。掌根按压应用单掌或双掌掌根着力向下按压，也可用双掌重叠按压。屈肘按压用屈肘时鹰嘴突出部分按压。踩跷法应用双足踏于患部，双手撑于特制的木架上（以控制用力的轻重）进行踏跷。患者躯体下需垫软枕，以防损伤，并嘱患者作深呼吸配合，随着弹跳的起落，张口一呼一吸，切忌屏气。

2.功用

具有通络止痛、放松肌肉、松解粘连的作用。

3.适应证

詹氏按压踩跷法是一种较强的刺激手法，常与揉法结合使用。适用于肢体麻木、酸胀疼痛、腰肌劳损，以及腰椎间盘突出症等疾病引起的局部瘀血滞留、气血不通、血脉不和等。拇指按压法适用于全身各个穴位；掌根按压法适用于腰背部及下肢部肌肉相对丰满处；屈肘按压法与踩跷法压力较大，只用于腰背臀部肌肉丰厚处。

（三）詹氏特色腰部扳法（斜扳法、旋转扳法和后伸扳法）

1.腰部斜扳法

受术者侧卧位，在上一侧的下肢屈髋屈膝，在下一侧的下肢自然伸直。术者以一肘或手抵住其肩前部，另一肘或手抵于臀部。两肘或两手协调施力，先做数次腰部小幅度的扭转活动。即按于肩部的肘或手同按于臀部的另一肘或手同时施用较小的力使肩部向前下方、臀部向后下方按压，压后即松，使腰部形成连续的小幅度扭转而放松。待腰部完全放松后，再使腰部扭转至有明显阻力位时，略停片刻，然后施以"巧力寸劲"，做一个突发的、增大幅度的快速扳动，常可闻及"喀喀"的弹响声。

2.腰椎旋转复位法

受术者坐位，腰部放松，两臂自然下垂。以右侧病变向右侧旋转扳动为例。助手位于其左前方，用两下肢夹住其小腿部，两手按压于左下肢股部以固定，术者半蹲于其后侧右方，以左手拇指端或螺纹面顶按于腰椎偏歪的棘突侧方，右手臂从其右腋下穿过并以右掌按于颈后项部。右掌缓慢下压，并嘱其做腰部前屈配合，至术者左拇指下感到棘突活动，棘间隙张开时则其腰椎前屈活动停止并保持这一前屈幅度。然后右手臂缓缓地施力，以左手拇指所顶住腰椎偏歪的棘突为支点，使其腰部向右屈至一定幅度后，再使其向右旋转至最大限度，略停片刻后，右掌下压其项部，右肘部上抬，左手拇指则同时用力向对侧顶推偏歪的棘突，两手协调用力，用巧力做一较大幅度的快速扳动，也常可闻及"喀"的经络复位弹响声。

3.直腰旋转扳法

受术者坐位，两足分开，与肩同宽。以向右侧旋转扳动为例。术者与其同向站立，以两下肢夹住其左小腿及股部以固定，左手抵住其左肩后部，右手臂从其右腋下伸入并以右手抵住肩前部。两手协调用力，即以左手前推其左肩后部，右手向后拉其右肩，且右臂同时施以上提之力，如此则使其腰部向右旋转。至有明显阻力时，以"巧力寸劲"做一突发的、增大幅度的快速扳动。本法另一操作术式为受术者坐位，两下肢并拢，术者立于其对面，以双下肢夹住其两小腿及股部，以一手抵其肩前，另一手抵其肩后，然后两手协调施力，两手同时用力做相反方向扳动。

4.腰部后伸扳法

患者取俯卧位，两下肢并拢。术者一手按压于其腰部，另一手臂托抱于两下肢膝关节稍上方并缓缓上抬，使其腰部后伸。当后伸至最大限度时，两手协调用力，以"巧力寸劲"做一增大幅度的下按腰部与上抬下肢的相反方向施力的快速扳动。腰部后伸扳法，另有单扳一侧下肢的操作方法，即受术者俯卧位，术者一手按压其腰部，另一手臂托抱住一侧下肢的股前下部。两手协调施力，先缓缓摇运数次，待腰部放松后，下压腰部与上抬下肢并举，至下肢上抬到最大限度时，如上要领进行扳动。扳法操作时动作必须果断而快速，用力要稳，两手动作配合要协调，扳动幅度一般不能超过各关节的生理活动范围。

第六章　詹氏中医骨伤康复功能锻炼

功能锻炼，又称练功疗法，是通过肢体活动来恢复肢体功能、防治伤病、增进健康的一种治疗方法。

骨伤疾病的治疗以恢复肢体功能为最终目的。如骨折、脱位、筋伤的复位、固定和药物治疗，只能使骨折错位、关节脱位和肌腱、韧带得到复位、骨折愈合、软组织损伤修复，但如果不进行功能锻炼，伤肢的功能就不可能自主恢复，只有进行功能锻炼，伤肢的功能才可能恢复。詹庄锡先生曰："动则阳自生，静则阴自养，故动则气血自行，静则气血自养；动则壮气，静则养神；动则强壮，静则养生。一静一动，则阴阳自生，气血自壮而肌肉自养，筋脉坚而骨髓壮；动静相合，则阴阳自调，正气盛而邪不侵。"适当的功能锻炼，能够舒筋活血，消肿定痛，促进骨折愈合，避免肌肉萎缩、关节粘连，恢复肢体功能，预防骨质疏松，降低关节僵硬及创伤性关节病的风险，并且能够扶正祛邪，预防疾病，增强体质，延缓衰老。因此，功能锻炼是治疗骨伤疾病的必要手段和重要环节，也是骨伤疾病不可缺少的一个重要治疗措施。

中医功能锻炼古称导引，具有悠久的历史，《黄帝内经·素问》记载："不妄作劳，形劳而不倦。"则能"骨正筋柔，气血以流，腠理以密，如是则骨气以精"。《黄帝内经·异法方宜论》："中央者，其地平以湿，……，其治宜导引按跷。"是有关导引的最早记载，唐代王冰作注为："导引，谓摇筋骨，动肢节。"将导引解释为肢体运动。《吕氏春秋·尽数》曰："流水不腐，户枢不蠹，动也。形气亦然，形不动则精不流，精不流则气郁。"东汉神医华佗在《中藏经》中指出："导引可逐客邪于关节。"模仿虎、熊、鹿、猿、鸟等五种鸟兽活动形态，创立"五禽戏"导引术。西晋陈寿《三国志》记载神医华佗所说："人体欲得劳动，但不当使极耳，动摇则谷气得消，血脉流通，病不得生，譬犹户枢不朽是也。"唐代药王孙思邈曰："养生之道，常欲小劳，但莫大疲，及强所不能耳。"这些都说明了功能锻炼的重要作用。后世创立沿袭的太极拳、易筋经、八段锦等导引术式，丰富了功能锻炼的内容。

中医功能锻炼历史悠久，流派众多，动作姿势种类繁多，詹氏中医骨伤属于浙江流派的富阳正骨流派。詹氏中医骨伤功能锻炼法是詹新宇女士传承于父亲詹庄锡先生，又勤求古训，博采众长，在长期骨伤诊治工作中总结优化而创立的。它丰富了功能锻炼内容，而且简单易学、功效良好，具有自己的特色。

第一节　功能锻炼的作用

功能锻炼有推动气血流通，加速祛瘀生新的作用。局部功能锻炼能够舒筋活络、消肿止痛、通利关节、缓解筋肉痉挛、松解筋肉关节粘连、濡养筋肉关节、促进骨折愈合及肌肉筋脉的修复和关节功能的恢复，减少或避免损伤并发症如关节僵硬、肌肉萎缩、肌肉韧带粘连、骨质疏松、骨折延迟愈合和骨折不愈合等发生的风险，有利于伤肢功能的恢复。骨折正常愈合是伤肢功能恢复的前提，恢复伤肢的生理功能就是治疗骨折的最终目的，而固定的目的是促进骨折愈合，功能锻炼的目的是恢复伤肢生理功能。因此功能锻炼是治疗骨折的复位、固定、功能锻炼、药物治疗4个环节中的重要环节，是动静结合中动的部分，是治疗骨折的必要治疗方法，也是治疗筋伤的重要方法，是恢复伤肢功能必要的一种治疗方法。全身功能锻炼还能够充分发挥自我调节作用，平衡人体内、外环境，强化完善机体各器官系统的生理功能，调和气血，平衡阴阳，延缓衰老，扶正祛邪，从而起到防病健身、延年益寿的作用，如五禽戏、八段锦、易筋经、太极拳等，民间古今广为流传。

第二节　詹氏中医正骨功能锻炼特色

詹氏中医骨伤功能锻炼，针对骨伤疾病，主要是以局部功能锻炼方法为主，借鉴、吸收了全身功能锻炼方法的一些优点，动静结合，筋骨并治，能够行气活血、消肿止痛、舒筋活络、通利关节、舒缓痉挛、松解粘连、濡养筋骨关节，促进骨折愈合及肌肉筋脉的修复和关节功能的恢复，减少或避免损伤并发症如关节僵硬、肌肉萎缩、肌肉韧带粘连、骨质疏松、骨折延迟愈合和骨折不愈合等发生的风险，具有损伤恢复快、伤肢功能的恢复良好的效果。其代表詹氏骨保健操，可以促进血液循环，滋养关节筋络，缓解肌肉紧张，不但能够治疗骨折筋伤，还能有效缓解工作和学习引起的身体不适，防治骨质疏松和关节退行性改变，预防骨骼、肌肉及关节等疾病，对颈、肩、腰、膝等部位的保健康复作用尤为明显。詹氏中医骨伤功能锻炼具有以下特点：

一、动静结合，早期主动

詹氏中医骨伤强调功能锻炼要动静结合。动静结合为骨伤疾病的第一大治疗原则，动即肢体活动，功能锻炼；静即制动、固定，休息，静养。骨伤疾病无论是创伤还是骨关节疾病，都会损伤肌肉、肌腱、韧带、骨骼、血管、神经等组织器官，而组织器官损伤的治疗都需要进行适当的固定、制动，使其能够充足的休息、静养，而功能锻炼后的休息、静养，能够为组织修复创造一个相对稳定的环境，以利于损伤组织的修复，因此静是骨伤疾病治疗中不可缺少的治疗原则。骨伤疾病治疗的最终目的是恢复损伤肢体的功能，骨折、脱位和筋伤的复位、固定和药物治疗，虽然是必不可少的，但只能使骨折的愈合、脱位的复位、软组织损伤后的修复，都是为恢复损伤肢体的功能打下良好的基础，如果损伤的肢体不进行功能锻炼，肢体的功能是不可能恢复的，只有进行合理的功能锻炼，肢体的功能才能恢复，因此功能锻炼是骨伤疾病治疗中不可缺少的另一个治疗原则。只有把动与静进行有机结合，才能掌握中医骨伤疾病治疗的精髓。

詹氏中医骨伤功能锻炼注重早期活动，主动锻炼。肢体活动可以增强体质，促进血液循环，改善局部组织的营养代谢，刺激周围神经的发育，增强肌肉的力量，增强关节的灵活性。肢体日久不活动，则"用进废退"，无论是骨折筋伤固定日久不活动，还是骨关节疾病疼痛不敢活动，日久都容易发生肌肉萎缩、软组织粘连、关节僵硬，并且"形不动则精不流，精不流则气郁"，久不活动则气血运行不利，局部肿胀不易消退。许多患者由于不重视功能锻炼，伤病后期关节已失去了活动功能，造成了不同程度的残疾，因此，早期功能锻炼是预防关节活动障碍最主要的措施，骨伤疾病在治疗的早期就应开始进行功能锻炼。功能锻炼的目的是消除肿胀，防止肌肉萎缩及关节僵硬，恢复伤病肢体的功能，因此应主动进行功能锻炼，根据患肢的情况，在不影响伤病部位制动及静养的前提下，尽早进行局部肌肉的收缩与舒张，以及远伤病部位关节的屈伸活动，以促进血液循环，增强体质，防止肌肉萎缩、软组织粘连与关节僵硬，促进肢体功能的恢复。

二、功能为主，兼顾力量

詹氏中医骨伤功能锻炼，以恢复肢体功能为主，兼顾恢复肌肉的力量与增强身体的协调性。伤病肢体功能的恢复主要是通过关节的屈伸、收展、旋转活动来实现，关节的灵活性就体现在关节屈伸、收展、旋转的活动范围和灵活自如能力上，因此恢复关节的功能，就是恢复关节的屈伸、收展、旋转的正常活动范围和灵活自如性。而关节的活动主要是通过肌肉的力量带动肌腱、韧带和骨骼的联动来完成的，关节的灵活性也需要肌肉力量的支持，而且肌肉的收缩、舒张活动还会促进局部血液循环，改善局部组织的营养，刺激相关的神经，有利于关节功能的恢复及增强关节的灵活性，因此恢复肌肉的力量就要通过肌肉的主动收缩、舒张活动来逐渐增加肌肉的力量，从而为关节的活动提供力量基础。詹氏中医骨伤功能锻炼法针对不同的关节，通过精心编排的局部关节主动屈伸展收和旋转的功能锻炼来活动恢复关节功能，增强关节的灵活性；同时，通过关节的活动，带动相关肌肉的主动舒张、收缩联动，以恢复肌肉的力量，增强肌肉、韧带的强度；再通过肢体的多关节协同活动，恢复并增强身体的协调性，并能增强筋骨的强度。

三、安全稳妥，循序渐进

詹氏中医骨伤功能锻炼非常重视安全性，强调锻炼宜早、负重宜晚，安全第一。欲速则不达，功能锻炼要循序渐进，活动量由少到多，动作幅度及强度由小到大，动作由简到繁，锻炼时间由短到长，逐渐增加，以不使伤患处疼痛加重为度。锻炼时应全身放松，动作要轻柔缓慢，以不疼痛或轻微疼痛为度，停止锻炼后疼痛应随即减轻或消失。如果出现疼痛、肿胀加重，伤情恶化时，说明运动量或运动强度过大，或者锻炼方式不当，应立即停止锻炼，充分休息，或改变功能锻炼方式，以保证安全。负重宜晚不宜早，应在关节功能基本恢复、肌肉力量达到4级以上再进行负重锻炼，负重应由轻到重，逐渐增加，以免负重过重造成再次损伤。功能锻炼结束后应充分休息，巩固锻炼效果，贪功冒进，急于求成，随意加大运动量和运动强度，锻炼不当反而容易导致再次损伤。锻炼次数每日3~4次为宜，局部锻炼每次15~30分钟，全身锻炼每次为30~60分钟，每个动作次数不拘多少，少可重复3~5次，多可重复数十次，以身体能够耐受而不加重疼痛或感到疲劳为度。

四、医患合作，合理锻炼

詹氏中医骨伤功能锻炼重视医患合作，锻炼应在医师指导下和患者积极主动配合下进行。扁鹊曰："骄恣不论于理，一不治也；信巫不信医，六不治也。"《素问·五藏别论》则曰："病不许治者，病必不治，治之无功矣。"治疗疾病是医患双方互动的，不是医师单方面起作用，医师起到主导作用，还需要患者积极主动配合治疗，功能锻炼要患者自己主动练习才能起作用，因此功能锻炼首先要取得患者的合作，主动进行功能锻炼。如果患者害怕疼痛或损伤而不敢活动，或者运动强度和运动量不足，即使筋骨愈合良好，肢体功能的恢复也不能达到预期的效果。詹氏中医骨伤强调功能锻炼应在医师的指导下进行，根据患者伤病部位、伤病情况、患者的体质及复位固定的稳定情况，结合患者的体质，选择合适的功能锻炼动作方法、适当的运动强度和适宜的运动量，制定合理的功能锻炼计划，个体化治疗，并根据功能恢复情况和病情变化调整康复锻炼计划，患者不得随意动作、盲目锻炼，防止由于功能锻炼不当而产生新的损伤。此外，还应向患者说明功能锻炼的必要性和过程中可能发生的情况及注意事项，坚定患者的信心与耐心，减少患者的紧张和顾虑，争取患者的密切配合。因此医患合作，患者应正确掌握锻炼方式和动作要领，积极配合，主动锻炼，才能治好疾病。

詹氏中医骨伤功能锻炼重视医患合作，还重视发挥医师的主导作用，对于软组织粘连严重、关节僵硬明显，伤病关节不能自主活动者，运用关节摇法、拔牵法、屈伸展收法、摆动、抖动等理筋手法进行单纯手法关节松动，再配合患者主动锻炼巩固疗效，可加速关节功能的恢复，无需手术进行关节松动，安全、速效，患者痛苦小，易于接受。詹氏中医骨伤功能锻炼采用医师关节松动与患者主动锻炼相结合的方法，具有关节功能恢复快、恢复效果良好的优点。

五、调息调心，身心并重

詹氏中医骨伤功能锻炼注重调身调息调心，功能锻炼时要全神贯注，思想集中，以免发生意外，并要注意配合呼吸调节，调身、调息、调心相结合，从容和缓，张弛有度，有利于提高功能锻炼的效果。《灵枢·本藏》曰："志意者，所以御精神，收魂魄，适寒温，和喜怒者也。志意和则精神专直，魂魄不散，悔怒不起，五脏不受邪矣。"人的生理和心理是互相影响的，外伤筋骨皮肉，则内伤脏腑经络，气血阴阳失和，都会影响人的情志，而外界刺激引起情志太过，则直接损伤内脏，引起气机逆乱，阴阳失调，而发疾病，或使患者病情加重，不利于治疗和康复。骨关节伤病的病程比较长，病情容易反复，患者的思想活动、情志变化比较复杂，又或受家庭影响，久病不愈则会悲观失望、精神抑郁，甚则厌世轻生，或治病心切，急于求愈，心情急躁，贪功冒进，或对伤病不能正确认识，要求过高，稍不如意，则不能积极主动配合治疗。医师要积极指导帮助患者及其家属正确认识伤病，减轻心理压力，放松心情，争取家属积极配合；并劝告、开解患者要思想开朗，善于自我调节，遇事要想开，防止激动或抑郁太过，平时保持平和愉快的心态，保持积极乐观的良好心态，并向患者说明功能锻炼的必要性和过程中可能发生的情况及注意事项，树立正确的治疗观，确定合理的治疗最终目标和阶段小目标，坚定患者的信心与耐心，减少患者的紧张和顾虑，争取患者的密切配合，积极主动治疗，临床治疗效果会更好。詹氏中医骨伤功能锻炼还强调"锻炼贵有恒"，由于患者体质不同，坚持主动锻炼的决心、信心、恒心不同，功能恢复有快有慢，因此功能锻炼持之以恒，坚持下去才能达到理想的效果。

第三节 功能锻炼与注意事项

第一，固定期间功能锻炼应在室内进行，去除外固定后可在室外院子里进行。功能锻炼场地应安全、舒适、宽敞、安静、清洁、保暖、空气新鲜，辅助设备齐全，过饱、过饥、酒后及情绪激动时应禁止进行功能锻炼活动。

第二，根据患者损伤部位、伤病情况、患者的体质及复位固定的稳定情况，选择合适的功能锻炼方式、适当的运动强度和适宜的运动量，制定合理的功能锻炼计划，并向患者说明功能锻炼的必要性和过程中可能发生的情况及注意事项，坚定患者的信心与耐心，减少患者的紧张和顾虑，争取患者的密切配合。

第三，功能锻炼应以患者主动锻炼为主，医护人员或陪护帮助时，只可作辅助防护，禁止用力扳推、屈伸、扭转伤肢，使患者被动屈伸、旋转动作，以免增加患者的痛苦，甚至再次损伤，影响骨折的愈合。

第四，功能锻炼应在医生的指导下进行，防止由于功能锻炼不当而产生新的损伤，并定期随访，根据患者的病情变化及功能恢复情况，及时调整功能锻炼的方式、运动强度和运动量。

第五，功能锻炼应在保证损伤部位稳定的情况下尽量早期进行，但应注意要循序渐进，运动量由少到多，运动强度由小到大，锻炼时间由短到长，动作应轻柔缓慢，幅度由小到大，动作由简到繁，负重由轻到重，逐渐增加。锻炼时以不疼痛或轻微疼痛为度，停止锻炼后疼痛应随即减轻或消失。如果出现疼痛、肿胀加重，伤情恶化时，说明运动量或运动强度过大，或者锻炼方式不当，应立即停止锻炼，充分休息，或改变功能锻炼方式。

第六，功能锻炼应动静结合，锻炼结束后应充分休息，巩固锻炼效果。忌贪功冒进，急于求成，随意加大运动量和运动强度，以免再次损伤。锻炼次数每日3~4次为宜，局部锻炼每次15~30分钟，全身锻炼每次为30~60分钟，每个动作次数不拘多少，少可重复3~5次，多可重复数十次，以身体能够耐受而不加重疼痛或感到疲劳为度。

第七，功能锻炼时要全神贯注，思想集中，以免发生意外。要注意配合呼吸调节，调身、调息、调心相结合，从容和缓，张弛有度，有利于提高功能锻炼效果。

第四节　詹氏中医骨伤骨折筋伤各阶段功能锻炼方法

骨折后应早期进行功能锻炼，并根据骨折的不同阶段分期锻炼，循序渐进地调整锻炼的内容。

一、骨折初期

骨折后至骨痂生成前，一般要2~3周，通常成人15天，小儿7~10天，老人15~20天。骨折初期骨痂未生，筋骨未续，骨折稳定性差，容易产生再移位，并且伤肢肿胀、疼痛明显，伤员往往怯痛而不愿活动，因此骨折初期宜静养为主，近骨折端关节应制动，避免骨折断端移位，宜轻微活动骨折部远端的关节，促进血液循环以利消肿，患肢功能锻炼幅度不宜过大，以减少对伤处的刺激，以不影响骨折再移位为原则。主要方式是做伤肢远骨折端关节以外的肌肉收缩与舒张活动，骨折部上、下关节应制动。此期功能锻炼的目的是促进伤肢血液循环，加速肿胀的吸收与消散，并有促使骨折远、近端紧密接触的作用，因此功能锻炼应在保证骨折部位固定稳定的情况下尽量早期进行。以每日4～6次为宜，每次3～5分钟，也可不拘次数，交替动作与休息，以不感到疲劳及疼痛加重为度。

（一）颈项部功能锻炼法

颈部骨折与脱位，双肘与手及双下肢宜进行轻柔屈伸活动，可轻轻张口与闭口，应制动头颈部与肩背部，禁止头颈部屈伸活动。

（二）腰背部功能锻炼法

腰背部骨折与脱位，四肢宜轻轻屈伸活动，应制动腰背部，禁止腰部弯曲。

（三）上肢部功能锻炼法

肱骨近端骨折、肩胛骨骨折、锁骨骨折宜进行肘关节轻轻屈伸活动及手的正常活动，应制动肩关节；肱骨干骨折宜进行轻度握拳及腕关节轻度屈伸活动，应制动肩关节与肘关节；肱骨远端骨折与尺、桡骨近端骨折宜进行腕关节与手轻度屈伸活动，应制动肘关节；尺、桡骨骨干骨折宜进行轻度握拳活动，应制动腕关节与肘关节；腕部骨折宜轻度屈伸手指，应制动腕关节；手掌骨折宜进行手指的轻微屈伸活动，应制动腕关节与掌指关节；手指近端骨折可轻微活动手指远端，应制动掌指关节；手指远端骨折可轻微活动掌指关节，应制动手指。上肢关节部脱位与筋伤应制动脱位关节，可轻轻屈伸活动临近上、下关节。

（四）下肢部功能锻炼法

骨盆骨折宜进行足、踝关节轻度屈伸活动，应制动膝关节与髋关节及腰部；大腿骨折与髌骨骨折宜进行足、踝关节轻度屈伸活动，应制动膝关节与髋关节；小腿骨折宜进行足趾的轻度屈伸活动，应制动膝关节与踝关节；足掌部骨折宜进行足趾的轻微屈伸活动，应制动膝关节与踝关节；足趾骨折可进行踝关节轻微屈伸活动，应制动足掌。下肢关节部脱位与筋伤应制动脱位关节，可轻轻屈伸活动临近上、下关节。

二、骨折中期

骨痂开始生成至骨折临床愈合去除外固定，一般要4～8周，通常成人4～6周，小儿2~4周，老人8~12周。骨折中期骨痂逐渐生长，骨折断端逐渐接续而日趋稳定，此时骨折处肿胀逐渐消退，疼痛逐渐减轻，骨折愈合日渐牢固，功能锻炼的强度及次数应逐渐加强，以前的动作应逐渐用力，并加大动作幅度，骨折部上、下关节也应逐步开始进行活动，但筋骨虽续而未坚，用力不当仍有骨折再次移位可能，功能锻炼的动作幅度不宜过大及用力过猛，防止骨折再次移位，尤其是关节的活动锻炼注意动作应缓慢，活动范围由小到大，循序渐进，随着骨折愈合逐步增加活动次数和幅度。因此骨折中期宜轻动，可多轻柔活动远端关节，以防止肌肉萎缩、关节粘连及骨质疏松，并可给予骨折断端以适当的应力刺激，以加速骨痂生长，促进骨折愈合，以不影响骨折再移位为原则。主要方式是做整个伤肢包括骨折部位的肌肉收缩与舒张活动，以及骨折部上、下关节的轻柔活动。以每日3~4次为宜，每次10~20分钟，也可不拘次数，交替动作与休息，以不感到疲劳及疼痛加重为度。

（一）颈项部功能锻炼法

颈部骨折与脱位，双肘与手及双下肢宜用力屈伸活动，肩关节可进行轻柔屈伸展收活动，可轻微上下及左右摇晃头部，应制动颈背部。

（二）腰背部功能锻炼法

腰背部骨折与脱位，四肢宜用力屈伸活动，腰背部宜轻度后伸，可进行五点式挺腰活动或三点式挺腰活动，禁止腰部弯曲。

（三）上肢部功能锻炼法

肩胛骨体骨折与锁骨干骨折宜用力进行握拳及腕、肘关节屈伸活动，可进行轻柔活动肩关节；肱骨近端骨折、肩胛盂骨折与锁骨远端骨折宜用力进行握拳及腕、肘关节屈伸活动，可轻柔微动肩关节；肱骨干骨折宜用力进行握拳及腕关节屈伸活动，可轻柔活动肩关节与肘关节；肱骨远端骨折与尺、桡骨近端骨折宜用力进行握拳与腕关节屈伸活动，可轻度活动肩关节，轻柔微动肘关节；尺、桡骨骨干骨折宜用力进行握拳活动，轻度屈伸腕关节与肘关节；腕部骨折宜用力进行握拳活动，可轻度活动肩关节与肘关节，轻柔微动腕关节；手掌骨折宜用力进行握拳活动，可轻柔活动腕关节；手指骨折可轻柔活动伤指。上肢关节部脱位与筋伤宜用力屈伸活动临近上、下关节，可轻柔活动脱位关节。

（四）下肢部功能锻炼法

大腿骨折宜用力进行足、踝关节的屈伸活动，可轻度活动膝关节与髋关节；小腿骨折宜用力进行足趾的屈伸活动，可轻度活动膝关节与踝关节；足掌骨折宜用力屈伸足趾，可轻度活动踝关节。

骨盆骨折宜用力进行足、踝关节屈伸活动，可轻度活动膝关节与髋关节及腰部；股骨近端骨折与股骨干骨折宜用力进行足、踝关节屈伸活动，可轻度屈伸膝关节，轻柔微动髋关节；股骨远端骨折、胫腓骨近端骨折与髌骨骨折小腿骨折宜用力进行足、踝关节屈伸活动，可轻柔微动髋关节与膝关节；胫腓骨干骨折宜用力进行足趾屈伸活动，可轻度活动膝关节与踝关节；胫腓骨远端骨折与距骨骨折宜用力进行足趾屈伸活动，可轻度活动膝关节，轻柔微动踝关节；跟骨骨折与足掌部骨折宜用力进行足趾屈伸活动，轻度活动踝关节；足趾骨折可用力进行踝关节屈伸活动，轻柔活动伤趾。下肢关节部脱位与筋伤宜用力屈伸活动临近上、下关节，可轻柔活动脱位关节。

三、骨折后期及康复期

骨伤疾病后期及康复期，骨关节病已好转，疼痛、肿胀基本消除，关节退行性改变，粘连、僵硬，屈伸不利；骨折、关节脱位与筋伤已基本愈合牢固，外固定已去除，由于长期缺少负重活动，伤肢筋骨肌肉有不同程度萎缩，近骨折端关节有不同程度的粘连，故而动作无力，活动不灵活。此时可进行伤肢各关节及全身的协同活动，初期宜徒手锻炼，后期可配合器械锻炼，但至少1～3个月内不能负重。如上肢宜多进行各关节的协同活动锻炼伤肢的灵活性，可适当增加少量的负重提物锻炼伤肢强度；下肢宜开始下床进行锻炼，身体虚弱者可先站立踩地，适应后再逐渐行走及下蹲起立，以恢复伤肢关节功能和肌力，达到筋骨强劲，关节滑利。经过一段时间适应后再逐渐加大功能锻炼的强度及次数，可适当进行负重锻炼。对于关节僵硬者，可配合中药内服外洗和理筋手法，舒筋活血，通经活络，以促进关节功能的恢复。此时骨折虽已愈合牢固，但筋骨较萎弱而不强壮，故功能锻炼的动作强度不宜过大及用力过猛，防止再次损伤、骨折；功能锻炼的次数也不能过多，以防疲劳损伤，甚至疲劳骨折。以每日3～4次为宜，局部锻炼每次15～30分钟，全身锻炼每次为30～60分钟，以不感到疲劳及疼痛加重为度。可配合热敷、熏洗、擦外用药水、药酒、药油及按摩、理疗等方法。

（一）颈项功能锻炼法

颈项部功能锻炼的目的，是改善颈项部血液循环，滋养颈项部组织，促进损伤组织修复，缓解肌肉韧带痉挛、疲劳，调整滑利颈椎关节，增强颈项部肌肉力量和协调性，恢复颈椎的稳定性和灵活性，主要是增强颈椎的灵活性；还能够延缓颈椎及椎间盘退行性改变，有效防治和巩固颈项部病变。因颈椎比较脆弱，脊髓神经比较集中，锻炼应在医务人员的指导下进行，动作要柔和缓慢，姿势正确，尽量达到颈项部活动的最大限度，但不可超过生理活动范围，以免锻炼不当致再次损伤，加重病情。颈项部急性损伤，开放性损伤，感染，过敏，骨髓炎、骨结核、骨囊肿、骨肿瘤、严重骨质疏松或骨质增生、脊髓压迫症等影响颈椎稳定，易发生脊髓损伤者，锻炼时应小心谨慎，或停止功能锻炼，防止脊髓损伤。颈项功能锻炼法常用的动作有天地相望、左顾右盼、左右侧摆、伸缩头颈、四方环顾、头颈环绕。

1. 天地相望

（1）预备姿势：自然站立，双脚分开，与肩等宽，全身放松，双手自然下垂。

（2）动作分解：①缓缓抬头望天至最大限度；②缓缓低头看地至最大限度。

（3）动作要领：动作时除了头颈部外，其他部位保持不动，抬头时吸气，低头时呼气，随着抬头或低头自然呼吸并逐渐加深。

（4）主要作用：活动颈椎关节，锻炼颈椎屈伸功能，增强相关肌肉的力量和相关关节的协调性。

2. 左顾右盼

（1）预备姿势：自然站立，双脚分开，与肩等宽，全身放松，双手自然下垂。

（2）动作分解：①头颈缓缓向左后转至最大限度，眼看向左后方；②头颈缓缓向右后转至最大限度，眼看右后方；③头颈缓缓向右后转至最大限度，眼看右后方；④头颈缓缓向左后转至最大限度，眼看向左后方。

（3）动作要领：动作时除了头颈部外，其他部位保持不动，转头时呼气，还原时吸气，随着头颈旋转自然呼吸并逐渐加深。

（4）主要作用：活动颈椎关节，锻炼颈椎旋转功能，增强相关肌肉的力量和相关关节的协调性。

3. 左右侧摆

（1）预备姿势：自然站立，双脚分开，与肩等宽，全身放松，双手自然下垂。

（2）动作分解：①头颈缓缓向左侧弯屈至最大限度；②头颈缓缓向右侧弯屈至最大限度；③头颈缓缓向右侧弯屈至最大限度；④头颈缓缓向左侧弯屈至最大限度。

（3）动作要领：动作时除了头颈部外，其他部位保持不动，头颈侧弯时吸气，还原时呼气，随着头颈侧弯自然呼吸并逐渐加深。

（4）主要作用：活动颈椎关节，锻炼颈椎侧屈功能，增强相关肌肉的力量和相关关节的协调性。

4. 伸缩头颈

（1）预备姿势：自然站立，双脚分开，与肩等宽，全身放松，双手自然下垂。

（2）动作分解：①头颈缓缓向前方伸至最大限度，眼看前方；②头颈缓缓前伸并侧转向左前下方至最大限度，眼看左前下方，动作同时吸气；③头颈缓缓前伸并侧转向右前下方至最大限度，眼看右前下方；④头颈缓缓向前下方伸至最大限度，眼看前下方。

（3）动作要领：动作时除了头颈部外，其他部位保持不动，头颈前伸时呼气，还原时吸气，随着头颈前伸还原自然呼吸并逐渐加深。

（4）主要作用：活动颈椎关节，锻炼颈椎屈伸、旋转功能，增强相关肌肉的力量和相关关节的协调性。

5.四方环顾

（1）预备姿势：自然站立，双脚分开，与肩等宽，全身放松，双手自然下垂。

（2）动作分解：①头颈缓缓向左后下方转至最大限度；②头颈缓缓向右后上方转至最大限度；③头颈缓缓向右后下方转至最大限度；④头颈缓缓向左后上方转至最大限度；⑤头颈缓缓向左后下方转至最大限度，随即缓缓向左后上方转至最大限度，接着缓缓向右后上方转至最大限度，再缓缓向右后下方转至最大限度；⑥头颈缓缓向右后下方转至最大限度，随即缓缓向右后上方转至最大限度，接着缓缓向左后上方转至最大限度，再缓缓向左后下方转至最大限度。

（3）动作要领：动作时除了头颈部外，其他部位保持不动，头颈下转时呼气，上转时吸气，随着头颈上下左右转动自然呼吸并逐渐加深。

（4）主要作用：活动颈椎关节，锻炼颈椎屈伸、旋转、侧屈功能，增强相关肌肉的力量和相关关节的协调性。

6.头颈环绕

（1）预备姿势：自然站立，双脚分开，与肩等宽，全身放松，双手自然下垂。

（2）动作分解：①稍低头，头颈缓缓向左、向上、向右、向下顺时针环绕一周；②稍低头，头颈缓缓向右、向上、向左、向下逆时针环绕一周。

（3）动作要领：动作时除了头颈部外，其他部位保持不动，头颈向上环绕旋转时吸气，向下环绕旋转时呼气。

（4）主要作用：活动颈椎关节，锻炼颈椎屈伸、侧屈功能，增强相关肌肉的力量和相关关节的协调性。

（二）腰背功能锻炼法

腰背功能锻炼的目的，是改善腰背部血液循环，滋养腰背部组织，促进损伤组织修复，缓解肌肉韧带痉挛、疲劳，调整滑利胸腰椎关节，增强腰背部肌肉力量和协调性，恢复腰椎的稳定性和灵活性，主要是增强腰椎的稳定性；还能够延缓腰椎及椎间盘退行性改变，预防骨质疏松，有效防治腰背病变。腰背部功能锻炼除了锻炼腰背肌外，还能够锻炼胸腹肌，多挺腰使腰背过伸，少弯腰活动，动作要柔和缓慢，姿势正确，动作重心在腰背上，尽量达到腰背部活动的最大限度，但不可超过生理活动范围，以免锻炼不当致再次损伤，加重病情。腰背部急性损伤，开放性损伤，感染，骨髓炎、骨结核、骨囊肿、骨肿瘤、严重骨质疏松或骨质增生、脊髓压迫症等影响胸腰椎稳定，易发生脊髓损伤者，锻炼时应小心谨慎，或停止功能锻炼，防止脊髓损伤。腰背功能锻炼法常用的动作有：钟摆侧拉、展翅旋转、弓步倒走、前推后压、平底拱桥、飞燕翔空、抱膝侧滚、平卧旋腰、拔背伸腰、按摩摇腰、环转腰背、拾金不昧。

1.钟摆侧拉

（1）预备姿势：自然站立，双脚分开，与肩等宽，全身放松，双手自然下垂。

（2）动作分解：①双上肢先向两侧平伸，再伸直上举，在头顶两掌心相对合在一起，然后腰部缓缓向左侧弯曲至最大限度，再还原至双上肢平伸并腰部直立；②双上肢伸直上举，在头顶两掌心相对合在一起，腰部缓缓向右侧弯曲至最大限度，再还原至双上肢平伸并腰部直立。

（3）动作要领：动作时除了双上肢和腰部外，其他部位保持不动，双上肢上举时吸气，双上肢下放及腰部侧弯时呼气，随着腰部侧弯自然呼吸并逐渐加深。

（4）主要作用：活动腰椎关节，锻炼腰椎侧屈功能，增强相关肌肉的力量和相关关节的协调性。

2.展翅旋转

（1）预备姿势：自然站立，双脚分开，与肩等宽，全身放松，双手自然下垂。

（2）动作分解：①双上肢向两侧掌心向下外展平伸，然后腰部缓缓向左侧旋转至最大限度，同时右上肢顺势向胸前平摆至掌心贴左肩髃部，左上肢顺势向身后摆动至手背贴命门部；②腰部缓缓向右侧旋转至最大限度，同时左上肢顺势由后从外向胸前平摆至掌心贴右肩髃部，右上肢顺势由前从外向身后摆动至手背贴命门部。

（3）动作要领：动作时头、颈、腰部保持正直，双上肢伸展时吸气，双上肢下放及腰部旋转时呼气，随着腰部旋转自然呼吸并逐渐加深。

（4）主要作用：活动腰椎关节，锻炼腰椎旋转功能，增强相关肌肉的力量和相关关节的协调性。

3.弓步倒走

（1）预备姿势：自然站立，双脚并拢，全身放松，双手自然下垂。

（2）动作分解：①双手叉腰，上身保持姿势不动，右脚缓缓向后跨一步，身体重心在左脚成弓步，然后腰部轻度后伸挺腰，身体重心缓缓从左脚向后移到右脚，左脚再缓缓向后退一步，双脚并拢，身体重心还原到两脚之间；②双手叉腰，上身保持姿势不动，左脚缓缓向后跨一步，身体重心在右脚成弓步，然后腰部轻度后伸挺腰，身体重心缓缓从右脚向后移到左脚，右脚再缓缓向后退一步，双脚并拢，身体重心还原到两脚之间。

（3）动作要领：动作时头、颈、腰部保持正直，随着后退自然呼吸并逐渐加深。

（4）主要作用：活动腰椎关节，锻炼腰椎后伸功能，增强相关肌肉的力量和相关关节的协调性。

4.前推后压

（1）预备姿势：自然站立，双脚分开，与肩等宽，全身放松，双手自然下垂。

（2）动作分解：①双手抬起并十指交叉，到胸前后掌心翻向外，双臂向前伸直，然后缓缓弯腰至最大限度，同时双臂缓缓用力向前直伸至最大限度；②双手向后并十指交叉，掌心翻向外，双臂缓缓向后伸直，然后头后仰，腰部缓缓后伸至最大限度，同时双臂向后下方直伸按压至最大限度。

（3）动作要领：动作时双下肢保持正直，随着伸臂伸腰自然呼吸并逐渐加深。

（4）主要作用：活动腰椎关节，锻炼腰椎屈伸功能，增强相关肌肉的力量和相关关节的协调性。

5.平底拱桥

（1）预备姿势：仰卧平躺，双手放于身侧，掌心向下平按，双脚并拢，全身放松。

（2）动作分解：双下肢轻轻屈起，以双足跟、肩背部为支点，双掌用力下按，腰臀部缓缓向上拱起至最大限度，然后腰臀部用力向上挺起。

（3）动作要领：身体向上拱起时吸气，下落还原时呼气，动作时随着腰部起落自然呼吸并逐渐加深。

（4）主要作用：活动腰椎关节，锻炼腰椎后伸功能，增强相关肌肉的力量和相关关节的协调性。

6.飞燕翔空

（1）预备姿势：俯卧平躺，双手放于身侧，双脚并拢，全身放松。

（2）动作分解：仰头伸颈，以腹部为支点，胸背、双上肢和双下肢缓缓用力向后上方背伸至最大限度。

（3）动作要领：身体后伸时吸气，下落还原时呼气，动作时随着手足牵拉起落自然呼吸并逐渐加深。

（4）主要作用：活动腰椎关节，锻炼腰椎后伸功能，增强相关肌肉的力量和相关关节的协调性。

7.抱膝侧滚

（1）预备姿势：仰卧平躺，双手放于身侧，双脚并拢，全身放松。

（2）动作分解：①双膝缓缓屈至胸前，双手缓缓用力抱膝紧贴至胸前，头颈部前屈，身体向左侧缓缓翻滚至左侧卧位；②保持抱膝屈颈姿势不变，身体向右侧缓缓翻滚至右侧卧位。

（3）动作要领：动作时随着身体侧滚自然呼吸并逐渐加深。

（4）主要作用：活动腰椎关节，锻炼腰椎前屈功能，增强相关肌肉的力量和相关关节的协调性。

8.平卧旋腰

（1）预备姿势：仰卧平躺，双手放于身侧，双脚并拢，全身放松。

（2）动作分解：①双上肢向两侧平伸，掌心向上，头颈肩背保持姿势不变，右下肢屈膝屈髋转至左侧，腰部缓缓用力向左侧旋转至最大限度，同时左手缓缓向下按压右膝至最大限度，其余肢体保持姿势不变；②双上肢向两侧平伸，掌心向上，头颈肩背保持姿势不变，左下肢屈膝屈髋转至右侧，腰部缓缓用力向右侧旋转至最大限度，同时右手缓缓向下按压左膝至最大限度，其余肢体保持姿势不变。

（3）动作要领：动作时随着腰部旋转自然呼吸并逐渐加深。

（4）主要作用：活动腰椎关节，锻炼腰椎旋转功能，增强相关肌肉的力量和相关关节的协调性。

9.拔背伸腰

（1）预备姿势：自然站立，双脚分开，与肩等宽，全身放松，双手自然下垂。

（2）动作分解：双臂伸直，双手掌心向上，身体保持站立姿势不变，双掌缓缓用力托举至最大限度，同时腰背部缓缓用力向上拔伸至最大限度。

（3）动作要领：动作时除了腰背与双臂拔伸外，其他部位保持不动，腰背拔伸时吸气，下落还原时呼气，随着腰背部拔伸自然呼吸并逐渐加深。

（4）主要作用：活动腰椎关节，锻炼腰椎上伸功能，增强相关肌肉的力量和相关关节的协调性。

10.按摩摇腰

（1）预备姿势：自然站立，双脚分开，与肩等宽，全身放松，双手自然下垂。

（2）动作分解：①双手向后反背，手背紧贴于腰眼穴，下肢保持站立姿势不动，腰部以最大幅度顺时针缓缓回旋摇转一周，同时双手背护腰并顺势按摩腰眼；②下肢保持站立姿势不动，腰部以最大幅度逆时针缓缓回旋摇转一周，同时双手背护腰并顺势按摩腰眼。

（3）动作要领：动作时除了腰部外，其他部位保持不动，腰部摇转的幅度可由小到大，随着腰部摇转自然呼吸并逐渐加深。

（4）主要作用：活动腰椎关节，锻炼腰椎屈伸、侧屈功能，增强相关肌肉的力量和相关关节的协调性。

11. 环转腰背

(1)预备姿势：自然站立，双脚分开，与肩等宽，全身放松，双手自然下垂。

(2)动作分解：①双下肢保持站立姿势不动，腰部先缓缓向左侧屈，再缓缓向前弯曲，再缓缓向右侧屈，再缓缓向后背伸，然后缓缓还原，顺时针环转3圈；②双下肢保持站立姿势不动，腰部先缓缓向右侧屈，再缓缓向前弯曲，再缓缓向左侧屈，再缓缓向后背伸，然后缓缓还原，逆时针环转3圈。

(3)动作要领：动作时除了腰部外，其他部位保持不动，腰部环绕旋转的幅度可由小到大，随着腰部摇转自然呼吸并逐渐加深。

(4)主要作用：活动腰椎关节，锻炼腰椎屈伸、侧屈功能，增强相关肌肉的力量和相关关节的协调性。

12. 拾金不昧

(1)预备姿势：自然站立，双脚分开，与肩等宽，全身放松，双手自然下垂。

(2)动作分解：双下肢保持站立姿势不动，腰部缓缓前屈，双臂伸直，双手尽量触地。

(3)动作要领：开始可先逐渐使手指触地，再逐渐使手掌触地；弯腰时呼气，伸腰时吸气，动作时随着腰部屈伸自然呼吸并逐渐加深。

(4)主要作用：活动腰椎关节，锻炼腰椎屈伸功能，增强相关肌肉的力量和相关关节的协调性。

（三）上肢功能锻炼法

上肢功能锻炼的目的，是改善上肢血液循环，促进损伤组织修复，缓解肌肉韧带痉挛、疲劳，松解肌肉韧带粘连，通利关节，增强上肢肌肉力量和协调性，恢复肩、肘、腕、手的功能及灵活性，主要是恢复手指的灵活性，因此上肢功能锻炼应尽早进行，减少或避免损伤并发症如关节僵硬、肌肉萎缩、肌肉韧带粘连、骨质疏松、骨折延迟愈合和骨折不愈合等发生的风险。上肢功能锻炼法常用的动作有：颈肩环绕、双手反背、托天按地、野马分鬃、转臂摇肩、苏秦背剑、轮转轱辘、四面伸臂、六合冲拳、举铃推掌、拧臂转肘、转臂摇肘、勾翘劈挑、随风摆柳、抓拳拧腕、老鹰抓鸡、俯卧抓撑、旱地游泳。

1. 颈肩环绕

(1)预备姿势：自然站立，双脚分开，与肩等宽，全身放松，双手自然下垂。

(2)动作分解：①保持站立姿势不动，双肩以最大幅度缓缓由前从上向后环绕旋转3圈；②保持站立姿势不动，双肩以最大幅度缓缓由后从上向前环绕旋转3圈。

(3)动作要领：动作时除了双肩外，其他部位保持不动，随着双肩上下前后环绕转动自然呼吸并逐渐加深。

（4）主要作用：活动肩关节，锻炼肩关节前屈、后伸、上举的前后环转功能，增强相关肌肉的力量和相关关节的协调性。

2. 双手反背

（1）预备姿势：自然站立，双脚分开，与肩等宽，全身放松，双手自然下垂。

（2）动作分解：双上肢先向两侧平伸，然后向后反背于背部，双手互相握持对侧前臂，双肩尽量后伸，头颈腰背缓缓后仰至最大限度。

（3）动作要领：动作时除了双上肢及头颈外，其他部位保持不动，双手后背时呼气，仰头伸腰时吸气，随着双手后背和仰头挺腰自然呼吸并逐渐加深。

（4）主要作用：活动肩关节，锻炼肩关节后伸功能，增强相关肌肉的力量和相关关节的协调性。

3. 托天按地

（1）预备姿势：自然站立，双脚分开，与肩等宽，全身放松，双手自然下垂。

（2）动作分解：①双臂缓缓向上伸直，双手掌心向上缓缓用力托举至最大限度；②双臂缓缓向下伸直，双手掌心向下缓缓用力下按至最大限度。

（3）动作要领：动作时除了双臂上托下按外，其他部位保持不动，随着双臂上托下按自然呼吸并逐渐加深。

（4）主要作用：活动肩关节，锻炼肩关节上举功能，增强相关肌肉的力量和相关关节的协调性。

4. 野马分鬃

（1）预备姿势：自然站立，双脚分开，与肩等宽，全身放松，双手自然下垂。

（2）动作分解：双手握空拳，双臂向上平举至胸前，掌眼向上，拳面相对，双臂缓缓用力往外扩胸张开至最大限度。

（3）动作要领：动作时除了双臂开合外，其他部位保持不动，随着双臂开合自然呼吸并逐渐加深。

（4）主要作用：活动肩关节，锻炼肩关节外展、内收功能，增强相关肌肉的力量和相关关节的协调性。

5. 转臂摇肩

（1）预备姿势：自然站立，双脚分开，与肩等宽，全身放松，双手自然下垂。

（2）动作分解：①患侧肘关节屈曲，手握空拳，另一手扶握患侧手腕于胸前，患侧上臂缓缓用力带动肩关节顺时针环绕摇转3圈；②身体保持姿势不动，患侧上臂缓缓用力带动肩关节逆时针环绕摇转3圈。

（3）动作要领：动作时除了肩臂摇转外，其他部位保持不动，随着肩臂摇转自然呼吸并逐渐加深。

（4）主要作用：活动肩关节，锻炼肩关节外展、内收、上举的左右环转功能，增强相关肌肉的力量和相关关节的协调性。

6.苏秦背剑

（1）预备姿势：自然站立，双脚分开，与肩等宽，全身放松，双手自然下垂。

（2）动作分解：①右臂屈肘上举过肩，右手掌心贴向后背下伸；左臂同时屈肘反背，左手手背贴向后背上提，双手手指相勾连；②左臂屈肘上举过肩，左手掌心贴向后背下伸；右臂同时屈肘反背，右手手背贴向后背上提，双手手指相勾连。

（3）动作要领：动作时除了双臂上举、后伸外，其他部位保持不动，随着双臂上举、后伸自然呼吸并逐渐加深。

（4）主要作用：活动肩关节，锻炼肩关节前屈、后伸、上举功能，增强相关肌肉的力量和相关关节的协调性。

7.轮转轱辘

（1）预备姿势：自然站立，双脚分开，与肩等宽，全身放松，双手自然下垂。

（2）动作分解：①身体保持站立姿势不动，一手扶物或叉腰，另一臂伸直，缓缓由下向内、向上、再向外环绕摇转3圈；②身体保持站立姿势不动，一手扶物或叉腰，另一臂伸直，缓缓由下向外、向上、再向内环绕摇转3圈；③身体保持姿势不动，一手扶物或叉腰，另一臂伸直，缓缓由下向前、向上、再向后环绕摇转3圈；④身体保持姿势不动，一手扶物或叉腰，另一臂伸直，缓缓由下向后、向上、再向前环绕摇转3圈。也可双臂进行同向或反向轮转。

（3）动作要领：动作时除了轮转上肢外，其他部位保持不动，随着上肢轮转自然呼吸并逐渐加深。

（4）主要作用：活动肩关节，锻炼肩关节前屈、后伸、内收、外展、上举的前后环转及左右环转功能，增强相关肌肉的力量和相关关节的协调性。

8.四面伸臂

（1）预备姿势：自然站立，双脚分开，与肩等宽，全身放松，双手自然下垂。

（2）动作分解：①身体保持站立姿势不动，一手扶物或叉腰，另一臂伸直，缓缓由下向内平伸；②身体保持站立姿势不动，一手扶物或叉腰，另一臂伸直，缓缓由下向外平伸；③身体保持姿势不动，一手扶物或叉腰，另一臂伸直，缓缓由下向前平伸；④身体保持姿势不动，一手扶物或叉腰，另一臂伸直，缓缓由下向后平伸；⑤身体保持站立姿势不动，一手扶物或叉腰，另一臂伸直，缓缓由下从前向上伸举；⑥身体保持站立姿势不动，一手扶物或叉腰，另一臂伸直，缓缓由下从外向上伸举；⑦身体保持站立姿势不动，一手扶物或叉腰，另一臂缓缓由下直接向上伸举。也可双臂进行同向或反向轮转。

（3）动作要领：动作时除了平伸上肢外，其他部位保持不动，随着上肢平伸自然呼吸并逐渐加深。

（4）主要作用：活动肩关节，锻炼肩关节前屈、后伸、内收、外展、上举功能，增强相关肌肉的力量和相关关节的协调性。

9.六合冲拳

（1）预备姿势：自然站立，双脚分开，与肩等宽，双手握空拳屈肘贴于腰侧，全身放松。

（2）动作分解：①身体保持站立姿势不动，患肢缓缓用力向前方冲拳，再收回于腰侧；②身体保持站立姿势不动，患肢缓缓用力向后方冲拳，再收回于腰侧；③身体保持姿势不动，患肢缓缓用力向内侧冲拳，再收回于腰侧；④身体保持姿势不动，患肢缓缓用力向外侧冲拳，再收回于腰侧；⑤身体保持站立姿势不动，患肢缓缓用力向上方冲拳，再收回于腰侧；⑥身体保持站立姿势不动，患肢缓缓用力向下方冲拳，再收回于腰侧。也可双臂交替进行冲拳。

（3）动作要领：动作时除了冲拳上肢外，其他部位保持不动，冲拳时呼气，收回时吸气，随着上肢冲拳收回自然呼吸并逐渐加深。

（4）主要作用：活动肩、肘关节，锻炼肩关节前屈、后伸、内收、外展、上举功能及肘关节屈伸功能，增强相关肌肉的力量和相关关节的协调性。

10.举铃推掌

（1）预备姿势：自然站立，双脚分开，与肩等宽，一手扶物或叉腰，全身放松。

（2）动作分解：①身体保持站立姿势不动，患肢握拳，前臂向上，缓缓用力屈肘若举哑铃；②身体保持姿势不动，患肢立掌，掌心向前，肘关节缓缓用力伸直向前推掌。也可双肘同时或交替进行屈伸。

（3）动作要领：动作时除了肘关节屈伸外，其他部位保持不动，随着肘关节屈伸自然呼吸并逐渐加深。

（4）主要作用：活动肩、肘、腕关节，锻炼肩关节前屈、后伸、内收、外展、上举功能及肘、腕关节屈伸功能，增强相关肌肉的力量和相关关节的协调性。

11.拧臂转肘

（1）预备姿势：自然站立，双脚分开，与肩等宽，一手扶物或叉腰，全身放松。

（2）动作分解：①身体保持站立姿势不动，患肢握拳伸直，前臂及上臂缓缓顺时针旋前至最大限度，略停顿，动作同时吸气；②身体保持姿势不动，患肢握拳伸直，前臂及上臂缓缓逆时针旋后至最大限度，略停顿，动作同时呼气。也可双前臂同时进行旋转。

（3）动作要领：动作时除了前臂旋转外，其他部位保持不动，随着前臂旋转自然呼吸并逐渐加深。

（4）主要作用：活动肩、肘、腕关节，锻炼肩肘、腕关节旋转功能，增强相关肌肉的力量和相关关节的协调性。

12. 转臂摇肘

（1）预备姿势：自然站立，双脚分开，与肩等宽，一手扶物或叉腰，全身放松。

（2）动作分解：①身体保持站立姿势不动，患肢肘关节稍屈曲，前臂缓缓用力带动肘关节顺时针环绕摇转3圈，略停顿，动作同时吸气；②身体保持姿势不动，患肢肘关节稍屈曲，前臂缓缓用力带动肘关节逆时针环绕摇转3圈，略停顿，动作同时呼气。也可双肘同时或交替进行旋转。

（3）动作要领：动作时除了前臂摇转外，其他部位保持不动，随着前臂摇转自然呼吸并逐渐加深。

（4）主要作用：活动肘关节，锻炼肘关节旋转、屈伸功能，增强相关肌肉的力量和相关关节的协调性。

13. 勾翘劈挑

（1）预备姿势：自然站立，双脚分开，与肩等宽，一手扶物或叉腰，全身放松。

（2）动作分解：①身体保持站立姿势不动，患肢前伸，肘关节半屈曲，五指撮拢在一起成勾手状，腕关节缓缓勾拳掌屈至最大限度；②身体保持姿势不动，患肢前伸，肘关节半屈曲，手指伸开成掌状，腕关节缓缓翘掌背伸至最大限度；③身体保持站立姿势不动，患肢前伸，肘关节半屈曲，手指并拢成掌，腕关节缓缓用力下劈尺偏至最大限度；④身体保持姿势不动，患肢前伸，肘关节半屈曲，手指并拢成掌，腕关节缓缓用力上挑桡偏至最大限度。也可双腕同时或交替进行屈伸。

（3）动作要领：动作时除了手腕勾翘劈挑外，其他部位保持不动，随着手腕勾翘劈挑自然呼吸并逐渐加深。

（4）主要作用：活动腕关节，锻炼腕关节掌屈、背伸、桡偏、尺偏功能，增强相关肌肉的力量和相关关节的协调性。

14. 随风摆柳

（1）预备姿势：自然站立，双脚分开，与肩等宽，一手扶物或叉腰，全身放松。

（2）动作分解：①身体保持站立姿势不动，患肢前伸，肘关节屈曲，腕关节缓缓顺时针环绕摇转3圈；②身体保持姿势不动，患肢前伸，肘关节屈曲，腕关节缓缓逆时针环绕摇转3圈。也可双腕同时或交替进行环绕摇转。

（3）动作要领：动作时除了手腕环绕摇转外，其他部位保持不动，随着手腕环绕摇转自然呼吸并逐渐加深。

（4）主要作用：活动腕关节，锻炼腕关节旋转功能，增强相关肌肉的力量和相关关节的协调性。

15. 抓拳拧腕

（1）预备姿势：自然站立，双脚分开，与肩等宽，一手扶物或叉腰，全身放松。

（2）动作分解：①身体保持站立姿势不动，患肢前伸，肘关节屈曲，手指先伸开再缓缓用力握拳，同时手腕缓缓用力顺时针旋前至最大限度；②身体保持姿势不动，患肢前伸，肘关节屈曲，手指先伸开再缓缓用力握拳，同时手腕缓缓用力逆时针旋前至最大限度。也可双手同时或交替进行。

（3）动作要领：动作时除了手指抓拳与手腕旋转外，其他部位保持不动，随着手腕旋转自然呼吸并逐渐加深。

（4）主要作用：活动腕、指关节，锻炼腕关节旋转功能和指关节掌屈、背伸、外展、内收功能，增强相关肌肉的力量和相关关节的协调性。

16. 老鹰抓鸡

（1）预备姿势：自然站立，双脚分开，与肩等宽，一手扶物或叉腰，全身放松。

（2）动作分解：①身体保持站立姿势不动，患肢屈肘前臂上举，腕关节尽量背伸，五指缓缓用力分开背伸至最大限度；②身体保持姿势不动，患肢伸肘，五指缓缓用力向前下方抓摄，屈指成拳至最大限度，同时腕关节尽量掌屈。也可双手同时或交替进行抓摄。

（3）动作要领：动作时除了前臂与手指上下抓摄外，其他部位保持不动，随着前臂与手指上下抓摄自然呼吸并逐渐加深。

（4）主要作用：活动肘、腕、指关节，锻炼肘关节屈伸功能、腕关节屈伸功能和指关节掌屈、背伸、外展、内收功能，增强相关肌肉的力量和相关关节的协调性。

17. 俯卧抓撑

（1）预备姿势：双臂撑地俯卧，身体挺直，双脚自然分开，全身放松。

（2）动作分解：①身体保持挺直姿势不动，双掌撑地，双臂缓缓用力尽量屈曲至前胸接近地面，然后双臂伸直，身体随双臂屈伸上下起伏但不得触地；②身体保持挺直姿势不动，双手成爪，食指撑地，双臂缓缓用力尽量屈曲至前胸接近地面，然后双臂伸直，身体随双臂屈伸上下起伏但不得触地。

（3）动作要领：开始时双臂可先小幅度屈伸，再逐渐增加屈伸幅度；动作时除了前臂屈伸外，身体其他部位保持不动，双臂屈曲时呼气，双臂伸直时吸气，随着双臂屈伸自然呼吸并逐渐加深。

（4）主要作用：活动肩、肘、腕、指关节，锻炼肩关节屈伸、外展功能，肘关节屈伸功能，腕关节屈伸功能和指关节掌屈、背伸、外展、内收功能，增强相关肌肉的力量和相关关节的协调性。

18.旱地游泳

（1）预备姿势：俯卧平躺，双手放于身侧，双脚并拢或自然分开，全身放松。

（2）动作分解：①仰头抬颈，胸背轻轻上翘，双手十指伸直分开，双臂缓缓用力如蛙泳从胸前由前经两侧向外画圈至胸前，手指随着双臂屈曲展收而屈曲展收；②仰头抬颈，胸背轻轻上翘，双手十指伸直分开，双臂缓缓用力从胸前由后经两侧向外画圈至胸前，手指随着双臂屈曲展收而屈曲展收。

（3）动作要领：动作时除了四肢屈伸展收外，身体躯干保持不动，随着四肢屈伸展收自然呼吸并逐渐加深。

（4）主要作用：活动肩、肘、腕、指关节，锻炼肩关节屈伸、外展功能，肘关节屈伸功能，腕关节屈伸功能和指关节掌屈、背伸、外展、内收功能，增强相关肌肉的力量和相关关节的协调性。

（四）下肢功能锻炼法

下肢功能锻炼的目的，是改善下肢血液循环，促进损伤组织修复，缓解肌肉韧带痉挛、疲劳，松解肌肉韧带粘连，通利关节，增强下肢肌肉力量和协调性，恢复髋、膝、踝、足的功能和灵活性，主要是恢复下肢的负重与行走功能，因此下肢功能锻炼应尽早进行，减少或避免损伤并发症如关节僵硬、肌肉萎缩、肌肉韧带粘连、骨质疏松、骨折延迟愈合和骨折不愈合等发生的风险，并且要多锻炼臀大肌、股四头肌和小腿三头肌等强力肌肉，以保持正常的负重、行走和下肢关节的稳定。每个动作重复12-36次。下肢功能锻炼法常用的动作有：悬空摆腿、空中蹬车、环揉髌骨、屈伸绕膝、前弓后虚、马步蹲站、八方摆踢、举腿摇摆、钟摆摇髋、金丝缠腿、摇踝转足、点地转足、旱地拔葱、立定跳远。

1.悬空摆腿

（1）预备姿势：端坐于靠背椅上，双手扶按扶手，全身放松。

（2）动作分解：双手扶牢椅子，上身稍后倾，双小腿轻轻上提离地，缓缓向前伸直至最大限度，再缓缓向后屈曲至最大限度。

（3）动作要领：动作时除了双小腿屈伸外，其他部位保持不动，屈伸时吸气，还原时呼气，随着双小腿屈伸自然呼吸并逐渐加深。

（4）主要作用：活动膝关节，锻炼膝关节屈伸功能，增强相关肌肉的力量和相关关节的协调性。

2. 空中蹬车

（1）预备姿势：仰卧平躺，双手放于身侧，掌心向下平放，双脚并拢，全身放松。

（2）动作分解：①左下肢缓缓屈膝屈髋至最大限度；②右下肢缓缓屈膝屈髋至最大限度，同时左下肢缓缓向前上方伸直；③双下肢交替屈伸如蹬自行车3圈；④左下肢缓缓直腿抬高至最大限度；⑤右下肢缓缓直腿抬高至最大限度，同时左下肢缓缓屈膝屈髋至最大限度；⑥双下肢交替屈伸如蹬自行车3圈。

（3）动作要领：动作时除了双下肢屈伸外，其他部位保持不动，屈伸时吸气，还原时呼气，随着双下肢屈伸自然呼吸并逐渐加深。

（4）主要作用：活动髋、膝、踝关节，锻炼髋、膝、踝关节屈伸功能，增强相关肌肉的力量和相关关节的协调性。

3. 环揉髌骨

（1）预备姿势：平坐，双下肢伸直并拢，双手自然放于膝上，全身放松。

（2）动作分解：①双手缓缓向前、向后推动患侧髌骨至最大限度，重复3次；②双手缓缓向左、向右推动左髌骨至最大限度，重复3次。

（3）动作要领：动作时除了双手推动髌骨外，其他部位保持不动，向前、向内推动时吸气，向后、向外推动时呼气，随着双手推动髌骨自然呼吸并逐渐加深。

（4）主要作用：活动髌骨，锻炼髌骨滑动功能，增强相关肌肉的力量和相关关节的协调性。

4. 屈伸绕膝

（1）预备姿势：自然站立，双脚并拢，全身放松，双手自然下垂。

（2）动作分解：①弯腰，双手分别扶按双大腿，双膝并拢，缓缓向前屈曲下蹲至最大限度，然后缓缓伸直还原，重复3次；②保持弯腰扶腿姿势不动，双膝并拢轻屈，顺时针方向环绕3圈；③保持弯腰扶腿姿势不动，双膝并拢轻屈，逆时针方向绕3圈；④保持弯腰扶腿姿势不动，双膝分开轻屈，由内向外环绕3圈；⑤保持弯腰扶腿姿势不动，双膝分开轻屈，由外向内环绕3圈。

（3）动作要领：动作时上半身保持不动，随着膝关节屈伸环绕自然呼吸并逐渐加深。

（4）主要作用：活动髋、膝、踝关节，锻炼髋、膝、踝关节旋转功能，增强相关肌肉的力量和相关关节的协调性。

5. 前弓后虚

（1）预备姿势：自然站立，双脚并拢，全身放松，双手自然下垂。

（2）动作分解：①腰背保持挺直不动，右足向前跨一大步，左下肢蹬直，身体重心前移至右腿成右弓步，双手扶按右大腿，右膝缓缓用力屈曲下压右大腿至最大限度；②腰背保持挺直不动，双手分别扶按双大腿，身体重心后移至左腿成右虚步，右膝轻屈，左膝缓缓用力屈曲下压左大腿至最大限度；③腰背保持挺直，身体重心保持在左腿，身体原地转向后方成左弓步，右下肢蹬直，双手扶按左大腿，左膝缓缓用力屈曲下压左大腿至最大限度，④腰背保持挺直不动，双手分别扶按双大腿，身体重心后移至右腿成左虚步，左膝轻屈，右膝缓缓用力屈曲下压右大腿至最大限度。

（3）动作要领：动作时腰背保持挺直不动，随着膝关节屈曲下压大腿自然呼吸并逐渐加深。

（4）主要作用：活动髋、膝、踝关节，锻炼髋、膝、踝关节屈伸功能，增强相关肌肉的力量和相关关节的协调性。

6. 马步蹲站

（1）预备姿势：自然站立，双脚分开，与肩等宽，全身放松，双手自然下垂。

（2）动作分解：腰背保持挺直，双手分别扶按双大腿，双膝缓缓用力屈曲下蹲至最大限度，稍停顿，然后双膝缓缓用力伸直起立。

（3）动作要领：动作时腰背保持挺直不动，下蹲时吸气，起立时呼气，随着膝关节屈伸蹲站自然呼吸并逐渐加深。

（4）主要作用：活动髋、膝、踝关节，锻炼髋、膝、踝关节屈伸功能，增强相关肌肉的力量和相关关节的协调性。

7. 八方摆踢

（1）预备姿势：自然站立，双上肢向两侧平伸，上半身微向健侧倾斜，身体重心移至健足，患侧下肢提起离地悬空，膝关节屈曲，全身放松。

（2）动作分解：①患腿轻轻用力向前平踢，足踝跖屈绷直，力达足尖，然后下落还原为预备姿势；②患腿轻轻用力向内侧拐踢，足踝跖屈内翻，力达足尖，然后下落还原为预备姿势；③患腿轻轻用力向外摆踢，足踝跖屈绷直，力达足尖，然后下落还原为预备姿势；④患腿轻轻用力向上摆踢，足踝跖屈，力达足尖，然后下落还原为预备姿势；⑤患腿轻轻用力向外侧踹，力达足掌，然后下落还原为预备姿势；⑥患腿轻轻用力向前蹬，力达足跟，然后下落还原为预备姿势；⑦患腿轻轻用力向后蹬，力达足跟，然后下落还原为预备姿势；⑧患腿轻轻用力向下蹬，力达足跟，然后下落还原为预备姿势。

（3）动作要领：动作时上半身保持挺直不动，随着踢腿自然呼吸并逐渐加深。

（4）主要作用：活动髋、膝、踝关节，锻炼髋关节屈伸、外展、内收功能和膝关节屈伸功能及踝关节屈伸、内翻、外翻功能，增强相关肌肉的力量和相关关节的协调性。

8. 举腿摇摆

（1）预备姿势：自然站立，双上肢向两侧平伸，上半身微向健侧倾斜，身体重心移至健足，患侧下肢提起离地悬空，大腿放平，膝关节屈曲90度，全身放松。

（2）动作分解：①保持身体姿势不变，患侧小腿轻轻用力前后摆动3次，然后下落还原为预备姿势；②保持身体姿势不变，患侧小腿轻轻用力左右摆动3次，然后下落还原为预备姿势；③保持身体姿势不变，患侧小腿轻轻用力顺时针环绕膝关节摇转摆动3次，然后下落还原为预备姿势；④保持身体姿势不变，患侧小腿轻轻用力逆时针环绕膝关节摇转摆动3次，然后下落还原为预备姿势。

（3）动作要领：动作时小腿摆动，身体其他部位保持不动，随着小腿摆动自然呼吸并逐渐加深。

（4）主要作用：活动膝关节，锻炼膝关节前屈、后伸、外展、内收、旋转功能，增强相关肌肉的力量和相关关节的协调性。

9. 钟摆摇髋

（1）预备姿势：自然站立，双上肢向两侧平伸，上半身微向健侧倾斜，身体重心移至健足，患侧下肢轻轻提起离地悬空，自然伸直，全身放松。

（2）动作分解：①保持身体姿势不变，患腿轻轻用力前后摆动3次，然后下落还原为预备姿势；②保持身体姿势不变，患腿轻轻用力左右摆动3次，然后下落还原为预备姿势；③保持身体姿势不变，患腿轻轻用力顺时针环绕髋关节摇转摆动3次，然后下落还原为预备姿势；④保持身体姿势不变，患腿轻轻用力逆时针环绕髋关节摇转摆动3次，然后下落还原为预备姿势。

（3）动作要领：动作时下肢摆动，身体其他部位保持不动，随着下肢摆动自然呼吸并逐渐加深。

（4）主要作用：活动髋关节，锻炼髋关节前屈、后伸、外展、内收、旋转功能，增强相关肌肉的力量和相关关节的协调性。

10. 金丝缠腿

（1）预备姿势：自然站立，双上肢向两侧平伸，上半身微向健侧倾斜，身体重心移至健足，患侧下肢轻轻提起离地悬空，膝关节屈曲，全身放松。

（2）动作分解：①患腿由内向前、向外、向后缠绕一圈，再轻轻用力向前平踢，足踝跖屈绷直，力达足尖，然后下落还原为预备姿势；②患腿由外向前、向内、向后缠绕一圈，再轻轻用力向前平踢，足踝跖屈绷直，力达足尖，然后下落还原为预备姿势；③患腿由外向前、向内、向后缠绕一圈，再轻轻用力向外侧蹬踹，力达足掌，然后下落还原为预备姿势；④患腿由内向前、向外、向后缠绕一圈，然后再轻轻用力向外侧蹬踹，力达足掌，然后下落还原为预备姿势。

（3）动作要领：动作时下肢缠绕踢踹，身体其他部位保持不动，踢踹时呼气，还原时吸气，随着下肢缠绕踢踹自然呼吸并逐渐加深。

（4）主要作用：活动髋、膝、踝关节，锻炼髋关节屈伸、外展、内收功能和膝关节屈伸功能及踝关节屈伸、内翻、外翻功能，增强相关肌肉的力量和相关关节的协调性。

11. 摇踝转足

（1）预备姿势：自然站立，双脚自然分开，一手扶物或叉腰，或端坐靠椅，全身放松。

（2）动作分解：①身体保持站立或靠坐姿势不动，患肢抬起前伸，踝关节依次内翻、背伸、外翻、跖屈，缓缓顺时针环绕摇转3圈，还原；②身体保持站立或靠坐姿势不动，患肢抬起前伸，踝关节依次外翻、背伸、内翻、跖屈，缓缓逆时针环绕摇转3圈，还原。

（3）动作要领：动作时踝关节环绕摇转，身体其他部位保持不动，顺时针环转时吸气，逆时针环转时呼气，随着踝关节环转自然呼吸并逐渐加深。

（4）主要作用：活动踝关节，锻炼踝关节背伸、跖屈、内翻、外翻、环转功能，增强相关肌肉的力量和相关关节的协调性。

12. 点地转足

（1）预备姿势：自然站立，双脚自然分开，一手扶物或双手自然下垂，全身放松。

（2）动作分解：①身体保持站立姿势不动，患肢足尖点地、足跟抬起，足、踝关节以足尖为轴缓缓顺时针环绕摇转3圈，还原；②身体保持站立姿势不动，患肢足尖点地、足跟抬起，足、踝关节以足尖为轴缓缓逆时针环绕摇转3圈，还原。

（3）动作要领：动作时足、踝关节环绕摇转，身体其他部位保持不动，顺时针环转时吸气，逆时针环转时呼气，随着足、踝关节环转自然呼吸并逐渐加深。

（4）主要作用：活动足、踝关节，锻炼足趾屈伸功能和踝关节背伸、跖屈、内翻、外翻、环转功能，增强相关肌肉的力量和相关关节的协调性。

13. 旱地拔葱

（1）预备姿势：自然站立，双脚自然分开，全身放松，双手自然下垂。

（2）动作分解：上半身保持正直，双上肢向两侧轻度伸开平衡身体，双膝屈曲，腰背及四肢协调用力，缓缓用力向上纵向跳跃，下落站定后还原。

（3）动作要领：动作时下肢屈伸，上肢可协调屈伸，身体其他部位保持不动，跳跃时吸气，还原时吸气，随着跳跃自然呼吸并逐渐加深。

（4）主要作用：活动髋、膝、踝关节，锻炼髋、膝、踝关节屈伸功能，增强相关肌肉的力量和相关关节的协调性。

14.立定跳远

（1）预备姿势：自然站立，双脚自然分开，全身放松，双手自然下垂。

（2）动作分解：上半身微前屈，双上肢向两侧轻度伸开平衡身体，双膝屈曲，腰背及四肢协调用力，缓缓用力向前跳跃，下落站定后还原。

（3）动作要领：动作时下肢屈伸，上肢可协调屈伸及前后摆动，身体其他部位保持不动，跳跃时吸气，还原时吸气，随着跳跃自然呼吸并逐渐加深。

（4）主要作用：活动髋、膝、踝关节，锻炼髋、膝、踝关节屈伸功能，增强相关肌肉的力量和相关关节的协调性。

（五）简易器械功能锻炼法

1.拉环法

（1）预备姿势：固定滑轮于高处，绳索穿过滑轮，两端系拉环悬吊备用。患者站立或端坐。

（2）动作分解：患者双手分别紧握拉环，适当用力上下交替拉动。

（3）动作要领：开始绳索可较长，以适应较小的动作幅度；随着肩肘关节功能的恢复，可逐渐缩短绳索长度，以适应较大的动作幅度。

（4）主要作用：辅助活动肩、肘关节，锻炼肩关节屈伸、上举功能和肘关节屈伸功能，增强相关肌肉的力量和相关关节的协调性。

2.提水法

（1）预备姿势：小桶装适量水备用。患者站立或端坐。

（2）动作分解：患者手抓握装水的小桶提手，适当用力上提下放水桶。

（3）动作要领：开始可少量装水或空桶上提以逐渐适应，再慢慢增加装水量，不可一次加水过多。

（4）主要作用：辅助活动肩、肘关节，锻炼肩关节屈伸、外展功能和肘关节屈伸功能，增强相关肌肉的力量和相关关节的协调性。

3.拧毛巾法

（1）预备姿势：用普通毛巾折叠成适当的粗细和长短备用。患者站立或端坐。

（2）动作分解：患者双手紧握毛巾棒两端，适当用力前后交替拧动。

（3）动作要领：开始可轻轻用力小幅度拧动，再逐渐用力加大动作幅度。

（4）主要作用：活动腕关节，锻炼腕关节屈伸、旋转功能。

4.转球法

双手用两塑料球或石球交替左右转动。

（1）预备姿势：选取两个相同规格，适当重量及大小的健身球。患者站立或端坐。

（2）动作分解：用手托握两个健身球，适当用力进行顺时针及逆时针转动。

（3）动作要领：开始可用较轻的塑料球或空心球，再逐渐换成较重的石球或实心金属球。

（4）主要作用：活动指关节，锻炼指关节掌屈、背伸、内收功能，增强相关肌肉的力量和相关关节的协调性。

5.搓滚法

（1）预备姿势：选取两根长15～20厘米，直径6～10厘米的竹筒、短木棒或装满水的塑料饮料瓶，左右各一放置于平地上备用。患者端坐于靠背椅上。

（2）动作分解：患者双足分别踩在两个竹筒上，适当用力进行前后交搓滚动。

（3）动作要领：开始可轻轻用力小幅度搓滚，再逐渐用力加大动作幅度。

（4）主要作用：活动膝、踝关节，锻炼膝、踝关节屈伸功能，增强相关肌肉的力量和相关关节的协调性。

6.蹬车法

（1）预备姿势：患者端坐于固定脚踏车上，双手扶握车把稳固身体。

（2）动作分解：患者双足分别踩在两个脚踏上，适当用力踩踏带动飞轮，进行顺时针及逆时针蹬车活动。

（3）动作要领：开始可轻轻用力小幅度踩动飞轮蹬车，再逐渐用力加大动作幅度。

（4）主要作用：活动膝、髋关节，锻炼膝、髋关节屈伸功能，增强相关肌肉的力量和相关关节的协调性。

第七章 詹氏中医骨伤中药治疗经验

詹氏中医骨伤有着悠久的传承历史，詹氏在上几辈医学发展过程中逐渐积累经验，专业方向逐渐固定在中医骨伤科专业以后，近几十年来在詹庄锡先生的带领下，经过几代的传承与临床数十年的发展，对于骨伤科疾病的中医基础理论，理、法、方、药的临床运用，建立了比较完整的理论体系和临床治疗体系。对于跌打损伤、四肢骨折、脊柱损伤、椎间盘疾患、关节痹症以及临床常见病——颈椎病、肩周炎、痛风等骨伤疾病的治疗积累了丰富的治疗经验，总结出了很多治疗效果明显的临床经验剂方。结合自己多年积累的用药特色经验，研制出了一批中药外用制剂及中医适宜技术治疗用具，等等。这些，无论从理论上及临床实践治疗上，都为詹氏中医骨伤的进一步发展奠定了坚实的基础。

第一节 詹氏中医骨伤中药治疗特色

一、动静用药，气血并治

詹氏中医骨伤临床治疗跌打损伤、骨折筋伤理论上主张：损伤的辨证应气血并重，治疗应气血并治。因此"气血并治"是詹氏中医骨伤治疗跌打损伤、骨折筋伤的理论基础，用药气血兼顾是其一大临床特色。

骨伤科传统都是"损伤一证，专从血论"。大部分临床骨伤科医生治疗、用药都是按照这一理论进行。而明代薛己在《正体类要》："肢体损于外，气血伤于内。"提出了损伤外损肢体、内伤气血的观点。清代沈金鳌《杂病源流犀烛》："跌扑闪挫，卒然身受，由外及内，气血俱伤病也。"也明确提出来损伤则气血俱伤的观点。所以，詹氏中医骨伤"气血并重"理论是有其渊源的。

詹氏中医骨伤认为：跌打撞击先伤形，伤形必伤血，血伤则肿，强力举重先伤气，气伤则痛。因此损伤虽伤形伤血，同时也亦伤气。正如《伤科汇纂》所说："登高堕下，其人必惊，惊则气陷；争斗相打，其人必怒，怒则气逆；戏耍跌扑，其气必散；极刑鞭扑，其气必结；拳手之伤，肌损血滞而轻。"一旦损伤，肢体、关节遭受外力必同时伤及气与血，造成气滞血瘀。气行则血运，气滞则血瘀。跌打损伤、骨折筋伤、关节脱位等外力造成的人体受损，单从血治失之偏颇。故詹氏中医骨伤强调：治疗必须"气血同治"，用药必须"动静用药"。

《素问·调经论》说："人之所有者，血与气耳。"气属阳，主煦之，血属阴，主濡之，血载气，气行血，气为血之帅，血为气之母，气行则血行，气滞则血瘀。血为气之形，气为血之神，散则为气，聚则成形，气离于血则为无根之败气，血离于气则为无神之死血，人之气血须臾不可分离，否则"阴阳离决，精气乃绝"。故损伤外损筋骨皮肉，内伤经络气血，气血不通则痛。因此治疗上首先要"行气活血，气血并治"。我们说：气行则血行，气血运行顺畅则经络通畅，消肿止痛，通则不痛。举例来说，如"詹氏宽胸顺气汤"是治疗屏气努挫伤（岔气），其以伤气为主，气滞则血运受阻，兼有血瘀之症状，证见伤处微肿或不肿，疼痛走窜，呼吸、转侧则疼痛加剧，触之可及疼痛包块，治疗宜宽胸和络、理气止痛，方中以行气药为主，兼有行气活血之药，而无单纯活血化瘀之品，取其气行则血行之意。再如"詹氏通腑逐瘀汤"治疗腰部骨折筋伤及腹部损伤初期，证见腹痛腹胀，大便秘结，此即"肢体损于外，气血伤于内，营卫有所不贯，脏腑由之不和"，乃瘀血内停，脏腑不和，气机闭阻，腑气不通所致，既非实热积滞互结肠内之燥屎干结，也非单纯瘀血内停之蓄血症，故不单用大承气汤峻下热结，也不单用桃核承气汤攻下逐瘀，而用"詹氏通腑逐瘀汤"，方以"厚朴三物汤"为基础，即以下气通腑为主，佐以攻下逐瘀之药，腑气通则大便自下，气行而血行则胀痛自消，即"痛随利减，病去如归"之意。再如，治疗骨折筋伤的创伤初期，证见伤处剧烈肿胀、疼痛等症状，为明显的气滞血瘀情况。詹氏中医骨伤的"詹氏骨折筋伤通用方"有着非常好的临床效果，方中除了活血化瘀药物之外，还配伍了川芎、元胡、香附等行气之药，使其行气活血，增强活血化瘀、消肿止痛的功效，故临床取得了很好的疗效。

詹氏中医骨伤临床诊治的另外一个特色是在临床用药上注意药物的"动静结合"，所谓药物的动静结合，詹氏中医骨伤是这样认为的：凡药性辛辣、性温热、芳香走窜，具有推动气血、津液运行，有着理气行滞、活血祛瘀、开窍醒神、通经活络、利水通便、化痰消食、发汗解表等之功效的药物，药性都属阳，其性好动，归之"动药"；但凡药性平和、性凉、滋补，具有补气养血、生津安神、滋阴补阳、收敛固涩、重镇降逆的药物，药性属阴，归之"静药"。动药药性较猛，行气活血，行散走窜，容易耗气伤血；静药药性平和，补气养血，药性收守，容易滋腻瘀滞。所以，詹氏中医骨伤在长期的临床实践中积累了丰富的经验，其"动静结合"理论强调：动静结合用药消补结合，行气活血不至于耗散太过，补气养血不至于瘀滞留邪，从而达到攻补有度、攻邪不伤正、补虚不助邪的实际效果，深得广大临床工作者的认可。

詹氏中医骨伤"动静用药"首先体现在行气活血与补气养血相结合。《难经》："气主煦之，血主濡之。"经曰："气为血之帅，血为气之母；气行则血行，气滞则血瘀。"故血瘀必有气滞，气滞常兼血瘀；血失必伴气脱，气虚常兼血亏。凡损伤之患，既有血瘀又有血失，既有气滞又有气虚，因此用药既要活血又要补血，既要行气又要补气。詹氏中医骨伤认为：这些治疗原则，看似有些矛盾，其实这是中医理论的一个重要部分。很多中药都有双向调节作用，比如"三七"，既有活血化瘀的作用，也有活血止血的作用。詹氏中医骨伤提倡的：行气活血药与补气养血共用，临床中药采用"动静结合"用药，则行气活血而不伤气血，补气养血而不郁滞留邪。如临床跌打损伤，损伤导致气滞血瘀，肢体肿痛并作，詹氏中医骨伤往往在使用行气活血法治疗时佐以补气养血的药物，如常加补气药黄芪与补血药白芍，黄芪补气生血，使气旺则气自行，气行则血自行，又可防行气太过而耗散气血；白芍补血敛阴，又可防活血太过而耗伤阴血，此即动静结合、动中有静之意。再如很多骨折损伤及手术后失血过多而致机体气血亏虚，詹氏中医骨伤在使用益气补血法治疗时，常加川芎、香附等行气活血之品，以防益气补血太过而致气滞血瘀、闭门留寇，此即动静结合、静中有动之意。

其次，詹氏中医骨伤"动静用药"还体现在辛燥药与柔润药相结合使用。如在治疗风寒湿痹痛时，临床常用制川乌、制草乌、附片、桂枝、细辛、苍术等辛温、燥湿、驱寒的药物以祛风胜湿、散寒止痛。而辛燥、温热这类药物很容易耗伤阴液，故詹氏中医骨伤在使用的同时往往会加一些酸甘、凉润之药，如白芍、肉苁蓉、酸枣仁、甘草以益阴敛营，以防辛热、燥烈太过伤及阴津。再如詹氏中医骨伤在治疗湿热痹痛时，常用黄柏、防己、秦艽、虎杖、忍冬藤等苦寒、辛凉药物以清热燥湿，而苦寒、辛凉药物容易损伤阳气，故临床常加苍术、桂枝、制草乌、元胡等辛温药物以辛散温通，平衡阴阳，更用炙甘草以甘温缓中，制其苦寒之性，以防苦寒太过伤及阳气。

最后，詹氏中医骨伤"动静用药"还体现在补虚攻邪药与健脾和胃药相结合。脾为太阴湿土，喜燥而恶湿；胃为阳明燥土，喜润而恶燥。行气活血药物多为"动药"，其药性多辛香、性燥、走窜，易伤脾胃；补益药多为"静药"，其药性多收涩、滋腻，性润，易碍脾胃。用药时既要防止温燥之品劫其阴，又要防止苦寒之剂伤其阳，还要忌滋腻之剂滞其气、留其邪。因此，詹氏中医骨伤在临床处方用药时，使用行气活血类辛燥的药物时，常配伍养阴生津的药物以缓其辛燥之性；使用补益肝肾类滋腻的药物时，常配伍理气健脾的药物以减其滋腻之性。比如骨伤科常见的"虚证——肝肾亏虚症"，补肝益肾是其治法。詹氏中医骨伤在使用补益肝肾法治疗时，常用熟地、制萸肉、黄精、杜仲、补骨脂等填精补髓、补益肝肾之"静药"，因收敛滋润的药物，容易滋腻妨胃，酿湿碍脾，所以，临床上常加陈皮、焦三仙、厚朴、莱菔子等行气健脾、消食开胃之"动药"，使补而不滞，滋而不腻，增强补益肝肾的功效，又可防止滋补生邪，变生他证。再如骨伤科常见的"实证——气滞血瘀症"，活血化瘀、行气止痛是其治法。詹氏中医骨伤在使用行气活血法治疗时，常用川芎、元胡、香附、乳香、没药等活血化瘀、行气止痛之"动药"，因此类药物大多辛散温燥，容易损伤脾胃，故临床常加黄芪、麦冬、佛手、莲子、炙甘草等甘缓和中、益气健脾之"静药"，以调和诸药，健脾和胃，使散中有收，消中有补，行散而不伤正。这也是詹氏中医骨伤"动静结合"用药的具体临床运用。

二、内外兼治，筋骨并重

詹氏中医骨伤临床用药宗《素问·异法方宜论》："圣人杂合以治，各得其所宜"之意，主张内外兼治，多种治疗方法综合运用，"治病必求于本"是其临床用药的又一大特色。治疗骨伤科疾病时，常用中医辨证、中药内服的方法，并针对疾病的病因病机同步调整体质，整体治疗直指疾病本质，此乃"治病必求于本"之意。又用中药熏洗，伤膏外敷，局部外治的方法处理疾病的急标，外用方法及膏药等可使药物直达局部病所，取其治标以迅速起效之意。此外，还结合针灸、推拿、针刀、功能锻炼等其他外治方法辅助治疗，外治筋骨皮肉，内调脏腑经络、气血阴阳，全面修复患者的伤病、恢复患者体质。中医"急者治其标，缓者治其本"是临床治疗的理念，也是詹氏中医骨伤临床治疗的工作体现。

詹氏中医骨伤治疗骨关节伤病时重视筋骨并重。骨具有支持形体、保护内脏的作用，是人体支架，也是筋的起止固定点；筋具有连接骨骼、关节，支配肢体活动的作用，也有濡养、修复骨骼的作用。人体杠杆系统中，骨骼为运动的杠杆，肌腱、韧带为铰链，关节为杠杆的支点，肌肉是杠杆的动力，也是铰链的一部分，筋（包括肌肉、肌腱、韧带、神经、血管、筋膜）骨（骨骼）共同组成了完整的杠杆系统。筋束骨，骨张筋；筋骨相连，骨折必致筋伤，筋伤亦能损骨。骨伤科疾病，尤其是骨折筋伤，甚至严重的骨关节疾病，都会导致筋骨损伤，关节屈伸不利，伤肢功能失用。如骨折病，骨折必有筋伤，治疗骨折病时，如果单纯治骨而不治筋，即治疗骨骼折断，而不治疗肌肉、肌腱、韧带损伤，即使骨骼愈合得完好无缺，也会因为肌肉萎缩无力，肢体萎废无力而失用，或因肌肉、肌腱、韧带粘连、挛缩，肢体关节僵硬而废用，最终导致伤肢功能不能恢复正常；如果单纯治筋而不治骨，骨骼不能正常愈合，失去了支撑形体的杠杆功能，肌肉、韧带附着无根，肢体无处施力而萎废失用，最终也会导致伤肢功能不能恢复正常。我们举两个临床常见的跌打损伤、骨折筋伤的例子，从詹氏中医骨伤临床实践医疗中体会"内外兼治、筋骨并重"的临床意义。

其一，骨折筋伤后遗症之关节僵硬为临床常见病，后期治疗比较棘手，效果往往不满意。因骨折筋伤治疗往往时间较久，日久耗伤正气，患者体虚未复，表现肝肾不足，气血亏虚，不能充养筋骨肌肉，且伤肢缺少活动日久，筋骨关节萎废不用，则筋骨失约，关节屈伸不利。詹氏中医骨伤在临床治疗时，首先内服中药以补肝肾、强筋骨、通经络、利关节，从根本上治疗患者肝肾不足、气血亏虚的本质原因，从根源上治疗关节僵硬的内在病因。同时用中药洗剂熏洗伤肢关节，局部治疗直达病所，以舒筋活络、通利关节。并用推拿按摩手法进行关节松动，筋肉松解，以解除关节粘连，恢复关节功能，使僵硬的关节柔和软化，便于进一步功能锻炼。平时局部可贴敷詹氏活络消痛贴膏以舒筋活血、通络止痛，通利关节，巩固疗效。

其二，举例骨折合并神经损伤。四肢骨干骨折，容易损伤局部血管、神经，如果单纯治疗骨折，而不治疗神经损伤，即使伤肢的骨骼、肌肉、韧带都恢复良好，也会因为没有神经的正常支配而瘫痪废用。治疗骨关节伤病，目的是恢复骨关节的正常生理功能，也就是恢复正常的人体组织功能，"筋骨并重"的涵义是说，骨骼与软组织同样重要。骨折与软组织损伤需要同步治疗。古人云"筋柔才能骨正，骨正才能筋柔"，因此詹氏中医骨伤强调：骨关节伤病治疗时应筋骨同治，筋骨并重，不可偏颇。骨折治疗固定后，必须配合局部肢体的自主功能锻炼或被动功能锻炼，因为神经损伤也可以通过肢体的活动反向刺激，达到锻炼、修复的目的。也可以通过活动松解筋肉关节粘连，通利关节，恢复关节的灵活性和协调性，恢复肌肉的弹性与张力，增强肢体的肌肉力量，以利于伤肢功能的彻底恢复。总之，詹氏中医骨伤的筋骨并重、内外兼治，重视整体与局部的辨证关系，也是中医"杂合以治"的具体运用。临床上诸法合用，中医辨证运会贯通，使骨折筋伤迅速康复，伤肢的正常功能迅速恢复。

三、调补肝肾，健脾和胃

骨伤科疾病，主要包括跌打损伤类及慢性骨痹类疾病。这些疾病主要涉及人体骨骼、肌肉、筋骨、关节的损伤和病变。根据中医整体理论，人是一个有机的整体，脏腑器官与全身骨骼、肌肉等有密切的联系。《素问·宣明五气》："肝主筋、脾主肉、肾主骨。"其主要含义是：肾藏精，精生髓，髓充养骨，肾主骨生髓。肝主筋，脾主四肢肌肉，脾胃化生气血津液，气血津液濡养筋骨关节。肝虚则筋脉失养而萎软失约，肾虚则骨髓不充而枯脆易折，脾虚则气不化生而不能统摄充养，肌肉萎缩废用，筋骨易失其位而滑脱。中医认为：肝主风，肝虚易受风；肾主寒，肾虚易受寒；脾主湿，脾虚易受湿；肝肾亏虚，脾胃虚弱，则容易感受风寒湿邪。五脏六腑精气充盛，功能旺盛，身体强健，则不易感邪，或虽感邪易自除而不易发病。正如《素问·经脉别论》所云："勇者气行则已，怯者则着而为病也。"詹氏中医骨伤治疗骨伤科疾病以调补肝肾、强筋壮骨为主，兼顾健脾和胃、补气养血，肝、脾、肾同治，辅以行气活血、通络除邪，此即"正盛邪自却，邪去正自安"之意。

詹氏中医骨伤认为：骨关节疾病尤其是跌打损伤类疾病，主要是骨骼、肌肉、韧带、筋脉的病变。古人云：创伤则外损筋骨皮肉，内伤脏腑气血。因此，骨伤科疾病主要和肝、脾、肾三脏关系密切。《灵枢·五色》云："肝合筋，脾合肉，肾合骨。"其意思是：肌肉筋骨，内合于肝、脾、肾。詹氏中医骨伤认为，古人关于损伤与肝、脾、肾的关系的论述有很多，如《素问·痹论》："五脏皆有合，病久而不去者，内舍于其合。"《灵枢·经脉》："骨为干，脉为营，筋为刚，肉为墙。"其临床意义是：如果一个人肝、脾、肾三脏亏虚，筋肉萎弱失于约束则易失其位而滑脱，骨枯髓空则骨脆而易骨折。詹氏中医骨伤认为：骨伤科疾病（跌打损伤、严重骨折等）日久不愈，则必损及肝、脾、肾三脏，而致肝肾不足，气血俱虚，筋骨萎弱。久而久之，挟瘀挟痰，合邪为痹。因此患者多有肝肾不足、气血亏虚的本虚之证，复因经络气血痹阻不通，筋骨肌肉拘挛失用，而致肢体疼痛、关节屈伸不利，发为本虚标痹之证。或因筋骨、肌肉失养，肢体关节萎软无力而萎废不用，发为本虚标萎之证。

　　骨伤科疾病主要以筋骨伤病为主，主要表现在肢体的筋骨关节疼痛或功能障碍。肾藏元阴元阳，为五脏六腑之本，本不荣则枝必枯。《素问·阴阳应象大论》："肾生骨髓，髓生肝……"其涵义：肾主骨藏精，生髓充骨，肝主筋，筋能束骨屈节。因此治疗骨伤科疾病时，首先在四期辨证施治的基础上，以补肝肾，强筋骨之法为主，兼经络气血痹阻之标痹，则加以行气活血，通经活络，通痹止痛；兼肌肉筋骨失养之标萎，则加以益气血、壮肌肉以起萎复用。

　　詹氏中医骨伤治疗跌打损伤等疾病时强调：脾胃为后天之本、气血生化之源。肝主筋，肾主骨，脾主四肢肌肉。脾胃化生气血津液，气血津液濡养筋骨关节，肌肉筋骨的强健与脾胃的运化功能密切相关。临床上可以见到，因脾主四肢肌肉，脾胃虚弱则气血亏虚，肌肉不充，四肢萎废不用。正如《脾胃论》所云："元气之充足，皆由脾胃之气无所伤，而后能滋养元气。若脾胃之气既伤，而元气亦不能充，而诸病之所由生也。"詹氏中医骨伤指出：骨折后用中药内治法通常按四期辨证施治外，还要时时重视顾护脾胃，只要脾胃功能强大才有利于骨折的愈合。骨折能否早期愈合，中药辨证施治除了补肝益肾、接骨续筋外，还须健脾和胃，以增强化生气血、生津液，生化新骨，强化筋肉，以利于骨折病的早期康复。又如临床常见的骨折不愈合及延迟愈合，皆由气血亏虚不能荣养筋骨，气血运行不畅，筋骨不充，骨痂不长，骨折所以迟迟不能愈合。詹氏中医骨伤治疗骨折不愈合及延迟愈合有自己独特的见解，临床常从"脾"论治，佐以兼顾肝肾，疗效确切。再如习惯性关节脱位，詹氏中医骨伤认为：其主要原因在于肝、脾、肾三脏皆虚。脾虚则气不固摄，肝虚则筋不约束，肾虚则骨髓不充，筋失其位，骨失约束而关节滑脱，故常常发生脱位。詹氏中医骨伤在治疗时除手法复位外，中医辨证后常用"詹氏补气固脱汤"治疗。该方是在"补中益气汤"基础上结合詹氏中医骨伤自己的临床经验加减化裁而成的。詹氏补气固脱汤，以补气健脾、固摄精血、强筋壮骨为主，辅以疏肝、补肾、和胃。使关节恢复正常的约束收摄功能而不致滑脱。此为"补后天以充先天"，寓补肝肾于健脾胃之中也。

再者，脾与胃在治疗骨伤疾病中具有同等重要的意义。脾主运化水谷精微，胃主受纳腐熟水谷，又为受药之所。《外科证治全书》曰："诸药不能自行，胃气行之。诸药入口，必先入胃，而后行及诸经，以治其病也。未有药伤其脾胃而能愈病者，亦未有不能营运饮食之脾胃，而反能营运诸药者也。"治疗药物必须从胃而入，中药多为草木金石，其性本偏，易伤阴伤阳，损伤脾胃。补益药如熟地、制萸肉等，多滋腻碍脾；治伤药如乳香、没药、土鳖虫等，芳香走窜，极易损耗脾胃；祛风湿除痹药如乌梢蛇、全虫等，多有胃肠刺激性，易损伤脾胃。詹氏中医骨伤指出：治疗用药使用稍有不当，不伤阳即伤阴，胃气首当其冲，胃气一绝，则变证丛生，危殆立至。且脾胃乃受药之所，凡口服之药，脾胃必首当其冲。所以，治疗中兼顾脾胃十分重要。詹氏中医骨伤同时又指出：内服药物需赖脾胃的受纳、运化，胃气受损，脾胃虚弱，亦会影响内服药物的吸收。在临床上，很多骨关节伤病患者因为伤痛久卧少动，长期卧床，气血郁滞，脾胃运化缓慢，过度安逸，脾胃受损，失于健运。脾胃功能虚弱，后天乏源，不能化生气血，以充养肝肾，濡养肌肉筋骨，日久肝、脾、肾俞虚，肌肉筋骨萎软无力。正虚而邪留，反而加重了肢体伤痛症状，不利于伤病的康复。正如《景岳全书》所云："凡欲察病者，必须先察胃气；凡欲治病者，必须常顾胃气。胃气无损，诸可无虑。"药物内服治病，必先借脾胃受纳运化以行药力，脾胃健运则药力直达病所、直中病的。临床上也可以看到，脾胃虚弱而骨折、损伤久久不能修复的病例。詹氏中医骨伤分析：若脾胃失于受纳、健运功能，攻则病邪不去，补则精气难藏，此非药不能去病，而是脾虚失运无以行药力，药力难以散布全身，直达病所所致。所以，詹氏中医骨伤强调：治伤当先实脾胃，亦即"未病先防，既病防变"的"治未病"之意。因此临床实际用药，应时时顾护脾胃，后天实才能养先天，使肝肾充盈，筋骨强健，骨正筋柔，关节通利，正所谓"本立而道生也"。

四、整体辨证，引药入位

詹氏中医骨伤治疗骨伤科疾病，注重整体辨证论治，人是一个整体，不能只见伤病不见患者。人体各脏腑经络之间、全身与局部之间，是一个对立统一的整体，是一个相辅相成、互相联系的统一有机体。每个患者的个体体质都有差异，相同的伤病，不同的体质，治疗方法也有异同。对于骨伤患者，不仅仅要治疗局部的损伤，更要从全身整体的角度，不仅关注局部外伤皮肉筋骨，还要关注内伤脏腑经络、气血阴阳等各个方面，综合审视，全面考虑，整体辨证施治，予以综合治疗。比如老年人整体体质多肝肾不足，气血亏虚，外伤以后整体机能受到的打击更大。临床治疗时，宜兼顾全身与局部的具体情况，必要时初期应用补益扶正之药，调整后再进一步治疗骨伤疾病。又如肥胖者多高血压、高血脂、高血糖，外伤造成应急反应也会引起血糖等的波动。临床治疗时要注意用药安全，从整体考虑，急者治其标，先处理应急情况为主，以免诱发三高危象。其他，如妊娠患者虽有损伤，活血化瘀药应禁用或慎用，以免滑胎。而损伤期间兼有外感表证者，先伤为本，外感为标，应根据"标本缓急"先解表再治伤，或解表再治伤并用。脾胃虚弱或饮食损伤脾胃者，根据脾胃功能和伤势轻重，应先健脾为主辅以疗伤，或健脾疗伤并治，等等。

詹氏中医骨伤临床治疗骨伤疾病，中药辨证论治的同时，善于运用"引经药"，在常规活血化瘀药物的基础上，根据病症的不同部位，上、下肢体的区别，头、颈、腰、腿部位的不同，选用轻清上浮还是重坠下沉的药物。根据病症所属经络的不同，选用不同的入经药物。这样，可以使得药物快速抵达病症部位，迅速发挥效能。引经药的具体临床应用后面会详细论述。

詹氏中医骨伤临床上习惯把骨伤科疾病总体分为创伤类和骨关节病两大类进行辨证论治。创伤类包括四肢、脊柱、躯干、关节、骨盆等部位的外伤，跌打损伤，一般以新鲜损伤为主。骨关节疾病一般为慢性损伤，包括中医称为"痹症"的所有疾病，如颈椎病、腰腿痛、肩周炎、痛风等。

跌打损伤类（包括骨折、筋伤、内伤及开放性损伤）虽然多为局部损伤，但外损皮肉筋骨，内伤脏腑经络，气血阴阳失调，影响全身生理功能。正如明代薛己《正体类要》所云："肢体损于外，则气血伤于内，荣卫有所不贯，脏腑由之不和。"因此治疗跌打损伤，不能只关注局部损伤问题，更要注重全身整体情况。肢体损伤的伤势可能比较复杂，轻重不一，甚则有的危及生命，但其病因病机、发病机理相对比较简单。对于跌打损伤的临床辨证，詹氏中医骨伤多年来按照中医基础理论，结合损伤的程度、临床治疗阶段、愈合恢复过程等，有特色地分为初期、中期、后期、康复期四期进行辨证论治。初期为伤后1～2周，损伤病机为气滞血瘀，治法以"消"为用，治以行气活血，消肿止痛；开放性损伤，可辅以补益气血、摄血止血，清热解毒；伴昏迷者，辅以开窍醒神；伴腹胀便秘者，辅以下气通腑。中期为伤后3～4周，骨折则为骨痂开始生成至骨折临床愈合去除外固定，一般是伤后3～8周，损伤病机为营损络伤，气血不足，治法以"和"为用，治以补气养血，活血化瘀，和营生新；骨折辅以接骨续筋。后期为损伤后恢复阶段，损伤病机为肝肾不足、气血亏虚，筋骨萎弱，治法以"补"为用，治以补肝肾，益气血，强筋壮骨。康复期为损伤后未正常康复，而遗留的如创伤性关节病、习惯性关节脱位、关节僵硬、骨质疏松、肌肉萎缩、骨折不愈合、骨坏死、眩晕、麻木等后遗症阶段，损伤病机为肝肾不足、气血亏虚，杂邪痹阻，筋骨失用，为正虚邪痹之证，治法以"通"为用，治以补肝肾，益气血，强筋骨，利关节，通经络，止痹痛。四期用药皆时时顾护胃气，结合体质，随证加减。

骨关节病大多病势缠绵，病因病机比较复杂，日久则必损及肝、脾、肾，而致肝肾不足，气血俱虚，发为本虚标痹之证或本虚标萎之证；复因感受风寒湿热杂邪，又挟瘀挟痰，合邪为痹，而成虚实夹杂或寒热错杂之证。对于骨关节病，詹氏中医骨伤则以辨病与辨证相结合，治疗时则根据标本缓急，再结合体质进行辨证论治，急则治标，缓则治本，分别予以扶正治本、攻邪治标，或者攻补兼施、标本同治。如腰痛病，疼痛为标，病本则根据病因病机，分为寒湿阻络、湿热蕴结、气滞血瘀、肾阳亏虚、肾阴亏虚、肾精不足等类型，若仅仅止痛而不除病因，痛必复发；治疗时针对病因病机，分别治以祛湿散寒、清热利湿、行气活血、填精补髓、温阳补肾、滋阴补肾，或者诸法并用，从根本上治疗引起腰痛的致病因素，在辅以通络止痛以治标，从而标本兼治，腰痛自除。

詹氏中医骨伤在治疗骨伤科伤病时，不仅注重辨证论治，而且还善于使用引经药，在辨证论治的基础上结合伤病部位加用引经药，引药入位，使药力直达病所，以取速效，提高临床疗效。詹氏中医骨伤在临床上广泛使用引经药，无论是损伤，还是骨关节病，都可应用引经药以引药入位。如治疗骨折病时，上肢骨折常加川芎、桑枝、伸筋草、桂枝等走上肢药，下肢骨折常加牛膝、虎杖、黑山栀、木瓜等入下肢药，头部骨折常加川芎、藁本、羌活等。治疗脊柱骨折常加赤芍、地龙、狗脊等通督脉药，所有各部位骨折都可加续断、骨碎补、土鳖虫、补骨脂、自然铜等接骨药以续筋接骨，促进骨痂生成，加速骨折愈合。治疗腰痛病时常加杜仲、狗脊、五加皮、淫羊藿、牛膝、生地等，治疗项痹病时常加羌活、葛根，治疗周围神经损伤常加地龙、乌梢蛇、水蛭、当归、细辛等，临床疗效颇佳。

五、医患合作，治养并重

医患合作，长期以来，医生和患者之间在临床诊治工作中经常会产生各种各样的矛盾，患者由于医学知识的缺乏，对自己疾病的医疗过程及预后不了解，对医疗费用的不满，对护士工作的不理解等，特别容易出现误解而心生不满。所以，作为医生，有义务、有必要向患者详细解释病情及治疗过程，告知治疗过程中可能出现的并发症及预后。詹氏中医骨伤主张医患合作，互动配合治疗。中医非常重视医患配合治疗，有些疾病不是医生单方面就可以治疗的，故历来古医书就有"六不治"的记载。《史记·扁鹊仓公列传》扁鹊曰："病有六不治：骄怒不论于理，一不治也；轻身重财，二不治也；衣食不能适，三不治也；阴阳并，脏气不定，四不治也；形羸不能服药，五不治也；信巫不信医，六不治也。有此一者，则重难治也。"《素问·五藏别论》曰："病不许治者，病必不治，治之无功矣。"詹氏中医骨伤指出：治疗疾病是医患双方互动的，不是医生单方面起作用。医生起到主导作用，还需要患者积极主动配合治疗。比如：药物需要患者自己按医嘱服用，情志调养需要患者自我调节适应，治疗后的日常生活宜忌以消除致病因素都需要患者自己注意，需要功能锻炼的也要患者自己主动练习才能起作用。所有治疗都是通过患者起作用的，如果患者随意增减药量，或不按时用药，都不利于疾病的治疗与康复。因此，詹氏中医骨伤强调：医患需要密切合作，相互信任、相互理解，才能一起治好疾病。

医患合作，在治疗前应先对患者进行健康教育宣教，使患者了解所患伤病的有关知识，提高预防意识，增强治疗信心，掌握康复的方法，并向患者说明治疗过程中可能发生的情况及注意事项，饮食服药宜忌，争取患者的密切配合，并指导家属积极主动进行正确的家庭护理，尤其是对于老人和小儿患者治疗时一定要家属及患儿密切配合才容易治疗成功。在治疗的过程中，要注意患者的服药反应，定期随访，患者也应及时复诊，以便根据病情变化及时调整治疗方案。因此，医患合作，医师指导，患者积极配合，才能顺利治疗，快速康复。

治养并重，詹氏中医骨伤在临床严谨治疗的同时还非常注重护理调养。在正确治疗骨伤疾病的同时，还要有合适的护理、康复相配合，进行积极的关节功能锻炼，才能取得良好的治疗效果。常言道"三分治七分养"，是非常有道理的。"患者不忌嘴，大夫跑断腿。"古人的话是实际工作中总结出来的，必须引以为戒。詹氏中医骨伤指出：骨伤科临床疾病，如跌打损伤、骨关节病大多数都有明确的外伤史，伤后治疗不及时，或者治疗期间未充分休养康复，又提前负重活动容易致伤上加伤，导致创伤性关节病的发生，等等。有些治疗未愈复又因感受风寒湿热杂邪，损伤未很好修复，关节功能未能良好的康复，留下后遗症。临床上大部分骨折患者经过治疗、康复，3个月后即恢复良好，而个别患者仅仅普通的关节扭伤，有时候半年甚至一年后还未彻底恢复，时有疼痛不适，留有严重的后遗症。这些都是因为伤后未充分休养、未很好康复之故。詹氏中医骨伤强调：治疗骨伤疾病要"治养并重"，临床医生和患者都要重视损伤后期的功能康复锻炼。"疗养"第一是疗——即治疗，第二是养——即休养，治疗和休养。所以，"治养并重"是詹氏中医骨伤临床治疗的经验之一，也可以理解为对骨折、损伤类疾病的整体综合治疗。

治养并重不仅仅是治疗与休养，也包括饮食调养。避免因饮食不节、劳逸失度、外感六淫、内伤七情而致疾病复发或加重。《内经》曰："正气存内，邪气可干，避其毒气"，"志闲而少欲，心安而不惧，形劳而不倦，气从以顺"，"虚邪贼风，避之有时，恬惔虚无，真气从之，精神内守，病安从来"，等等。詹氏中医骨伤强调：骨伤疾病损伤初期通常需要忌口，忌辛辣、腥发物。不注意忌口容易加重病情或导致疾病复发，或使得疾病迁延难愈。临床经常见到骨折患者久病脾胃虚弱，吃了糯米粽子等难以消化的食物以后，胃脘饱胀甚至局部肢体肿胀、疼痛加重。痛风患者吃了海鲜、啤酒、豆制品等食物后局部红肿热痛加重，症状发作。所以，詹氏中医骨伤指出：只治不养，不解除致病因素，譬犹抱薪救火，薪不尽火不灭，治之不绝。治养并重是临床诊治的重要手段之一。

治养并重，也包括心理、情绪的调养。我们说健康不仅是生理上的健康，还包括心理上的健康。医生治疗疾病，不仅要治好患者生理上的伤病，而且还要关注患者的心理健康。詹氏中医骨伤指出：骨伤科疾病由于疾病的性质，整个治疗、康复过程较长，病情容易反复，患者的情绪也亦容易变化反复。特别是对于严重伤残患者，疾病造成生活不能自理时，就容易悲观失望，甚至厌世轻生。这时候患者的心理情绪对疾病治疗的影响就非常大，所以，对骨伤科伤病患者尤其要做好心理疏导、情志护理，指导和帮助患者正确认识和对待自己的疾病。在治疗的同时，积极鼓励、开导患者，调整患者的心理状态，减轻患者的思想压力，使患者保持心情怡悦舒畅，愿意积极配合治疗，医患互动合作，从而达到理想的治疗效果。

医护配合，护理调养也是医患合作的重要环节和必要条件，也是"治养并重"的重要内容。詹氏中医骨伤的护理团队在长期的临床工作中，总结、积累了丰富的经验，调养原则和方法主要是：一是慎起居，避风寒；二是远房帷，畅情志；三是节饮食，戒烟酒；四是适其寒温，适当劳作；五是忌坐卧湿地，忌过度劳逸；六是忌过食油腻、肥甘、烧烤、辛辣刺激性食物；七是禁止做容易造成损伤，加重病情，不利于伤病康复的事项。詹氏中医骨伤护理团队强调：骨伤患者在治疗时还要重视日常生活的护理和调养，这样才能达到未病先防、既病防深、慢病防残、瘥后防复的整体治疗效果。

第二节　詹氏中医骨伤创伤临床用药经验

詹氏中医骨伤对于创伤、骨折的治疗，主要是根据创伤不同治疗阶段的病因病机，和气血、筋骨的愈合、变化情况，在创伤初期、中期、后期三期分治原则的基础上增加了个康复期，主要是针对关节僵硬、肌肉萎缩、肢体废用、功能障碍等后遗症进行康复治疗，形成了具有詹氏中医骨伤特色的创伤初期、中期、后期和康复期四期辨证论治。詹氏中医骨伤创伤四期辨证论治特点为"消、和、补、通"，初期气滞血瘀，以"消"为用，治宜消法、下法；中期营损络伤，以"和"为用，治宜和法、续法；后期肝肾亏虚，以"补"为用，治宜补法、温法；康复期正虚痹阻，以"通"为用，治宜通法、补法。四期用药皆须时时顾护胃气，脾胃虚弱纳差者则佐以健脾开胃。

詹氏中医骨伤创伤四期辨证论治的特色，是分期、分型、分部论治。分型就是在分期的基础上，根据病因病机和损伤程度，分为不同的证候，实则泻之，虚则补之，辨证论治；分部就是在分期、分型的基础上，根据损伤部位的不同，选用不同的引经药，引药入位，使药力直达病所，精准治疗，提高临床疗效。

一、创伤初期

创伤初期阶段，一般的皮肉损伤（肌肉、韧带、筋膜挫伤未撕裂，皮肤挫伤）早期用药即可治愈。筋伤(肌肉、韧带、筋膜撕裂伤，血管、神经损伤)通常为伤后到肿胀基本消退，肿势和痛势明显减轻，骨折筋断则为伤后至骨痂生成前，一般为成人10～15天，小儿7～10天，老人15～20天，体壮者瘀恢复较快，体弱者恢复较慢。创伤、骨折初期骨断筋伤，气血俱伤，瘀血积聚，气机阻滞，肿痛剧作，而正气未损，伤处肿胀疼痛，活动受限。早期多为标急之证，基本病机为气滞血瘀，中药治疗用消法，宜攻邪治标为主，行气活血，基本治法为行气活血、消肿止痛。注意外伤出血者，需化瘀止血，不可纯用收敛止血，以免止血留瘀；初期邪、正交争剧烈，且瘀血易于化热，则红肿热痛，宜凉血活血，解毒散结，以免肉腐化脓。

创伤初期詹氏中医骨伤临床常用的治法有：行气活血法、清热凉血法、攻下逐瘀法、益气固脱法、开窍活血法、活血通络法等。

(一)行气活血法

适用于创伤初期，骨折筋伤，气滞血瘀，伤处局部疼痛、肿胀、青紫瘀斑，常用方药：

1.桃红四物汤(《医宗金鉴》)

方药： 桃仁15克，红花10克，当归12克，川芎10克，赤芍12克，生地15克。

功效： 活血化瘀，消肿止痛。

主治： 四肢损伤初期，瘀血阻滞轻症，伤处肿胀疼痛。

用法： 水煎服，每日一剂，早、晚各一次顿服。

2.血府逐瘀汤(《医林改错》)

方药： 桃仁15克，红花10克，当归12克，生地15克，川牛膝15克，川芎10克，桔梗10克，赤芍12克，枳壳10克，柴胡6克，炙甘草6克。

功效： 活血化瘀，消肿止痛。

主治： 损伤初期，瘀血阻滞重症，伤处肿胀疼痛剧作。

用法： 水煎服，每日一剂，早、晚各一次顿服。

3.通窍活血汤(《医林改错》)

方药： 桃仁15克，红花10克，赤芍12克，川芎10克，红枣5个，老葱3根，鲜姜3片，麝香0.3克。

功效： 活血化瘀，行气止痛。

主治： 头部损伤初期，气滞血瘀，伤处肿胀疼痛。

用法： 水煎服，每日一剂，早、晚各一次顿服。

4. 詹氏骨伤一号方

方药： 桃仁10克，当归12克，生地10克，赤芍12克，红花6克，川芎10克，刘寄奴9克，三七6克，香附10克，元胡10克，红曲8克，水蛭3克，甘草3克。

功效： 活血化瘀，消肿止痛。

主治： 骨折筋伤初期，瘀血停滞，伤处肿胀疼痛。

用法： 水煎服，每日一剂，早、晚各一次顿服。

方解： 方中桃仁、红花、川芎、水蛭、三七、赤芍、刘寄奴，活血化瘀，消肿止痛；元胡、香附，活血化瘀，行气止痛；当归，养血和血；生地，凉血活血；红曲，活血化瘀，健脾和胃；甘草，调和诸药。

5. 詹氏桃红四物汤

方药： 炙黄芪20克，丹参15克，当归12克，川芎10克，炒白芍15克，生地15克，桃仁10克，红花10克，元胡10克，香附10克，地龙12克，泽兰15克，神曲15克。

功效： 活血化瘀，消肿止痛。

主治： 骨折筋伤初期，气滞血瘀，伤处肿胀疼痛。

用法： 水煎服，每日一剂，早、晚各一次顿服。

方解： 方中桃仁、红花、川芎、丹参、元胡活血化瘀，消肿止痛；元胡、香附行气止痛；当归、丹参、炒白芍、生地养血和血；地龙、泽兰通经活血，利水消肿；黄芪扶助正气使气旺血行；神曲健脾和胃，防药伤胃。

加减： 纳差加炒白术15克，陈皮10克，健脾开胃；肿胀严重加川牛膝15克，槟榔10克，行水消肿。

6. 詹氏骨折筋伤通用方

方药： 炙黄芪20克，丹参15克，当归12克，川芎10克，元胡10克，川牛膝12克，香附10克，桃仁10克，红花10克，三七6克，玄参15克，赤芍12克，续断15克，骨碎补15克，神曲15克，炙甘草3克。

功效： 活血化瘀，消肿止痛。

主治： 骨折筋伤初期，气滞血瘀，伤处肿胀疼痛。

用法： 水煎服，每日一剂，早、晚各一次顿服。

方解： 方中桃仁、红花、川芎、丹参、元胡、川牛膝、三七、赤芍、玄参，活血化瘀，消肿止痛；元胡、香附，行气止痛；当归、丹参，养血和血；续断、骨碎补，续筋骨，行血脉；黄芪，扶助正气，使气旺血行；神曲，健脾和胃；炙甘草，调和诸药。

加减： 纳差，加炒白术15克、陈皮10克，健脾开胃；肿胀严重，加泽兰15克、槟榔10克，行水消肿。

7. 詹氏上肢骨折筋伤方

方药： 桃仁10克，红花10克，丹参15克，当归12克，川芎10克，片姜黄10克，元胡10克，赤芍10克，香附10克，地龙10克，三七6克，玄参15克，红曲6克。

功效： 活血化瘀，消肿止痛。

主治： 上肢骨折筋伤初期，气滞血瘀，伤处肿胀、疼痛，上肢活动受限。

用法： 水煎服，每日一剂，早、晚各一次顿服。

方解： 方中桃仁、红花、丹参、三七、赤芍，活血化瘀，消肿止痛；川芎，行气活血，引药入上肢；元胡、香附、片姜黄，活血化瘀，行气止痛；当归，养血和血；玄参，凉血活血，清热解毒；红曲，活血化瘀，健脾和胃；地龙，通经活血，利水消肿；红曲，活血化瘀，健脾和胃。

8. 詹氏下肢骨折筋伤方

方药： 桃仁10克，红花10克，丹参15克，当归12克，川牛膝10克，泽兰10克，元胡10克，赤芍10克，香附10克，地龙10克，三七6克，玄参15克，红曲6克。

功效： 活血化瘀，消肿止痛。

主治： 下肢骨折筋伤初期，气滞血瘀，伤处肿胀疼痛。

用法： 水煎服，每日一剂，早、晚各一次顿服。

方解： 方中桃仁、红花、丹参、三七、赤芍，活血化瘀，消肿止痛；川牛膝，活血化瘀，引药入下肢；元胡、香附，活血化瘀，行气止痛；当归，养血和血；玄参，凉血活血，清热解毒；红曲，活血化瘀，健脾和胃；泽兰、地龙，通经活血，利水消肿；红曲，活血化瘀，健脾和胃。

9. 詹氏腰椎骨折方

方药： 炙黄芪30克，丹参15克，当归12克，元胡10克，炒白芍15克，地龙10克，桃仁10克，红花10克，三七6克，炒枳实15克，制厚朴15克，红曲6克，大黄6克，大茴香6克，川牛膝12克，槟榔10克。

功效： 活血化瘀，行气止痛。

主治： 胸腰椎骨折、腰部跌打碰撞摔伤初期，气滞血瘀，腰部肿胀、疼痛，腹痛腹胀，便难。

用法： 水煎服，每日一剂，早、晚各一次顿服。

方解： 方中丹参、当归、川牛膝、元胡、桃仁、红花、三七、红曲，活血化瘀、消肿止痛；白芍，缓急止痛；地龙，通络利水以活血消肿；枳实、厚朴，行气除胀；黄芪，扶助正气使气旺血行，防行气太过耗气；红曲，健脾和胃；大茴香，理气止痛，与川牛膝引药入腰。

加减： 腰部血肿，加泽兰15克、琥珀粉6克（冲服），活血消肿；肝肾亏虚，骨质疏松，加续断15克、骨碎补15克，补肾活血。

10.詹氏肋骨骨折方

方药： 川芎10克，丹参15克，当归12克，元胡10克，香附10克，炒白芍15克，佛手10克，郁金10克，桃仁10克，红花10克，三七6克，玄参15克，炒枳壳15克，红曲6克，丝瓜络15克。

功效： 活血化瘀，理气止痛，宽胸化痰。

主治： 胸肋骨骨折、胸胁部跌打碰撞摔伤初期，气滞血瘀，胸部疼痛，咳嗽胸闷，痰多色白。

用法： 水煎服，每日一剂，早、晚各一次顿服。

方解： 方中川芎、丹参、当归、桃仁、红花、三七、玄参，活血化瘀，消肿止痛；元胡、郁金、香附，行气活血止痛；白芍，缓急止痛；佛手、丝瓜络，理气化痰通络；枳壳，宽胸理气，引药入胸；红曲，活血化瘀，健脾和胃。

加减： 短气、少气，加炙黄芪30克；气胸，加炒枳实15克、厚朴10克、青皮10克；血胸，加泽兰15克、地龙12克、琥珀粉6克（冲服）；痰多色白，加陈皮10克、厚朴10克；黄痰，加瓜蒌15克、贝母10克；胸腔积液，加茯苓15克、地龙12克，严重者加葶苈子10克。

11.詹氏宽胸顺气汤

方药： 川芎10克，当归12克，元胡10克，郁金10克，香附10克，青皮10克，陈皮10克，枳壳10克，白芍15克，佛手10克，三七6克，丝瓜络30克，地龙10克。

功效： 宽胸和络，理气止痛。

主治： 岔气（胸胁部屏气闪挫努伤）。证见胸胁部疼痛走窜，不能转侧，稍用力呼吸则加重。

用法： 水煎服，每日一剂，早、晚各一次顿服。

方解： 方中川芎、元胡、郁金、香附、青皮、陈皮、枳壳、佛手、丝瓜络，理气和络止痛；川芎、元胡、郁金、香附，行气活血，引药入胸胁；三七、地龙，活血止痛；当归、白芍，养血和血，缓急止痛。

按： 经云："形伤肿，气伤痛。"跌打碰撞摔伤先伤形，气血两伤，则肿胀疼痛俱作，治宜行气活血并重；屏气闪挫努伤先伤气，气伤则痛，故肿胀不显，疼痛走窜，不能转侧，稍用力呼吸则加重，治宜行气止痛为主，佐以活血化瘀。

12.詹氏活血通气汤

方药： 大茴香6克，乌药6克，当归12克，元胡10克，郁金10克，香附10克，丝瓜络15克，怀牛膝15克，白芍20克，三七6克，续断15克，骨碎补15克，地龙10克。

功效： 行气活血，通络止痛。

主治： 闪腰（腰部屏气闪挫努伤）。证见腰部疼痛如折，不能转侧仰俯，稍用力呼吸则加重。

用法： 水煎服，每日一剂，早、晚各一次顿服。

方解： 方中大茴香、乌药、元胡、郁金、香附、丝瓜络，理气和络止痛；三七、地龙，活血通络止痛；当归、白芍，养血和血，缓急止痛；腰为肾之府，怀牛膝、续断、骨碎补，补肾活血；大茴香、怀牛膝，引药入腰。

13. 詹氏肺挫伤方

方药： 炙黄芪30克，川芎10克，丹参15克，当归12克，元胡10克，香附10克，炒白芍15克，佛手10克，郁金10克，玄参15克，炒枳壳15克，阿胶15克（烊），茜草15克，仙鹤草15克，白芨15克，五味子15克。另包：乳香粉1.5克，没药粉1.5克，血竭粉1.5克，三七粉1.5克，冲服。

功效： 活血止血，理气止痛，宽胸化痰。

主治： 肺挫伤初期，气滞血瘀，胸痛胸闷，咳嗽气促，咯血或痰中带血。

用法： 每日一剂，水煎2次合汁，分2次送服小包药粉。

方解： 方中川芎、丹参、当归、三七、玄参，活血化瘀，消肿止痛；阿胶、茜草、仙鹤草、白芨，收敛止血；元胡、郁金、香附，行气活血止痛；白芍，缓急止痛；佛手、枳壳，理气宽胸，化痰和络；五味子，敛肺止咳；炙黄芪，补气摄血；乳香、没药、血竭、三七，化瘀止血。

加减： 气胸，加炒枳实15克、厚朴10克、山萸肉30克；血胸，加泽兰15克、地龙12克、琥珀粉6克（冲服）；气随血脱，呼吸喘促，气短欲绝，倍炙黄芪为60克，加人参15克、生五味子30克、山萸肉30克，补气固脱；瘀血昏迷，加麝香粉0.1克（冲服）、琥珀粉6克（冲服）、菖蒲10克，或黄酒送服云南白药保险子1粒，活血散瘀，开窍醒神；失血昏迷，加人参15克、远志15克、炮附子10克、五味子30克，补气固脱，开窍醒神；黄痰，加鱼腥草15克、瓜蒌15克、贝母10克；胸腔积液加茯苓15克、地龙12克，严重者加葶苈子10克。

14. 詹氏肝脾挫伤方

方药： 炙黄芪30克，川芎10克，丹参15克，当归12克，元胡10克，炒白芍20克，炒枳实15克，刘寄奴10克，郁金10克，茜草15克，桃仁10克，红花10克，三七6克，玄参15克，琥珀粉6克（冲服），大黄10克，炙甘草6克。

功效： 活血化瘀，理气止痛。

主治： 肝脾挫伤初期，气滞血瘀，胸腹疼痛胀满，两肋作痛、不能转侧。

用法： 水煎服，每日一剂，早、晚各一次顿服。

方解： 方中三七、茜草、玄参、琥珀，化瘀止血；当归，和血；炒白芍，缓急止痛；桃仁、红花、丹参，活血化瘀，消肿止痛；川芎、元胡、郁金、枳实，理气止痛；刘寄奴，活血止痛，醒脾开胃；大黄，活血通腑，驱邪外出；黄芪，补气扶正，使气旺血行；炙甘草，调和诸药。

加减： 胀痛甚，加炮山甲粉3克(冲服)、水蛭粉3克(冲服)、血竭粉3克(冲服)，活血散瘀，消肿止痛；肝脾破裂失血，倍炙黄芪为60克，补气摄血；气随血脱，呼吸短促，脉微欲绝，加人参15克、五味子15克、山萸肉30克，补气固脱；瘀血昏迷，加麝香粉0.1克(冲服)、血竭粉3克(冲服)、菖蒲10克，或黄酒送服云南白药保险子1粒，活血散瘀，开窍醒神；失血昏迷，加人参15克、炮附子10克、五味子30克、菖蒲10克，补气固脱，开窍醒神。

15. 詹氏胃肠挫伤方

方药： 炙黄芪30克，丹参15克，当归12克，元胡10克，炒白芍15克，刘寄奴10克，玄参15克，炒枳实15克，制厚朴15克，阿胶15克(烊)，茜草15克，仙鹤草15克，白芨15克，炒蒲黄15克，炒五灵脂15克，大黄10克。另包：乳香粉1.5克，没药粉1.5克，血竭粉1.5克，三七粉1.5克，冲服。

功效： 活血止血，理气止痛。

主治： 胃肠挫伤初期，气滞血瘀，脘腹疼痛胀满，呕血、吐血。

用法： 每日一剂，水煎2次合汁，分2次送服小包药粉。

方解： 方中三七、茜草、玄参、蒲黄、五灵脂，化瘀止血；阿胶、仙鹤草、白芨，收敛止血；当归，和血；炒白芍，缓急止痛；元胡、丹参、刘寄奴，活血化瘀止痛；枳实、厚朴，行气除胀；大黄，活血通腑；炙黄芪，补气摄血；乳香、没药、血竭、三七，化瘀止血。

加减： 呕吐甚者，加制半夏10克、槟榔10克、代赭石30克，降逆止呕；胀痛甚，大便不通，甚或呕吐，重用炒枳实30克、制厚朴30克、生大黄15克(后下)，通腑攻下，下气除胀；气随血脱，呼吸短促，脉微欲绝，加人参15克、五味子15克、山萸肉30克，补气固脱；瘀血昏迷，加麝香粉0.1克(冲服)、血竭粉3克(冲服)、菖蒲10克，或黄酒送服云南白药保险子1粒，活血散瘀，开窍醒神；失血昏迷，加人参15克、炮附子10克、五味子30克、菖蒲10克，补气固脱，开窍醒神。

16. 詹氏固肾活血汤

方药： 炙黄芪30克，当归12克，玄参15克，三七6克，续断15克，骨碎补15克，炒白芍15克，小茴香6克，炒枳实15克，茜草15克，小蓟15克，白茅根30克，蒲黄15克，怀牛膝15克，琥珀粉6克(冲服)，地龙10克，炙甘草6克。

功效： 活血化瘀，止血利尿。

主治： 肾挫伤，尿路损伤（络伤血瘀）。证见腰背瘀血肿胀，腰腹胀痛，小便不畅，可见血尿。

用法： 水煎服，每日一剂，早、晚各一次顿服。

方解： 方中三七、茜草、蒲黄、琥珀、白茅根，化瘀止血；当归，和血；炒白芍，缓急止痛；小蓟、玄参，化瘀止血，清热解毒；续断、骨碎补、怀牛膝，补肝肾、行血脉；黄芪，补气摄血，使气旺血行而不外溢；琥珀、地龙、白茅根，活血利水；小茴香、枳实，行气止痛，小茴香又引药入腰肾；炙甘草，调和诸药。

加减： 胀痛甚，焙炒白芍30克、炙甘草10克，加元胡15克，缓急止痛；小便淋漓涩痛，加车前草15克、蒲公英15克、鱼腥草15克，清热解毒；肾破裂失血，焙炙黄芪60克，补气摄血；气随血脱，喘促气短，脉微欲绝，加人参15克、五味子15克、山萸肉30克，补气固脱；瘀血昏迷，加麝香粉0.1克（冲服）、血竭粉3克（冲服）、菖蒲10克，或黄酒送服云南白药保险子1粒，活血散瘀，开窍醒神；失血昏迷，加人参15克、炮附子10克、五味子30克、菖蒲10克，补气固脱，开窍醒神。

17.詹氏会阴损伤方

方药： 川芎10克，当归15克，丹参15克，炒白芍15克，玄参15克，川牛膝10克，地龙10克，桃仁10克，红花10克，三七6克，乌药10克，小茴香6克，佛手10克，吴茱萸6克，青皮10克。

功效： 疏肝理气，活血止痛。

主治： 跌打损伤导致的会阴部损伤，局部瘀血、肿胀、疼痛。

用法： 水煎服，每日一剂，早、晚各一次顿服。

方解： 肾主二阴，肝经过会阴，络阴器，败血归肝，会阴部损伤，实则泻肝，虚则补肾，故从肝论治。方中丹参、川芎、桃仁、红花、三七、玄参，活血化瘀；当归、炒白芍，柔肝和营，缓急止痛；地龙、川牛膝，活血利窍；青皮、佛手、乌药、小茴香、吴茱萸，疏肝理气，又可引药入肝；诸药共奏疏肝理气，活血止痛之效。

加减： 肿甚，加泽兰15克、槟榔10克；胀痛甚，焙炒白芍30克、炙甘草10克，加元胡15克，缓急止痛。

18.詹氏益肾活血汤

方药： 炙黄芪30克，当归12克，熟地15克，炒白芍20克，三七6克，丹参15克，川芎10克，元胡10克，续断15克，骨碎补15克，怀牛膝15克，炒白术10克，陈皮10克，神曲15克，炙甘草10克。

功效： 益气补肾，活血化瘀。

主治： 高龄患者骨折筋伤（肝肾亏虚，气滞血瘀）。伤处肿胀疼痛，伴腰膝酸软，四肢萎弱无力。

用法： 水煎服，每日一剂，早、晚各一次顿服。

方解： 高龄患者年老体虚，肝肾不足，气血亏虚，骨折筋伤，肝肾、气血再伤，气血难行，损伤难愈，故早期应用补肝肾、强筋骨、益气补血之剂，正盛则邪自却。方中炙黄芪、炒白术、炙甘草，补气健脾，使气旺血行；当归、熟地、炒白芍，滋阴补血；续断、骨碎补、怀牛膝，补肝肾，行血脉；续断、骨碎补、怀牛膝，补肝肾、行血脉；三七、丹参、川芎、元胡，行气活血；陈皮、神曲，健脾和胃，使补而不滞；炙甘草，调和诸药。

19.詹氏固胎疗伤方

方药： 炙黄芪30克，炒白术15克，炒白芍15克，当归身15克，川芎10克，香附10克，元胡10克，赤芍12克，骨碎补15克，续断15克，苎麻根15克，阿胶10克，砂仁6克，炙甘草6克。

功效： 活血止痛，固胎疗伤。

主治： 妊娠期妇女跌打损伤，骨折筋伤。

用法： 水煎服，每日一剂，早、晚各一次顿服。

方解： 妊娠期妊养胎儿，气血不足，方中黄芪、白术，补中益气，健脾固胎；白芍、当归身、阿胶，养血安胎，白芍、阿胶收敛，可致活血太过伤血；续断、骨碎补，活血疗伤，补肾安胎；川芎、元胡、香附、赤芍，活血化瘀，理气止痛；砂仁，理气安胎；苎麻根，活血安胎；炙甘草，调和诸药。

加减： 恶心、呕吐，加生姜15克、姜半夏10克。

注意： 妊娠损伤，瘀血内阻，气滞血瘀，胞脉亦受阻不畅，胎元失养，胎气不固，易致胎动不安，而治伤药多活血化瘀，易伤胎、下胎而致胎漏、滑胎，以致小产，特立此方以行气活血，和营止痛，固胎疗伤。妊娠体壮伤轻者可不服药而愈，能不服药者尽量不内服用药，可外敷伤膏。伤重需内服者可用上方，取《素问·六元正纪大论》"妇人重身，有故无损，亦无损也"之意。

（二）清热凉血法

适用于创伤初期，气滞血瘀，或外伤皮破肉损，毒邪乘伤而入，郁而发热，伴有出血或红肿热痛。詹氏中医骨伤临床常用方药：

1.四妙勇安汤（《验方新编》）

方药： 金银花30克，玄参30克，当归15克，生甘草10克。

功效： 清热解毒，活血消肿。

主治： 创伤初期，伤处红肿热痛。

用法：水煎服，每日一剂，早、晚各一次顿服。

2. 仙方活命饮（《校注妇人良方》）

方药：白芷10克，贝母10克，防风10克，赤芍12克，当归尾12克，生甘草6克，皂角刺30克，炮山甲6克，天花粉15克，乳香10克，没药10克，金银花15克，陈皮10克。

功效：清热解毒，活血消肿。

主治：开放性创伤初期，伤处红肿热痛，或化脓。

用法：水煎服，每日一剂，早、晚各一次顿服。

3. 小蓟饮子（《济生方》）

方药：生地20克，小蓟15克，滑石15克，木通10克，生蒲黄15克，藕节30克，淡竹叶15克，当归12克，山栀子12克，炙甘草6克。

功效：凉血止血，利水通淋。

主治：尿路损伤初期，小便淋漓涩痛，或血尿。

用法：水煎服，每日一剂，早、晚各一次顿服。

4. 詹氏骨伤二号方

方药：生地15克，玄参15克，赤芍12克，白芍15克，丹皮12克，丹参15克，郁金10克，当归12克，三七6克，蒲黄15克（包煎），茜草15克，地龙12克，墨旱莲12克，苎麻根15克，甘草6克。

功效：清热凉血、活血止痛。

主治：开放性损伤初期，出血。

用法：水煎服，每日一剂，早、晚各一次顿服。

方解：方中生地、玄参、丹参、赤芍、丹皮、地龙、墨旱莲、苎麻根，凉血止血；白芍、当归，补血和血；三七、蒲黄、茜草，化瘀止血；郁金，行气活血；甘草，调和诸药。

加减：尿血，加大蓟15克、小蓟15克、白茅根30克，凉血止血，清热利尿；便血，加槐花10克、侧柏叶15克，凉血止血；咯血、呕血，加白芨10克、血余炭10克、藕节30克，化瘀止血；颅内出血，加琥珀粉6克（冲服）、蜣螂15克，活血开窍；气虚者，加炙黄芪30克，补气摄血；红肿热痛，加大黄10克、黄连6克、土茯苓15克，清热解毒；化脓，加炮山甲6克、皂角刺30克，托毒排脓。

（三）攻下逐瘀法

适用于腰腹部损伤初期，或脊柱损伤初期。瘀血内停，气机闭阻，腑气不通，腹胀腹痛，便秘。詹氏中医骨伤临床常用攻下之剂及方药：

1. 桃核承气汤(《伤寒论》)

方药： 桃仁15克，生大黄15克(后下)，芒硝10克(冲)，桂枝10克，炙甘草6克。

功效： 攻下逐瘀。

主治： 腰腹部损伤初期，脊柱损伤初期，腹痛腹胀，腑气不通，大便秘结。

用法： 水煎顿服，大便通畅即止，不效连服。

2. 大成汤(《仙授理伤续断秘方》)

方药： 生大黄15克(后下)，芒硝10克(冲)，陈皮15克，红花10克，当归12克，苏木12克，木通10克，枳壳15克，厚朴15克，炙甘草6克。

功效： 攻下逐瘀，行气止痛。

主治： 脊柱外伤，脊柱骨折初期，腰腹部损伤、肠道损伤初期，腹胀腹痛，便秘难受，舌红绛，脉紧实。

用法： 水煎顿服，可一日数服，大便通畅即止，不效连服。

3. 詹氏通腑逐瘀汤

方药： 黄芪20克，丹参15克，当归12克，川牛膝12克，元胡10克，赤芍12克，香附10克，地龙10克，桃仁10克，红花10克，三七6克，炒枳实30克，制厚朴30克，生大黄6克(后下)，槟榔15克、炙甘草3克。

功效： 通腑逐瘀、行气止痛。

主治： 腰部骨折筋伤、腹部损伤初期，腑气不通，气滞血瘀，腹痛腹胀，大便秘结。

用法： 上药除大黄外，水煎两次合药汁，加入大黄武火急煎5分钟，先温服一半。若半小时后大便未解，接着服用剩余一半。若2小时后大便仍未解，上方一剂顿服。大便通畅即止，不效连服。

方解： 方中丹参、当归、川牛膝、元胡、赤芍、香附、桃仁、红花、三七，活血化瘀、消肿止痛，且川牛膝引药入腰；元胡、香附，又能行气活血；地龙，通络利水以活血消肿；黄芪，扶助正气使气旺血行，防消散太过耗气；枳实、厚朴，行气除胀；大黄、槟榔，通腑攻积，行气活血；炙甘草，调和诸药。

加减： 大便干结，加泽兰15克、芒硝10克(冲)，攻下热结；腹中冷痛，加干姜6克、附子10克，温中散寒；年老、气虚者，重用炙黄芪30克。

按： 胸腰椎骨折，腹痛腹胀、大便不通，乃瘀血内停，脏腑不和，气机闭阻，腑气不通所致，既非实热积滞互结肠内之燥屎干结，也非单纯瘀血内停之蓄血症，故不单用大承气汤峻下热结，也不单用桃核承气汤攻下逐瘀，而用厚朴三物汤下气通腑为主，佐以攻下逐瘀之药，腑气通则大便自下，气行而血行则胀痛自消，即"痛随利减，病去如归"之意。

（四）益气固脱法

适用于开放性损伤初期，大量出血。血逸脉外出血，气随血失，甚则失血性休克。常用方药：

1. 独参汤（《伤寒大全》）

方药： 红参15克。

功效： 益气、固脱、回阳。

主治： 开放性损伤初期，失血性休克。

用法： 浓煎，频服。

2. 参附汤（《正体类要》）

方药： 红参15克，制附子10克。

功效： 益气、回阳、固脱。

主治： 开放性损伤初期，失血性休克，汗出肢冷。

用法： 浓煎，频服。

（五）开窍活血法

适用于头部损伤初期，气血壅闭，心窍瘀塞，神志昏迷。常用方药：

1. 安宫牛黄丸（《温病条辨》）

方药： 中成药，方药略。

功效： 行气活血，清热开窍。

主治： 颅脑损伤初期，昏迷。

用法： 每次1丸，温开水一小碗送服。

2. 苏合香丸（《太平惠民和剂局方》）

方药： 中成药，方药略。

功效： 行气开窍。

主治： 头部震荡伤初期，昏迷。

用法： 每次1丸，温开水一小碗送服。

3. 麝香保心丸（《中国药典2010版》）

方药： 中成药，方药略。

功效： 行气活血，开窍醒神。

主治： 头部震荡伤初期，昏迷。

用法： 每次1～2丸，温开水一小碗送服。

4. 云南白药胶囊（《中国药典2010版》）

方药： 中成药，方药略。

功效： 活血开窍。

主治： 颅脑损伤初期，头胀头痛，甚或昏迷。

用法： 每次4粒加保险子，黄酒一小碗送服。

5. 逐瘀护心散（《骨伤方剂学》）

方药： 三七6克，乳香6克，没药6克，琥珀6克，朱砂3克，麝香0.3克。

功效： 活血散瘀，开窍醒神。

主治： 内伤初期，瘀血内攻心肺，昏迷或烦躁。

用法： 上药共研细末，每次3～6克，黄酒或温开水冲服。

6. 詹氏颅脑损伤一号方

方药： 川芎10克，丹参15克，当归12克，郁金10克，香附10克，地龙12克，桃仁10克，红花10克，三七6克，生地15克，节菖蒲10克，制乳香6克，制没药6克，细辛3克，琥珀粉6克（冲服），炮山甲3克（冲服）。

功效： 活血散瘀，开窍醒神。

主治： 颅脑损伤初期，头胀头痛头晕，甚或神志不清或烦躁不安。

用法： 水煎服，每日一剂，早、晚各一次顿服。

方解： 川芎、丹参、桃仁、红花、三七、炮山甲，活血化瘀；郁金、香附、乳香、没药，行气活血；当归，养血和血；生地，凉血活血；菖蒲、细辛，行气开窍；地龙、琥珀，活血散瘀，开窍醒神。

加减： 眩晕，加天麻10克，钩藤12克；呕吐，加制半夏10克、丁香6克、代赭石30克；昏迷不醒加麝香粉0.1克（冲服）、梅片粉0.3克（冲服），或黄酒送服云南白药保险子1粒。

（六）活血通络法

适用于血管神经损伤，脉络瘀阻，气血运行不畅，肢体疼痛、麻木。常用方药：

1. 詹氏地龙全虫汤

方药： 地龙12克，全虫3克（研吞），乌梢蛇12克，炮山甲6克，豨莶草10克。

功效： 舒筋通络，活血止痛。

主治： 神经损伤早期，瘀血停滞，经络不通，肢体麻木、疼痛。

用法： 水煎服，每日一剂，早、晚各一次顿服。

方解： 地龙、炮山甲活血化瘀，通经活络；全虫、乌梢蛇、豨签草通经活络；诸药合用共奏活血通络之效。

注意： 不宜长期使用，对本品过敏者禁用，用药后起皮疹者应停用。

2. 詹氏通脉消肿汤

方药： 桃仁15克，红花10克，川芎15克，丹参15克，当归12克，元胡10克，赤芍12克，三七6克，川牛膝15克，地龙12克，琥珀10克，泽兰15克，制乳香10克，制没药10克，炮穿山甲6克，水蛭10克，玄参15克，槟榔15克。

功效： 活血化瘀、消肿止痛。

主治： 筋膜间隔区综合征、挤压综合征、血肿、血管损伤，瘀血停滞，脉管不通，肢体肿胀严重、疼痛剧烈。

用法： 水煎服，每日一剂，早、晚各一次顿服。

方解： 桃仁、红花、川芎、丹参、当归、三七、赤芍、元胡、乳香、没药、穿山甲、水蛭，活血化瘀，消肿止痛；川牛膝、地龙、泽兰、琥珀、槟榔，活血通经，利水消肿，且川牛膝引药入下肢；元胡、乳香、槟榔，行气除胀，消肿止痛；玄参，凉血活血，清热解毒。

二、创伤中期

创伤中期阶段，筋伤通常为伤后肿势基本消退至可正常行走、活动，一般轻者2~4周左右即可治愈；骨折筋断则为骨痂开始生成至骨折临床愈合去除外固定，一般为成人4~6周，小儿2~4周，老人8~12周。创伤中期气血两伤，肌肉筋骨经络受损，瘀血散而未尽，气血未和，筋骨未续，新骨渐生，常兼脾胃虚弱、气血亏虚。中期多为本虚标瘀之证，基本病机为营损络伤、气血虚滞，中药治疗用和法，宜攻补兼施，调和营卫气血，基本治法为益气养血、和营止痛、接骨续筋。

创伤中期常用的治法有和营止痛法、接骨续筋法、补气活血法等。

（一）和营止痛法

适用于创伤中期，肿胀基本消退，疼痛明显者。常用方药：

1. 和营止痛汤（《伤科补要》）

方药： 赤芍12克，当归12克，乌药6克，川芎10克，苏木12克，陈皮10克，桃仁12克，乳香6克，没药6克，木通6克，续断15克，炙甘草6克。

功效： 行气活血，和营止痛。

主治： 骨折筋伤中期，营损络伤，气滞血瘀，伤处轻肿疼痛。

用法： 水煎服，每日一剂，早、晚各一次顿服。

2. 定痛和血汤（《伤科补要》）

方药： 当归12克，桃仁10克，红花6克，乳香6克，没药6克，五灵脂12克，蒲黄12克，续断15克，秦艽12克，白酒30毫升。

功效： 活血散瘀，和营止痛。

主治： 骨折筋伤中期，瘀血阻络，伤处瘀肿疼痛。

用法： 水煎服，每日一剂，早、晚各一次顿服。

3. 詹氏活血止痛汤

方药： 当归12克，苏木9克，川芎10克，红花6克，乳香5克，没药5克，三七9克，赤芍12克，陈皮10克，土鳖虫10克，元胡10克，桂枝10克，丹参10克，红曲9克，甘草3克。

功效： 活血化瘀，理气止痛。

主治： 骨折筋伤中期，气滞血瘀，伤处轻度肿胀，疼痛明显。

用法： 水煎服，每日一剂，早、晚各一次顿服。

方解： 苏木、川芎、三七、赤芍、丹参、红花，活血化瘀，消肿止痛；乳香、没药、元胡，活血化瘀，行气止痛；当归，养血和血；土鳖虫，祛瘀生新，接骨续筋；桂枝，温通血脉；陈皮，理气健脾；红曲，活血健脾；甘草，调和诸药。

4. 詹氏接骨四物汤

方药： 炙黄芪30克，丹参15克，当归12克，川芎10克，炒白芍15克，熟地20克，土鳖虫10克，续断15克，骨碎补15克，神曲15克。

功效： 活血化瘀，接骨续筋。

主治： 骨折筋伤中期，营损络阻，伤处肿痛。

用法： 水煎服，每日一剂，早、晚各一次顿服。

方解： 方中当归、炒白芍、熟地补血和营止痛；川芎、丹参活血化瘀，使补而不滞；黄芪补气生血，使气血旺盛而气血自行，筋自续而骨自生；续断、骨碎补、土鳖虫祛瘀生新，接骨续筋；神曲健脾和胃，防药伤胃。

（二）接骨续筋法

适用于骨折筋伤中期，新骨渐生，瘀血未尽，疼痛不甚。常用方药：

1. 新伤续断汤（《中医伤科学讲义》）

方药： 当归12克，土鳖虫10克，乳香10克，没药10克，煅自然铜15克，丹参15克，骨碎补15克，泽兰15克，元胡10克，苏木10克，续断15克，桑枝10克，桃仁12克。

功效： 活血化瘀，接骨续筋。

主治： 骨折筋伤中期，瘀阻络损，伤处肿胀疼痛。

用法： 水煎服，每日一剂，早、晚各一次顿服。

2. 接骨紫金丹（《疡科选粹》）

方药： 硼砂3克，乳香3克，没药3克，血竭3克，大黄3克，归尾3克，骨碎补3克，自然铜3克，土鳖虫3克。

功效： 祛瘀消肿，接骨续伤。

主治： 骨折筋伤中期，瘀血攻心，骨折肿痛。

用法： 上药为末，每次1克，一日3次，米酒调服。

3. 接骨七厘片（《中国药典》）

方药： 中成药，方药略。

功效： 活血化瘀，接骨止痛。

主治： 骨折筋伤中期，瘀阻络损，伤处疼痛。

用法： 每次2片，一日2次，黄酒送服。

4. 詹氏上肢接骨续筋方

方药： 赤芍12克，当归12克，乌药10克，川芎10克，苏木9克，陈皮10克，木通6克，续断15克，炙龟板（先煎）24克，骨碎补9克，土鳖虫10克，茯苓15克，三七9克，甘草3克。

功效： 和营生新，接骨续筋。

主治： 上肢骨折筋伤中期，营损络阻，伤处轻度肿痛。

用法： 水煎服，每日一剂，早、晚各一次顿服。

方解： 赤芍、当归、苏木、三七，活血化瘀；续断、骨碎补、土鳖虫，活血化瘀，接骨续筋；龟板，补肾壮骨；川芎，行气活血，引药入上肢；木通，通行血脉；乌药，行气止痛；陈皮、茯苓，健脾和胃；甘草，调和诸药。

5. 詹氏下肢接骨续筋方

方药： 当归12克，怀牛膝10克，土鳖虫10克，骨碎补9克，元胡10克，莪术6克，丹参15克，赤芍12克，伸筋草10克，炒白术12克，狗脊12克，玄参15克，炙甘草3克，炙龟板（先煎）24克。

功效： 和营生新，接骨续筋。

主治： 下肢骨折筋伤中期，营损络阻，伤处轻度肿痛。

用法： 水煎服，每日一剂，早、晚各一次顿服。

方解： 赤芍、川芎、丹参，活血化瘀；元胡、莪术，行气活血；骨碎补、土鳖虫，活血化瘀，接骨续筋；狗脊、龟板，补肾壮骨；怀牛膝，活血化瘀，引药入下肢；玄参，养阴活血；伸筋草，舒筋活络；炒白术，健脾和胃；炙甘草，调和诸药。

（三）补气活血法

适用于骨折筋伤中期或内脏、血管、神经损伤中期，气血虚损，瘀血阻络，肢体疼痛、麻木，肌肉萎缩，神疲气短，头晕眼花，四肢乏力。常用方药：

1. 补阳还五汤（《医林改错》）

方药： 炙黄芪60～120克，当归12克，赤芍12克，地龙12克，川芎10克，红花10克，桃仁12克。

功效： 补气活血，通经活络。

主治： 血管、神经损伤中期，内伤中期，中风中经络或后遗症，气虚血瘀，肢体麻木不仁，萎缩废用，半身不遂。

用法： 水煎服，每日一剂，早、晚各一次顿服。

2. 詹氏接骨续筋通用方

方药： 炙黄芪30克，丹参15克，当归12克，川芎10克，元胡10克，炒白芍15克，地龙10克，土鳖虫10克，续断15克，骨碎补15克，熟地20克，制萸肉20克，杜仲15克，神曲15克，炙甘草6克。

功效： 补气活血，祛瘀生新，接骨续筋。

主治： 骨折筋伤中期，营损络伤、气血虚滞，筋骨虽续而未坚，伤处微肿微痛。

用法： 水煎服，每日一剂，早、晚各一次顿服。

方解： 方中熟地、制萸肉、狗脊、杜仲、怀牛膝，补肝肾、强筋骨；土鳖虫、续断、骨碎补，补肝肾、行血脉、接骨续筋；当归、熟地、炒白芍、丹参，补血和血；黄芪，补气生血，使气旺血行；地龙，通经活络，合丹参、元胡，行气活血，使补而不滞；神曲，健脾和胃，炙甘草，调和诸药。

加减： 脊柱，加狗脊30克；下肢，易川芎为怀牛膝15克；纳差，加炒白术15克、陈皮10克，健脾和胃。

3. 詹氏颅脑损伤二号方

方药： 炙黄芪30克，丹参15克，当归12克，郁金10克，炒白芍15克，远志10克，地龙12克，桃仁10克，红花10克，三七6克，生地15克，节菖蒲10克，炒白术10克，天麻10克，琥珀粉6克(冲服)。

功效： 补气活血，安神定志。

主治： 颅脑损伤中期，气血亏虚，瘀阻清窍，头痛，眩晕，健忘。

用法： 水煎服，每日一剂，早、晚各一次顿服。

方解： 桃仁、红花、丹参、三七，活血化瘀；郁金、菖蒲，行气开窍；当归、白芍、生地，补血活血；地龙、琥珀，活血散瘀，开窍醒神；黄芪、白术，补气健脾，气旺则血行；远志，化痰开窍，安神定志；天麻，平肝熄风。

4.詹氏神经损伤方

方药： 炙黄芪60克，炒白芍15克，当归15克，川芎10克，丹参15克，桃仁12克，红花10克，桂枝10克，地龙12克，乌梢蛇12克，神曲15克。

功效： 活血化瘀，通经活络。

主治： 血管神经损伤麻木（瘀血阻络）。

用法： 水煎服，每日一剂，分两次饭后温服。

方解： 气主温煦推动濡养，炙黄芪、使气旺血行；白芍、当归、丹参、红花，养血和血；川芎、丹参、桃仁、红花，活血化瘀；桂枝，温通血脉；地龙、乌梢蛇，通经活络；神曲，健脾和胃。

加减： 上肢，加桑枝10克；下肢，加川牛膝12克；脊髓损伤，加狗脊12克、怀牛膝12克；肿胀明显，加泽兰12克、琥珀粉6克（冲服）。

三、创伤后期

创伤后期阶段，筋伤轻者已愈，重者通常肿胀消退，可正常行走、活动，仍有肢体疼痛、麻木，屈伸不利；骨折筋断则为临床愈合去除外固定至恢复伤肢基本功能并能够负重活动前，一般为去除外固定后，成人1~3个月，小儿2~4周，老人3~6个月。创伤后期骨折筋断基本愈合，功能初步恢复，筋骨虽续未坚，肝肾不足，气血亏虚，脏腑功能失调，肌肉萎缩不充，筋骨失养不用，关节屈伸不利，腰膝酸软，四肢无力。后期多为本虚标萎之证，基本病机为肝肾不足、气血亏虚、筋骨萎弱，中药治疗用补法为主，佐以调和气血，基本治法为补益肝肾、补益气血、舒筋活络。

创伤后期常用的治法有补肝益肾法、补气养血法、健脾和胃法、补肾活血法。

（一）补肝益肾法

适用于骨折、脱位、筋伤后期，肝肾亏虚，筋骨痿软不用，关节屈伸不利，骨质疏松，骨折延迟愈合。常用方药：

1.左归饮（《景岳全书》）

方药： 熟地30克，山茱萸15克，山药30克，枸杞15克，茯苓15克，炙甘草10克。

功效： 填精补髓，滋阴补肾。

主治： 肝肾阴虚，筋骨萎弱，骨质疏松，腰膝酸软，五心烦热。

用法： 水煎服，每日一剂，早、晚各一次顿服。

2.右归饮(《景岳全书》)

方药: 熟地30克,山茱萸15克,山药30克,枸杞15克,茯苓15克,炙甘草10克,杜仲15克,肉桂6~10克,制附子10~15克。

功效: 填精补髓,温补肾阳。

主治: 肾阳虚衰,筋骨失养,骨质疏松,骨折迟延愈合,腰膝冷痛,神疲乏力,畏寒肢冷。

用法: 水煎服,每日一剂,早、晚各一次顿服。

3.龟鹿二仙胶(《医方考》)

方药: 鹿角胶15克,龟板胶15克,人参15克,枸杞15克。

功效: 滋阴填精,益气壮阳。

主治: 肝肾亏虚,精血不足,筋骨萎弱,骨质疏松,骨折迟延愈合,腰膝酸软,神疲乏力,身体瘦弱,两眼昏花。

用法: 水煎服,每日一剂,早、晚各一次顿服。

4.詹氏颅脑损伤三号方

方药: 炙黄芪30克,丹参15克,当归12克,炒白芍20克,地龙10克,红花10克,三七6克,炒白术15克,炙甘草10克,天麻10克,琥珀粉6克(冲服),制萸肉20克,熟地30克,制首乌30克,远志10克,珍珠粉0.6~1克冲服。

功效: 填精补髓,安神定志。

主治: 颅脑损伤1个月后头痛,肝肾亏虚,脑髓失养,头昏,眩晕,健忘等后遗症。

用法: 水煎服,每日一剂,早、晚各一次顿服。

方解: 熟地、制萸肉、制首乌,填精补髓;当归、白芍,补血和血;红花、丹参、三七、地龙、琥珀,活血化瘀;黄芪、白术、炙甘草,补气生血,气旺则血行;珍珠、琥珀、远志,安神定志;天麻,平肝熄风。

加减: 眩晕,加菊花10克;恶心欲呕,加半夏10克、茯苓15克;健忘,加远志15克、人参6~10克;四肢麻木,重用炒白芍30克,加乌梢蛇12克、全虫6~10克。

5.詹氏补肾壮骨汤

方药: 杜仲15克,狗脊15克,续断15克,补骨脂10克,骨碎补15克,枸杞子10克,熟地15克,制萸肉10克,炒白芍15克,炙龟板(先煎)15克,怀牛膝15克,当归12克,茯苓12克,神曲10克,炙甘草3克。

功效: 填精补髓,强筋壮骨。

主治: 骨折筋伤后期,或年老肾亏,或骨质疏松者(肝肾亏虚,筋骨萎弱)。证见腰膝酸软,骨骼纤细,四肢萎弱,骨折延迟愈合。

用法： 水煎服，每日一剂，早、晚各一次顿服。

方解： 方中熟地、制萸肉，填精补髓；狗脊、杜仲、补骨脂、怀牛膝、枸杞子，补肝肾、强筋骨；续断、骨碎补，补肝肾、续筋骨；龟板，补肾壮骨，滋阴潜阳，既有阴中求阳之意，又能制补阳太过；当归、炒白芍，补血养筋；茯苓、神曲，健脾和胃，使滋而不腻；炙甘草，调和诸药。

加减： 阳虚寒盛者，加肉桂6克、仙灵脾15克、鹿角霜10克，温阳散寒。阴虚者，去补骨脂、杜仲，加墨旱莲10克、制首乌15克、女贞子15克，滋阴补肾。

6. 詹氏强筋壮骨汤

方药： 炙黄芪30克，丹参15克，当归12克，炒白芍20克，地龙10克，续断15克，骨碎补15克，熟地20克，制萸肉20克，狗脊20克，怀牛膝15克，杜仲15克，神曲15克，炙甘草6克，炙龟板（先煎）15克。

功效： 补肝肾，健脾胃，养气血，强筋骨。

主治： 骨折筋伤后期，肝肾亏虚，脾胃气虚，腰膝酸软，骨质疏松，肢体萎弱无力，骨折延迟愈合。

用法： 水煎服，每日一剂，早、晚各一次顿服。

方解： 方中熟地、制萸肉，填精补髓；狗脊、杜仲、怀牛膝，补肝肾、强筋骨；续断、骨碎补，补肝肾、续筋骨；龟板，补肾壮骨，滋阴潜阳，既有阴中求阳之意，又能制补阳太过；炙黄芪，补气生血，气旺则血行；当归、炒白芍，补血养筋；地龙、丹参，活血化瘀；神曲，健脾和胃，使滋而不腻；炙甘草，调和诸药。

加减： 纳差，加炒白术15克、陈皮10克，健脾和胃；关节僵硬，加伸筋草15克、透骨草15克、鸡血藤15克，舒筋活络；虚寒，加肉桂6克、制附子6克、补骨脂15克，温阳补肾；虚热，加生地20克、盐知母15克、女贞子12克，滋阴补肾。

7. 詹氏补肾健脾汤

方药： 杜仲10克，狗脊10克，续断10克，补骨脂10克，茯苓12克，党参15克，炒白术10克，骨碎补9克，枸杞子10克，熟地15克，炙龟板（先煎）20克，山药15克，怀牛膝10克，当归10克，地龙10克，炙甘草3克。

功效： 补肝肾，健脾胃，养气血，强筋骨。

主治： 骨折筋伤后期，肝肾亏虚，脾胃气虚，腰膝酸软，胃纳不佳，骨质疏松，肢体萎弱无力，骨折延迟愈合。

用法： 水煎服，每日一剂，早、晚各一次顿服。

方解： 方中熟地、狗脊、杜仲、怀牛膝、补骨脂、枸杞子、山药，补肝肾、强筋骨；续断、骨碎补，补肝肾、续筋骨；龟板，补肾壮骨，滋阴潜阳，既有阴中求阳之意，又能制补阳太过；党参、白术、茯苓、炙甘草，补气健脾；地龙，活血化瘀，通经活络；炙甘草，调和诸药。

8.詹氏脊髓损伤方

方药： 炙黄芪60克，炒白芍20克，熟地30克，狗脊15克，续断15克，骨碎补15克，怀牛膝15克，地龙12克，乌梢蛇12克，蜈蚣2条，天麻9克，白芥子12克，陈皮10克，神曲15克，炙甘草10克。

功效： 填精补髓，通经活络。

主治： 脊髓损伤后期或后遗症（肾虚络阻）。证见下肢麻木无力，萎废不用，甚或截瘫。

用法： 水煎服，每日一剂，分两次饭后温服。

方解： 脊髓损伤为督脉受损。熟地，填精补髓；狗脊，补肾强腰，引药入腰脊督脉；续断、骨碎补、怀牛膝，补肝肾，行血脉；气主温煦推动濡养，大剂黄芪，补气生血，使气旺血行；炒白芍，滋阴养血；地龙、乌梢蛇，通经活络；天麻、白芥子，化痰通络；蜈蚣，通络起萎；陈皮，行气健脾；神曲，健脾和胃，使补而不滞；炙甘草，益气和中，调和诸药。

加减： 寒甚者，加附子15克、肉桂10克、制硫黄3克；虚热者，易熟地为生地，加丹皮12克、地骨皮12克。

（二）补气养血法

适用于骨折、脱位、筋伤中后期，气血亏虚，肌肉筋骨失养，肌肉萎缩，骨折延迟愈合，创面久不收口。常用方药：

1.十全大补汤（《太平惠民和剂局方》）

方药： 党参15克，炒白术10克，茯苓12克，当归12克，川芎10克，炒白芍15克，熟地20克，炙黄芪30克，肉桂6～10克。

功效： 温补气血。

主治： 骨折筋伤中后期，气血亏虚，食少便溏，肢体萎弱无力，骨折延迟愈合，疮疡不收口。

用法： 水煎服，每日一剂，早、晚各一次顿服。

2.归脾汤（《济生方》）

方药： 党参15克，白术10克，炙黄芪20克，当归12克，茯苓15克，远志12克，炒酸枣仁30克，木香6克，龙眼肉15克，炙甘草10克，生姜3片，大枣5个。

功效： 益气补血，健脾养心。

主治： 内伤各期，心脾两虚或脾不统血，气血亏虚，健忘失眠，食少便溏，尿血、便血、咳血、吐血、衄血。

用法： 水煎服，每日一剂，早、晚各一次顿服。

3.詹氏补肾益气汤

方药： 炙黄芪30克，党参15克，炒白芍15克，当归12克，熟地15克，制萸肉20克，丹参15克，怀牛膝15克，杜仲15克，狗脊15克，骨碎补15克，续断15克，炙龟板（先煎）15克，陈皮10克，神曲15克，炙甘草6克。

功效： 补肝肾，益气血，强筋骨。

主治： 骨折筋伤中后期（肝肾不足，气血亏虚）。证见筋骨肌肉萎弱，腰膝酸软，少气乏力，骨质疏松，骨折不愈合或延迟愈合。

用法： 水煎服，每日一剂，早、晚各一次顿服。

方解： 方中熟地、制萸肉、狗脊、杜仲、续断、骨碎补、怀牛膝，补肝肾、强筋骨；龟板，补肾壮骨，滋阴潜阳，既有阴中求阳之意，又能制补阳太过；黄芪、党参、当归、熟地、炒白芍、丹参、炙甘草，补气养血；陈皮，行气健脾；丹参，活血化瘀，使补而不滞；神曲，健脾和胃；炙甘草，调和诸药。

加减： 纳差，加炒白术10克、茯苓15克，健脾和胃；瘀血明显，舌紫暗，脉细涩者，加土鳖虫10克、地龙10克，祛瘀生新；偏阳虚，加补骨脂15克、肉桂10克，温阳补肾；偏阴虚，易熟地为生地20克，加地骨皮12克、盐知母12克，滋阴补肾。

4.詹氏补气固脱汤

方药： 炙黄芪60克，红参10克（另煎），炒白术15克，炙甘草15克，炒白芍20克，五味子15克，鹿筋15克，制萸肉15克，骨碎补15克，续断15克，川芎10克，蜈蚣2条，炙升麻6克，炙柴胡6克，枳实10克。

功效： 补中益气，束筋摄骨。

主治： 关节脱位后期或康复期，习惯性关节脱位（肝肾不足，气血亏虚）。证见筋骨肌肉萎弱，关节松弛，稍有动作则关节滑脱。

用法： 水煎服，每日一剂，早、晚各一次顿服。

方解： 气固摄，脾统摄，方中红参、黄芪、白术、炙甘草，补中益气，健脾固摄；五味子、制萸肉、续断、骨碎补、鹿筋，补肝肾、强筋骨；白芍，补血敛阴，养筋柔筋；炙升麻、炙柴胡，升举清阳，合参芪升阳举陷；枳实，行气散结；川芎，行气活血，使补而不滞；蜈蚣，通络起萎。

加减： 上肢关节习惯性脱位，加桂枝6克、片姜黄10克；下肢关节习惯性脱位，加怀牛膝15克、独活6克；颞颌关节习惯性脱位，加白芷10克、细辛3克；加重滑脱，加羌活6克、葛根15克；腰椎滑脱，加狗脊20克、杜仲15克；肌肉萎缩，关节松弛明显者，加炮马钱子0.3～0.9克，增强通络起萎之效。

注意： 无鹿筋可用牛筋30克或山羊筋30克；无人参可用党参20～30克；炮马钱子

一定要炮制合格，从0.1克开始逐渐增加至0.9克，以服后无口麻、肢麻的最大量为度，取其峻药缓投、毒药渐加之意。

5. 詹氏益气起痿汤

方药： 炙黄芪60克，党参20克，炒白术15克，炒白芍20克，当归15克，熟地20克，制萸肉15克，骨碎补15克，续断15克，炙升麻3克，麻黄1.5克，枳实10克，地龙10克，蜈蚣2条，炮马钱子0.5克，炙甘草15克。

功效： 补气养血，通络起痿。

主治： 骨折筋断后期或康复期肌肉萎缩（肝肾不足，气血亏虚）。证见伤肢肌肉瘦弱，肢体痿软无力。

用法： 水煎服，每日一剂，早、晚各一次顿服。

方解： 骨折筋伤日久损及肝肾，肝肾不足则筋骨失养，痿软无力；脾主四肢肌肉，脾胃虚弱，生化乏源，气血不足，肌肉不充，复因少于运动，精气不行而瘀滞，用进废退，则肌肉萎缩瘦弱，关节痿软，屈伸无力。方中炙黄芪、党参、白术、炙甘草，补气健脾；熟地、制萸肉、续断、骨碎补，补肝肾、强筋骨；当归、白芍，补血养筋；炙升麻，升举清阳，麻黄发越阳气，合参芪升阳起痿；枳实，行气散结；地龙，活血通络，使补而不滞；蜈蚣、炮马钱子，通络起痿。

加减： 上肢肌肉萎缩，加桂枝10克；下肢肌肉萎缩，加怀牛膝15克。

注意： 炮马钱子一定要炮制合格，从0.1克开始逐渐增加至0.5克，以服后无口麻、肢麻的最大量为度，取其峻药缓投、毒药渐加之意。

6. 詹氏养阴起痿汤

方药： 太子参15克，生黄芪30克，生白术10克，生白芍20克，当归12克，熟地20克，丹参15克，山药30克，枳实10克，龟板15克（先煎），石斛10克，黄精20克，地龙10克，蜈蚣2条，炮马钱子0.5克，炙甘草6克。

功效： 补气养阴，通络起痿。

主治： 骨折筋断后期或康复期肌肉萎缩（肝肾不足，气阴两虚）。证见伤肢肌肉瘦削，肢体痿软无力。

用法： 水煎服，每日一剂，早、晚各一次顿服。

方解： 骨折筋伤日久损及肝肾，肝肾不足则筋骨失养，痿软无力；脾主四肢肌肉，脾胃虚弱，生化乏源，气阴两虚，肌肉不充，复因少于运动，精气不行而瘀滞，用进废退，则肌肉萎缩瘦削，关节痿软，屈伸无力。方中生黄芪、太子参、白术、炙甘草，补气健脾；熟地、龟板，补肝肾、强筋骨；当归、白芍，补血养筋；石斛，滋阴养胃，强筋壮骨；山药、黄精，补气养阴；丹参，活血养血；枳实，行气散结；地龙，活血通络，使补而不滞；蜈蚣、炮马钱子，通络起痿。

加减：上肢肌肉萎缩，加桑枝10克；下肢肌肉萎缩，加怀牛膝15克。

注意：炮马钱子一定要炮制合格，从0.1克开始逐渐增加至0.5克，以服后无口麻、肢麻的最大量为度，取其峻药缓投、毒药渐加之意。

（三）健脾和胃法

适用于骨折、脱位、筋伤中后期，脾胃虚弱，食少便溏，四肢乏力，肌肉萎缩，肢体浮肿，创面肉芽水肿久不收口。常用方药：

1.香砂六君汤（《医方集解》）

方药：炒党参15克，炒白术10克，茯苓15克，陈皮10克，半夏10克，木香6克，砂仁6克，炙甘草10克。

功效：补气健脾，理气化湿。

主治：脾胃虚弱，湿阻气滞，脘腹满闷，食少便溏。

用法：水煎服，每日一剂，早、晚各一次顿服。

2.健脾丸（《证治准绳》）

方药：党参12克，白术12克，陈皮15克，炒麦芽15克，炒山楂15克，炒神曲15克，炒枳实10克。

功效：健脾止泻，开胃消食。

主治：脾胃虚弱，食少便溏。

用法：水煎服，每日一剂，早、晚各一次顿服。

3.詹氏健脾补肾汤

方药：党参15克，炒白术15克，茯苓15克，当归12克，炒白芍15克，熟地15克，杜仲15克，狗脊15克，怀牛膝12克，续断15克，骨碎补15克，陈皮10克，神曲15克，鸡内金10克，炙甘草6克。

功效：健脾胃，补肝肾，养气血，强筋骨。

主治：骨折筋伤中后期，骨折不愈合（肝肾亏虚，脾胃虚弱）。证见筋骨肌肉萎弱，食少便溏，或平素脾胃虚弱者。

用法：每日一剂，水煎2次合汁，分3次饭后温服。

方解：方中熟地、狗脊、杜仲、续断、骨碎补、怀牛膝，补肝肾、强筋骨；党参、炒白术、炙甘草，补气健脾；茯苓、陈皮、鸡内金、神曲消食化湿、行气健脾，使补而不滞、滋而不腻；当归、熟地、炒白芍，补血养筋；炙甘草，调和诸药。

加减：脾胃虚寒，加干姜6克、砂仁6克，温中健脾；脾胃阴虚，去杜仲、陈皮，加沙参10克、麦冬10克、山萸肉10克，滋阴健脾。

（四）补肾活血法

适用于骨折、脱位、筋伤后期，肝肾亏虚，瘀血停留，阻滞经络，肢体疼痛，筋骨痿软不用，关节屈伸不利，骨质疏松，骨折延迟愈合，舌黯紫。常用方药：

1. 詹氏补肾活血汤

方药： 炙黄芪20克，丹参15克，当归12克，川芎10克，土鳖虫10克，炒白芍15克，香附10克，续断15克，骨碎补15克，熟地15克，狗脊15克，制萸肉15克，杜仲15克，怀牛膝15克，炙甘草3克。

功效： 补肝肾，行气血，祛瘀生新。

主治： 骨折筋伤中后期，骨折不愈合（肝肾亏虚，气滞血瘀）。证见腰膝酸软，筋骨萎弱，伤肢肿痛，骨质疏松，骨折断端硬化，骨折延迟愈合。

用法： 水煎服，每日一剂，早、晚各一次顿服。

方解： 方中熟地、制萸肉、狗脊、杜仲、续断、骨碎补、怀牛膝，补肝肾、强筋骨；续断、骨碎补、土鳖虫，祛瘀生新，接骨续筋；当归、熟地、炒白芍、丹参，补血和血；黄芪，补气生血，使气旺血行；川芎、丹参、土鳖虫、香附、怀牛膝，行气活血，使补而不滞；炙甘草，调和诸药。

加减： 纳差，加炒白术10克、神曲15克，健脾和胃。

2. 詹氏补肾活络汤

方药： 桂枝6克，秦艽6克，红花5克，木香5克，当归10克，独活10克，豨莶草10克，续断10克，杜仲10克，桑寄生10克，狗脊10克，鸡血藤12克，肉苁蓉12克，仙茅15克。

功效： 补益肝肾，活血通络。

主治： 骨折筋伤后期（肝肾亏虚，经络痹阻）。证见腰背疼痛，腰膝酸软，筋骨萎弱，骨质疏松，骨折延迟愈合。

用法： 水煎服，每日一剂，早、晚各一次顿服。

方解： 方中狗脊、杜仲、桑寄生、续断、肉苁蓉、仙茅、续断，补肝肾、强筋骨；当归、红花、鸡血藤，活血通络；桂枝、秦艽、独活、豨莶草，通经活络；木香，行气健脾，使补而不滞。

四、创伤康复期

创伤康复期阶段，通常筋伤已愈，骨折则为临床愈合，功能基本恢复，生活基本自理，到骨折骨性愈合，功能完全恢复，正常负重劳动。一般强壮者无需服药，加强功能锻炼即可逐步恢复至正常，可适当进行轻体力劳动，促进康复。但"凡伤则虚，久伤成痹",加之骨折筋伤,缺少活动,气血化生不足,又有久病、年老或素体虚弱者,因此临床多见体虚未复者,肝肾不足,气血亏虚,不能充养筋骨肌肉,则筋骨失约,关节屈伸不利,而发生关节僵硬、创伤性关节病、骨化性肌炎、骨坏死、肌挛缩等遗留骨折筋伤后遗症;或因调护不当,复感风寒湿热杂邪,合邪为痹,乘虚而入,留滞于筋骨、关节、经络之间,挟虚挟瘀,闭阻经络,故常伴有痹证。康复期多为本虚标痹之证,基本病机为肝肾不足、气血亏虚、经络痹阻,中药治疗用通法为主,宜攻补兼施,调和气血,基本治法为补益肝肾、补益气血、舒筋活络、通络除痹。

康复期常用的治法有舒筋活络法、温经通络法、清热通络法、活血除痹法、补肾除痹法、补气除痹法。

(一)舒筋活络法

适用于骨折筋伤后期或康复期,气血瘀滞,痹阻经络,肢体拘挛、强直、麻木、痹痛,关节屈伸不利。常用方药:

1.舒筋活血汤(《伤科补要》)

方药: 羌活10克,防风10克,荆芥10克,独活10克,当归12克,续断15克,青皮10克,怀牛膝15克,五加皮15克,杜仲15克,红花10克,枳壳10克。

功效: 舒筋活络。

主治: 骨折筋伤后遗症,气血瘀滞经络,肌肉韧带挛缩,关节僵硬,屈伸不利。

用法: 水煎服,每日一剂,早、晚各一次顿服。

2.活血舒筋汤(《中医外伤科学讲义》)

方药: 当归12克,赤芍12克,片姜黄10克,伸筋草15克,松节15克,海桐皮15克,落得打15克,路路通12克,羌活10克,独活10克,防风10克,续断15克,炙甘草6克。

功效: 活血祛瘀,舒筋通络。

主治: 骨折筋伤后遗症,气血瘀滞经络,肌肉韧带挛缩,关节僵硬,屈伸不利。

用法: 水煎服,每日一剂,早、晚各一次顿服。

3.詹氏舒筋活络汤

方药: 炙黄芪30克,当归12克,炒白芍30克,地龙10克,续断15克,骨碎补15克,五加皮15克,海桐皮15克,怀牛膝15克,狗脊20克,木瓜15克,鸡血藤15克,伸筋草15克,透骨草15克,炙甘草10克。

功效: 舒筋活血,通利关节。

主治: 骨折筋伤后期,解除固定及牵引后,肌肉萎缩,筋骨失养,关节不利。

用法: 水煎服,每日一剂,早、晚各一次顿服。

方解： 续断、骨碎补、怀牛膝，补肝肾，强筋骨，行血脉；五加皮、狗脊，补肝肾，强筋骨，祛风湿；当归、鸡血藤，养血和血；炒白芍，滋阴补血，合炙甘草，养筋柔筋，缓急止痛；炙黄芪，补气行血；木瓜、五加皮、海桐皮、鸡血藤、伸筋草、透骨草，舒筋活络；炙甘草，和中，调和诸药。

加减： 上肢，去怀牛膝，加桂枝10克、桑枝15克；寒湿，加制川乌15克、苍术15克；湿热，加土茯苓15克、防己10克。

4.詹氏伸筋活血汤

方药： 独活10克，桑寄生10克，伸筋草10克，丹参10克，地龙10克，当归10克，木香15克，川芎10克，赤芍10克，土鳖虫15克，延胡索10克，枳壳15克，杜仲10克，苏木10克。

功效： 舒筋活血，通痹止痛。

主治： 跌扑损伤、慢性劳损所致的腰椎间盘突出症，气血瘀滞，经脉痹阻，腰腿痛如针刺。

用法： 水煎服，每日一剂，早、晚各一次顿服。

方解： 方中丹参、当归、苏木、地龙、川芎、赤芍、元胡、土鳖虫，活血化瘀，通痹止痛；桑寄生、杜仲，补肝肾、强腰膝，祛风通络；独活、伸筋草，伸筋活血，通络除痹；木香、枳壳，行气以活血止痛。

加减： 挟风寒湿者，加制川乌15克、苍术15克、仙灵脾15克；挟风湿热者，加秦艽10克、土茯苓15克、防己10克；疼痛甚者，加全虫6克，乌梢蛇12克。

5.詹氏地骨皮汤

方药： 地骨皮12克，当归10克，炮山甲6克(先煎)，泽兰叶10克，杜仲10克，续断10克，狗脊10克，豨莶草10克，卫茅12克。

功效： 补肾壮骨，通络除痹。

主治： 脊椎退行性改变，肝肾亏虚，筋骨失养，邪痹经络，证见腰脊疼痛，腰膝酸软无力，X线示脊椎骨质增生。

用法： 水煎服，每日一剂，早、晚各一次顿服。服药15天为1个疗程

方解： 方中地骨皮，清虚热，坚筋骨；豨莶草，通经络，强筋骨；杜仲、续断、狗脊，补肝肾，强筋骨；穿山甲、泽兰、卫茅，活血化瘀，通络除痹。

加减： 肾阴虚者，加熟地15克、山萸肉15克、桑寄生15克；肾阳虚者，加巴戟天12克、肉苁蓉12克、仙灵脾15克；气虚者，加生黄芪30克；挟风寒者，加羌活6克、独活6克、秦艽10克、海风藤15克；挟湿热者，加龙胆草10克、苍术10克、茯苓15克、猫人参15克。

6.詹氏补骨方

方药: 血竭6克,地龙10克,川芎10克,党参15克,桑寄生15克,骨碎补15克,怀牛膝15克,红花6克,续断15克,乳香6克,没药6克,炙甘草6克。

功效: 补肾壮骨,益气养血,行气活血,通络止痛。

主治: 非创伤性股骨头坏死,肾虚骨枯,气血两虚,气滞血瘀,不荣不通,证见髋部疼痛,夜间加重,痛处拒按,伴腰膝酸软。

用法: 水煎服,每日一剂,早、晚各一次顿服。

方解: 方中血竭、地龙、川芎、红花,活血通络,祛瘀生新;桑寄生、怀牛膝,补肝肾,强筋骨;续断、骨碎补,补肝肾,行血脉,续筋骨;乳香、没药,活血化瘀,行气止痛;党参、炙甘草,补气生血;炙甘草,调和诸药。

7.詹氏下肢关节伤痛方

方药: 黄芪30克,熟地20克,当归12克,炒白芍30克,怀牛膝15克,木瓜15克,续断15克,骨碎补15克,桑寄生15克,地龙10克,伸筋草15克,透骨草15克,丹参15克,白芥子10克,炙甘草10克。

功效: 舒筋活血,通络止痛,滑利关节。

主治: 下肢创伤性关节病。

方解: 炙黄芪,补气行血;白芍合甘草,养筋柔筋,缓急止痛;丹参、当归、地龙,活血通络;熟地,补血养筋;怀牛膝、桑寄生、续断和骨碎补,补肝肾、强筋骨;伸筋草和透骨草,舒筋活络;白芥子,化痰通络;木瓜,舒筋活络;怀牛膝,活血利窍,皆引药入下肢。

加减: 寒湿,加制川乌10克,炒苍术10克;湿热,易炒白芍为生白芍,地龙12克,加生薏苡仁30克、土茯苓15克;关节积液,加防己10克、车前子15克(包煎)。

8.詹氏上肢关节伤痛方

方药: 炙黄芪30克,当归15克,炒白芍30克,川芎10克,地龙10克,续断15克,骨碎补15克,羌活10克,桂枝10克,桑枝15克,鸡血藤15克,伸筋草15克,透骨草15克,生薏苡仁20克,炙甘草10克。

功效: 舒筋活血,通络止痛,滑利关节。

主治: 上肢关节陈旧性创伤。

用法: 水煎服,每日一剂,早、晚各一次顿服。

方解: 炙黄芪,补气行血;白芍合甘草,养筋柔筋,缓急止痛;川芎、当归、地龙,活血通络;续断、骨碎补,补肝肾、强筋骨;羌活、桂枝、桑枝,祛风通络,引药入上肢;鸡血藤、伸筋草和透骨草,舒筋活络;薏苡仁,祛湿除痹;炙甘草,调和诸药。

加减： 寒湿，加制川乌10克、苍术10克；湿热，加土茯苓15克、黄柏6克。

（二）温经通络法

适用于骨折筋伤后期或康复期，风寒湿邪侵袭，痹阻经络，肢体冷痛、重者、拘挛、麻木，关节屈伸不利。常用方药：

1. 麻桂温经汤（《伤科补要》）

方药： 麻黄12克，桂枝15克，红花10克，白芷10克，细辛3克，桃仁12克，赤芍12克，炙甘草10克。

功效： 温经散寒，活血祛瘀。

主治： 损伤后期，风寒入络，经脉凝涩所致筋骨疼痛，活动不利，得热痛减，遇风寒加剧。

用法： 水煎服，每日一剂，早、晚各一次顿服。

2. 乌头汤（《金匮要略》）

方药： 制川乌15克、麻黄15克，芍药15克，炙黄芪15克，炙甘草15克，蜂蜜50克。

功效： 温经散寒，除湿宣痹。

主治： 损伤后期，寒湿痹阻，肢体冷痛，关节屈伸不利。

用法： 先水煎制川乌1小时，然后加入麻黄、芍药、黄芪、甘草继煎半小时，去渣加蜂蜜再煎5分钟，每日一剂，早、晚各一次顿服。

3. 小活络丹（《太平惠民和剂局方》）

方药： 天南星10克，制川乌10克，制草乌10克，地龙10克，制乳香10克，制没药10克。

功效： 祛风除湿，化痰通络，活血止痛。

主治： 损伤后期，风寒湿邪闭阻、痰瘀阻络，肢体关节疼痛，或冷痛，或刺痛，或疼痛夜甚、关节屈伸不利、麻木拘挛。

用法： 水煎服，每日一剂，早、晚各一次顿服。

（三）清热通络法

适用于骨折筋伤后期或康复期，风湿热邪侵袭，痹阻经络，肢体灼痛、关节红肿热痛，拒按，屈伸不利，得冷则舒。常用方药：

1. 四妙丸（《成方便读》）

方药： 苍术10克，川牛膝15克，生薏苡仁30克，黄柏10克。

功效：清热利湿，通络止痛。

主治：损伤后期，下肢湿热阻络，肢体灼痛，关节红肿热痛、屈伸不利。

用法：水煎服，每日一剂，早、晚各一次顿服。

2.桂枝芍药知母汤（《金匮要略》）

方药：桂枝10克，生白芍15克，麻黄6克，白术10克，知母15克，防风12克，附子6克，生姜10克，炙甘草6克。

功效：祛风散寒、清热除湿。

主治：损伤后期，风寒湿热痹阻经络，关节红肿热痛，肢体困重，畏寒。

用法：水煎服，每日一剂，早、晚各一次顿服。

（四）活血除痹法

适用于骨折筋伤后期或康复期，风寒湿邪侵袭，瘀血痹阻经络，肢体关节疼痛，或冷痛，或刺痛，麻木，关节屈伸不利。常用方药：

1.**身痛逐瘀汤**（《医林改错》）

方药：秦艽10克，川芎15克，桃仁12克，红花10克，羌活10克，没药10克，当归12克，灵脂12克，香附10克，川牛膝12克，地龙10克，炙甘草3克。

功效：行气活血，通经除痹

主治：损伤后期，风寒湿邪侵袭、气血痹阻经络，肢体关节疼痛如刺，或冷痛重着，关节屈伸不利。

用法：水煎服，每日一剂，早、晚各一次顿服。

2.**化瘀通痹汤**（《娄多峰论治痹病精华》）

方药：当归18克，丹参30克，鸡血藤21克，制乳香9克，制没药9克，香附12克，延胡索12克，透骨草30克。

功效：活血化瘀，行气通络。

主治：损伤后遗症、网球肘、肩凝症等，损伤后期，风寒湿邪侵袭、气血痹阻经络，肢体麻木疼痛，受凉加重。

用法：水煎服，每日一剂，早、晚各一次顿服。

方解：瘀血痹系由局部闪扭、外力损伤、慢性劳损等引起经络损伤，血行不畅或血溢脉外，留滞局部，筋脉肌肉失养，抗御外邪能力低下，风寒湿热之邪乘虚而入，加重脉络闭阻，导致痹证，此证临床实为多见。此类病症局部疼痛明显，且与气候变化及寒热有关。治疗时单用祛风除湿药收效甚微，而以活血化瘀为主，佐以祛风除湿药物则收效甚捷。方中乳、没，前者治血，后者散瘀，相得益彰，为治本要药；延胡索，行血中气滞，气中血滞；香附，理气解郁，为血中之气药，气行则血行，加强活血祛瘀之功；当归、丹参、鸡血藤，活血养血，祛瘀而不伤正；透骨草，祛风、除湿、通络以治标。诸药相合，共同达到活血化瘀、行气通络之目的。

加减： 凡见局部疼痛明显，且与气候变化及寒热因素紧密相关者即可授用本方。偏寒者，加桂枝、细辛、制川乌；偏热者，加败酱、丹皮；气虚者，加黄芪；久痹骨节肿大变形者，加穿山甲、全虫、乌梢蛇。

按： 因痹症病之邪恋，往往导致气虚血虚，而且治痹之药又多辛燥，过服则耗气伤血，故治疗时，祛邪治血同时不忘益气养血。气虚则行血无力，驱邪无能，宜加芪术之类，益气健脾；血虚则脉道干涩，血行不利，如江河水枯，船舶隔浅，病邪、瘀血难除，故治疗时应注意养血，临床多选用既能祛邪治血，又有养血功能之药，诸如当归、丹参、鸡血藤等。血虚者加白芍，阴血亏虚者重用生地，此增水行舟之法，既缓急止痛，又制诸药之辛燥。

（五）补肾除痹法

适用于骨折筋伤后期或康复期，肝肾亏虚，感受风寒湿热，挟虚挟瘀，痹阻经络，筋骨失养，肢体关节疼痛，屈伸不利。常用方药：

1. 独活寄生汤（《备急千金要方》）

方药： 独活10克，桑寄生15克，杜仲15克，怀牛膝15克，细辛3克，秦艽12克，茯苓15克，肉桂6~10克，防风10克，川芎10克，党参15克，当归12克，炒白芍15克，生地12克，炙甘草6克。

功效： 补肝肾，益气血，通经络，止痹痛。

主治： 骨折筋伤后期或康复期，肝肾两虚，气血不足，感受风寒湿邪，痹阻经络，筋骨失养，腰膝冷痛、痿软，肢节屈伸不利，或麻木不仁，畏寒喜温。

用法： 水煎服，每日一剂，早、晚各一次顿服。

2. 詹氏补肾除痹汤

方药： 炙黄芪30克，当归12克，炒白芍15克，怀牛膝15克，地龙10克，狗脊15克，续断15克，骨碎补15克，熟地15克，杜仲15克，桑寄生15克，鸡血藤15克，桂枝6克，薏苡仁30克，炙甘草6克。

功效： 补肝肾，强筋骨，通经络，止痹痛。

主治： 骨折筋伤后期或康复期，肝肾亏虚，感受风寒湿热，挟虚挟瘀，痹阻经络，筋骨失养，腰膝酸软，肢体关节疼痛，屈伸不利。

方解： 方中熟地、狗脊、杜仲、桑寄生，补肝肾、强筋骨、止痹痛；怀牛膝、续断、骨碎补，补肝肾、行血脉；当归、熟地、炒白芍、鸡血藤，补血养筋；炙黄芪，补气行血；桂枝，祛风通脉；薏苡仁，利湿除痹；鸡血藤，舒筋活络；地龙，活血通络；炒白芍合炙甘草，养筋柔筋，缓急止痛；炙甘草，调和诸药。

加减： 兼寒湿，加制川乌10克、苍术10克、制半夏10克，散寒除湿；兼湿热，去杜仲，加萆薢15克、土茯苓15克、黄柏6克，清热利湿；风盛游走性关节痛，加防风10克、羌活10克、独活10克，祛风除湿；关节僵硬，加木瓜15克、伸筋草15克、透骨草15克，舒筋活络；阳虚甚者，易桂枝为肉桂10克、加附子10克、仙灵脾15克，温阳散寒；偏阴虚者，去桂枝，易炒白芍为生白芍20克，易熟地为生地20克，加制萸肉15克、豨莶草15克、炙龟板15克，滋阴清热。

（六）补气除痹法

适用于骨折筋伤后期或康复期，气血亏虚，感受风寒湿邪，挟虚挟瘀，痹阻经络，肌肉筋脉失养，肢体疼痛，肌肤麻木不仁，关节屈伸不利。常用方药：

1. 黄芪桂枝五物汤（《金匮要略》）

方药： 炙黄芪30克，桂枝15克，炒白芍15克，生姜15克，大枣5个。

功效： 益气温经，和血通痹。

主治： 损伤后期或康复期，气血亏虚，风寒闭阻，肢体肌肤麻木不仁，遇风寒加剧。

用法： 水煎服，每日一剂，早、晚各一次顿服。

2. 詹氏神经损伤后遗症方

方药： 炙黄芪60克，炒白芍20克，当归15克，熟地20克，丹参15克，桂枝10克，鸡血藤15克，白芥子10克，地龙12克，乌梢蛇12克，蜈蚣3条，皂角刺15克，陈皮10克，神曲15克，炙甘草10克。

功效： 益气养血，活血化痰，通经活络。

主治： 四肢神经损伤后期或康复期，气血亏虚，痰瘀阻络，肢体麻木失用。

用法： 水煎服，每日一剂，分两次饭后温服。

方解： 气主温煦推动濡养，大剂黄芪，补气生血，使气旺血行；炒白芍、熟地、当归、丹参，补血养脉；桂枝，温通血脉；鸡血藤，补血通络；地龙、乌梢蛇，通经活络；白芥子、皂角刺，化痰通络；蜈蚣，通络起萎；陈皮，行气健脾；神曲，健脾和胃，使补而不滞；炙甘草，益气和中，调和诸药。

加减： 上肢，加川芎10克、桑枝12克；下肢，加川牛膝12克、木瓜12克；寒盛者，加细辛3克，附子10～15克；虚热者，易熟地为生地；痰湿盛者，加炒白术10克、半夏10克、茯苓15克；瘀血重者，加桃仁12克、红花10克、土鳖虫10克。

3. 詹氏睾丸损伤萎缩方

方药： 炙黄芪30克，当归15克，丹参15克，炒白芍15克，熟地20克，川芎10

克，地龙10克，桃仁10克，红花10克，乌药10克，小茴香6克，白芥子10克，吴茱萸6克，青皮10克，槟榔10克，蜈蚣1条。

功效： 补气养血，活血通络。

主治： 会阴部损伤后期或康复期，气血亏虚，痰瘀阻络，睾丸阴茎萎缩，麻木不用。

用法： 水煎服，每日一剂，早、晚各一次顿服。

方解： 肾主二阴，睾丸为外肾；肝经过会阴，绕阴器，肝主气机，败血归肝；故会阴部损伤，实则泻肝，虚则补肾。阴囊睾丸为宗筋汇聚之处，损伤日久，必有瘀血内阻，痰凝气结，经络不通，气血不荣，宗筋不用，故从肝论治，辅以肾药。方中炙黄芪，补气，气旺则血行；当归、炒白芍、熟地，滋阴补血以养筋，熟地又能填精补髓，补肝益肾；丹参、川芎、桃仁、红花，活血化瘀；白芥子，化痰通络，能祛皮里膜外之痰；地龙、蜈蚣，通经活络，蜈蚣又有起萎功效；青皮、槟榔，行气散结；乌药、小茴香、吴茱萸，暖肝散寒，又可引药入肝；诸药共奏补气养血，活血通络之效。

第三节　詹氏中医骨伤骨关节病临床用药经验

骨关节病主要是肌肉、筋骨的病变，多为慢性病，起病缓，病程长，大多病势缠绵，病因病机比较复杂。中医认为：病久则必损及肝、脾、肾，会导致肝肾不足，气血俱虚。还有观点认为：久伤生痹。损伤以后复因感受风寒湿热杂邪，又挟瘀挟痰，合邪为痹。久伤生痰，复感外邪，又挟瘀挟痰，而成虚实夹杂或寒热错杂之证。损伤日久，终会发为本虚标痹之证或本虚标萎之证。对于骨关节病，詹氏中医骨伤则以辨病与辨证相结合，综合考虑"本虚标痹"之证还是"本虚标萎"之证，从整体观出发，杂合以治。临床治疗时则根据标本缓急，再结合体质进行论治。急则治标，缓则治本，分别予以扶正治本、攻邪治标，或者攻补兼施、标本同治。骨关节病主要是肌肉筋骨的病变，主要责之于肝、脾、肾，因此治疗重在肝肾、筋骨，同时健脾、和胃。肝、脾、肾同治，此即"治病必求于本"之意。

1. 詹氏颈性眩晕方

方药： 炙黄芪30克，丹参15克，当归12克，炒白芍30克，葛根30克，地龙12克，琥珀粉6克（冲服），狗脊20克，续断15克，骨碎补15克，天麻10克，菊花10克，炒白术10克，茯苓15克，炙甘草6克。

功效： 祛风化痰，活血通痹，补肾壮骨。

主治： 颈源性眩晕（肝肾亏虚，痰瘀痹阻，风痰上扰）。颈椎增生、变形，头颈部动则眩晕发作，甚或猝倒，伴头项强痛，心悸呕恶，四肢麻木。

用法： 每日一剂，水煎2次合汁，分2次饭后温服。

方解： 丹参、琥珀、地龙，活血通络；当归、炒白芍，补血养筋；狗脊、续断、骨碎补，补肝肾、强筋骨；葛根，解肌舒筋，引药入颈项；炙黄芪，补气，气旺则血行痰消；白术、茯苓、炙甘草，健脾化痰；天麻、菊花，平肝熄风；炙甘草，调和诸药。

加减： 寒，加桂枝10~15克，南方减半；热，易炙黄芪为生黄芪，易炒白芍为生白芍；痰湿盛，加半夏10克、陈皮10克；痛，加全虫6克、威灵仙12克、伸筋草15克、鸡血藤15克；麻木加熟地20克、山萸肉20克。

2. 詹氏涤痰通窍汤

方药： 胆南星6克，制半夏10克，天麻9克，茯苓15克，陈皮15克，菖蒲10克，郁金10克，丹参15克，川芎10克，地龙10克，当归12克，川牛膝10克，老葱白3根。

功效： 化痰开窍，活血通络。

主治： 高血压性眩晕（痰瘀阻窍证）。

用法： 水煎服，每日一剂，早、晚各一次顿服。

方解： 胆南星、半夏，燥湿化痰；陈皮、茯苓，健脾化痰；菖蒲、郁金，行气开窍；天麻，祛风化痰；丹参、川芎、当归、地龙、川牛膝，活血化瘀；老葱白，行气散结，引药入头窍。

加减： 兼气虚者，加炙黄芪30克；兼寒者，加桂枝10克。

3. 詹氏补肾强脊汤

方药： 山萸肉10克，怀牛膝10克，熟地12克，当归15克，茯苓15克，续断15克，杜仲15克，女贞子12克，葛根15克，炙龟板24克，地龙10克，炒枣仁15克，远志10克，陈皮9克，炙甘草3克。

功效： 补肝肾，壮筋骨，通经络，止痹痛。

主治： 颈椎病（肝肾亏损）。颈椎增生、变形，颈项强痛，肩臂疼痛。

用法： 水煎服，每日一剂，早、晚各一次顿服。

方解： 山萸肉、熟地、怀牛膝、续断、杜仲、龟板、女贞子，补肝肾，强筋骨；葛根，解肌舒筋，引药入颈项；地龙，活血通络；当归、远志、炒枣仁，养血安神；陈皮、茯苓，健脾化痰；炙甘草，调和诸药。

加减： 偏阴虚者，加墨旱莲10克、何首乌15克，滋阴补肾；偏阳虚者，加狗脊15克、肉桂6克，壮阳填髓。

4. 詹氏补肾壮腰汤

方药： 山萸肉10克，怀牛膝12克，熟地15克，当归12克，五加皮10克，茯苓12克，续断15克，杜仲10克，白芍10克，炙黄芪30克，狗脊12克，炙龟板24克，巴戟天10克，补骨脂10克，炙甘草3克。

功效：补肝肾，强筋骨。

主治：骨折筋伤后期，腰痛病(肝肾亏虚，筋骨萎弱)。证见腰膝酸软，下肢萎弱无力。

用法：水煎服，每日一剂，早、晚各一次顿服。

方解：山萸肉、熟地、怀牛膝、续断、杜仲、五加皮、巴戟天、补骨脂，补肝肾，强筋骨；狗脊，补肝肾，强筋骨，引药入腰脊；龟板，补肾壮骨，滋阴潜阳，既有阴中求阳之意，又能制补阳太过；当归、白芍，补血养筋；炙黄芪，补气生血，气旺血行；茯苓，渗湿健脾，使补而不滞；炙甘草，调和诸药。

5. 詹氏肘劳方

方药：炙黄芪30克，丹参15克，川芎10克，当归12克，炒白芍30克，熟地20克，桂枝10克，桑枝15克，续断15克，骨碎补15克，地龙10克，伸筋草15克，透骨草15克，炙甘草10克。

功效：舒筋活血，通络止痛。

主治：肘劳(网球肘、矿工肘)、上肢劳损，肌肉筋脉挛痛、酸困，关节屈伸不利。

方解：黄芪，补气行血；白芍合甘草，养筋柔筋，缓急止痛；丹参、当归、川芎、地龙，活血通络；熟地，补血养筋；续断和骨碎补，行血脉、续筋骨；伸筋草和透骨草，舒筋活络；桂枝，温通血脉；桑枝，通经活络，皆引药入上肢。

加减：寒湿，加制川乌6～10克、炒苍术10克；湿热，去桂枝，易炒白芍为生白芍，地龙12克，加络石藤15克、忍冬藤15克。

6. 詹氏活血补肾汤

方药：补骨脂15克，杜仲20克，骨碎补20克，血竭5克，熟地20克，怀牛膝10克，续断10克，独活10克，虎杖10克，鹿筋6克，木瓜10克，防己10克。

功效：补肝肾，强筋骨，活血通络。

主治：退行性膝关节病(肝肾不足，脉络瘀阻)。膝关节疼痛，腰膝酸软，步态不稳，劳则益甚。

用法：水煎服，每日一剂，早、晚各一次顿服。

方解：熟地、续断、骨碎补、杜仲、补骨脂、鹿筋，补肝肾，强筋骨；怀牛膝，补肝肾，强筋骨，引药入下肢；血竭，和中活血化瘀；木瓜、防己、独活，祛风湿、止痹痛。

7. 詹氏补肾通络汤

方药：炙黄芪30克，当归12克，炒白芍20克，怀牛膝15克，乌梢蛇12克，狗脊

15克，木瓜15克，五加皮15克，熟地20克，杜仲15克，桑寄生15克，鸡血藤15克，仙灵脾15克，薏苡仁30克，炙甘草6克。

功效：补肝肾，强筋骨，通经络，止痹痛。

主治：腰痛病、下肢痹痛(肝肾亏虚，筋骨失养)。证见腰部及下肢酸痛，喜按喜揉，腰膝酸软，劳累更甚，卧则减轻。

方解：方中熟地、狗脊、杜仲、桑寄生、怀牛膝、五加皮、仙灵脾，补肝肾、强筋骨、止痹痛；当归、熟地、炒白芍、鸡血藤，补血养筋；炙黄芪，补气行血；薏苡仁，利湿除痹；木瓜、鸡血藤，舒筋活络；乌梢蛇，通络止痛；炒白芍合炙甘草，养筋柔筋，缓急止痛；炙甘草，调和诸药。

加减：兼寒湿，加制川乌10克、苍术10克、制半夏10克，散寒除湿；兼湿热，去仙灵脾、杜仲，加萆薢15克、土茯苓15克、地龙12克、黄柏6克，清热利湿；风盛游走性关节痛，加防风10克、羌活10克、独活10克，祛风除湿；关节僵硬，加伸筋草15克、透骨草15克，舒筋活络；阳虚甚者，腰膝冷痛，易桂枝为肉桂10克，加附子10克、补骨脂15克，温阳散寒；偏阴虚者，五心烦热，去桂枝、仙灵脾，易炒白芍为生白芍20克，易熟地为生地20克，加制黄肉15克、豨莶草15克、炙龟板15克，滋阴清热。

第四节 詹氏中医骨伤杂病临床用药经验

1. 詹氏抽筋缓急方

方药：炙黄芪30克，熟地20克，当归12克，炒白芍30~60克，怀牛膝15克，木瓜15克，续断15克，骨碎补15克，制附子15~30克，伸筋草15克，透骨草15克，炙甘草15~30克。

功效：养血柔筋，温经散寒，缓急止痛。

主治：小腿抽筋。

用法：每日一剂，水煎2次合汁，分2次饭后温服。发作时，可点按承山穴缓解，或掰足趾至背伸位亦可缓解。

方解：腿抽筋皆由血虚感寒所致筋脉挛急，本虚标实，标本俱急，当标本同治，治宜养血柔筋，温经散寒，缓急止痛。方用白芍合甘草，养筋柔筋、缓急止痛；附子，温阳散寒；黄芪补气养血；当归、熟地，补血养筋；续断和骨碎补，温通血脉、养筋强筋；伸筋草和透骨草，舒筋活络；怀牛膝，通行血脉；木瓜，舒筋活络；甘草，调和诸药。

加减：寒痛甚，抽筋频作，黄芪、白芍、甘草、附子加倍。

2. 詹氏消癖散结汤

方药： 醋柴胡10克，川芎15克，当归15克，炒白芍20克，元胡10克，丝瓜络20克，八月札20克，白芥子10克，青皮10克，香附10克，贝母10克，制半夏10克，炒白术10克，昆布30克，甘草6克。

功效： 疏肝健脾，理气通络，化痰散结。

主治： 乳癖（乳腺增生、乳腺结节）。

用法： 每日一剂，水煎2次合汁，分2～3次空腹或饭后温服。

方解： 醋柴胡，疏肝解郁，理气止痛，引药入肝；川芎、元胡、香附、青皮，行气活血，疏肝解郁；肝为刚脏，体阴而用阳，阳常有余而阴常不足，当归补血、炒白芍，滋阴补血，柔肝养肝，又防行散太过；炒白术，补脾健脾，绝痰之本；制半夏、白芥子、贝母，化痰散结，治痰之标；丝瓜络、八月札，理气通络，化痰散结；昆布，软坚散结；甘草，健脾和中，调和诸药。诸药合用，共奏疏肝健脾、理气通络、化痰散结之功，气行而痰化，结散而癖消。

加减： 肝气郁结明显，急躁易怒，加川楝子10克、郁金10克；气虚，少气懒言，神疲乏力，加炙黄芪30克、党参20克；血虚，面色不华，月经量少色淡，加熟地20克、阿胶15克、丹参15克；痛甚，加全虫10克；痰湿盛，头身困重，苔白腻，加茯苓15克、佛手10克、陈皮15克；阴虚，五心烦热，月经量少色深红，加生地20克，易炒白芍为生白芍30克；肝火盛，面红目赤，加栀子15克、丹皮12克、黄芩10克；肿块硬结，加夏枯草15克、牡蛎30克；瘀血，舌紫黯，月经色暗有血块，加桃仁15克、红花10克，甚则加炮山甲6克；虚寒，冷痛，喜暖喜按，加桂枝10克，甚则易桂枝为肉桂10克、制附子10克；月经前调，加益母草20克、川牛膝15克；月经后调，加熟地20克、制首乌20克。

3. 詹氏消癥除痞方

方药： 生黄芪60克，生白芍30克，桃仁15克，红花10克，当归15克，川芎15克，地龙15克，琥珀粉6克（冲服），川牛膝15克，桂枝10克，槟榔10克，大黄6克，枳实15克，泽兰15克，炙甘草6克。

功效： 补气活血，利水消肿。

主治： 卵巢囊肿。

用法： 每日一剂，水煎2次合汁，分2次空腹温服。服药后小便多或大便稀均属正常反应。

方解： 卵巢囊肿类同腹水，多为素体阳气亏虚，气血津液无力通行，水与血结所致，本虚标实并见，应标本同治，治疗宜补气活血，利水消肿。方中生黄芪，补气利水，气旺则气血津液自行，瘀血散而水肿消；生白芍，养阴利水而不伤阴；桂枝通阳化气行水；槟榔，行气利水消肿；地龙、琥珀、川牛膝、泽兰，活血化瘀，利水消肿；桃仁、红花、当归、川芎、大黄，活血化瘀；枳实，行气散结；炙甘草合黄芪，补气，调和诸药。

加减： 寒者，加制附子15克，易桂枝为肉桂10克。

4.詹氏排石利尿汤

方药： 金钱草60克，海金沙30克，生鸡内金30克，郁金30克，滑石30克，泽泻30克，车前子30克，白茅根30克，川牛膝30克，琥珀粉15克，地龙15克，石苇15克，萹蓄15克，瞿麦15克，炙甘草10克。

功效： 清热通淋，利尿排石。

主治： 尿路结石。

用法： 水煎2次共2大碗，混合药汁备用。

方解： 尿路结石属于标实证，病机为结石停聚，水热互结，急则治其标，邪去正自安，治以利尿排石，清热通淋。方中金钱草、海金沙、生鸡内金、郁金，清热利尿排石，鸡内金能消石，郁金能行气活血；滑石、泽泻、车前子、白茅根，清热利水通淋；川牛膝、琥珀、地龙，既能利水通淋，又能通经活血，取"治水先行血，血行水自消"之意；石苇、萹蓄、瞿麦，利水通淋；炙甘草，调和诸药。

加减： 胀痛甚，加元胡15克、枳实15克、白芍30克，行气活血，缓急止痛；血尿，加蒲黄15～30克、小蓟15克，止血；热盛，加大黄15克、栀子15克、虎杖15克，清热泻火；大便干，加大黄15克、芒硝15克，清热通便；感染明显，尿道灼热，淋漓涩痛，白细胞增高，加蒲公英30克、玄参30克、鱼腥草30克，易车前子为车前草，清热解毒；阴虚，加生白芍30克、生地30克滋阴；气虚，加炙黄芪30～60克，补气扶正；虚寒，加肉桂15克，甚者加制附子15克，温里散寒；纳差，加白术15克、砂仁8克，焦三仙各15克，健脾开胃。

服药方法： 采用按时间段冲击疗法，其他时间服药或其他方法服药效果差些，一定要按下面方法服药。

晨起先不要活动，

8:30 饮水500毫升，口服双氢克尿噻片，25毫克×3片；

8:45 口服排石汤两大碗（1剂药一次性全部喝完）；

9:00 饮水500毫升，口服山莨菪碱（654-2）片，5毫克×2片；

9:30～10:00 起床活动、蹦跳。

5.詹氏肠梗阻方

方药： 生大黄15克（后下），芒硝15克（冲服），黄芪20～30克，炒枳实30～60克，制厚朴30～60克，生槟榔20～30克，生白芍20～30克，桃仁10～15克，红花10～15

克，制甘遂1克。

加减： 大便干结重用大黄、芒硝；胀甚重用枳实、厚朴；痛甚重用白芍、槟榔；缺血性重用桃仁、红花，加五灵脂15克、蒲黄15克；虚者重用黄芪。

功效： 行气通腑，活血化瘀，利水消积。

主治： 急性肠梗阻。

用法： 上药除大黄、芒硝外，常规煎两次，混合药汁，加入大黄武火急煎5~6分钟（不能超过10分钟），再加入芒硝溶化，温服。先服一半，半小时后大便不通，继服剩余一半；若2小时后大便仍旧不通，上方如前煎取，一次性顿服。不效连服，以便通无吐、胀痛大减为愈。吐甚，药入即吐不下者，可先胃肠减压后再服药或胃管给药。若大便仍不通，上方除甘遂外加倍，顿服，以大便通为度。下后若胀、痛明显或兼吐者，次日如前法再下一次。通常大多数2~3剂即愈，少数4~5剂即愈。

方解： 大黄，攻下逐瘀，泻热通腑；芒硝，泻热通便；槟榔，攻下通腑，行气利水；甘遂，攻逐水饮；枳实、厚朴，行气除胀，消积导滞；黄芪，扶助正气使气旺血行，防消散太过耗气；桃仁、红花，活血化瘀；白芍，养阴利水，防过下伤阴。

6. 詹氏开心益智散

方药： 人参10克，茯神15克，远志15克，节菖蒲12克，郁金10克，琥珀15克，龙齿15克，龟板15克，天麻10克，桂心3克。

功效： 开心益智，安神定志。

主治： 失眠、多梦、健忘、痴呆、智力发育不良。

用法： 上药共为细末，温开水或黄酒送服，一次3克，一日3次。

方解： 人参，补气养血，安神益智；龟板，滋阴补血，安神益智；远志，安神定志，开窍益智；茯神、龙齿，安神定志；琥珀，安神定志，活血开窍；节菖蒲、郁金，行气开窍；天麻，熄风开窍；桂心，温通阳气，引火归元。

按： 健忘、记忆力减退多为瘀血、心血亏虚或肾精亏虚所致；智力低下、痴呆症多为气血亏虚、肝肾亏虚、痰浊、痰湿、瘀血所致；最好能配合辨证内服，调整体质治疗为佳。

7. 詹氏口疮必效方

方药： 大黄15克，黄芩15克，黄连15克，黄柏15克，栀子15克。

功效： 清热解毒。

主治： 顽固性复发性口腔溃疡，多年不愈。

用法： 泡茶含漱。上药共捣碎，每次一大撮（10~15克），50~100毫升滚开水泡茶，可连续泡2~3次，药汁颜色深红有效，变成淡黄红色则无效，换药继续泡茶。药茶温度适中时含口中漱口，待苦味淡后吐出。含漱不拘时，有空就喝，3天内一剂药用完，口疮即可愈合。

方解： 大黄、黄芩、黄连、黄柏、栀子，内服清热泻火，外用解毒敛疮，泡茶含漱，药力直达病所，功专力洪。

加减： 虚寒明显，舌淡嫩体胖大，加肉桂15克、细辛15克。

按：

①此药泡茶含漱，不可煎服，此轻煎取其气之法。

②此药大苦大寒，易伤脾败胃，不可内服，确实实火炽盛者，可少量内服。

③此方为治标之法，通常3天内一料药用完即愈，虽不治本，但愈后可延长复发间隔。临床观察多年，患者众多，只有数人3天内只减轻而没有愈合，可称必效。

第五节　詹氏中医骨伤外治临床用药经验

中药外治法将药物直接施于病变部位，药力直达病所，起效迅速，而且操作简便，使用安全，尤其对于一些药性峻猛或毒性较大的药物毒副作用较少，并且膏药使固定物与肢体外形更贴切，还能弥补内服药物困难的不足，可起到药物内服的效果，有利于伤病的治疗。正如清代吴师机《理瀹骈文》所云："外治之理，即内治之理；外治之药，亦即内治之药，所异者法耳。"

一、熏洗法

适用于肢体肌肉筋骨关节肿痛，屈伸不利。中药煎好后倒入加厚塑料盆中，将伤肢置于盆上并用毛巾覆盖，先用药液蒸气熏蒸10～15分钟，待药液自然凉至不烫后，趁热用药液搓洗伤肢，每日2次，每次30分钟。注意使用过程中温度不可过高，以舒适为度，避免烫伤。常用方药：

1. 詹氏舒筋活血洗剂

方药： 生黄芪30克，当归12克，炒白芍30克，川芎10克，地龙10克，桂枝15克，桑枝15克，五加皮15克，海桐皮15克，怀牛膝15克，狗脊20克，木瓜15克，鸡血藤15克，伸筋草15克，透骨草15克。

功效： 舒筋活血，通利关节。

主治： 骨折筋伤后期，解除固定及牵引后，肌肉萎缩，筋骨失养，关节不利。

用法： 水煎熏洗，每日一剂。

方解： 桂枝、桑枝、五加皮、海桐皮、狗脊、木瓜、鸡血藤、伸筋草、透骨草，祛风湿，通经络，利关节；地龙、怀牛膝，活血通络，通利关节；当归、白芍，补血养筋，舒筋柔筋；黄芪，补气行血；川芎，行气活血。

加减： 寒湿，加川乌15克、苍术15克、细辛6克；湿热，加土茯苓15克、忍冬藤15克、络石藤15克。

2. 詹氏温经通络洗剂

方药： 桂枝30克，生草乌30克，透骨草30克，羌活30克，独活30克，海桐皮30克，制没药40克，制乳香40克，川芎30克。

功效： 舒筋活血，温经通络。

主治： 骨折筋伤后期，或风寒湿痹。证见患部冷痛，拒按，得温痛减，关节屈伸不利。

用法： 水煎熏洗，每日一剂。

方解： 桂枝、草乌，散寒除湿，温经止痛；羌活、独活，祛风湿、止痹痛；川芎、乳香、没药，行气活血，通络止痛；透骨草、海桐皮，舒筋活血，通络止痛。

3. 詹氏透骨散一号方

方药： 透骨草30克，青风藤12克，红花10克，生白芍10克，制川乌3克，肉桂6克，白芷10克，木香6克，茜草9克，蕲蛇3克，艾叶9克。

功效： 舒筋活络，温经散寒。

主治： 骨折筋伤后期，或风寒湿痹。证见患部冷痛，拒按，得温痛减，关节屈伸不利。

用法： 水煎熏洗，每日一剂。

方解： 川乌、肉桂、艾叶，散寒除湿，温经止痛；红花、茜草，活血化瘀；白芍，补血养筋，舒筋柔筋；白芷、木香，行气止痛；透骨草、青风藤，舒筋活络；蕲蛇，祛风通络。

二、敷贴法

适用于局部肿胀、疼痛、外伤出血、溃疡等。常用方药：

1. 云南白药粉剂（《中国药典2010版》）

方药： 中成药，方药略。

功效： 化瘀止血、活血止痛、解毒消肿。

主治： 跌打损伤，各种出血，疮痈肿毒初起。

用法： 按说明外敷或内服。

2. 詹氏透骨散二号方

方药： 透骨草15克，伸筋草15克，制川乌3克，制草乌3克，小茴香6克，丁香6克。

功效： 祛风散寒，温经通络。

主治： 骨折筋伤后期寒凝经脉，或风寒湿痹、腰腿痛、颈椎病、关节痛。证见患部冷痛重着，得温痛减，得温则舒。

用法： 上药为末，纱布包装，放入海盐热敷袋中加热后外敷患处，每日一剂药，早、晚各一次。

方解： 川乌、草乌，散寒除湿，温经止痛；小茴香、丁香，温中散寒，行气止痛；伸筋草、透骨草，舒筋活血，通络止痛。

注意： 使用过程中温度不可过高，以舒适为度，避免烫伤。

3. 詹氏金黄膏

方药： 大黄15克，黄芩15克，黄连15克，黄柏15克，栀子15克，姜黄10克，郁金10克，苍术10克，厚朴10克，陈皮10克，生天南星6克，生草乌6克，白芷10克，山慈菇15克，黄药子15克，土茯苓15克，天花粉15克，冰片3克，生甘草6克。

功效： 清热解毒，消肿止痛。

主治： 用于疮痈肿痛及跌打损伤，证见肌肤红、肿、热、痛。

用法： 调膏外用，每日1～3次，药膏干燥即可调换。疮痈肿痛，用生蜂蜜调敷；痛风红肿热痛，用醋调敷；跌打损伤红肿，用消炎止痛软膏调敷。

注意： 现配现用，不可内服，皮肤破溃处禁用，不宜长期或大面积使用，对本品过敏者禁用，用药后起皮疹者应停用。

方解： 大黄、黄芩、黄连、黄柏、栀子、天花粉，清热解毒，凉血消痈，消肿散结，共为君药；姜黄、郁金，行气活血、消肿止痛；山慈菇、黄药子，清热解毒、消痈散结，共为臣药；苍术、厚朴、陈皮，行气散结、发散郁热，天南星、生草乌，化痰散结、消肿止痛；白芷，消痈散结、生肌止痒；土茯苓，清热解毒利湿；冰片，清热止痛、生肌止痒，共为佐药；生甘草，清热解毒，调和诸药，为佐使药。

4. 詹氏秘制黑膏药

方药： 乳香15克，没药15克，三棱9克，莪术9克，丁香6克，肉桂6克，毕茇6克，大茴香6克，川乌9克，草乌9克，血竭6克，自然铜12克，紫荆皮12克，木香6克，白芷9克，细辛6克，甘松6克，牙皂6克，山柰6克，冰片3克，樟脑3克。

功效： 行气活血，接骨续筋，温经通络，散寒止痛。

主治： 用于颈椎病、腰痛病、关节炎及风寒痹痛，骨折筋伤中后期的治疗。证见局部冷痛，肿胀，关节屈伸不利。

用法： 制膏外用，每日一次。

注意： 存贮于阴凉干燥处，不可内服，皮肤破溃处禁用，不宜长期或大面积使用，对本品过敏者禁用，用药后起皮疹者应停用。

方解：乳香、没药，辛香走窜，入心肝经，皆有活血、止痛、消肿、生肌的作用，既行气通滞、散瘀止痛，又能活血化瘀、去腐生肌，为外伤科要药，常相须为用；三棱、莪术，辛散、苦泄、温通，既入血分，又入气分，能破血行气，散瘀消肿，三棱偏于破血，莪术偏于破气，二味药常相须为用，四味二组药共起活血化瘀作用，为君药。丁香、肉桂、毕茇、大茴香，皆辛温之药，有温经、散寒、通脉的作用；丁香，辛散温通，能温中散寒止痛；肉桂，辛甘大热，散寒止痛，温经通脉；毕茇，辛热、散寒、止痛；大茴香，温阳散寒，理气止痛；川乌、草乌，辛热苦燥、驱逐寒湿、温经止痛，为治寒湿弊痛之佳品；以上六味药皆为辛温之药，有温经散寒通脉的作用，六药齐用，温经通络止痛之效倍增，共为臣药。血竭，活血消肿，祛瘀化腐，敛疮生肌；自然铜，散瘀止痛，续筋接骨，能促进骨折愈合；紫荆皮有活血解毒之功效；木香、白芷、细辛、甘松、牙皂、山柰，皆为辛散之品，木香，辛行苦泄温通，芳香气烈，行气止痛；白芷，辛散温通，长于止痛；细辛，辛温走窜，达表入里，散寒祛风止痛；甘松，辛温芳香，外用有祛湿消肿之功；牙皂有开窍通闭、散结之功；山柰，行气温中；以上诸药，一组接骨续筋，另一组行气止痛，二组共为佐药。冰片味辛气香、苦寒清热，可清热解毒，防腐生肌；且冰片苦寒清热，又可防诸药过于辛燥，而起到调和作用；樟脑辛烈行散，消肿止痛；二者外用，对皮肤有温和的刺激和防腐作用，又有透皮作用，利于药物通过皮肤吸收起效；以上两味共为使药。诸药合用，共奏行气活血、接骨续筋、温经通络、散寒止痛之功。

三、涂擦法

适用于跌打损伤、局部肿痛。常用方药：云南白药气雾剂（《中国药典2010版》）

方药：中成药，方药略。

功效：活血散瘀，消肿止痛。

主治：跌打损伤，瘀血肿痛，肌肉酸痛及风湿疼痛。

用法：按说明外用，喷于伤患处，每日3~5次。

第六节 詹氏中医骨伤临床常用引经药

引经药是指能导引诸药直达病所，增强疗效的中药。清代尤在泾《医学读书记》："药无引使，则不通病所。"引经药能引药入病位，临床广泛应用，骨伤科伤病对于引经药尤为常用，在辨证论治的基础上加入引经药可以提高临床疗效。

一、损伤部位引经药

头部损伤：巅顶加藁本、细辛，两眉棱、额头加白芷，后枕部加羌活；头两侧加川芎；目：菊花、枸杞子；鼻：辛夷花、苍耳子；耳：磁石；颈项部：羌活、葛根；肩背部损伤加羌活、姜黄、威灵仙；胸部损伤加陈皮、枳壳、厚朴、香附；两胁肋部损伤加柴胡、川芎、郁金、青皮、元胡；腰部损伤，加牛膝、杜仲、狗脊、大茴香；脊柱损伤加狗脊；脘腹部损伤加木香、砂仁、枳实、厚朴、槟榔；少腹、小腹部损伤加小茴香、乌药、橘核、荔枝核；前阴：乌药、吴茱萸、小茴香；后阴：槐角、槐花、黄柏；上肢损伤加川芎、桂枝、桑枝；下肢损伤加牛膝、独活、木瓜、地龙。

二、损伤症状引经药

疼痛用元胡理气止痛，白芍缓急止痛，乳香、没药行气活血止痛；肿胀用泽兰、地龙，活血消肿；外伤出血用茜草、三七、蒲黄，化瘀止血；红肿热痛用丹参、玄参、蒲公英、土茯苓，清热解毒，消肿散结；骨折用续断、骨碎补、土鳖虫、自然铜、螃蟹，接骨续筋；胸闷、咳嗽用枳壳、枳实、佛手、丝瓜络，理气宽胸，化痰止咳；腹胀用枳实、厚朴，行气除胀；便秘用枳实、厚朴、大黄、槟榔，下气通腑；大便干结用大黄、芒硝、生地，泻热通便；尿闭用车前子、木通、川牛膝、地龙、琥珀，利尿通窍；昏迷用麝香、冰片、节菖蒲、琥珀、蛞蝓，开窍醒神；视物昏花用枸杞子、蝉蜕、菊花，明目；眩晕用天麻、菊花，平肝熄风；呕吐用生姜、半夏、丁香、吴茱萸、代赭石，降逆止呕；暗哑用节菖蒲、远志，利咽开窍；惊吓受伤或惊悸善恐用远志、琥珀、龙齿、珍珠，安神定志；生气发怒、争打斗殴受伤用郁金、元胡、香附、青皮、佛手、川楝子、醋柴胡；呕血、咯血用白芨、茜草、三七、海螵蛸，化瘀止血；尿血用蒲黄、白茅根、小蓟，凉血止血；便血用三七、茜草、蒲黄、灶心土，化瘀止血；纳差便溏用白术、陈皮、茯苓、焦三仙，健脾开胃；神经损伤麻木用地龙、乌梢蛇，通经活络；血管损伤肢冷用桂枝、肉桂、附子、细辛，温通血脉；肌肉萎缩、关节松弛用蜈蚣、炮马钱子，通络起萎；肌肉挛缩、关节粘连用桑枝、土茯苓、鸡血藤、伸筋草、透骨草，舒筋活络。妊娠用续断、苎麻根活血安胎，阿胶补血安胎。补气用黄芪、人参大补元气，党参、白术健脾补气；补血用熟地、制首乌、当归、白芍，滋阴补血；补阴用熟地、制萸肉，填精补髓，生地、玄参滋阴清热，黄精、山药补气养阴；补阳用附子、肉桂，补火助阳，补骨脂、仙灵脾、巴戟天温肾壮阳。

三、骨关节病引经药

川芎引药上行，牛膝引药下行；肉桂，引火归元，砂仁引气归元；桔梗载药上达（诸根多降，桔梗能升），旋复花引药下行（诸花皆升，旋覆独降）；柴胡，开邪热郁闭，引邪热透内达外；升麻、柴胡，升阳举陷，引清气上升；牛膝、地龙，引血、引邪热下行。防风祛风，风痹宜用，外感内伤皆宜；薏苡仁，祛湿除痹，湿痹为佳，寒热均可；白芥子，善祛皮里膜外经络之痰，痰痹最宜；鸡血藤，活血舒筋，瘀痹宜用；黄芪，补气扶正除痹，虚痹必用。桑枝引诸药达肩、臂、手指等，羌活引诸药达上半身，独活引诸药达下半身，桂枝、片姜黄、威灵仙横通肩臂，地龙、乌梢蛇为四肢末梢的引经药，可引诸药达手指、足趾。香附为气中血药，行气以活血，善散气血郁滞；川芎为血中气药，活血兼行气，善祛血中之风。引药上行：川芎、柴胡、升麻、桔梗、蔓荆子、羌活；引药下行：牛膝、独活、旋覆花、防己。

太阳后头痛连项用羌活，阳明前额及眉棱头痛用白芷，少阳两侧头痛用川芎、柴胡，厥阴巅顶头痛用藁本、吴茱萸，太阴头痛昏沉用苍术，少阴头痛连齿用细辛，全头痛用蔓荆子。颈项痛用羌活、葛根；肩背痛用羌活、防风、片姜黄；肩臂痛用桂枝、桑枝、威灵仙；手痛用桂枝、桑枝、乌梢蛇；胸痛用枳壳、陈皮、香附；胁痛用柴胡、川芎、郁金；腰脊背痛用狗脊、续断、骨碎补；腰骶痛用杜仲、狗脊、桑寄生；下肢痛用独活、牛膝、木瓜；足痛用牛膝、木瓜、地龙。病在肌肤用麻黄、桂枝、荆芥、防风等辛散透表达邪之药；病在经络筋骨用白芥子、白附子、乌头、马钱子及全虫、地龙、乌梢蛇等虫类之药；关节痛用乳香、松节、炮马钱子；肌肉痛用白芍、木瓜、萆薢；关节屈伸不利用桑枝、土茯苓、牛膝、木瓜、鸡血藤。

四、十二经引经药

手太阴肺经：桔梗、陈皮、葱白、黄芩；

手阳明大肠经：升麻、枳实、厚朴、椿皮；

足阳明胃经：白芷、升麻、石膏、葛根；

足太阴脾经：升麻、苍术、葛根、砂仁；

手少阴心经：桂枝、竹叶、黄连、丹参；

手太阳小肠经：木通、淡竹叶、灯芯草；

足太阳膀胱经：羌活、桂枝、藁本、防风；

足少阴肾经：肉桂、独活、黄柏、细辛；

手厥阴心包经：柴胡、丹参；

手少阳三焦经：柴胡、栀子；

足少阳胆经：柴胡、青皮、川芎、龙胆草；

足厥阴肝经：柴胡、川芎、青皮、吴茱萸。

第七节　詹氏中医骨伤临床部分中药使用经验

一、常用接骨续筋药

续断，骨碎补，土鳖虫，自然铜，螃蟹，合欢皮。骨折各期皆可随证选用。

1.续断

苦甘辛温，入肝、肾，补肝益肾，强筋壮骨，活血化瘀，续筋接骨，安胎，长于续筋，虚实皆可使用，肾虚血瘀为佳，孕妇正合，酒炙为宜。

2.骨碎补

苦温，入肝、肾，补肝益肾，强筋壮骨，活血止血，接骨续筋，长于接骨，虚实皆可使用，肾虚血瘀为佳，清炒为宜。

3.螃蟹

咸寒，入肝、胃，活血化瘀，接骨续筋，滋阴清热，补骨生髓，虚实皆可使用，寒盛慎服，生熟效同，内服外敷均可。

4.土鳖虫

咸寒，入肝，祛瘀生新，接骨续筋，性平和不伤正，壮弱老幼皆可使用，瘀血阻络为佳，宜炒后入药，去其腥臊。

注意： 土鳖虫有小毒，大剂量服用有恶心欲吐、眩晕、腹痛等毒副作用，临床用量不宜过大，10克左右为宜，不宜超过15克。

5.自然铜

辛平，入肝，活血散瘀，接骨续筋，性燥偏温，过服伤正，壮人为宜，虚人慎用，醋煅为佳，不可生用。

6.合欢皮

甘平，入心、肝，安神解郁，活血消肿，接骨续筋，久病多郁，用之为宜，寒热虚实皆可配伍应用，合欢皮力缓，用量宜大，30克以上为佳。

二、常用强筋骨药

杜仲、狗脊、桑寄生、五加皮、续断、骨碎补、巴戟天、肉苁蓉、锁阳、龟板、牛膝、千年健、石斛、鹿茸、鹿筋。

1. 杜仲

甘温，入肝、肾，补肝肾、强筋骨、安胎。用于骨关节病或骨折筋伤后期及康复期，肝肾虚寒、筋骨萎弱所致的腰膝冷痛、萎软无力，萎证、痹证，可配伍桑寄生、仙灵脾、补骨脂、狗脊、山萸肉、熟地等使用。

2. 狗脊

苦甘温，入肝、肾，补肝肾、强腰膝、壮筋骨、祛风湿。用于骨关节病或骨折筋伤后期及康复期，肝肾亏虚兼风寒湿所致的腰脊冷痛、足膝萎软无力，萎证、痹证，可配伍桑寄生、仙灵脾、续断、骨碎补等使用。狗脊入督脉，能引药入腰脊，生用长于祛风湿、利关节；砂炒长于补肝肾、强筋骨。

3. 桑寄生

苦平，入肝、肾，补肝肾、强筋骨、祛风湿、舒筋络、养血安胎。用于骨关节病或骨折筋伤后期及康复期，肝肾亏虚、筋骨萎弱、风寒湿痹阻所致的腰膝酸痛、萎软无力，关节屈伸不利，风湿痹证，可配伍狗脊、仙灵脾、杜仲、千年健、五加皮等使用。

4. 五加皮

辛苦温，入肝、肾，补肝肾、强筋骨、祛风湿。用于骨关节病或骨折筋伤康复期，肝肾亏虚、筋骨萎弱、风寒湿痹阻所致的腰膝酸痛、萎软无力，关节屈伸不利，风湿痹证，可配伍狗脊、仙灵脾、杜仲、千年健、桑寄生等使用。

注意： 本品为五加科五加的根皮，即"南五加"；"北五加"为萝摩科杠柳的根皮，现作"香加皮"，祛风湿、强心利尿，有毒，可致恶心、呕吐、心悸；注意区别，避免混淆。

5. 续断

苦甘辛温，入肝、肾，补肝肾、续筋骨、行血脉、利关节、安胎。用于骨关节病或骨折筋伤中后期及康复期，肝肾亏虚、瘀血阻络所致的骨折筋伤、腰膝冷痛、萎软无力，关节屈伸不利，各种延迟愈合或不愈合，可配伍骨碎补、土鳖虫、杜仲、龟板等使用。续断生用长于补肝肾、行血脉，用于风湿痹痛；酒炙长于行血脉、续筋骨，用于骨折筋伤；盐炙长于补肝肾、强腰膝、安胎，用于腰腿萎弱、胎动不安。

6. 骨碎补

苦温，入肝、肾，补肝益肾，强筋壮骨，活血止血，接骨续筋。用于骨关节病或骨折筋伤中后期及康复期，肝肾亏虚、瘀血阻络所致的骨折筋伤、外伤出血、腰膝冷痛、萎软无力，各种骨折延迟愈合或不愈合，可配伍骨碎补、土鳖虫、杜仲、龟板等使用。骨碎补宜砂炒用，不宜生用。

7.巴戟天

辛温微甘，入肾、肝，补肾阳，强筋骨，祛风湿。用于骨关节病或骨折筋伤后期及康复期，肝肾亏虚、风寒湿痹阻所致的腰膝冷痛、筋骨萎弱无力，关节屈伸不利，风湿痹证，可配伍狗脊、仙灵脾、杜仲、桑寄生、五加皮等使用。

8.肉苁蓉

甘咸温，入肾、大肠，补肾阳，益精血，强筋骨，润肠通便。用于骨关节病或骨折筋伤后期及康复期，肾阳虚衰所致的腰膝冷痛、筋骨萎弱无力，可配伍狗脊、仙灵脾、杜仲、锁阳等使用。肉苁蓉补命门，滋肾气，益精血，润肠道，为平补之剂，温而不燥，滋而不腻，补而不峻，滑而不泄，既可补阳，又可补阴，补益从容和缓，故有从容之名。肉苁蓉生用长于补肾润肠通便，阴虚阳虚皆可配伍使用；酒炙长于补肾阳、益精血、强筋骨。

9.锁阳

甘温，入肝、肾、大肠，补肾助阳，强筋壮骨，润肠通便。用于骨关节病或骨折筋伤后期及康复期，肝肾亏虚所致的腰膝冷痛、筋骨萎弱无力，可配伍狗脊、仙灵脾、杜仲、肉苁蓉等使用。锁阳功效主治类同肉苁蓉，常相须为用。

10.牛膝

苦酸平，入肝、肾，补肝肾，强筋骨，活血化瘀，通脉利窍，通利关节，利水通淋，引血下行。用于骨关节病或骨折筋伤各期，肝肾亏虚、瘀血阻络所致的肢体肿胀、疼痛，腰膝冷痛、萎软无力，关节屈伸不利，萎证、痹证，可配伍狗脊、桑寄生、杜仲、续断、骨碎补等使用。牛膝性善下泄，能引药入腰腿；牛膝通脉利窍、引血下行，难产、癃闭宜用，孕妇、滑精、遗尿者慎用。牛膝生用长于活血化瘀，利水通淋，引血下行；酒炙长于活血化瘀，通脉利窍；盐炙长于补肝肾、强筋骨，引药入肾。怀牛膝为牛膝的根，长于补肝肾、强筋骨；川牛膝为川牛膝和麻牛膝的根，长于活血化瘀，利水通淋，通脉利窍；土牛膝为柳叶牛膝和粗毛牛膝的根，苦酸平，活血散瘀，清热解毒，利尿通淋，除湿利关节，湿热痹证效良，常配伍土茯苓使用。牛膝能够引药下行，腰部、下肢伤病常用作引经药。

11.龟板

甘咸寒，入肝、肾、心，滋阴潜阳，益肾健骨，养血补心。用于骨关节病或骨折筋伤中后期及康复期，肝肾阴虚所致的腰膝酸软、筋骨萎弱无力，可配伍熟地、制萸肉、补骨脂、枸杞子等使用。龟板宜砂炒醋炙用。龟板健骨，软坚祛瘀，可治产妇交骨不开难产，孕妇慎用。

12. 千年健

苦辛温，入肝、肾，祛风湿，强筋骨。用于骨关节病或骨折筋伤后期及康复期，肝肾亏虚、筋骨萎弱、风寒湿痹阻所致的腰膝酸痛、萎软无力，关节屈伸不利，风湿痹证，可配伍狗脊、仙灵脾、杜仲、桑寄生、五加皮等使用。

13. 石斛

甘微寒，入胃、肾，养胃阴，生津液，滋肾阴，清虚热，强筋骨，壮腰膝，明目。用于骨关节病或骨折筋伤后期及康复期，肝肾阴虚、筋骨萎弱所致的腰膝酸痛、萎软无力，关节肿大，屈伸不利，可配伍怀牛膝、熟地、枸杞子、桑寄生等使用。

14. 鹿茸

甘咸温，入肝、肾，补肝肾，益精血，强筋骨，续劳损。用于骨关节病或骨折筋伤后期及康复期，肝肾亏虚所致的腰膝冷痛、筋骨萎弱无力，或气血虚寒之溃疡不敛，可配伍狗脊、仙灵脾、杜仲、巴戟天、熟地、制萸肉等使用。鹿茸补益力强，为峻补之品，长于补肾阳、益精血，阴阳两虚宜用，小量即效，3~6克，研细末入丸散或冲服为佳，宜小量渐服，不可大量骤服，以免升阳动风、伤阴动血；鹿筋补益力缓，长于强筋骨、续劳损，量大为佳，15~30克。

15. 鹿筋

甘咸温，入肝、肾，补肝肾，益精血，强筋骨，续劳损。用于骨关节病或骨折筋伤后期及康复期，肝肾亏虚所致的腰膝冷痛、筋骨萎弱无力，可配伍狗脊、仙灵脾、杜仲、巴戟天等使用。

三、常用补虚药

人参、党参、黄芪、白术、甘草、当归、白芍、生地、熟地、山萸肉、山药、仙灵脾、补骨脂、枸杞子。

1. 人参

甘微苦温，入心、肺、脾，大补元气，复脉固脱，补脾益肺，养血生津，安神益智。用于骨关节病、创伤各期、溃疡不敛，或各种虚证，可配伍白术、当归、黄芪、甘草等使用。人参能急补元气，补虚救脱，补气力最强，常为君药，用于创伤大出血，气随血脱，失血性休克，昏迷不省人事；或各种气血亏虚证。生晒参性平，长于补气生津，热病多用；白糖参性平，长于补气养血，补脾益肺，养心安神，虚证皆可；红参性温，长于急补救脱，温补气血，安神益智，急救或气血虚寒多用。

注意： 急救固脱需量大，20~30克浓煎频服。人参质坚难溶，宜久煎不宜泡茶。

2.党参

甘平，入肺、脾，补中益气，生津养血，健脾补肺。用于骨关节病或骨折筋伤中后期及康复期，气血亏虚或脾胃气虚，纳差气短，神疲乏力，面色不华，可配伍白术、茯苓、陈皮、甘草、当归等使用。党参补气健脾，功同人参而缓和力弱，常代人参。党参生用长于补气生津，炒用长于补气健脾，蜜炙长于补中益气。

3.黄芪

甘微温，入肺、脾，补气升阳，益卫固表，托毒生肌，利水退肿。用于骨关节病、创伤各期、溃疡不敛，或气虚诸证，可配伍当归、川芎、炮山甲、皂角刺等使用。黄芪功专补气，与人参皆为补气之长，补气力较人参稍弱，补气行血除痹效良，气虚血瘀者用量宜大，60～120克为佳；过服以气滞腹胀，可佐以陈皮、枳实。生黄芪走表行散，长于补气除痹，托毒排脓，利水退肿，水肿、疮痈肿毒、表虚感冒、风湿痹证多用；炙黄芪走中收敛，长于补气升阳，固表敛汗，气血虚寒、中气下陷、自汗多用。

4.白术

苦甘温，入脾、胃，补气健脾，固表止汗，燥湿，利水，通便，安胎。用于骨关节病或骨折筋伤中后期及康复期，脾胃气虚或痰湿中阻，食少便溏，脘腹满闷，可配伍党参、茯苓、陈皮、半夏、甘草等使用。白术生用长于补气通便，利水燥湿；麸炒长于补气健脾，止汗安胎；土炒长于健脾止泻；炒焦长于健脾和胃。

5.山药

甘平，入肺、脾、肾，补肺养阴，补脾益气，补肾固精。用于骨关节病或骨折筋伤中后期及康复期，肝肾亏虚或脾胃气虚，食少便溏，腰膝酸软，可配伍党参、白术、茯苓、陈皮、熟地、山萸肉等使用。山药味甘性平，上能补肺养阴，中能补脾益气，下能补肾固精；既能补气，又能养阴，不寒不燥，补而不滞，滋而不腻，平补三焦肺、脾、肾，是补气养阴最平和之品，为平补三焦之良药。山药生用长于补肾固精，补脾生气，补肺养阴；麸炒长于补脾益肾固精；土炒长于健脾、止泻、止带。山药质润性涩，能养阴助湿，湿盛中满慎用，服后腹胀满闷配陈皮可消。山药味薄力缓，宜量大久服，30克以上为佳。

6.甘草

甘平，入心、肺、脾、胃，补脾益气，润肺止咳，缓急止痛，缓和药性，解毒。用于骨关节病或创伤，痉挛疼痛，疮痈肿毒，或脾胃虚弱，食少便溏，可配伍党参、茯苓、白术、陈皮、白芍等使用。甘草补气健脾，缓急止痛，用量宜大；润肺止咳，缓和药性，用量宜小。甘草生用长于润肺止咳，解毒；蜜炙粗补脾益气，缓急止痛。

7.当归

甘辛温，入肝、心、脾，补血，活血，止痛，润肠。用于骨关节病或创伤各期，肿胀、疼痛、麻木，或血虚诸证，可配伍白芍、熟地、川芎、丹参、黄芪、香附等使用。当归头止血，当归身补血，当归尾破血，全当归补血和血。当归生用长于补血调经，润肠通便；酒炙长于补血活血，调经止痛；土炒长于补血活血，而无滑肠之弊，用于血虚便溏；炒炭长于止血和血。

8.白芍

苦酸微寒，入肝、脾，补血调经，敛阴止汗，柔肝平肝，缓急止痛。用于骨关节病或创伤各期，疼痛、麻木，痉挛，或血虚诸证，可配伍当归、熟地、川芎、丹参、甘草等使用。白芍养阴利水宜生用，用量要大，30～60克为佳；缓急止痛宜炒用，用量要大，20克以上为宜；缓解肌肉痉挛则配炙甘草，炒白芍60～120克，炙甘草30克为佳。白芍生用长于敛阴止汗，柔肝平肝；炒用长于养血敛阴，柔肝止痛；酒炙长于缓急止痛；醋炙长于敛阴止血，疏肝解郁；土炒长于柔肝止痛，和脾止泻。当归补血偏温阳，性动主走，能动肝阳，血虚有寒宜用；白芍补血偏养阴，性静主守，能敛肝阳，血虚生热为宜。

9.生地

甘苦寒，入心、肝、肾，清热凉血，散瘀止血，养阴生津。用于创伤初期、中期，肿胀、疼痛，或外伤出血，或瘀血发热证，或骨关节病热证，可配伍生白芍、丹皮、丹参、玄参、赤芍等使用。生地性沉而动，能走能守，滋阴清热力强，又活血止血，标本兼治，虚实皆宜。鲜生地性大寒，长于清热凉血，生津止渴，用于温病热入营血证；干生地(干地黄)性寒，长于清热凉血，养阴生津，用于外伤出血和血热诸证；生地炭性寒收敛，长于凉血止血，用于血热出血证。

10.熟地

甘微温，入心、肝、肾，滋阴养血，填精补髓。用于骨关节病或创伤后期及康复期，肝肾亏虚，腰膝酸软，筋骨萎弱，头晕眼花，或阴血亏虚、精髓不足等诸虚劳损证，可配伍当归、白芍、川芎、山萸肉、山药等使用。熟地性沉静主守，峻补真阴，填精补髓、补益精血力强，常为君药，可与山萸肉合用急补；熟地黏腻碍脾，宜佐以陈皮、砂仁使用。熟地炒炭长于补血止血，用于虚损出血证。

11.山萸肉

酸微温，入肝、肾，补益肝肾，纳气敛阴，涩精止遗。用于骨关节病或创伤后期及康复期，肝肾亏虚，腰膝酸软，筋骨萎弱，头晕眼花，或阴虚、精血亏虚诸证，可配伍当归、白芍、川芎、熟地、山药等使用。山萸肉性收敛固涩，可补虚固脱，精血虚脱最佳。山萸肉生用长于纳气敛阴，肾虚喘促欲脱宜用；蒸制常用补益肝肾，涩精止遗，肝肾亏虚，精血不足主证宜用。

注意： 山萸肉核滑精，应去核净制。

12. 补骨脂

苦辛大温，入肾、脾，补肾壮阳，固精缩尿，温脾止泻。用于骨关节病或创伤后期及康复期，肝肾阳虚，腰膝酸软，筋骨萎弱，四肢冷痛，或肾阳亏虚诸证，可配伍杜仲、菟丝子、仙灵脾、熟地等使用。补骨脂生用性温燥，易伤阴助火，长于补脾肾、止泻痢，多外用，阴虚火旺忌用；盐炙缓和温燥之性，长于补肾壮阳。

注意： 补骨脂为植物种子，别名"破故纸"乃谐音，曾见有人用破旧纸张作破故纸使用，不可不辨。

13. 仙灵脾

辛甘温，入肝、肾，补肾壮阳，祛风除湿，温经散寒。用于骨关节病或创伤后期及康复期，肾阳虚衰，腰膝酸软，筋骨萎弱，四肢冷痛，或风寒湿痹证，可配伍杜仲、桑寄生、狗脊、五加皮等使用。仙灵脾性温燥，大补峻补肾阳，兴阳助火，阴虚火旺忌服。仙灵脾生用长于祛风湿，强筋骨，风寒湿痹宜用；羊油炙长于温肾壮阳，肾阳虚衰宜用；蜜炙长于温肺散寒，肺寒咳喘宜用。

14. 枸杞子

甘平，入肝、肾、肺，滋补肝肾，益精明目，滋阴润肺。用于颅脑损伤、骨折筋伤后期和康复期或骨关节病肝肾亏虚，精血不足，头晕眼花，腰膝酸软，可配伍熟地、制萸肉、天麻、菊花等使用。

四、常用行气活血及止血药

玄参、赤芍、丹皮、三七、茜草、川芎、乳香、没药、元胡、姜黄、血竭、香附、丹参、桃仁、红花、泽兰、琥珀、艾叶、穿山甲、土鳖虫。

1. 玄参

苦甘咸寒，入肺、胃、肾，清热凉血，散瘀止血，养阴生津，解毒散结。用于创伤初期、中期、肿胀、疼痛，或外伤出血，或疮痈肿毒，或骨关节病热证，可配伍生白芍、丹皮、丹参、生地、赤芍等使用。玄参功同生地，沉而动，能走能守，滋阴降火力强，又活血止血，标本兼治，虚实皆宜。生地甘寒，善清血分之热；玄参咸寒，善清阴分之火。

2. 赤芍

苦微寒，入肝，清热凉血，祛瘀止痛，消痈散结，清泻肝火。用于创伤初期、中期，肿胀、疼痛，或疮痈肿毒，或各种瘀血证，可配伍川芎、丹皮、丹参、当归、桃仁、红花等使用。赤芍为野生芍药的根，活血散瘀，清泻肝火，散而不补；白芍为栽培芍药的根，养血益阴，柔肝平肝，补而不散。

3. 丹皮

苦辛微寒，入心、肝、肾，清热凉血，散瘀止血，消痈散结，清热除蒸。用于创伤初期、中期，肿胀、疼痛，或疮痈肿毒，或各种瘀血证，可配伍川芎、丹皮、丹参、当归、桃仁、红花等使用。丹皮辛凉而润，善清血中伏火，血热证宜用；又能清肾中燥火，骨蒸潮热可用。

4. 三七

甘微苦温，入肝、胃，化瘀止血，活血定痛。用于创伤初期、中期，肿胀、疼痛，或各种出血证及瘀血证，可配伍川芎、丹参、当归、桃仁、红花、茜草等使用。三七化瘀止血效良，即可活血，又可止血，具有双向作用，止血而不留瘀，通治一切出血症和瘀血症，小量止血0.6～3克，中量活血3～6克，大量破血6～15克。

5. 茜草

苦寒，入肝，凉血止血，活血化瘀。用于创伤初期、中期，肿胀、疼痛，或各种血热证、出血证及瘀血证，可配伍川芎、丹参、当归、桃仁、红花、三七等使用。茜草化瘀止血效良，止血而不留瘀，善治一切出血证。茜草长于化瘀止血，炒炭长于收敛止血。

6. 川芎

辛温，入肝、胆、心包，活血行气，祛风止痛。用于创伤各期或骨关节病及各种气滞瘀血证，可配伍当归、丹参、桃仁、红花、元胡等使用。川芎辛香行散，既能活血化瘀以调经，又能行气开郁而止痛，为血中气药，常与当归配伍，增强活血化瘀、行气止痛之功。川芎生用长于祛风解表除痹，酒炙长于活血行气止痛。川芎能够引药上行，上肢、胁肋部及头部伤病常用作引经药。

7. 元胡

辛苦温，入心、肝、脾，活血，行气，止痛，疏肝。用于创伤初期、中期，疼痛或各种气滞瘀血证及肝气郁结证，或骨关节病气滞血瘀疼痛者，可配伍当归、丹参、白芍、香附、郁金等使用。元胡主入血分，兼入气分，既能行气中血滞，又能散血中气滞，活血行气止痛，善治全身上下内外各种疼痛，对钝痛效果良好，对锐痛效果稍差。元胡生用长于行气活血；醋炙止痛力强，长于行气止痛，疏肝解郁。

8. 姜黄

辛苦温，入肝、脾，破血行气，通经止痛。用于创伤初期、中期，疼痛或各种气滞瘀血证及风寒湿痹痛，或骨关节病气滞血瘀疼痛者，可配伍当归、丹参、白芍、元胡、川芎等使用。姜黄辛散温通，外散风寒，内行气血，长于行肩臂而活血利痹止痛，能引药入肩臂，肩痹病及肩部骨折筋伤常用作引经药。色姜黄为姜黄的根茎，长于活血行气，破瘀消肿，胸胁心腹气滞血瘀疼痛常用；片姜黄为温郁金的根茎，长于温经散寒、活血止痛，风寒湿痹肩臂疼痛常用。

9. 香附

辛微苦微甘平，入肝、脾三焦。疏肝解郁，行气活血，调经止痛。用于创伤各期气滞血瘀或肝气郁结证及骨关节病兼气滞者，可配伍川芎、当归、元胡、郁金等使用。香附性平不寒，气香能窜，味辛能散，微苦能降，微甘能和，为气分主药，兼入血分，能通行十二正经和奇经八脉气血，行气开郁，专治气结，为气病主药、妇科要药，跌打损伤和风湿痹痛皆可使用。香附生用上行胸膈，外达肌肤，长于行气解郁，多入解表剂；醋炙专入肝经，长于疏肝止痛，并能消积化滞；酒炙长于行气活血，通经散结，调经止痛；四制长于行气解郁，调经散结；炒炭苦涩，长于收敛止血，多用于崩漏不止。

10. 丹参

苦微寒，入心、心包肝，活血通经，祛瘀止痛，凉血消痈，养血安神，清心除烦。用于创伤初期、中期或颅脑损伤各期、疮痈肿毒或骨关节病或风湿热痹痛及各种血热血瘀证，可配伍当归、川芎、赤芍、丹皮、琥珀、地龙等使用。丹参通行血脉，养血活血，祛瘀生新，瘀血虚实均可，通治各种瘀血证，力强而和缓，大剂小量均可，《妇科明理论》曰："一味丹参散，功同四物汤"。当归和丹参皆补血活血，当归长于补血，补血为主而兼活血，补血大于活血，补力胜于丹参；丹参长于活血，活血为主而兼补血，祛瘀血而生新血，活血大于补血，祛瘀胜于当归。丹参多生用，长于活血止痛，祛瘀生新，养血安神；酒炙长于活血化瘀调经。

11. 乳香

辛苦温，入心、肝、脾，活血散瘀，行气止痛，伸筋舒络，消肿生肌。用于创伤初期、中期或外伤、疮疡或风湿痹痛及各种瘀血证，研粉外用消肿止痛、生肌收口效良，常配伍没药相须使用。乳香生用辛烈刺激，易致呕吐，多外用；炒制去油，缓和刺激性，长于行气活血，消肿止痛；醋炙长于活血止痛，生肌收口。

12. 没药

苦平，入心、肝、脾，活血散瘀，行气止痛，消肿生肌。用于创伤初期、中期或外伤、疮疡或风湿痹痛及各种瘀血证，研粉外用消肿止痛、生肌收口效良，常配伍乳香相须使用。没药炮制作用同乳香。没药主入血分，长于活血散瘀、消肿定痛；乳香兼入气分，长于行气活血、伸筋通络。

13. 血竭

甘咸平，入心、肝，内服活血散瘀止痛，外用止血生肌敛疮。用于颅脑损伤、内脏损伤或外伤出血、疮疡久不收口。血竭主入血分，功同没药而药力更强，性急力峻，不可多服久服。

14. 桃仁

苦平，入心、肝、肺、大肠，活血化瘀，润肠通便。用于创伤初、中期和骨关节病各种瘀血证，可配伍红花、丹参、川芎、当归等使用。桃仁生用长于活血化瘀；炒用长于活血润燥；捣泥长于润肠通便。杏仁泥和桃仁泥都有润肠通便功效，杏仁泥入气分，用于大肠气秘之便秘；桃仁泥入血分，用于大肠血秘之便秘，二者可相须为用。

15. 红花

辛温，入心、肝，活血化瘀，祛瘀生新，通经止痛。用于创伤初、中期和骨关节病各种瘀血证，可配伍桃仁、丹参、川芎、当归等使用。红花活血止痛效良，不得桃仁则祛瘀生新而兼养血，虚实均可；得桃仁则破血逐瘀力强，实证为宜，孕妇忌用。红花小量活血养血3～6克，多用破血逐瘀10～15克，过用20～30克则血行不止。

16. 泽兰

苦辛微温，入肝、脾，活血化瘀，利水消肿。用于创伤初期瘀血肿胀明显或血肿，可配伍地龙、琥珀、槟榔等使用。泽兰活血利水消肿，性温和而不伤正，善消血分水肿，跌打损伤瘀血肿胀明显及血肿用之效良，明代异远真人《跌损妙方·用药歌》："假使实见肿，泽兰效最奇。"

17. 琥珀

甘平，入心、肝、膀胱，安神定惊，开窍醒神，活血散瘀，利尿通淋。用于创伤初、中期瘀血肿胀及泌尿系损伤初、中期尿血或颅脑损伤各期，可配伍当归、川芎、丹参、地龙等使用。琥珀活血散瘀，又能安神定惊，开窍醒神，颅脑损伤用之效良，为重伤昏迷必用之品，常和麝香相须为用；颅脑损伤及脑震荡后遗症，心神不安，魂魄不宁、健忘、多梦、惊悸、失眠、眩晕也为必用之品，常和丹参、天麻等配伍使用。琥珀研粉冲服效良，3～6克；煎服效果较差，需大量（10克以上）。

18. 穿山甲

咸微寒，入肝、胃，破血逐瘀，通经下乳，消肿排脓。用于创伤初期瘀血重证，或疮痈肿毒，或骨关节病及风湿痹证瘀血阻络，可配伍桃仁、红花、当归、川芎、皂角刺等使用。穿山甲行散走窜，破血通经力峻猛，引药直达病所，瘀血重者为宜，虚人及出血者慎用。穿山甲质地坚实难溶，宜炮制用，不宜生用，研粉吞服效良，1～3克；煎服效果较差，需较大量（6克以上）。

19. 土鳖虫

咸寒，小毒，入肝，破血逐瘀，接骨续筋，消癥散瘕。用于骨折筋伤各期肿痛，或骨折不愈合，或骨病，或各种瘀血证，可配伍桃仁、红花、续断、骨碎补等使用。土鳖虫接骨续筋，祛瘀生新，瘀血阻络所致骨折不愈合者及骨蚀病为宜。

20. 艾叶

苦辛温，入肝、脾、肾，温经止血，散寒止痛。用于骨关节病或创伤后期及康复期，下焦虚寒，寒湿疼痛，内服外洗均可，外洗常用，可配伍阿胶、当归、桂枝、川乌等使用。艾叶味苦除湿，气香走窜，辛散温通，善温下焦，调经安胎，散寒止痛，妇科常用。艾绒通经活络、温经止血，散寒止痛、生肌安胎、回阳救逆、养生保健，又能温煦气血，透达经络，常做艾灸使用。艾叶生用长于温经通脉，散寒止痛；炒炭长于温经止血。

五、常用祛风湿药

羌活、独活、防风、威灵仙、防己、秦艽、木瓜、伸筋草、透骨草、鸡血藤、络石藤、海桐皮、海风藤、青风藤、桑枝、忍冬藤、夜交藤、萆薢、土茯苓、乌梢蛇。

1. 羌活

辛苦温，入膀胱、肾，发汗解表，祛风胜湿，散寒止痛。用于骨折筋伤后期及康复期风寒湿侵袭或风寒湿痹证，肢体冷痛、麻木、拘挛，关节屈伸不利，可配伍防风、独活、桂枝、威灵仙等使用。羌活辛温上行，引药至头项、肩背，常用作上半身引经药，且能除痹止痛，风寒湿痹用之效良，配伍独活治风寒湿痹周身尽痛。

2. 独活

辛苦温，入肝、肾、膀胱，祛风胜湿，散寒止痛，发汗解表。用于骨折筋伤后期及康复期风寒湿侵袭或风寒湿痹证，肢体冷痛、麻木、拘挛，关节屈伸不利，可配伍防风、羌活、桂枝、威灵仙等使用。独活辛温下行，引药至腰膝、足胫，常用作下半身引经药，且能除痹止痛，风寒湿痹用之效良，配伍羌活治风寒湿痹周身尽痛。羌活祛风湿，散风寒，偏治游风，药力雄厚峻猛，主入足太阳经，善治风湿相搏之后头痛、肩背肢痛，一身尽痛，以上半身为宜；独活祛风湿，散风寒，偏治伏风，药力稍缓和，主入足少阴经，善搜少阴伏风，多用于腰膝、足胫的筋骨痹痛，以下半身为宜。

3. 防风

辛甘微温，入膀胱、肝、脾，散寒解表，胜湿止痛，祛风解痉。用于骨折筋伤后期及康复期风寒湿侵袭或风寒湿痹证，肢体冷痛、麻木、关节屈伸不利，或破伤风肢体角弓反张、抽搐、痉挛，可配伍羌活、独活、桂枝、威灵仙等使用。防风甘缓不峻，性润不燥，为风中之润剂，祛风而不伤正，通用于风证，内风、外风均可，且有除痹之功效，风寒湿痹用之效良。防风与黄芪同用能增强黄芪补气固表作用；与乌头、附子同用可减小乌头、附子毒性。

4. 威灵仙

辛咸温，入膀胱，祛风湿，散风寒，通经络，止痹痛，治骨鲠，消痰水。用于骨折筋伤后期及康复期风寒湿侵袭或风寒湿痹证，周身肢体冷痛、麻木、拘挛，关节屈伸不利，可配伍防风、羌活、桂枝、独活等使用。威灵仙性善走快利，祛风湿，散风寒，横通肩臂，可宣通五脏，通达十二经，兼除痰消积，一身上下无处不到。

5. 秦艽

苦辛微寒，入胃、肝、胆，祛风湿，舒经络，止痹痛，清虚热。用于骨折筋伤后期及康复期风湿热侵袭或风湿热痹证，周身肢体疼痛、麻木、拘挛，关节红肿热痛、屈伸不利，可配伍防风、防己、忍冬藤、络石藤等使用。秦艽祛风湿，舒筋络，无问新久、寒热、虚实，即可配伍应用；秦艽善清虚热，风湿痹痛兼阴虚湿热尤宜。

6. 防己

苦辛寒，入膀胱、肾、肺、脾，清热利湿，祛风止痛，利水消肿。用于骨折筋伤后期及康复期风湿热侵袭或风湿热痹证，腰腿红肿热痛、关节积液、屈伸不利，可配伍土茯苓、秦艽、忍冬藤、络石藤等使用。防己清热利湿，善清下焦湿热，以下半身湿热痹证为宜。木防己长于祛风除湿，通络止痛；汉防己长于清热利湿，利水消肿。

7. 木瓜

酸温，入肝、脾，舒筋活络，化湿和胃，消食消肿。用于骨折筋伤后期及康复期风寒湿侵袭或风寒湿痹证，肢体冷痛、麻木、拘挛，关节屈伸不利，可配伍怀牛膝、伸筋草、透骨草、独活等使用。木瓜舒筋活络、止痛效良，兼化湿散寒，引药下行，偏治下肢风湿痹痛兼筋脉拘挛，关节屈伸不利，常和怀牛膝相须为用，共为下肢引经药。

8. 桑枝

苦平，入肝，祛风湿，通经络，利关节，利水。用于骨折筋伤后期及康复期风湿侵袭或风湿痹证或神经损伤或关节僵硬，肢体疼痛、麻木、拘挛，关节屈伸不利，可配伍秦艽、防风、桂枝、威灵仙、土茯苓等使用。桑枝通利四肢关节，祛风气，通经络，横通肢节，力达指节，引药至肩臂、手指，常用作上肢引经药，偏用于风邪化热之四肢关节痹痛，以上肢为宜。

9. 土茯苓

甘淡平，入肝、胃，清热除湿，通利关节，解毒散结。用于关节僵硬或湿热痹证，肢体红肿热痛，筋脉拘挛，关节屈伸不利，可配伍桑枝、萆薢、地龙、薏苡仁、络石藤、忍冬藤等使用。骨折筋伤并发关节僵硬，配伸桑枝，筋草、透骨草，内服外洗均有效良。

10. 萆薢

苦平，入肝、胃、膀胱，祛风湿，利湿浊，舒筋络。用于湿热痹证，肢体疼痛，筋脉拘挛，关节肿胀，屈伸不利，可配伍土茯苓、地龙、薏苡仁、桂枝等使用。萆薢性平，善祛风湿，利湿浊，湿痹为佳，虚实寒热皆可配伍应用。

11. 乌梢蛇

甘平，无毒，入肝、脾、肺，祛风止痉，通经活络，止痒。用于骨折筋伤后期及康复期风湿侵袭或风湿痹证或神经损伤，肢体疼痛、麻木、筋脉拘挛，关节屈伸不利，可配伍地龙、防风、桂枝、威灵仙等使用。乌梢蛇能透骨搜风，祛风通络力强，善治风在经络的肢体麻木、筋脉痉挛，用之为佳，每与地龙配伍治疗神经损伤效良。

12. 鸡血藤

苦微甘温，入肝，活血补血，舒筋活络。用于骨折筋伤后期及康复期或风湿痹证，肢体酸痛、麻木、筋脉拘挛，关节屈伸不利，可配伍桂枝、白芍、当归、夜交藤等使用。鸡血藤活血补血，风湿痹证兼血虚血瘀者为佳。

13. 夜交藤

甘平，入心、肝，养血安神，祛风通络，交通阴阳。用于骨折筋伤后期及康复期风湿侵袭或风湿痹证，肢体疼痛、麻木、拘挛，伴失眠多梦，可配伍鸡血藤、桂枝、桑枝、白芍等使用。夜交藤力缓，用量宜大，30克以上为佳。

14. 伸筋草

苦微辛温，入肝、脾、肾，祛风除湿，舒筋活络。用于骨折筋伤后期及康复期关节僵硬或风湿痹证，肢体疼痛、麻木、筋脉拘挛，关节屈伸不利，可配伍桂枝、白芍、透骨草、鸡血藤等使用。伸筋草和透骨草常相须为用治疗关节僵硬，内服外洗均效良。

15. 透骨草

辛温，入肝、肾，祛风除湿，舒筋活血，散瘀消肿，解毒止痛。用于骨折筋伤后期及康复期关节僵硬或风寒湿痹证，肢体冷痛、麻木、筋脉拘挛，关节屈伸不利，可配伍桂枝、白芍、伸筋草、鸡血藤等使用。

16. 青风藤

苦辛平，入肝、脾，祛风湿，通经络。用于骨折筋伤后期及康复期风湿侵袭或风湿痹证，肢体疼痛、麻木、筋脉拘挛，关节肿胀，屈伸不利，可配伍鸡血藤、桂枝、桑枝、海风藤等使用。

17. 络石藤

苦微寒，入心、肝、肾，祛风通络，凉血消肿，通利血脉。用于关节僵硬或风湿热痹证，肢体红肿热痛，筋脉拘挛，关节屈伸不利，可配伍防己、萆薢、地龙、薏苡仁、土茯苓、忍冬藤等使用。

18. 忍冬藤

甘寒，入肺、胃，祛风湿，通经络，清热解毒。用于关节僵硬或风湿热痹证，肢体红肿热痛，筋脉拘挛，关节屈伸不利，可配伍防己、萆薢、地龙、薏苡仁、土茯苓、络石藤等使用。

19. 海风藤

辛苦微温，入肝，祛风湿，通经络，止痹痛。用于骨折筋伤后期及康复期关节僵硬或风寒湿痹证，肢体冷痛、麻木、筋脉拘挛，关节屈伸不利，可配伍桂枝、白芍、伸筋草、鸡血藤等使用。

20. 海桐皮

苦辛平，入肝，祛风湿，通经络，杀虫止痒。用于骨折筋伤后期及康复期风湿侵袭或风湿痹证，肢体疼痛、麻木、筋脉拘挛，关节肿胀，屈伸不利，可配伍鸡血藤、桂枝、桑枝、青风藤等使用。

六、常用安胎药

妇女妊娠期创伤常见，大多担心伤药伤胎而不治疗，体壮轻伤者可不治而自愈，体弱伤重者不治易伤身而落病根，可酌情选用平和伤药伍以安胎药治疗，此即《素问·六元正纪大论》"妇人重身，有故无损，亦无损也"之意。

1.苏梗

辛甘微温，入肺、脾、胃，宽中利膈、顺气安胎。用于妊娠期气滞所致的胎动不安、恶心呕吐，可配伍砂仁、藿香、陈皮、白术使用。妊娠期风寒感冒可用苏叶。

2.黄芩

苦寒，入肺、胆、胃、大肠，清热燥湿、泻火解毒、凉血止血、安胎。用于妊娠期胎热所致的胎动不安、胎漏下血，及妊娠期热证和湿热证，条芩炒用为宜，可配伍阿胶、苎麻根、当归等使用。黄芩苦寒，脾胃虚寒者慎用。

3.桑寄生

苦平，入肝、肾，祛风湿、补肝肾、强筋骨、固冲任、养血安胎。用于肝肾精血亏虚、冲任不固所致的胎动不安、胎漏下血，可配伍阿胶、续断、杜仲、菟丝子、熟地等使用。

4.砂仁

辛温，入脾、胃，温中止呕、化湿止泻、理气安胎。用于妊娠期湿浊中阻、胃气上逆所致恶心呕吐、胎动不安，可配伍苏梗、藿香、半夏、白术、石菖蒲等使用。砂仁性温燥，阴虚血燥者慎用。

5.苎麻根

甘寒，入心、肝，具有凉血止血、清热安胎、利尿解毒。用于妊娠期胎热所致的胎动不安、胎漏下血，可配伍阿胶、黄芩、当归等使用。

6.艾叶

苦辛温，入肝、脾、肾，温经止血、散寒止痛、温中暖宫，调经安胎。用于妊娠期下元虚寒或寒凝胞宫所致的胎漏下血、胎动不安，可配伍香附、当归、小茴香、续断、桑寄生等使用。艾叶性温燥，气香走窜，辛散温通，阴虚血热慎用。

7.竹茹

甘微寒，入肺、胃、心、胆，清热化痰、除烦止呕、安胎。用于妊娠期胎热所致的胎动不安、恶心呕吐，可配伍陈皮、半夏、黄芩、苎麻根等使用。

8.白术

苦甘温，入脾、胃，补气健脾、燥湿利水、止汗安胎。广泛用于妊娠期各种胎动不安，尤以脾虚气弱所致的胎动不安为佳，可配伍党参、茯苓、陈皮、黄芪、炙甘草等使用。

9.杜仲

甘温，入肝、肾，补肝肾、强筋骨、安胎，用于妊娠期肝肾亏虚、下元虚冷所致的胎动不安、妊娠下血、滑胎等，可配伍桑寄生、续断、菟丝子、白术、阿胶、山萸肉、熟地等使用。

10.续断

苦甘辛温，入肝、肾，补肝肾、续筋骨、行血脉、利关节、安胎。用于妊娠期肝肾亏虚、冲任不固所致的胎动不安、胎漏下血、滑胎，配伍杜仲、桑寄生、菟丝子、白术、阿胶、山萸肉等使用。续断补肝肾、行血脉，安胎止漏，补而不滞，又可续筋骨疗伤，骨折筋伤用之为佳，可配伍骨碎补、当归、白芍、苎麻根等使用。

11.菟丝子

辛甘平，入肝、肾，补阳益阴、补肾益精、养肝明目、固精缩泉、固元安胎。用于妊娠期肝肾亏虚、胎元不固所致的胎动不安、滑胎，可配伍杜仲、续断、桑寄生、阿胶、熟地等使用。

12.阿胶

甘平，入肺、肝、肾，补血止血、滋阴润燥、安胎。用于妊娠期阴血亏虚、冲任不固所致的胎动不安、崩漏下血、滑胎，可配生地、熟地、白芍、当归、艾叶、菟丝子等使用。阿胶黏腻碍脾，收涩留瘀，脾胃虚弱及瘀血者慎用。注：阿胶畏大黄。

七、常用其他药物

桂枝、葛根、大黄、黄柏、薏苡仁、苍术、附子、制川乌、肉桂、细辛、天麻、丝瓜络、白芥子、地龙、马钱子、全虫、蜈蚣、神曲。

1.桂枝

辛甘温，入心、肺、膀胱，发汗解表，温经散寒，通阳化气，温通血脉。用于骨折筋伤后期及康复期风寒侵袭或风寒痹证或血管神经损伤，肢体冷痛、麻木、关节屈伸不利，或兼风寒表证，可配伍羌活、防风、桑枝、白芍等使用。桂枝辛散不敛，走而不守，通达四肢阳气，能横通肢节，引药至肩臂、手指，常用作上肢引经药，且能温通血脉，温经散寒，类风湿关节炎和周围神经损伤用之效良。

2.葛根

甘辛凉，入脾、胃、膀胱，清热解肌，发表透疹，生津止渴，升阳止泻。用于颈椎病头项、肩背僵硬疼痛，可配伍桂枝、白芍、羌活等使用。

3.大黄

苦寒，入脾、胃、大肠、肝、心，泻下攻积，清热泻火，凉血解毒，活血化瘀，利湿退黄。用于腰腹部损伤，腹胀便秘，或创伤早期红肿热痛，或热毒肿疮，或瘀血实证、热证，可配伍枳实、厚朴、芒硝、槟榔等使用。大黄苦寒沉降，药力峻烈，直降下行，走而不守，直达下焦，攻邪犹如猛将斩将夺门而效速，泻热通便，活血解毒，起釜底抽薪之效，既能通腑攻积以下有形之积滞，又能清热泻火以泻无形之邪热，凡实热证均可配伍应用，热结便秘为必用之药，腰腹部损伤常伴有腹胀腹痛、便秘，用之通腑泄热效良；大黄性沉降下行，配甘草各1克煎服，可防治服药恶心呕吐。生大黄泻下峻烈，长于泻下攻积，泻火解毒；酒炙泻下稍缓，借酒升体引药上行，长于清上焦实热；熟大黄泻下缓和，长于活血化瘀；醋炙泻下较缓，长于消积化瘀；炒炭泻下极微，长于止血；蒸制（和黄酒、蜂蜜蒸烂成泥，名曰清宁片）泻下缓和，长于缓泻、祛瘀而不伤正，年老体弱可用。大黄泻下应生用后下，轻煎5～6分钟为佳，泡服即可起效，煎10分钟泻下作用较差，超过15分钟泻下作用就比较微弱了；久煎30分钟以上熟化，则无泻下作用，只有清热利湿，活血解毒。大黄既可泻下，又可止泻，具有双向作用，小量1～3克止泻，单用每次1克研粉吞服，可治脾虚泄泻；中量6～15克清热解毒，活血化瘀，随他药入煎剂而不后下；大量15克以上泻下，须后下轻煎，且泻下作用早，止泻作用晚，不宜用于习惯性便秘及泄泻。

4.黄柏

苦寒，入肾、膀胱、大肠，清热燥湿，泻火解毒，退虚热，坚肾阴。用于下焦湿热之湿热痹证，关节红肿热痛，可配伍土茯苓、防己、地龙、薏苡仁、秦艽等使用。黄柏生用苦寒沉降，长于清热燥湿，泻火解毒；盐炙缓和苦燥之性，引药入肾，长于坚阴降火，清退虚热；酒炙降低苦寒之性，引药上行，长于清上焦湿热；炒炭兼具收涩之性，长于清热燥湿，凉血止血。

5.薏苡仁

甘淡微寒，入脾、胃、肺，渗湿健脾，舒筋除痹，清热排脓。用于湿热痹证，肢体红肿热痛，筋脉拘挛，关节屈伸不利，可配伍络石藤、地龙、黄柏、土茯苓、忍冬藤等使用。薏苡仁力缓，湿热痹证宜量大生用，30克以上为佳。薏苡仁生用性凉，长于利水渗湿，清热排脓，舒筋除痹；炒用性平，长于健脾化湿止泻。

6.茯苓

甘淡平，入心、脾、肾，利水渗湿，健脾止泻，宁心安神，消痰化饮。用于骨关节病或骨折筋伤中后期及康复期，脾虚湿盛，食少便溏，或痰湿痹证，可配伍党参、茯苓、陈皮、半夏、薏苡仁等使用。茯苓利水而不伤气，既祛湿又健脾，标本兼治，为治痰湿要药。茯苓皮长于利水消肿；白茯苓长于健脾渗湿；赤茯苓长于利水渗湿；茯神长于宁心安神，多与朱砂拌用。

7. 苍术

辛苦温，入脾、胃、肝，燥湿健脾，发汗解表，祛风散寒，除痹明目。用于骨折筋伤后期及康复期风寒湿侵袭或风寒湿痹证，肢体冷痛、拘挛、麻木，或兼寒湿表证，可配伍桂枝、细辛、羌活、独活等使用。苍术芳香苦温，性燥烈辛散，兼能升阳散郁而走表，寒湿在中在表用之皆宜。白术燥湿健脾，苦甘能敛，长于补气健脾，兼能固表止汗，健脾力更胜，脾虚里湿为宜；苍术燥湿健脾，辛苦能散，长于燥湿散寒，兼能发汗解表，燥湿力更胜，湿困中焦或寒湿在表为宜。苍术生用温燥辛烈，长于燥湿和胃，且能走表而祛风湿、散风寒；麸炒缓和燥性，气变芳香，长于燥湿健脾，明目；炒焦辛燥大减，长于健脾燥湿，固肠止泻。

8. 细辛

辛温，入肺、肾，祛风解表，散寒止痛，温化水饮，宣通鼻窍。用于骨折筋伤后期及康复期风寒侵袭或风寒湿痹证，肢体冷痛、拘挛、麻木，或兼风寒表证，可配伍桂枝、附子、羌活、独活等使用。细辛辛散性烈，善搜风寒湿滞于肝肾之筋骨疼痛，风寒湿痹用之效良。

9. 附子

辛甘大热，有毒，入心、肾、脾，回阳救逆，补火助阳，散寒燥湿，温经止痛。用于骨折筋伤中后期及康复期寒湿侵袭或寒湿痹证，腰膝冷痛，畏寒肢冷，肢体冷痛、拘挛、麻木，或肾阳虚衰证，可配伍桂枝、细辛、当归、白芍、熟地等使用。附子大辛大热，性善走而不守，内达外彻，能升能降，阳脱者可回阳救逆，力挽危亡；寒凝冷痛痹结者能开通温散，除痹止痛。附子善补命门之火，散寒止痛，益火之源以消荫翳，药力峻猛，可大剂急救，可小量缓图，实寒用之温经散寒，虚寒用之温中散寒，实寒、虚寒皆可配伍应用，为寒证之要药。附子虚寒用量宜小，实寒用量宜大，补火助阳6～10克为宜，温中散寒10～15克为佳；散寒止痛15克以上为佳，小于10克效差；确系阴寒内盛、寒毒内结者，30克起效，60～120克为佳，但应注意配伍滋阴养血之品应用，以防辛热伤阴，不可单用。淡附片辛烈温燥力峻，长于回阳救逆，散寒止痛；炮附片缓和温燥之性，长于温肾暖脾，用于补火助阳；生附子可内服用于回阳救逆，须先煎、久煎2小时以上。

注意： 附子须炮制到位后再使用，入煎剂须先煎1小时以上为宜。防风可缓附子毒性；甘草、绿豆煎水可解附子毒性；肉桂泡水催吐，以热引热，也可解附子毒性。

10. 乌头

苦辛大热，大毒，入心、肝、脾、肾，祛风燥湿，散寒止痛。用于寒湿痹证，腰膝冷痛，畏寒肢冷，肢体重着、拘挛、麻木，关节肿胀，屈伸不利，可配伍桂枝、细辛、羌活、独活等使用。乌头内服须炮制到位后使用，入煎剂用量6～15克为宜，病轻药亦轻，病重药亦重，但用量最大不能超过30克，以免中毒，用量小于6克说明病轻可以不用，须先煎2小时以上为宜；生乌头可外用，外洗、外敷均可。防风可缓乌头毒性；甘草、绿豆煎水可解乌头毒性；肉桂泡水催吐，以热引热，也可解乌头毒性。附子长于温中散寒，善治寒痹，虚实皆可；乌头长于燥湿散寒，善治寒湿痹，实证为宜。

11. 肉桂

辛甘大热，入肾、脾、心、肝，补火助阳，散寒止痛，温通经脉，引火归元。用于骨折筋伤中后期及康复期阳虚生寒或寒湿痹证，腰膝冷痛，畏寒肢冷，肢体冷痛、拘挛、麻木，或肾阳虚衰证，可配伍附子、当归、白芍、熟地、黄芪等使用。肉桂辛甘大热，其性浑厚凝降，守而不走，偏暖下焦，能助肾中阳气，并纳气归肾，引火归元；肉桂还有温运阳气、鼓舞气血之效，气血虚寒，或疮痈肿毒脓成不溃、久不收口，常配伍黄芪相须为用。桂枝为肉桂树的嫩枝，走表发散，外散风寒，主走上肢；肉桂为肉桂树的老树皮，走里温通，温补阳气，主走下肢。附子回阳气，通行十二经，作用迅速急烈，能追散复生阴寒证中几脱欲绝之阳气，回阳救逆，能救阴中之阳，急救药中多用，多入煎剂；肉桂助肾阳，暖下焦，作用缓和浑厚，能补肾中不足之真火，引上浮之虚火归于肾，引火归元，以息无根之火，能救阳中之阳，补益药中多用，常入丸、散。肉桂入药用10年生以上老树干皮，以去外层粗皮，皮细肉厚，油润紫红，香气浓郁，嚼之渣少的桂心为佳品；树枝皮和10年生以下幼树皮气味淡薄，一般不入药，多和桂皮作烹饪调料使用。肉桂虚寒用量宜较小，实寒用量宜较大，引火归元3～6克为宜，补火助阳6～10克为宜，温通经脉10～15克为佳；散寒止痛15克以上为佳。

注意： 市场上有以桂皮充肉桂使用，肉桂为肉桂树的老树皮，气味浑厚浓烈，少部分要作烹饪调料使用，主要入药用；桂皮为天竺桂、川桂、阴香、细叶香桂的树皮，皮粗肉薄，气味较为淡薄，辛温，入脾、胃、肝、肾，温中散寒，理气止痛，少部分地方入药用，可用于脘腹冷痛、寒湿痹痛，主要作烹饪调料使用；桂皮价格较低，和肉桂功效差异较大，市场上冒充肉桂比较常见，应注意鉴别，避免混淆。

12. 天麻

甘平，入肝，息风止痉，平肝潜阳，祛风湿，通经络，止痹痛。用于颅脑损伤中后期及康复期头痛、眩晕，或风湿痹证肢体疼痛、麻木，或破伤风，可配伍白术、琥珀、牛膝、地龙、枸杞子等使用。天麻平肝熄风，通络止痛，内风、外风皆可用之，尤善治内风，为治内风之圣药，颅脑损伤和脑震荡中后期及后遗症头痛、眩晕，肢体麻木用之效良。

13. 丝瓜络

甘平，入肺、胃、肝，祛风通络，理气止痛，解毒化痰，消肿散结，通经下乳。用于胸胁部损伤，胸闷疼痛、咳嗽痰多，或风湿痹痛，筋脉拘挛，肢体麻木，可配伍元胡、枳壳、佛手、地龙等使用。丝瓜络理气和络，通络止痛效良，药力缓和，宜大量，15~30克为佳。

14. 白芥子

辛温，入肺，温肺祛痰，利气散结，通络止痛。用于痰湿阻络所致的骨关节病或寒湿痹证，肢体疼痛、麻木，关节肿胀，屈伸不利，或痰湿流注、阴疽肿毒，如骨髓炎，可配伍桂枝、细辛、乌头、地龙、熟地等使用。白芥子善治皮里膜外、经络之痰，且能利气散结，通络止痛，痰瘀互结所致的骨关节病用之效良。白芥子生用力猛，辛散力强，长于通络止痛，消肿散结；炒用辛散性缓，长于顺气化痰，温肺散寒。

15. 地龙

咸寒，入肝、脾、膀胱，清热凉血，活血开窍，平肝熄风，通经活络，平喘利尿。用于创伤初、中期瘀血肿胀，泌尿系损伤初、中期尿血，颅脑损伤各期，血管神经损伤或骨关节病肿胀疼痛拘挛麻木及风湿热痹痛，可配伍当归、川芎、丹参、琥珀、牛膝等使用。地龙性寒通利力强，活血开窍用于颅脑损伤初、中期神昏、头痛、头晕；平肝潜阳用于颅脑损伤后遗症肢体抽搐、震颤、痉挛；利尿通淋用于尿路损伤血淋、癃闭；通经活络用于关节肿痛、屈伸不利；清热通络用于热痹关节红肿热痛，活血利水用于创伤瘀血水肿；引药直达四末，血管神经损伤各期疼痛、麻木效良，手指、足趾伤病可用作引经药。

16. 马钱子

苦寒，大毒，入肝、脾，消肿散结，通络止痛。用于骨关节病、神经损伤、风湿痹证，肢体疼痛、麻木，筋脉拘挛，关节肿大，屈伸不利，可配伍全虫、蜈蚣、地龙等使用，尤以骨肿瘤、顽痹如颈椎增生变形、类风湿关节炎等用之效良。马钱子有通络起痿功效，骨折筋伤及神经损伤后期肌肉筋脉痿缩，四肢痿软无力，詹氏起痿汤配伍黄芪和蜈蚣，补气通络起痿，治疗肌肉痿缩，用之效良。马钱子大苦大毒，开通经络，透达关节，功效第一，远胜他药，尤其是顽固性和恶性骨关节病，能起到他药不及之功效。

注意： 炮马钱子一定要炮制合格，入煎剂从0.1克开始每3日增加0.1克，逐渐增加至0.5~1克，以服后无口麻、肢麻的最大量为度，取其峻药缓投、毒药渐加之意，且须配伍应用，不可单用，以免累积性中毒。

17. 全虫

辛平，有毒，入肝，息风止痉，解毒散结，通络止痛。用于骨肿瘤、神经损伤、风湿痹证，肢体疼痛、麻木、痉挛，关节肿大，屈伸不利，可配伍蜈蚣、地龙、乌梢蛇等使用。

18. 蜈蚣

辛温，有毒，入肝，息风止痉，解毒散结，通络止痛。用于骨肿瘤、神经损伤、风湿痹证，肢体疼痛、麻木、痉挛，关节肿大，屈伸不利，可配伍全虫、地龙、乌梢蛇等使用。蜈蚣有通络起痿功效，骨折筋伤及神经损伤后期肌肉筋脉痿缩，四肢痿软无力，詹氏起痿汤配伍黄芪和马钱子，补气通络起痿，治疗肌肉痿缩，用之效良。全虫毒性较小，长于息风止痉、通络止痛，治舌僵语謇，头摇震颤，手足麻木、抽动效良，神经损伤多用；蜈蚣毒性较大，长于息风止痉、解毒散结，治角弓反张、痉挛强直、恶疮肿毒效良，并能起痿、止癌痛，骨肿瘤和痿证多用；二者常相须为用，增强通络止痛效果。

19. 神曲

甘辛温，入脾胃，消食化积，健脾和胃。用于骨关节伤病兼有脾虚食滞，脘腹满闷，纳差便溏，可配伍白术、陈皮、厚朴、鸡内金等使用。中药多为草木金石，其性本偏，易伤阴伤阳，损伤脾胃，使用稍有不当，不伤阳即伤阴，胃气首当其冲，胃气一绝，则变证丛生，危殆立至。神曲善消酒食，能消金石，健脾和胃，中药处方中常配伍使用，有助于金石药物的消化吸收，并能顾护胃气，减轻药物副作用，以防药石伤胃。

第 四 编

詹氏中医骨伤常用优势病种与临床路径

詹氏骨伤

第一章　特色优势病种

一、骨折病（锁骨骨折）

（一）定义

锁骨呈 S 形架于胸骨柄与肩峰之间，是连接上肢与躯干之间的唯一骨性支架，在外力作用下发生骨头的断裂称作锁骨骨折。发生率占全身骨折的5%～10%。多发生在儿童及青壮年。

（二）诊断依据

1．病史

有外伤史。

2．症状与体征

（1）体检有明确体征、患侧肩部肿胀。

（2）疼痛、活动受限。

（3）患侧锁骨畸形、反常活动及骨擦感。

3．辅助检查

锁骨 X 线片显示锁骨骨折。

（三）证候分型

1．中医证候分类

（1）早期（气滞血瘀型）：颈肩臂窜痛麻木，头痛喜温，颈部僵硬，活动不利，恶寒畏风。舌淡，苔薄白，脉浮紧。

（2）中期（营血失调型）：颈肩部、上肢刺痛，痛处固定，夜间痛甚，伴肢体麻木。舌质暗紫，脉弦。

（3）晚期（气血亏虚型）：头晕目眩，头重如裹，四肢麻木不仁，纳呆、少气懒言、爪甲不荣。舌淡，苔白厚腻，脉弦滑。

2.西医分型

Allman分型：①Ⅰ型骨折为锁骨中段骨折，②Ⅱ型骨折为外侧或远端1/3处骨折，③Ⅲ型骨折为内侧骨折。

（四）治疗方案

1.非手术治疗

（1）詹氏手法整复固定。

①三角巾悬吊固定：适用于幼儿青枝骨折或其他不全骨折，悬吊2～3周。

②"8"字绷带固定：固定用绷带做"8"字交叉环形固定或锁骨带固定4周，包扎时必须将两肩固定，同时用棉垫保护腋窝内神经血管。如患者有手或前臂麻木感，桡动脉搏动触不到，表明绷带包扎过紧，应即适当放松至解除症状为止。

③亦可采用多功能肩锁固定带固定。

（2）中医辨证施治。

①早期（气滞血瘀型）。

治法： 活血祛瘀，消肿止痛。

方药： 活血止痛汤加减。

处方： 当归12克，苏木9克，川芎10克，红花6克，乳香5克，没药5克，三七9克，赤芍12克，陈皮10克，土鳖虫10克，延胡索10克，桑枝10克，丹参10克，红曲9克，甘草3克。

②中期（营血失调型）。

治法： 和营生新，接骨续损。

方药： 和营续骨汤加减。

处方： 赤芍12克，当归12克，乌药10克，川芎10克，苏木9克，陈皮10克，木通6克，续断15克，炙龟板（先下）24克，骨碎补9克，土鳖虫10克，茯苓15克，三七9克，甘草3克。

③后期（气血亏虚型）。

治法： 益气养血、健脾补肾。

方药： 八珍汤加减。

处方： 党参15克，炙黄芪30克，太子参15克，炒白术12克，菟丝子10克，茯苓12克，补骨脂10克，当归10克，川芎10克，炒白芍12克，熟地黄15克，杜仲10克，狗脊10克，怀牛膝10克，续断15克，炙甘草3克。

外用药物：后期解除固定后，关节活动受限、疼痛，可以用活血舒筋等中药熏洗。

2.手术治疗

手术切开复位内固定，适应于骨折移位明显，严重压迫皮肤；Ⅱ型骨折伴有喙锁韧带断裂；骨折伴神经血管损伤；骨折短缩移位超过2厘米、影响肩关节稳定；骨折断端有软组织嵌入，存在较宽分离移位；某些特殊职业的患者，其功能外形均要求较高者。

（五）疗效评定

参照《中华人民共和国中医药行业标准——中医病证诊断疗效标准》。

（1）治愈：骨折愈合，对线对位满意，功能及外形完全或基本恢复，肩关节活动自如。

（2）好转：骨折愈合，对位尚满意，或骨折复位欠佳，功能恢复尚可。

（3）未愈：骨折不愈合或畸形愈合，局部疼痛，功能障碍，患肢不能抬举。

（六）护理常规

（1）卧床休息，预防各种并发症，家属协助患者将患肢摆放舒适位置。

（2）指导进行患肢肌肉舒缩运动，如握拳、手指屈伸等活动。

（3）用三角巾或前臂吊带将患肢悬吊于胸前屈肘90度，禁止作肩前屈，内收等动作。

（4）做好健康教育，教会患者起床活动的注意事项。

二、骨折病（肱骨外科颈骨折）

（一）定义

肱骨外科颈位于解剖颈下2~3厘米，即肱骨大结节之下，胸大肌止点之上，也就是肱骨干坚质骨与肱骨头松质骨交接处，最易发生骨折，故名为外科颈骨折。此种骨折好发于中年和老年人。

（二）诊断依据

1.病史

有明确的外伤史，好发于老年人，亦可发生于成年人及儿童。

2.症状和体征

肱骨外科颈局部有环形压痛及纵向叩击痛，非嵌插骨折可触及骨擦音和异常活动。肩部局部肿胀，肩关节活动受限，肩部外形异常。

3.辅助检查

X线摄片、CT检查可明确诊断及骨折类型。

(三)证候分类

1.中医证候分类

（1）早期（气滞血瘀型）：多见于骨折早期，伤后气机运行不畅，离经之血积于皮下、肌腠之间不能消散，瘀血积久，淤而生热，症见肌表发热，肿胀、瘀青、疼痛，肩关节活动受限。舌质淡红、苔薄白，脉弦涩。

（2）中期（营血失调型）：损伤诸症经过初期治疗，瘀肿虽消而未尽，断骨虽连而未坚，症见肩部肿胀逐渐消退，疼痛较前减轻，活动仍有受限，舌质暗红、苔薄腻，脉弦数。

（3）后期（气血亏虚型）：由于损伤日久、肝肾亏虚，症见关节酸痛，屈伸不利，肩关节疼痛绵绵，舌质淡，苔薄白，脉沉。

2.西医分型

（1）无移位型骨折：包括裂缝骨折和无移位的嵌插骨折。

（2）外展型骨折：断端外侧嵌插内侧分离，向前内侧突起成角畸形，或远端完全向内侧移位。

（3）内收型骨折：断端外侧分离内侧嵌插，向外侧突起。

（4）肱骨外科颈骨折合并关节脱位：方肩畸形，肩峰下空虚，喙突下或腋窝部常可触及脱位的肱骨头，上臂无固定的外展畸形。

(四)治疗方案

1.非手术治疗

（1）骨折复位固定。

①无移位骨折：不需进行手法整复。用三角巾悬吊上肢3~4周即可开始进行功能锻炼。

②外展型：可用牵拉推挤按压复位法，采用超肩小夹板固定。

③内收型：可用牵拉外展推挤提按法，小夹板固定基本方法与外展型相同。妥善固定后，上肢在肩关节外展70度位用外展支架固定，避免再发生移位。

④骨折合并脱位：由于失去了完整的可操纵肱骨头的杠杆作用，闭合复位难度极高。而手术治疗将增加肱骨头上的软组织剥离，加重血液供应不足，促使缺血坏死。有用肩轻度外展位推挤手法、肩上举位拔伸复位法以及外展牵引、指压复位、触顶合骨三步曲获得成功等方法。

⑤皮牵引甩肩法：适用于手法难以复位或不稳定的肱骨近端骨折。

（2）中医辨证论治。

①早期(气滞血瘀型)。

治法： 活血祛瘀，消肿止痛。

方药： 活血止痛汤加减。

处方： 当归12克，苏木9克，川芎10克，红花6克，乳香5克，没药5克，三七9克，赤芍12克，陈皮10克，土鳖虫10克，延胡索10克，桑枝10克，丹参10克，红曲9克，甘草3克。

外用药物： 初期肿胀甚者，可外敷活血消肿、清热解毒之剂，方用三黄散。

②中期(营血失调型)。

治法： 和营生新，接骨续损。

方药： 和营续骨汤加减。

处方： 赤芍12克，当归12克，乌药10克，川芎10克，苏木9克，陈皮10克，木通6克，续断15克，炙龟板(先下)24克，骨碎补9克，土鳖虫10克，茯苓15克，三七9克，甘草3克。

③后期(气血亏虚型)。

治法： 益气养血、健脾补肾。

方药： 八珍汤加减。

处方： 党参15克，炙黄芪30克，太子参15克，炒白术12克，菟丝子10克，茯苓12克，补骨脂10克，当归10克，川芎10克，炒白芍12克，熟地黄15克，杜仲10克，狗脊10克，怀牛膝10克，续断15克，炙甘草3克。

外用药物： 后期解除固定后，关节活动受限、疼痛，可以用活血舒筋等中药熏洗。

（3）功能康复指导。早期复位固定后，作抓空增力、上翘下钩，左右摆掌、屈肘挎篮等活动。至中期仍可继续上述各式活动，但应逐渐加大运动量。骨折愈合，拆除外固定后，作肩肘屈伸、双手托天等活动。但须注意，骨折2～3周内，外展型应限制肩关节外展活动，内收型应限制肩关节内收活动。

2.手术治疗

一是手术切开复位内固定。适用于：不稳定性骨折手法复位失败；陈旧骨折有明显移位；合并肩袖损伤；合并神经血管损伤；合并肩胛颈骨折。

二是人工肩关节置换术。对于关节面严重被破坏者，不适宜行复位内固定术，可考虑人工关节置换术。

（五）疗效评定

参照《中华人民共和国中医药行业标准——中医病证诊断疗效标准》。

（1）治愈：骨折愈合，对线对位满意，功能及外形完全或基本恢复。

（2）好转：骨折愈合，对位尚满意，或骨折复位欠佳，功能恢复尚可。

（3）未愈：骨折不愈合或畸形愈合，局部疼痛，功能障碍。

（六）护理常规

（1）慎起居，避风寒，忌过食生冷、酸辣刺激性食物，加强饮食调配，增强机体抵抗力。

（2）进行健康宣教，使患者了解肱骨外髁颈骨折有关知识，掌握有关康复的方法。

（3）指导患者适当进行患侧肩部功能锻炼。

三、骨折病（肱骨髁上骨折）

（一）定义

由于外伤或者间接暴力，导致肘关节局部疼痛，肿胀、不能活动。多见于儿童。

（二）诊断依据

1.病史

有明确外伤史，以生活及运动意外为多发，多见学龄前儿童。

2.症状和体征

以肘部明显肿胀、剧烈疼痛及活动受限为主。

3.辅助检查

常规正、侧位摄 X 线片即可确诊。

（三）证候分类

1.中医证候分类

（1）早期(气滞血瘀型)：损伤早期，由于经脉受伤，气血受损，气血瘀滞，局部出现肿胀疼痛，胃纳不佳。舌质淡红，苔薄白，脉弦涩。

（2）中期(营血失调型)：损伤中期，经初期治疗局部瘀血，肿胀基本消退，疼痛基本消失，新血渐生，筋骨虽续而未坚，活动仍受限。舌质暗红，苔薄白，脉弦数。

（3）晚期(气血亏虚型)：损伤后期，骨折基本愈合，功能初步恢复，但筋骨尚未强壮，气血不足。舌淡胖，苔白，脉虚。

2.西医诊断分型

（1）伸直型骨折(尺偏型、桡偏型)。

（2）屈曲型骨折。

（四）治疗方案

1.非手术治疗

（1）手法整复和固定。

①无移位的青枝骨折、裂纹骨折用直角托板加绷带屈肘90度悬吊固定2~3周。

②伸直型骨折：在麻醉下，患者仰卧位，一助手握患侧上臂，另一助手握患侧前臂及手腕，肘半屈位，徐徐用力，顺势拔伸牵引，纠正重叠移位。若患肢为右侧且远端有旋前畸形，在对抗牵引下先使前臂旋后，然后左手握住骨折近端，右手握住骨折远端，两手相对挤压，将远折端旋后、近折端旋前矫正旋转，将骨干内推，远折端往外端纠正侧方移位（尺偏型骨折尽可能矫正畸形；桡偏型骨折不可矫柱过正，防止肘内翻）。术者以两手拇指从肘后推动尺骨鹰嘴向前，同时两手四指重叠环抱骨折这段向后拉，并让助手在牵引下徐徐将肘屈至70度左右，即可复位。注意勿将骨折远端过度推向前方，以免骨膜剥离广泛部固定住，另一手将肘关节略伸直，将前臂向桡侧伸展，使骨折断端桡侧骨质嵌插或稍有桡偏，以预防肘内翻畸形。伸直型骨折复位后，在刺骨鹰嘴上和骨折远端内侧各放置一个梯形垫，骨折近端外侧放置一个塔形垫，用4块夹板超肘关节固定，屈肘90度~110度，以不影响血运为度，然后用三角巾悬吊前臂于胸前固定3~4周；或"8"字石膏绷带固定于屈肘关节90度~110度，3~4周后去固定进行功能锻炼。

③屈曲型骨折：麻醉下，整复屈曲型骨折，手法与上述相反，应在牵引下将远折端向后推，并徐徐伸直肘关节。复位后4块小夹板超肘关节固定于肘关节40度~60度位2周后，逐渐改为90度位固定1~2周；或石膏绷带固定于伸直位，每7~10天换石膏，适当增加屈曲度数，3~4周后去固定进行功能锻炼。

（2）中医辨证论治。

①早期（气滞血瘀型）。

治法：活血祛瘀，消肿止痛。

方药：活血止痛汤加减。

处方：当归12克，苏木9克，川芎10克，红花6克，乳香5克，没药5克，三七9克，赤芍12克，陈皮10克，土鳖虫10克，延胡索10克，桑枝10克，丹参10克，红曲9克，甘草3克。

外用药物：初期肿胀甚者，可外敷活血消肿、清热解毒之剂，方用三黄散。

②中期（营血失调型）。

治法：和营生新，接骨续损。

方药：和营续骨汤加减。

处方：赤芍12克，当归12克，乌药10克，川芎10克、苏木9克，陈皮10克，木通6克，续断15克，炙龟板（先下）24克，骨碎补9克，土鳖虫10克，茯苓15克，三七9克，甘草3克。

③后期（气血亏虚型）。

治法：益气养血，健脾补肾。

方药：八珍汤加减。

处方：党参15克，炙黄芪30克，太子参15克，炒白术12克，菟丝子10克，茯苓12克，补骨脂10克，当归10克，川芎10克，炒白芍12克，熟地黄15克，杜仲10克，狗脊10克，怀牛膝10克，续断15克，炙甘草3克。

外用药物：后期解除固定后，关节活动受限、疼痛，可以用活血舒筋等中药熏洗。

（3）功能康复指导。

①早期：伸指握拳及关节屈伸活动。中频脉冲电治疗，静电治疗等。

②中期：除做早期锻炼外，可做肘关节屈伸活动和前臂旋转活动。红外线治疗，中药涂抹治疗等。

③后期：骨折临床愈合，加大肘关节主动屈伸活动，并用舒筋洗药熏洗患肢。

2．手术治疗

手术切开复位内固定。适应于：不稳定性骨折手法复位失败；合并神经血管损伤；严重移位骨折；陈旧骨折有明显移位。

（五）疗效评定

参照《中华人民共和国中医药行业标准——中医病证诊断疗效标准》。

（1）治愈：骨折对线移位满意，有连续性骨痂形成，断端无压痛，无叩击痛，功能恢复。

（2）好转：对位及对线尚可，或骨折对位不佳，但功能恢复尚好。

（3）未愈：骨折不愈合或局部明显畸形，功能障碍。

（六）护理常规

（1）夹板外固定的护理，注意观察小夹板包扎的松紧度，密切关注患者的血液循环，注意观察桡动脉搏动，观察有无血管损伤情况。

（2）观察患者的手指活动功能及有无神经损伤的症状。

（3）抬高患肢，有利于促进肿胀消退。

（4）经常检查压垫位置是否合适，避免夹板压迫，形成压缩。

（5）做好心理护理，对患儿家长做好安慰、解释工作，让家长积极配合治疗，使患儿早日康复。

四、骨折病（桡骨远端骨折）

（一）定义

因外伤或间接暴力导致骨折发生在桡骨远端2~3厘米范围内，伴有腕关节周围肿胀疼痛、畸形、功能障碍。也常伴桡腕关节及下尺桡关节的损坏。

（二）诊断依据

1.病史

有外伤史，多为间接暴力所致。

2.症状和体征

伤后腕关节周围肿胀，疼痛，前臂下端畸形，压痛明显，腕、臂活动功能障碍。

3.辅助检查

X线摄片检查可明确诊断。

（三）证候分类

1.中医证候分类

（1）早期(气滞血瘀型)：常见局部肿胀严重，可伴有张力性水泡。肌表发热，疼痛、活动受限，舌质淡红、苔薄白，脉弦涩。

（2）中期(营血失调型)：腕部肿胀逐步消退，疼痛减轻，活动仍有受限，舌质暗紫、苔薄腻，脉弦数。

（3）晚期(气血亏虚型)：伤后4周以上，关节酸楚，屈伸不利，疼痛绵绵，漫肿不散，舌质淡胖，苔薄白，脉虚。

2.西医诊断分型

（1）根据骨折移位的方向分型。①伸直型骨折(Colles 骨折)，②屈曲型骨折(Smith 骨折)，③巴尔通骨折(Barton 骨折)，④反巴尔通骨折。

（2）AO分类法。① A型(关节外骨折)，② B型(部分关节内骨折)，③ C型(完全关节内骨折)。

（四）治疗方案

1.非手术治疗

（1）手法整复、夹板外固定治疗。一般首先拔伸牵引，解除短缩畸形，恢复骨端长度。再行端提按压手法整复成角或侧方移位。折顶时应根据骨折端移位及成角的大小，适度灵活运用。方法简述如下：

①伸直型桡骨远端骨折。整复方法：患者取坐位，助手立于患者背后，固定患者躯干及患肢肘部，患肢前伸，前臂置中立位，术者左手反握患部近端，拇指按压骨折近端掌侧，右手握住骨折远端，拇指压住骨折远端桡侧。双手对抗牵引拔伸后，右手虎口区向尺侧施压以纠正骨折端桡侧移位，再右拇指按压骨折远端，左拇指推顶骨折近端，右手同时屈曲患腕，纠正背侧移位。最后在牵引下，徐徐旋后患肢前臂，进行包扎固定。

②屈曲型桡骨远端骨折。整复方法（以右侧为例）：患者取坐位，患肘伸直，前臂旋后，掌心向上。术者一手握住患肢的拇指，另一手握住其余四指，助手握住患者肘部，行对抗拔伸充分牵引。然后术者左手握住患肢前臂，右手食指顶住骨折近端，拇指将骨折远端桡侧向尺侧按压，纠正桡侧移位。最后术者双手食指顶住骨折近端，双拇指将桡骨远端大力向背侧按压，以纠正掌侧移位。

③无移位型桡骨远端骨折。无需手法复位，只需将前臂进行夹板或石膏固定，患肢屈肘90度前臂旋后位固定，固定时间3～4周。

（2）中医辨证施治。

①早期（气滞血瘀型）。

治法：活血祛瘀，消肿止痛。

方药：活血止痛汤加减。

处方：当归12克，苏木9克，川芎10克，红花6克，乳香5克，没药5克，三七9克，赤芍12克，陈皮10克，土鳖虫10克，延胡索10克，桑枝10克，丹参10克，红曲9克，甘草3克。

外用药物：初期肿胀甚者，可外敷活血消肿、清热解毒之剂，方用三黄散。

②中期（营血失调型）。

治法：和营生新，接骨续损。

方药：和营续骨汤加减。

处方：赤芍12克，当归12克，乌药10克，川芎10克，苏木9克，陈皮10克，木通6克，续断15克，炙龟板（先下）24克，骨碎补9克，土鳖虫10克，茯苓15克，三七9克，甘草3克。

③后期（气血亏虚型）。

治法：益气养血、健脾补肾。

方药：八珍汤加减。

处方：党参15克，炙黄芪30克，太子参15克，炒白术12克，菟丝子10克，茯苓12克，补骨脂10克，当归10克，川芎10克，炒白芍12克，熟地黄15克，杜仲10克，狗脊10克，怀牛膝10克，续断15克，炙甘草3克。

外用药物： 后期解除固定后，关节活动受限、疼痛，可以用活血舒筋等中药熏洗。

（3）康复治疗。

①功能锻炼。分早期、中期、晚期。

早期治疗方法：在复位固定后当天或手术处理后次日，开始做肱二头肌、肱三头肌等张收缩练习，防止肌腱粘连和肌萎缩。进行患肢未固定关节的活动，包括肩部悬挂位摆动练习和肘关节主动屈伸练习。2～3天后做手部关节主动运动，手指屈伸，并逐渐增加运动幅度及用力程度。做肘关节屈伸活动，角度由小到大，逐步加大活动范围。

中期治疗方法：手指抓握锻炼及手指的灵活性锻炼；适度进行前臂旋转功能练习，旋前40度，旋后30度左右，逐渐加大，同时行肘关节伸屈活动。

晚期治疗方法：拆除外固定后，以关节松动术为主，每日1～2次。

一是桡腕关节松动：牵拉与挤压，患者坐位，肢体放松，屈肘前臂旋前置于桌面，术者面对患者，一手固定其前臂远端，另一手握住腕关节的近排腕骨处，作纵向牵拉、挤压桡腕关节。前、后位滑动，患者前臂中立位，术者一手固定前臂远端，另一手握住近排腕骨部位，轻牵引下，分别向掌背侧滑动近排腕骨。桡尺侧方向滑动，患者前臂旋前位，术者一手固定桡骨远端，另一手握住近排腕骨处，轻牵引下，分别向桡尺侧滑动桡腕关节。旋前，旋后位滑动，术者一手固定前臂远端，另一手握近排腕骨处，分别将腕关节做旋前、旋后运动。

二是桡尺关节松动：患者前臂旋后位，术者双手握住患者尺骨远端，拇指在掌侧，其余四指在背侧，术者尺侧手固定，桡侧拇指将桡骨折端向背侧推动。患者前臂旋前位，术者拇指在背侧，其余四指在掌侧，桡侧用手固定，拇指将尺骨向掌侧推动。

三是腕间关节松动：前、后位滑动，患者前臂中立位，一手握近端，一手握远端，往返推动。做上述运动后，嘱患者向各方向活动腕关节，每日2次，每次30～60分钟。

在康复训练中注意宜循序渐进，忌用暴力强扳，以免引起新的损伤。

②作业疗法。有目的地进行职业训练，目的是增强肌力、耐力、整体协调能力，比如握拳运动、持笔写字、钉钉操作、计算机键盘操作、搭积木、编织等。

③其他疗法。可辅以局部红外线、TDP治疗仪、中波离子导入、通烙宝（外伤散）、消瘀通络熏条以及电脑骨伤愈合仪等理疗，促进深部瘀血吸收，使局部肿胀早日消退，为日后关节功能恢复创造条件，并大大减少日后关节的残留隐痛。

2. 西医手术治疗

手术切开复位内固定适应证：①不稳定性骨折手法复位失败。②陈旧骨折有明显移位、影响关节功能者。

（五）疗效评定

参照《中华人民共和国中医药行业标准——中医病证诊断疗效标准》。

（1）治愈：骨折愈合，对线、对位满意，功能及外形完全或基本恢复。

（2）好转：骨折愈合，对位尚满意，或骨折复位欠佳，功能恢复尚可。

（3）未愈：骨折不愈合或畸形愈合，局部疼痛，功能障碍。

（六）护理常规

（1）慎起居，避风寒，忌过食生冷、酸辣刺激性食物，加强饮食调配，增强机体抵抗力。

（2）进行健康宣教，使患者了解桡骨远端骨折有关知识，并掌握有关康复的方法。

（3）指导患者适当进行腕关节功能锻炼。

五、骨折病（胸腰椎压缩性骨折）

（一）定义

外伤致胸腰椎椎体压缩性骨折是临床上常见的骨折，好发于 T12 ~ L1。本病常伴发一些内脏功能失常的症状，在骨折愈合后还往往会后遗腰背疼痛等症状。属于中医"骨折病"。

（二）诊断依据

1. 病史

有明确的外伤史，好发于老年人。

2. 症状和体征

局部肿痛，压痛，畸形，功能障碍，严重者可合并脊髓损伤。

3. 辅助检查

X线正、侧、斜位摄片及CT检查可明确骨折部位及类型，MRI检查可区分陈旧和新鲜骨折。

（三）证候分型

1. 中医辨证分型

（1）早期(气滞血瘀型)：伤后1~2周，局部肿胀，剧烈疼痛，胃纳不佳，腹痛腹胀，大便秘结，苔薄白，脉弦涩，证属气滞血瘀，腑气不通，治疗上主要在于调理腑气，可活血祛瘀、行气通腑。

（2）中期（营血失调型）：伤后3~4周，全身症状消退，肠胃功能恢复，肿痛渐消而未尽，仍活动受限，舌暗红，苔薄白，脉弦数，证属骨断筋伤，瘀血未尽，治宜接骨续筋，祛瘀生新。

（3）后期（气血亏虚型）：伤后大于4周，腰背筋脉不舒，局部板硬疼痛，腰酸腿软，四肢无力，活动后隐隐作痛，舌淡胖，苔白，脉虚，证属肝肾不足、气血两虚，治宜舒经活络、补益肝肾、调养气血。

2.西医分型

（1）胸腰椎骨折分类：①单纯性楔形压缩性骨折。②稳定性爆破骨折。③不稳定爆破型骨折。④Chance骨折。⑤屈曲－牵拉型损伤。⑥脊柱骨折－脱位。

（2）脊柱骨折的Denis分型：①屈曲压缩型骨折。②爆裂性骨折。③屈曲牵张型骨折（安全带骨折）。④骨折脱位。

（四）治疗方案

1.非手术治疗

（1）手法复位加持续腰椎牵引。患者俯卧于板床上，一助手位于床尾，两手握住患者双踝，另一助手位于床头，两手置于患者腋下做对抗牵引，术者位于患者左侧，双手按住受伤椎体，一号助手用力抖动患者双踝，同时术者用力下按患椎，恢复患椎高度及调整椎间小关节，术后患者改为仰卧位，予持续腰椎牵引，重量约为体重的1/8。

（2）中医辨证论治。分早期、中期、后期。

①早期（气滞血瘀型）。

应通利大便，用攻下逐瘀法：

治法：活血止痛，理气通便。

方药：桃核承气汤加减。

处方：桃仁10克，大黄12克，桂枝6克，生甘草6克，枳壳10克，青皮6克，火麻仁10克，芒硝（冲服）6克。

大便畅通后：

治法：活血化瘀、消肿止痛。

方药：血府逐瘀汤加减。

处方：桃仁12克，红花10克，当归10克，生地10克，川芎10克，赤芍15克，怀牛膝10克，桔梗10克，柴胡10克，枳壳6克，炙龟板（先下）24克，炙甘草3克。

②中期（营血失调型）。

治法：接骨续筋，祛瘀生新。

方药： 詹氏续筋接骨汤。

处方： 川芎10克，怀牛膝10克，土鳖虫10克，骨碎补9克，延胡索10克，莪术6克，丹参15克，赤芍12克，伸筋草10克，炒白术12克，狗脊12克，玄参15克，炙甘草3克，炙龟板（先下）24克。

③后期（气血亏虚型）。

治法： 益气补血、健脾养胃与补益肝肾。

方药： 十全大补汤加减。

处方： 党参15克，太子参15克，炙黄芪30克，炒白术10克，茯苓10克，炒白芍10克，川芎10克，山药15克，当归10克，熟地10克，杜仲15克，狗脊10克，骨碎补9克，大枣10克，炙甘草3克，川石斛12克。

（3）其他治疗。

①气囊充气复位：患者大便通畅后，让其仰卧于板床上，以受累椎体或两个受累椎体间为中心，腰背部置于充气囊，开放充气机，充气压力到达8千克/平方厘米打开充气囊阀门，缓慢注气，使患者躯体渐呈伸展过伸位。当气囊完全充气时，胸腰椎部可离床25～35厘米，同时可予水平位40～60千克机动牵引力或用人力牵拉，以达到有效拔伸。如伴椎体侧方压缩者，可在过伸位同时给予向健侧侧弯的复位力。充气、放气可反复3～5次，超过1周病例整复可增加次数或速率。复位可在X线电透下进行，术后摄X线片，达到理想复位后卧硬板床，胸腰部骨折处加软垫垫高5～10厘米。

②腰部垫枕复位：腰部垫枕高度为5～10厘米。

（4）功能锻炼。腰背肌锻炼：充气复位3～7天后应鼓励患者腰背肌锻炼。起初可指导患者进行五点支撑式锻炼方法，后逐渐可改用三点支撑法，并逐渐增加锻炼频率和挺腹高度。

2.手术治疗

如椎体压缩超过1/2，或骨块椎管内占位大于20%，或有下肢神经症状者，需要进行手术治疗，其治疗目的是为了使椎管恢复正常或接近正常，解除对脊髓的压迫，增加脊柱的稳定性。手术宜行切开复位椎弓根螺钉固定加脊柱植骨融合术。

（五）疗效评定

参照《中华人民共和国中医药行业标准——中医病证诊断疗效标准》。

（1）治愈：压缩椎体大部分恢复正常形态，骨折愈合，胸腰部无不适，功能完全或基本恢复。

（2）好转：骨折愈合，胸腰痛基本消失，胸腰段外观及椎体形态较治疗前改善。

（3）未愈：局部疼痛，局部畸形无改变，功能障碍。

（六）护理常规

（1）卧硬板床休养。

（2）指导五点支撑式或三点支撑式功能锻炼。

（3）忌过食生冷、酸辣刺激性食物。

（4）截瘫患者做好预防褥疮、下肢静脉栓塞和泌尿系统感染的护理。

六、骨折病（股骨颈骨折）

（一）定义

由股骨头下至股骨颈基底部之间的骨折称为股骨颈骨折，是老年人常见的骨折之一。属于中医"骨折病"范畴。

（二）诊断依据

1. 病史

有外伤史。

2. 症状与体征

（1）好发于老年人。

（2）患侧髋部疼痛，腹股沟中点压痛，髋关节功能障碍。

3. 辅助检查

X线摄片、CT检查可明确诊断及类型。

（三）证候分类

1. 中医证候分类

（1）早期（气滞血瘀型）：髋部疼痛，肿胀不显，活动受阻，动则痛甚，舌质红，苔薄白，脉涩，舌下脉络青紫。

（2）中期（络阻营损型）：髋部疼痛有所减轻，但未消失，肿胀不显，活动仍有受限，舌质淡红，苔薄白，脉弦细。

（3）后期（肝肾亏损型）：髋部疼痛基本消失或仍有隐痛，肿胀不显，可轻微活动，但尚未能负重行走，舌质淡，胖嫩，边有齿痕，苔薄白，脉细弱。

2. 西医分型

（1）受伤机制分类。

①外展型：伤肢呈外旋畸形，骨折线与股骨干纵轴的垂直线所成的夹角小于30度。

②内收型：伤肢呈内收外旋、短缩畸形，骨折线与股骨干纵轴的垂直线所成的夹角大于30度。

（2）克arden分型法。

①Ⅰ型为不完全骨折。

②Ⅱ型为完全骨折但无移位。

③Ⅲ型为骨折有部分位移，股骨头外展，股骨颈段轻度外旋及上移。

④Ⅳ型为骨折完全移位，股骨颈段明显外旋上移。

（四）治疗方案

1．非手术疗法

（1）丁字鞋：适用无移位的股骨颈骨折或年老体弱无法承受手术者。

（2）牵引治疗：包括皮肤牵引和骨牵引。

2．中药辨证施治

（1）早期(气滞血瘀型)。

治法： 活血化瘀，消肿止痛。

方药： 活血止痛汤加减。

处方： 桃仁10克，红花6克，当归12克，生地10克，赤芍12克，川芎10克，刘寄奴9克，三七6克，香附10克，延胡索10克，红曲8克，水蛭3克，生甘草3克。

（2）中期(络阻营损型)。

治法： 和营生新，续筋接骨。

方药： 詹氏续筋接骨汤加减。

处方： 川芎10克，怀牛膝10克，土鳖虫10克，骨碎补9克，延胡索10克，莪术6克，丹参15克，赤芍12克，伸筋草10克，炒白术12克，狗脊12克，玄参15克，炙甘草3克，炙龟板(先下)24克。

（3）后期(肝肾亏损型)。

治法： 补肝肾，养气血，壮筋骨。

方药： 詹氏补肾强骨汤。

处方： 杜仲10克，狗脊10克，续断10克，补骨脂10克，茯苓12克，党参15克，炒白术10克，骨碎补9克，枸杞子10克，熟地15克，炙龟板(先下)20克，山药15克，怀牛膝10克，当归10克，地龙10克，炙甘草3克。

3．手术治疗

（1）手法整复＋空心加压螺纹钉内固定。

（2）人工股骨头置换或人工全髋关节置换术。

（3）术后预防性抗生素应用和清热凉血祛瘀中药内服。

（五）疗效评定

参照《中华人民共和国中医药行业标准——中医病证诊断疗效标准》。

（1）治愈：对位满意，局部无疼痛，无跛行，伸髋正常，屈髋超过90度，X线片示骨折线消失。

（2）好转：对位良好，轻度疼痛、跛行，可半蹲，生活可自理。X线片示骨折线消失。

（3）未愈：伤肢不能行走。骨折不愈合，或股骨头坏死。

（六）护理常规

（1）卧床休养，预防各种并发症，如肺炎、褥疮和泌尿系感染等。

（2）关节置换患者手术后鼓励早期下床活动，避免深静脉血栓发生。

（3）避风寒，忌食生冷、刺激食物。

七、骨折病（股骨粗隆间骨折）

（一）定义

发生在股骨大小粗隆之间的骨折称为股骨粗隆间骨折，又称股骨转子间骨折，是老年人常见的骨折之一。属于中医"骨折病"的范畴。

（二）诊断依据

1．病史

有外伤史，老年人多为低能量损伤，好发于骨质疏松的患者。

2．症状和体征

患侧髋部疼痛，股骨大粗隆区压痛，皮下淤青，伤肢外旋、短缩、内收畸形，髋关节功能障碍。

3．辅助检查

X线摄片、CT检查可明确诊断及类型。

（三）证候分类

1．中医证候分类

（1）早期（气滞血瘀型）：髋部疼痛，肿胀不显，活动受阻，动则痛甚，舌质红，苔薄白，舌下脉络青紫，脉涩。

（2）中期（络阻营损型）：髋部疼痛有所减轻，但未消失，肿胀消退，活动仍有受限，舌质淡红，苔薄白，脉弦数。

（3）后期（肝肾亏虚型）：髋部疼痛基本消失或仍有隐痛，肿胀不显，可轻微活动，但尚未能负重行走，舌质淡，胖嫩，边有齿痕，苔薄白，脉虚。

2.西医分型

（1）受伤机制分型。

①顺粗隆间骨折：骨折线自大转子顶点开始，斜向内下方走行，达小转子部，伤肢呈外旋短缩畸形，如果大粗隆完整，多为稳定骨折。

②反粗隆间骨折：骨折线自大转子下方斜向内上方走行，达小转子的上方，骨折线大致与转子间线垂直，骨折近端因外展肌与外旋肌的收缩而外展、外旋，远端因内收肌与髂腰肌的牵引而向内、向上移位，多为不稳定性骨折。

③粗隆下骨折：骨折线经大、小转子延伸至小转子下方。

（2）AO分型。AO将股骨粗隆间骨折纳入其整体骨折分型系统中，归为A类骨折。

① A1型：经转子的简单骨折（两部分），内侧骨皮质仍有良好的支撑，外侧骨皮质保持完好。沿转子间线；通过大转子；通过小转子。

② A2型：经转子的粉碎骨折，内侧和后方骨皮质在数个平面上破裂，但外侧骨皮质保持完好。有一内侧骨折块；有数块内侧骨折块；在小转子下延伸超过1厘米。

③ A3型：反转子间骨折，外侧骨皮质也有破裂。斜形；横形；粉碎。

（四）治疗方案

1.非手术治疗

（1）骨折复位固定。

①丁字鞋疗法：对于无移位或者无法耐受手术的患者可采用丁字鞋及沙袋保持患肢外展（30度~40度），保持中立位即可。6~8周后，骨折稳定，骨痂生长良好，嘱患者离床，在外展夹板的保护下，持双拐步行（患肢不宜负重），待骨折愈合后，再开始患肢负重。

②牵引疗法：适应所有类型的粗隆间骨折。尤其对无移位的稳定性骨折并有较重内脏疾患不适合手术者。牵引的优点是可控制患肢外旋，对Ⅰ、Ⅱ型稳定性骨折，牵引8周，然后活动关节，用拐下地，但患肢负重须待12周骨折愈合坚实之后才可，以防髋内翻的发生。对不稳定性骨折牵引的要求：一是牵引重量，约占体重的1/7；二是一旦髋内翻畸形矫正后，需保持占体重的1/7~1/10的牵引重量，以防髋内翻畸形再发；三是牵引应维持足够时间，一般均应超过8~12周，骨折愈合初步坚实后去牵引。

（2）中药辨证论治。

①早期（气滞血瘀型）。

治法： 活血祛瘀，消肿止痛。

方药： 桃红四物汤加减。

处方： 桃仁10克，红花6克，当归12克，生地10克，赤芍12克，川芎10克，刘寄奴9克，三七6克，香附10克，延胡索10克，红曲8克，水蛭3克，生甘草3克。

外用药物： 初期肿胀甚者，可外敷活血消肿、清热解毒之剂，方用金黄散。

②中期（络阻营损型）。

治法： 和营生新，续筋接骨。

方药： 詹氏续筋接骨汤。

处方： 川芎10克，怀牛膝10克，土鳖虫10克，骨碎补9克，延胡索10克，莪术6克，丹参15克，赤芍12克，伸筋草10克，炒白术12克，狗脊12克，玄参15克，炙甘草3克，炙龟板（先下）24克。

③后期（肝肾亏虚型）。

治法： 补肝肾，养气血，壮筋骨。

方药： 詹氏补肾强骨汤。

处方： 杜仲10克，狗脊10克，续断10克，补骨脂10克，茯苓12克，党参15克，炒白术10克，骨碎补9克，枸杞子10克，熟地15克，炙龟板（先下）20克，山药15克，怀牛膝10克，当归10克，地龙10克，炙甘草3克。

2. 手术治疗

（1）外固定支架固定：可局部麻醉下实施，由于钉道易感染、支架笨重，故仅限于多发伤或全身状况不佳无法耐受其他手术的患者。

（2）闭合复位空心加压螺钉固定：使用于顺粗隆间稳定性骨折，该方法为微创手术，闭合复位，出血少，安全性高，但固定强度有限，必须晚负重，不能用于不稳定性骨折。

（3）钉板系统固定：包括DHS、DCS等，可以允许患者早期下地，功能锻炼，曾一度成为治疗股骨粗隆间骨折的金标准，但随着长期临床使用，发现对于反粗隆间骨折、粗隆下骨折断钉、断板率较高，目前仅推荐使用于稳定的顺粗隆间骨折，内侧支撑缺乏或者外侧壁缺损的病例不可使用。

（4）髓内钉内固定：髓内钉固定是目前最为广泛应用的内固定方法，由于髓内钉为中心固定，几乎可用于所有类型的股骨粗隆间骨折，可以早起下地活动。

（5）人工假体置换术：高龄股骨粗隆间骨折患者普遍存在骨质疏松，为了避免内固定失效，减少畸形愈合，有研究表明，即使行髋部骨质重建，其骨内也不同程度地存在容积性骨缺损，这就为骨水泥型假体提供了适宜条件，人工关节置换术是较好方法，可避免早期下地引起的内固定松动或骨折移位。

（五）疗效评定

参照《中华人民共和国中医药行业标准——中医病证诊断疗效标准》。

（1）治愈：对位满意，局部无疼痛，无跛行，伸髋正常，屈髋超过90度，X线片示骨折线消失。

（2）好转：对位良好，轻度疼痛、跛行，可半蹲，生活可自理。X线片示骨折线消失。

（3）未愈：伤肢不能行走。局部疼痛明显，内翻畸形，骨折不愈合。由于股骨粗隆间区域血运丰富，一般不存在骨不愈合的情况。

（六）护理常规

（1）卧床休养，抬高患肢。注意全身情况，预防由于骨折后卧床不起而引起危及生命的各种并发症，如肺炎、褥疮和泌尿系感染等。

（2）术后稳定的患者可下地活动，但需避免过伤肢负重。

（3）指导患者应用下肢功能锻炼器。

（4）指导患者用下肢静脉泵预防深静脉血栓处和功能锻炼。

八、骨折病（髌骨骨折）

（一）定义

髌骨骨折是较常见的损伤，以髌骨局部肿胀、疼痛、膝关节不能自主伸直，常有皮下瘀斑以及膝部皮肤擦伤为主要表现的骨折。髌骨骨折的发生年龄一般在20～50岁之间，男性多于女性，约为2∶1。

（二）诊断依据

1.病史

有明确的外伤史。

2.症状与体征

（1）膝关节局部积血肿胀疼痛及功能障碍。

（2）浮髌试验阳性。

3.辅助检查

X线及CT检查可以确诊。

（三）证候分类

1. 中医证候分类

（1）早期（气滞血瘀型）：常见膝关节局部肿胀严重，皮肤瘀紫，肌表发热，疼痛，关节活动受限。舌质淡红、苔薄白，脉弦涩。

（2）中期（络阻营损型）：膝部肿胀逐步消退，疼痛减轻，活动仍有受限，舌质暗紫、苔薄腻，脉弦数。

（3）晚期（肝肾亏虚型）：伤后4周以上，膝关节酸楚，屈伸不利，疼痛绵绵，漫肿不散，舌质淡胖，苔薄白，脉虚。

2. 西医分型

（1）髌骨骨折的AO分型（根据髌骨骨折的部位和是否损伤伸膝装置分型）。①Ⅰ型：关节外骨折。②Ⅱ型：骨折波及部分关节面。③Ⅲ型：骨折波及关节面和伸膝装置。

（2）髌骨骨折的Rockwood分型。①Ⅰ型：没有明显移位的髌骨骨折。②Ⅱ型：髌骨横断骨折。③Ⅲ型：髌骨下部或者下极的骨折。④Ⅳ型：髌骨粉碎性骨折，无明显移位。⑤Ⅴ型：髌骨粉碎性骨折，有明显移位。⑥Ⅵ型：髌骨垂直型骨折。⑦Ⅶ型：髌骨软骨骨折。

（四）治疗方案

1. 非手术治疗

（1）手法整复、夹板、支具、石膏外固定治疗（增加詹氏特殊复位手法）。患者仰卧位，患膝伸直，助手用两手捏住骨折的近、远端，使之相互接近。术者用一手的拇指、食指按住上、下两断端，以另一手按压髌骨，使之复位。

（2）中医辨证论治。

①早期（气滞血瘀型）。

治法： 活血祛瘀，消肿止痛。

方药： 桃红四物汤加减。

处方： 桃仁10克，红花6克，当归12克，生地10克，赤芍12克，川芎10克，刘寄奴9克，三七6克，香附10克，延胡索10克，红曲8克，水蛭3克，生甘草3克。

外用药物： 初期肿胀甚者，可外敷活血消肿、清热解毒之剂，方用三黄散。

②中期（络阻营损型）。

治法： 和营生新，接骨续损。

方药： 詹氏续筋接骨汤。

处方： 川芎10克，怀牛膝10克，土鳖虫10克，骨碎补9克，延胡索10克，莪术6克，丹参15克，赤芍12克，伸筋草10克，炒白术12克，狗脊12克，玄参15克，炙甘草3克，炙龟板（先下）24克。

③后期（肝肾亏虚型）。

治法： 补肝肾，养气血，壮筋骨。

方药： 詹氏补肾壮骨汤。

处方： 杜仲10克，狗脊10克，续断10克，补骨脂10克，茯苓12克，党参15克，炒白术10克，骨碎补9克，枸杞子10克，熟地15克，炙龟板（先下）20克，山药15克，怀牛膝10克，当归10克，地龙10克，炙甘草3克。

外用药物： 后期解除固定后，关节活动受限、疼痛，可以用活血舒筋等中药熏洗。

2. 手术治疗

（1）经皮克氏针撬拨复位固定。（适应：移位的跟骨节骨折，非严重粉碎性的跟骨骨折等）

（2）手术切开复位内固定。（适应：保守治疗失败的。有明显移位的关节内骨折等）

（3）跟距关节或三关节融合术。（适应：陈旧性骨折畸形愈合等）

（五）疗效评定

参照《中华人民共和国中医药行业标准——中医病证诊断疗效标准》。

（1）治愈：膝关节屈伸正常，能上下台阶，股四头肌无明显萎缩或轻度萎缩，能胜任原工作。

（2）好转：膝关节伸、屈差30度以内，不能走长路，上下台阶有酸痛，蹲下有困难，股四头肌轻度萎缩，能坚持原工作。

（3）未愈：膝关节伸、屈差30度～45度以内，蹲下有明显困难，股四头肌有明显萎缩，不能坚持负重工作。

（六）护理常规

（1）做好患者的心理护理，做好围手术期护理、饮食护理等。

（2）密切观察患肢肿胀、皮肤感觉、温度、色泽、动脉搏动情况，注意石膏、夹板固定松紧度，即时调整。

（3）本着早活动、晚负重的原则，积极进行相应的膝关节功能锻炼。

九、骨折病（踝关节骨折）

（一）定义

踝关节骨折是由间接暴力引起踝部肿胀、疼痛、青紫，不敢活动，不能行走，踝关节畸形并可有骨擦音为临床表现的骨折病。

（二）诊断依据

1.病史

有明确外伤史，踝部骨折多由间接暴力引起，如扭伤、撞伤、打击伤或挤压伤等所导致的踝关节外翻、内翻或外旋等损伤。

2.症状与体征

（1）踝部肿胀，疼痛，压痛明显，可见皮下瘀斑。

（2）踝部可呈内翻或外翻畸形，可扪及骨擦音，活动功能障碍。

3.辅助检查

（1）X线检查可明确诊断及骨折类型，摄正位片时，应将小腿内旋20度使通过踝关节的轴线与X线平行，必要时可摄特殊位X线片，或应力位X线片检查。

（2）CT能分辨出普通X线片上不易察觉的踝关节冠状、矢状骨折线及某些微小骨折。

（3）MRI检查可明确韧带损伤的程度及部位。

（三）证候分类

1.中医证候分类

（1）早期（气滞血瘀型）。多见于骨折早期，伤后气机运行不畅，离经之血积于皮下、肌腠之间不能消散，瘀血积久，瘀而生热，症见肌表发热，肿胀、瘀青、疼痛。舌质淡红、苔厚，脉弦数。

（2）中期（络阻营损型）。损伤诸症经过初期治疗，瘀肿虽消而未尽，断骨虽连而未坚，症见肿胀消退，疼痛减轻，活动仍有受限，舌质淡红、苔厚，脉弦细。

（3）后期（肝肾亏虚型）。由于损伤日久，瘀血凝结，筋肌粘连挛缩，症见关节酸痛，屈伸不利，疼痛绵绵，漫肿不散，舌质淡，苔薄腻，脉沉。

2.西医分型（Lanuge-Habsen分型）

（1）旋后—外旋型：为内翻外旋损伤。

（2）旋后—内收型：为内翻内收损伤。

（3）旋前—外展型：为外翻外展损伤。

（4）旋前—外旋型：为外翻外旋损伤。

（5）垂直—压缩型：为垂直压缩损伤。

（四）治疗方案

1.非手术治疗

（1）詹氏手法整复固定。

①患者平卧位，屈髋屈膝放松小腿肌群。一助手握持固定患者小腿中上段，另一助手握持足跟与足背部，作顺势拔伸牵引，并酌情轻牵摇动踝关节以助松解嵌插移位。

②整复成功后，助手持续牵引，小夹板固定。定期X线片复查，调整夹板，一般牵引时间4~6周左右。

（2）中医辨证论治。

①早期（气滞血瘀型）。

治法： 活血祛瘀，消肿止痛。

方药： 桃红四物汤加减。

处方： 桃仁10克，红花6克，当归12克，生地10克，赤芍12克，川芎10克，刘寄奴9克，三七6克，香附10克，延胡索10克，红曲8克，水蛭3克，生甘草3克。

若肿胀严重者，加丹参15克、茅根12克、三七粉3克（冲）。

合并神经损伤者，加威灵仙10克、地龙6克。

外用药物： 初期肿胀甚者，可外敷活血消肿、清热解毒之剂，方用三黄散。

②中期（络阻营损型）。

治法： 和营生新，接骨续损。

方药： 詹氏续筋接骨汤。

处方： 川芎10克，怀牛膝10克，土鳖虫10克，骨碎补9克，延胡索10克，莪术6克，丹参15克，赤芍12克，伸筋草10克，炒白术12克，狗脊12克，玄参15克，炙甘草3克，炙龟板（先下）24克。

③后期（肝肾亏虚型）。

治法： 补肝肾，养气血，壮筋骨。

方药： 詹氏补肾强骨汤。

处方： 杜仲10克，狗脊10克，续断10克，补骨脂10克，茯苓12克，党参15克，炒白术10克，骨碎补9克，枸杞子10克，熟地15克，炙龟板（先下）20克，山药15克，怀牛膝10克，当归10克，地龙10克，炙甘草3克。

2.手术治疗

（1）经皮钢针撬拔复位、经皮内固定。适应于不能手法整复的内踝、外踝和后踝骨折，及复位后外固定无法维持稳定者。术后用杉树皮夹板或石膏外固定4~6周。

（2）切开复位内固定。适应于手法整复失败、骨折端有软组织嵌夹、胫骨前缘塌陷骨折、后踝骨折、开放性骨折、合并血管神经肌腱等损伤、陈旧性骨折及压缩严重预计需行植骨治疗等。

（3）踝关节融合术。适应于陈旧性踝关节骨折脱位，或严重创伤性关节炎者。

（4）踝关节置换术。适应于严重踝关节骨关节炎及需要踝关节置换者。

（五）疗效评定

参照《中华人民共和国中医药行业标准——中医病证诊断疗效标准》。

（1）治愈：骨折解剖或接近解剖复位，有连续性骨痂通过骨折线，功能完全或基本恢复。

（2）好转：对位良好，骨折线模糊，踝部轻微疼痛，劳累后加重，内、外踝侧方移位在2毫米以内，前、后移位在2~4毫米，后踝向后上移位在2~5毫米。

（3）未愈：踝关节畸形，骨折不愈合，经常疼痛，踝关节功能障碍。

（六）护理常规

（1）周密观察患肢肿胀、皮肤感觉、温度、色泽、动脉搏动及被动活动足趾时的反应等。

（2）注意髋、膝、踝关节及足活动情况，预防骨突处压疮形成。观察有无伤膏过敏反应。

（3）维持踝关节内、外翻及伸屈固定体位的恒定，发现异常及时调整及处理。

（4）鼓励患者本着早活动、晚负重的原则，积极进行相应的功能锻炼。

十、骨折病（跟骨骨折）

（一）定义

跟骨骨折常由于高处坠下或挤压致伤，以足跟部剧烈疼痛、肿胀和瘀斑明显，足跟部不能着地行走为主要表现。

（二）诊断依据

1.病史

有明确外伤史，多由高处坠下致伤，好发于青壮年。

2.症状和体征

足跟部明显肿胀，剧烈疼痛，周围明显压痛、皮下瘀斑，严重者跟部增宽，内翻或外翻畸形，足弓减小或消失呈扁平足，不能负重站立及行走。

3.辅助检查

摄跟骨侧、轴位X线片可以确诊，CT扫描及三维重建可明确骨折类型及损伤移位情况。

（三）证候分类

1.中医证候分类

（1）早期（气滞血瘀型）：多见于骨折早期，伤后气机运行不畅，离经之血积于足跟部皮下、肌肉之间，瘀血积久，瘀而生热，症见肌表发热，肿胀、瘀青、疼痛。舌质淡红、苔薄白，脉弦涩。

（2）中期（络阻营损型）：损伤诸症经过初期治疗，瘀肿虽消而未尽，断骨虽连而未坚，症见足跟部肿胀消退，疼痛减轻，活动仍然受限，舌质暗红，苔薄腻，脉弦数。

（3）后期（肝肾亏虚型）：由于损伤日久，肝肾亏虚、气血不足，症见腰膝酸软，关节屈伸不利，疼痛绵绵。小便清长，舌质淡，苔薄腻，脉沉。

2.西医分型

（1）sanders分型。

①Ⅰ型：无移位关节内骨折。

②Ⅱ型：跟骨后关节面为两部分骨折，移位 >2毫米，根据原发骨折线的位置又分为 ⅡA、ⅡB、ⅡC型。

③Ⅲ型：跟骨后关节面有两条骨折线，为三部分移位骨折，又分为 ⅡAB、ⅡBC、ⅡAC型。

④Ⅳ型：跟骨后关节面为四部分及以上的移位骨折，包括粉碎性骨折。

（2）根据骨折线是否波及距下关节分类。

①关节外骨折。按解剖位置可分为：跟骨结节骨折；跟骨前结节骨折；载距突骨折；跟骨体骨折。

②关节内骨折。舌状骨折：跟骨水平骨折线偏低，后关节面与跟骨结节未分离；关节压缩型骨折：后关节面与跟骨结节分离。

（四）治疗方案

1.非手术治疗

（1）詹氏手法复位、固定。整复最好在伤后24小时内进行，越早越好，否则可能因局部肿胀严重或张力性水泡而使手法复位难以进行。

①跟骨结节骨折：患者仰卧，助手握持患者小腿微屈膝，术者一手握足跖屈踝关节，另一手拇指置于跟结节之上，用力向下推挤而复位。或者助手一手扶持小腿，另一手跖屈踝关节，术者用两拇指用力向下推挤跟骨结节骨块而复位。复位后保持踝关节跖屈位。

②波及跟距关节的骨折：患者平卧位，屈膝90度，一助手握持小腿，另一助手握住前足，极度跖屈踝关节，术者两手交叉于足跟底部，用两手掌根叩挤跟骨内、外两

侧，纠正跟骨体增宽及内、外翻畸形。然后术者一手拇指握骨折端近侧，另一手用力向下推挤跟结节，以恢复正常的结节关节角。在叩挤跟骨体的同时，可将跟骨左右摇摆及研磨，以松解骨的嵌压，并促使关节面恢复平整。复位后保持踝关节轻度跖屈位。

③整复成功后，助手持续牵引，小夹板包扎固定，一般固定时间6~8周。

（2）中医辨证论治。

①早期(气滞血瘀型)。

治法： 活血祛瘀，消肿止痛。

方药： 桃红四物汤加减。

处方： 桃仁10克，红花6克，当归12克，生地10克，赤芍12克，川芎10克，刘寄奴9克，三七6克，香附10克，延胡索10克，红曲8克，水蛭3克，生甘草3克。

若肿胀严重者，宜化瘀消肿：加丹参15克、茅根12克。

若合并神经损伤者，宜舒经通络：加全虫3克、地龙6克。

外用药物： 初期肿胀甚者，可外敷活血消肿、清热解毒之剂，方用三黄散。

②中期(络阻营损型)。

治法： 和营生新，接骨续损。

方药： 詹氏续筋接骨汤。

处方： 川芎10克，怀牛膝10克，土鳖虫10克，骨碎补9克，延胡索10克，莪术6克，丹参15克，赤芍12克，伸筋草10克，炒白术12克，狗脊12克，玄参15克，炙甘草3克，炙龟板(先下)24克。

③后期(肝肾亏虚型)。

治法： 补肝肾，养气血，壮筋骨。

方药： 詹氏补肾强骨汤。

处方： 杜仲10克，狗脊10克，续断10克，补骨脂10克，茯苓12克，党参15克，炒白术10克，骨碎补9克，枸杞子10克，熟地15克，炙龟板(先下)20克，山药15克，怀牛膝10克，当归10克，地龙10克，炙甘草3克。

2.手术治疗

（1）经皮克氏针撬拨复位固定。适用于移位的跟骨结节骨折，非严重粉碎性的跟骨骨折等。

（2）手术切开复位内固定。适用于保守治疗失败的；有明显移位的关节内骨折等。

（3）跟距关节或三关节融合术。适用于陈旧性骨折畸形愈合等。

（五）疗效评定

参照《中华人民共和国中医药行业标准——中医病证诊断疗效标准》。

（1）治愈：足跟外观无畸形，对位满意，骨折线模糊或消失，行走无不适，功能完全或基本恢复。

（2）好转：骨对位良好已愈合，或足跟轻度畸形，足弓轻度变平，行走轻度疼痛，距下关节活动轻度受限。

（3）未愈：足跟畸形明显，足弓塌陷。或骨折未愈合，疼痛明显，行走困难，距下关节活动障碍。

（六）护理常规

（1）做好围手术期护理、心理护理、饮食护理等。

（2）密切观察患肢肿胀、皮肤感觉、温度、色泽、动脉搏动。预防骨突处压疮形成。

（3）本着早活动、晚负重的原则，积极进行相应的功能锻炼。

十一、项痹病（颈椎病）

（一）定义

颈椎病是由于颈椎间盘退行性改变及其继发性椎间关节退行性改变所致邻近组织（脊髓、神经根、椎动脉、交感神经）受累而引起的相应的症状和体征。属于中医"项痹病"范畴。

（二）诊断依据

1. 病史

有慢性劳损或外伤史。多发于40岁以上中年人，长期低头工作者或习惯于长时间看电视、电脑等者，往往呈慢性发病。或有颈椎先天性畸形、颈椎退行性病变。

2. 症状与体征

（1）颈、肩背疼痛，或头痛头晕，颈部板硬，或上肢麻木、乏力。或有猝倒发作并伴有颈源性眩晕等。

（2）颈部活动功能受限，病变颈椎棘突，患侧肩胛骨内上角常有压痛，可摸到条索状硬结，可有上肢肌力减弱和肌肉萎缩。臂丛牵拉试验阳性，压头试验阳性，或有旋颈试验阳性。

3. 辅助检查

（1）拍摄颈椎X线正、侧位片，必要时拍颈椎伸屈动态侧位片、斜位摄片、开口位片和断层片。正位片可见钩椎关节变尖或横向增生、椎间隙狭窄；侧位片见颈椎顺列不佳、反曲、椎间隙狭窄、椎体前后缘骨赘形成、椎体上下缘(运动终板)骨质硬化、发育性颈椎管狭窄等；过屈、过伸侧位可有节段性不稳定；左、右斜位片可见椎间孔缩小、变形。有时还可见到在椎体后缘有高密度的条状颈椎后纵韧带骨化阴影。

（2）CT检查可以显示出椎管的形状及后纵韧带骨化（OPLL）的范围和对椎管的侵占程度；脊髓造影配合CT检查可显示硬膜囊、脊髓和神经根受压的情况。

（3）MRI检查则可以清晰地显示出椎管内、脊髓内部的改变及脊髓受压部位及形态改变，不仅能显示硬脊膜囊受压的范围和程度，而且可反映脊髓损伤后的病理变化。

（4）经颅彩色多普勒（TCD）、DSA、MRA可探查基底动脉血流、椎动脉颅内血流，推测椎动脉缺血情况，是检查椎动脉供血不足的有效手段，也是临床诊断椎动脉型颈椎病的常用检查手段。椎动脉造影和椎动脉B超对诊断也有一定帮助。

（三）证候分型

1.中医证候分类

（1）风寒痹阻型：颈肩臂窜痛麻木，头痛喜温，颈部僵硬，活动不利，恶寒畏风。舌淡，苔薄白，脉浮紧。

（2）气滞血瘀型：颈肩部、上肢刺痛，痛处固定，夜间痛甚，伴肢体麻木。舌质暗紫或有瘀斑，脉弦。

（3）痰湿阻络型：头晕目眩，头重如裹，四肢麻木不仁，纳呆。舌淡，苔白厚腻，脉弦滑。

（4）肝肾不足型：头晕目眩，耳鸣耳聋，失眠多梦，肢体麻木，伴腰膝酸软无力。舌红少津，脉沉细。

（5）气血亏虚型：头晕目眩，面色苍白。心悸气短，四肢麻木，倦怠乏力，活动后加剧。舌淡苔少，脉细弱。

2.西医分型

（1）颈型：颈项疼痛，或同时有颈肩疼痛，常伴有颈部僵硬感；慢性患者头部转动时发出异常响声，病程较长，反复发作或时轻时重。

（2）神经根型：临床上最多见，患者感到颈后和肩、臂疼痛，疼痛向患侧上肢或枕部放射，伴有针刺样或触电样麻木感，咳嗽打喷嚏或用力颈后伸时，可诱发或加剧疼痛，常有患侧上肢沉重无力，麻木或蚁行感。

（3）脊髓型：较少见，患者双侧或单侧下肢发麻发紧，步伐不稳，行走困难，随之上肢发麻，肌力减退，出现不完全痉挛性瘫痪。

（4）椎动脉型：有猝倒发作，并有颈源性眩晕、恶心、呕吐、耳聋、耳鸣。

（5）交感神经型：由于交感神经受到刺激而出现枕部痛，头晕或偏头痛，心慌、胸闷、肢凉、肤温低、四肢酸胀等。一般无上肢放射痛或麻木感。

（四）治疗方法

1.非手术治疗

（1）外治疗法。

①手法按摩推拿疗法：能缓解颈椎肩肌群的紧张及痉挛，恢复颈椎活动，松解神经根及软组织粘连，来缓解症状，加宽椎间隙，扩大椎间孔，整复椎体滑脱，解除神经血管的刺激与压迫。促进局部血液循环，而收到舒筋活络、解痉镇痛的效果。

②颈椎牵引疗法：它能限制颈椎活动，有利于组织充血，水肿的消退；解除颈部肌肉痉挛，从而减少对椎间盘的压力；增大椎间隙和椎间孔，使神经根的刺激和压迫得以缓和，使扭曲于横突孔间的椎动脉得以伸张，牵开被嵌顿的小关节滑膜，缓冲椎间盘组织向周缘的压力，并有利于已经向外突出的纤维环组织消肿。

③针灸治疗及传统疗法。针灸：以颈夹脊及手足太阳、足少阳经为主。取穴：风池、颈夹脊、天柱、肩井、后溪、合谷、外关。拔罐治疗：肩背部拔罐或走罐，每周4~7次。小针刀、埋线治疗、理疗能改善局部血液循环，放松痉挛肌肉，缓解症状。

④中药外治。百草伤膏贴敷有行气散瘀、温经散寒、舒筋活络作用，在颈型颈椎病等应用有较好疗效，也可采用消瘀通络熏条局部熏烘等。

（2）中药辨证施治。

①风寒痹阻型。

治法：宜疏风解表、散寒通络。

方药：桂枝加葛根汤加减。

处方：桂枝6克，炒芍药12克，葛根15克，麻黄5克，干姜6克，大枣10克，天麻9克，僵蚕10克，薏苡仁30克，蜈蚣2条，炙甘草3克，威灵仙10克，伸筋草10克，羌活10克，川芎10克。

如偏风甚者，宜祛风通络，加地龙、全虫。

如偏寒甚者，宜温阳止痛，加川乌、乌梢蛇。

②血瘀气滞型。

治法：活血化瘀，舒筋止痛。

方药：身痛逐瘀汤加减。

处方：当归10克，川芎10克，广地龙10克，葛根15克，秦艽10克，桃仁10克，红花6克，羌活10克，没药5克，五灵脂6克，香附10克，延胡索10克，鸡内金10克，炙甘草3克。

如偏湿热者，宜清热利湿，加防己、猪苓。

如有麻木者，宜舒经通络，加蜈蚣、全蝎。

③痰湿阻络型。

治法： 理气化痰，祛湿通络。

方药： 温胆汤加减。

处方： 竹茹10克，陈皮6克，姜半夏6克，天麻9克，干姜6克，茯苓10克，苍术9克，薏苡仁30克，吴茱萸3克，胆南星6克，威灵仙10克，枳实10克，钩藤（后下）6克，川石斛12克，生甘草3克。

如伴胁痛、口苦者，宜化湿平肝，加僵蚕、柴胡。

如伴喉痛、咽干者，宜滋阴生津，加麦冬、生地。

④肝肾亏损型。

治法： 补益肝肾，强筋壮骨。

方药： 补肾壮骨汤加减。

处方： 山萸肉10克，怀牛膝10克，熟地12克，当归15克，茯苓15克，川断15克，炒杜仲15克，女贞子12克，葛根15克，炙龟板24克，地龙10克，炒枣仁15克，远志10克，陈皮9克，炙甘草3克。

偏阴虚者，宜滋阴补肾，加墨旱莲、何首乌。

偏阳虚者，宜壮阳填髓，加狗脊、肉桂。

⑤气血不足型。

治法： 补益气血，强壮筋骨。

方药： 加味八珍汤。

处方： 党参15克，白术12克，当归10克，熟地10克，枸杞子10克，菟丝子10克，白芍12克，茯苓12克，川芎10克，葛根15克，僵蚕10克，续断15克，炒狗脊12克，杜仲10克，红曲9克，炙甘草3克。

如气虚甚者，宜健脾益气，加炙黄芪、太子参。

如血虚甚者，宜健脾益肾，加何首乌、龙眼肉。

2.手术治疗

手术治疗的目的是解除由于椎间盘突出、骨赘形成或韧带钙化所致的对脊髓或血管的严重压迫，以及重建颈椎的稳定性。经非手术治疗无效，反复发作，病情日益加重者应当考虑行手术治疗。

（1）前路手术：经颈前入路切除病变的椎间盘和骨赘、椎体间植骨融合钛板内固定。主要适应证为1～2个节段的椎间盘突出或骨赘所致神经根或脊髓腹侧受压者；节段性不稳定者。对于椎间关节退变较轻、椎间隙未出现明显狭窄的患者可以在切除病变的椎间盘后进行人工椎间盘置换术。

（2）后路手术：常用的术式是颈后入单开门和双开门椎管扩大成形术。手术适应证：脊髓型颈椎病伴发育性或多节段退变性椎管狭窄者；多节段OPLL；颈椎黄韧带肥厚或骨化所致脊髓腹背受压者。有节段性不稳定者可以同时行侧块钛板螺钉或经椎弓根螺钉内固定、植骨融合术。

（3）微创治疗：有经皮穿刺髓核溶解、经皮切吸、PLDD、射频消融术等。

（五）疗效评定

参照《中华人民共和国中医药行业标准——中医病证诊断疗效标准》。

（1）治愈：原有各型病症消失，肌力正常，颈、肢体功能恢复正常，能参加正常劳动和工作。

（2）好转：原有各型症状减轻，颈、肩背疼痛减轻，颈、肢体功能改善。

（3）未愈：症状、体征无改善。

（六）护理常规

（1）慎起居，避风寒，忌过生冷、酸辣刺激性食物。

（2）忌卧位、半卧位看书、看电视和长时间使用电脑或低头活动。

（3）指导患者加强颈肩部功能锻炼。

（4）注意观察支具佩戴的正确性，注意牵引是否有效、姿势是否正确、位置及牵引重量是否合适。

（5）认真观察患者心理情绪变化，及时给予心理疏导。

（6）进行健康教育宣教，使患者了解颈椎病的有关知识，提高预防意识，增强治疗信心，掌握康复的方法。

十二、腰痛病（腰椎间盘突出症）

（一）定义

腰椎间盘突出症是指椎间盘的纤维环破裂和髓核组织突出，压迫和刺激神经根所引起的一系列症状和体征，是临床上引起腰腿痛的常见原因。属于中医"腰痛病"范畴。

（二）诊断依据

1. 病史

有腰部外伤、慢性劳损或受寒湿史。大部分患者在发病前有慢性腰痛史。常发生于青壮年。

2. 症状与体征

（1）腰痛向臀部及下肢放射，腹压增加（如咳嗽、喷嚏）时疼痛加重。

（2）脊柱侧弯，腰椎生理弧度消失，病变部位椎旁有压痛，并向下肢放射，腰活动受限。

（3）下肢受累神经支配区有感觉过敏或迟钝，病程长者可出现肌肉萎缩。直腿抬高或加强试验阳性，膝、跟腱反射减弱或消失，足踇趾背伸肌力减弱。

3.辅助检查

（1）X线摄片检查：脊柱侧弯，腰椎生理前凸消失，病变椎间隙可能变窄，相邻椎体边缘有骨赘增生。

（2）肌电图：可提示受累神经损害改变。

（3）CT及MRI检查可显示椎间盘突出的部位及程度，排除其他如肿瘤、结核等疾病。

（三）证候分类

1.中医证候分类

（1）血瘀气滞型：腰腿痛如刺，痛有定处，日轻夜重，腰部板硬，俯仰旋转受限，痛处拒按。舌质暗紫，或有瘀斑，脉弦紧或涩。

（2）风寒湿痹型：腰腿冷痛重着，转侧不利，静卧痛不减，受寒及阴雨加重，肢体发凉。舌质淡，苔白或腻，脉沉紧或濡缓。

（3）湿热痹阻型：腰部疼痛，腿软无力，痛处伴有热感，遇热或雨天痛增，活动后痛减，恶热口渴，小便短赤。苔黄腻，脉濡数或弦数。

（4）肝肾亏虚型：腰酸痛，腿膝乏力，劳累更甚，卧则减轻。偏阳虚者面色㿠白，手足不温，少气懒言，腰腿发凉，或有阳痿、早泄，妇女带下清稀，舌质淡，脉沉细。偏阴虚者，咽干口渴，面色潮红，倦怠乏力，心烦失眠，多梦或有遗精，妇女带下色黄味臭，舌红少苔，脉弦细数。

2.西医分型

（1）按突出部位病理分型。

①单侧椎间盘突出：下腰痛伴一侧下肢放射痛，脊柱侧弯，腰生理前凸减小或消失，病变椎间盘患侧椎旁压涌，可沿坐骨神经向下肢放射，直腿抬高试验阳性。CT检查椎间盘向椎管一侧突出。

②双侧椎间盘脱出：下腰痛，伴双侧下肢放射痛，腰生理前凸减少或消失，病变椎间盘两侧椎旁均有压痛，可沿坐骨神经向下肢放射，双下肢直腿抬高试验阳性。CT检查见椎间盘向左右突出，并可有游离块。

③中央型椎间盘脱出：除出现腰腿痛的症状外，还可出现会阴部麻木和大、小便功能障碍等马尾神经压迫症。CT检查椎间盘向正中方向突出。

④上下型椎间盘脱出：大部分患者仅有腰痛症状，X线、CT检查病变椎间盘可见

Schmori结节。

（2）按纤维环及后纵韧带损害病理分型。

①膨出型：纤维环内层破裂，但表层完整，因髓核压力，凸起物光滑呈半球形，经牵引、推拿、休息后，可变平缩小。绝大多数非手术治疗有效的病例属于此型。

②突出型：纤维环已破裂，突出的髓核及纤维环仅有纵韧带扩张部或纤维膜覆盖，术中可见突出物高低不平。

③脱出型：突出的椎间盘髓核组织游离到椎管中，此类患者症状比较重，手术指征强。突出的髓核实质上是胶原黏多糖、蛋白和碳水化合物三者之复合体，于脱出之早期尚保持原有的弹性与坚韧性。但随着其含水量不断降低而逐渐缩小，并在椎管内形成扁平状致压物。因此，脱出的髓核在早期仍有还纳或部分还纳的可能性，但如果与其周围组织有粘连形成，则为无法还纳而固定于椎管内成为持续的致压物。

（四）治疗方法

1.中医辨证施治

（1）气滞血瘀型。

治法：活血化瘀，行气止痛。

方药：身痛逐瘀汤加减。

处方：当归10克，制乳香5克，制没药5克，五灵脂10克，川芎10克，桃仁10克，香附10克，牛膝10克，白术12克，鸡内金10克，延胡索10克，地龙10克，鸡血藤10克，羌活10克，红花6克，炙甘草3克。

如胀痛甚者，宜行气止痛，加川楝子、陈皮。

如刺痛甚者，宜化瘀止痛，加三七、土荆皮。

（2）风寒湿痹型。

治法：疏风散寒，祛湿止痛。

方药：独活寄生汤加减。

处方：独活10克，防风6克，川芎10克，牛膝10克，熟地15克，秦艽10克，杜仲10克，当归12克，茯苓12克，党参15克，炒苍术9克，桑寄生10克，乌梢蛇12克，威灵仙10克，炒白芍10克，细辛3克，炙甘草3克。

偏风甚者，宜通络止痉，加伸筋草、丝瓜络。

偏寒甚者，宜温阳止痛，加海桐皮、桂枝。

偏湿甚者，宜祛湿通络，加五加皮、木瓜。

（3）湿热痹阻型。

治法：清热泻火，利湿除弊。

方药：龙胆泻肝汤加减。

处方：龙胆草6克，黄柏6克，川牛膝10克，知母10克，生地10克，车前子9克，当归3克，柴胡6克，茯苓15克，络石藤10克，薏苡仁25克，防己10克，秦艽10克，泽泻10克，苍术9克，生甘草6克，炒鸡内金10克。

如湿重者，宜祛湿通络，加海桐皮、厚朴。

如热重者，宜凉血祛风，加豨莶草、丹皮。

（4）肝肾亏虚型。

治法：滋阴壮阳，补益肝肾。

方药：补肾壮筋汤加减。

处方：山萸肉10克，怀牛膝12克，熟地15克，当归12克，五加皮10克，茯苓12克，川断15克，炒杜仲10克，杭白芍10克，炙黄芪30克，炒狗脊12克，炙龟板24克，巴戟天10克，补骨脂10克，炙甘草3克。

①偏阴虚：宜滋阴补肾、强筋壮骨，方用左归丸加减。

处方：熟地15克，山药15克，杞子12克，山萸肉10克，怀牛膝12克，菟丝子12克，龟板24克，鹿角霜9克，女贞子12克，泽泻10克，炙黄芪30克，当归12克。

②偏阳虚：宜温补肾阳、填精益髓，方用右归丸加减。

处方：熟地15克，制附子(先煎)6克，杞子12克，山萸肉10克，山药15克，炒杜仲10克，肉桂5克，菟丝子12克，鹿角霜9克，巴戟天10克，当归12克，炙黄芪30克，怀牛膝12克，补骨脂10克。

2.物理治疗及其他治疗

（1）绝对卧床休息。

（2）腰椎牵引：进一步减轻椎间盘内的压力，提高疗效。

（3）推拿按摩：手法应轻柔，不宜用暴力。

（4）针灸、电针、火罐、小针刀、穴位埋线、穴位注射及热敷等治疗。

（5）詹氏中药外敷膏局部外敷。

3.手术治疗

只有少数患者需手术治疗，部分严重病例，因突出的髓核很大，神经压迫严重，需早期手术解除神经的压迫，否则神经将不可恢复性改变。

（1）手术适应证。

①腰椎间盘突出症病史超过半年，经过严格保守治疗无效，或保守治疗有效，但经常复发且疼痛较重者。

②首次发作的腰椎间盘突出症疼痛剧烈，尤以下肢症状为著，患者因疼痛难以行动及入眠，被迫处于屈髋屈膝侧卧位，甚至跪位。

③出现单根神经麻痹或马尾神经受压麻痹。

④患者中年，病史较长，影响工作和生活。

⑤病史虽不典型，但经硬膜外造影及椎静脉造影，示明显充盈缺损，有压迫征象，或经椎间盘造影、MR检查示全盘退变，有巨大突出。

⑥椎间盘突出并有其他原因所致的腰椎椎管狭窄。

（2）手术方式。

①单纯腰椎间盘髓核摘除术。

②通过手术直接摘除突出的髓核组织，扩大神经根管以解除压迫、达到治疗的目的。手术中根据咬除椎板的多少分为：一是全椎板切除髓核摘除术，切除双侧椎板及棘突，显露充分，减压彻底。二是半椎板切除髓核摘除术，切除一侧椎板，保留对侧椎板和棘突。三是"开窗"式髓核摘除术。

③腰椎间盘摘除椎体融合椎弓根固定术。

④腰椎间盘突出伴椎管狭窄、黄韧带肥厚、骨质增生、腰椎不稳或椎体滑移患者，采用椎管减压＋突出髓核摘除＋椎体复位融合＋椎弓根螺钉固定。

⑤腰椎间盘突出症的微创治疗。目前常用的微创治疗有：一是化学髓核溶解术。二是经皮穿刺髓核切除术。三是经皮激光椎间盘切除术。四是后路经椎板间隙纤维内窥镜下椎间盘切除术（MED）。五是射频消融髓核形术。六是椎间盘假体的运用等。

（五）疗效评定

参照《中华人民共和国中医药行业标准——中医病证诊断疗效标准》。

（1）治愈：腰腿痛消失，直腿抬高70度以上，能恢复原工作。

（2）好转：腰腿痛减轻，腰部活动功能改善。

（3）未愈：症状、体征无改善。

（六）护理常规

（1）保持良好的生活习惯，防止腰腿受凉，防止过度劳累。

（2）站或坐姿势要正确。加强腰背肌功能锻炼。

（3）忌食生冷、酸辣刺激性食物。

第二章 中医临床路径

一、骨折病（锁骨骨折）中医临床路径

路径说明：本路径适用于西医诊断为锁骨骨折的住院患者。

（一）锁骨骨折临床路径标准住院流程

1. 适用对象

第一诊断为闭合性锁骨骨折（ICD-10:S42.001），行锁骨骨折内固定术（ICD-9-CM-3：78.51017/78.51018/78.51019）。

2. 诊断依据

根据《外科学（下册）》（8年制和7年制临床医学专业用，人民卫生出版社）。

（1）病史：外伤史。

（2）体格检查：患肢肿胀、疼痛、活动受限、畸形，反常活动。

（3）辅助检查：X线检查发现锁骨骨折。

3. 选择治疗方案的依据

根据《外科学（下册）》（8年制和7年制临床医学专业用，人民卫生出版社）。

（1）年龄在16岁以上。

（2）伤前生活质量及活动水平。

（3）全身状况允许手术。

（4）首选钢板螺钉内固定，也可根据具体情况选择其他治疗方式。

4. 标准住院日为≤16天

5. 进入路径标准

（1）第一诊断必须符合 ICD-10：S42.001闭合性锁骨骨折疾病编码。

（2）外伤引起的单纯性、新鲜闭合性锁骨骨折。

（3）除外病理性骨折。

（4）除外合并其他部位的骨折和损伤。

（5）当患者合并其他疾病，但住院期间不需要特殊处理也不影响第一诊断的临床路径流程实施时，可以进入路径。

6. 术前准备（术前评估）≤7天

（1）必需的检查项目：血常规、血型、尿常规＋镜检；电解质检查、肝功能测定、肾功能测定、凝血功能检查、感染性疾病筛查(乙肝，丙肝，梅毒，艾滋病)；胸部X线平片、心电图；骨科X线检查。

（2）根据患者病情可选择的检查项目：CT检查、肌电图、血气分析、肺功能检查、超声心动图等。

7. 选择用药

（1）预防性抗菌药物选择与使用时机。

①按《抗菌药物临床应用指导原则》(卫医发〔2004〕285号)选择用药。

②预防性用药时间为术前30分钟。

③手术超时3小时加用一次。

④术中出血量大于1500毫升时加用一次。

⑤术后3天内停止使用预防性抗菌药物，可根据患者切口、体温等情况适当延长使用时间。

（2）老年患者可抗骨质疏松治疗：《骨质疏松骨折诊疗指南》。

8. 手术日为入院第1~7天

（1）麻醉方式：臂丛神经阻滞或/和全麻。

（2）手术方式：锁骨骨折内固定术。

（3）手术内固定物：钢板螺钉或髓内钉（开放骨折可考虑选择外固定架）。

（4）术中用药：麻醉用药、抗菌药、止血药物。

（5）输血：视术中具体情况而定。

9. 术后住院恢复6~9天

（1）必须复查的项目：血常规、X光检查。

（2）可选择的检查项目：电解质、肝肾功能、CT、培养＋药敏。

（3）术后用药。

①抗菌药物使用：抗菌药物使用按照《抗菌药物临床应用指导原则》（卫医发〔2004〕285号）执行，并根据患者的病情决定抗菌药物的选择与使用时间。

②术后镇痛：参照《骨科常见疼痛的处理专家建议》。

③其他药物：消肿、促骨折愈合，必要时营养神经，老年患者可抗骨质疏松治疗。

④胃黏膜保护剂或制酸剂。

（4）保护下功能锻炼。

10. 出院标准

（1）体温正常，常规化验检查无明显异常。

（2）伤口愈合好（或可在门诊处理的伤口情况），伤口无感染征象。

（3）术后X线片证实复位固定满意。

（4）没有需要住院处理的并发症和/或合并症。

11. 变异及原因分析

（1）并发症：本病可伴有其他损伤，应当严格掌握入选标准。部分患者因骨折本身的合并症而延期治疗，如大量出血需术前输血，血栓形成、血肿引起体温增高，骨折本身对骨的血循环破坏较重，术后易出现骨折延迟愈合、不愈合等。

（2）合并症：老年患者易有合并症，如骨质疏松、糖尿病、心脑血管疾病等，骨折后合并症可能加重，需同时治疗，住院时间延长。

（3）内固定物选择：根据骨折类型选择适当的内固定物。

（4）开放性骨折不进入本路径。

（二）骨折病（锁骨骨折）中医临床路径表单

适用对象：第一诊断为闭合性锁骨骨折（ICD-10：S42.001），行锁骨骨折内固定术（ICD-9-CM-3：78.51017/78.51018/78.51019）。

患者姓名：_____ 性别：_____ 年龄：_____ 住院号：_____ 门诊号：_____

住院日期：____年___月___日　出院日期：_____年____月____日　标准住院日≤16天

时间	_____年_____月_____日 （第1天）	_____年_____月_____日 （第2天）	_____年_____月____日 （第3～6天，术前日）
主要诊疗工作	□ 询问病史及体格检查 □ 上级医师查房 □ 初步的诊断和治疗方案 □ 完成住院志、首次病程、上级医师查房等病历书写 □ 开检查检验单 □ 完成必要的相关科室会诊 □ 行患肢制动	□ 上级医师查房与手术前评估 □ 确定诊断和手术方案 □ 完成上级医师查房记录 □ 完善术前检查项目 □ 收集检查检验结果并评估病情 □ 请相关科室会诊	□ 上级医师查房，术前评估和决定手术方案 □ 完成上级医师查房记录等 □ 向患者及/或家属交代围手术期注意事项并签署手术知情同意书、输血同意书、委托书（患者本人不能签字时）、自费用品协议书 □ 麻醉医师查房并与患者及/或家属交代麻醉注意事项并签署麻醉知情同意书 □ 完成各项术前准备

时间	_____年_____月____日 （第1天）	_____年_____月____日 （第2天）	_____年_____月____日 （第3~6天，术前日）
重点医嘱	长期医嘱 □ 骨科常规护理 □ 二级护理 □ 饮食 □ 患肢制动 □ 胃黏膜保护剂或制酸剂（必要时） □ 抗骨质疏松（必要时） 临时医嘱 □ 血常规、血型、尿常规、凝血功能、电解质、肝肾功能 □ 传染性疾病筛查 □ 胸部X线平片、心电图 □ 根据病情：肺功能、超声心动图、血气分析 □ 锁骨正侧位（包括邻近关节）	长期医嘱 □ 骨科护理常规 □ 二级护理 □ 饮食 □ 胃黏膜保护剂或制酸剂（必要时） □ 抗骨质疏松（必要时） □ 患者既往内科基础疾病用药 临时医嘱 □ 根据会诊科室要求安排检查和化验单 □ 镇痛等对症处理	长期医嘱同前 临时医嘱 □ 术前医嘱 □ 明日在臂丛神经阻滞或全麻下行锁骨骨折内固定术 □ 术前禁食水 □ 术前用抗菌药物皮试 □ 术前留置导尿管（全麻） □ 术区备皮 □ 其他特殊医嘱
主要护理工作	□ 入院介绍 □ 入院护理评估 □ 观察患肢制动情况及护理	□ 观察患者病情变化 □ 防止皮肤压疮护理 □ 心理和生活护理	□ 做好备皮等术前准备 □ 提醒患者术前禁食水 □ 术前心理护理
病情变异记录	□ 无 □ 有，原因： 1. 2.	□ 无 □ 有，原因： 1. 2.	□ 无 □ 有，原因： 1. 2.
护士签名			
医师签名			

时间	_____年_____月____日 （第7天，手术日）	_____年_____月____日 （第8天，术后第1日）	_____年_____月____日 （第9天，术后第2日）
主要诊疗工作	□ 手术 □ 向患者及/或家属交代手术过程概况及术后注意事项 □ 术者完成手术记录 □ 完成术后病程 □ 上级医师查房 □ 麻醉医师查房 □ 观察有无术后并发症并做相应处理	□ 上级医师查房 □ 完成常规病程记录 □ 观察伤口、引流量、体温、生命体征、患肢远端感觉运动情况等并作出相应处理	□ 上级医师查房 □ 完成病程记录 □ 拔除引流管，伤口换药 □ 指导患者功能锻炼
重点医嘱	长期医嘱 □ 骨科术后护理常规 □ 一级护理 □ 饮食 □ 患肢抬高 □ 留置引流管并记引流量 □ 抗菌药物（必要时） □ 胃黏膜保护剂或制酸剂 □ 抗骨质疏松（必要时） □ 其他特殊医嘱 临时医嘱 □ 今日在臂丛神经阻滞和/或全麻下行锁骨骨折内固定术 □ 心电监护、吸氧（根据病情需要） □ 补液 □ 止吐、止痛、消肿等对症处理 □ 急查血常规 □ 输血（根据病情需要）	长期医嘱 □ 骨科术后护理常规 □ 一级护理 □ 饮食 □ 患肢抬高 □ 留置引流管并记引流量 □ 抗菌药物（必要时） □ 胃黏膜保护剂或制酸剂 □ 抗骨质疏松（必要时） □ 其他特殊医嘱 临时医嘱 □ 复查血常规（酌情） □ 输血及/或补晶体、胶体液（根据病情需要） □ 换药 □ 镇痛、消肿等对症处理（酌情）	长期医嘱 □ 骨科术后护理常规 □ 一级护理 □ 饮食 □ 患肢抬高 □ 抗菌药物（必要时） □ 胃黏膜保护剂或制酸剂 □ 抗骨质疏松（必要时） □ 其他特殊医嘱 临时医嘱 □ 复查血常规（必要时） □ 输血及或补晶体、胶体液（必要时） □ 换药，拔引流管 □ 止痛、消肿等对症处理

时间	____年____月____日 （第7天，手术日）	____年____月____日 （第8天，术后第1日）	____年____月____日 （第9天，术后第2日）
主要 护理 工作	□ 观察患者病情变化并及时报告医师 □ 术后心理与生活护理 □ 指导术后患者功能锻炼	□ 观察患者病情并做好引流量等相 　关记录 □ 术后心理与生活护理 □ 指导术后患者功能锻炼	□ 观察患者病情变化 □ 术后心理与生活护理 □ 指导术后患者功能锻炼
病情 变异 记录	□ 无 □ 有，原因： 1. 2.	□ 无 □ 有，原因： 1. 2.	□ 无 □ 有，原因： 1. 2.
护士 签名			
医师 签名			

时间	____年____月____日 （第10天，术后第3日）	____年____月____日 （第11天，术后第4日）	____年____月____日 （第12～16天，术后第5～9日）
主要 诊疗 工作	□ 上级医师查房 □ 住院医师完成病程记录 □ 伤口换药（必要时） □ 指导患者功能锻炼	□ 上级医师查房 □ 住院医师完成病程记录 □ 伤口换药（必要时） □ 指导患者功能锻炼 □ 摄患侧尺、桡骨全长正、 　侧位片	□ 上级医师查房，进行手术及伤口 　评估，确定有无手术并发症和切 　口愈合不良情况，明确是否出院 □ 完成出院志、病案首页、出院诊 　断证明书等病历 □ 向患者交代出院后的康复锻炼 　及注意事项，如复诊的时间、地 　点，发生紧急情况时的处理等
重要 医嘱	长期医嘱 □ 骨科术后护理常规 □ 二级护理 □ 饮食 □ 抗菌药物（必要时）：如体温正 　常，伤口情况良好，无明显红肿时 　可以停止抗菌药物治疗 □ 其他特殊医嘱 □ 抗骨质疏松（必要时） □ 术后功能锻炼 临时医嘱 □ 复查血尿常规、生化（必要时） □ 补液（必要时） □ 换药 □ 止痛、消肿等对症处理（必要时） □ 取标本培养（必要时）	长期医嘱 □ 骨科术后护理常规 □ 二级护理 □ 饮食 □ 抗菌药物（必要时） □ 抗骨质疏松（必要时） □ 其他特殊医嘱 □ 术后功能锻炼 临时医嘱 □ 复查血尿常规、生化（必 　要时） □ 补液（必要时） □ 换药（必要时） □ 止痛等对症处理（必要 　时）	出院医嘱 □ 出院带药 □ ___日后拆线换药（根据伤口愈合 　情况，预约拆线时间） □ 出院后骨科和/或康复科门诊复查 □ 不适随诊
主要 护理 工作	□ 观察患者病情变化 □ 术后心理与生活护理 □ 指导患者功能锻炼	□ 观察患者病情变化 □ 指导患者功能锻炼 □ 术后心理和生活护理	□ 指导患者办理出院手续 □ 出院宣教
病情 变异 记录	□ 无 □ 有，原因： 1. 2.	□ 无 □ 有，原因： 1. 2.	□ 无 □ 有，原因： 1. 2.
护士 签名			
医师 签名			

第四编　詹氏中医骨伤常用优势病种与临床路径

787

二、骨折病（肱骨外科颈骨折）中医临床路径

路径说明：本路径适用于西医诊断为肱骨外科颈骨折的住院患者。

（一）肱骨外科颈骨折临床路径标准住院流程

1.适用对象

第一诊断为肱骨外科颈骨折（ICD10：S42.20），行肱骨外科颈骨折内固定术（ICD-9-Z-96.8）。

2.诊断依据

根据《临床医疗护理常规外科诊疗常规》（中华医学会编著，人民卫生出版社）。

（1）病史：外伤史。

（2）体格检查：患肢肿胀、疼痛、活动受限、畸形，反常活动。

（3）辅助检查：X线检查发现肱骨外科颈骨折。

3.治疗方案的选择及依据

根据《临床医疗护理常规外科诊疗常规》（中华医学会编著，人民卫生出版社）。

（1）年龄在16岁以上。

（2）伤前生活质量及活动水平。

（3）全身状况允许手术。

（4）首选钢板固定，也可根据具体情况选择其他固定方式。

4.标准住院日为≤16天

5.进入路径标准

（1）第一诊断必须符合ICD10：S42.20肱骨外科颈骨折疾病编码。

（2）外伤引起的单纯性、新鲜肱骨外科颈骨折。

（3）除外病理性骨折。

（4）除外合并其他部位的骨折和损伤。

（5）除外对肱骨外科颈骨折手术治疗有较大影响的疾病（如心脑血管疾病）。

（6）需要进行手术治疗。

6.术前准备（术前评估）0～7天，所必需的检查项目

（1）血常规、血型、尿常规＋镜检、电解质检查、肝肾功能、凝血功能检查、感染性疾病筛查。

（2）胸部X光片、心电图。

（3）骨科 X 线检查，必要时行 CT 检查。

（4）其他根据病情需要而定：如血气分析、肺功能检查、超声心动图、动态心电图、双下肢血管彩色超声。

7. 预防性抗菌药物选择与使用时机

（1）按《抗菌药物临床应用指导原则》（卫医发〔2004〕285 号）选择用药。

（2）预防性用药时间为术前 30 分钟。

（3）手术超时 3 小时加用一次。

（4）术中出血量大于 1500 毫升时加用一次。

（5）术后 3 天内停止使用预防性抗菌药物，可根据患者切口、体温等情况适当延长使用时间。

8. 手术日为入院第 0～7 天

（1）麻醉方式：臂丛麻醉或全麻。

（2）手术方式：肱骨外科颈骨折内固定术。

（3）手术内固定物：钢板螺钉（开放骨折可考虑选择外固定架）。

（4）术中用药：麻醉用药、抗菌药。

（5）输血：根据出血情况。

9. 术后住院恢复 6～9 天

（1）必须复查的项目：血常规、凝血功能、X 光检查。

（2）必要时复查的项目：电解质、肝肾功能、CT。

（3）术后用药。

①抗菌药物：按《抗菌药物临床应用指导原则》（卫医发〔2004〕285 号）执行。

②其他对症药物：消肿、止痛等。

（4）保护下功能锻炼。

10. 出院标准（围绕一般情况、切口情况、第一诊断转归）

（1）体温正常、常规化验无明显异常。

（2）X 光片证实复位固定符合标准。

（3）切口无异常。

（4）无与本病相关的其他并发症。

11. 有无变异及原因分析

（1）并发症：本病常伴有其他部位损伤，应严格掌握入选标准。但仍有一些患者因骨折本身带来的一些合并症而延期治疗，如大量出血需术前输血、血栓形成、血肿引起体温增高等。

（2）合并症：老年人本身有许多合并症，如骨质疏松、糖尿病、心脑血管疾病等，骨折后这些疾病可能加重，需同时治疗，而需延期治疗。

（3）内固定物选择：根据骨折类型选择适当的内固定物。

（二）骨折病（肱骨外科颈骨折）中医临床路径表单

适用对象：第一诊断为肱骨干外科颈骨折（ICD10：S42.20），行肱骨外科颈骨折内固定术（ICD-9-Z-96.8）。

患者姓名：_____ 性别：_____ 年龄：_____ 住院号：_____ 门诊号：_____

住院日期：____年___月___日　　出院日期：____年___月___日　　标准住院日 ≤16天

时间	_____年_____月_____日 （第1天）			_____年_____月_____日 （第2～4天）			_____年_____月_____日 （第3～5天）		
主要 诊疗 工作	□ 询问病史与体格检查 □ 完成首次病程记录 □ 完成大病历 □ 开具常规检查、化验单 □ 上级医师查房 □ 确定诊断 □ 行患肢牵引或制动			□ 上级医师查房与手术前评估 □ 确定诊断和手术方案 □ 完成上级医师查房记录 □ 实施所有需要检查的项目 □ 收回实验室检查结果 □ 请相关科室会诊			□ 完成所需检查 □ 对影响手术进行的异常检查 　结果进行复查 □ 上级医师查房与术前评估 □ 有并发症时请相关科室会诊		
重点 医嘱	长期医嘱 □ 骨科常规护理 □ 一级护理 □ 饮食医嘱（普食/流食/糖尿病饮食） □ 患肢牵引、制动 临时医嘱 □ 血常规、血型 □ 尿常规＋镜检 □ 凝血功能 □ 电解质、肝肾功能 □ 感染性疾病筛查 □ 血气分析（必要时） □ 胸部X光检查 □ 心电图 □ 肢体拍片（必要时）			临时医嘱 □ 超声心动图 □ 肺功能测定（必要时） □ 24小时动态心电图（必要时） □ 动态血压监测（必要时） □ 双下肢血管彩色超声			临时医嘱 □ 对影响手术进行的异常检查 　结果进行复查		
主要 护理 工作	□ 入院介绍（病房环境、设施等） □ 入院护理评估 □ 观察患肢牵引、制动情况及护理 □ 指导功能锻炼			□ 随时观察患者情况 □ 心理与生活护理 □ 指导功能锻炼 □ 术前宣教 □ 夜间巡视			□ 随时观察患者情况 □ 心理与生活护理 □ 指导功能锻炼 □ 术前宣教 □ 夜间巡视		
病情 变异 记录	□无 □有，原因： 1. 2.			□无 □有，原因： 1. 2.			□无 □有，原因： 1. 2.		
护士 签名	白班	小夜班	大夜班	白班	小夜班	大夜班	白班	小夜班	大夜班
医师 签名									

时间	_____年_____月____日 （第4～6天）	_____年_____月_____日 （第5～7天，手术日）	_____年_____月____日 （第6～8天，术后第1日）
主要 诊疗 工作	□ 向患者及其家属交代术前注意 　事项 □ 签署手术知情同意书 □ 麻醉师术前访视并签署知情同 　意书 □ 签署自费项目协议书 □ 签署输血知情同意书 □ 完成手术前各项准备	□ 实施手术 □ 完成术后病程记录 □ 24小时内完成手术记录 □ 向患者及其家属交代手术后注 　意事项 □ 检查有无手术并发症 □ 麻醉科医师随访，检查麻醉并 　发症	□ 查看患者 □ 上级医师查房 □ 完成术后病程记录 □ 向患者及其家属交代手术后注意 　事项 □ 复查血常规 □ 复查电解质（必要时） □ 指导患肢功能锻炼
重点 医嘱	临时医嘱 □ 明日在椎管内麻醉或全麻下行 　股骨干骨折内固定术 □ 术晨禁食水 □ 术区备皮 □ 抗生素皮试 □ 配血（必要时）	长期医嘱 □ 骨科常规护理 □ 一级护理 □ 普食或流食（术后6小时后） □ 切口引流 □ 心电监护或生命体征监测 □ 补液+抗菌药物应用 临时医嘱 □ 急查血常规（必要时） □ 输血（必要时）	长期医嘱 □ 骨科常规护理 □ 一级护理 □ 普食或流食 □ 切口引流 □ 补液+抗菌药物应用 临时医嘱 □ 复查血常规及生化检查 □ 输血（必要时）
主要 护理 工作	□ 术前患者准备（手术前沐浴更 　衣备皮） □ 手术前物品准备 □ 手术前心理护理 □ 提醒患者术晨禁食水 □ 肠道准备（必要时）	□ 术前给予麻醉前用药 □ 随时观察患者情况 □ 手术后心理与生活护理 □ 指导功能锻炼 □ 观察并记录引流情况 □ 夜间巡视	□ 随时观察患者情况 □ 手术后心理与生活护理 □ 指导并监督患者活动 □ 观察并记录引流情况（必要时） □ 夜间巡视
病情 变异 记录	□ 无 □ 有，原因： 1. 2.	□ 无 □ 有，原因： 1. 2.	□ 无 □ 有，原因： 1. 2.

护士 签名	白班	小夜班	大夜班	白班	小夜班	大夜班	白班	小夜班	大夜班

医师 签名			

时间	_____年_____月_____日（第7～9天，术后第2日）	_____年_____月_____日（第8～10天，术后第3日）
主要 诊疗 工作	□ 上级医师查房 □ 切口换药，拔除引流 □ 术后病程记录 □ 必要的化验项目进行复查 □ 指导患肢功能锻炼	□ 上级医师查房 □ 术后行X光检查 □ 术后病程记录 □ 指导并检查患肢功能锻炼情况 □ 根据病情决定停用静脉抗菌药物
重点 医嘱	长期医嘱 □ 骨科常规护理 □ 一级护理 □ 普食 □ 抗菌药物应用	长期医嘱 □ 骨科常规护理 □ 二级护理 □ 普食
主要 护理 工作	□ 随时观察患者情况 □ 手术后心理与生活护理 □ 指导并监督患者活动 □ 夜间巡视	□ 随时观察患者情况 □ 手术后心理与生活护理 □ 指导并监督患者活动 □ 夜间巡视

时间	_____年_____月_____日（第7～9天，术后第2日）			_____年_____月_____日（第8～10天，术后第3日）		
病情变异记录	□无 □有，原因： 1. 2.			□无 □有，原因： 1. 2.		
护士签名	白班	小夜班	大夜班	白班	小夜班	大夜班
医师签名						

时间	_____年_____月_____日 （第9～11天，术后第4日）			_____年_____月_____日 （第10～16天，术后第5～9日）		
主要诊疗工作	□上级医师查房 □切口换药 □查看术后X线片 □确定患者是否可以出院			□向患者交代出院注意事项复查日期和拆线日期 □开出院诊断书 □完成出院记录		
重点医嘱	长期医嘱 □骨科常规护理 □二级护理 □普食 临时医嘱 □通知出院			临时医嘱 □通知出院 □必要的出院带药		
主要护理工作	□手术后心理与生活护理 □指导并监督患者活动 □夜间巡视			□协助患者办理出院手续 □出院宣教		
病情变异记录	□无 □有，原因： 1. 2.			□无 □有，原因： 1. 2.		
护士签名	白班	小夜班	大夜班	白班	小夜班	大夜班
医师签名						

三、骨折病（肱骨干骨折）中医临床路径

路径说明：本路径适用于西医诊断为肱骨干骨折的住院患者。

（一）肱骨干骨折临床路径标准住院流程

1.适用对象

第一诊断为肱骨干骨折（ICD10：S42.30），行肱骨干骨折内固定术（ICD-9-Z-96.8）。

2.诊断依据

根据《临床医疗护理常规外科诊疗常规》(中华医学会编著,人民卫生出版社)。

(1)病史:外伤史。

(2)体格检查:患肢肿胀、疼痛、活动受限、畸形,反常活动。

(3)辅助检查:X线检查发现肱骨干骨折。

3.治疗方案的选择及依据

根据《临床医疗护理常规外科诊疗常规》(中华医学会编著,人民卫生出版社)。

(1)年龄在16岁以上。

(2)伤前生活质量及活动水平。

(3)全身状况允许手术。

(4)首选钢板固定,也可根据具体情况选择其他固定方式。

4.标准住院日为≤16天

5.进入路径标准

(1)第一诊断必须符合 ICD10：S42.30肱骨干骨折疾病编码。

(2)外伤引起的单纯性、新鲜肱骨干骨折。

(3)除外病理性骨折。

(4)除外合并其他部位的骨折和损伤。

(5)除外对肱骨干骨折手术治疗有较大影响的疾病(如心脑血管疾病)。

(6)需要进行手术治疗。

6.术前准备(术前评估)0~7天,所必需的检查项目

(1)血常规、血型、尿常规+镜检、电解质检查、肝肾功能、凝血功能检查、感染性疾病筛查。

(2)胸部X光片、心电图。

(3)骨科X线检查,必要时行CT检查。

(4)其他根据病情需要而定:如血气分析、肺功能检查、超声心动图、动态心电图、双下肢血管彩色超声。

7.预防性抗菌药物选择与使用时机

(1)按《抗菌药物临床应用指导原则》(卫医发〔2004〕285号)选择用药。

(2)预防性用药时间为术前30分钟。

(3)手术超时3小时加用一次。

(4)术中出血量大于1500毫升时加用一次。

（5）术后3天内停止使用预防性抗菌药物，可根据患者切口、体温等情况适当延长使用时间。

8.手术日为入院第0~7天

（1）麻醉方式：臂丛麻醉或全麻。

（2）手术方式：肱骨干骨折内固定术。

（3）手术内固定物：钢板螺钉（开放骨折可考虑选择外固定架）。

（4）术中用药：麻醉用药、抗菌药。

（5）输血：根据出血情况。

9.术后住院恢复6~9天。

（1）必须复查的项目：血常规、凝血功能、X光检查。

（2）必要时复查的项目：电解质、肝肾功能、CT。

（3）术后用药。

①抗菌药物：按《抗菌药物临床应用指导原则》（卫医发〔2004〕285号）执行。

②其他对症药物：消肿、止痛等。

（4）保护下功能锻炼。

10.出院标准（围绕一般情况、切口情况、第一诊断转归）

（1）体温正常、常规化验无明显异常。

（2）X光片证实复位固定符合标准。

（3）切口无异常。

（4）无与本病相关的其他并发症。

11.有无变异及原因分析

（1）并发症：本病常伴有其他部位损伤，应严格掌握入选标准。但仍有一些患者因骨折本身带来的一些合并症而延期治疗，如大量出血需术前输血、血栓形成、血肿引起体温增高等。

（2）合并症：老年人本身有许多合并症，如骨质疏松、糖尿病、心脑血管疾病等，骨折后这些疾病可能加重，需同时治疗，而需延期治疗。

（3）内固定物选择：根据骨折类型选择适当的内固定物。

（二）骨折病（肱骨干骨折）中医临床路径表单

适用对象：第一诊断为肱骨干骨折（ICD10：S42.30），行肱骨干骨折内固定术（ICD-9-Z-96.8）。

患者姓名：_____ 性别：_____ 年龄：_____ 住院号：_____ 门诊号：_____

住院日期：___年___月___日　　出院日期：___年___月___日　　标准住院日 ≤ 16天

时间	___年___月___日（第1天）	___年___月___日（第2~4天）	___年___月___日（第3~5天）
主要诊疗工作	□ 询问病史与体格检查 □ 完成首次病程记录 □ 完成大病历 □ 开具常规检查、化验单 □ 上级医师查房 □ 确定诊断 □ 行患肢牵引或制动	□ 上级医师查房与手术前评估 □ 确定诊断和手术方案 □ 完成上级医师查房记录 □ 实施所有需要检查的项目 □ 收回实验室检查结果 □ 请相关科室会诊	□ 完成所需检查 □ 对影响手术进行的异常检查结果进行复查 □ 上级医师查房与术前评估 □ 有并发症时请相关科室会诊
重点医嘱	长期医嘱 □ 骨科常规护理 □ 一级护理 □ 饮食医嘱（普食/流食/糖尿病饮食） □ 患肢牵引、制动 临时医嘱 □ 血常规、血型 □ 尿常规＋镜检 □ 凝血功能 □ 电解质、肝肾功能 □ 感染性疾病筛查 □ 血气分析（必要时） □ 胸部X光检查 □ 心电图 □ 肢体拍片（必要时）	临时医嘱 □ 超声心动图 □ 肺功能测定（必要时） □ 24小时动态心电图（必要时） □ 动态血压监测（必要时） □ 双下肢血管彩色超声	临时医嘱 □ 对影响手术进行的异常检查结果进行复查
主要护理工作	□ 入院介绍（病房环境、设施等） □ 入院护理评估 □ 观察患肢牵引、制动情况及护理 □ 指导功能锻炼	□ 随时观察患者情况 □ 心理与生活护理 □ 指导功能锻炼 □ 术前宣教 □ 夜间巡视	□ 随时观察患者情况 □ 心理与生活护理 □ 指导功能锻炼 □ 术前宣教 □ 夜间巡视
病情变异记录	□ 无 □ 有，原因： 1. 2.	□ 无 □ 有，原因： 1. 2.	□ 无 □ 有，原因： 1. 2.
护士签名	白班　小夜班　大夜班	白班　小夜班　大夜班	白班　小夜班　大夜班
医师签名			

时间	___年___月___日（第4~6天）	___年___月___日（第5~7天，手术日）	___年___月___日（第6~8天，术后第1天）
主要诊疗工作	□ 向患者及其家属交代术前注意事项 □ 签署手术知情同意书 □ 麻醉师术前访视并签署知情同意书 □ 签署自费项目协议书 □ 签署输血知情同意书 □ 完成手术前各项准备	□ 实施手术 □ 完成术后病程记录 □ 24小时内完成手术记录 □ 向患者及其家属交代手术后注意事项 □ 检查有无手术并发症 □ 麻醉科医师随访，检查麻醉并发症	□ 查看患者 □ 上级医师查房 □ 完成术后病程记录 □ 向患者及其家属交代手术后注意事项 □ 查血常规 □ 复查电解质（必要时） □ 指导患肢功能锻炼

时间	_____年_____月____日 （第4～6天）	_____年_____月____日 （第5～7天，手术日）	_____年_____月____日 （第6～8天，术后第1天）
重点 医嘱	临时医嘱 □ 明日在椎管内麻醉或全麻下行 　股骨干骨折内固定术 □ 术晨禁食水 □ 术区备皮 □ 抗生素皮试 □ 配血（必要时）	长期医嘱 □ 骨科常规护理 □ 一级护理 □ 普食或流食（术后6小时后） □ 切口引流 □ 心电监护或生命体征监测 □ 补液+抗菌药物应用 临时医嘱 □ 急查血常规（必要时） □ 输血（必要时）	长期医嘱 □ 骨科常规护理 □ 一级护理 □ 普食或流食 □ 切口引流 □ 补液+抗菌药物应用 临时医嘱 □ 复查血常规及生化检查 □ 输血（必要时）
主要 护理 工作	□ 术前患者准备（手术前沐浴 　更衣备皮） □ 手术前物品准备 □ 手术前心理护理 □ 提醒患者术晨禁食水 □ 肠道准备（必要时）	□ 术前给予麻醉前用药 □ 随时观察患者情况 □ 手术后心理与生活护理 □ 指导功能锻炼 □ 观察并记录引流情况 □ 夜间巡视	□ 随时观察患者情况 □ 手术后心理与生活护理 □ 指导并监督者活动 □ 观察并记录引流情况（必要时） □ 夜间巡视
病情 变异 记录	□ 无 □ 有，原因： 1. 2.	□ 无 □ 有，原因： 1. 2.	□ 无 □ 有，原因： 1. 2.
护士 签名	白班　小夜班　大夜班 	白班　小夜班　大夜班 	白班　小夜班　大夜班
医师 签名			

时间	_____年_____月____日（第7～9天，术后第2天）	_____年_____月____日（第8～10天，术后第3天）
主要 诊疗 工作	□ 上级医师查房 □ 切口换药，拔除引流 □ 术后病程记录 □ 必要的化验项目进行复查 □ 指导患肢功能锻炼	□ 上级医师查房 □ 术后行X光检查 □ 术后病程记录 □ 指导并检查患肢功能锻炼情况 □ 根据病情决定停用静脉抗菌药物
重点 医嘱	长期医嘱 □ 骨科常规护理 □ 一级护理 □ 普食 □ 抗菌药物应用	长期医嘱 □ 骨科常规护理 □ 二级护理 □ 普食
主要 护理 工作	□ 随时观察患者情况 □ 手术后心理与生活护理 □ 指导并监督患者活动 □ 夜间巡视	□ 随时观察患者情况 □ 手术后心理与生活护理 □ 指导并监督患者活动 □ 夜间巡视
病情 变异 记录	□ 无 □ 有，原因： 1. 2.	□ 无 □ 有，原因： 1. 2.
护士 签名	白班　小夜班　大夜班	白班　小夜班　大夜班

时间	_____年_____月____日（第7～9天，术后第2日）	_____年_____月____日（第8～10天，术后第3日）
医师签名		

时间	_____年_____月____日 （第9～11天，术后第4日）	_____年_____月____日 （第10～16天，术后第5～9日）
主要诊疗工作	□ 上级医师查房 □ 切口换药 □ 查看术后X线片 □ 确定患者是否可以出院	□ 向患者交代出院注意事项复查日期和拆线日期 □ 开出院诊断书 □ 完成出院记录
重点医嘱	长期医嘱 □ 骨科常规护理 □ 二级护理 □ 普食 临时医嘱 □ 通知出院	临时医嘱 □ 通知出院 □ 必要的出院带药
主要护理工作	□ 手术后心理与生活护理 □ 指导并监督患者活动 □ 夜间巡视	□ 协助患者办理出院手续 □ 出院宣教
病情变异记录	□ 无 □ 有，原因： 1. 2.	□ 无 □ 有，原因： 1. 2.

护士签名	白班	小夜班	大夜班	白班	小夜班	大夜班

医师签名		

四、骨折病（桡骨远端骨折）中医临床路径

路径说明：本路径适合于西医诊断为桡骨下端骨折的患者。

（一）桡骨远端骨折中医临床路径标准住院流程

1.适用对象

（1）中医诊断：第一诊断为桡骨远端骨折（TCD编码：BGG000）。

（2）西医诊断：第一诊断为桡骨下端骨折（ICD-10编码：S52.501）。

2.诊断依据

（1）疾病诊断。

①中医诊断标准：参照中华人民共和国中医药行业标准《中医病证诊断疗效标准》（ZY/T001.9-94）。

②西医诊断标准：参照《临床诊疗指南——骨科分册》（中华医学会编著，人民卫生出版社，2009年）。

（2）疾病分期。早期：伤后2周以内；中期：伤后2～4周；晚期：伤后4周以上。

（3）分型。无移位型；伸直型；屈曲型；半脱位型。

3. 治疗方案的选择

参照"国家中医药管理局'十一五'重点专科协作组桡骨远端骨折诊疗方案"。

（1）诊断明确，第一诊断为桡骨远端骨折。

（2）患者适合并接受中医治疗。

4. 标准住院日为≤14天

5. 进入路径标准

（1）第一诊断必须符合桡骨远端骨折（TCD编码：BGG000）和桡骨下端骨折（ICD-10编码：S52.501）的患者。

（2）外伤引起的单纯性、新鲜闭合桡骨远端骨折，有闭合复位外固定适应证。

（3）除外以下情况：桡骨远端骨折无移位者；并发血管神经损伤者；局部肿胀严重者；患处严重皮肤疾病者；合并其他无法耐受闭合复位外固定治疗的疾病（如严重心脑血管疾病、癫痫）等。

（4）患者同时具有其他疾病，但在住院期间不需特殊处理也不影响第一诊断的临床路径流程实施时，可以进入本路径。

6. 中医证候学观察

四诊合参，收集该病种不同证候的主症、次症、舌、脉特点。注意证候的动态变化。

7. 入院检查项目

（1）必需的检查项目：血常规；尿常规；凝血功能；肝功能、肾功能；心电图；胸部透视或胸部X线片；骨折部位X线片检查。

（2）可选择的检查项目：根据病情需要而定，如骨折部位CT、MRI，骨密度测定等。

8. 治疗方法

手法整复、外固定；药物治疗；康复治疗；并发症的防治；护理。

9. 出院标准

（1）病情稳定，局部肿痛好转，X线片复查达到功能复位标准，外固定稳定。

（2）没有需要住院治疗的并发症。

（3）初步形成具有中医特色的个体化的康复方案。

10. 有无变异及原因分析

（1）病情加重，需要延长住院时间，增加住院费用。

（2）复位后关节面塌陷大于2毫米，或稳定性差，复位后桡骨长度、生理角度等仍有持续丢失者，需行手术治疗，退出本路径。

（3）合并有严重心脑血管疾病、骨质疏松症等，住院期间病情加重而需要特殊处理，导致住院时间延长、费用增加。

（4）出现张力性水疱、压迫性溃疡、皮肤过敏、骨筋膜室综合征等并发症，轻者会导致延期治疗，重者退出本路径。

（5）因患者及其家属意愿而影响本路径的执行，退出本路径。

（二）骨折病（桡骨远端骨折）中医临床路径住院表单

适用对象：第一诊断为桡骨远端骨折（TCD编码：BGG000）和桡骨下端骨折（ICD-10编码：S52.501）。

患者姓名：_____ 性别：_____ 年龄：_____ 门诊号：_____ 住院号：_____

住院日期：_____年_____月_____日　出院日期：_____年_____月_____日

标准住院日≤14天　　　　　　实际住院日：_____天

时间	_____年_____月_____日（第1天）	_____年_____月_____日（第2天）
主要诊疗工作	□ 询问病史、体格检查 □ 下达医嘱、开出各项检查单 □ 完成首次病程记录 □ 完成入院记录 □ 完成初步诊断 □ 签署"麻醉知情同意书"（必要时） □ 臂麻或局部麻醉（必要时） □ 闭合复位夹板外固定治疗（必要时在X线透视下进行复位） □ 骨折复位评估，如需再次复位，由上级医师完成 □ 密切观察、防治并发症 □ 与家属沟通，交代病情及注意事项	□ 完成上级医师查房及记录 □ 骨折复位评估 □ 观察血运、感觉、功能活动、夹板松紧度等情况 □ 完成各项辅助检查 □ 向患者或家属交代病情和注意事项 □ 相关科室会诊与治疗（必要时）
重点医嘱	长期医嘱 □ 骨伤科常规护理 □ 分级护理 □ 普食（或臂麻后6小时普食） □ 中药辨证施治 临时医嘱 □ 血常规　　　□ 尿常规 □ 肝功能　　　□ 心电图 □ 肾功能　　　□ 凝血功能 □ 胸部透视或胸部X线片 □ 复位后复查X线片 □ 其他	长期医嘱 □ 骨伤科常规护理 □ 分级护理 □ 普食 □ 中药辨证施治 临时医嘱 □ 对异常检查结果进行评估，必要时复查

时间	_____年_____月_____日（第1天）	_____年_____月_____日（第2天）
主要护理工作	□ 入院介绍 □ 入院健康教育 □ 介绍入院检查前注意事项 □ 按照医嘱执行诊疗护理措施 □ 完成麻醉前各项护理操作（必要时） □ 观察肿胀、疼痛、末梢血循、夹板松紧度等情况及护理 □ 指导功能锻炼 □ 夜间巡视	□ 按医嘱进行治疗 □ 中医情志疏导、健康教育与生活护理 □ 饮食指导 □ 观察肿胀、疼痛、末梢血循、夹板松紧度等情况及护理 □ 指导功能锻炼 □ 夜间巡视
病情变异记录	□ 无 □ 有，原因： 1. 2.	□ 无 □ 有，原因： 1. 2.
责任护士签名		
医师签名		

时间	_____年_____月_____日 （第3~7天）	_____年_____月_____日 （第8~13天）	_____年_____月_____日 （出院日，住院14天内）
主要诊疗工作	□ 完成上级医师查房及病程记录 □ 根据患者病情变化及时调整治疗方案 □ 观察舌脉象、肿胀、疼痛情况，及时调整夹板松紧度 □ 更换中药外用制剂（必要时）	□ 上级医师查房与诊疗评估，明确出院时间 □ 观察舌脉象、肿胀、疼痛情况，及时调整夹板松紧度 □ 更换中药外用制剂（必要时）	□ 制定康复计划，指导患者出院后功能锻炼 □ 交代出院注意事项、复查日期 □ 开具出院诊断书 □ 完成出院记录 □ 通知出院
重点医嘱	长期医嘱 □ 骨伤科常规护理 □ 分级护理 □ 普食 □ 中药辨证施治 临时医嘱 □ 调整夹板外固定 □ 复查X线片（必要时）	长期医嘱 □ 骨伤科常规护理 □ 分级护理 □ 普食 □ 中药辨证施治 临时医嘱 □ 调整夹板外固定 □ 复查X线片（必要时）	长期医嘱 □ 停止所有长期医嘱、临时医嘱 □ 开具出院医嘱 □ 出院带药
主要护理工作	□ 按医嘱进行治疗 □ 中医情志疏导、健康教育与生活护理 □ 饮食指导 □ 观察肿胀、疼痛、末梢血循、夹板松紧度等情况及护理 □ 指导功能锻炼 □ 夜间巡视	□ 按医嘱进行治疗 □ 中医情志疏导、健康教育与生活护理 □ 饮食指导 □ 观察肿胀、疼痛、末梢血循、夹板松紧度等情况及护理 □ 指导功能锻炼 □ 夜间巡视	□ 介绍康复计划 □ 交代出院后注意事项 □ 协助办理出院手续 □ 送患者出院
病情变异记录	□ 无 □ 有，原因： 1. 2.	□ 无 □ 有，原因： 1. 2.	□ 无 □ 有，原因： 1. 2.
责任护士签名			
医师签名			

五、骨折病（单纯性胸腰椎骨折）中医临床路径

路径说明：本路径适合于西医诊断为腰椎骨折、胸椎骨折的患者。

（一）单纯性胸腰椎骨折中医临床路径标准住院流程

1.适用对象

（1）中医诊断：第一诊断为单纯性胸腰椎骨折（TCD编码为：BGG000）。

（2）西医诊断：第一诊断为单纯性胸腰椎骨折（ICD-10编码为：S32.001腰椎骨折；S22.001胸椎骨折）。

2.诊断依据

（1）疾病诊断。

①中医诊断标准：参照中华人民共和国中医药行业标准《中医病证诊断疗效标准》（ZY/T001.9-94）及全国中医药高等院校教材《中医正骨学》（第二版）（董福慧、朱云龙主编，人民卫生出版社，1991年）。

②西医诊断标准：参照《外科学》（第五版）（吴在德主编，人民卫生出版社，1984年）和《临床疾病诊断依据治愈好转标准》（孙传兴主编，人民军医出版社，1987年）。

（2）疾病分期。早期：伤后2周内；中期：伤后2～4周；后期：伤后4周以上。

（3）证候诊断。

参照"国家中医药管理局'十一五'重点专科协作组单纯性胸腰椎骨折诊疗方案"。

单纯性胸腰椎骨折临床常见证候：早期：血瘀气滞证；中期：营血不调证；后期：气血两虚证。

3.治疗方案的选择

参照"国家中医药管理局'十一五'重点专科协作组单纯性胸腰椎骨折诊疗方案"。

（1）诊断明确，第一诊断为单纯性胸腰椎骨折。

（2）患者适合并接受中医治疗。

4.标准住院日为≤35天

5.进入路径标准

（1）第一诊断必须符合单纯性胸腰椎骨折诊断标准（TCD编码：BGG000骨折病；ICD-10编码：S32.001腰椎骨折；S22.001胸椎骨折）的新鲜骨折患者。

（2）X线片显示椎体压缩小于30%。

（3）单纯压缩骨折及爆裂型骨折骨块后移位不超过椎管的1/3。

（4）除外病理性骨折。

（5）当患者同时具有其他疾病，但在住院期间不需特殊处理也不影响第一诊断的临床路径流程实施时，可以进入本路径。

6. 中医证候学观察

四诊合参，收集该病种不同证候的主症、次症、舌、脉特点。注意证候的动态变化。

7. 入院检查项目

（1）必需的检查项目：血常规、尿常规；肝功能、肾功能；凝血功能；心电图；胸部透视或胸部 X 线片；脊柱 X 线片；CT 检查。

（2）可选择的检查项目：根据病情需要而定，如血型、胸腰椎 MRI 等。

8. 治疗方法

（1）早期。腰背部垫气囊托板和腰背肌功能锻炼；辨证选择口服中药汤剂。治法：理气化瘀、消肿止痛。

（2）中期。骨盆牵引、垫气囊托板、佩戴脊柱外固定支架逐渐下床活动、腰背肌功能锻炼；辨证选择口服中药汤剂。治法：和营生新、接骨续筋。

（3）后期。脊柱外固定支架固定下床活动和腰背肌功能锻炼；辨证选择口服中药汤剂、中成药。治法：补益气血、强壮筋骨。

9. 出院标准

胸、腰背部无明显疼痛；X 线片复查骨折维持稳定；无其他并发症。

10. 有无变异及原因分析

（1）因并发其他部位损伤致使治疗时间或卧床时间延长，增加住院费用。

（2）合并糖尿病等其他内科疾病导致治疗时间延长，增加住院费用。

（3）治疗过程中发生了病情变化，出现下肢麻木等严重并发症，退出本路径。

（4）因患者及其家属意愿而影响本路径的执行，退出本路径。

（二）骨折病（单纯性胸腰椎骨折）中医临床路径住院表单

适用对象：第一诊断为单纯性胸腰椎骨折（TCD 编码：BGG000 骨折病；ICD-10 编码：S32.00 腰椎骨折；S22.001 胸椎骨折）。

患者姓名：_____ 性别：_____ 年龄：_____ 门诊号：_____ 住院号：_____

住院日期：_____年_____月_____日 出院日期：_____年_____月_____日

标准住院日 ≤ 35 天   实际住院日：_____天

时间	____年___月___日(第1天)	____年___月___日(第2~4天)	____年___月___日(第5~21天)
主要诊疗工作	□ 询问病史、体格检查 □ 下达医嘱、开出各项检查单 □ 完成首次病程记录 □ 完成入院记录 □ 完成初步诊断	□ 完成入院检查并实施各项实验室、影像学复查 □ 完成上级医师查房并记录 □ 向家属交代病情和治疗注意事项 □ 签署相关的知情同意书 □ 指导患者进行五点练功	□ 根据患者病情变化及时调整治疗方案 □ 向患者家属交代需要配合治疗事项 □ 指导患者进行练功逐渐由五点改为四点练功
重点医嘱	长期医嘱 □ 骨科常规护理 □ 分级护理 □ 普食 □ 中医辨证治疗 临时医嘱 □ 血常规 □ 尿常规 □ 肝功能 □ 肾功能 □ 凝血功能 □ 胸部透视或胸部X线片 □ 心电图 □ CT □ 脊柱X线片	长期医嘱 □ 骨盆牵引 □ 中医辨证治疗 临时医嘱 □ 根据病情予以中药调理 □ 对症处理	长期医嘱 □ 骨盆牵引 □ 气囊托板 □ 中医辨证治疗 临时医嘱 □ 根据病情予以中药调理
主要护理工作	□ 入院介绍 □ 入院健康教育 □ 介绍各项检查前注意事项 □ 按照医嘱执行诊疗护理措施	□ 按医嘱完成护理操作、日常治疗 □ 完成常规生命体征的监测 □ 治疗前中医情志疏导、健康教育 □ 饮食指导 □ 安排并指导陪护工作 □ 晨晚间护理、夜间巡视	□ 指导患者床上翻身 □ 指导陪护工作 □ 随时观察患者情况 □ 晨晚间护理、夜间巡视
病情变异记录	□ 无 □ 有，原因： 1. 2.	□ 无 □ 有，原因： 1. 2.	□ 无 □ 有，原因： 1. 2.
责任护士签名			
医师签名			

时间	____年___月___日 (第22~28天)	____年___月___日 (第29~34天)	____年___月___日 (第35天，出院日)
主要诊疗工作	□ 根据患者病情变化及时调整治疗方案 □ 指导患者加强四点练功	□ 根据患者病情变化及时调整治疗方案 □ 指导患者进行三点练功 □ 上级医师查房与诊疗评估，明确出院时间	□ 制定康复计划，指导患者出院后功能锻炼 □ 交代出院注意事项、复查日期 □ 开具出院诊断书 □ 完成出院记录 □ 通知出院

时间	____年___月___日 （第22~28天）	____年___月___日 （第29~34天）	____年___月___日 （第35天，出院日）
重点 医嘱	长期医嘱 □ 骨盆牵引 □ 气囊托板 □ 中医辨证治疗 临时医嘱 □ 根据病情予以中药调理 □ 使用脊柱外固定支架逐渐下地 　活动	长期医嘱 □ 分级护理 □ 普食 □ 结合病情用药 □ 骨盆牵引 □ 气囊托板 临时医嘱 □ 根据患者恢复情况对症处理 □ 复查X线片	长期医嘱 □ 停止所有长期医嘱 临时医嘱 □ 开具出院医嘱 □ 出院带药
主要 护理 工作	□ 指导患者下地活动量，循序渐 　进 □ 随时观察患者情况 □ 晨晚间护理、夜间巡视	□ 指导康复治疗 □ 晨间护理、夜间巡视	□ 介绍康复计划 □ 交代出院后注意事项 □ 协助办理出院手续 □ 送患者出院
病情 变异 记录	□ 无 □ 有，原因： 1. 2.	□ 无 □ 有，原因： 1. 2.	□ 无 □ 有，原因： 1. 2.
责任 护士 签名			
医师 签名			

六、骨折病（股骨颈骨折）中医临床路径

路径说明：本路径适用于西医诊断为股骨颈骨折的住院患者。

（一）股骨颈骨折临床路径标准住院流程

1. 适用对象

第一诊断为股骨颈骨折（ICD-10：S72.00），行髋关节置换术（ICD-9-CM-3：81.51-81.52）。

2. 诊断依据

根据《临床诊疗指南–骨科学分册》（中华医学会编著，人民卫生出版社），《外科学（下册）》《8年制和7年制临床医学专业用，人民卫生出版社）。

（1）病史：外伤史。

（2）体检有明确体征：患侧髋关节肿胀、疼痛、活动受限、下肢短缩外旋畸形。

（3）辅助检查：髋关节X线片显示股骨颈骨折。

3. 治疗方案的选择及依据

根据《临床诊疗指南–骨科学分册》（中华医学会编著，人民卫生出版社），《外科

学(下册)》(8年制和7年制临床医学专业用,人民卫生出版社)。

（1）年龄65岁以上且骨折按Garden分型为Ⅲ型、Ⅳ型的患者。

（2）无严重的合并症。

（3）术前生活质量及活动水平较高。

（4）术前生活质量及活动水平差,或相对高龄患者建议行半髋关节置换术。

4.标准住院日10~18天

5.进入路径标准

（1）第一诊断必须符合ICD-10:S72.00股骨颈骨折疾病编码。

（2）当患者同时具有其他疾病诊断,但在住院期间不需要特殊处理也不影响第一诊断的临床路径流程实施时,可以进入路径。

（3）单纯闭合性股骨颈骨折。

（4）除外病理性骨折。

6.术前准备1~5天

（1）必需的检查项目:血常规、尿常规、大便常规;肝肾功能、电解质、血糖、血脂;凝血功能;感染性疾病筛查(乙肝、丙肝、艾滋病、梅毒等);髋关节正、侧位X线片;胸片、心电图。

（2）根据患者病情可选择:必要时行下肢深静脉超声检查;超声心动图、血气分析和肺功能(高龄或既往有心、肺病史者);有相关疾病者必要时请相关科室会诊。

7.选择用药

（1）预防性抗菌药物选择与使用时机。

①按《抗菌药物临床应用指导原则》(卫医发〔2004〕285号)选择用药。

②预防性用药时间为术前30分钟。

③手术超时3小时加用一次。

④术中出血量大于1500毫升时加用一次。

⑤术后3天内停止使用预防性抗菌药物,可根据患者切口、体温等情况适当延长使用时间。

（2）预防静脉血栓栓塞症处理:参照《中国骨科大手术后静脉血栓栓塞症预防指南》。

（3）术前抗骨质疏松治疗:参照《骨质疏松骨折诊疗指南》。

（4）胃黏膜保护剂或制酸剂。

8.手术日为入院第1~5天

（1）麻醉方式:神经阻滞麻醉、椎管内麻醉或全麻。

（2）手术方式：半髋或全髋髋关节置换术。

（3）手术内植物：人工髋关节假体、骨水泥。

（4）输血：视术中出血情况而定。

9. 术后住院恢复6~14天

（1）必须复查的检查项目：血常规，髋关节正、侧位X线片。

（2）必要时查凝血功能、肝肾功能、电解质、D-Dimer、双下肢深静脉彩超/CTPA、患处CT、培养＋药敏。

（3）术后处理。

①抗菌药物：按照《抗菌药物临床应用指导原则》（卫医发〔2004〕285号）执行。

②术后预防静脉血栓栓塞症处理：参照《中国骨科大手术后静脉血栓栓塞症预防指南》。

③术后抗骨质疏松治疗：参照《骨质疏松骨折诊疗指南》。

④术后镇痛：参照《骨科常见疼痛的处理专家建议》。

⑤术后康复：以主动锻炼为主，被动锻炼为辅。

⑥胃黏膜保护剂或制酸剂。

10. 出院标准

（1）体温正常，常规化验指标无明显异常。

（2）伤口愈合良好：引流管拔除，伤口无感染征象（或可在门诊处理的伤口情况），无皮瓣坏死。

（3）术后X线片证实假体位置满意，置换侧髋关节稳定。

（4）没有需要住院处理的并发症和/或合并症。

11. 变异及原因分析

（1）围手术期并发症：深静脉血栓形成、伤口感染、骨折、脱位、神经血管损伤等造成住院日延长和费用增加。

（2）内科合并症：老年患者常合并其他内科疾病，如脑血管或心血管病、糖尿病、血栓等，骨折手术可能导致这些疾病加重而需要进一步治疗，从而延长治疗时间，并增加住院费用。

（3）人工髋关节假体的选择：由于患者病情不同，选择不同的关节假体类型，可能导致住院费用存在差异。

（二）骨折病（股骨颈骨折）中医临床路径表单

适用对象：第一诊断为股骨颈骨折（ICD-10∶S72.00），行髋关节置换术（ICD-9-

CM-3：81.51全髋；81.52半髋）。

患者姓名：_____ 性别：_____ 年龄：_____ 门诊号：_____ 住院号：_____

住院日期：____年____月____日　　出院日期：____年____月____日

标准住院日 10~18 天

时间	_____年___月___日 （第1天）	_____年___月___日 （第2天）	_____年___月___日 （第3~5天，术前日）
主要诊疗工作	□ 询问病史及体格检查 □ 上级医师查房 □ 初步诊断和治疗方案 □ 住院医师完成住院志、首次病程、上级医师查房等病历书写 □ 完善术前检查 □ 患肢皮牵引	□ 上级医师查房 □ 继续完成术前化验检查 □ 完成必要的相关科室会诊	□ 上级医师查房，术前评估 □ 决定手术方案 □ 完成上级医师查房记录等 □ 向患者及/或家属交代围手术期注意事项并签署手术知情同意书、输血同意书、委托书（患者本人不能签字时）、自费用品协议书 □ 麻醉医师查房，与患者及/或家属交代麻醉注意事项并签署麻醉知情同意书 □ 完成各项术前准备
重点医嘱	长期医嘱 □ 骨科护理常规 □ 一/二级护理 □ 饮食 □ 患肢皮牵引 □ 术前抗凝□ 抗骨质疏松（必要时） □ 胃黏膜保护剂或制酸剂（必要时） 临时医嘱 □ 血、尿常规；凝血功能；肝肾功能、电解质、血糖、血脂；感染性疾病筛查；胸片、心电图 □ 髋关节正侧位X线片 □ 根据病情：双下肢血管超声肺功能超声心动图血气分析	长期医嘱 □ 骨科护理常规 □ 一/二级护理 □ 饮食 □ 患肢皮牵引 □ 术前抗凝 □ 抗骨质疏松（必要时） □ 胃黏膜保护剂或制酸剂（必要时） □ 患者既往内科基础疾病用药 临时医嘱 □ 根据会诊科室要求安排检查和化验单 □ 镇痛等对症处理	长期医嘱同前 □ 临时医嘱： □ 术前医嘱：准备明日在◎神经阻滞麻醉◎椎管内麻醉◎全麻下行人工髋关节置换术 □ 术前禁食水 □ 术前抗生素皮试 □ 术前留置导尿管 □ 术区备皮 □ 术前灌肠 □ 配血 □ 其他特殊医嘱
主要护理工作	□ 入院宣教 □ 介绍病房环境、设施设备 □ 入院护理评估 □ 防止皮肤压疮护理	□ 观察患者病情变化 □ 防止皮肤压疮护理 □ 心理和生活护理	□ 做好备皮等术前准备 □ 提醒患者术前禁食水 □ 术前心理护理
病情变异记录	□ 无 □ 有，原因： 1. 2.	□ 无 □ 有，原因： 1. 2.	□ 无 □ 有，原因： 1. 2.
护士签名			
医师签名			

时间	____年___月___日 (第1~5天, 手术日)	____年___月___日 (第6天, 术后第1日)	____年___月___日 (第7天, 术后第2日)
主要 诊疗 工作	□ 手术 □ 向患者及/或家属交代手术过程概况及术后注意事项 □ 术者完成手术记录 □ 完成术后病程 □ 上级医师查房 □ 麻醉医师查房 □ 观察有无术后并发症并做相应处理	□ 上级医师查房 □ 完成常规病程记录 □ 观察伤口、引流量、体温、生命体征情况等并作出相应处理	□ 上级医师查房 □ 完成病程记录 □ 拔除引流管, 伤口换药 □ 指导患者功能锻炼
重点 医嘱	长期医嘱 □ 骨科术后护理常规 □ 一级护理 □ 饮食 □ 患肢抬高 □ 留置引流管并记引流量 □ 抗生素(必要时) □ 胃黏膜保护剂或制酸剂(必要时) □ 术后抗凝 □ 抗骨质疏松(必要时) □ 其他特殊医嘱 临时医嘱 □ 今日在◎神经阻滞麻醉◎椎管内麻醉◎全麻下行人工髋关节置换术 □ 抗生素(术前30分钟) □ 心电监护、吸氧(根据病情需要) □ 补液 □ 止吐、镇痛等对症处理 □ 急查血常规 □ 输血(根据病情需要)	长期医嘱 □ 骨科术后护理常规 □ 一级护理 □ 饮食 □ 患肢抬高 □ 留置引流管并记引流量 □ 抗生素(必要时) □ 胃黏膜保护剂或制酸剂(必要时) □ 术后抗凝 □ 抗骨质疏松(必要时) □ 其他特殊医嘱 临时医嘱 □ 复查血常规 □ 输血及/或补晶体、胶体液(根据病情需要) □ 换药 □ 镇痛等对症处理	长期医嘱 □ 骨科术后护理常规 □ 一级护理 □ 饮食 □ 患肢抬高 □ 留置引流管并记引流量 □ 抗生素(必要时) □ 胃黏膜保护剂或制酸剂(必要时) □ 术后抗凝 □ 抗骨质疏松(必要时) □ 其他特殊医嘱 临时医嘱 □ 复查血常规(必要时) □ 输血及或补晶体、胶体液(必要时) □ 换药, 拔引流管 □ 镇痛等对症处理
主要 护理 工作	□ 观察患者病情变化并及时报告医生 □ 术后心理与生活护理 □ 指导患者术后功能锻炼	□ 观察患者病情并做好引流量等相关记录 □ 术后心理与生活护理 □ 指导患者术后功能锻炼	□ 观察患者病情变化 □ 术后心理与生活护理 □ 指导患者术后功能锻炼
病情 变异 记录	□ 无 □ 有, 原因: 1. 2.	□ 无 □ 有, 原因: 1. 2.	□ 无 □ 有, 原因: 1. 2.
护士 签名			
医师 签名			

时间	____年___月___日 (第8天, 术后第3日)	____年___月___日 (第9天, 术后第4日)	____年___月___日 (第10~18天, 术后第5~13日)
主要 诊疗 工作	□ 上级医师查房 □ 住院医师完成病程记录 □ 伤口换药(必要时) □ 指导患者功能锻炼	□ 上级医师查房 □ 住院医师完成病程记录 □ 伤口换药(必要时) □ 指导患者功能锻炼 □ 摄患侧髋关节正、侧位片	□ 上级医师查房, 进行手术及伤口评估, 确定有无手术并发症和伤口愈合不良情况, 明确是否出院 □ 完成出院志、病案首页、出院诊断证明书等所有病历资料 □ 向患者交代出院后的康复锻炼及注意事项, 如: 复诊的时间、地点, 发生紧急情况时的处理等

詹氏
骨 伤
Zhanshi Gushang

时间	____年___月___日 （第8天，术后第3日）	____年___月___日 （第9天，术后第4日）	____年___月___日 （第10～18天，术后第5～13日）
重点 医嘱	长期医嘱 □ 骨科术后护理常规 □ 二级护理 □ 饮食 □ 抗生素（必要时）：（如体温 　正常，伤口情况良好，无明显 　红肿时可以停止抗生素治疗） □ 术后抗凝 □ 抗骨质疏松（必要时） □ 其他特殊医嘱 □ 术后功能锻炼 临时医嘱 □ 复查血尿常规、肝肾功能、电 　解质（必要时） □ 补液（必要时） □ 伤口换药（必要时） □ 取标本培养 □ 镇痛等对症处理	长期医嘱 □ 骨科术后护理常规 □ 二级护理 □ 饮食 □ 抗生素（必要时） □ 术后抗凝 □ 抗骨质疏松（必要时） □ 其他特殊医嘱 □ 术后功能锻炼 临时医嘱 □ 复查血尿常规、肝肾功能、电 　解质（必要时） □ 补液（必要时） □ 伤口换药（必要时） □ 镇痛等对症处理	出院医嘱 □ 出院带药 □ ___日后拆线换药（根据伤口愈合 　情况，预约拆线时间） □ 1个月后门诊复查 □ 如有不适，随时来诊
主要 护理 工作	□ 观察患者病情变化 □ 术后心理与生活护理 □ 指导患者功能锻炼	□ 观察患者病情变化 □ 指导患者功能锻炼 □ 术后心理和生活护理	□ 指导患者办理出院手续 □ 出院宣教
病情 变异 记录	□ 无 □ 有，原因： 1. 2.	□ 无 □ 有，原因： 1. 2.	□ 无 □ 有，原因： 1. 2.
护士 签名			
医师 签名			

七、骨折病（股骨粗隆间骨折）中医临床路径

路径说明：本路径适用于西医诊断为股骨粗隆间骨折的住院患者。

（一）股骨粗隆间骨折中医临床路径标准住院流程

1.适用对象

第一诊断为股骨粗隆间骨折（ICD-10：S72.101），行股骨粗隆间骨折内固定术（ICD-10：S72.10）。

2.诊断依据

根据《外科学（下册）》（8年制和7年制临床医学专业用，人民卫生出版社，2005年）。

（1）病史：外伤史。

（2）体检有明确体征：患侧髋关节肿胀、疼痛、活动受限、下肢缩短外旋畸形，反常活动。

（3）髋关节 X 线片：股骨粗隆间骨折。

3．分型

根据《实用骨科学》（第三版）（胥少汀主编，人民军医出版社，2008年），采用 Evans 分型系统分型：

（1）Ⅰ型：顺粗隆间骨折，无骨折移位，为稳定型骨折。

（2）Ⅱ型：骨折线至小粗隆上缘，该处骨皮质可压陷或否，骨折移位呈内翻畸形。

（3）Ⅲ A 型：粗隆间骨折＋小粗隆骨折，内翻畸形。

（4）Ⅲ B 型：粗隆间骨折＋大粗隆骨折，成为单独骨折块。

（5）Ⅳ型：粗隆间骨折＋大小粗隆骨折，亦可粉碎骨折。

（6）Ⅴ型：反粗隆骨折，即骨折线自小粗隆至大粗隆下。

4．选择治疗方案的依据

根据《外科学（下册）》（供8年制和7年制临床医学等专业用，人民卫生出版社，2005年）。

骨折按 Evans 分型有手术指征；无严重的内科并发症，无手术禁忌证；术前生活质量及活动水平较高；征得患者及家属的同意。

5．标准住院日 12～21 天

6．进入路径标准

（1）第一诊断必须符合 ICD-10：S72.101 股骨粗隆间骨折疾病编码。

（2）保守治疗预期效果差，需要进行手术治疗。

（3）除外合并其他部位的需要首先处理的骨折和损伤。

（4）除外对股骨粗隆间骨折手术治疗有较大影响的疾病（如心脑血管疾病）。

（5）除病理性骨折。

7．术前准备1～7天所必需的检查项目

（1）必需的检查项目：血常规、尿常规、大便常规、血型、血交叉试验、电解质检查、肝肾功能、血糖、凝血功能检查、感染性疾病筛查（乙肝、丙肝、艾滋病、梅毒等）；胸部 X 光片，心电图；髋关节正侧位 X 线检查，必要时 CT 检查。

（2）其他根据病情需要而定的项目：患侧粗隆部 CT 平扫＋三维重建，患髋 MRI；血气分析、肺功能、超声心动图、动态心电图、双下肢血管彩色超声；有相关疾病者必要时请相关科室会诊。

8.选择用药

（1）预防性抗菌药物选择与使用时机。

①按《抗菌药物临床应用指导原则》（卫医发〔2004〕285号）选择用药。

②预防性用药时间为术前30分钟。

③手术超时3小时加用一次。

④术中出血量大于1500毫升时加用一次。

⑤术后3天内停止使用预防性抗菌药物，可根据患者切口、体温等情况适当延长使用时间。

（2）预防静脉血栓栓塞症处理：参照《中国骨科大手术后静脉血栓栓塞症预防指南》。

（3）老年患者可抗骨质疏松治疗：参照《骨质疏松骨折诊疗指南》。

（4）胃黏膜保护剂或制酸剂。

9.手术日为入院第3～7天

（1）麻醉方式：椎管内麻醉或全麻。

（2）手术方式：切开复位内固定术。

（3）手术内固定物。第一类：髓内固定物，如PFNA、带锁髓内钉等；第二类：滑动加压螺钉加侧方钢板，如DHS。

（4）术中用药：麻醉常规用药、切皮前30分钟使用抗生素、术后镇痛泵（必要时）。

（5）输血：根据术中出血情况定（出血量 >600毫升输血）。

10.术后住院恢复5～14天

（1）必须复查的项目：血常规、术后患侧粗隆部正、侧位X光检查。

（2）必要时复查的项目：凝血功能检查、肝肾功能、电解质、双下肢深静脉彩超、术后患处CT、培养＋药敏。

（3）术后用药。

①抗菌药物：按《抗菌药物临床应用指导原则》（卫医发〔2004〕285号）执行。

②其他对症药物：消肿、止痛、抗骨质疏松治疗等。

③预防下肢静脉血栓形成药物。

④胃黏膜保护剂或制酸剂。

（4）术后定期换药、术后10～14天拆线，部分患者可酌情延长拆线日期。

（5）保护性功能锻炼。

11.出院标准：（围绕一般情况、切口情况、第一诊断转归）

（1）体温正常、常规化验无明显异常。

（2）X光片证实复位固定符合标准。

（3）伤口愈合良好：引流管拔除，伤口无感染征象。

（4）无与本病相关的其他并发症。

12. 有无变异及原因分析

（1）围手术期并发症：脂肪栓塞、深静脉血栓形成、血肿形成、切口感染、复位丧失、复位不良、固定物松动等因素可影响整个住院时间与费用。

（2）合并症：老年人本身有许多合并症，如骨质疏松、糖尿病、心脑血管疾病、肺内感染等，骨折后这些疾病可能加重，需同时治疗，从而延长治疗时间。

（3）内固定物选择：根据骨折类型选择适当的内固定物，可导致住院费用存在差异。

（二）骨折病（股骨粗隆间骨折）中医临床路径表单

适用对象：第一诊断为股骨粗隆间骨折（ICD-10：S72.101），行股骨粗隆间骨折内固定术（ICD-10：S72.10）。

患者姓名：_____ 性别：_____ 年龄：_____ 住院号：_____ 门诊号：_____

住院日期：____年____月____日　　出院日期：____年____月____日

标准住院日 10 ~ 21 天

时间	____年___月___日 （第1天）	____年___月___日 （第2天）	____年___月___日 （第3 ~ 7天，术前日）
主要诊疗工作	□ 询问病史及体格检查 □ 上级医师查房 □ 初步的诊断和治疗方案 □ 住院医师完成住院志、首次病程、上级医师查房等病历书写 □ 完善术前检查 □ 患肢牵引或丁字鞋固定	□ 上级医师查房 □ 继续完成术前化验检查 □ 完成必要的相关科室会诊	□ 上级医师查房，术前评估和决定手术方案 □ 完成上级医师查房记录等 □ 向患者及/或家属交代围手术期注意事项并签署手术知情同意书、输血同意书、委托书（患者本人不能签字时） □ 麻醉医师查房并与患者及/或家属交代麻醉注意事项并签署麻醉知情同意书 □ 完成各项术前准备
重要医嘱	长期医嘱 □ 骨科护理常规 □ 一/二级护理 □ 饮食 □ 患肢牵引或丁字鞋固定 □ 术前抗凝 □ 术前补液 □ 胃黏膜保护剂或制酸剂（必要时） □ 抗骨质疏松（必要时） 临时医嘱 □ 三常规、血型、凝血、肝肾功、血糖、电解质、感染性疾病筛查、胸片、心电图 □ 髋关节正侧位片 □ 根据病情：肺功能、超声心动、双下肢血管彩超、24小时动态心电图、血气分析	长期医嘱 □ 骨科护理常规 □ 一/二级护理 □ 饮食 □ 患肢牵引或丁字鞋固定 □ 术前抗凝 □ 术前补液 □ 胃黏膜保护剂或制酸剂（必要时） □ 患者既往内科基础疾病用药 □ 抗骨质疏松（必要时） 临时医嘱 □ 根据会诊科室要求安排检查和化验单 □ 镇痛等对症处理	长期医嘱同前 临时医嘱 □ 术前医嘱：准备明日在◎椎管内麻醉◎全麻下行切开复位加内固定术 □ 术前禁食水 □ 术前用抗生素皮试 □ 术晨留置导尿管（必要时） □ 术区备皮 □ 术前灌肠（必要时） □ 备血 □ 其他特殊医嘱

时间	___年___月___日 （第1天）	___年___月___日 （第2天）	___年___月___日 （第3～7天，术前日）
主要 护理 工作	□ 介绍病房环境、设施设备 □ 入院护理评估 □ 防止皮肤压疮护理	□ 观察患者病情变化 □ 防止皮肤压疮护理 □ 心理和生活护理	□ 做好备皮等术前准备 □ 提醒患者术前禁食水 □ 术前心理护理
病情 变异 记录	□ 无 □ 有，原因： 1. 2.	□ 无 □ 有，原因： 1. 2.	无 □ 有，原因： 1. 2.
护士 签名			
医师 签名			

时间	___年___月___日 （第3～7天，手术日）	___年___月___日 （第8天，术后第1日）	___年___月___日 （第9天，术后第2日）
主要 诊疗 工作	□ 手术 □ 向患者及/或家属交代手术过程概 况及术后注意事项 □ 术者完成手术记录 □ 完成术后病程 □ 上级医师查房、麻醉医师查房 □ 观察有无术后并发症并做相应处理	□ 上级医师查房 □ 完成常规病程记录 □ 观察伤口、引流量（若有引 流）、体温、生命体征情况 等并作出相应处理	□ 上级医师查房 □ 完成病程记录 □ 拔除引流管，伤口换药 □ 指导患者功能锻炼 □ 复查X线
重要 医嘱	长期医嘱 □ 骨科术后护理常规 □ 一/二级护理 □ 饮食 □ 患肢抬高 □ 留置引流管并计引流量 □ 抗生素（必要时） □ 术后抗凝 □ 抗骨质疏松（必要时） □ 胃黏膜保护剂或制酸剂 □ 其他特殊医嘱 临时医嘱 □ 今日在◎椎管内麻醉◎全麻下行切 开复位加内固定术 □ 心电监护、吸氧 □ 补液 □ 止吐、止痛等对症处理 □ 急查血常规（必要时） □ 输血（根据病情需要）	长期医嘱 □ 骨科术后护理常规 □ 一/二级护理 □ 饮食 □ 患肢抬高 □ 留置引流管并计引流量（若 有引流） □ 抗生素（必要时） □ 胃黏膜保护剂或制酸剂 □ 术后抗凝 □ 抗骨质疏松（必要时） □ 其他特殊医嘱 临时医嘱 □ 复查血常规（根据病情需 要） □ 输血及或补晶体、胶体液 （根据病情需要） □ 换药（根据情况） □ 止痛等对症处理	长期医嘱 □ 骨科术后护理常规 □ 一/二级护理 □ 饮食 □ 患肢抬高 □ 留置引流管并计引流量 □ 抗生素（必要时） □ 胃黏膜保护剂或制酸剂 □ 术后抗凝 □ 抗骨质疏松（必要时） □ 其他特殊医嘱 临时医嘱 □ 复查血常规等（必要时） □ 输血及或补晶体、胶体液（必要 时） □ 换药，拔引流管 □ 止痛等对症处理 □ 复查X线
主要 护理 工作	□ 观察患者病情变化并及时报告医生 □ 术后心理与生活护理 □ 指导术后患者功能锻炼	□ 观察患者病情并做好引流量 等相关记录 □ 术后心理与生活护理 □ 指导术后患者功能锻炼	□ 观察患者病情变化 □ 术后心理与生活护理 □ 指导术后患者功能锻炼
病情 变异 记录	□ 无 □ 有，原因： 1. 2.	□ 无 □ 有，原因： 1. 2.	□ 无 □ 有，原因： 1. 2.
护士 签名			
医师 签名			

第四编 詹氏中医骨伤常用优势病种与临床路径

时间	____年___月___日 (第10天，术后第3日)	____年___月___日 (第11天，术后第4日)	____年___月___日 (第12～21天，术后5～14日)
主要诊疗工作	□ 上级医师查房 □ 住院医师完成病程记录 □ 伤口换药（必要时） □ 指导患者功能锻炼	□ 上级医师查房 □ 住院医师完成病程记录 □ 伤口换药（必要时） □ 指导患者功能锻炼	□ 上级医师查房，进行手术及伤口评估，确定有无手术并发症和切口愈合不良情况，明确是否出院 □ 完成出院志、病案首页、出院诊断证明书等所有病历 □ 向患者交代出院后的康复锻炼及注意事项，如：复诊的时间、地点，发生紧急情况时的处理等
重要医嘱	长期医嘱 □ 骨科术后护理常规 □ 二级护理 □ 饮食 □ 抗生素（必要时）：如体温正常，伤口情况良好，无明显红肿时可以停止抗生素治疗 □ 术后抗凝 □ 抗骨质疏松（必要时） □ 其他特殊医嘱 临时医嘱 □ 复查血尿常规、生化（必要时） □ 输血及或补晶体、胶体液（必要时） □ 取标本培养（必要时） □ 换药（必要时） □ 止痛等对症处理	长期医嘱 □ 骨科术后护理常规 □ 二级护理 □ 饮食 □ 抗生素（必要时） □ 术后抗凝 □ 抗骨质疏松（必要时） □ 其他特殊医嘱 临时医嘱 □ 复查血尿常规、生化（必要时） □ 输血及或补晶体、胶体液（必要时） □ 换药（必要时） □ 止痛等对症处理	□ 出院医嘱 □ 出院带药 □ ___日后拆线换药（根据伤口愈合情况，预约拆线时间） □ 1个月门诊复查 □ 如有不适，随时来诊
主要护理工作	□ 观察患者病情变化 □ 术后心理与生活护理 □ 指导患者功能锻炼	□ 观察患者病情变化 □ 指导患者功能锻炼 □ 术后心理和生活护理	□ 指导患者办理出院手续 □ 出院宣教
病情变异记录	□ 无 □ 有，原因： 1. 2.	□ 无 □ 有，原因： 1. 2.	无 □ 有，原因： 1. 2.
护士签名			
医师签名			

八、骨折病（踝关节骨折）中医临床路径

路径说明：本路径适用于西医诊断为踝关节骨折的住院患者。

（一）踝关节骨折临床路径标准住院流程

1.适用对象

第一诊断为踝关节骨折（ICD-10编码为：S82.80踝关节骨折），行踝关节切开术、踝关节脱位切开复位术（ICD-9-CM-3：80.171，79.871）。

2.诊断依据

（1）疾病诊断。参照《外科学》（第五版）（吴在德主编，人民卫生出版社，1984年）

和《临床疾病诊断依据治愈好转标准》（孙传兴主编，人民军医出版社，1987年）。

（2）病史：外伤史。

（3）体检有明确体征：患肢局部肿胀、疼痛、活动受限，患肢畸形，反常活动。

（4）踝关节X线片：踝关节骨折。

3.分型

根据《实用骨科学》（第二版）（胥少汀主编，人民军医出版社，2003年），可分为以下类型：

（1）Ⅰ型：旋后内收型，受伤时足处于旋后位，距骨在踝穴内受到强力内收，踝关节外侧受到牵拉，内踝受到距骨的挤压外力所致。

（2）Ⅱ型：旋后外旋型，足处于旋后位，距骨受到外旋应力，以内侧为轴，发生向外后方的旋转移位，冲击外踝，使之向后外方脱位。

（3）Ⅲ型：旋前外展型，旋前位，距骨受到强力外展或外翻应力，踝关节内侧结构受到强力牵拉，外踝受到挤压外力。

（4）Ⅳ型：旋前-外旋型：旋前位，踝骨受到外旋应力，以外侧为轴，向前方旋转，踝关节内侧结构受到牵拉破坏。

（5）Ⅴ型：垂直压缩型：高处跌下等垂直暴力所致的损伤，分为跖屈型和背伸型，表现为前缘或后缘压缩性骨折，单纯垂直位则为胫骨下端粉碎性骨折。

4.选择治疗方案的依据

参照国家中医药管理局重点专科协作组制定的《踝关节骨折中医诊疗方案（试行）》及《临床诊疗指南-骨科学分册》（中华医学会编著，人民卫生出版社），《外科学（下册）》（8年制和7年制临床医学专业用，人民卫生出版社）。

不稳定的单踝、双踝、三踝骨折；骨折有手术指征、无手术禁忌证；无严重内科并发症；术前生活质量及活动水平较高；征得患者及家属同意。

5.进入路径标准

（1）第一诊断必须符合第一诊断为踝关节骨折标准（TCD编码：BGG000骨折病；ICD-10编码：S82.80踝关节骨折）。

（2）单纯闭合性踝关节骨折。

（3）除外病理性骨折。

（4）当患者同时具有其他疾病，但在住院期间不需特殊处理也不影响第一诊断的临床路径流程实施时，可以进入本路径。

（5）标准住院日≤19天。

6. 术前准备1~3天必做的检查项目

（1）必需的检查项目：血常规、尿常规、大便常规；肝功能、肾功能、生化检查、血沉、血气分析；凝血功能、输血前检查（乙肝、丙肝、艾滋病、梅毒等）；心电图；胸部透视或胸部X线片；腹部B超；踝关节正侧位片、腓骨中上段正侧位片。

（2）可选择的检查项目（根据病情需要而定）：肺功能、血型；动态心电图、下肢血管超声；有相关疾病者必要时请相关科室会诊。

7. 选择用药

（1）抗菌药物：按照《抗菌药物临床应用指导原则》（卫医发〔2004〕285号）执行。

（2）预防静脉血栓栓塞症处理：参照《中国骨科大手术后静脉血栓栓塞症防治指南》。

（3）老年人术前抗骨质疏松治疗：参照《骨质疏松骨折诊疗指南》。

8. 手术日为入院第4天

麻醉方式：椎管内麻醉或全麻；手术方式：切开复位内固定术；手术内固定物：管型钢板、空心钉、下胫腓联合螺钉等；输血：视术中出血情况而定。

9. 术后住院恢复5~19天

（1）必需的复查项目：血常规、生化、踝关节正侧位X线片。

（2）必要时查凝血功能、肝肾功能、电解质、双下肢深静脉B超、创面分泌物培养+药敏等。

（3）术后用药。

①抗菌药物：按照《抗菌药物临床应用指导原则》（卫医发〔2004〕285号）执行。

②预防静脉血栓栓塞症处理：参照《中国骨科大手术后静脉血栓栓塞症防治指南》。

③其他对症药物：消肿、止痛、抗骨质疏松治疗等。

④胃黏膜保护剂或抑酸剂。

（4）术后定期换药、术后12~14天拆线，部分患者可酌情延长拆线日期。

（5）保护性功能锻炼。

10. 出院标准

（1）体温正常、常规化验无明显异常。

（2）术后X线片证实骨折愈合可，内固定在位，复位固定符合标准。

（3）伤口愈合良好，引流管拔除，伤口无感染征象。

（4）没有其他需要住院处理的并发症和/或合并症。

11. 有无变异及原因分析

（1）围手术期并发症：深静脉血栓形成、血肿形成、伤口感染，复位不良、内固定松动、神经血管损伤等因素可能影响整个住院时间与费用。

（2）内科合并症：老年患者常合并其他内科疾病，如脑血管或心血管病、糖尿病、血栓等，骨折手术可能导致这些疾病加重而需要进一步治疗，从而延长治疗时间，并增加住院费用。

（3）内固定物选择：根据骨折类型选择适当的内固定物，可导致住院费用存在差异。

（二）骨折病（踝关节骨折）中医临床路径住院表单

适用对象：第一诊断为踝关节骨折（ICD-10编码为：S82.80踝关节骨折），行踝关节切开术、踝关节脱位切开复位术（ICD-9-CM-3：80.171，79.871）。

患者姓名：_____ 性别：_____ 年龄：_____ 住院号：_____ 标准住院日：≤19天

住院日期：____年____月____日 出院日期：____年____月____日 实际住院日：____天

时间	____年___月___日（第1天）	____年___月___日（第2天）	____年___月___日（第3天，术前日）
主要诊疗工作	□ 询问病史、体格检查 □ 下达医嘱、开出各项检查单 □ 完成首次病程记录 □ 完成入院记录 □ 完成初步诊断	□ 上级医师查房 □ 完成上级医师查房并记录 □ 向家属交代病情 □ 签署相关的知情同意书 □ 完成必要的相关科室会诊 □ 指导患者进行远端关节主动活动	□ 上级医师查房，术前评估 □ 完成上级医师查房记录 □ 向患者及/或家属交代围手术期注意事项并签署手术知情同意书、输血同意书、委托书、自费用品协议书 □ 麻醉医师查房，并与患者及/或家属交代麻醉注意事项并签署麻醉知情同意书 □ 完善各项术前准备
重点医嘱	长期医嘱 □ 骨科护理常规 □ 分级护理 □ 普食 □ 术前镇痛抗炎治疗（必要时） 临时医嘱 □ 血常规、尿粪常规 □ 肝肾功能、血气 □ 输血前检查 □ 凝血功能 □ 胸部透视或胸部X线片 □ 心电图 □ CT（若无） □ 患肢X线片（若无）	长期医嘱 □ 骨科护理常规 □ 分级护理 □ 普食 □ 术前镇痛抗炎治疗（必要时） □ 既往内科基础疾病用药 临时医嘱 □ 根据病情予以中药调理、活血化瘀等 □ 对症处理 □ 胃黏膜保护剂或抑酸剂（必要时）	长期医嘱同前 临时医嘱 □ 术前医嘱：准备明日在◎硬膜外阻滞麻醉◎全麻下行踝关节骨折切开复位内固定术 □ 术前禁食水 □ 术前抗生素皮试 □ 头孢呋辛针◎头孢曲松针◎术区备皮 □ 术晨留置导尿（必要时） □ 术前灌肠（必要时） □ 其他特殊医嘱
主要护理工作	□ 入院介绍 □ 入院健康教育 □ 介绍各项检查前注意事项 □ 按照医嘱执行诊疗护理措施	□ 按医嘱完成护理操作、日常治疗 □ 完成常规生命体征的监测 □ 治疗前中医情志疏导、健康教育 □ 饮食指导 □ 安排并指导陪护工作 □ 晨晚间护理、夜间巡视	□ 做好备皮等术前准备 □ 提醒患者术前禁食水 □ 术前心理护理 □ 晨晚间护理、夜间巡视
病情变异记录	□ 无 □ 有，原因： 1. 2.	□ 无 □ 有，原因： 1. 2.	□ 无 □ 有，原因： 1. 2.

时间	____年___月___日（第1天）	____年___月___日（第2天）	____年___月___日（第3天，术前日）
责任护士签名			
医师签名			

时间	____年___月___日 （第4天，手术日）	____年___月___日 （第5天，术后第1天）	____年___月___日 （第6天，术后第2天）
主要诊疗工作	□ 手术 □ 向患者及/或家属交代手术过程概况及术后注意事项 □ 完成手术记录、术后病程 □ 主刀医师查房 □ 麻醉医师查房 □ 观察有无发生术后并发症并处理 □ 术后用药对症治疗	□ 上级医师查房 □ 完成常规病程记录 □ 观察伤口并换药，观察体温、生命体征情况并作出相应处理 □ 运动疗法、功能锻炼 □ 术后用药对症治疗	□ 主任医师查房 □ 完成病程记录 □ 指导患者功能锻炼 □ 观察伤口并换药
重点医嘱	长期医嘱 □ 骨科术后护理常规 □ 一级护理 □ 饮食 □ 抗生素预防/抗感染 □ 术后镇痛抗炎对症治疗 □ 术后甘油果糖消肿 □ 抗凝药物抗凝预防血栓（必要时） □ 术后持续引流 □ 术后鲑鱼降钙素针抗骨质疏松治疗 临时医嘱 □ 今日在◎硬膜外阻滞麻醉◎全麻下行踝关节骨折切开复位内固定术 □ 术前禁食水 □ 心电监护、吸氧	长期医嘱 □ 骨科术后护理常规 □ 分级护理 □ 普食 □ 术后镇痛抗炎对症治疗 □ 术后甘油果糖消肿 □ 抗凝药物抗凝预防血栓（必要时） □ 术后持续引流 □ 术后鲑鱼降钙素针抗骨质疏松治疗 临时医嘱 □ 根据患者恢复情况对症处理 □ 复查X线片 □ 复查血常规、生化检查 □ 换药 □ 运动疗法、功能锻炼	长期医嘱 □ 骨科术后护理常规 □ 二级护理 □ 普食 □ 术后镇痛抗炎对症治疗 □ 术后甘油果糖消肿 □ 术后鲑鱼降钙素针抗骨质疏松治疗 临时医嘱 □ 换药 □ 运动疗法、功能锻炼
主要护理工作	□ 观察患者病情变化并及时报告医生 □ 术后心理与生活护理 □ 指导患者术后功能锻炼	□ 观察患者病情，做好记录 □ 术后心理与生活护理 □ 指导患者术后功能锻炼	□ 观察患者病情变化 □ 术后心理与生活护理 □ 指导患者术后功能锻炼
病情变异记录	□ 无 □ 有，原因： 1. 2.	□ 无 □ 有，原因： 1. 2.	□ 无 □ 有，原因： 1. 2.
责任护士签名			
医师签名			

时间	___年___月___日 （第7天，术后第3天）	___年___月___日 （第8天，术后第4天）	___年___月___日 （第9～19天，术后5-15天）
主要诊疗工作	□ 上级医师查房 □ 住院医师完成病程记录 □ 伤口换药（必要时） □ 指导患者功能锻炼	□ 上级医师查房 □ 住院医师完成病程记录 □ 伤口换药（必要时） □ 指导患者功能锻炼	□ 上级医师查房，进行手术及伤口评估，确定有无手术并发症和伤口愈合不良等情况、明确是否出院 □ 完成病程记录、完成出院志、病案首页 □ 开具出院诊断书 □ 向患者交代出院后的康复锻炼及注意事项，复诊的时间、地点，发生紧急情况的处理等 □ 通知出院
重点医嘱	长期医嘱 □ 骨科术后护理常规 □ 二级护理 □ 饮食 □ 术后镇痛抗炎对症治疗 □ 术后甘油果糖消肿 临时医嘱 □ 伤口换药（必要时） □ 指导患者功能锻炼	长期医嘱 □ 骨科术后护理常规 □ 二级护理 □ 饮食 □ 术后镇痛抗炎对症治疗 □ 术后甘油果糖消肿 临时医嘱 □ 伤口换药（必要时） □ 指导患者功能锻炼	长期医嘱 □ ___日后拆线换药（根据伤口愈合情况，预约拆线时间） □ 停止所有长期医嘱 □ 出院带药 □ 1个月后门诊复查 □ 如有不适，随时来诊
主要护理工作	□ 指导患者下地活动量，循序渐进 □ 随时观察患者情况 □ 晨晚间护理、夜间巡视	□ 指导康复治疗 □ 晨间护理、夜间巡视	□ 介绍康复计划 □ 交代出院后注意事项 □ 协助办理出院手续 □ 送患者出院
病情变异记录	□ 无 □ 有，原因： 1. 2.	□ 无 □ 有，原因： 1. 2.	□ 无 □ 有，原因： 1. 2.
责任护士签名			
医师签名			

九、骨折病（跟骨骨折）中医临床路径

路径说明：本路径适用于西医诊断为跟骨骨折的住院患者。

（一）跟骨骨折临床路径标准住院流程

1. 适用对象

第一诊断为跟骨骨折（ICD-10：S92.00），行切开复位内固定术（ICD-9-Z-96.8）。

2. 诊断依据

根据《临床诊疗指南 - 骨科学分册》（中华医学会编著，人民卫生出版社），《外科学（下册）》（8年制和7年制临床医学专业用，人民卫生出版社）。

（1）病史：外伤史。

（2）体检有明确体征：患侧跟部肿胀、疼痛、活动受限。

（3）辅助检查：跟骨 X 线片显示跟骨骨折。

3. 治疗方案的选择及依据

根据《临床诊疗指南－骨科学分册》（中华医学会编著，人民卫生出版社），《外科学（下册）》（8年制和7年制临床医学专业用，人民卫生出版社）。

（1）明显移位的关节内骨折。

（2）无手术禁忌证。

4. 标准住院日为10～28天（部分患者患侧膝关节严重肿胀，需要等待2周方能手术）

5. 进入路径标准

（1）第一诊断必须符合ICD-10：S92.00跟骨骨折疾病编码。

（2）当患者同时具有其他疾病诊断，但在住院期间不需要特殊处理也不影响第一诊断的临床路径流程实施时，可以进入路径。

（3）闭合性跟骨骨折。

（4）除外病理性骨折。

6. 术前准备0～14天

（1）必需的检查项目：血常规、尿常规；肝肾功能、电解质、血糖；凝血功能；感染性疾病筛查（乙肝、丙肝、艾滋病、梅毒等）；跟骨侧轴位X线片；胸片、心电图。

（2）根据患者病情可选择：跟骨三维重建CT，跟骨MRI；超声心动图、血气分析和肺功能（高龄或既往有心、肺病史者）；有相关疾病者必要时请相关科室会诊。

7. 选择用药

抗菌药物：按照《抗菌药物临床应用指导原则》（卫医发〔2004〕285号）执行。

8. 手术日为入院第0～14天（急诊手术为入院0天）

（1）麻醉方式：神经阻滞麻醉、椎管内麻醉或全麻。

（2）手术方式：切开复位内固定术。

（3）手术内植物：接骨板、螺钉，必要时植骨。

（4）输血：视术中出血情况而定。

9. 术后住院恢复5～14天

（1）必需复查的检查项目：血常规、跟骨侧轴位片。

（2）必要时查凝血功能、肝肾功能、电解质、D-Dimer、双下肢深静脉彩超/CTPA。

（3）术后处理。

①抗菌药物：按照《抗菌药物临床应用指导原则》（卫医发〔2004〕285号）执行。

②术后镇痛：参照《骨科常见疼痛的处理专家建议》。

③术后康复：以主动锻炼为主，被动锻炼为辅。

10. 出院标准

（1）体温正常，常规化验指标无明显异常。

（2）伤口愈合良好：引流管拔除，伤口无感染征象（或可在门诊处理的伤口情况），无皮瓣坏死。

（3）术后 X 线片证实复位固定满意。

（4）没有需要住院处理的并发症和 / 或合并症。

11. 变异及原因分析

（1）围手术期并发症。骨筋膜室综合征、深静脉血栓形成、伤口感染等造成住院日延长和费用增加。

（2）内科合并症。老年患者常合并基础疾病，如脑血管或心血管病、糖尿病、血栓等，骨折手术可能导致这些疾病加重而需要进一步治疗，从而延长治疗时间，并增加住院费用。

（3）内植物的选择。由于骨折类型不同，使用不同的内固定材料，可能导致住院费用存在差异。

（二）骨折病（跟骨骨折）中医临床路径表单

适用对象：第一诊断为跟骨骨折（ICD-10：S92.00），行切开复位内固定术（ICD-9-Z-96.8）。

患者姓名：_____ 性别：_____ 年龄：_____ 门诊号：_____ 住院号：_____

住院日期：_____年_____月_____日　　出院日期：_____年_____月_____日

标准住院日 10 ~ 28 天

时间	_____年_____月_____日（第0~1天）	_____年_____月_____日（第0~13天，术前日）
主要诊疗工作	□ 询问病史及体格检查 □ 上级医师查房 □ 初步诊断和治疗方案 □ 完成住院志、首次病程、上级医师查房等病历书写 □ 开检查、化验单 □ 临时患肢石膏 / 牵引固定 □ 完成必要的相关科室会诊	□ 上级医师查房，术前评估和决定手术方案 □ 完成上级医师查房记录等病历书写 □ 向患者及/或家属交代围手术期注意事项并签署手术知情同意书、自费用品协议书、输血同意书、委托书（患者本人不能签字时） □ 麻醉医师查房并向患者及/或家属交代麻醉注意事项并签署麻醉知情同意书 □ 完成各项术前准备

时间	_____年___月___日(第0～1天)	_____年___月___日(第0～13天，术前日)
重点医嘱	长期医嘱 □ 骨科护理常规 □ 二级护理 □ 饮食 □ 患肢石膏/牵引固定 □ 患者既往基础内科疾病用药 临时医嘱 □ 血、尿常规；凝血功能；感染性疾病筛查；肝肾功能、电解质、血糖 □ 胸片、心电图 □ 膝关节正、侧位X线片 □ 患侧膝关节CT/三维重建检查、膝关节MRI、超声心动（视患者情况而定） □ 镇痛等对症处理	长期医嘱 □ 患肢石膏/牵引固定 临时医嘱 □ 术前医嘱：拟明日在◎神经阻滞麻醉◎椎管内麻醉◎全麻下行切开复位内固定/植骨术 □ 术前禁食水 □ 术前抗生素皮试 □ 术前留置导尿管 □ 术区备皮 □ 术前灌肠 □ 配血 □ 其他特殊医嘱
主要护理工作	□ 介绍病房环境、设施和设备 □ 入院护理评估 □ 防止皮肤压疮护理 □ 观察患者病情变化 □ 心理和生活护理	□ 做好备皮等术前准备 □ 提醒患者术前禁食水 □ 术前心理护理
病情变异记录	□ 无 □ 有，原因： 1. 2.	□ 无 □ 有，原因： 1. 2.
护士签名		
医师签名		

日期	_____年___月___日 (第0～14天，手术日)	_____年___月___日 (第1～15天，术后第1日)	_____年___月___日 (第2～16天，术后第2日)
主要诊疗工作	□ 手术 □ 向患者及或家属交代手术过程概况及术后注意事项 □ 术者完成手术记录 □ 完成术后病程 □ 上级医师查房 □ 麻醉医师查房 □ 观察有无术后并发症并做相应处理	□ 上级医师查房 □ 完成常规病程记录 □ 观察伤口、引流量、体温、生命体征情况等并作出相应处理	□ 上级医师查房 □ 完成病程记录 □ 拔除引流管，伤口换药 □ 指导患者功能锻炼
重点医嘱	长期医嘱 □ 骨科护理常规 □ 一级护理 □ 饮食 □ 患肢抬高、制动 □ 留置引流管并记引流量 □ 抗生素 □ 其他特殊医嘱 临时医嘱 □ 今日在◎神经阻滞麻醉◎椎管内麻醉◎全麻下行切开复位内固定术 □ 心电监护、吸氧6小时 □ 补液 □ 止吐、镇痛等对症处理 □ 伤口换药（必要时）	长期医嘱 □ 骨科护理常规 □ 一级护理 □ 饮食 □ 患肢抬高、制动 □ 留置引流管并记引流量 □ 抗生素 □ 其他特殊医嘱 临时医嘱 □ 伤口换药 □ 镇痛等对症处理	长期医嘱 □ 骨科护理常规 □ 一级护理 □ 饮食 □ 患肢抬高、制动 □ 抗生素 □ 其他特殊医嘱 临时医嘱 □ 复查血常规（必要时） □ 换药，拔引流管 □ 镇痛等对症处理

日期	＿＿年＿＿月＿＿日 （第0～14天，手术日）	＿＿年＿＿月＿＿日 （第1～15天，术后第1日）	＿＿年＿＿月＿＿日 （第2～16天，术后第2日）
主要 护理 工作	□ 观察患者病情变化并及时报告医生 □ 术后心理与生活护理	□ 观察患者病情并做好引流量 　等相关记录 □ 术后心理与生活护理 □ 指导患者术后功能锻炼	□ 观察患者病情变化 □ 术后心理与生活护理 □ 指导患者术后功能锻炼
病情 变异 记录	□ 无 □ 有，原因： 1. 2.	□ 无 □ 有，原因： 1. 2.	□ 无 □ 有，原因： 1. 2.
护士 签名	·	·	·
医师 签名			

日期	＿＿年＿＿月＿＿日 （第3～17天，术后第3日）	＿＿年＿＿月＿＿日 （第4～18天，术后第4日）	＿＿年＿＿月＿＿日 （第5～28天，术后第5～14日）
主要 诊疗 工作	□ 上级医师查房 □ 完成病程记录 □ 伤口换药（必要时） □ 指导患者功能锻炼	□ 上级医师查房 □ 完成病程记录 □ 伤口换药（必要时） □ 指导患者功能锻炼 □ 摄患侧膝关节正、侧位片	□ 上级医师查房，进行手术及伤口评 　估，确定有无手术并发症和切口愈合 　不良情况，明确是否出院 □ 完成出院志、病案首页、出院诊断证 　明书等所有病历资料 □ 向患者交代出院后的康复锻炼及注意 　事项，如：复诊的时间、地点，发生 　紧急情况时的处理等
重点 医嘱	长期医嘱 □ 骨科护理常规 □ 一/二级护理 □ 饮食 □ 患肢抬高、制动 □ 抗生素 □ 下肢功能锻炼 临时医嘱 □ 伤口换药（必要时） □ 镇痛等对症处理	长期医嘱 □ 骨科护理常规 □ 一/二级护理 □ 饮食 □ 患肢抬高、制动 □ 如体温正常，伤口情况良好，无 　明显红肿时可以停止抗生素治疗 □ 下肢功能锻炼 临时医嘱 □ 复查血尿常规、肝肾功能、电解 　质（必要时） □ 伤口换药（必要时） □ 镇痛等对症处理	出院医嘱 □ 出院带药 □ 嘱＿＿＿＿日后拆线换药（根据出院 　时间决定） □ 1个月后门诊复查 □ 如有不适，随时来诊
主要 护理 工作	□ 观察患者病情变化 □ 术后心理与生活护理 □ 指导患者功能锻炼	□ 观察患者病情变化 □ 指导患者功能锻炼 □ 心理和生活护理	□ 指导患者办理出院手续 □ 出院宣教
病情 变异 记录	□ 无 □ 有，原因： 1. 2.	□ 无 □ 有，原因： 1. 2.	□ 无 □ 有，原因： 1. 2.
护士 签名	·	·	·
医师 签名			

第四编　詹氏中医骨伤常用优势病种与临床路径

十、筋伤病（肩峰撞击综合征）中医临床路径

路径说明：本路径适用于西医诊断为肩峰撞击综合征的住院患者。

（一）肩峰撞击综合征临床路径

1.适用对象

第一诊断为肩峰撞击综合征（ICD-10编码为：M75.400，肩撞击综合征），行肩关节成形修正术、肩袖修补术等（ICD-9-CM-3：81.831，81.83006）。

2.诊断依据

（1）诊断标准：参照《外科学》（第五版）（吴在德主编，人民卫生出版社，1984年）和《临床疾病诊断依据治愈好转标准》（孙传兴主编，人民军医出版社，1987年）。

（2）病史：肩关节疼痛、无力，活动不利史。

（3）体检：Jobe'test（＋），吹号征（＋），Hawkins征（＋），Neers征（＋）。

（4）辅助检查：肩关节X线片可发现肩峰前缘硬化，肩峰下表面骨赘形成，冈上肌钙化影等，肩关节造影或核磁共振或核磁共振造影可以确定肩袖损伤的部位及程度。

3.选择治疗方案的依据

参照《临床诊疗指南－骨科学分册》（中华医学会编著，人民卫生出版社），《外科学（下册）》（8年制和7年制临床医学专业用，人民卫生出版社）及《实用骨科学》（第二版）（胥少汀主编，人民军医出版社，2003年）。

（1）手术治疗指征是非手术治疗失败的2期和3期第二肩关节撞击征患者。

（2）骨折有手术指征、无手术禁忌证。

（3）无严重内科并发症。

（4）术前生活质量及活动水平较高。

（5）征得患者及家属同意。

4.进入路径标准

（1）第一诊断必须符合肩峰撞击综合征（ICD-10编码为：M75.400，肩撞击综合征）。

（2）当患者同时具有其他疾病，但在住院期间不需特殊处理也不影响第一诊断的临床路径流程实施时，可以进入本路径。

（3）标准住院日≤8天。

5.术前准备1~2天必做的检查项目

（1）必需的检查项目：血常规、尿常规、大便常规＋OB试验；肝功能、肾功能、

生化检查、血沉、血气分析、风湿三项；凝血功能、输血前检查(乙肝、丙肝、艾滋病、梅毒等)；心电图；胸部透视或胸部X线片；腹部B超。

（2）可选择的检查项目(根据病情需要而定)：HLA-B27/B7；超声心动图；肩关节正侧位＋冈上肌出口位X线片；肩关节MR；有相关疾病者必要时请相关科室会诊。

6.选择用药

抗菌药物：按照《抗菌药物临床应用指导原则》(卫医发〔2004〕285号)执行。

7.手术日为入院第3天

（1）麻醉方式：椎管内麻醉或全麻。

（2）手术方式：肩关节成形修正术、肩袖修补术。

（3）手术内固定物：内排钉、缝线等。

（4）输血：视术中出血情况而定，常规不输血。

8.术后住院恢复1～5天

（1）必需的复查项目：血常规(CRP、PCT)、血沉、血凝、电解质、肩关节X线片，肩关节CT平扫＋重建。

（2）必要时查肝肾功能、创面分泌物培养＋药敏等。

（3）术后用药：抗菌药物按照《抗菌药物临床应用指导原则》(卫医发〔2004〕285号)执行。

（4）术后定期换药、术后12～14天拆线，部分患者可酌情延长拆线日期。

（5）保护性功能锻炼。

9.出院标准

（1）体温正常、常规化验无明显异常。

（2）伤口愈合良好，伤口无感染征象(或可在门诊处理的伤口情况)，关节无感染征象。

（3）伤口愈合良好，引流管拔除。

（4）没有其他需要住院处理的并发症和/或合并症。

10.有无变异及原因分析

（1）围手术期并发症：深静脉血栓形成、血肿形成、伤口感染，复位不良、内固定松动、神经血管损伤等因素可能影响整个住院时间与费用。

（2）内科合并症：老年患者常合并其他内科疾病，如脑血管或心血管病、糖尿病、血栓等，骨折手术可能导致这些疾病加重而需要进一步治疗，从而延长治疗时间，并增加住院费用。

（3）内固定物选择：根据骨/软组织病变程度、范围选择适当的内固定物，可导致住院费用存在差异。

（二）肩峰撞击综合征中医临床路径住院表单

适用对象：第一诊断为肩峰撞击综合征（ICD-10编码为：M75.400，肩撞击综合征），行肩关节成形修正术、肩袖修补术等（ICD-9-CM-3：81.831，81.83006）。

患者姓名：_____ 性别：_____ 年龄：_____ 住院号：_____ 标准住院日：≤8天

住院日期：____年____月____日　　　出院日期：____年____月____日

实际住院日：_____天

时间	____年____月____日（第1天）	____年____月____日（第2天，术前日）	____年____月____日（第3天，手术日）
主要诊疗工作	□ 询问病史、体格检查 □ 下达医嘱、开出各项检查单 □ 完成首次病程记录 □ 完成入院记录 □ 完成初步诊断	□ 上级医师查房，术前评估 □ 完成上级医师查房并记录 □ 完成必要的相关科室会诊 □ 向患者及/或家属交代围手术期注意事项并签署手术知情同意书、输血同意书、委托书、自费用品协议书 □ 麻醉医师查房，并与患者及/或家属交代麻醉注意事项并签署麻醉知情同意书 □ 完善各项术前准备	□ 手术 □ 向患者及/或家属交代手术过程概况及术后注意事项 □ 完成手术记录、术后病程 □ 主刀医师查房 □ 麻醉医师查房 □ 观察有无发生术后并发症并处理 □ 术后用药对症治疗
重点医嘱	长期医嘱 □ 骨科护理常规 □ 分级护理 □ 普食 临时医嘱 □ 血常规、尿粪常规 □ 生化检查、凝血功能 □ 输血前检查 □ 心电图 □ 胸部透视或胸部X线片、腹部B超 □ 肩关节正位+冈上肌出口位（必要时） □ 肩关节MR（必要时）	长期医嘱 □ 骨科护理常规 □ 分级护理 □ 普食 □ 既往内科基础疾病用药 临时医嘱 □ 术前抗生素皮试 □ 头孢呋辛针 □ 头孢曲松针 □ 术前禁食水 □ 术区备皮 □ 术前医嘱：准备明日在◎椎管内麻醉◎全麻下行肩关节成形修正术、肩袖修补术	长期医嘱 □ 骨科术后护理常规 □ 一级护理 □ 饮食 □ 抗生素预防/抗感染 □ 术后镇痛抗炎对症治疗 □ 术后甘油果糖消肿 □ 术后持续引流 □ 心电监护、吸氧 临时医嘱 □ 今日在◎椎管内麻醉◎全麻下行肩关节成形修正术、肩袖修补术 □ 术后玻璃酸钠关节腔注射
主要护理工作	□ 入院介绍 □ 入院健康教育 □ 介绍各项检查前注意事项 □ 按照医嘱执行诊疗护理措施	□ 按医嘱完成护理操作、日常治疗 □ 完成常规生命体征的监测 □ 晨晚间护理、夜间巡视 □ 做好备皮等术前准备 □ 提醒患者术前禁食水 □ 术前心理护理	□ 观察患者病情变化并及时报告医生 □ 术后心理与生活护理 □ 指导患者术后功能锻炼
病情变异记录	□ 无 □ 有，原因： 1. 2.	□ 无 □ 有，原因： 1. 2.	□ 无 □ 有，原因： 1. 2.
责任护士签名			
医师签名			

826

时间	___年___月___日 (第4天，术后第1天)	___年___月___日 (第5天，术后第2天)	___年___月___日 (第6～8天，出院日)
主要诊疗工作	□ 上级医师查房 □ 完成常规病程记录 □ 观察伤口并换药，观察体温、生命体征情况并作出相应处理 □ 复查各项检验 □ 运动疗法、功能锻炼 □ 术后用药对症治疗	□ 上级医师查房 □ 完成常规病程记录 □ 观察伤口并换药，观察体温、生命体征情况并作出相应处理 □ 运动疗法、功能锻炼	□ 上级医师查房，进行手术及伤口评估，确定有无手术并发症和伤口愈合不良等情况，明确是否出院 □ 完成病程记录、完成出院志、病案首页 □ 开具出院诊断书 □ 向患者交代出院后的康复锻炼及注意事项，复诊的时间、地点，发生紧急情况的处理等 □ 通知出院
重点医嘱	长期医嘱 □ 骨科术后护理常规 □ 分级护理 □ 普食 □ 术后镇痛抗炎消肿对症治疗 □ 心电监护、吸氧 □ 术后抗生素预防感染 临时医嘱 □ 根据患者恢复情况对症处理 □ 换药 □ 运动疗法、功能锻炼	长期医嘱 □ 骨科术后护理常规 □ 分级护理 □ 普食 临时医嘱 □ 根据患者恢复情况对症处理 □ 复查肩关节正位+冈上肌出口位 □ 肩关节CT平扫+重建 □ 复查血常规、血沉、血凝、电解质 □ 换药 □ 运动疗法、功能锻炼	临时医嘱 □ ___日后拆线换药（根据伤口愈合情况，预约拆线时间） □ 停止所有长期医嘱 □ 出院带药 □ 1个月后门诊复查 □ 如有不适，随时来诊
主要护理工作	□ 观察患者病情变化并及时报告医生 □ 术后心理与生活护理 □ 指导患者术后功能锻炼	□ 观察患者病情，做好记录 □ 术后心理与生活护理 □ 指导患者术后功能锻炼	□ 介绍康复计划 □ 交代出院后注意事项 □ 协助办理出院手续 □ 送患者出院
病情变异记录	□ 无 □ 有，原因： 1. 2.	□ 无 □ 有，原因： 1. 2.	□ 无 □ 有，原因： 1. 2.
责任护士签名			
医师签名			

十一、筋伤病（半月板损伤）中医临床路径

路径说明：本路径适用于西医诊断为半月板损伤的住院患者。

（一）半月板损伤临床路径

1.适用对象

第一诊断为膝半月板损伤（ICD-10编码为：S83.201，膝半月板撕裂；M23.291，陈旧性膝半月板损伤），行膝关节镜下关节镜检，半月板成型、切除或缝合术（ICD-9-CM-3：80.6001-80.6002，81.47001，81.47013）。

2. 诊断依据

（1）疾病诊断标准：参照《外科学》（第五版）（吴在德主编，人民卫生出版社，1984年）和《临床疾病诊断依据治愈好转标准》（孙传兴主编，人民军医出版社，1987年）。

（2）病史：膝关节常有外伤史，关节肿痛，活动受限，膝关节常有位置较固定的绞索及弹响。

（3）体检：股四头肌常常萎缩，半月板摇摆试验(＋)，K.S.征(＋)，麦氏征(＋)，过伸过屈痛等。

3. 分型

根据《实用骨科学》（第二版）（胥少汀主编，人民军医出版社，2003年），可分为以下类型。

半月板边缘破裂；半月板"桶柄状"破裂；半月板横行破裂；半月板前角破裂；半月板后角破裂；半月板瓣状破裂。

4. 选择治疗方案的依据

参照《临床诊疗指南－骨科学分册》（中华医学会编著，人民卫生出版社），《实用骨科学》（第二版）（胥少汀主编，人民军医出版社，2003年）。

（1）经保守治疗无效，呈交锁状态或经常发生交锁，反复打软腿，复发性积液，疼痛严重且诊断明确者。

（2）骨折有手术指征、无手术禁忌。

（3）无严重内科并发症。

（4）术前生活质量及活动水平较高。

（5）征得患者及家属同意。

5. 进入路径标准

（1）第一诊断必须符合膝关节半月板损伤。

（2）当患者同时具有其他疾病诊断时，但在住院期间不需要特殊处理也不影响第一诊断的临床路径流程实施时，可以进入路径。

（3）标准住院日≤8天。

6. 术前准备1～2天必做的检查项目

（1）必需的检查项目：血常规、尿常规、大便常规＋OB试验；肝功能、肾功能、生化检查、血沉、血气分析；凝血功能、输血前检查（乙肝、丙肝、艾滋病、梅毒等）；心电图；胸部透视或胸部X线片；腹部B超；膝关节正侧位片＋1.5膝关节MR检查。

（2）可选择的检查项目（根据病情需要而定）。血型、风湿三项；超声心动图；有相关疾病者必要时请相关科室会诊。

7.选择用药

抗菌药物：按照《抗菌药物临床应用指导原则》（卫医发〔2004〕285号）执行。

8.手术日为入院第3天

（1）麻醉方式：神经阻滞麻醉、椎管内麻醉或全麻。

（2）手术方式：膝关节镜下半月板成型，切除或缝合术。

（3）手术内固定物：Fast-fix，半月板箭，Rapid-lock等。

（4）输血：视术中出血情况而定，常规不输血。

9.术后住院恢复5天

（1）必需的复查项目：血常规、生化、凝血功能、电解质、血沉。

（2）必要时查膝关节正侧位X线片、创面分泌物培养+药敏等。

（3）术后处理。

①抗菌药物：按照《抗菌药物临床应用指导原则》（卫医发〔2015〕43号）执行。

②术后镇痛：参照《骨科常见疼痛的处理专家建议》。

③术后康复：根据手术状况按相应康复计划康复、功能锻炼。

10.出院标准

（1）体温正常、常规化验无明显异常。

（2）伤口愈合良好，伤口无感染征象（或可在门诊处理的伤口情况），关节无感染征象。

（3）没有需要住院处理的并发症和/或合并症。

11.有无变异及原因分析

（1）围手术期并发症：深静脉血栓形成、伤口感染、关节感染、神经血管损伤等，造成住院日延长和费用增加。

（2）内科合并症：老年患者常合并内科疾病，如脑血管或心血管病、糖尿病、血栓等，手术可能导致基础疾病加重而需要进一步治疗，从而延长治疗时间，并增加住院费用。

（3）植入材料的选择：当半月板需要缝合时，由于缝合位置、大小和损伤性质不同，使用不同的内植物材料，可能导致住院费用存在差异。

（二）半月板损伤临床路径住院表单

适用对象：第一诊断为膝半月板损伤（ICD-10编码为：S83.201，膝半月板撕裂；M23.291，陈旧性膝半月板损伤），行膝关节镜下关节镜检，半月板成型、切除或缝合术（ICD-9-CM-3：80.6001-80.6002，81.47001，81.47013）。

患者姓名：_____性别：_____年龄：_____住院号：_____标准住院日：≤8天

住院日期：____年____月____日　　出院日期：____年____月____日

实际住院日：____天

时间	____年___月___日 （第1天）	____年___月___日 （第2天，术前日）	____年___月___日 （第3天，手术日）
主要诊疗工作	□ 询问病史、体格检查 □ 下达医嘱、开出各项检查单，完善术前检查 □ 完成首次病程记录 □ 完成入院记录 □ 完成初步诊断	□ 上级医师查房，术前评估 □ 完成上级医师查房并记录 □ 完成必要的相关科室会诊 □ 向患者及/或家属交代围手术期注意事项并签署手术知情同意书、输血同意书、委托书、自费用品协议书 □ 麻醉医师查房，并与患者及/或家属交代麻醉注意事项并签署麻醉知情同意书 □ 完善各项术前准备	□ 手术 □ 向患者及/或家属交代手术过程概况及术后注意事项 □ 完成手术记录、术后病程 □ 主刀医师查房 □ 麻醉医师查房 □ 观察有无发生术后并发症并处理 □ 术后用药对症治疗
重点医嘱	长期医嘱 □ 骨科护理常规 □ 分级护理 □ 普食 临时医嘱 □ 血常规、尿粪常规 □ 肝肾功能、凝血功能 □ 输血前检查 □ 心电图 □ 胸部透视或胸部X线片、腹部B超 □ 膝关节X线片+MR	长期医嘱 □ 骨科护理常规 □ 分级护理 □ 普食 □ 既往内科基础疾病用药 临时医嘱 □ 术前抗生素皮试 □ 头孢呋辛针 头孢曲松针 □ 术前禁食水 □ 术区备皮 □ 术前医嘱：准备明日在◎椎管内麻醉◎全麻下行膝关节镜下关节镜检/半月板成型、切除或缝合术	长期医嘱 □ 骨科术后护理常规 □ 一级护理 □ 饮食 □ 抗生素预防/抗感染 □ 术后镇痛抗炎对症治疗 □ 术后甘油果糖消肿 临时医嘱 □ 今日在◎椎管内麻醉◎全麻下行膝关节镜检/半月板成型、切除或缝合术 □ 术前禁食水 □ 心电监护、吸氧
主要护理工作	□ 入院介绍 □ 入院健康教育 □ 介绍各项检查前注意事项 □ 按照医嘱执行诊疗护理措施	□ 按医嘱完成护理操作、日常治疗 □ 完成常规生命体征的监测 □ 晨晚间护理、夜间巡视 □ 做好备皮等术前准备 □ 提醒患者术前禁食水 □ 术前心理护理	□ 观察患者病情变化并及时报告医生 □ 术后心理与生活护理 □ 指导患者术后功能锻炼
病情变异记录	□ 无 □ 有，原因： 1. 2.	□ 无 □ 有，原因： 1. 2.	□ 无 □ 有，原因： 1. 2.
责任护士签名			
医师签名			

时间	___年___月___日 (第4天，术后第1天)	___年___月___日 (第5天，术后第2天)	___年___月___日 (第6~8天，出院日)
主要 诊疗 工作	□ 上级医师查房 □ 完成常规病程记录 □ 观察伤口并换药，观察体温、生命 体征情况并作出相应处理 □ 复查各项检验 □ 运动疗法、功能锻炼 □ 术后用药对症治疗	□ 上级医师查房 □ 完成常规病程记录 □ 观察伤口并换药，观察体 温、生命体征情况并作出相 应处理 □ 运动疗法、功能锻炼	□ 上级医师查房，进行手术及伤 口评估，确定有无手术并发症和 伤口愈合不良等情况，明确是否 出院 □ 完成病程记录、完成出院志、 病案首页 □ 开具出院诊断书 □ 向患者交代出院后的康复锻炼 及注意事项，复诊的时间、地 点，发生紧急情况的处理等 □ 通知出院
重点 医嘱	长期医嘱 □ 骨科术后护理常规 □ 分级护理 □ 普食 □ 术后镇痛抗炎对症治疗 □ 术后甘油果糖消肿 临时医嘱 □ 根据患者恢复情况对症处理 □ 复查X线片（必要时） □ 复查血常规、生化检查、血沉、血 凝、电解质、创面培养（必要时） □ 换药 □ 运动疗法、功能锻炼	长期医嘱 □ 骨科术后护理常规 □ 分级护理 □ 普食 临时医嘱 □ 根据患者恢复情况对症处理 □ 换药 □ 运动疗法、功能锻炼	临时医嘱 □ ___日后拆线换药（根据伤口愈 合情况，预约拆线时间） □ 停止所有长期医嘱 □ 出院带药 □ 1个月后门诊复查 □ 如有不适，随时来诊
主要 护理 工作	□ 观察患者病情变化并及时报告医生 □ 术后心理与生活护理 □ 指导患者术后功能锻炼	□ 观察患者病情，做好记录 □ 术后心理与生活护理 □ 指导患者术后功能锻炼	□ 介绍康复计划 □ 交代出院后注意事项 □ 协助办理出院手续 □ 送患者出院
病情 变异 记录	□ 无 □ 有，原因： 1. 2.	□ 无 □ 有，原因： 1. 2.	□ 无 □ 有，原因： 1. 2.
责任 护士 签名			
医师 签名			

十二、筋瘤病（腱鞘囊肿）中医临床路径

路径说明：本路径适用于西医诊断为腱鞘囊肿的住院患者。

（一）腱鞘囊肿临床路径标准住院流程

1.适用对象

第一诊断为腱鞘囊肿 ICD-9：727.403，ICD-10：M67.401，行腱鞘囊肿切除术。

2. 诊断依据

根据《外科学（下册）》（8年制和7年制临床医学专业用，人民卫生出版社）。

（1）病史：外伤史。

（2）体格检查：腕、踝等关节处肿块，压痛，无移动度，边界清晰，与周围组织无粘连。

（3）辅助检查：无。

3. 选择治疗方案的依据

根据《外科学（下册）》（8年制和7年制临床医学专业用，人民卫生出版社）。
年龄在16岁以上。全身状况允许手术。非手术治疗无效。行腱鞘囊肿切除术。

4. 标准住院日为≤16天

5. 进入路径标准

（1）第一诊断必须符合 ICD-9：727.403，ICD-10：M67.401 腱鞘囊肿疾病编码。

（2）单纯性腱鞘囊肿。

（3）除外其他病理诊断。

（4）当患者合并其他疾病，但住院期间不需要特殊处理也不影响第一诊断的临床路径流程实施时，可以进入路径。

6. 术前准备（术前评估）≤7天

（1）必需的检查项目：血常规、血型、尿常规＋镜检；电解质检查、肝功能测定、肾功能测定、凝血功能检查、感染性疾病筛查（乙肝，丙肝，梅毒，艾滋病）；胸部X线平片、心电图；骨科X线检查。

（2）根据患者病情可选择的检查项目：CT检查、血气分析、肺功能检查、超声心动图等。

7. 手术日为入院第1～3天

（1）麻醉方式：局麻、神经阻滞麻醉、椎管内麻醉或/和全麻。

（2）手术方式：腱鞘囊肿切除术。

（3）术中用药：麻醉用药、抗菌药、止血药物。

（4）输血：视术中具体情况而定。

8. 术后住院恢复4～15天

（1）必须复查的项目：血常规。

（2）可选择的检查项目：电解质、肝肾功能、CT。

（3）术后用药。

①抗菌药物使用：抗菌药物使用按照《抗菌药物临床应用指导原则》（卫医发〔2004〕285号）执行，并根据患者的病情决定抗菌药物的选择与使用时间。建议使用第一、二代头孢菌素，头孢曲松。

②术后镇痛：参照《骨科常见疼痛的处理专家建议》。

③其他药物：消肿。

（4）保护下功能锻炼。

9. 出院标准

（1）体温正常，常规化验检查无明显异常。

（2）伤口愈合好（或可在门诊处理的伤口情况），伤口无感染征象。

（3）没有需要住院处理的并发症和/或合并症。

10. 变异及原因分析

（1）围手术期并发症：深静脉血栓形成、伤口感染、神经血管损伤等造成住院日延长和费用增加。

（2）内科合并症：老年患者常合并其他内科疾病，如脑血管或心血管病、糖尿病、血栓等，骨折手术可能导致这些疾病加重而需要进一步治疗，从而延长治疗时间，并增加住院费用。

（二）腱鞘囊肿临床路径表单

适用对象：第一诊断为腱鞘囊肿 ICD-9：727.403，ICD-10：M67.401，行腱鞘囊肿切除术。

患者姓名：_____ 性别：_____ 年龄：_____ 住院号：_____ 门诊号：_____

住院日期：____年____月____日　　出院日期：____年____月____日

标准住院日≤16天

时间	____年___月___日(第1天)	____年___月___日(第2天，术前日)	____年___月___日(第3天，手术日)
主要诊疗工作	□ 询问病史及体格检查 □ 上级医师查房 □ 初步的诊断和治疗方案 □ 完成住院志、首次病程、上级医师查房等病历书写 □ 开检查检验单 □ 完成必要的相关科室会诊	□ 上级医师查房与手术前评估 □ 确定诊断和手术方案 □ 完成上级医师查房记录 □ 收集检查检验结果并评估病情 □ 请相关科室会诊 □ 向患者及/或家属交代围手术期注意事项并签署手术知情同意书、输血同意书、委托书（患者本人不能签字时）、自费用品协议书 □ 麻醉医师查房并与患者及/或家属交代麻醉注意事项并签署麻醉知情同意书 □ 完成各项术前准备	□ 手术 □ 向患者及/或家属交代手术过程概况及术后注意事项 □ 术者完成手术记录 □ 完成术后病程 □ 上级医师查房 □ 麻醉医师查房 □ 观察有无术后并发症并做相应处理

时间	＿＿＿年＿＿月＿＿日（第1天）	＿＿＿年＿＿月＿＿日（第2天，术前日）	＿＿＿年＿＿月＿＿日（第3天，手术日）
重点医嘱	长期医嘱 □ 骨科常规护理 □ 二级护理 □ 饮食 □ 患者既往内科基础疾病用药 临时医嘱 □ 血常规、血型、尿常规 □ 凝血功能 □ 电解质、肝肾功能 □ 传染性疾病筛查 □ 胸部X线平片、心电图 □ 根据病情：肺功能、超声心动图、血气分析 □ 患处X线片	长期医嘱 □ 骨科护理常规 □ 二级护理 □ 饮食 □ 患者既往内科基础疾病用药 临时医嘱 □ 术前医嘱 □ 明日在麻醉下行腱鞘囊肿切除术 □ 术前禁食水 □ 术前用抗菌药物皮试 □ 术前留置导尿管（全麻） □ 术区备皮 □ 其他特殊医嘱	长期医嘱 □ 骨科术后护理常规 □ 二级护理 □ 饮食 □ 患肢抬高 □ 抗菌药物（根据病情需要） □ 留置引流管并记引流量（根据病情需要） □ 其他特殊医嘱 临时医嘱 □ 心电监护、吸氧（根据病情需要） □ 补液 □ 胃黏膜保护剂（酌情） □ 止吐、止痛、消肿等对症处理 □ 急查血常规 □ 输血（根据病情需要）
主要护理工作	□ 入院介绍 □ 入院护理评估 □ 观察患肢制动情况及护理	□ 做好备皮等术前准备 □ 提醒患者术前禁食水 □ 术前心理护理	□ 观察患者病情变化并及时报告医师 □ 术后心理与生活护理 □ 指导术后患者功能锻炼
病情变异记录	□ 无 □ 有，原因： 1. 2.	□ 无 □ 有，原因： 1. 2.	□ 无 □ 有，原因： 1. 2.
护士签名			
医师签名			

时间	＿＿＿年＿＿月＿＿日 （第4天，术后第1日）	＿＿＿年＿＿月＿＿日 （第5天，术后第2日）	＿＿＿年＿＿月＿＿日 （第6～15天，术后第3日）
主要诊疗工作	□ 上级医师查房 □ 完成常规病程记录 □ 观察伤口、引流量、体温、生命体征、患肢远端感觉运动情况等并作出相应处理	□ 上级医师查房 □ 完成常规病程记录 □ 拔除引流管、伤口换药 □ 指导患者功能锻炼	□ 上级医师查房，进行手术及伤口评估，确定有无手术并发症和切口愈合不良情况，明确是否出院 □ 完成出院志、病案首页、出院诊断证明书等病历 □ 向患者交代出院后的康复锻炼及注意事项，如复诊的时间、地点，发生紧急情况时的处理等
重点医嘱	长期医嘱 □ 骨科术后护理常规 □ 二级护理 □ 饮食 □ 患肢抬高 □ 留置引流管并记引流量（根据病情需要） □ 抗菌药物（根据病情需要） □ 其他特殊医嘱 临时医嘱 □ 复查血常规（酌情） □ 输血及/或补晶体、胶体液（根据病情需要） □ 换药 □ 镇痛、消肿等对症处理（酌情	长期医嘱 □ 骨科术后护理常规 □ 二级护理 □ 饮食 □ 患肢抬高 □ 抗菌药物（根据病情需要） □ 其他特殊医嘱 临时医嘱 □ 复查血常规（酌情） □ 输血及/或补晶体、胶体液（根据病情需要） □ 换药，拔引流管 □ 镇痛、消肿等对症处理（酌情）	出院医嘱： □ 出院带药 □ ＿＿＿日后拆线换药（根据伤口愈合情况，预约拆线时间） □ 出院后骨科和/或康复科门诊复查 □ 不适随诊

834

时间	___年___月___日 （第4天，术后第1日）	___年___月___日 （第5天，术后第2日）	___年___月___日 （第6～15天，术后第3日）
主要护理工作	□ 观察患者病情变化并及时报告医师 □ 术后心理与生活护理 □ 指导术后患者功能锻炼	□ 观察患者病情变化并做相关记录 □ 术后心理与生活护理 □ 指导术后患者功能锻炼	□ 指导患者办理出院手续 □ 出院宣教
病情变异记录	□无 □有，原因： 1. 2.	□无 □有，原因： 1. 2.	□无 □有，原因： 1. 2.
护士签名			
医师签名			

十三、项痹病（神经根型颈椎病）中医临床路径

路径说明：本路径适合于西医诊断为颈椎病（神经根型）的患者。

（一）项痹病（神经根型颈椎病）中医临床路径标准住院流程

1. 适用对象

（1）中医诊断：第一诊断为项痹病（TCD编码：BGS000）。

（2）西医诊断：第一诊断为颈椎病（神经根型）（ICD-10编码：M47.221＋G55.2*）。

2. 诊断依据

（1）疾病诊断：参照2009年中国康复医学会颈椎病专业委员会《颈椎病诊治与康复指南》。

（2）疾病分期：急性期；缓解期；康复期。

（3）证候诊断：参照"国家中医药管理局'十一五'重点专科协作组项痹病（神经根型颈椎病）诊疗方案"。

项痹病（神经根型颈椎病）临床常见证型：风寒痹阻证；血瘀气滞证；痰湿阻络证；肝肾不足证；气血亏虚证。

3. 治疗方案的选择

参照"国家中医药管理局'十一五'重点专科协作组项痹病（神经根型颈椎病）诊疗方案"。

（1）诊断明确，第一诊断为项痹病（神经根型颈椎病）。

（2）患者适合并接受中医治疗。

4. 标准住院日为≤21天

5. 进入路径标准

（1）第一诊断必须符合项痹病（神经根型颈椎病）（TCD 编码：BGS000、ICD-10 编码：M47.221 ＋ G55.2*）的患者。

（2）门诊治疗疗效不佳者。

（3）患者同时并发其他疾病，但在治疗期间无需特殊处理，也不影响第一诊断的临床路径流程实施时，可以进入本路径。

（4）有以下情况者不能进入本路径。

①有手术指征者。

②合并发育性椎管狭窄者（椎管比值＝椎管矢状径／椎体矢状径＜0.75）。

③治疗部位有严重皮肤损伤或皮肤病者。

④曾经接受颈椎手术治疗或颈椎畸形者。

6. 中医证候学观察

四诊合参，收集该病种不同证候的主症、次症、舌、脉特点。注意证候的动态变化。

7. 入院检查项目

（1）必需的检查项目：颈椎张口位、正侧位、功能位、双斜位 X 线片；血常规、尿常规、便常规；肝功能、肾功能、血糖、电解质、凝血功能、血沉；心电图；胸部透视或胸部 X 线片。

（2）可选择的检查项目：根据病情需要而定，如肌电图、颈椎 CT 或 MRI、血脂、抗 "O"、类风湿因子、C-反应蛋白等。

8. 治疗方法

（1）手法：松解类手法；整复类手法。

（2）针灸疗法。

（3）牵引疗法。

（4）其他外治法：敷贴、熏蒸、涂擦、膏摩、刮痧、拔罐、中药离子导入、针刀疗法、穴位埋线、封闭疗法等。

（5）辨证选择口服中药汤剂：

①风寒痹阻证：祛风散寒，祛湿通络。

②血瘀气滞证：行气活血，通络止痛。

③痰湿阻络证：祛湿化痰，通络止痛。

④肝肾不足证：补益肝肾，通络止痛。

⑤气血亏虚证：益气温经，和血通痹。

（6）物理治疗：红外线照射、蜡疗、超声药物透入、电磁疗法等。

（7）运动疗法。

（8）其他疗法。

（9）根据病情需要，选择脱水、止痛、营养神经等药物对症治疗。

9.出院标准

（1）颈项部及上肢疼痛症状消失或明显好转。

（2）日常生活能力基本恢复。

（3）没有需要住院治疗的并发症。

10.有无变异及原因分析

（1）病情加重，需要延长住院时间，增加住院费用。

（2）合并有其他系统疾病者，住院期间病情加重，需要特殊处理，导致住院时间延长、费用增加。

（3）治疗过程中发生了病情变化，出现严重并发症，退出本路径。

（4）因患者及其家属意愿而影响本路径的执行，退出本路径。

（二）项痹病（神经根型颈椎病）中医临床路径住院表单

适用对象：第一诊断为项痹病（神经根型颈椎病）（TCD编码：BGS000、ICD-10编码：M47.221＋G55.2*）。

患者姓名：_____性别：_____年龄：_____门诊号：_____住院号：_____

住院日期：___年____月___日　　　出院日期：___年____月___日

标准住院日：≤21天　　　　　　　实际住院日：_____天

时间	___年___月___日（第1天）	___年___月___日（第2天）	___年___月___日（第3～7天）
主要诊疗工作	□ 询问病史、体格检查 □ 下达医嘱、开出各项检查单 □ 完成首次病程记录 □ 完成入院记录 □ 完成初步诊断	□ 实施各项实验室检查和影像学检查 □ 完成上级医师查房，进一步明确诊断，指导治疗 □ 向家属交代病情和治疗注意事项 □ 实施手法等治疗措施	□ 上级医师查房明确诊断及诊疗评估 □ 根据患者病情变化及时调整治疗方案
重点医嘱	长期医嘱 □ 专科护理常规 □ 中医辨证治疗 □ 牵引疗法 □ 物理治疗 临时医嘱 □ 血、尿、便常规 □ 颈椎X线片 □ 血糖及其他必要的生化检查 □ 心电图 □ 胸透或胸部X线片 □ 对症治疗	长期医嘱 □ 专科护理常规 □ 分级护理 □ 普食 □ 中医辨证治疗 □ 松解类手法 □ 整复类手法 □ 牵引疗法 □ 物理治疗 □ 针刺 □ 灸法 □ 其他外治法 临时医嘱 □ 对症治疗 □ 实施中药调理	长期医嘱 □ 专科护理常规 □ 分级护理 □ 普食 □ 中医辨证治疗 □ 松解类手法 □ 整复类手法 □ 牵引疗法 □ 物理治疗 □ 针刺 □ 灸法 □ 其他外治法 □ 其他疗法 临时医嘱 □ 必要时复查异常项目 □ 必要时请相关科室会诊 □ 对症治疗

时间	____年___月___日(第1天)	____年___月___日(第2天)	____年___月___日(第3~7天)
主要护理工作	□ 入院介绍 □ 入院健康教育 □ 介绍入院检查前注意事项 □ 按照医嘱执行诊疗护理措施	□ 按医嘱完成护理操作、日常治疗 □ 完成常规生命体征的监测 □ 治疗前中医情志疏导、健康教育 □ 饮食指导 □ 安排并指导陪护工作 □ 晨晚间护理、夜间巡视	□ 按照医嘱执行诊疗护理措施 □ 饮食指导 □ 安抚疏导、健康教育
病情变异记录	□ 无 □ 有，原因： 1. 2.	□ 无 □ 有，原因： 1. 2.	□ 无 □ 有，原因： 1. 2.
责任护士签名			
医师签名			

时间	____年___月___日(第8~15天)	____年___月___日(第16~20天)	____年___月___日(出院日第21天)
主要诊疗工作	□ 根据患者病情变化及时调整治疗方案 □ 上级医师查房作出进一步的诊疗评估	□ 根据患者病情变化及时调整治疗方案 □ 上级医师查房作出进一步的诊疗评估 □ 强调运动疗法及康复疗法的应用	□ 交代出院注意事项、复查日期 □ 完成出院记录 □ 通知出院 □ 制定康复计划，指导患者出院后功能锻炼 □ 开具出院诊断书
重点医嘱	长期医嘱 □ 专科护理常规 □ 分级护理 □ 普食 □ 中医辨证治疗 □ 松解类手法 □ 整复类手法 □ 牵引疗法 □ 物理治疗 □ 针刺 □ 灸法 □ 其他外治法 □ 其他疗法 临时医嘱 □ 必要时复查异常项目 □ 必要时请相关科室会诊 □ 对症治疗	长期医嘱 □ 专科护理常规 □ 分级护理 □ 普食 □ 中医辨证治疗 □ 松解类手法 □ 整复类手法 □ 牵引疗法 □ 物理治疗 □ 针刺 □ 灸法 □ 运动疗法 □ 康复疗法 临时医嘱 □ 必要时复查异常项目 □ 必要时请相关科室会诊 □ 对症治疗	长期医嘱 □ 停止所有长期医嘱 临时医嘱 □ 开具出院医嘱 □ 出院带药
主要护理工作	□ 按照医嘱执行诊疗护理措施 □ 饮食指导 □ 安抚疏导、健康教育	□ 按照医嘱执行诊疗护理措施 □ 饮食指导 □ 安抚疏导、健康教育	□ 协助办理出院手续 □ 送患者出院 □ 交代出院后注意事项
病情变异记录	□ 无 □ 有，原因： 1. 2.	□ 无 □ 有，原因： 1. 2.	□ 无 □ 有，原因： 1. 2.
责任护士签名			
医师签名			

十四、腰痛病（腰椎间盘突出症）中医临床路径

路径说明：本路径适用于西医诊断为腰椎间盘突出症的住院患者。

（一）腰椎间盘突出症中医临床路径标准住院流程

1.适用对象

诊断：腰椎间盘突出症（ICD-10编码：M51.202）。

2.诊断依据

（1）疾病诊断。

①中医诊断标准：参照1994年国家中医药管理局发布的中华人民共和国行业标准《中医病症诊断疗效标准》（ZY/T001.9-94）。

②西医诊断标准：参照《临床诊疗指南——骨科分册》（中华医学会编著，人民卫生出版社，2009年）。

（2）疾病分期。急性期；缓解期；康复期。

（3）证候诊断。参照《国家中医药管理局重点专科协作组腰椎间盘突出症诊疗方案》。

腰椎间盘突出症临床常见证型：血瘀气滞证；寒湿痹阻证；湿热痹阻证；肝肾亏虚证。

3.治疗方案的选择

参照《国家中医药管理局重点专科协作组腰椎间盘突出症诊疗方案》。

4.标准住院日为≤14天

5.进入路径标准

（1）第一诊断必须符合腰椎间盘突出症（TCD编码：BNS050、ICD-10编码：M51.202）。

（2）患者同时并发其他疾病，但在治疗期间无需特殊处理，也不影响第一诊断的临床路径流程实施时，可以进入本路径。

（3）有以下情况者不能进入本路径。

①有明确手术指征者。

②合并严重发育性椎管狭窄或其他严重畸形者。

③体质较弱，或者孕妇等。

④患有严重心脏病、高血压、肝肾等疾病患者。

⑤体表皮肤破损、溃烂或皮肤病患者；有出血倾向的血液病患者。

6. 中医证候学观察

四诊合参，收集该病种不同证候的主症、次症、舌、脉特点，注意证候动态变化。

7. 入院检查项目

（1）必需的检查项目：腰椎正、侧位及功能位 X 线片、腰椎 CT 或腰椎 MRI；血常规、尿常规、便常规；肝功能、肾功能、血糖；心电图；胸部 X 线片。

（2）可选择的检查项目：根据病情需要而定，如腰椎管造影、肌电图、骨密度、血脂、电解质、抗"O"、类风湿因子、C-反应蛋白、血沉等。

8. 治疗方法

（1）手法治疗。

①松解类手法。

②整复类手法：俯卧拔伸法；斜扳腰椎法；牵引按压法；腰椎旋转扳法。

③其他特色手法。

（2）辨证选择中药汤剂。

①血瘀气滞证：行气活血，固腰息痛；

②寒湿痹阻证：温经散寒，祛湿通络；

③湿热痹阻证：清利湿热，通络止痛；

④肝肾亏虚证：补益肝肾，通络止痛．

（3）辨证选择中成药口服。

（4）辨证选择中药外治。

（5）腰椎牵引治疗：电动牵引、三维多功能牵引床等牵引方式。

（6）针灸治疗：体针、腹针、平衡针等。

（7）物理治疗：激光红外线照射、蜡疗、中药离子导入、电脑中频、电磁疗法等。

（8）运动疗法："游泳疗法""仰卧架桥""飞燕式"等方法。

（9）其他治疗：在急性期根据疼痛程度，选择性使用脱水、止痛、消除神经根炎症药物等对症治疗。

（10）护理：辨证施护。

9. 出院标准

（1）腰部及下肢痹痛症状体征消失或明显好转。

（2）日常生活及工作能力基本恢复。

（3）没有需要住院治疗的并发症。

（4）按照 JOA 评价标准：治疗改善率≥50。

10.有无变异及原因分析

（1）治疗过程中病情进一步加重，出现下肢放射痛或麻木加重，需要延长住院时间，增加住院费用。

（2）合并有其他系统疾病者，住院期间病情加重，需要特殊处理，导致住院时间延长、费用增加，退出本路径。

（3）出现下肢神经明显损伤等并发症，需要特殊处理，退出本路径。

（4）因患者及其家属意愿而影响本路径的执行，退出本路径。

（二）腰痛病（腰椎间盘突出症）中医临床路径住院表单

适用对象：腰椎间盘突出症（ICD-10编码：M51.202）。

患者姓名：_____ 性别：_____ 年龄：_____ 住院号：_____ 标准住院日：≤14天

住院日期：____年____月____日　　　　　出院日期：____年____月____日

实际住院日：____天

时间	____年___月___日（第1天）	____年___月___日（第2天）	____年___月___日（第3～6天）
主要诊疗工作	□ 询问病史、体格检查 □ 下医嘱开出各项检查单 □ 完成入院记录初步诊断 □ 初步拟定诊疗方案 □ 密切观察基础疾病，必要时请专科会诊	□ 实施各项实验室检查和影像学检查 □ 完成上级医师查房，进一步明确诊断，指导治疗 □ 向家属交代病情和治疗注意事项	□ 上级医师查房明确诊断及诊疗评估 □ 根据患者病情变化及时调整治疗方案
重点医嘱	长期医嘱 □ 专科护理常规 □ 饮食调摄 □ 卧床休息 □ 疾病分期 □ 辨证分型 □ 腰椎牵引疗法 □ 物理治疗 □ 其他治疗方法 临时医嘱 □ 血、尿、便常规 □ 腰椎X线片、CT/MRI □ 生化检查 □ 心电图 □ 胸部X线片 □ 对症治疗	长期医嘱 □ 专科护理常规 □ 分级护理 □ 饮食调摄 □ 卧床休息 □ 疾病分期 □ 辨证分型 □ 中药汤剂辨证口服 □ 中成药辨证口服 □ 中药辨证外治 □ 松解类手法治疗 □ 整复类手法治疗 □ 其他手法治疗 □ 腰椎牵引疗法 □ 物理治疗 □ 针刺 □ 灸法 □ 其他治疗方法 临时医嘱 □ 必要时相关科室会诊 □ 对症治疗	长期医嘱 □ 专科护理常规 □ 分级护理 □ 饮食调摄 □ 卧床休息 □ 疾病分期 □ 辨证分型 □ 中药汤剂辨证口服 □ 中成药辨证口服 □ 中药辨证外治 □ 松解类手法治疗 □ 整复类手法治疗 □ 其他手法治疗 □ 腰椎牵引疗法 □ 物理治疗 □ 针刺 □ 灸法 □ 其他治疗方法 临时医嘱 □ 必要时复查异常项目 □ 必要时相关科室会诊 □ 对症治疗
主要护理工作	□ 入院介绍 □ 入院健康教育、饮食指导 □ 介绍检查前注意事项 □ 执行诊疗护理措施	□ 按医嘱完成护理操作、日常治疗 □ 完成常规生命体征监测 □ 功能指导训练	□ 按医嘱执行护理措施 □ 饮食指导 □ 安抚疏导、健康教育 □ 功能指导训练

时间	____年___月___日（第1天）	____年___月___日（第2天）	____年___月___日（第3～6天）
病情变异记录	□无 □有，原因： 1. 2.	□无 □有，原因： 1. 2.	□无 □有，原因： 1. 2.
责任护士签名			
医师签名			

时间	____年___月___日（第7天）	____年___月___日（第8～13天）	____年___月___日（出院日第14天）
主要诊疗工作	□分析总结临床治疗效果 □根据患者病情变化及时调整治疗方案 □上级医师查房作出进一步的诊疗评估	□根据患者病情变化及时调整治疗方案 □上级医师查房作出进一步的诊疗评估 □强调运动疗法及康复疗法的应用	□交代出院注意事项、复查日期 □完成出院记录 □通知出院 □制定康复计划，指导患者出院后功能锻炼 □开具出院诊断书
重点医嘱	长期医嘱 □专科护理常规 □分级护理 □饮食调摄 □卧床休息 □疾病分期 □辨证分型 □中药汤剂辨证口服 □中成药辨证口服 □中药辨证外治 □松解类手法治疗 □整复类手法治疗 □其他手法治疗 □腰椎牵引疗法 □物理治疗 □针刺 □灸法 □其他治疗方法 临时医嘱 □必要时复查异常项目 □必要时相关科室会诊 □对症治疗	长期医嘱 □专科护理常规 □分级护理 □饮食调摄 □卧床休息 □疾病分期 □辨证分型 □中药汤剂辨证口服 □中成药辨证口服 □中药辨证外治 □松解类手法治疗 □整复类手法治疗 □其他手法治疗 □腰椎牵引疗法 □物理治疗 □针刺 □灸法 □其他治疗方法 临时医嘱 □必要时复查异常项目 □必要时相关科室会诊 □对症治疗	长期医嘱 □停止所有长期医嘱 临时医嘱 □开具出院医嘱 □出院带药
主要护理工作	□按照医嘱执行诊疗护理措施 □饮食指导 □安抚疏导、健康教育 □功能指导训练	□按照医嘱执行诊疗护理措施 □饮食指导 □安抚疏导、健康教育 □功能指导训练	□协助办理出院手续 □送患者出院 □交代出院后注意事项 □功能指导训练
病情变异记录	□无 □有，原因： 1. 2.	□无 □有，原因： 1. 2.	□无 □有，原因： 1. 2.
责任护士签名			
医师签名			

十五、膝痹病（膝关节骨性关节炎）中医临床路径

路径说明：本路径适合于西医诊断为膝关节骨性关节炎的患者。

（一）膝痹病（膝关节骨性关节炎）中医临床路径标准住院流程

1.适用对象

（1）中医诊断。第一诊断为膝痹病（TCD编码：BNV090）。

（2）西医诊断。第一诊断为膝关节骨性关节炎（ICD-10编码：M17.901）。

2.诊断依据

（1）疾病诊断。参照2007年中华医学会骨科学分会制定的《骨关节诊治指南》。

（2）疾病分期。早期；中期；晚期。

（3）证候诊断。参照"国家中医药管理局'十一五'重点专科协作组膝痹病（膝关节骨性关节炎）诊疗方案"。

膝痹病（膝关节骨性关节炎）临床常见证候：风寒湿痹证；风湿热痹证；瘀血闭阻证；肝肾亏虚证。

3.治疗方案的选择

参照"国家中医药管理局'十一五'重点专科协作组膝痹病（膝关节骨性关节炎）诊疗方案"。

（1）诊断明确，第一诊断为膝痹病（膝关节骨性关节炎）。

（2）患者适合并接受中医治疗。

4.标准住院日为≤21天

5.进入路径标准

（1）第一诊断必须符合膝痹病（TCD编码：BNV090）和膝关节骨性关节炎（ICD-10编码：M17.901）的患者。

（2）患者同时具有其他疾病，但在住院期间不需特殊处理，也不影响第一诊断的临床路径流程实施时，可以进入本路径。

（3）各种保守治疗无效半年以上，X线片显示为晚期改变，有全膝置换术指征者，不进入本路径。

6.中医证候学观察

四诊合参，收集该病种不同证候的主症、次症、舌、脉特点。注意证候的动态变化。

7.入院检查项目

（1）必需的检查项目：血常规、尿常规、便常规＋潜血；肝功能、肾功能、血糖、血沉、凝血功能；C-反应蛋白；膝关节 X 线片；心电图；胸部透视或胸部 X 线片。

（2）可选择的检查项目：根据病情需要而定，如骨代谢指标、ASO、类风湿因子、血脂、膝关节 MRI、关节液检查等。

8.治疗方法

（1）辨证选择口服中药汤剂。

①风寒湿痹证：祛风散寒，除湿止痛。

②风湿热痹证：清热疏风，除湿止痛。

③瘀血闭阻证：活血化瘀，舒筋止痛。

④肝肾亏虚证：滋补肝肾，强壮筋骨。

（2）手法治疗：整体放松和局部点按。

（3）针灸治疗：局部取穴和远端取穴。

（4）针刀治疗：根据不同分期选用不同的部位进行针刀松解。

（5）关节腔内治疗：根据病情需要选择。

（6）其他疗法：根据病情需要选择熏洗、牵引、外敷、矫形鞋垫、中药离子导入疗法等。

（7）运动疗法。

（8）护理：辨证施护。

9.出院标准

（1）肿胀、疼痛、关节活动障碍等症状好转或消失。

（2）日常生活、工作能力基本恢复。

10.有无变异及原因分析

（1）在治疗过程中发生了病情变化，或辅助检查结果异常，需要复查和明确异常原因，从而延长治疗时间和增加住院费用或退出本路径。

（2）临床症状改善不明显，导致住院时间延长或退出本路径。

（3）治疗过程中出现严重并发症时，退出本路径。

（4）因患者及其家属意愿而影响本路径执行时，退出本路径。

（二）膝痹病（膝关节骨性关节炎）中医临床路径住院表单

适用对象：第一诊断为膝痹病（膝关节骨性关节炎）（TCD编码：BNV090、ICD-10编码：M17.901）。

患者姓名：_____ 性别：_____ 年龄：_____ 门诊号：_____ 住院号：_____

住院日期：___年___月___日　　出院日期：___年___月___日

标准住院日：≤21天　　　　　　　实际住院日：_____天

时间	___年___月___日 （第1天）	___年___月___日 （第2～10天）	___年___月___日 （第11～20天）	___年___月___日 （第21天）
主要诊疗工作	□ 询问病史、体格检查 □ 中医四诊信息采集 □ 下达医嘱、开出各项检查单 □ 完成首次病程记录 □ 完成入院记录 □ 完成初步诊断 □ 对症处理 □ 向患者及家属交代病情和注意事项	□ 实施各项实验室检查和影像学检查 □ 完成上级医师查房，进一步明确诊断，指导治疗 □ 向家属交代病情和治疗注意事项 □ 实施手法等治疗措施 □ 确定治疗方案 □ 关节腔内治疗 □ 防治并发症	□ 根据患者病情变化及时调整治疗方案 □ 上级医师查房与诊疗评估，明确出院时间 □ 关节腔内治疗 □ 运动疗法	□ 制定康复计划，指导患者出院后功能锻炼 □ 交代出院注意事项、复查日期 □ 开具出院诊断书 □ 完成出院记录 □ 通知出院
重点医嘱	长期医嘱 □ 专科护理常规 □ 分级护理 □ 普食 □ 中药汤剂或相应中成药 □ 手法 □ 针灸 □ 外治法 临时医嘱 □ 血常规、尿常规、便常规+潜血 □ 肝功能、肾功能、血糖、血沉、凝血功能 □ C反应蛋白 □ 心电图 □ 胸部透视或胸部X线片 □ 膝关节X线片 □ 患者病情需要的其他检查 □ 对症处理	长期医嘱 □ 专科护理常规 □ 分级护理 □ 普食 □ 中药汤剂或相应中成药 □ 手法 □ 针灸 □ □外治法 临时医嘱 □ 必要时复查异常项目 □ 根据患者具体情况确定其他检查 □ 对症处理 □ 关节腔内治疗	长期医嘱 □ 专科护理常规 □ 分级护理 □ 普食 □ 中药汤剂或相应中成药 □ 手法 □ 针灸 □ 外治法 □ 运动疗法 临时医嘱 □ 根据患者具体情况确定其他检查 □ 对症处理 □ 关节腔内治疗	长期医嘱 □ 停止所有长期医嘱 临时医嘱 □ 开具出院医嘱 □ 出院带药
主要护理工作	□ 入院介绍 □ 进行入院教育 □ 一般状况评估 □ 介绍各项检查前注意事项 □ 饮食、日常护理指导 □ 按照医嘱执行诊疗护理措施	□ 按照医嘱执行诊疗护理措施 □ 专科护理指导 □ 关节功能锻炼指导 □ 饮食、日常护理指导 □ 健康教育	□ 按照医嘱执行诊疗护理措施 □ 专科护理指导 □ 关节功能锻炼指导 □ 饮食、日常护理指导 □ 健康教育	□ 交代出院后注意事项 □ 协助办理出院手续 □ 送患者出院
病情变异记录	□无 □有，原因： 1. 2.	□无 □有，原因： 1. 2.	□无 □有，原因： 1. 2.	□无 □有，原因： 1. 2.
责任护士签名				
医师签名				

十六、骨萎病（原发性骨质疏松）中医临床路径

路径说明：本路径适用于西医诊断为原发性骨质疏松症的住院患者。

（一）原发性骨质疏松临床路径

1. 适用对象

诊断：第一诊断为原发性骨质疏松症（ICD-10编码：M80-M81）。

2. 诊断依据

（1）疾病诊断。

①中医诊断标准：参照1994年国家中医药管理局发布的中华人民共和国行业标准《中医病症诊断疗效标准》（ZY/T001.9-94）及全国中医药高等院校教材《中医正骨学》（第二版）（董福慧、朱云龙主编，人民卫生出版社，1991年）。

②西医诊断标准：参照《临床诊疗指南——骨科分册》（中华医学会编著，人民卫生出版社，2009年）及《外科学》（第五版）（吴在德主编，人民卫生出版社，1984年）。

（2）证候诊断。

参照《国家中医药管理局重点专科协作组骨质疏松症（骨痿）诊疗方案》和《骨质疏松症中医临床路径》。

原发性骨质疏松症临床常见证型：脾肾阳虚型，肝肾阴虚型，气滞血瘀证。

3. 治疗方案的选择

参照《国家中医药管理局重点专科协作组骨质疏松症（骨痿）诊疗方案》和《原发性骨质疏松诊疗指南》（中华医学会骨质疏松和骨矿盐疾病分会）。

（1）基础措施：调整生活方式；基本骨营养补充剂（钙剂、维生素D类）。

（2）药物治疗：抑制骨吸收药物；促进骨形成药物；具有抑制骨吸收和促进骨形成双重作用的药物。

4. 标准住院日为≤7天

5. 进入路径标准

（1）第一诊断必须符合原发性骨质疏松症（ICD-10编码：M80-M81）。

（2）患者同时并发其他疾病，但在治疗期间无需特殊处理，也不影响第一诊断的临床路径流程实施时，可以进入本路径。

6.中医证候学观察

四诊合参，收集该病种不同证候的主症、次症、舌、脉特点，注意证候动态变化。

7.入院检查项目

（1）必需的检查项目：腰椎＋股骨颈骨密度测定；血常规、尿常规、便常规；肝功能、肾功能、血沉、血气分析、凝血功能、生化检查；心电图、腹部B超；胸部X线片。

（2）可选择的检查项目：根据病情需要而定，如下肢静脉B超、血脂、电解质、抗"O"、类风湿因子等。

8.治疗方案及药物选择

（1）基础措施。

①调整生活方式。

②基本骨营养补充剂。

钙剂：平均每日钙补充量为600毫克。

维生素 D：推荐剂量为400–800IU（10–20μg）／日，老年人或肝肾功能障碍者推荐活性维生素 D（阿法骨化醇、骨化三醇）。

（2）药物选择。

①抑制骨吸收药物：双膦酸盐类（阿仑膦酸钠、唑来膦酸等）；降钙素类（鲑鱼降钙素、鳗鱼降钙素）；选择性雌激素受体调节剂（SERMs）（雷洛昔芬）；雌激素类。

②促进骨形成药物（人 PTH1–34 等）。

③具有抑制骨吸收和促进骨形成双重作用的药物（雷奈酸锶）。

9.出院标准

明确诊断，治疗无严重不良反应。

10.变异及原因分析

经检查发现继发性骨质疏松的病因或其他骨骼疾病，则退出该路径。

（二）原发性骨质疏松症临床路径住院表单

适用对象：原发性骨质疏松症（ICD-10编码：M80-M81）。

患者姓名：_____ 性别：_____ 年龄：_____ 住院号：_____ 标准住院日：≤7天

住院日期：____年____月____日　　　出院日期：____年____月____日

实际住院日：_____天

时间	___年___月___日(第1天)	___年___月___日(第2天)	___年___月___日(第3~6天)
主要诊疗工作	□ 询问病史、体格检查、完成病历书写 □ 完善辅助检查 □ 医师查房，初步确定诊断 □ 向患者及其家属告知病情及诊治方案，签署相关知情同意书 □ 完成首次病程记录等病历书写 □ 必要时上级医师查房，明确诊断，指导治疗 □ 完成医师查房记录 □ 必要时向患者及家属介绍病情变化及相关检查结果 □ 对症治疗	□ 上级医师查房 □ 完善入院检查项目 □ 继续对症治疗 □ 完成上级医师查房记录等病历书写 □ 进行必要的相关科室会诊	□ 三级医师查房 □ 复查血常规、肝肾功能 □ 根据体检、化验检查结果和既往资料，进行鉴别诊断和确定诊断 □ 疑有继发性骨质疏松或其他骨骼疾病者进行相应检查 □ 进行必要的相关科室会诊 □ 根据检查结果制定治疗方案 □ 注意观察治疗不良反应，并对症处理 □ 完成病程记录
重点医嘱	长期医嘱 □ 骨伤科护理常规 □ 二级护理 □ 饮食 □ 对症治疗 临时医嘱 □ 血常规、尿常规、大便常规 □ 腰椎+股骨颈骨密度测定 □ 肝功能、肾功能 □ 心电图、腹部B超、胸部X线片 □ 鲑鱼降钙素针（必要时） □ 阿仑膦酸钠D3片/碳酸钙D3片（必要时） □ 阿法骨化醇胶丸（必要时）	长期医嘱 □ 骨伤科护理常规 □ 二级护理 □ 饮食 □ 用药依据病情下达 □ 患者既往基础用药 临时医嘱 □ 补充必要的检查 □ 其他对症治疗 □ 根据检查结果继续补充钙、维生素D3、抗骨质疏松治疗	长期医嘱 □ 骨伤科护理常规 □ 二级护理 □ 饮食 临时医嘱 □ 其他对症治疗 □ 唑来膦酸注射液（密固达）5毫克静滴 □ 复查肝肾功能
主要护理工作	□ 入院介绍 □ 入院健康教育、饮食指导 □ 介绍检查前注意事项 □ 执行诊疗护理措施	□ 宣教（骨病及内分泌病知识） □ 观察患者病情变化 □ 按时评估病情，相应护理到位	□ 观察患者病情变化 □ 心理与生活护理
病情变异记录	□无 □有，原因： 1. 2.	□无 □有，原因： 1. 2.	□无 □有，原因： 1. 2.
责任护士签名			
医师签名			

詹氏骨伤
Zhanshi Gushang

时间	_____年___月___日（第7天，出院日）
主要诊疗工作	□ 上级医师查房，进行评估，确定有无治疗不良反应，明确是否出院 □ 完成出院记录、病案首页、出院证明书等 □ 向患者交代出院后的注意事项，如：返院复诊的时间、地点，发生紧急情况时的处理等
重点医嘱	出院医嘱 □ 出院带药 □ 定期门诊随访
主要护理工作	□ 出院带药服用指导 □ 特殊护理指导 □ 交代常见的药物不良反应，嘱其定期门诊复诊
病情变异记录	□无 □有，原因： 1. 2.
责任护士签名	
医师签名	

参考文献

[1] 詹庄锡，李有娟. 中医治疗桡骨远端骨折120例疗效观察. 浙江中医学院学报，1986，10（5）：19 - 20.

[2] 詹庄锡. 介绍一种中医对髋部骨折的固定方法. 浙江中医学院学报，1988，12（5）：20.

[3] 李有娟. 钳夹加压固定器治疗尺骨鹰嘴骨折. 浙江中医学院学报，1991，15（1）：22 - 23.

[4] 詹庄锡. 谈回旋手法整复骨折的体会. 浙江中医学院学报，1991，15（2）：17.

[5] 王国平，詹庄锡，詹振宇. 叩击法在肱骨干骨折治疗中的应用. 中医正骨，1993，5（1）：16.

[6] 李有娟. 地骨皮汤治疗脊椎骨质增生性腰背痛63例临床小结. 浙江中医学院学报，1994，18（6）：23.

[7] 李有娟，周林宽. 复元活血汤治疗创伤闭合性血气胸44例报告. 中医正骨，1995，7（2）：31 - 32.

[8] 詹庄锡，詹新宇. 杉树皮固定治疗桡骨远端骨折. 中国骨伤，1995，8（4）：28.

[9] 詹新宇，詹振宇，李有娟，等. 杉树皮夹板加皮牵治疗儿童股骨干骨折. 中医正骨，2001，13（1）：42.

[10] 王国平，王人彦，周军，等. 股骨干合并同侧股骨颈骨折18例报告. 中医正骨，2001，13（1）：39 - 40.

[11] 周根欣，詹振宇，章善富. 小儿肱骨髁上骨折肘内翻预防. 中国骨伤，2007，20（8）：515 - 516.

[12] 丁小丰，詹振宇，周根欣. 有限剥离骨膜对老年人股骨干骨折愈合的影响. 中国骨伤，2007，20（12）：840 - 841.

[13] 詹振宇，周根欣，陈乃飞. 综合功能疗法治疗跟骨关节内骨折. 中医正骨，2008，20（1）：35 - 36.

[14] 詹新宇，詹振宇，李博乐. 四神丸加减治疗虚寒腰痛. 浙江中医药大学学报，

2008，32（4）：497.

[15] 詹新宇，詹振宇，杨海定，等.皮牵引、甩肩加杉树皮夹板固定治疗肱骨外科颈骨折.中医正骨，2008，20（7）：37-38.

[16] 詹新宇，詹振宇，杨海定.动力髋螺钉（DHS）治疗老年股骨粗隆间骨折106例分析.中华中医药学会骨伤分会第四届第3次学术年会暨国家中医药管理局"十一五"重点专科（专病）建设骨伤协作组经验交流会论文汇编，2008.

[17] 丁小丰，周辉，詹庄锡，等.手法复位夹板固定加跟骨牵引治疗胫腓骨中下段骨折疗效分析.中国骨伤，2009，22（8）：616-617.

[18] 丁小丰，戴雪松，詹庄锡，等.DHS与人工股骨头置换治疗高龄股骨颈基底部骨折.浙江创伤外科，2009，14（5）：444-445.

[19] 丁小丰，黄强，詹振宇.锁定钢板和逆行髁上钉治疗股骨下端骨折的临床观察.全科医学临床与教育，2010，8（3）：352-353.

[20] 李博乐，詹新宇，张永华，等.切开复位可吸收螺钉加克氏针固定治疗跟骨Sanders Ⅱ~Ⅲ型骨折.中国医师杂志，2011，增刊：135-136.

[21] 丁小丰，潘志军，詹振宇，等.PFNA与LPFP治疗股骨粗隆骨折.中国中西医结合外科杂志，2013，19（4）：459-460.

[22] 丁小丰，詹振宇，詹庄锡，等.PFNA与DHS治疗股骨粗隆A1型骨折97例.浙江创伤外科，2014，19（4）：635-636.

[23] 詹新宇，詹振宇，李明.祛风止痛胶囊结合肩三针治疗风寒湿痹型肩关节周炎疗效观察.浙江中西医结合杂志，2014，24（3）：235-237.

[24] 易献春，詹新宇，高建，等.伸筋活血汤治疗腰椎间盘突出症32例.光明中医，2014，29（3）：543-544.

[25] 张永华，詹振宇.中西医结合治疗胫骨平台骨折42例.辽宁中医杂志，2014，41（4）：756-757.

[26] 丁小丰，郑强，詹庄锡，等.锁定钢板固定与有限切开人工骨、可吸收螺钉支撑治疗跟骨骨折93例.浙江创伤外科，2014，19（5）：771-773.

[27] 詹新宇，李博乐，张从福.中医综合疗法联合西医治疗非创伤性股骨头坏死临床疗效观察.中华中医药学刊，2015，33（2）：498-500.

[28] 詹新宇，李博乐，朱建华.中药熏洗综合治疗肩颈腰腿疼痛疗效观察.辽宁中医杂志，2015，42（4）：786-787.

[29] 卢炬锋，卢新安，詹振宇.中西医结合治疗Garden Ⅲ、Ⅳ型股骨颈骨折45例疗效观察.浙江中医杂志，2016，51（11）：826.

[30] 范青红，詹新宇.温针联合中药熏洗治疗柯雷氏骨折后期并发腕管综合征临床观察.新中医，2016，48（9）：67-69.

[31] 卢炬锋，卢新安，詹振宇.AO-C3型桡骨远端骨折中医保守治疗与手术治疗的疗效对比.浙江中医杂志，2017，5（5）：345.

[32] 詹新宇.自拟补骨方联合阿伦磷酸钠治疗非创伤性股骨头坏死临床疗效观察.中医药临床杂志,2019,31(8):1568-1570.

[33] 张永华,詹振宇,刘振鹏,等.急诊手术与择期手术行髓内固定治疗对股骨转子间骨折的临床疗效的影响比较.中国伤残医学,2019,27(21):28-29.

[34] 施杞,王和鸣.骨伤科学.北京:人民卫生出版社,2001.

[35] 汪永春.民间郎中詹思芬.北京:中国文联出版社,2014.

[36] 易献春,詹振宇.新编中医药适宜技术治疗疑难杂症50法.南昌:江西科学技术出版社,2013.

[37] 国家中医药管理局医政司发布.《中医临床路径》和《中医诊疗方案》.2011-2013.